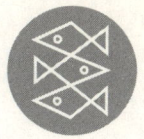

Andrew Solomon ist gerade auf Lesetour mit seinem gefeierten ersten Roman, als er völlig unerwartet, gerade dreißig Jahre alt, an einer schweren Depression erkrankt. Mit ungewöhnlicher Offenheit schildert er den Verlauf seiner Krankheit. Damit gelingt es ihm, die Welt der Depression auch für Außenstehende erfahrbar zu machen.

Doch Solomon geht über seine eigenen Erfahrungen hinaus, er lässt andere Betroffene zu Wort kommen, erläutert verschiedene Therapieformen und die neuesten wissenschaftlichen Erkenntnisse.

Andrew Solomon hat in Yale und Cambridge studiert. Unter anderem schreibt er für den »New Yorker«, »Newsweek« und den »Guardian«. Er ist Dozent für Psychiatrie an der Cornell University und beratend für LGBT Affairs am Lehrstuhl für Psychiatrie der Yale University tätig. Sein großes Buch über Depression »Saturns Schatten« war ein internationaler Bestseller und wurde mehrfach ausgezeichnet, u. a. mit dem National Book Award und der Nominierung für den Pulitzer Preis. Er lebt mit seinem Mann und seinem Sohn in New York und London. Für sein zuletzt erschienenes Buch »Weit vom Stamm« erhielt er den National Book Critics Circle Award 2013.

Weitere Informationen finden Sie auf www.fischerverlage.de

Andrew Solomon

Saturns Schatten

Die dunklen Welten der Depression

Aus dem Amerikanischen
von Gabriele Gockel, Hans Günter Holl
und Gerlinde Schermer-Rauwolf

unter Mitarbeit von Carl Freytag

FISCHER Taschenbuch

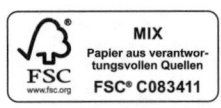

Erweiterte Neuausgabe

Erschienen bei FISCHER Taschenbuch
Frankfurt am Main, April 2019

Die amerikanische Originalausgabe erschien 2001
unter dem Titel »The Noonday Demon« bei Scribner, New York.
Kapitel 1 bis 9 wurden von Hans Günther Holl übersetzt,
Kapitel 10 bis 12 von Carl Freytag
und der Epilog samt Kapitel 13 von Gabriele Gockel
und Gerlinde Schermer-Rauwolf
© Andrew Solomon 2001

Für die deutschsprachige Ausgabe:
© 2001 S. Fischer Verlag GmbH, Hedderichstr. 114,
D-60596 Frankfurt am Main

Satz: Pinkuin Satz und Datentechik, Berlin
Druck und Bindung: CPI books GmbH, Leck
Printed in Germany
ISBN 978-3-596-70360-9

Für meinen Vater,
der mir nicht nur ein-,
sondern zweimal
das Leben geschenkt hat

Inhalt

Alles wird vorübergehen: Leiden, Qualen, Hunger, Blut und Massensterben. Das Schwert wird verschwinden, aber die Sterne werden auch dann noch da sein, wenn von unseren Leibern und Taten auf Erden kein Schatten mehr übrig ist. Die Sterne aber werden immer so da sein, schön und flimmerig. Es gibt keinen Menschen, der das nicht wüsste. Warum also wollen wir unseren Blick nicht zu den Sternen erheben? Warum?

Michail Bulgakov, Die weiße Garde

Vorbemerkung

Nach fünf Jahren intensiver Arbeit an diesem Buch kann ich die Herkunft der darin entwickelten Gedanken im Einzelnen nicht mehr nachweisen. Dennoch habe ich versucht, alle benutzten Quellen aufzuführen, und die Anmerkungen an den Schluss gestellt, um den Leser nicht durch einen Wust von Eigennamen und Fachbegriffen im Text abzulenken. Meine Gesprächspartner behielten, sofern sie dem zustimmten, um der Glaubwürdigkeit willen ihre wahre Identität. In einem Buch mit dem Ziel, psychische Krankheiten zu entstigmatisieren, sollte man dem Stigma auch nicht durch die Verfremdung der Namen depressiver Menschen Vorschub leisten. Allerdings wollten sieben meiner Helden aus triftigen Gründen anonym bleiben und erscheinen nun im Text als Sheila Hernandez, Frank Rusakoff, Bill Stein, Danquille Stetson, Lolly Washington, Claudia Weaver und Fred Wilson. Sie sind jedoch keine Kunstpersonen, und ich habe mich um die möglichst getreue Wiedergabe ihrer Aussagen bemüht. In den Mood Disorders Support Groups (MDSG) kennt man einander nur mit den Vornamen, die ich aus Gründen der Diskretion geändert habe.

Dieses Buch handelt in erster Linie vom Lebenskampf schwer geprüfter Männer und Frauen, die mir ihre Leidensgeschichten erzählt haben. Dabei kam es mir zwar auf eine gewisse innere Schlüssigkeit an, ohne dass ich aber im Allgemeinen die Fakten selbst überprüft oder auf strenger Logik bestanden hätte.

Viele wollen wissen, auf welchem Weg ich meine Zeugen fand. Wie in den Anmerkungen dargelegt, haben mir eine Reihe von Ärzten Kontakte zu ihren Patienten vermittelt. Ansonsten lernte ich selber im Alltag zahlreiche Menschen kennen, die von meinem Thema hörten und sich freiwillig anboten, mir ihre zum Teil sehr faszinierenden Geschichten zu erzählen, die schließlich Eingang in mein Quellenmaterial fanden. Im Jahr 1998 veröffentlichte ich in *The New Yorker* einen Artikel über Depressionen und bekam in den folgenden Monaten mehr als tausend Leserbriefe. Graham Greene sinnierte einmal: »Schreiben ist eine Art Therapie; manchmal frage ich mich, wie all jene, die nicht schreiben, komponieren oder malen, es zuwege bringen, dem Wahnwitz, dem

Trübsinn und der panischen Angst, die dem menschlichen Dasein innewohnen, zu entfliehen.« Ich meine, dass er die Zahl der Menschen, die auf die eine oder andere Weise schreiben, um ihre Melancholie und panische Angst zu lindern, gewaltig unterschätzte. Beim Beantworten der Berge von Post fragte ich einige der Absender, deren Zeilen mich besonders bewegt hatten, ob sie daran interessiert wären, mir Interviews für mein Buch zu geben. Außerdem besuchte ich als Teilnehmer oder auch Referent verschiedene Kongresse und lernte dort Betroffene kennen, die therapeutische Hilfe in Anspruch nehmen.

Noch nie hatte ich über ein Thema geschrieben, das so viele Menschen anspricht beziehungsweise zum Sprechen bringt: Material über Depressionen zu sammeln ist erschreckend einfach. Am Ende gewann ich den Eindruck, dass in diesem Forschungsgebiet vor allem eine große Synthese nottäte, denn Naturwissenschaftler, Philosophen, Juristen, Psychologen, Literaten, Künstler, Historiker und andere Gelehrte befassen sich meist unabhängig voneinander mit dem Problem der Depression. So vielen interessanten Menschen widerfährt Interessantes, das sie aufschreiben und veröffentlichen – doch es fehlt die strukturierende Synthese. Wenn ich in erster Linie Empathie anstrebe, so in zweiter Linie Ordnung, die mir viel schwerer erreichbar scheint, soll sie doch möglichst durchgängig auf Empirie beruhen und nicht auf weitschweifigen, von wahllosen Anekdoten abgeleiteten Verallgemeinerungen.

Ich muss betonen, dass ich weder Arzt noch Psychologe, geschweige denn Philosoph bin. Dies ist ein sehr persönliches Buch und nur in diesem Sinne zu verstehen. Obwohl ich darin versuche, komplexe Vorstellungswelten zu erklären und zu interpretieren, soll es keineswegs geeignete Therapien ersetzen. Ich möchte einen Beitrag zur Aufklärung von Ärzten und Patienten leisten, damit es ihnen gelingt, die Qualen der Depression zu überwinden.

Nicht nachgewiesene Zitate stammen aus persönlichen Gesprächen, die ich überwiegend in den Jahren 1995 bis 2001 geführt habe. Ich habe nur solide, das heißt möglichst gründlich geprüfte und häufig zitierte Statistiken benutzt. Im Allgemeinen musste ich jedoch feststellen, dass statistische Angaben in diesem Gebiet eher ungereimt sind und viele Autoren damit lediglich bestehende Hypothesen absichern oder garnieren wollen. Zum Beispiel ergab eine größere Studie, dass depressive Drogenabhängige fast immer Stimulantien wählen, und eine andere, ebenso überzeugende, dass diese Gruppe sich durchweg für Opiate entscheidet. Viele Autoren leiten aus Statistiken eine ziemlich borniere Selbstsicherheit ab, als sei es fasslicher und wahrer, beweisen zu können, dass ein

Phänomen in 82,37 Prozent und nicht in knapp vier Fünfteln der Fälle auftritt. Aus meiner Sicht lügen gerade die exakten Zahlen, denn was sie darstellen, lässt sich in Wirklichkeit gar nicht so genau bestimmen. Zur Häufigkeit von Depressionen können wir nichts Genaueres sagen, als dass sie ziemlich verbreitet sind und mehr oder weniger direkt uns alle betreffen oder heimsuchen.

Über die Pharmakonzerne kann ich kaum unvoreingenommen schreiben, weil mein Vater selbst in dieser Branche tätig ist und mir daher der Abstand fehlt. Derzeit wirft man der Pharmaindustrie oft vor, sie schlage Kapital aus den Kranken. Doch meiner Erfahrung nach sind die Unternehmer sowohl Kapitalisten als auch Idealisten – zwar gewinnorientiert, aber auch voller Hoffnung, mit ihrer Arbeit den Menschen helfen und wichtige Entdeckungen fördern zu können, um bestimmte Krankheiten ein für alle Mal auszurotten. Ohne entsprechende Forschungsinvestitionen gäbe es zum Beispiel keine selektiven Serotonin-Wiederaufnahmehemmer (SSRIs), die mit ihrer antidepressiven Wirkung viele Menschenleben retten. Ich habe mich redlich um eine klare Sicht der Branche bemüht, sofern sie im Folgenden eine Rolle spielt. Wegen meiner schweren Depressionen hat mein Vater das Tätigkeitsfeld seines Unternehmens auf Antidepressiva ausgedehnt. Heute vertreibt es auf dem US-amerikanischen Markt Celexa.* (Zur Vermeidung jedweder Interessenkonflikte erwähne ich das Medikament jedoch nur, wenn es sich nicht umgehen lässt.)

Während der Arbeit an diesem Buch bin ich oft gefragt worden, ob das Schreiben kathartisch wirkte: Das tat es nicht. Meine Erfahrungen mit diesem Thema entsprechen denen anderer Autoren. Über Depressionen zu schreiben schmerzt, macht traurig, vereinsamt und belastet. Dennoch half mir der Gedanke, etwas Nützliches zu tun; und der Lernprozess dabei nützte wiederum auch mir selbst.

Ich hoffe, der Leser erkennt, dass meine Freude an diesem Buch vor allem eine solche der literarischen Darstellung und nicht der therapeutischen Selbstentblößung ist.

Anfangs hatte ich nur über meine Depressionen geschrieben, dann über gleichartige und später auch andersartige bei Dritten und schließlich über Depressionen in völlig fremden Kontexten. So habe ich in

---

* Die im Text genannten amerikanischen Markennamen von Medikamenten bleiben aus Gründen der Plausibilität unverändert. Im Anhang findet sich eine Liste mit den deutschen Äquivalenten. A. d. Ü.

dieses Buch drei Fallgeschichten aus Ländern jenseits der ersten Welt aufgenommen: Ich berichte über meine Gespräche mit Menschen in Kambodscha, Senegal und Grönland, um Gegengewichte zu den kultur-spezifischen Depressionskonzepten zu bilden, die viele Ansätze in die-sem Gebiet einengen. Meine Reisen in ferne Länder waren von einer gewissen Exotik geprägte Abenteuer, und ich habe gar nicht erst ver-sucht, das Märchenhafte dieser Erlebnisse auszutilgen.

Die Depression ist unter verschiedenen Namen und in mannigfachen Gestalten aus biochemischen und gesellschaftlichen Gründen immer allgegenwärtig gewesen. Mit diesem Buch strebe ich an, sie in ihrer gan-zen historischen und geographischen Bandbreite zu erfassen. Wenn es mitunter so scheint, als seien Depressionen die ureigene Domäne der modernen westlichen Mittelschichten, so deshalb, weil wir in diesem Umfeld jetzt plötzlich anspruchsvollere Methoden entwickeln, Depres-sionen zu erkennen, zu benennen, zu therapieren und anzunehmen – jedoch nicht, weil wir irgendeinen Sonderanspruch auf die Krankheit selbst hätten. Kein Buch kann das volle Spektrum des menschlichen Lei-dens ausloten, doch möchte ich es wenigstens andeuten in der Hoffnung, damit Menschen helfen zu können, die unter Depressionen leiden. Zwar können wir niemals alles Ungemach ausmerzen, und es bürgt allein die Linderung depressiver Zustände noch nicht für Glück, aber vielleicht deutet das hier gesammelte Wissen zumindest gewisse Wege der Bes-serung an.

1. Depressionen

Die Depression ist das Zerrbild der Liebe. Liebesfähig zu sein heißt, im Fall des Verlusts verzweifeln zu können, und die Verzweiflung schlägt sich in Depressionen nieder. Wenn diese uns überkommen, fühlen wir uns völlig erniedrigt und verlieren letzten Endes das Vermögen, lieben oder geliebt werden zu können. Als radikalste Vereinsamung zerstören sie sowohl die Bindungen an andere als auch die Fähigkeit, im Frieden mit uns selbst zu leben. Liebe wirkt zwar nicht vorbeugend gegen Schwermut, bettet aber die Seele weich und schützt sie vor sich selbst. Medikamente und Psychotherapie können ein Übriges tun, indem sie das Lieben und Geliebtwerden erleichtern, und gerade deshalb wirken sie ja. In gehobener Stimmung lieben wir, sei es uns selbst, andere, unsere Arbeit oder Gott, und jede dieser Emotionen kann die Vitalität und Entschlusskraft nähren, die den Gegensatz zur Depression bilden. Doch die Liebe lässt uns mitunter im Stich, und ebenso wir sie. Im depressiven Zustand liegt klar auf der Hand, dass jedes Unterfangen und jede Regung, ja das ganze Leben sinnlos ist. In dieser Lieblosigkeit empfindet man nur noch eines, nämlich dass absolut nichts von Bedeutung ist.

Sorgen belasten die Liebe: Gleichgültig, was wir tun, am Ende müssen wir sterben; wir sind, jeder für sich, in der Einsamkeit eines autonomen Körpers gefangen; die Zeit vergeht, und das Vergangene wird nie wiederkehren. Schmerz ist das erste Erleben von Hilflosigkeit, das uns dann nicht mehr loslässt. Es erbost uns, dem behaglichen Mutterleib entrissen zu werden, und kaum hat sich dieser Zorn gelegt, da löst ihn auch schon der Weltschmerz ab. Sogar wer an ein besseres Jenseits glaubt, kommt nicht um die Qualen des Diesseits herum; Jesus selbst war der Mann der Schmerzen. Wir leben jedoch in einer Zeit der Linderungsmittel, dank deren wir fast nach Belieben entscheiden können, was wir empfinden wollen und was nicht. Das Leben bereitet dem, der über sie gebietet, immer weniger unvermeidliche Misshelligkeiten. Nur lässt sich die Depression, trotz überschwänglicher Parolen der Pharmaindustrie, nicht aus der Welt schaffen, solange wir mit Selbstbewusstsein ausgestattete Wesen sind. Bestenfalls kann man sie eindämmen – und genau das streben die heutigen Depressionstherapien an.

Eine stark politisierte Debatte hat die Grenze zwischen der Depression und ihren Folgen verwischt – den Unterschied zwischen Befindlichkeit und daraus resultierendem Handeln. In dieser Willkür äußern sich nicht nur gesellschaftliche und medizinische Phänomene, sondern auch emotionale und damit einhergehend sprachliche Marotten. Vielleicht beschreibt man die Depression am besten als einen Kummer, der uns unfreiwillig befällt und sich dann verselbständigt. Sie ist aber nicht nur sehr schmerzhaft, sondern ein Übermaß an Schmerz kann sich auch zur Depression verdichten. Wenn Gram eine den Umständen angemessene Depression wäre, so wäre diese ein völlig maßloser Gram, der sich nur in Metaphern und Allegorien einfangen lässt. Als sich der heilige Antonius in der Wüste nach dem Unterschied zwischen den demütig schlicht auftretenden Engeln und den in prunkvollen Gewändern daherkommenden Teufeln fragte, da ging ihm auf, dass man erst im Nachhinein Bescheid wisse: Verließ ihn ein Engel, so fühlte er sich durch die Erscheinung gestärkt; verließ ihn jedoch ein Teufel, so verspürte er blankes Entsetzen.

Kummer ist wie ein demütiger Engel, der dich mit kraftvollen, klaren Gedanken und tiefen Gefühlen zurücklässt. Die Depression dagegen stürzt dich wie ein Dämon ins Entsetzen.

Man unterscheidet grob nach leichten und schweren Depressionen. Erstere setzen allmählich ein und können Menschen auf Dauer so aushöhlen, wie Eisen rostet. Sie erwachsen aus zu viel Kummer über den geringsten Anlass, greifen schmerzhaft auf alle anderen Emotionen über und verdrängen sie. Depressionen dieser Art lähmen die Augenlider und Rückenmuskeln, peinigen Herz und Lungen, verhärten alle Reflexe. Gleich chronischen Schmerzen quälen sie einen weniger durch momentane Unerträglichkeit als durch das sichere Wissen, dass sie wiederkehren werden. Das Hier und Jetzt der leichten Depression stellt keinerlei Linderung in Aussicht. Diesen Zustand hat Virginia Woolf mit geradezu unheimlicher Klarheit beschrieben: »Jacob trat ans Fenster und stand mit den Händen in den Taschen. Dort sah er drei Griechen in Trachtenröcken; die Masten von Schiffen; müßige oder geschäftige Menschen der Unterschicht, die schlenderten oder wacker ausschritten oder sich zu Gruppen scharten und mit den Händen gestikulierten. Ihr mangelndes Interesse an ihm war nicht der Grund seiner Düsternis; sondern eine tiefere Überzeugung – es war nicht, dass er selbst zufällig einsam war, sondern dass alle Menschen es sind.« Im selben Roman, *Jacobs Zimmer*, schildert sie auch, woran das liegt. »In ihrem Gemüt machte sich seltsame Traurigkeit breit, als zeigten sich Zeit und Ewigkeit durch Röcke und Westen, und sie sah Menschen tragisch in ihr Verderben rennen. Doch, der Himmel weiß, Julia war keine Närrin.« Dieses scharfe Bewusstsein der Vergänglichkeit und Endlichkeit liegt der leichten Depression zugrunde, mit der man sich lange Zeit einfach abfand, während Ärzte heute zunehmend versuchen, sie möglichst differenziert zu behandeln.

Schwere Depressionen gipfeln oft in Zusammenbrüchen. Wenn man sich eine eiserne Seele vorstellt, die bei Kummer anläuft und bei leichter Depressivität rostet, so stehen schwere Depressionen für den erschreckenden Zusammenbruch einer gesamten Struktur. Psychische Krankheiten lassen sich dimensional und kategorial auffassen. Im dimensionalen Modell liegen depressive Zustände auf einer Linie mit der Traurigkeit und bilden den Extremfall von Regungen, die jedermann aus eigener Erfahrung kennt; im kategorialen dagegen erscheint die Depression als etwas gänzlich Eigenständiges, das vom Normalen ebenso weit entfernt ist wie ein Darmvirus von Verdauungsstörungen. Beide Modelle treffen zu: Man bewegt sich auf der Ebene des Emotionalen und kommt plötzlich an eine Schwelle, an der alles ganz anders aussieht. Zwar dauert es sehr lange, bis ein rostendes Eisengestell zusammenbricht, aber gewiss pulverisiert der Rost unaufhörlich das harte Metall, macht dieses brüchig, um es dadurch zu zersetzen. Der Kollaps, wie abrupt er auch wirken mag, ist das Endergebnis des stetigen Verfalls – und dennoch ein hoch dramatisches plötzliches Ereignis. Vom ersten Regen bis zu sichtbaren Spuren von Rostfraß muss viel passieren. Manchmal setzt der Rost an neuralgischen Stellen an, so dass die Zerstörung total erscheint, doch häufiger bleibt sie partiell: Dieser Teil bricht zusammen, reißt jenen mit und bringt so das Ganze in drastischer Form aus dem Gleichgewicht.

Verfall ist keine angenehme Erfahrung. Man sieht sich den Verwüstungen von Dauerregen ausgesetzt und spürt die zunehmende Schwächung, so dass schon ein kleiner Sturm vieles abtragen und der Wind dann immer weniger zurücklassen wird. Manche Menschen rosten emotional schneller als andere. Die Depression beginnt schal, taucht die Tage in neblig düstere Farben, lähmt das alltägliche Handeln, bis die aufgewandte Mühe alle klaren Konturen verzerrt, hinterlässt dich müde, gelangweilt und zerquält; doch man kann dergleichen überstehen: Nicht gerade glücklich vielleicht, doch man kann es schaffen. Zwar hat bisher niemand genau bestimmen können, bei welcher Bruchstelle eine schwere Depression einsetzt, aber wenn man sie erreicht hat, so gibt es kein Vertun mehr.

Schwere Depressionen sind Geburt und Tod zugleich: Sie erzwingen nicht nur Neues, sondern lassen auch etwas Altes endgültig verschwinden. Vor kurzem ging ich durch einen Wald und sah eine ehrwürdige hundertjährige Eiche, in deren Schatten ich einst oft mit meinem Bruder gespielt hatte. Im Lauf von zwanzig Jahren hatte sich eine Kletterpflanze um diesen stolzen Baum gerankt und ihn fast erstickt: Man erkannte kaum noch, wo er aufhörte und wo der Parasit anfing. Seine Triebe hielten das Astwerk so fest umschlungen, dass ihre Blätter von ferne wie Eichenlaub wirkten; nur aus der Nähe sah man genau, wie wenige lebende Äste noch verblieben waren und wie ein paar verzweifelt kleine Knospen gleich Däumlingen aus dem gewaltigen Baumstamm hervorstaken.

Gerade erst von einer schweren Depression genesen, in der ich kaum imstande war, Probleme anderer Menschen wahrzunehmen, konnte ich dennoch mit diesem Baum fühlen. Die Schwermut hatte Besitz von mir ergriffen wie das Gewächs von jener Eiche, mich umschlungen und ausgelaugt, war hässlich, grotesk und stärker als ich; in ihrem Eigenleben hatte sie nach und nach alles Leben in mir abgewürgt. In der schwärzesten Phase hatte ich Stimmungen, von denen ich wusste, dass sie nicht zu mir gehörten, sondern ebenso sicher zu der Depression wie das Laub in jener Baumkrone zu der Kletterpflanze. Als ich klar darüber nachzudenken versuchte, spürte ich, dass mein Geist wie eingebunkert und blockiert war. Ich wusste zwar, dass die Sonne auf- und unterging, aber ihr Licht erreichte mich kaum. Zudem fühlte ich etwas Übermächtiges auf mir lasten; zuerst versagten mir die Knöchel, dann die Knie, später krümmte sich meine Taille, danach fielen die Schultern ein, und am Ende war ich nur noch ein fötales Häufchen Elend, ausgehöhlt von diesem Gewächs, das mich zerquetschte, ohne mir Halt zu bieten. Mit seinen Ranken drohte es, mich seelisch und moralisch zu pulverisieren, mir sämtliche Knochen zu brechen und allen Saft aus dem Körper zu ziehen. Es zehrte noch an mir, als gar nichts Nahrhaftes mehr verblieben schien.

Mir fehlte die Kraft, nicht mehr zu atmen. Da ich schon wusste, dass ich das Gewächs der Depression nie würde abschütteln können, wollte ich nur noch sterben dürfen, denn ich war zu schwach, um mich selbst zu töten, und der Parasit tat mir den Gefallen nicht. Wenn mein Torso verrottete, so ließ dieser Schmarotzer ihn doch nicht fallen: Er stützte nun, was er zerstört hatte. Im hintersten Winkel meines Bettes kauernd, von etwas Unsichtbarem niedergemacht, bat ich jenen Gott, an den ich niemals ganz hatte glauben können, um Erlösung. Ich wäre gerne den qualvollsten Tod gestorben, war aber viel zu lethargisch, um an Selbstmord auch nur zu denken. Jeder Moment des Daseins schmerzte mich, doch weil dieses Gewächs mich völlig ausgedörrt hatte, konnte ich nicht einmal weinen. Sogar mein Mund war trocken. Ich hatte gemeint, im tiefsten Elend würden die Tränen nur so fließen, aber das Schlimmste ist der dürre Schmerz, wenn man restlos darniederliegt und alle Tränen versiegt sind, wenn die Qual alle Räume verstellt, in denen man einst der Welt oder diese einem selbst begegnet war. Das ist der Zustand einer schweren Depression.

Die Depression, hatte ich gesagt, ist Geburt und Tod zugleich, denn sie gebiert das Gewächs, und im Verfallsprozess des Sterbens brechen die Äste, auf denen das Elend ruht. Als Erstes verschwindet das Glück, so dass einem nichts mehr Freude macht, und das ist bekanntlich ein Hauptsymptom schwerer Depressionen. Doch bald folgen dem Glück andere Regungen: Die Traurigkeit, wie man sie kannte (und die einen erst so weit gebracht zu haben schien), der Humor, der Glaube an die Macht der Liebe. Das Innere wird derart ausgelaugt, dass man sich selbst nicht mehr erträgt. Du kannst dich selbst nicht riechen, verlierst jegliches Vertrauen, lässt dich weder berühren noch rühren. Schließlich kommst du dir einfach selbst abhanden.

Vielleicht bemächtigt sich dieses Neue ganz des Alten, und es fallen dadurch gewisse Schleier. Wie dem auch sei, du bist nicht mehr du selbst, sondern etwas Fremdem ausgeliefert. Zu oft greifen Therapien nur einen Aspekt des Problems an und konzentrieren sich allein auf das Neue oder das Alte. Nötig wäre aber, sowohl den Parasiten mit Stumpf und Stiel auszurotten als auch die Mechanismen des Wurzelns und der Fotosynthese neu zu erlernen. Medikamentöse Therapien kappen das Gewächs einfach. Man spürt, wie das Mittel wirkt und die Pflanze zu vergiften scheint, so dass sie nach und nach verwelkt, auch wie die Last abnimmt und die Äste fast wieder ihre alte natürliche Biegsamkeit zurückgewinnen. Solange du das Gewächs nicht abgeworfen hast, ist an Entlastung gar nicht zu denken; doch auch danach mag es sein, dass mit den wenigen verbliebenen Blättern und den flachen Wurzeln kein heute verfügbares Medikament dein Ich wiederherstellen kann. Wenn das Joch abgeschüttelt ist, reicht das verbliebene Laub zwar gewöhnlich noch für die Grundversorgung aus, aber das ist kein erfreulicher, kein vitaler Zustand. Nur Liebe, Einsicht, Arbeit und vor allem viel Geduld können das Ich in depressiven Zuständen und danach wieder aufbauen.

Die Diagnose ist so verwickelt wie die Krankheit selbst. Patienten fragen ihre Ärzte häufig, »Bin ich depressiv?«, als ob das mit Hilfe eines Blutbildes endgültig zu beantworten wäre. Um zu ermitteln, ob man depressiv ist, gilt es vielmehr, nach innen zu horchen und zu schauen, seinen Gefühlen zu folgen und über sie nachzudenken. Wer sich meistens grundlos elend fühlt, dürfte depressiv sein; ebenso wer sich meistens aus bestimmten Gründen elend fühlt – doch hier könnte die Ursachen zu beheben weit mehr bewirken, als sie unverändert zu lassen und lediglich die Depression zu bekämpfen. Sofern diese absolut lähmend wirkt, handelt es sich um einen schweren Fall, während die leichte nur störend und lästig ist. Die Bibel der amerikanischen Psychiatrie – das *Diagnostic and Statistical Manual* (4. Aufl.: *DSM-IV*.) – definiert die Depression abwegigerweise als das Zusammentreffen von mindestens fünf von neun Symptomen. Das ist reine Willkür, denn es gibt keinen triftigen Grund, gerade fünf Symptome vorauszusetzen und nicht vier oder sechs. Schon ein einziges kann unangenehm genug sein. Alle neun Symptome in eher milder Form zu haben mag weniger schlimm sein als zwei schwere. Nach erfolgter Diagnose treiben die meisten Menschen Ursachenforschung, obwohl die Kenntnis der Gründe für eine Krankheit keine unmittelbar Heilkraft entfaltet.

Psychische Krankheiten sind etwas sehr Reales und können schwere körperliche Auswirkungen haben. Doch wenn jemand bei seinem Arzt über Magenkrämpfe klagt, erhält er oft die Antwort: »Nanu? Im Grunde fehlt Ihnen gar nichts, außer dass Sie depressiv sind!« Wenn Depressionen schon Magenkrämpfe auslösen können, so muss doch einiges im Argen liegen und gezielt behandelt werden. Im Fall von Atembeschwerden sagt ja auch niemand: »Nanu? Ihnen fehlt gar nichts, außer dass Sie ein Emphysem haben!« Für den Betreffenden sind psychosomatische Beschwerden so real wie Magenkrämpfe im Fall einer Lebensmittelvergiftung: Sie wurzeln im Unbewussten, und oft genug sendet das Gehirn dem Magen irreführende Botschaften, mit schmerzhaften Folgen. Die Diagnose – ob etwas im Magen, im Blinddarm oder im Gehirn kaputt ist – spielt eine maßgebliche Rolle, um über die Therapie zu entscheiden. Im Übrigen zählt das Gehirn zu den wichtigeren Organen, und seine Funktionsstörungen sind dementsprechend zwingend zu beheben.

Oft bemüht man die Biochemie, um die Kluft zwischen Körper und Seele zu schließen. Wenn Menschen erleichtert auf die ärztliche Erklärung reagieren, dass ihre Depression »organischer« Natur sei, so liegt das an der Fiktion eines integralen, zeitbeständigen Ichs und der radikalen Trennung zwischen völlig nachvollziehbarem und rein zufälligem Leid. Das Wort *organisch* lindert offenbar Schuldgefühle, die Menschen wegen der stressbedingten Unzufriedenheit haben, ihren Beruf nicht zu lieben, das Altern zu fürchten, bei der Liebe zu versagen, ihre Familie zu hassen. Mit der *Biochemie* geht eine erfreuliche Schuldlosigkeit einher. Wenn das Gehirn eine Veranlagung zu Depressionen hat, so braucht man sich keine Vorwürfe zu machen. Ob man nun sich selbst oder die Evolution beschuldigt, jedenfalls lassen sich Schuld- wie übrigens auch Glücks-gefühle als chemische Vorgänge begreifen. Da Chemie und Biologie je-doch nicht an das »reale« Ich heranreichen, muss die Depression zutiefst mit dem betroffenen Opfer verschmolzen sein. So behebt die Therapie keine Identitätsstörung im Sinne der Normalisierung, sondern richtet eine mannigfaltige Persönlichkeit neu aus und verändert in gewissem Maße die Identität.

Naturwissenschaftlich gesehen, besteht der Mensch aus chemischen Substanzen, und deren Erforschung sowie die ihrer Strukturen und Konfigurationen bildet den Gegenstand der Biologie. Alle Vorgänge im Gehirn haben chemische Korrelate und Ursachen. Erinnerungen an Episoden der Vergangenheit laufen über die komplizierte Chemie des Gedächtnisses. Kindheitstraumata und ihre Verarbeitung können die Gehirnchemie verändern. Analog sind an dem Entschluss, dieses Buch zu lesen, in die Hand zu nehmen, aufzuschlagen, das Schriftbild zu be-trachten, sich einen Reim auf den Text zu machen und dann gedanklich und emotional auf diese Interpretation zu reagieren, Abertausende von chemischen Reaktionen beteiligt. Wer sich im Lauf der Zeit aus einer De-pression befreit und wieder besser fühlt, macht keine spezielleren oder komplexeren chemischen Reaktionen durch als beim Einnehmen von Antidepressiva. Das Äußere determiniert das Innere im gleichen Maße, wie dieses es überhaupt erst ersinnt. Wenig reizvoll ist dabei lediglich die Vorstellung, dass neben allen anderen auch die Grenzen unseres Ichs verschwimmen. Es gibt keine Essenz des Ichs, die rein wie eine Goldader unter dem Chaos von Erfahrung und Chemie verborgen läge. Alles ist wandelbar, und wir müssen den menschlichen Organismus als eine Fol-ge von Ich-Zuständen begreifen, die einander ablösen oder auswählen.

Wir wissen noch wenig über das Zusammenwirken der chemischen Vorgänge im Gehirn. So ist zum Beispiel schwer zu bestimmen, in welchem Umfang konkrete Erfahrungen zu spezifischen Depressionen führen; auch können wir nicht erklären, durch welche chemischen Pro-zesse äußere Ereignisse oder charakterliche Anlagen einen Menschen depressiv machen. Doch obwohl Boulevardpresse und Pharmaindustrie die Depression als eine monokausale Krankheit wie Diabetes darstellen, besteht dabei ein himmelweiter Unterschied. Diabetiker erzeugen zu wenig Insulin, und entsprechend behandelt man ihre Krankheit durch Anhebung und Einstellung des Blutzuckerspiegels. Die Depression ist dagegen *nicht* die Folge eines Mangels, den wir messen könnten. Erhöht man den Serotoninspiegel im Gehirn, so geht es schließlich vielen De-pressiven besser, allerdings *nicht* deshalb, weil sie zuvor einen ungewöhnlich niedrigen Serotoninspiegel gehabt hätten. Außerdem schafft das Serotonin nicht sofort Abhilfe: Man könnte es literweise ins Gehirn von Depressiven pumpen, ohne dass diese sich momentan einen Deut besser fühlten. Eine langfristige Anhebung des Serotoninspiegels kann jedoch lindernd auf depressive Symptome wirken. »Ich bin depressiv, aber das ist nur die Chemie« ist eine ähnliche Aussage wie »Ich bin intelligent, aber das ist nur die Chemie«. Wenn man auf diesen Bahnen denken möchte, ist alles am Menschen nur Chemie. »Du kannst sagen, es ist ›nur Chemie‹«, schreibt Maggie Robbins, die unter der manisch-depressiven Erkrankung leidet. »Ich hingegen sage, nichts ist ›nur‹ Chemie.« Die Sonne strahlt, und auch das ist Chemie, ebenso dass Felsen hart und Meere salzig sind, dass gewisse Frühlingsnachmittage eine Art Wehmut in ihrer sanften Brise tragen, die das Herz zu Sehnsüchten und Phantasien anregt, nachdem diese lange unter dem Winterschnee geschlummert hatten. »Der Rummel um das Serotonin«, meint David McDowell von der Columbia University, »ist Teil eines modernen Neuromythos.« Ein kraftvolles Märchen.

Die innere und die äußere Realität bilden ein Kontinuum. Was geschieht, wie man dies auffasst und wie man darauf reagiert, hängt gewöhnlich zusammen, allerdings nicht ursächlich. Wenn Realität ihrerseits meist etwas Relatives und das Ich stets im Wandel begriffen ist, so müssen die Übergänge von gemäßigten zu extremen Stimmungen in aller Regel gleitend erfolgen. Krankheiten bildeten demnach extremere Gefühlszustände, und man dürfte das Emotionale durchaus als leicht krankhaft bezeichnen. Wer sich immerzu obenauf und groß fühlte (ohne einem manischen Selbstbetrug aufzusitzen), könnte viel schaffen und vielleicht auf Erden glücklich sein, aber trotzdem ist diese Vorstellung furchterregend (obwohl wir in diesem Zustand gewiss nichts mehr von Furcht oder gar Gruseln wüssten).

Grippe ist etwas Eindeutiges: Am Tag X hat man das betreffende Virus nicht in seinem System; am Tag Y liegt es vor. HIV überträgt sich in einem genau bestimmbaren Sekundenbruchteil von Mensch zu Mensch. Und die Depression? Es ist, als wolle man klinische Parameter des Hungers angeben, der uns alle mehrmals täglich befällt, aber im Extremfall eine Tragödie ist und seine Opfer tötet. Manche Menschen brauchen besonders viele Kalorien; andere können noch bei starker Unterernährung arbeiten; wieder andere bauen rapide ab und brechen dann plötzlich zusammen. So ähnlich schlagen Depressionen auf ganz unterschiedliche Weise zu: Während manche die Veranlagung haben, ihnen zu trotzen oder die Stirn zu bieten, sind andere dem Übel hilflos ausgeliefert. Halsstarrige und stolze Menschen mögen gegen Depressionen ankommen, die Menschen mit einem schwachen oder nachgiebigeren Charakter glatt niederstrecken würden.

Denn die Depression steht in einem inneren Zusammenhang mit dem Charakter. Da auch dieser selbst ein Zufallselement und eine verwickelte Chemie aufweist, könnte man alles auf die Genetik schieben, doch das wäre zu wohlfeil. »So etwas wie Stimmungsgene gibt es nicht«, sagt Steven Hyman, der Direktor des National Institute of Mental Health. »Sie sind lediglich Kürzel für hoch komplexe Wechselwirkungen zwischen Genom und Umwelt.« Wie jedermann unter gewissen Umständen mehr oder weniger starke Depressionen bekommen kann, so kann er auch dagegen ankämpfen. Oft läuft der Kampf darauf hinaus, sich die besten Behandlungsmethoden auszusuchen, solange man noch stark genug dafür ist. Dazu gehört, die Phasen zwischen den schlimmsten Schüben nach Kräften zu nutzen. Einige Menschen bringen es trotz entsetzlicher Symptome im Leben zu etwas; andere sind schon bei den leichtesten Anflügen der Krankheit völlig am Boden zerstört.

Leichte Depressionen ohne Medikamente zu überstehen bietet gewisse Vorteile, gibt es einem doch das Gefühl, Störungen des chemischen Gleichgewichts aus eigener Willenskraft beheben zu können. Wer über glühende Kohlen zu laufen lernt, erringt einen Sieg des Gehirns über die scheinbar unerbittliche Körperchemie des Schmerzes und hat dabei das prickelnde Gefühl, die schiere Kraft des Geistes zu entdecken. Depressionen »aus eigener Kraft« zu überwinden kann auch dazu beitragen, den sozialen Misslichkeiten auszuweichen, die mit der psychiatrischen Medikation einhergehen. Außerdem dürfte es bedeuten, sich uneingeschränkt so anzunehmen, wie man ist, mithin allein vermöge innerer Kraftquellen und ohne fremde Hilfe sich wiederherzustellen. Die allmähliche Befreiung aus den Qualen gibt auch dem Elend selbst einen Sinn.

Die inneren Kraftquellen sind indes widerspenstig und oft unzureichend. Oft zerstören Depressionen die Herrschaft des Geistes über das Gemüt. Häufig kommt die verwickelte Chemie des Leidens durch den Verlust eines geliebten Menschen in Gang, was direkt in depressive Zustände münden kann. Auch mag die Chemie der Liebe ganz von außen bestimmt sein oder Wege einschlagen, die immer das Geheimnis des Herzens bleiben. Vielleicht müssen wir uns damit abfinden, dass Gefühle gerne verrücktspielen. So scheint es verrückt, wenn Jugendliche gegen Eltern wüten, die ihr Bestes gegeben haben, aber dies ist ein derart verbreiteter Wahnsinn, dass wir ihn relativ fraglos hinnehmen können. Manchmal setzen die gleichen chemischen Vorgänge aus äußeren Gründen ein, die normalerweise nicht ausreichen würden, um die Verzweiflung zu erklären: Jemand rempelt dich in einem überfüllten Bus an, und du brichst in Tränen aus, oder du liest etwas über das starke Wachstum der Weltbevölkerung und findest das eigene Leben unerträglich. Jeder erlebt gelegentlich unangemessene Gefühlsausbrüche wegen Kleinigkeiten oder hat Regungen, deren Wurzeln dunkel und unerfindlich bleiben. Manchmal laufen Prozesse ohne erkennbaren äußeren Anlass ab. Die meisten Menschen kennen Anflüge unerklärlicher Verzweiflung, oft mitten in der Nacht oder am frühen Morgen, kurz bevor der Wecker läutet. Wenn solche Zustände zehn Minuten dauern, sind sie seltsame, flüchtige Stimmungen; dauern sie zehn Stunden, so erinnern sie an einen lästigen Fieberwahn; dauern sie jedoch zehn Jahre, so sind sie krankhaft und lähmend.

Beim Glück spürt man oft in jedem Moment die Vergänglichkeit, wohingegen sich Depressionen als etwas schier Unvergängliches darstellen. Auch wenn man weiß, dass Stimmungen wechseln und man morgen anders empfinden wird als heute, lässt das Glück nicht im gleichen Umfang Entspannung zu wie die Traurigkeit: Sie war und ist in meinen Augen immer das stärkere Gefühl, und sofern andere das nicht ähnlich empfinden, birgt sie vielleicht die Saat der Depression. Zwar hasste ich depressive Zustände, lernte in ihnen aber auch meine Grenzen und den Horizont meiner Seele kennen. Glück lenkt mich in der Regel etwas ab, so als ließe es einen wichtigen Teil meines Geistes und Gehirns ungenutzt. Dagegen bin ich mit Depressionen vollauf beschäftigt. Momente des Verlusts schärfen meinen Blick: Erst wenn ein Kristallglas zu Boden fällt, erkenne ich klar seine ganze Schönheit. »Unsere Empfindlichkeit für den Schmerz ist fast unendlich, die für den Genuss hat enge Gränzen«, schreibt Schopenhauer. »Hiezu stimmt auch Dies, dass wir, in der Regel, die Freuden weit unter, die Schmerzen weit über unsere Erwartung finden. … Sogar bedarf Jeder allzeit eines gewissen Quantums Sorge, oder Schmerz, oder Noth, wie das Schiff des Ballasts, um fest und gerade zu gehen.«

Eine russische Redensart lautet: Wenn du aufwachst und keine Schmerzen hast, weißt du, dass du tot bist. Während das Leben nicht nur aus Schmerz besteht, gehört dieser in seiner besonderen Intensität zu den sichersten Anzeichen des *elan vital*. Dazu erneut Schopenhauer: »Man versetze dies Geschlecht in ein *Schlaraffenland*, wo Alles von selbst wüchse und die Tauben gebraten herumflögen, auch jeder seine Heiß-Geliebte alsbald fände, und ohne Schwierigkeiten erhielte. – Da werden die Menschen zum Theil vor Langerweile sterben, oder sich aufhängen, zum Theil aber einander bekriegen, würgen und morden, und sich mehr Leiden verursachen als jetzt die Natur ihnen auflegt«, denn Langeweile sei das »Gegengewicht dazu, auf der Seite der Leiden«.

Meiner Überzeugung nach sind einige der alarmierendsten Statistiken über die Depression realistisch. Auch wenn man Zahlen nicht mit der Wahrheit verwechseln darf, lassen sie oft tief blicken. Neueren Forschungen zufolge leiden etwa drei Prozent aller Amerikaner – etwa neunzehn Millionen – unter chronischen Depressionen, und mehr als zwei Millionen davon sind Kinder. Die aus Hochs und Tiefs bestehende und deshalb als »bipolar« bezeichnete manisch-depressive Erkrankung hat etwa 2,3 Millionen Opfer und ist bei jungen Frauen die zweit-, bei jungen Männern die dritthäufigste Todesursache. Das *DSM-IV* stuft die Depression weltweit bei Personen im Alter über fünf Jahren als die Hauptursache der Behinderung ein; sie sei, gemessen an den Parametern Sterblichkeit und Invalidität, die international (einschließlich der Entwicklungsländer) nach den Herzleiden am weitesten verbreitete Krankheit und koste die Menschheit mehr Lebensjahre als Kriege, Krebs und Aids zusammengenommen. Wenn man bedenkt, dass andere Symptome, wie Alkoholismus oder Herzbeschwerden, die Depression als Ursache maskieren können, so dürfte sie der übelste Killer auf Erden sein.

Heute mehren sich zwar die Depressionstherapien, aber nur die Hälfte der Amerikaner mit schweren Depressionen suchen überhaupt irgendeine Hilfe – nicht einmal bei Geistlichen oder Therapeuten. Ungefähr fünfundneunzig Prozent davon gehen zu Hausärzten, die meist wenig von Psychiatrie verstehen. Nur bei vierzig Prozent der erwachsenen Amerikaner mit Depressionen kommt es zur richtigen Diagnose; gleichwohl nehmen rund achtundzwanzig Millionen, also knapp ein Zehntel der Gesamtbevölkerung, selektive Serotonin-Wiederaufnahmehemmer ein (jene SSRIs, zu denen auch Prozac gehört), und auch andere Präparate sind weit verbreitet. Weniger als die Hälfte der richtig Diagnostizierten erhalten eine fachkundige Therapie. Auf nicht behandelte Depressionen entfällt eine Sterberate zwischen zehn und zwanzig Prozent. Vor zwanzig Jahren litten etwa 1,5 Prozent der Bevölkerung unter krankhaften Depressionen; heute sind es schon fünf Prozent, und nicht weniger als ein Zehntel aller Bürger müssen mit schweren depressiven Schüben, etwa die Hälfte mit leichteren Symptomen rechnen. Die klinischen Probleme haben zugenommen, die Therapien indes noch viel mehr. Zwar befindet sich die Diagnostik auf dem Vormarsch, aber das erklärt nicht die Ausmaße des Problems, denn besonders bei Kindern nehmen die Depressionen in allen Industrieländern zu. Auch ist das Durchschnittsalter bei Erkrankung binnen einer Generation um zehn auf sechsundzwanzig Jahre gesunken; die bipolare oder manisch-depressive Variante setzt sogar noch früher ein. Die Lage spitzt sich zu.

Wenige Krankheiten werden gleichermaßen unter- beziehungsweise übertherapiert wie Depressionen. Bei massiven Ausfällen hospitalisiert man die Patienten zuletzt, so dass sie dann wahrscheinlich in den Genuss einer Behandlung kommen, allerdings oft beschränkt auf die körperlichen Symptome, in denen sich die Depression äußert. Viele harren jedoch nur aus und müssen trotz der großen Umwälzungen in Psychiatrie und Psychopharmakologie andauernd entsetzliche Qualen erleiden. Mehr als die Hälfte der Hilfesuchenden – rund ein Viertel der Depressiven – bleiben ganz unversorgt, und etwa jeder Zweite – circa dreizehn Prozent – wird unsachgemäß behandelt, oft mit Beruhigungspillen oder abwegigen Psychotherapien. Von den übrigen erhält die Hälfte – etwa sechs Prozent – von allem, was nottäte, zu wenig. Damit verbleiben ungefähr sechs Prozent der Depressiven, die ordentlich therapiert werden. Viele davon setzen jedoch irgendwann ihre Medikamente ab, meist wegen der Nebenwirkungen. »Nur ein bis zwei Prozent kommen in den Genuss einer wirklich optimalen Behandlung«, sagt John Greden als Leiter des Mental Health Research Institute der University of Michigan, »bei einer Krankheit, die sich gewöhnlich mit recht preiswerten Medikamenten ohne große Nebenwirkungen gut beherrschen lässt.« Am anderen Ende des Spektrums schlucken unterdessen Menschen, die Seligkeit für ein Geburtsrecht halten, massenhaft Pillen in dem vergeblichen Bemühen, die leichten Unpässlichkeiten des Alltags zu mildern.

Vieles spricht dafür, dass der Aufstieg des Supermodels das Selbstbild der Frau beschädigt hat, indem es unrealistische Erwartungen begründete. Das psychische Supermodel des 21. Jahrhunderts erscheint sogar noch gefährlicher als das physische. Menschen überprüfen fortwährend ihre Befindlichkeit, um gewisse Stimmungen zu verwerfen. »Es ist das Lourdes-Phänomen«, meint William Potter, der in den siebziger und achtziger Jahren, als die neueren Medikamente aufkamen, die psychopharmakologische Abteilung des National Institute of Mental Health (NIMH) leitete. »Wenn man sehr viele Menschen in Zustände versetzt, die sie zu Recht als positiv wahrnehmen, so gibt es Berichte über Wunderheilungen – selbstverständlich auch über Tragödien.« Prozac ist derart gut verträglich, dass fast jeder es nehmen kann und ja auch nimmt. Es wird sogar schon gegen leichte Beschwerden eingesetzt, bei denen sonst niemand bereit gewesen wäre, die Unannehmlichkeiten der alten Monoaminooxidase(MAO)-Hemmer oder der Trizyklika in Kauf zu nehmen. Es besiegt die Traurigkeit, auch wenn man nicht depressiv ist; und wer lebt nicht lieber ohne als mit Schmerzen?

Wir pathologisieren das Heilbare und behandeln als Krankheit, was sich leicht beeinflussen lässt, auch wenn es früher einmal als Charakterzug oder Disposition galt. Sobald wir ein Medikament gegen Gewaltbereitschaft haben, wird auch sie als krankhaft firmieren. Zwischen ausgewachsenen Depressionen und dem milden Unbehagen, das noch nicht mit Störungen des Schlafs, des Appetits, der Energie oder des Interesses einhergeht, können viele Graustufen liegen; wir ordnen immer mehr davon als krankhaft ein, weil wir ständig neue Gegenmittel finden. Dennoch bleibt der Ansatzpunkt willkürlich. Wir haben beschlossen, einen Intelligenzquotienten von 69 als zurückgeblieben anzusehen, doch auch jemand mit 72 macht nicht viel her, und mit 65 kommt man noch irgendwie zurecht. Es heißt, der Cholesterinwert sollte unter 220 bleiben, aber bei 221 wird man nicht gleich sterben, und bei 219 ist schon Vorsicht geboten: 69 und 220 sind ebenso wie das, was wir als krankhaft bezeichnen, willkürlich gesetzte Marken. Wie also gehen wir mit jenen verwirrenden Grenzzonen um, die sich auch noch ständig verschieben?

Depressive benutzen oft den Ausdruck »Absturz«, um den Übergang vom Schmerz zum Wahnsinn zu markieren. Das ist ein recht körperliches Bild, meist auf einen »Abgrund« bezogen. Dabei verwundert mich der Gebrauch eines Vokabulars, das sich auf eine so abstrakte Metapher wie die Kante oder den Rand stützt. Wer fällt schon von irgendeiner Kante, und dann auch noch in einen Abgrund? Doch auf Befragen schildern die Betreffenden ihren Schlund ziemlich anschaulich. Vor allem ist er dunkel. Man fällt aus dem Tageslicht in ein Loch mit schwarzen Schatten, in dem man nichts sieht und überall Gefahren lauern. Man weiß weder, wie tief man fallen noch ob man irgendeinen Halt finden wird, kollidiert ständig mit unsichtbaren Dingen, bis man völlig zerschunden ist, ohne sich an irgendetwas klammern zu können.

Höhenangst als die weltweit bekannteste Phobie muss unseren Vorfahren gute Dienste geleistet haben, da die Furchtlosen wahrscheinlich abstürzten und so ihr genetisches Material selber auslöschten. Wer am Rand einer Klippe stehend nach unten blickt, bekommt Schwindelanfälle. Er ist wie gelähmt, kann kaum noch zurücktreten, verspürt einen Sog und muss sich regelrecht losreißen, um nicht abzustürzen. Ich erinnere mich an einen Ausflug mit Freunden zu den Wasserfällen bei Victoria, die über turmhohe nackte Felsmassive in den reißenden Sambesi donnern. Wir waren jung und provozierten einander etwas, indem wir uns möglichst nah am Rand knipsen ließen. Wenn wir überzogen, wurde uns allen schlecht und elend. Vermutlich heißt Depression gewöhnlich, nicht wirklich abzustürzen (was ja rasch zum Tod führen würde), sondern sich dem Rand zu nähern und voller Entsetzen festzustellen, dass man zu weit gegangen ist, einem schwindelig wird und man das Gleichgewicht nicht mehr halten kann. An den Victoriafällen entdeckten wir eine geheimnisvolle unüberschreitbare Schwelle, die deutlich vor dem Felssturz verlief. Rund drei Meter vom Rand entfernt fühlten wir uns alle noch ganz wohl; bei anderthalb begannen die meisten zu zittern. Irgendwann wollte mich eine Freundin mit der Brücke nach Sambia im Hintergrund fotografieren: »Könntest du ein bisschen weiter nach links treten?«, fragte sie, und ich gehorchte – mit einem vollen Schritt nach links. Ich lächelte freundlich, wie das Foto beweist, doch dann sagte sie: »Du stehst etwas nah am Rand. Komm wieder zurück.« Zuvor hatte ich völlig entspannt dort gestanden, doch plötzlich schaute ich hinunter und sah, dass ich meine Schwelle überschritten hatte. Alles Blut entwich mir aus dem Gesicht. »Nichts passiert«, sagte die Freundin beruhigend, kam auf mich zu und reichte mir ihre Hand. Die Felsklippe war noch dreißig Zentimeter entfernt, und doch musste ich mich erst hinknien und dann sogar legen, um ein Stück zu robben, bis ich dem Boden unter mir wieder traute. Ich weiß sicher, dass mein Gleichgewichtssinn stimmt, dass ich mühelos auf einer fünfzig Zentimeter breiten Rampe stehen, ja sogar amateurhaft ein bisschen Stepp tanzen kann, ohne das Gleichgewicht zu verlieren. Doch so nah am Sambesi versagte mein Stehvermögen.

Die Depression beruht in starkem Maße auf dem Gefühl einer lähmenden Bedrohung. Was du in zwei Meter Höhe machen kannst, wird unmöglich, wenn du den Boden unter den Füßen verlierst und einen dreihundert Meter tiefen Abgrund unter dir siehst. Die Angst vor dem Absturz erfasst dich, auch wenn dich gerade diese Angst erst stürzen lässt. Das Erleben der Depression ist grauenhaft, scheint aber sehr an das gebunden, was dir drohen mag. Unter anderem spürst du den Tod nahen. Sterben wäre nicht so schlimm, aber das Grenzgängertum an der Schwelle des Todes ist unerträglich. Bei schweren Depressionen sind die hingehaltenen Hände nie erreichbar. Du kannst dich auch nicht hinknien, denn sobald du dich vornüberbeugst, auch vom Abgrund weg, wirst du das Gleichgewicht verlieren und stürzen. Ja, einige jener Absturzbilder passen: die Dunkelheit und Ungewissheit, das Entsetzen. Doch im freien Fall wäre man absolut hilflos, und das ist genau dieses entsetzliche Gefühl: Nichts mehr machen zu können, und doch aufbegehren zu wollen. Der Schrecken des Drohenden nimmt die Gegenwart vollständig ein. Die Depression hat eine kritische Grenze überschritten, wenn man trotz eines großen Sicherheitsabstandes das Gleichgewicht nicht mehr halten kann. In ihr kündigt alles, was jetzt geschieht, künftiges Leid an, und die Gegenwart als solche hat aufgehört zu existieren.

Die Depression ist für den, der sie nicht kennt, ein nahezu unvorstellbarer Zustand, der sich nur durch eine Reihe von Metaphern – wie Kletterpflanzen an Eichen, Klippen mit Wasserfällen und so fort – umschreiben lässt. Auch ist ihre Diagnose nicht leicht, da sie auf Metaphern beruht und die des einen Patienten sich deutlich von denen anderer unterscheiden. Daran hat sich seit der Klage des Antonio in Shakespeares *Der Kaufmann von Venedig* im Grunde wenig geändert:

> Fürwahr, ich weiß nicht, was mich traurig macht;
> Ich bin es satt; ihr sagt, das seid ihr auch.
> Doch wie ich dran kam, wie mir's angeweht,
> Von was für Stoff es ist, woraus erzeugt,
> Das soll ich erst erfahren.
> Und solchen Dummkopf macht aus mir die Schwermut,
> Ich kenne mit genauer Not mich selbst.

Machen wir keine Umschweife. Letzten Endes kennen wir weder die Ursachen der Depression noch ihre Grundlagen, wissen auch nicht einmal, warum bestimmte Therapien dagegen helfen, wie sie den evolutionären Selektionsprozess überstehen konnte, warum jener sie bekommt, während dieser völlig unberührt davon bleibt, und schließlich, welche Rolle der Wille in diesem Zusammenhang spielt.

Das Umfeld von Depressiven erwartet, dass diese sich zusammenreißen: Für Trübsalblasen hat unsere Gesellschaft wenig Raum. Ehepartner, Eltern, Kinder und Freunde sind selbst von Schwermut bedroht und wollen sich schützen. Im Tief einer schweren Depression kann niemand mehr tun, als um Hilfe zu bitten (manchmal nicht einmal das), muss sie dann aber auch annehmen. Sogar Prozac, von dem viele Wunderdinge erwarten, hilft meiner Erfahrung nach nicht ohne unser Zutun. Hier einige Grundregeln: Höre auf Menschen, die dich lieben. Glaube an sie, und wenn es noch so schwerfällt. Suche nach den Erinnerungen, die im Schwarz versanken, und male dir danach eine Zukunft aus. Sei tapfer. Sei stark. Nimm deine Pillen. Trainiere, auch wenn du dich bleiern fühlst, denn es tut dir gut. Überwinde deinen Ekel und iss. Komm wieder zu Verstand, nachdem du ihn verloren hast. Diese Ratschläge mögen platt klingen, doch um die Depression überwinden zu können, muss man sie zurückweisen, darf sich nicht an sie gewöhnen: Sperre die auf dein Inneres einstürmenden Schreckgespenster aus.

Der Kampf wird sehr langwierig sein. Ich weiß nicht, was mir widerfuhr, habe keine Ahnung, wie ich so tief stürzen und dann immer noch weiter sinken konnte. Ich habe das Gewächs, die Kletterpflanze, mit allen nur erdenklichen Mitteln abgetötet und musste das Verlorene danach ebenso mühsam, aber auch intuitiv ersetzen, wie ich einst laufen oder sprechen lernte. Nach vielen leichten Anfällen kamen zwei schwere Zusammenbrüche, dann eine Atempause, gefolgt vom dritten Kollaps und noch einigen Anfällen. Nach all dem tue ich das Gebotene, um weitere Einbrüche zu vermeiden. An jedem Morgen und jedem Abend betrachte ich die Pillen in meiner Hand – weiß, rosa, rot und türkis, erscheinen sie mir manchmal wie ein Schriftzug, Hieroglyphen des Inhalts, dass alles noch gut werden kann und ich es mir schuldig bin, durchzuhalten und abzuwarten. Manchmal kommt es mir so vor, als schluckte ich zweimal täglich meine Begnadigung, denn ohne die Tabletten wäre ich längst tot. Wenn ich im Lande bin, gehe ich einmal wöchentlich zum Therapeuten. Mal langweilen mich die Sitzungen, mal finde ich sie auf ganz entrückte Weise interessant, mal erscheinen sie mir wie eine Epiphanie. In gewissem Sinne hat der Mann mir geholfen, mich so weit wieder aufzubauen, dass ich überhaupt diese Pillen schlucke. Dazu trugen viele Gespräche bei, und ich glaube an die Kraft der Worte: Dass sie überwinden können, was wir fürchten, wenn die Angst alles grauenhaft überschattet. Ich habe mich, zunehmend feinfühlig und aufmerksam, der Liebe zugewandt. Liebe ist das zweite Standbein, und beide gehören zusammen: Für sich genommen, ist die Medizin ein schwaches Gift, die Liebe ein stumpfes Messer, die Einsicht ein Seil, das unter zu hoher Spannung reißt. Doch als Triade können sie, wenn man Glück hat, den Baum vor dem Parasiten retten.

Ich liebe unser Jahrhundert. Zwar träume ich oft von Zeitreisen, um das biblische Ägypten, das Italien der Renaissance, das Elisabethanische England, die Hochkultur der Inka oder von Großsimbabwe und das Amerika der Ureinwohner zu sehen, möchte aber in keiner anderen Epoche leben als der heutigen. Mir gefallen der moderne Komfort, unsere raffinierte Weltanschauung, die über der Jahrtausendwende liegende gewaltige Umbruchstimmung, dereinst mehr zu wissen als alle früheren Generationen; und – nicht zu vergessen – die relativ große gesellschaftliche Toleranz der freien Welt. Ich liebe es, immer wieder in die Ferne reisen zu können, finde es schön, dass Menschen heute älter werden als je zuvor und ein wenig mehr Lebenszeit haben als vor tausend Jahren.

Allerdings stehen wir vor einer beispiellosen Umweltkrise, verbrauchen die vorhandenen Rohstoffe in furchterregendem Tempo, treiben Raubbau an der Natur. Wir holzen den Regenwald ab, verpesten die Meere mit Öl und Industrieabfall, schädigen die Ozonschicht und, schlimmer noch, heizen so das Klima auf. Die Erdbevölkerung ist größer als je zuvor mit weiter stark wachsender Tendenz. So schaffen wir Probleme, unter denen die nächsten Generationen leiden werden. Der Mensch verändert die Erde, seit er aus einem Feuerstein das erste Messer formte und ein anatolischer Bauer die erste Saat legte, doch heute dreht der Motor durch. Ich bin weder ein Ökoprophet noch meine ich, dass die Apokalypse kurz bevorsteht. Doch gewiss müssen wir, um nicht unterzugehen, schleunigst Maßnahmen zur Änderung des derzeitigen Kurses ergreifen.

Allerdings hat sich die Menschheit als findig erwiesen und derartige Probleme immer wieder zu lösen vermocht. Weder geht die Welt unter noch stirbt die Gattung aus. Hautkrebs nimmt deutlich zu, weil die Atmosphäre weniger Strahlung abhält als einst; also benutzen wir im Sommer Cremes mit hohem Lichtschutzfaktor und gehen regelmäßig zum Hautarzt. So bewältigen wir einen Aspekt der Krise, wählen neue Wege, ohne das Tageslicht ganz zu meiden. Trotz Schutzfaktor dürfen wir das Bestehende nicht zerstören. Derzeit erfüllt das Ozon seine Aufgabe ja noch leidlich. Zwar wäre es besser für die Umwelt, wenn wir unsere Autos stehen ließen, doch derlei wird ohne eine Flutwelle schwerer Katastrophen kaum geschehen, ja, fast meine ich, dass der Mensch eher auf dem Mond leben als die autofreie Gesellschaft einführen wird. Zwar sind radikale Veränderungen unmöglich und in vieler Hinsicht gar nicht wünschenswert, aber zweifellos müssen wir umdenken.

Depressionen gibt es offenbar so lange wie das menschliche Selbstbewusstsein, vielleicht sogar schon länger, sofern man annimmt, dass auch Affen, Ratten oder gar Kraken darunter leiden können. Gewiss entspricht ihre heutige Symptomatik weitestgehend dem, was Hippokrates vor zweitausendfünfhundert Jahren beschrieb. Weder Depressionen noch Hautkrebs sind eine neuartige Erfindung; und ähnlich wie dieser sind jene ein Unheil, das heute aus recht spezifischen Gründen zunimmt. Bleiben wir also nicht blind für die klare Botschaft eskalierender Warnsignale. Anzeichen, die man früher gar nicht bemerkt hätte, wachsen sich heute zu klinischen Symptomen aus. Wir müssen die unmittelbar drängenden Probleme nicht allein lösen, sondern auch eindämmen und verhindern, dass wir darüber den Verstand verlieren.

Ohne jede Frage sind die steigenden Depressionsquoten eine Folge der

Moderne. Die Hektik und das technische Chaos, die Entfremdung, der Verlust traditioneller Familienstrukturen und die endemische Einsamkeit, das Versagen der religiösen, moralischen, politischen und sozialen Glaubenssysteme, die dem Leben einst Sinn oder Richtung zu geben schienen, wirkten sich wahrhaft katastrophal aus. Doch zum Glück haben wir ja Ersatzsysteme entwickelt. Für die organischen Störungen gibt es Medikamente, für die emotionalen entsprechende Therapien. Die Depression zwingt der Gesellschaft zwar wachsende Kosten auf, ruiniert sie jedoch nicht, denn wir verfügen ja über die organisatorischen Äquivalente von Sonnenschutzcremes, Schirmmützen und Schattenspendern.

Aber haben wir auch etwas wie das Äquivalent einer Ökobewegung, gleichsam ein System, um die Schädigung der gesellschaftlichen Ozonschicht einzudämmen? Wir dürfen uns von Therapien nicht blind machen lassen für das zugrundeliegende Problem. Die Statistiken müssten aufrüttelnd wirken. Was ist zu tun? Manchmal scheint es, als wetteiferten die Erkrankungsrate und die Anzahl der Therapien miteinander, um sich gegenseitig auszustechen. Zwar kann und will fast niemand auf die modernen Denk- oder gar Lebensweisen verzichten, aber wir müssen darangehen, die sozioemotionale Umweltverschmutzung schrittweise abzubauen, uns um einen Glauben (ob an Gott, das Ich, Idole, die Politik, die Schönheit oder sonst etwas) und um neue Strukturen bemühen; müssen den Entrechteten helfen, deren Elend die Lebensfreude insgesamt erheblich beeinträchtigt – sowohl um ihrer selbst als auch der Privilegierten willen, die lediglich keinen tiefen Lebensantrieb mehr finden; müssen die Kunst der Liebe sowohl pflegen als auch lehren; müssen der Gewalt und möglichst auch ihren Darstellungen entgegentreten. Doch ist das keine Gefühlsduselei, sondern ebenso dringlich wie der Aufruf zur Rettung des Regenwaldes.

An einem bestimmten Punkt, den wir wahrscheinlich bald erreichen werden, könnten die Schäden ein größeres Ausmaß annehmen, als es der dadurch erkaufte Fortschritt rechtfertigt. Zwar wird es keine Revolution geben, aber vielleicht setzen sich andere Schulformen, andere Familien- und Gemeinschaftsmodelle und bessere Informationssysteme durch. Sofern wir die Erde weiter bewohnen wollen, ist das unumgänglich. Wir dürfen nicht nur an den Symptomen herumkurieren, sondern müssen uns auch um ihre Ursachen kümmern, Prävention treiben, um sowohl die Regenwälder, die Ozonschicht, die Flüsse und Ströme, Seen und Meere, als auch die Menschlichkeit zu retten und die bösen Geister der Angst und der Depression zu vertreiben.

Kambodscha steht im Zeichen beispielloser Tragödien. In den siebziger Jahren errichtete Pol Pot dort nach einem Umsturz mit Hilfe seiner Roten Khmer eine maoistische Tyrannei. Darauf folgte ein jahrelanger mörderischer Bürgerkrieg, dem mehr als ein Fünftel der Einwohner zum Opfer fielen. Die Bildungselite wurde völlig ausgelöscht, die Bauernschaft regelmäßig von Ort zu Ort vertrieben, wenn nicht gar eingesperrt, verhöhnt und gefoltert. Das ganze Land lebte ständig in Angst. Zwar lassen sich Kriege schwer einstufen – das Gemetzel in Ruanda gehörte zweifellos zu den besonders widerwärtigen –, aber gewiss rangiert die Ära Pol Pot unter den grässlichsten unserer Zeit. Was geschieht mit den Gefühlen derer, die den Mord an fast einem Viertel ihrer Landsleute miterlebten und selbst unter den Schrecken eines brutalen Regimes litten, um dann gegen alle Widrigkeiten anzukämpfen und ein völlig zerstörtes Land wieder aufzubauen? Ich wollte mir ein Bild davon machen, wie ein verzweifelt armes Volk, dem es an allem fehlt und das kaum Bildungschancen oder Erwerbsquellen hat, mit einem derart schweren Trauma umgeht. Zwar hätte ich Not und Elend auch in anderen Ländern sehen können, wollte aber in kein Kriegsgebiet reisen, wo die Verzweiflung gewöhnlich einer Raserei gleicht, wohingegen der Zustand nach Verheerungen eher einer allumfassenden Erstarrung nahe kommt. In Kambodscha war nicht eine Partei brutal gegen eine andere vorgegangen, sondern jeder lag mit jedem im Krieg, was sämtliche sozialen Mechanismen völlig auslöschte, so dass es keine Liebe, keine Ideale und keine Güte mehr gab.

Die Kambodschaner sind im Allgemeinen leutselig, sehr gastfreundlich, auch gegenüber Fremden, und im Übrigen meist einnehmend, höflich und charmant. Man kann also kaum glauben, dass es in diesem reizenden Land zu Gräueltaten wie denen der Roten Khmer Pol Pots kommen konnte. Zwar hörte ich vor Ort vielfältige Erklärungen dafür, doch ähnlich wie im Fall der Kulturrevolution, des Stalinismus oder des Nationalsozialismus erschien keine einzige davon plausibel. In Gesellschaften kann so etwas eben passieren, und erst im Rückblick versteht man, warum eine Nation besonders anfällig dafür war, ohne dass man indes wüsste, in welchem Teil der menschlichen Phantasie solche Auswüchse wurzeln. Auch wenn der soziale Zusammenhalt oft schwach ist, bleibt rätselhaft, warum er sich so vollständig auflöst wie in diesen Staaten. Der amerikanische Botschafter sagte mir, das Hauptproblem der Khmer liege darin, dass die traditionelle Gesellschaft Kambodschas über keine Mechanismen der friedlichen Konfliktbewältigung verfüge. »Differenzen«, erklärte er, »müssen sie also entweder leugnen und total verdrängen, oder sie ziehen die Messer und kämpfen.« Ein Regierungsvertreter meinte, die Menschen hätten sich zu lange der absoluten Monarchie gebeugt und erst gegen die Staatsgewalt aufgelehnt, als es zu spät war. Ich hörte noch mindestens ein Dutzend ähnlicher Ausführungen, die allerdings meine Zweifel an ihrer Plausibilität nicht zerstreuen konnten.

Bei zahlreichen Gesprächen mit Menschen, die unter den Roten Khmer Abscheuliches erlitten hatten, musste ich feststellen, dass die meisten nur nach vorne blicken wollten. Als ich sie jedoch nach ihrem persönlichen Schicksal in der Vergangenheit fragte, glitten sie in eine düstere Traurigkeit ab. Was ich dann hörte, war erschreckend unmenschlich und widerwärtig. Alle Erwachsenen, die ich kennenlernte, waren so extrem traumatisiert, dass es sie in den Wahnsinn oder den Selbstmord hätte treiben können, denn sie mussten unvorstellbares Grauen verarbeiten. Wenn ich nach Kambodscha gereist war, um an fremdem Leid Demut zu lernen, so erschütterte es mich bis in die Grundfesten.

Fünf Tage vor dem Rückflug begegnete ich der einst für den Friedensnobelpreis vorgeschlagenen Phaly Nuon, die in Phnom Penh ein Waisenhaus und ein Zentrum für depressive Frauen ins Leben gerufen hat. Sie richtet mit erstaunlichem Erfolg restlos niedergeschlagene Frauen wieder auf, die andere Therapeuten schon abgeschrieben hatten. Dabei gelingt es ihr sogar, das Waisenhaus fast ausschließlich mit diesen Frauen zu betreiben, denen sie zuvor geholfen hat, so dass sich um Phaly Nuon herum eine Art Verein für gegenseitige Hilfe gebildet hat. Rettet die Frauen, heißt es dort, so retten sie wiederum die Kinder, und durch eine solche Kettenreaktion guter Taten werden wir das ganze Land retten.

Unser Treffen fand in einem Altbau nahe dem Zentrum von Phnom Penh in einem kleinen Büro statt. Wir saßen uns gegenüber, sie in einem Sessel, ich auf einem Sofa. Phaly Nuons etwas schräge Augen schienen dich sofort zu durchschauen, zugleich aber auch freundlich wahrzunehmen. Wie die meisten ihrer Landsleute ist sie nach westlichen Maßstäben ziemlich klein. Ihr leicht angegrautes Haar trägt sie glatt zurückgekämmt, was ihrem Gesicht einen betont harten Ausdruck gibt. Sie kann ihre Ansichten aggressiv durchsetzen, ist dabei aber scheu und schlägt, sooft sie nichts sagt, verlegen lächelnd die Augen nieder.

Zuerst erzählte mir Phaly Nuon einiges aus ihrer Lebensgeschichte. Anfang der siebziger Jahre hatte sie als Schreibkraft und Stenosekretärin beim Finanzministerium und der Handelskammer gearbeitet. Als Phnom Penh 1975 in die Hände Pol Pots und seiner Roten Khmer fiel, holte man sie, ihren Mann und die Kinder ab. Ihr Mann wurde mit unbekanntem Ziel verschleppt, ja sie wusste nicht einmal, ob er noch am Leben war. Sie selbst brachte man mit ihrer zwölfjährigen Tochter, dem dreijährigen Sohn und dem Neugeborenen aufs Land, wo man sie als Feldarbeiterin einsetzte. Dort herrschten schlimme Verhältnisse, und es gab kaum etwas zu essen, doch sie hielt durch, »ohne zu jammern, aber auch ohne zu lächeln, denn keine der Gefangenen lächelte je, da wir wussten, dass jede Minute unsere letzte sein konnte«. Nach einigen Monaten wurden sie und die Kinder abtransportiert. Unterwegs fesselten einige Soldaten sie an einen Baum, und sie musste mit ansehen, wie ihre Tochter mehrfach vergewaltigt und dann ermordet wurde. Ein paar Tage später traf es Phaly Nuon selbst. Man brachte sie zusammen mit anderen Arbeiterinnen auf ein Feld am Stadtrand. Dort band man ihre Hände nach hinten und fesselte ihr die Füße. Sie musste sich hinknien und nur von einem Bambusstock gehalten über ein Matschfeld beugen, also ständig die Beinmuskeln anspannen, um nicht umzukippen. Die Absicht dabei war, dass sie irgendwann entkräftet vornüber in den Schlamm fallen und elend darin ersticken sollte. Neben ihr brüllte und schrie der Dreijährige. Das Baby hatte man ihr auf den Leib gebunden, so dass es nach dem Sturz mit ertrinken würde, also von der eigenen Mutter getötet.

Phaly Nuon griff zu einer List, indem sie ihren Peinigern vorlog, bis Kriegsbeginn die Sekretärin und Geliebte eines hohen Funktionärs der Roten Khmer gewesen zu sein, der gewiss ziemlich ungehalten wäre, wenn man sie umbrächte. Wie durch ein Wunder erklärte schließlich ein Hauptmann, der vielleicht Phaly Nuons Geschichte glaubte, er könne das Geplärr der Bälger nicht mehr hören und müsse sparsam mit der Munition umgehen. Also band er Phaly Nuon los und kläffte, sie solle abhauen. Mit dem Baby im einen und dem Dreijährigen im anderen Arm floh sie in den Dschungel. Genau drei Jahre, vier Monate und achtzehn Tage lang harrte sie dort im Nordosten Kambodschas aus, nie zweimal an der gleichen Stelle übernachtend. Um sich und die Kinder zu ernähren, pflückte sie Blätter und grub Wurzeln aus, aber es gab kaum Essbares, und oft hatten andere schon alles abgeerntet. Wegen schwerer Unterernährung begann sie zu verfallen. Bald versiegte die Milch, und da sie das Baby nicht stillen konnte, starb es in ihren Armen. Mit knapper Not hielt sie sich und ihr letztes Kind bis zum Ende des Kriegs am Leben.

Während Phaly Nuon mir das alles erzählte, hatten wir uns beide auf den Fußboden gesetzt. Weinend wiegte sie sich auf den Fußballen, während ich mit dem Kinn auf den Knien und einer Hand auf ihrer Schulter neben ihr saß. Sie geriet beim Erzählen in einen fast flüsternden Ton. Nach dem Krieg habe sie ihren Mann wiedergefunden, der nach starken

Schlägen auf den Kopf- und Nackenbereich geistig behindert war. Alle drei kamen in ein Lager an der Grenze zu Thailand, wo Tausende von Menschen kampierten. Manche der Aufseher misshandelten sie, andere halfen ihnen. Phaly Nuon, die zu den wenigen gebildeten Insassen gehörte, konnte sich aufgrund ihrer Sprachkenntnisse mit den Betreuern verständigen; dadurch wurde sie zu einer wichtigen Mittlerin, und man wies der Familie eine vergleichsweise komfortable Holzhütte zu. »Ich half damals den Betreuern hier und da«, erinnerte sie sich. »Sooft ich herumkam, sah ich Frauen in sehr schlechtem Zustand, von denen viele wie gelähmt wirkten, sich nicht mehr rührten, nicht sprachen, ihre Kinder weder fütterten noch versorgten. Ich sah, dass sie zwar den Krieg überlebt hatten, doch jetzt an Depressionen sterben würden, an absolut verheerenden posttraumatischen Belastungsstörungen.« Phaly Nuon stellte bei der Lagerleitung einen Sonderantrag und eröffnete in ihrer Hütte eine Art psychotherapeutisches Zentrum für die Insassen.

Als Erstes setzte sie die traditionelle Khmer-Medizin ein (die aus speziellen Mischungen von mehr als hundert Kräutern und Blättern besteht). Wenn das nicht oder unzureichend half, benutzte sie – sofern vorhanden – westliche Psychopharmaka. »Ich sammelte alles an Antidepressiva, was die Betreuer für mich auftreiben konnten«, sagte sie, »um möglichst immer genug für die schlimmsten Fälle zu haben.« Sie regte die Patienten zum Meditieren an, errichtete sogar in ihrer Hütte einen buddhistischen Schrein mit Blumen davor, ermunterte die Frauen zu Offenheit. Am Anfang nahm sie sich für jede immer rund drei Stunden Zeit, in denen sie ihr Herz ausschütten konnten. Im Anschluss daran folgten regelmäßige Besuche, um das Gehörte zu vertiefen und das volle Vertrauen der gequälten Frauen zu gewinnen. »Ich musste wissen, was diese Frauen durchgemacht hatten«, erläuterte sie, »weil ich ganz genau verstehen wollte, womit jede einzelne von ihnen kämpfte.«

Auf diese Einführung folgte ein regelrecht systematisches Verfahren. »Ich gehe in drei Schritten vor«, sagte sie. »Zuerst lehre ich sie vergessen. Wir üben es jeden Tag, so dass sie allmählich immer mehr von dem vergessen können, was niemals ganz abzuschütteln sein wird. Während dieser Zeit versuche ich, sie abzulenken durch Musizieren, Sticken oder Weben, durch Konzerte, gelegentlich mal eine Stunde Fernsehen oder sonst irgendetwas, das hilft und das sie sich wünschen. Die Depression sitzt unter der Haut und macht sich im ganzen Körper breit. Zwar bekommen wir sie nicht heraus, können aber zumindest versuchen, sie zu vergessen, obwohl sie alles ausfüllt.

Wenn sie das Vergessen gut gelernt und sich innerlich von dem Bedrängenden frei gemacht haben, so lehre ich sie arbeiten: Gleichgültig, was sie machen wollen, ich finde Wege, sie darin zu unterweisen. Einige lernen nur Putzen oder Kinderbetreuung; andere erwerben Fähigkeiten, die sie bei den Waisen einsetzen können, wieder andere nehmen eine richtige Lehre auf. Vor allem müssen sie lernen, die Dinge gut zu machen und stolz darauf zu sein.

Nach der Arbeit lehre ich sie zu guter Letzt lieben. Ich baute eine Art Schuppen mit einem Dampfbad darin und habe heute in Phnom Penh einen ähnlichen, etwas solideren. Dort können sie sich gründlich reinigen und pflegen, um sich schön zu fühlen, was ihnen so sehr am Herzen liegt. Die Pflege bringt ihnen körperliche Nähe, und zugleich liefern sie sich anderen aus. Das überwindet die Isolierung, unter der sie gewöhnlich alle sehr leiden, und öffnet sie emotional. Während sie einander waschen und die Nägel lackieren, kommen sie ins Gespräch und gewinnen allmählich Vertrauen zueinander, und am Ende können sie sogar Freundschaften schließen, müssen also nie wieder einsam und allein sein. Dann beginnen sie auch, ihre Erlebnisse, die sie zuvor nur mir anvertraut hatten – diese Erlebnisse mit den anderen zu teilen.«

Phaly Nuon zeigte mir ihr therapeutisches Inventar: Nagellack, Papierfeilen und Maniküerstäbchen, das Dampfbad mit den Handtüchern. Körperpflege gehört zu den Grundformen des Zusammenlebens von Primaten, und diese Besinnung auf ihre verbindende Kraft beim Menschen beeindruckte mich. Ich fragte, ob es nicht sehr schwierig sei, Vergessen, Arbeiten, Lieben und Geliebtwerden zu lehren, worauf sie erwiderte, eigentlich nicht, wenn man diese drei Dinge selbst beherrsche. Die von ihr behandelten Frauen bildeten heute eine echte Gemeinschaft und könnten auch wirklich gut mit den betreuten Waisenkindern umgehen.

»Allerdings fehlt noch der letzte Schritt«, erklärte sie nach langem Schweigen. »Am Ende lehre ich sie das Wichtigste, nämlich dass diese drei Gaben – Vergessen, Arbeiten und Lieben – nicht je für sich bestehen, sondern ein großes Ganzes bilden, also auch zusammen geübt werden müssen. Genau darauf kommt es an, und das ist am schwersten zu vermitteln« – lachte sie –, »doch schließlich verstehen sie es alle, und wenn sie das verstanden haben, na, dann sind sie auch wieder bereit, sich der Welt zu stellen.«

Depressionen sind heute ein sowohl persönliches als auch gesellschaftliches Phänomen. Im Zuge ihrer Behandlung muss man wissen, was ein Zusammenbruch ist, wie Psychopharmaka wirken und auf welche üblichen (psychoanalytisch, interpersonell und kognitiv orientierten)

Formen der Psychotherapie man setzen kann. Zwar sollte sich Gutes in der Empirie bewähren und sind die wichtigsten Therapieansätze wohl erprobt und geprüft, aber auch viele andere Mittel, ob Johanniskraut oder Psychochirurgie, erscheinen durchaus verheißungsvoll, wenngleich es in diesem Feld mehr Quacksalberei gibt als in jedem anderen der Medizin. Eine kluge Behandlungsmethode setzt die genaue Sichtung der jeweiligen Population voraus: Depressionen zeigen bei Kindern und Alten, Männern und Frauen bemerkenswerte Eigenarten. Zudem bilden Drogensüchtige eine große Sondergruppierung. Der Selbstmord in seinen vielen Varianten stellt eine Komplikation depressiver Zustände dar, so dass man unbedingt verstehen muss, auf welche Weise Depressionen tödlich enden können.

Diese empirischen Aspekte leiten zu den epidemiologischen über. Heute ist es modisch, Depressionen als eine pure Zeiterscheinung zu betrachten, und diesen schweren Fehler vermag nur ein Rückblick auf die Geschichte der Psychiatrie zu korrigieren; genauso modisch ist es, sie weitgehend den Mittelschichten zuzuordnen und ihre Symptome für im Wesentlichen einheitlich zu halten. Auch das stimmt nicht. Nehmen wir Depressionen bei den Armen, so zeigt sich, dass Tabus und Vorurteile geeignete Hilfsmaßnahmen für eine Bevölkerungsgruppe verhindern, die ausgesprochen empfänglich für Hilfe wäre. Das Problem der Armutsdepressionen verweist zwangsläufig auf Sonderbereiche der Sozialpolitik, denn dabei geht es um existentielle Entscheidungen über Krankheit und Therapie.

Biologie ist kein Schicksal, zumal man auch mit Depressionen ganz gut leben kann. Ja, Menschen, die aus ihren Depressionen lernen, können dadurch eine besondere moralische Tiefe entwickeln, die oft tröstlich wirkt. Es gibt ein emotionales Gesamtspektrum, dem wir uns weder entziehen können noch sollten, und in meinen Augen liegen auch die Depressionen darin, nicht weit entfernt übrigens vom Kummer und von der Liebe. Alle starken Gefühle hängen zusammen und bilden einander konstituierende Gegensatzpaare. Wenn ich die depressionsbedingte Lähmung vorerst überwunden habe, so prägt die Krankheit doch für alle Zeiten die Chiffre meines Gehirns, ist Teil von mir. Mit der Depression bekämpft man zugleich sich selbst, und es ist wichtig, sich das von Anfang an klar vor Augen zu führen. Vermutlich lassen sich Depressionen nur ausmerzen, indem wir genau die Gefühlsmechanismen untergraben, die unsere Menschlichkeit ausmachen.

»Willkommen sei dieser Schmerz«, schrieb Ovid einmal, »denn eines Tages wird er dir nützlich sein.« Vielleicht werden wir dereinst die

Schaltkreise des Leidens im Gehirn mittels chemischer Eingriffe ansprechen, steuern und lahmlegen können (was mir momentan jedoch eher unwahrscheinlich vorkommt). Ich hoffe, es wird niemals gelingen, denn das hieße, die Erfahrung einzuebnen und eine Komplexität zu stören, die kostbarer ist, als ihre Einzelteile quälend wirken können. Ich gäbe viel für die Fähigkeit, neundimensional zu sehen, und würde dennoch lieber für alle Zeit im Dunst des Leidens leben, als auf die Fähigkeit des Schmerzempfindens zu verzichten. Schmerz ist jedoch keine akute Depression; trotz großer Schmerzen kann man lieben, geliebt werden und lebendig sein. Ich habe nur einen einzigen Wesenszug der Depression aus meinem Dasein zu verbannen gesucht, nämlich dass sie mich zum wandelnden Leichnam macht, und dem Kampf gegen diese Form der Auslöschung soll mein Buch dienen.

2. Zusammenbrüche

Depressionen bekam ich erst, als meine Probleme weitgehend gelöst schienen. Drei Jahre zuvor war meine Mutter gestorben, was ich langsam bewältigte. Mein erster Roman erschien. Ich verstand mich mit meiner Familie, hatte das Ende einer heftigen zweijährigen Beziehung überstanden, mir ein schönes neues Haus gekauft und schrieb für *The New Yorker*. Erst als das Leben endlich in geordneten Bahnen verlief und es gar keinen Grund mehr gab, verzweifelt zu sein, schlich sich die Depression auf leisen Sohlen an, um alles zu verderben, wobei ich genau wusste, dass sie gerade in diesem Fall unerklärlich war. Nach einem Trauma oder angesichts eines verpfuschten Lebens depressiv zu sein geht in Ordnung; anders dagegen, nämlich furchtbar verwirrend und erschütternd, sieht es aus, wenn das Trauma längst überwunden und dein Leben offenkundig *nicht* verpfuscht ist. Gewiss gibt es stets tiefere Gründe: eine allgegenwärtige Existenzkrise, vergessenes frühkindliches Leid, kleine Fehltritte gegenüber Verstorbenen, der Verlust von Freunden durch Unachtsamkeit, die Einsicht, kein Tolstoi zu sein, die unstillbare Sehnsucht nach der wahren Liebe, bedrückende Anfälle von Gier und Hartherzigkeit – Dinge dieser Art. Doch als ich diese Posten dann durchging, hielt ich meine Depression nicht bloß für gerechtfertigt, sondern auch für unheilbar.

Ich hatte, was entscheidende äußere Umstände betrifft, keine Schwierigkeiten. Die meisten Menschen wären mit meinen Karten recht zufrieden gewesen. Zwar ging es mir nach den eigenen Maßstäben mal besser, mal schlechter, aber die Tiefs allein können die Krise nicht erklären. Bei einem härteren Leben verstünde ich meine Depression ganz anders. Ich hatte eine durchaus glückliche Kindheit, großzügige, liebevolle Eltern und einen ebenfalls geliebten jüngeren Bruder, mit dem ich im Allgemeinen recht gut auskam. Wir waren eine so harmonische Familie, dass ich mir eine Scheidung oder ernstere Konflikte zwischen meinen Eltern, die einander wirklich sehr liebten, nicht einmal vorstellen konnte; obwohl sie ab und zu über dieses oder jenes stritten, stand ihre absolute Hingabe zueinander oder zu meinem Bruder und mir nie in Frage. Uns fehlte es an nichts. In der Schule war ich anfangs zwar nicht gerade beliebt, hatte aber später einen Freundeskreis, in dem ich mich ziemlich wohl fühlte. Meine Noten waren stets gut.

Als ein etwas scheues Kind fürchtete ich manchmal, fehl am Platz zu sein – aber wem ging das nicht so? An der höheren Schule fielen mir gelegentliche Stimmungsschwankungen auf, die wiederum bei einem Jugendlichen nicht so ungewöhnlich erscheinen.

Am College erlebte ich eine sehr glückliche Zeit und lernte viele der Menschen kennen, die noch heute zu meinen besten Freunden gehören. Ich studierte und amüsierte mich nach Kräften, entdeckte sowohl eine Reihe neuer Gefühle als auch neue geistige Horizonte. Allein fühlte ich mich manchmal plötzlich isoliert, war darüber jedoch nicht bloß betrübt, sondern verängstigt. Ich hatte viele Freunde, von denen ich dann einen besuchte, was mich gewöhnlich von der Verzweiflung ablenkte. Doch trat das Problem nur ganz gelegentlich auf, ohne lähmend zu wirken. Den Magister machte ich in England und widmete mich nach dem Studium relativ übergangslos einer Laufbahn als Schriftsteller. Ich blieb ein paar Jahre in London, wo ich viele Freunde und einige Liebschaften hatte. In gewissem Sinne ist im Großen und Ganzen seither alles beim Alten geblieben: Dankbar blicke ich auf ein bis dato gutes Leben zurück.

Wer in eine schwere Depression gerät, sucht meist nach den Wurzeln, will wissen, woher sie kam und ob sie, direkt unter der Oberfläche, schon immer da war, um plötzlich überraschend auszubrechen. Nach dem ersten Kollaps habe ich monatelang versucht, nüchtern über meine Konflikte Buch zu führen. Ich kam als Steißgeburt zur Welt, was manche Autoren als traumatisch ansehen. Als Kleinkind war ich vorlaut und linkisch. Nach meinem ersten Trauma gefragt, sagte meine Mutter, das Laufen sei mir schwergefallen: Sprechen hätte ich fast mühelos gelernt, die Motorik jedoch erst recht spät und mangelhaft. Immer wieder sei ich hingefallen, und nur mit sehr viel gutem Zureden auch nur aufrecht zu stehen bereit gewesen. Die fehlende sportliche Begabung trug mit zu meiner Unbeliebtheit in der Grundschule bei. Selbstverständlich war ich darüber enttäuscht, aber ein paar Freunde hatte ich immer und fühlte mich auch unter Erwachsenen wohl.

An die frühe Kindheit habe ich viele seltsam wirre, aber fast durch die Bank glückliche Erinnerungen. Eine Psychoanalytikerin erklärte mir einst, gewisse Assoziationen, auf die ich selbst mir keinen Reim machen konnte, ließen sie vermuten, dass ich in der Jugend sexuell missbraucht worden sei. Wiewohl das möglich wäre, erscheint es mir nicht überzeugend. Falls dergleichen passiert ist, muss es ziemlich harmlos gewesen sein, denn ich war ein wohlbehütetes Kind, und eine Verstörtheit wäre sofort aufgefallen. Ich erinnere mich an eine Episode in einem Ferienlager, als ich sechs war und plötzlich von namenloser Furcht überfallen wurde.

Gewiss ist derlei bei Kindern nichts Ungewöhnliches. Bei Erwachsenen ist Existenzangst, auch wenn sie schmerzhaft sein mag, meistens mit einer Art spielerischer Selbstbewusstheit verbunden, wogegen die ersten Offenbarungen der Hinfälligkeit und Sterblichkeit maßlos und verheerend wirken. Das habe ich an Kindern von Verwandten beobachtet und werde es vermutlich eines Tages auch an den eigenen sehen. Gewiss wäre die Annahme, dass mir im Juli 1969 im Grant Lake Camp meine Sterblichkeit zu Bewusstsein kam, rührselig und töricht, doch stieß ich dort ohne ersichtlichen Grund auf die Tatsache der Verwundbarkeit im Allgemeinen und spürte, wie machtlos ich und auch meine Eltern dem Ganzen ausgeliefert waren. Ich habe ohnehin ein schlechtes Gedächtnis, und nach der Episode im Lager regte sich in mir eine Furcht vor dem Verlust durch die Zeit; abends lag ich oft wach, um mich an Momente des Vortages zu erinnern und sie als geistigen Besitz möglichst festzuhalten.

Schon in der höheren Schule wurde mir eine sexuelle Verwirrung als die vermutlich unergründlichste emotionale Anfechtung meines Lebens bewusst. Ich überdeckte das Problem mit Geselligkeit, um ihm auszuweichen, und kam mit dieser Abwehrstrategie auch gut durchs Studium. Ich machte einige Jahre der Ungewissheit durch, hatte eine längere Phase von Intimbeziehungen mit Männern und mit Frauen, was besonders meine Mutter irritierte. Gelegentlich erfasste mich eine heftige Angst vor nichts Konkretem, eine seltsame Mischung aus Traurigkeit und Furcht, die im Nirgendwo entspringt. Manchmal hatte sie mich schon als Kind überkommen, wenn ich im Schulbus saß; dann freitags abends im College, wenn der Lärm ausgelassenen Feierns in das Dunkel meiner Einsamkeit vordrang; oder auch beim Lesen, ja sogar beim Sex. Nun befiel sie mich immer, wenn ich aus dem Haus ging, und nach wie vor stellt sie sich regelmäßig bei Abschieden ein, auch wenn ich nur übers Wochenende wegfahre, während ich die Tür abschließe, gelegentlich auch bei der Rückkehr. Wenn meine Mutter, eine Freundin oder gar einer unserer Hunde mich begrüßte, kam eine Traurigkeit auf, die mich ängstigte. Ich bekämpfte sie, indem ich mich durch eine fast zwanghafte Geselligkeit ablenkte, oder musste unablässig fröhliche Melodien pfeifen, um ihr ein Schnippchen zu schlagen.

Im Sommer nach meinem letzten Semester hatte ich einen kleinen Zusammenbruch, allerdings damals noch ohne klare Vorstellung davon. Ich reiste durch Europa und hatte wie seit langem ersehnt alle Zeit der Welt – eine Art Examensgeschenk meiner Eltern. Ich verlebte einen prächtigen Monat in Italien, reiste dann nach Frankreich und besuchte schließlich einen Freund in Marokko. Das Land erschreckte mich im Sinne einer Befreiung von zu vielen gewohnten Zwängen, und ich war ständig aufgeregt. Alsbald kehrte ich wieder nach Paris zurück, traf dort weitere Freunde, amüsierte mich köstlich wie in alten Zeiten und fuhr dann nach Wien, das ich immer schon hatte sehen wollen. Dort konnte ich nicht schlafen. Nach der Ankunft suchte ich mir ein Zimmer und traf mich mit alten Freunden, die ebenfalls Urlaub machten; am Abend gingen wir zusammen aus, hatten Spaß und planten eine gemeinsame Fahrt nach Budapest. Doch dann lag ich die ganze Nacht wach, beschämt über irgendetwas Unerfindliches, das ich vermeintlich falsch gemacht hatte. Am Morgen war ich zu gereizt, um in einem Raum mit lauter Fremden frühstücken zu können, doch draußen an der Luft ging es mir besser. Ich beschloss, mir ein paar Gemälde anzusehen, in der Annahme, wahrscheinlich nur ein bisschen überdreht zu sein. Als die Freunde mir sagten, sie seien bereits zum Abendessen verabredet, fühlte ich mich bis ins Mark getroffen, so als wäre ein Mordkomplott gegen mich im Gange. Doch wollten sie anschließend mit mir noch einen trinken gehen. Ich selbst aß nichts, konnte mich einfach nicht allein in ein fremdes Restaurant setzen und etwas bestellen (was vorher nie ein Problem gewesen war) oder gar ein Gespräch mit jemandem anfangen. Als ich die Freunde schließlich traf, war ich am Zittern. Wir gingen aus, und ich trank viel mehr als sonst, was zunächst beruhigend wirkte. Wieder lag ich die ganze Nacht wach, mit rasenden Kopfschmerzen und aufgewühltem Magen, heftig besorgt über die Schiffsverbindungen nach Budapest. Am nächsten Tag kam ich gerade so durch, und nach der dritten Nacht ohne Schlaf war ich so verängstigt, dass ich nicht einmal aufstehen und ins Bad gehen konnte. Ich rief meine Eltern an und erklärte, dass ich zurückkommen müsse.

Ich buchte den Flug, packte meine Sachen und kam schon nachmittags an. Meine Eltern erwarteten mich am Flughafen. »Was war denn los?«, wollten sie wissen, doch ich konnte nur sagen, dass ich es nicht mehr ausgehalten hatte. In ihren Armen fühlte ich mich nach Wochen erstmals wieder sicher. Ich schluchzte vor Erleichterung. Zu Hause kam ich mir dann elend und wirklich dumm vor: Ich hatte mir meinen großen Sommerurlaub verdorben und war in den New Yorker Trott zurückgekehrt, sogar ohne Budapest gesehen zu haben. Ich rief ein paar Freunde an, die überrascht waren, so bald wieder von mir zu hören, versuchte aber gar nicht erst, ihnen die Lage zu erklären. Den Rest des Sommers

verbrachte ich in der Stadt oder im Wochenendhaus meiner Eltern – gelangweilt, verärgert und ziemlich mürrisch, obwohl wir auch viel Spaß
miteinander hatten.

In den folgenden Jahren konnte ich das alles mehr oder weniger vergessen, zumal ich in jenem Herbst nach England ging, um weiter zu studieren. Die ungewohnte Universität in dem fremden Land machte mir
fast keine Angst. Ich ließ mich einfach auf die Verhältnisse ein, gewann
schnell Freunde und kam fachlich gut voran. Ich liebte England, und
nichts schien mich nunmehr zu bedrohen. Der ängstliche amerikanische
Collegestudent hatte sich zu einem robusten, zuversichtlichen und un-
beschwerten jungen Mann gemausert. Einmal wöchentlich rief ich zu
Hause an, und meine Eltern erklärten, ich hätte noch nie so glücklich ge-
klungen. Sooft ich mich unwohl fühlte, suchte ich Gesellschaft und fand
sie. Zwei Jahre lang war ich fast immer glücklich; bloß schlechtes Wetter,
der unerfüllte Wunsch nach der sofortigen Liebe aller, Schlafmangel und
beginnender Haarausfall konnten mich betrüben. Doch eine depressive
Tendenz, die mich immer schon begleitet hat, ist die Nostalgie: Anders
als Edith Piaf bereue ich alles, was vorüber ist, und klagte schon mit
zwölf über die verlorene Zeit. Selbst bei bester Stimmung ist es immer
so, als führte ich einen aussichtslosen Kampf dagegen, dass die Gegenwart in Vergangenheit mutiert.

An meine frühen Zwanziger denke ich als eine gemütliche Zeit gerne
zurück. Ich beschloss, fast einer Laune folgend, abenteuerlich zu leben
und meine Ängste einfach zu ignorieren, auch wenn sie sich auf gefährliche Situationen bezogen. Anderthalb Jahre nach dem Examen begann
ich, regelmäßig Moskau zu besuchen, wo ich mit einigen Künstlern in
einem besetzten Haus lebte. Und eines Nachts schlug ich in Istanbul
einen Straßenräuber durch entschlossene Gegenwehr in die Flucht. Zugleich experimentierte ich mit sexuellen Praktiken aller Art und löste
auf diese Weise den größten Teil meiner Verdrängungen und erotischen
Ängste auf. Die Haare trug ich mal sehr lang, mal ganz kurz. Ich spielte
in einer Rock-Band und ging in die Oper. Gierig nach immer neuen Erfahrungen, nahm ich mit, was ich bekommen konnte, bis ich mich verliebte und häuslich einrichtete.

Als meine Mutter im August 1989 die Diagnose Eierstockkrebs erhielt, brach die untadelige Welt des Fünfundzwanzigjährigen in sich
zusammen. Ohne ihr Karzinom wäre mein Leben gewiss ganz anders
verlaufen; bei einem weniger tragischen Ausgang der Sache hätte ich
vielleicht depressive Tendenzen gehabt, aber keinen Kollaps, oder wäre
dieser womöglich erst in der Midlife-Crisis gekommen. Wenn der erste

Teil einer Gefühlsbiographie die Vorläufer betrifft, so der zweite die Auslöser. Meistens gehen schweren Depressionen leichtere voraus, die weitgehend unbemerkt oder lediglich unerkannt bleiben. Selbstverständlich kennen auch nicht depressive Menschen Phasen, die bei negativen Entwicklungen im Rückblick als Vorläufer bezeichnet würden und nur deshalb fast unbeachtet bleiben, weil sich das darin Angekündigte nicht verwirklicht.

Ich will nicht im Einzelnen erklären, wie alles zerfiel, weil es meine Leidensgenossen ohnehin wissen, für alle anderen aber vielleicht ebenso unfassbar bleibt wie für mich als Fünfundzwanzigjährigen: das namenlose Entsetzen. Als meine Mutter 1991 mit achtundfünfzig Jahren starb, war ich vor Trauer wie gelähmt. Doch trotz vieler Tränen und enormem Leid beim Verlust des Menschen, von dem ich lange sehr abhängig gewesen war, ging es mir direkt nach dem Tod meiner Mutter relativ gut. Ich war zwar traurig und außer mir vor Wut, aber nicht verrückt.

In jenem Sommer begann ich mit einer Psychoanalyse. Ich sagte meiner künftigen Therapeutin, dass ich nur dann bei ihr anfangen könne, wenn sie mir versprach, bis zum Ende durchzuhalten, was auch geschähe, außer bei schwerer Krankheit. Die damals fast Siebzigjährige stimmte zu. Als eine bezaubernde, kluge Frau erinnerte sie mich an meine Mutter. Ich verließ mich darauf, dass die täglichen Sitzungen meine Trauer in Grenzen halten würden.

Anfang 1992 verliebte ich mich in eine strahlende, schöne, großmütige, freundliche, in jeder Hinsicht sehr präsente, aber auch unglaublich schwierige Frau, und wir hatten eine glückliche, wenngleich oft stürmische Beziehung. Im August 1992 wurde sie schwanger und entschied sich für eine Abtreibung, die in mir beispiellose Verlustgefühle auslöste. Ende 1993 dann, kurz vor meinem dreißigsten Geburtstag, kamen wir unter großen Schmerzen überein, uns zu trennen. Ich glitt um eine weitere Sprosse ab.

Im März 1994 eröffnete mir meine Analytikerin, dass sie aufhören wolle, da ihr das Pendeln zwischen Princeton und New York inzwischen zu anstrengend sei. Unsere Zusammenarbeit behagte mir ohnehin nicht mehr, so dass auch ich erwogen hatte, sie zu beenden; doch als sie mit der Nachricht herauskam, brach ich in Tränen aus und weinte unbändig. Ich neige sonst gar nicht dazu, und so hatte ich seit dem Tod meiner Mutter nicht mehr geheult. Doch jetzt fühlte ich mich absolut und verheerend einsam und abgrundtief betrogen. Uns blieben noch einige Monate (sie wusste nicht, wie lange) für den Ausklang, bevor sie dann endgültig in Rente gehen konnte.

Ende des Monats klagte ich bei ihr darüber, dass ich kaum noch Gefühle hatte und völlig abgestumpft war. Nichts, ob die Liebe, die Arbeit, die Familie oder Freunde, bedeutete mir mehr etwas. Auch kam die Schriftstellerei zuerst ins Stocken und dann ganz zum Erliegen. »Ich weiß nichts«, schrieb der Maler Gerhard Richter einmal, »ich kann nichts, ich verstehe nichts, ich weiß nichts. Nichts. Und dieses ganze Elend macht mich nicht einmal besonders unglücklich.« Ähnlich sah auch ich alle starken Gefühle außer einer nagenden Angst erloschen. Meine einst unverwüstliche Libido, die mir oft genug Ärger bereitete, schien genauso verflogen zu sein wie meine Sehnsucht nach körperlicher/emotionaler Nähe, denn ich fühlte mich weder zu Fremden noch zu Menschen hingezogen, die ich ehemals geliebt hatte; bei Zärtlichkeiten ging ich im Geiste Einkaufslisten oder Arbeitsprogramme durch. Das Gefühl, mir selbst abhandenzukommen, machte mir Angst, und ich begann, ganz bewusst Vergnügungen zu planen. Ich ging auf mehrere Partys, ohne mich zu amüsieren, traf mich mit Freunden, fand aber keinen Zugang zu ihnen, kaufte mir teure Dinge, die ich einst begehrt hatte, doch gaben sie mir nichts, erkundete neue Extreme, um meine Lust wiederzuerwecken, ging in Pornofilme und regelmäßig zu Prostituierten. Nichts von diesen Eskapaden beunruhigte mich sonderlich, doch es gelang mir auch nicht, ihnen Vergnügen oder etwas Erlösendes abzugewinnen. Ich besprach die Lage mit meiner Analytikerin, die mich daraufhin für depressiv erklärte. Wir versuchten, an die Wurzel des Problems zu kommen, wobei ich spürte, dass die Entfremdung so langsam wie unerbittlich zunahm. Die Nachrichten auf meinem Anrufbeantworter überforderten mich, und ich sah die Anrufe, meist von Freunden, als eine unerträgliche Belastung an. Inzwischen hatte ich sogar Angst vor dem Autofahren, sah nachts die Straße nicht mehr und bekam trockene Augen, ständig in Furcht, mit der Leitplanke oder anderen Fahrzeugen zu kollidieren. Einmal merkte ich mitten auf der Autobahn plötzlich, dass ich ja gar nicht fahren konnte, und hielt schweißgebadet am Straßenrand an. Nur um nicht fahren zu müssen, verbrachte ich die Wochenenden in der Stadt. Zusammen mit der Analytikerin ging ich die Geschichte meiner depressiven Ängste durch. Mir schien es so, als sei schon die erwähnte Liebesbeziehung wegen erster Anklänge der Depression gescheitert, doch selbstverständlich mochte es sich auch gerade umgekehrt verhalten. Beim Nesteln an diesem Knoten datierte ich den Ausbruch der Depression immer neu: nach jener Trennung; nach dem Tod meiner Mutter oder schon dem Beginn ihres zweijährigen Martyriums; nach dem Scheitern einer früheren Beziehung; in der Pubertät; bei der Geburt. Bald fiel mir keine Zeit und kein Zustand mehr ein, die nicht schon von Symptomen zeugten. Doch bis dahin litt ich nur unter einer neurotischen, mehr durch ängstliche Sorge als durch Wahnsinn geprägten Depression und schien sie noch im Griff zu haben: Es war eine anhaltendere Version von etwas, das ich schon kannte und das auch viele gesunde Menschen in der einen oder anderen Form kennen. Depressionen dämmern ebenso allmählich herauf wie das Alter.

Im Juni 1994 begann ich, mich ständig zu langweilen. Mein erster Roman war in England erschienen, doch seine günstige Aufnahme half mir kaum weiter. Ich las die Rezensionen gleichgültig und angeödet. Als ich im Juli wieder in New York war, erschienen mir gesellige Anlässe, ja sogar Gespräche, eher belastend. Nichts lohnte die Mühe. Mit der U-Bahn zu fahren kam mir unerträglich vor. Meine Therapeutin (die immer noch nicht in Rente gegangen war) erklärte mir, dass ich unter leichten Depressionen litt. Wir diskutierten über die Gründe, so als würde das Biest durch bloßes Benennen zahm. Jedenfalls kannte ich zu viele Leute und hatte zu viel am Hals, musste also versuchen, etwas kürzerzutreten.

Ende August quälten mich Nierensteine, und der Schmerz war unerträglich. Nach einem in jeder Hinsicht unangenehmen Klinikaufenthalt bestand ich nur noch aus Angst, so als hätten die Schmerzen oder die Medikamente mich innerlich völlig zerrüttet. Ich wusste, dass Steine wandern und einen Rückfall auslösen können; fürchtete das Alleinsein. Also fuhr ich mit einem Freund in meine Wohnung, packte ein paar Sachen zusammen und zog aus, vagabundierte eine Woche lang herum und wanderte von Freund zu Freund. Wenn meine Gastgeber tagsüber arbeiten gehen mussten, blieb ich in ihrer Wohnung, mied das Freie und entfernte mich nie zu weit vom Telefon. Rein prophylaktisch nahm ich noch Schmerzmittel und war davon wie benommen. Die Nächte überstand ich nur mit Schlafmitteln. Ein kleiner Rückfall – nichts Ernstes, auch wenn er mich zu Tode erschreckte – sorgte dafür, dass ich mich in der Klinik wiederfand. Im Nachhinein steht jedenfalls fest, dass ich in dieser Woche durchknallte.

Am Wochenende fuhr ich bei schönstem spätsommerlichen Wetter zur Hochzeit von Freunden hinauf nach Vermont. Ich hätte meine Teilnahme fast abgesagt, wagte es dann aber doch, als ich hörte, dass eine Klinik in der Nähe war. Also kam ich am Freitagabend rechtzeitig zum Essen an und traf dort jemanden wieder, den ich zehn Jahre zuvor am College flüchtig kennengelernt hatte. Wir redeten lange miteinander, und dabei wurde ich von Emotionen regelrecht überflutet, geriet in eine leuchtende Ekstase, ohne auch nur daran zu denken, dass solcher Überschwang kein gutes Ende nehmen konnte, taumelte auf fast komische Weise von einer Gefühlsaufwallung zur nächsten.

Danach ging es stetig mit mir bergab. Ich konnte immer schlechter arbeiten, sagte Einladungen ab, redete mir ein, nicht liebenswert zu sein und nie wieder eine Beziehung eingehen zu können, verspürte keinerlei sexuelle Bedürfnisse und aß auch nur noch unregelmäßig, da ich selten Appetit hatte. Meine Analytikerin schob das alles auf die Depression, doch konnte ich das Wort, ja, ihr ganzes Gerede, nicht mehr hören. Ich sei nicht verrückt, protestierte ich, befürchte aber, es zu werden, und ob sie meinte, ich wollte am Tropf von Antidepressiva enden; dazu bemerkte sie, es sei mutig, auf Medikamente zu verzichten, und wir könnten ja alles gemeinsam durcharbeiten. Danach folgte eine lange Phase, in der ich von mir aus kein Gespräch mehr anfing und auch nicht das Geringste empfand.

Schwere Depressionen sind durch eine Reihe von überwiegend rückzugsbetonten Faktoren geprägt – obwohl ihre etwas atypische agitierte Form eher streng negativistisch als gedämpft passiv erscheint – und in der Regel ziemlich leicht erkennbar: Sie zerrütten den Schlaf, das Triebleben und die Lebensenergie. Oft machen sie überempfindlich für Zurückweisung und können mit einem Verlust an Selbstvertrauen und Selbstachtung einhergehen. Funktional scheinen sie sowohl vom Hypothalamus abzuhängen (der den Schlaf und das Triebleben steuert) als auch vom Cortex. Die in der manisch-depressiven (oder bipolaren) Erkrankung auftretende Depression ist viel stärker (zu gut achtzig Prozent) genetisch determiniert als die Standardvariante (zehn bis fünfzig Prozent), spricht allerdings deutlich besser auf die Behandlung an, ohne jedoch völlig beherrschbar zu sein, da Antidepressiva auch Manien auslösen können. Die größte Gefahr bei der bipolaren Variante liegt darin, dass sie manchmal in Form sogenannter Mischzustände von manisch-depressiven Anwandlungen auftritt, bei denen die Patienten in ihren zutiefst negativen Gefühlen geradezu schwelgen. Das kann leicht in Selbstmord münden, erst recht bei der Einahme von Antidepressiva ohne die gebotene Absicherung durch Lithium. Depressionen können enervierend oder atypisch / agitiert sein, und wenn jene lustlos machen, so diese suizidal. Zusammenbrüche überschreiten die Grenze zum Wahnsinn und sind gleichsam, um eine physikalische Metapher zu verwenden, ein durch verborgene Variablen determiniertes untypisches Verhalten der Materie. Zudem wirken sie kumulativ: Ob nun sichtbar oder nicht, die zum Depressionskollaps führenden Faktoren häufen sich im Lauf der

Zeit an. Zwar enthält eine jede Biographie Stoff für Verzweiflung, aber manche Menschen kommen der Grenze zu nahe, während andere trotz gelegentlicher Anfälle von Traurigkeit weit genug vom Abgrund entfernt bleiben. Grenzüberschreitung heißt, dass sich alle Regeln ändern. Was vorher deutsch war, ist jetzt chinesisch, was vorher schnell, jetzt langsam; Schlaf steht für Klarheit, Wachen für ein Wirrwarr sinnloser Bilder. In der Depression verlierst du allmählich den Verstand. »Plötzlich kommt ein Punkt, an dem die Chemie versagt«, erklärte mir mein depressiver Freund Mark Weiss. »Die Atmung ändert sich, und dein Atem stinkt. Dein Urin riecht übel. Dein Gesicht löst sich im Spiegel auf. Ich weiß genau, wann es so weit ist.«

Mit etwa drei Jahren beschloss ich, später einmal Schriftsteller zu werden, und freute mich seitdem auf die Veröffentlichung meines ersten Romans. Mit dreißig war es dann so weit, und mir stand eine schon fest geplante Lesereise bevor, an die ich gar nicht denken mochte. Ein guter Freund hatte sich erboten, das Erscheinungsdatum, 11. Oktober, mit einem kleinen Fest zu begehen. Ich liebe sowohl Partys als auch Bücher, hätte also eigentlich begeistert sein müssen, war aber in Wirklichkeit zu lustlos und müde, um Leute einzuladen und mit ihnen herumzustehen. Das Gedächtnis und die Emotionalität sind funktional breit gestreut, doch Stirnhirn und limbisches System spielen für beides eine Schlüsselrolle, und wenn man die Steuerung der Emotionen in diesem beeinflusst, so schlägt das aufs Gedächtnis durch. Mir ist diese Party nur in gespenstischen Umrissen und bleichen Farben erinnerlich: graue Speisen, hellgelbe Gäste, fahles Licht. Ich weiß noch genau, dass ich schrecklich schwitzte und um alles in der Welt weg wollte, das Ganze auf den Stress schob und um jeden Preis den Schein zu wahren versuchte, was mir auch gelang: Niemand schien etwas Seltsames zu bemerken, und ich überstand den Abend.

Als ich nach Hause kam, packte mich die Angst. Ich konnte nicht einschlafen und hielt mich trostsuchend an meinem Kopfkissen fest. In den nächsten zweieinhalb Wochen wurde alles immer schlimmer. Kurz vor meinem einunddreißigsten Geburtstag brach ich völlig zusammen; mein ganzes System schien aus den Fugen zu geraten. Damals ging ich schon nicht mehr aus. Mein Vater hatte mir ein Fest ausrichten wollen, doch schon die Vorstellung peinigte mich, und so hatten wir uns stattdessen geeinigt, mit vier Freunden in mein Lieblingslokal zu gehen. Am Tag davor verließ ich das Haus nur kurz, um etwas zu besorgen; auf dem Heimweg befiel mich wieder eine entsetzliche Angst, ich verlor die Kontrolle über meinen Darm. In diesem Zustand eilte ich nach Hause und verkroch mich im Bett.

In der Nacht schlief ich kaum und konnte am nächsten Tag nicht aufstehen. Ein Restaurantbesuch kam gar nicht in Frage. Mir fehlte sogar die Kraft, den Freunden abzusagen. Ich lag mucksmäuschenstill da und überlegte, wie man spricht, versuchte herauszufinden, wie man Wörter formt. Ich hatte es verlernt. Da fing ich an zu weinen, spürte jedoch statt Tränen nur ein wirres Würgen. Ich lag auf dem Rücken und wollte mich umdrehen, hatte aber auch das verlernt. Also dachte ich darüber nach, doch das Problem erschien unlösbar. Ich zog einen Schlaganfall in Betracht und fing wieder an zu weinen. Gegen fünfzehn Uhr schleppte ich mich ins Bad und legte mich dann fröstelnd wieder ins Bett. Zum Glück ging ich ans Telefon, als mein Vater anrief. »Du musst für heute Abend absagen«, bat ich mit zitternder Stimme. »Was ist los«, fragte er wiederholt, aber ich konnte es nicht sagen.

Beim Stolpern oder Ausgleiten dauert es einen Moment, bis die Hände vorschnellen, um den Aufprall abzufangen, und in dieser Schrecksekunde scheint alles so schnell zu gehen, dass man sich nicht mehr helfen kann; genauso fühlte ich mich damals immerfort. Eine derart extreme Angst ist etwas Bizarres. Ständig möchtest du dagegen ankämpfen, aber dir fehlt ein Affekt, du hast ein unerträglich dringendes und quälendes körperliches Bedürfnis, kannst ihm aber nicht abhelfen, so als müsstest du dich ständig übergeben, ohne einen Mund zu haben. Die Depression verengt und verstellt schließlich den Blick; es ist wie Fernsehen bei einer Bildstörung, so dass man vor Flimmern weder Konturen noch Gesichter erkennt. Die Luft fühlt sich so klebrig und zäh an wie aufgeweichtes Brot. In Depressionen verdüstert sich nach und nach die Welt wie beim Erblinden; zugleich dämpfen sie alles wie beim Ertauben, wenn eine schreckliche Stille sich breitmacht, die nichts mehr durchdringt. Man fühlt sich, als würde einem die Kleidung am Leib hölzern, als versteiften sich Ellbogen und Knie zu einer schrecklichen Schwere, die einen durch Unbeweglichkeit isoliert, verkümmern lässt und schließlich zerstört.

Mein Vater kam in Begleitung eines meiner Freunde, meines Bruders und dessen Verlobter. Zum Glück hatte er den Schlüssel dabei. Ich war seit fast zwei Tagen ohne Nahrung, und sie flößten mir etwas Leichtes ein, doch wie von einem fürchterlichen Virus befallen, musste ich mich sofort übergeben und konnte danach nur noch weinen. Ich hasste meine Wohnung, an die ich jedoch gefesselt war. Tags darauf schaffte ich es irgendwie, mich zur Analytikerin zu schleppen. »Ich muss jetzt Medikamente nehmen«, sagte ich, um Worte ringend. »Tut mir leid«, sagte sie, und rief einen Psychopharmakologen an, der mich für eine Stunde später bestellte. Zumindest erkannte sie, dass wir fremde Hilfe brauchten, wenn auch zu spät. In den fünfziger Jahren bekam ein mir bekannter Psychoanalytiker dem damaligen Denken entsprechend von seinem Supervisor zu hören, wer Patienten medikamentös therapieren wolle, müsse die Analyse abbrechen. Vielleicht hatte mich meine Analytikerin aufgrund etwas altmodischer Ideen zum Verzicht auf Arzneimittel ermutigt? Oder vielleicht war es mir selbst einfach zu gut gelungen, den Schein zu wahren? Beides wäre denkbar.

Der Pharmakologe schien einem Film über Seelenklempner entsprungen: In seinem Sprechzimmer sah ich neben einer ausgebleichten senffarbenen Seidentapete und altmodischen Lüstern alte Buchtitel wie *Addicted to Misery* oder *Suicidal Behavior: The Search for Psychic Economy*. Der Siebzigjährige war Zigarrenraucher, sprach mit einem mitteleuropäischen Akzent und trug Filzpantoffeln, legte hochelegante Vorkriegsmanieren und ein freundliches Lächeln an den Tag, um mir in rascher Abfolge sehr gezielte Fragen zu stellen: Wie fühlen Sie sich morgens, beziehungsweise nachmittags? Fällt es Ihnen schwer, über etwas zu lachen? Wovor haben Sie Angst? Sind Ihre Schlaf- und Triebmuster verändert? Ich gab mir Mühe, alles wahrheitsgemäß zu beantworten. »Ja, ja«, sagte er ruhig, als ich meine Ängste darlegte. »Ganz klassisch! Machen Sie sich keine Sorgen, wir haben Sie bald wiederhergestellt.« Er verschrieb mir Xanax, kramte dann nach einer Probepackung Zoloft und gab mir genaue Hinweise zur Einnahme. »Morgen kommen Sie wieder«, sagte er lächelnd. »Das Zoloft wirkt erst nach einiger Zeit, aber Xanax löst die Ängste sofort. Machen Sie sich keine Gedanken über Abhängigkeit und so etwas, im Moment haben Sie andere Probleme. Sobald die Angst nachlässt, sehen wir Ihre Depression klarer und können uns darum kümmern. Keine Sorge, Sie haben ganz normale Symptome.«

Am ersten Tag der Medikation zog ich zu meinem damals fast siebzigjährigen Vater. Zwar linderte Xanax meine Angst, wenn ich genug nahm, aber das bedeutete völligen Zusammenbruch, mit Versinken in einem bleiernen, verwirrend traumschweren Schlaf. Alle Tage waren gleich: Ich wachte auf und geriet in Panik, wollte dann nur noch Mittel einnehmen, um wieder schlafen zu können, nach Möglichkeit, bis es mir besserging; schon Stunden später erwachend, nahm ich erneut Schlaftabletten. Mich umzubringen kam mir, ebenso wie zu duschen, als viel zu aufwendig gar nicht in den Sinn. Nein, ich wollte nur, dass »es« aufhörte, hätte jedoch nicht einmal angeben können, was »es« war – konnte überhaupt nicht viel sagen: Einst vertraute Wörter erschienen mir nun als ganz diffizile, unzugängliche Metaphern, deren Verwendung meine Kräfte überstieg. »Die Melancholie endet im Sinnverlust … ich verstumme und sterbe«, schrieb Julia Kristeva. »Melancholikern ist ihre Muttersprache fremd, und ihr totes Idiom kündigt den Selbstmord an.« Wie die Liebe neigen Depressionen zu Klischees und lassen sich kaum darstellen, ohne in den kitschigen Jargon von Schlagertexten abzugleiten, da die Heftigkeit ihres Erlebens als etwas völlig Einzigartiges erscheint. Vielleicht hat nie jemand den Zusammenbruch überzeugender in Worte gefasst als Emily Dickinson:

> Ich spürte ein Begräbnis, in meinem Kopf,
> Und Trauernde schritten – sie schritten –
> Hin und her, bis es schien,
> Als breche ein Sinn durch –
>
> Und als dann alle saßen,
> Begann ein Gottesdienst zu dröhnen,
> Zu dröhnen wie eine Pauke, bis ich dachte,
> Mein Geist würde mir taub.
>
> Und dann hörte ich sie eine Kiste heben
> Und knarrend durch meine Seele ziehen
> Erneut mit jenen bleiernen Stiefeln,
> Dann fing der ganz Raum zu läuten an
>
> Als ob der Himmel eine Glocke wäre
> Und das Sein selbst nichts als ein Ohr
> Und meine Stille irgendein fremder Sinn
> Zertrümmert, einsam, hier –
>
> Und dann brach im Verstand eine Planke,
> Und ich stürzte tiefer und tiefer –
> Und stieß bei jedem Abgrund an eine Welt
> Und wusste dann gar nichts mehr –

Über das Groteske der Zusammenbrüche wurde ziemlich wenig geschrieben; wer Würde sucht und das Leiden anderer würdigen will, übersieht das Phänomen leicht, obwohl es wirklich, wahrhaftig und ganz offenkundig zu Depressionen gehört. Ähnlich wie Hundejahre richten sich die Minuten der Depression nach einer künstlichen Zeitvorstellung. Ich weiß noch, wie ich erstarrt im Bett lag und weinte, weil ich sogar Angst vor dem Duschen hatte, zugleich indes genau wusste, dass es nichts Schlimmes ist. Immer wieder durchlief ich im Geiste die einzelnen Schritte. Manchmal weinte ich nicht bloß über mein Unvermögen, sondern auch über dessen Idiotie. Alle anderen duschten: warum ich nicht? Auch hatten sie Familien, Berufe, Bankkonten, Ausweise, Einkaufszettel und Probleme, echte Probleme, wie Krebs, Hunger, Kindstod, extreme Einsamkeit und Misserfolg; verglichen damit erschienen die meinen derart läppisch, wenn ich lediglich ein paar Stunden warten musste, bis mein Vater oder ein Freund mir half, die Füße nachzuziehen. Unterdessen erschien mir der Plan zu duschen schon töricht und unrealistisch, kam ich mir im Schutz des Bettes lächerlich vor. Manchmal kicherte etwas in meinem tiefsten Inneren leise über diese Larmoyanz, und dass ich darauf noch hören konnte, rettete mich wahrscheinlich. Eine klare ruhige Stimme im Hinterkopf tönte immer: Sei doch nicht so rührselig und melodramatisch; zieh einen Schlafanzug an, und geh ins Bett; steh morgen früh wieder auf, mach dich schick, und tu, was man von dir erwartet. Es klang, als spräche meine Mutter zu mir. Wenn ich an das Verlorene dachte, überfiel mich Traurigkeit und ein schreckliches Gefühl der Einsamkeit. In einem bekennerischen Essay über die eigenen Depressionen schrieb Daphne Merkin: »Würde jemand um mich trauern, wenn ich nie wieder käme, um meinen Platz einzunehmen?«

Abends konnte ich aufstehen. Meist bessern sich Depressionen im Laufe des Tages und werden über Nacht wieder schlimmer. Essen konnte ich zwar nichts, aber wenigstens meinem Vater Gesellschaft leisten. Ich versuchte, ihm meinen Zustand zu erklären, worauf er nickte, mir unnachgiebig versicherte, dass es vorübergehen würde, und mich zum Essen ermunterte. Er schnitt mir Fleisch. Ich bat ihn, mich nicht zu füttern, da ich keine fünf mehr sei, doch als ich es nicht einmal schaffte, mit der Gabel ein Stückchen Lammkotelett aufzuspießen, half er mir dabei. Er musste oft daran denken, wie er mich als Kleinkind gefüttert hatte, und nahm mir scherzhaft das Versprechen ab, ihm ebenfalls die Lammkoteletts zu schneiden, wenn er im hohen Alter keine eigenen Zähne mehr habe. Nach dem Abendessen fühlte ich mich meist stark genug, einige Freunde anzurufen. Manchmal kam später sogar einer vorbei. Wider Erwarten konnte ich meist sogar vor dem Zubettgehen duschen! Ab und zu ließ die Panik etwas nach, um einer ruhigen Verzweiflung zu weichen; das alles war unerklärlich und spottete jeder Logik. Da es mir zunehmend peinlich wurde, Depressionen zu haben, wenn ich doch in Güte, Liebe und Wohlstand zu schwimmen schien, erfand ich ein »unbekanntes tropisches Virus«. Eine befreundete Dichterin, Elizabeth Prince, fing die Stimmung ein:

Der Abend
war alt und schwül:
New York im Juli.
Ich saß im Zimmer versteckt
und hasste das Schluckenmüssen.

Später las ich Leonard Woolfs Tagebucheinträge über Virginias Depressionen: »Auf sich gestellt hätte sie überhaupt nichts gegessen und wäre allmählich verhungert; daher war es stets äußerst mühsam, sie bei Kräften zu halten. Ihre seelische Krankheit ging immer mit allgemeinen Schuldgefühlen einher, deren Ursprung und genaue Natur sich mir zwar niemals erschloss, doch kreisten sie insbesondere direkt um die Ernährung und das Essen. In der akut suizidalen Frühphase der Depression saß sie oft stundenlang völlig überwältigt von einer hoffnungslosen Melancholie stumm und ohne irgendwie auf Ansprache zu reagieren da. Bei den Mahlzeiten schenkte sie dem vor ihr stehenden gefüllten Teller keine Beachtung und wurde wütend, wenn die Pflegerinnen sie zum Essen drängen wollten. Gewöhnlich konnte ich sie überreden, ein bisschen zu essen, aber es war ein schreckliches Ringen, das sich ein bis zwei Stunden hinzog; ich musste neben ihr sitzen, ihr den Löffel oder die Gabel in die Hand drücken und sie immer wieder ganz ruhig bitten, einen Mundvoll zu nehmen, und dabei den Arm oder die Hand führen. Dann machte sie alle etwa fünf Minuten eine quasi automatische Essbewegung.«

Depressionen beeinträchtigen zwar das Urteilsvermögen, haben aber auch eine kognitive Seite. Jemand kann durchaus zusammenbrechen, weil sein Leben verpfuscht ist. Hat er sich jahrelang erfolgreich vor bestimmten Problemen gedrückt, so treten sie jetzt deutlich zutage, sind nicht mehr zu übersehen. Zu Depressionen gehört auch ein tiefes Wissen um die Scheinhaftigkeit der ärztlichen Tröstungen, lediglich dein Urteilsvermögen sei getrübt. Du stehst nämlich in direkter Berührung mit den wahren Schrecken deines Lebens. Zwar kannst du dir vernünftig vor Augen führen, dass später, wenn die Medikation zu wirken beginnt, alles schon ganz anders aussehen wird, aber das Ganze geht dir nach. In depressiven Phasen schnurren Vergangenheit und Zukunft wie in der Welt eines Dreijährigen völlig auf den gegenwärtigen Moment zusammen. Du kannst dich nicht oder doch nicht klar an bessere Zeiten erinnern, geschweige denn, dir eine bessere Zukunft vorstellen. Bestürzt, sogar tief bestürzt zu sein, ist ein vorübergehender Zustand, die Depression dagegen ein endloser. Wer depressiv ist, hat keine Perspektive mehr.

Bei depressiven Schüben passiert eine Menge. Die Funktionen der

Neurotransmitter und der Synapsen sowie die Erregbarkeit der Neuronen durchlaufen Veränderungen, die Genexpression wird beeinflusst, der Stoffwechsel im Stirnhirn wird verlangsamt oder (seltener) beschleunigt, die Schilddrüse produziert mehr Hormone (TRH), in den Hirnregionen der Mandelkerne und (vielleicht auch) des Hypothalamus treten Funktionsstörungen auf, der Ausstoß des Melatonins (eines Hormons, das die Epiphyse aus Serotonin bildet) und des Prolaktins verändert sich (Laktat kann panisch machen), die Körpertemperatur sinkt im Laufe von vierundzwanzig Stunden ab, die Kortisolsekretion wird gestört, der Kreislauf zwischen den Gehirnzentren Thalamus, Basalganglien und Stirnlappen unterbrochen, der vordere Stirnlappen in der dominanten Hemisphäre verstärkt, der fürs Sehen zuständige Hinterhauptslappen dagegen vermindert durchblutet und die Magensaftsekretion gesenkt. Diese Phänomene sind schwer zu deuten. Welches sind Ursachen, welches Symptome und welches nur Begleiterscheinung der Depression? Der erhöhte Wert könnte eine verstimmende Wirkung des TRH nahelegen, doch die Verabreichung hoher Dosen davon lindert Depressionen sogar zeitweise, ja, der Körper bildet zu diesem Zweck selbst TRH, das zwar im Prinzip kein Antidepressivum, aber bei Gewöhnung an andere Präparate als ein solches einsetzbar ist. Die Zellen sind sehr flexibel. Die Relation zwischen pathologischen (depressiv) und adaptiven (antidepressiv wirkenden) Veränderungen entscheidet darüber, ob man krank bleibt oder gesundet. Mit Medikamenten, die den Adaptionsmechanismus hinreichend gegen den pathologischen unterstützen und stärken, kann man den Teufelskreis durchbrechen und das Gehirn wieder in die gewohnten Bahnen bringen.

Sich mehrende Schübe wirken selbstverstärkend, so dass sie meist im Laufe der Zeit immer schlimmer und häufiger werden. Diese Beschleunigung enthält auch Hinweise auf den Verlauf der Krankheit. Ihr erstes Einsetzen knüpft gewöhnlich an auslösende Ereignisse oder Tragödien an; Menschen mit einer genetischen Veranlagung für Depressionen sind, so schreibt die erfinderische Psychologin Kay Jamison, deren Sach- und Fachbücher unsere Sicht der Gemütskrankheiten nachhaltig verändert haben, »wie Scheiterhaufen aus trockenem Holz, ungeschützt gegen den unvermeidlichen Funkenflug, den das Leben verursacht«. Doch irgendwann lösen sich die Rückfälle von allen Umständen ab. Führt man bei einem Tier täglich Anfälle herbei, so setzen diese schließlich auch ohne den Reiz von selbst ein. Ganz ähnlich wird das Gehirn, das einige Male in Depressionen versank, auch künftig immer wieder in den Zustand zurückfallen; wir müssen vermuten, dass auch durch äußere Tragödien ausgelöste Depressionen letzten Endes die Struktur und Biochemie des Gehirns verändern. »Die Krankheit ist also nicht so gutartig, wie wir immer angenommen haben«, erklärt Robert Post, der die Abteilung Biologische Psychiatrie des National Institute of Mental Health (NIMH) leitet. »Da sie zu selbstbeschleunigenden Rückfällen neigt, muss man bei mehreren Schüben an eine langfristige Prävention denken, um all die schrecklichen Folgen zu vermeiden.« Kay Jamison ereifert sich bei diesem Thema. »Die Depression ist beileibe nichts Harmloses. Nicht nur, dass sie oft ein elender, furchtbarer, unproduktiver Zustand ist, sie bringt auch viele um: durch Selbstmord, durch vermehrte Herzleiden, Schädigung des Immunsystems und so fort.« Auch wenn Patienten günstig auf Medikamente ansprechen, erreichen sie keine emotionale Stabilität, sofern sie ihre Tabletten immer wieder absetzen; mit jedem neuen Schub steigt das Risiko einer unheilbaren chronischen Depression um zehn Prozent. »Es ist wie bei einem Primärkarzinom, dem man kaum noch beikommt, sobald es metastasiert hat«, meint Post. »Gehäufte Schübe schädigen die Biochemie möglicherweise bleibend. Viele Therapeuten gehen nach wie vor ganz falsche Wege. Wenn die Schübe schon automatisch einsetzen, welchen Sinn hat es dann noch, sich um den Stress zu kümmern, der sie ursprünglich auslöste? Dafür ist es irgendwann zu spät.« Was einmal kaputt ist, lässt sich nur noch flicken, aber nicht mehr heilen.

Bei Depressionen verringern sich die Serotoninrezeptoren, und das Stresshormon Kortisol nimmt zu, doch wissen wir, wie bei Henne und Ei, nichts über die Abfolge. Schädigt man das Serotoninsystem im Tierversuch, so steigt der Kortisolspiegel; hebt man diesen an, so scheint der Serotoninwert zu sinken. Unter Stress erhöht sich der Wert des sogenannten Corticotropin releasing hormone (CRH), was einen Anstieg des Kortisolspiegels nach sich zieht. In depressiven Zuständen sinkt der Serotoninspiegel. Was heißt das? Serotonin hat viel Furore gemacht, und die in den Vereinigten Staaten bei Depressionen am häufigsten eingesetzten Therapien laufen darauf hinaus, seinen funktionellen Spiegel im Gehirn anzuheben; doch zusammen mit dem Serotonin beeinflusst man auch die Stress-Systeme und damit den Kortisolspiegel. »Kortisol verursacht wahrscheinlich keine Depressionen«, sagt Elizabeth Young, die an der University of Michigan auf diesem Gebiet arbeitet, »aber es könnte durchaus leichte Zustände verschärfen und so echte Syndrome hervorrufen.« Das erzeugte Kortisol verbindet sich mit Glucocorticoid-Rezeptoren im Gehirn, die das überschüssige Kortisol aufnehmen. Das ist höchst wichtig für die Gesamtsteuerung des Organismus. Die

Glucocorticoid-Rezeptoren schalten faktisch einige Gene ein und aus, und wenn sehr viel Kortisol eine relativ geringe Menge davon überschwemmt, so dreht das System durch. »Es ist wie bei einer Heizungsanlage«, sagt Young. »Wenn sich der Temperaturfühler für den Thermostat an einer zugigen Stelle befindet, so schaltet die Heizung nicht mehr ab, obwohl es im übrigen Raum sehr warm ist. Man kann das System jedoch in den Griff bekommen, indem man noch ein paar zusätzliche Fühler anbringt.«

Normalerweise gehorcht der Kortisolspiegel ziemlich festen Regeln. Morgens ist er hoch (damit man überhaupt aus dem Bett kommt), um im Lauf des Tages zu sinken. Bei depressiven Patienten bleibt das Kortisol meist den ganzen Tag über erhöht; offenbar wird seine Produktion nicht im Tagesverlauf abgeschaltet, und das morgendliche Aufgewühltsein bei Depressiven könnte zum Teil deshalb so lange anhalten. In diesem Sinne müsste man Depressionen auch direkt über das Kortisol-, statt auf dem Umweg über das Serotoninsystem regeln können. Gestützt auf die Grundlagenforschung von Michigan haben Forscher andernorts behandlungsresistenten depressiven Patienten die kortisolsenkende Substanz Ketoconazol verabreicht, worauf sich bei fast siebzig Prozent sichtliche Fortschritte einstellten. Zwar hat das Mittel für ein verheißungsvolles Antidepressivum zu viele Nebenwirkungen, aber derzeit erforschen mehrere Pharmakonzerne alternative Medikamente. Solche Therapien müssen jedoch genau überwacht werden, denn Kortisol steuert die Impulse für Flucht oder Angriff, das adrenergische Durchhaltevermögen und die Entscheidungs- respektive Entschlusskraft, wirkt aber auch entzündungshemmend und initialisiert das Immunsystem gegenüber drohenden Infektionen.

Jüngst erschienen zwei Studien über veränderte Kortisolwerte, bei Pavianen und bei Fluglotsen. Jene Paviane, die längerfristig erhöhte Spiegel aufwiesen, neigten zu paranoidem Verhalten und konnten nicht mehr zwischen echten Bedrohungen und leicht unangenehmen Situationen unterscheiden, so dass sie um eine Banane, die neben einer üppigen Staude lag, genauso verzweifelt zu kämpfen bereit waren wie um ihr Leben. Im Fall von psychisch gesunden Fluglotsen bestand eine direkte Korrelation zwischen dem Grad an Überarbeitung und dem Kortisolspiegel, während dieser bei angeschlagenen immer erhöht blieb. Bei gestörter Kortisol / Stress-Korrelation kann man wegen Bananen ausrasten und empfindet so gut wie alles als überfordernd. »Das ist schon eine Form von Depression, und depressiv zu sein ist natürlich auch Stress«, bemerkt Young. »Eine teuflische Spirale.«

Wenn Stress den Kortisolspiegel anhaltend erhöht hat, so ist das ganze System geschädigt und schaltet sich, einmal aktiviert, auch künftig nicht mehr wie im Normalfall von selbst ab, so dass die Werte nach jedem kleinsten Trauma erhöht bleiben. Wie bei allen Schäden reicht danach immer geringerer äußerer Druck aus, um den Defekt herbeizuführen. Wer nach starker körperlicher Belastung einen Herzinfarkt erlitten hat, der neigt auch zu Rückfällen, wenn er im Lehnstuhl sitzt – das Herz ist jetzt ein bisschen angeschlagen und setzt manchmal beim kleinsten Anlass einfach aus. Ähnliches kann auch dem Geist widerfahren.

Organische Leiden können durchaus psychosoziale Ursachen haben. Bei Depressionen schlägt sich der Psychostress in biologischen Abläufen nieder und umgekehrt; unter extremem Stress kann die Freisetzung des Corticotropin releasing hormone (CRH) dazu beitragen, die biologischen Prozesse der Depression einzuleiten. Psychologische Techniken der Stressabwehr halten meist den CRH und damit den Kortisolspiegel niedrig. »Man hat eben seine Gene«, sagt López, ein Mitarbeiter Youngs, »und kann nichts daran ändern, nur manchmal ihre Auswirkungen steuern.«

Bei seiner Forschungsarbeit griff López direkt auf Tiermodelle zurück. »Wenn du einer Ratte höllisch Dampf machst«, sagt er, »steigen ihre Stresshormone sprunghaft an, und Stress treibt offenkundig auch die Zahl ihrer Serotonin-Rezeptoren in die Höhe. Das Gehirn einer stark gestressten Ratte sieht ganz ähnlich aus wie das einer sehr depressiven. Beeinflusst man ihr Serotonin mit Antidepressiva, so normalisiert sich der Kortisolwert alsbald. Manche Depressionen«, meint López, »sind vermutlich mehr vom Serotonin, andere stärker vom Kortisol abhängig, doch meist vermischen sie beide Empfindlichkeiten irgendwie. Zu dieser Pathophysiologie gehört auch der Kopiereffekt zwischen den beiden Systemen.« Auch wenn Rattenversuche sehr aufschlussreich sind, enthält der vordere Stirnlappen höherer Säugetiere eine größere Anzahl von Kortisol-Rezeptoren, die wahrscheinlich zur Komplexität depressiver Zustände beim Menschen beitragen. Selbstmördergehirne weisen oft extrem hohe CRH-Werte auf – »unglaublich, als hätten sie sich damit vollgepumpt«; auch sind die Nebennnieren ungewöhnlich groß, weil der hohe CRH-Spiegel faktisch das Adrenalinsystem anwachsen lässt. López' jüngste Arbeiten ergaben, dass bei Selbstmördern sogar die Kortisol-Rezeptoren im vorderen Stirnlappen signifikant vermindert sind (was bedeutet, dass sich der Stoff in dieser Zone zu langsam abbaut). Als Nächstes, so López, müsse man sich Gehirne von Menschen anschauen, die sehr hoher Stress nicht aus der Bahn wirft. »Es geht um die Biochemie ihrer Abwehrmechanismen«, sagt López. »Was macht sie derart widerstandsfähig? Welchen Mustern folgt die CRH-Ausschüttung in ihren Gehirnen? Wie sind ihre Rezeptoren beschaffen?«

John Greden, López' und Youngs Abteilungsleiter, konzentriert sich auf die Spätfolgen von Dauerstress und anhaltenden depressiven Schüben. Übermäßiger Stress und langfristig erhöhte Kortisolwerte zerstören allmählich jene Neuronen, die durch Steuerung der Rückkoppelungsschleife den Kortisolspiegel nach Abbau der Belastung wieder senken sollten. Letzten Endes leiden darunter das Ammonshorn, die Mandelkerne und das Gewebe der neuronalen Netzwerke. Je länger man in depressiven Zuständen verharrt, desto wahrscheinlicher kommt es zu erheblichen Schäden, mit spürbaren Folgen für das periphere Nervensystem: Unter anderem lässt die Sehkraft nach. »Daraus ergibt sich eindeutig«, sagt Greden, »dass wir Depressionen nicht nur behandeln, sondern ihnen auch vorbeugen müssen. Unsere Gesundheitsfürsorge beruht derzeit schlicht auf einem falschen Ansatz. Patienten mit hartnäckigen Depressionen müssen ihre Medikamente regelmäßig nehmen, anstatt sie immer wieder abzusetzen, denn abgesehen von den unangenehmen, in vieler Hinsicht schmerzhaften depressiven Schüben ruinieren sie auch ihr Nervengewebe.« Greden hofft, dass wir die körperlichen Folgen von Depressionen künftig wieder rückgängig machen können. »Vielleicht durch gezielte Injektionen neurotroper Wachstumsfaktoren in bestimmte Gehirnregionen, um das entsprechende Gewebe zu ersetzen, oder durch geeignete magnetische und elektrische Stimulationen.«

Ich hoffe mit ihm. Die Medikation ist kostspielig – nicht nur finanziell, sondern auch psychisch –, die Abhängigkeit davon demütigend. Außerdem wird es auf Dauer lästig, ständig Vorräte halten und sich um neue Rezepte kümmern zu müssen. Und ganz sicher tut es nicht gut zu wissen, dass du ohne diese ewigen Eingriffe nach deinem jetzigen Verständnis nicht du selbst bist. Ich weiß nicht, woher dieses Empfinden rührt – ich bin ohne Kontaktlinsen fast blind, schäme mich hier jedoch nicht, darauf angewiesen zu sein (würde allerdings im Zweifel gute Augen bevorzugen). Die Notwendigkeit der Medikamenteneinnahme erinnert mich ständig an meine Hinfälligkeit und Unvollkommenheit, während ich als Perfektionist die Dinge lieber unversehrt aus Gottes Hand empfangen würde.

Wenn Antidepressiva erst nach etwa einer Woche überhaupt zu greifen beginnen, so kann ihre volle Wirkung bis zu sechs Monaten auf sich warten lassen. Unterdessen steckst du in einem Teufelskreis: Die Sym-

ptome der Depression machen selbst depressiv. Einsamkeit wirkt deprimierend, und Depressionen machen einsam. Wenn nichts mehr klappt,
ist dein Leben genauso verpfuscht, wie du annahmst. Meistens bestürzte
mich das Ganze so sehr, dass Einzelheiten mir nichts mehr anhaben
konnten, und nur so hielt ich den krankheitsbedingten Verlust von
Liebe, Lust und Würde aus. Zu allem Ungemach stand mir direkt nach
meinem Geburtstag eine Lesereise bevor: eine Tortur, doch ich wollte
sie durchstehen. Vor der ersten Lesung, in New York, legte ich mich vier
Stunden lang in die Badewanne. Beim Vortrag fühlte sich mein Mund an
wie mit Babypuder verstopft, ich hörte nicht gut und rechnete unablässig
mit einem Ohnmachtsanfall, hielt aber durch. Dann brachte mich ein
Freund nach Hause, und ich blieb wieder drei Tage im Bett. Das Weinen
hatte aufgehört, und mit genügend Xanax ließ sich die innere Spannung
dämpfen. Nach wie vor fielen mir alltägliche Verrichtungen unerträglich
schwer, erwachte ich früh morgens in Panik und hatte mich erst nach
Stunden so weit beruhigt, dass ich aufstehen und mich zwingen konnte,
für ein, zwei Stunden unter Menschen zu gehen.

Die Entwicklung ist in der Regel schleichend und kann auf jeder Stufe
zum Stillstand kommen. Eine Sozialhelferin beschrieb mir ihr ständiges
Ringen mit der Depression: »Im Grunde lässt sie mich nie los, und ich
habe tagtäglich damit zu kämpfen. Ich nehme Medikamente, das hilft,
und bin einfach entschlossen, mich nicht unterkriegen zu lassen. Sehen
Sie, ich habe einen Sohn, der auch an dieser Krankheit leidet, und möchte nicht, dass er ihretwegen ein gutes Leben für unmöglich hält. Ich stehe
jeden Tag auf und mache meinen Kindern das Frühstück. Manchmal
kann ich aufbleiben, sonst muss ich mich danach wieder hinlegen, doch
ich stehe immer auf. Auch komme ich täglich in dieses Büro. Manchmal
fehle ich ein paar Stunden wegen Depressionen, aber nie ganze Tage.«
Beim Erzählen rollten ihr Tränen über die Wangen, doch sie sprach
sofort weiter. »Letzte Woche war es nach dem Aufwachen einmal wirklich schlimm. Irgendwie kam ich hoch, ging jeden Schritt zählend in die
Küche und machte den Kühlschrank auf. Doch dann lagen alle Sachen
für das Frühstück ganz weit hinten, so dass ich nicht herankam. Als meine Kinder auftauchten, stand ich wie angewurzelt da und starrte in den
Kühlschrank. Ich hasse diese Zustände, besonders vor ihnen.« Wir sprachen über die tagtäglichen Kämpfe. »Jemand wie Kay Jamison oder Sie
bekommt so viel Hilfe, um damit fertig zu werden«, betonte sie. »Meine
Eltern sind tot, ich bin geschieden, und mir fällt es schwer, auf andere
zuzugehen.«

Oft lösen Lebensereignisse Depressionen aus. »In einem zuverlässigen Umfeld wird man viel seltener depressiv als in einem labilen«, erklärt Melvin McGuiness von Johns Hopkins. George Brown von der University of London hat die Erlebnisforschung begründet und erläutert: »Aus unserer Sicht gehen die meisten Depressionen auf widrige Verhältnisse zurück; zwar gibt es einen Krankheitskern, aber unter den geeigneten Bedingungen kann fast jeder schwer depressiv werden. Gewiss sind nicht alle gleich anfällig dafür, aber mindestens zwei Drittel einer Bevölkerung in durchaus genügendem Grade.« Die erschöpfende Forschungsarbeit aus gut zwei Jahrzehnten ergab, dass Depressionen in erster Linie auf stark bedrohliche Erlebnisse zurückgehen, insbesondere Verluste – von geliebten Menschen, Rollen oder Selbstbildern –, die stets den am tiefsten treffen, der sich dadurch gedemütigt oder hintergangen fühlt. Doch positive Entwicklungen wie eine Geburt, Beförderung oder Hochzeit lösen Depressionen fast ebenso wahrscheinlich aus wie Todesfälle oder sonstige Schicksalsschläge.

Traditionell unterschied man zwischen endogenen und reaktiven Depressionen: Erstere brächen ohne erkennbaren Grund von innen her aus, letztere infolge äußerer Ereignisse. Doch diese Grenzziehung verlor in den letzten zehn Jahren an Bedeutung, als sich immer klarer herausstellte, dass die meisten Depressionen beide Elemente enthalten. Russell Goddard von der Yale University berichtete mir in diesem Sinne von seinem Kampf mit der Depression: »Ich nahm Asendin, was mich so psychotisch machte, dass meine Frau mich sofort ins Krankenhaus bringen musste.« Bessere Resultate erzielte er mit Dexedrin. Seine Schübe eskalierten oft bei Familientreffen. »Ich wusste, dass mich die Hochzeit meines Sohnes sehr mitnehmen würde«, sagte er mir, »und dass mich alles Emotionale, ob gut oder schlecht, aus dem Häuschen bringt. Also wollte ich vorbeugen. Der Gedanke an Elektroschocks war mir immer verhasst, doch ich ließ mir trotzdem welche verabreichen – diese brachten aber nichts Gutes. Als die Hochzeit bevorstand, kam ich nicht einmal aus dem Bett. Es brach mir das Herz, aber ich schaffte es nicht hinzugehen.« Das habe seine Familie und deren Zusammenhalt schwer belastet. »Meine Frau wusste, dass sie nichts tun konnte«, erklärte Goddard. »Sie hat es Gott sei Dank gelernt, mich in Ruhe zu lassen.« Doch Angehörige und Freunde können das meist nicht und haben auch kein Verständnis. Manche sind fast zu nachsichtig. Behandelt man jemanden als total behindert, dann fühlt er sich auch so, wird es am Ende gar, meist über die Maßen. Die Möglichkeiten der Medikation haben die soziale Intoleranz noch verschärft. »Hast du ein Problem?«, hörte ich einmal im

Krankenhaus eine Frau ihren Sohn fragen. »Dann nimm Prozac und ruf mich an, wenn es wieder vorbei ist.« Nicht nur der Patient, auch seine Angehörigen sind auf ein gewisses Maß an Nachsicht angewiesen. »Das Umfeld«, erklärte mir Kay Jamison einmal, »darf sich auf keinen Fall von der Hoffnungslosigkeit anstecken lassen.«

Unklar bleibt, ob Erlebnisse Depressionen auslösen oder umgekehrt. Syndrom und Symptom treten in Wechselwirkung miteinander: Mesalliance-macht-zerstörerisch-macht-depressiv-macht-verschlossen-wie-in-Mesalliance. In Pittsburgh durchgeführte Studien ergaben, dass der erste Schub einer schweren Depression gewöhnlich eng mit Erlebnissen zusammenhängt, der zweite schon weniger eng, und ab dem vierten oder fünften scheinen Erlebnisse gar keine Rolle mehr zu spielen. Brown bestätigt, dass sich Depressionen irgendwann »aus eigener Kraft verselbständigen«, unaufhaltsam endogen werden und sich so vom Erlebten ablösen. Auch wenn die meisten depressiven Menschen traumatische Ereignisse hinter sich haben, reagieren insgesamt nur etwa ein Fünftel mit Depressionen auf dergleichen. Unbestritten ist, dass Stress die Depressionsquote hochtreibt. Den größten Stress verursachen Demütigungen; an zweiter Stelle folgen Verluste. Den besten Schutz für biologisch anfällige Menschen bildet eine »gute Ehe«, die vieles auffängt und abfedert. »Das Psychosoziale kann das Biologische verändern«, räumt Brown ein. »Entscheidend ist, dass die Anfälligkeit ursprünglich auf äußere Ereignisse zurückgehen *muss*.«

Kurz vor meiner Lesereise begann ich das angstlindernde Neuroleptikum Navane zu nehmen, um (so hofften wir) die Xanax-Dosis senken zu können. Meine nächsten Stationen lagen in Kalifornien, was ich allein niemals geschafft hätte. Am Ende kam mein Vater mit, führte mich durch den Xanax-Nebel ins Flugzeug, wieder hinaus, durch den Flughafen und ins Hotel. Ich stand dermaßen unter Pharmaka, dass ich fast schlief, doch nur in diesem Zustand konnte ich Situationen bewältigen, die mir noch eine Woche zuvor völlig undenkbar erschienen wären. Ich wollte die Tour unbedingt machen, denn je mehr ich schaffte, desto geringer würde der Todeswunsch. Beim ersten Abendessen dort ging es mir plötzlich besser, und ich konnte sogar selbst für mich bestellen. Seltsam, nun kannte ich meinen Vater schon so lange und schien ich keinerlei Vorstellung davon zu haben, was außer mir sein Leben prägte; an jenem Abend redeten wir so intensiv wie nach Monaten der Trennung miteinander. Auf dem Zimmer ging es dann noch ewig weiter, und als ich endlich im Bett lag, war ich fast ekstatisch. Ich aß noch etwas

Schokolade aus der Minibar, schrieb einen Brief, las einige Seiten des mitgebrachten Romans und schnitt mir die Nägel. Ich fühlte mich den Dingen gewachsen.

Am Morgen ging es mir wieder so schlecht wie eh und je. Mein Vater half mir auf und stellte mich unter die Dusche. Er wollte mich zum Frühstücken bewegen, aber ich konnte vor Angst nicht kauen. Nur etwas Milch brachte ich herunter, konnte sie aber fast nicht bei mir behalten. Ein düsteres Elend hatte mich erfasst, als wäre mir gerade etwas Kostbares kaputtgegangen. Heute kann ich nach einem viertel Milligramm Xanax zwölf Stunden schlafen; damals war ich trotz acht Milligramm noch so überdreht, dass ich nicht stillsitzen konnte. Am Abend ging es mir ein klein wenig besser. So sehen Zusammenbrüche in dieser Phase aus: ein Schritt vorwärts, zwei zurück, zwei vorwärts, einen zurück.

In der Folge ließen die Symptome etwas nach. Die Linderung setzte früher am Tag ein, hielt länger an und kam häufiger. Bald konnte ich eigenständig essen.

Zusammenbrüche bewältigt man weder mühelos noch schnell, sondern alles bleibt irgendwie uneben. Obwohl sich gewisse depressive Symptome zu legen schienen, vertrug ich das Navane ausgesprochen schlecht. Nach drei Wochen mit diesem Präparat konnte ich kaum noch stehen, ging ein paar Schritte und *musste* mich dann hinlegen, konnte das genauso wenig unterlassen wie zu atmen. Bei Lesungen klammerte ich mich am Podium fest und ließ zwischendrin ganze Absätze aus, um es mit knapper Not zu schaffen, sank dann in einen Sessel und blieb sitzen. Sobald ich weg konnte, manchmal unter dem Vorwand, auf die Toilette zu müssen, legte ich mich wieder hin. Ich wusste überhaupt nicht, was los war. Irgendwann ging eine Freundin, die es gut mit mir meinte, in der Nähe des Campus von Berkeley mit mir spazieren, doch schon nach ein paar Minuten wurde ich müde. Ich zwang mich durchzuhalten, um etwas an der frischen Luft zu sein, zumal ich gerade fünfzig Stunden im Bett verbracht hatte. Mit danach deutlich reduziertem Xanax befielen mich wieder schwere Ängste. Wer diesen Zustand nicht kennt, der stelle ihn sich als *Unfrieden* dar, als einen einzigen inneren Aufruhr.

Viele Depressionen gehen mit Angstsymptomen einher. Das heißt noch nicht Paranoia. Menschen mit Angstanfällen können den gleichen Weltbezug haben wie solche ohne, doch die Angst verändert dessen gefühlsmäßige Aspekte. Wenn man Ängste und Depressionen als eigenständige Phänomene ansehen wollte, so wären sie James Ballenger zufolge, einem führenden Angstforscher vom Medical College of South Carolina, »zweieiige Zwillinge«. Dazu George Brown treffend: »Depressionen beziehen sich auf zurückliegende, Ängste auf bevorstehende Verluste.« Ganz ähnlich stellte Thomas von Aquin folgende Zusammenhänge her: »Über ein gegenwärtiges Gut herrscht also Freude, über ein gegenwärtiges Übel Trauer; hingegen gibt es für ein zukünftiges Gut Hoffnung, und vor einem zukünftigen Übel hat man Furcht.« In diesem Sinne wäre die Angst eine Vorform der Depression. In Depressionen war ich derart verängstigt, in Ängsten derart deprimiert, dass ich beides schließlich als zusammengehörig empfand. Etwa die Hälfte der reinen Angstpatienten bekommen binnen fünf Jahren auch schwere Depressionen. Sofern beide Symptome genetisch determiniert sind, steht die betreffende Gengruppe darüber hinaus mit Alkoholismus im Zusammenhang. Durch Angst verschärfte Depressionen haben eine viel höhere Selbstmordrate und erheblich längere Nachwirkungen als diese allein. »Täglich mehrere Panikanfälle«, sagt Ballenger, »würden sogar einen Hannibal in die Knie zwingen; sie machen dich mürbe, bis du dich wie ein Fötus im Bett krümmst.«

Zehn bis fünfzehn Prozent der Amerikaner leiden unter Ängsten. Da, so meinen Wissenschaftler, die Gehirnzellen des Locus coeruleus sowohl die Noradrenalinproduktion als auch den Enddarm steuern, haben mindestens die Hälfte der Angstpatienten ein »Reizkolon«; und wer Angstanfälle kennt, weiß, wie schnell und heftig die Verdauung dabei ablaufen kann. An Ängsten ist das Noradrenalin ebenso beteiligt wie das Serotonin. »In zwei von drei Fällen spielen Erlebnisse mit, und immer wirken diese verunsichernd«, erklärt Ballenger. Etwa ein Drittel der Panikanfälle, die bei bestimmten Depressionen endemisch sind, treten im traumlosen Delta-Tiefschlaf auf. »Faktisch stecken Dinge dahinter, die uns alle beunruhigen«, meint Ballenger. »Bei einer Heilung ist es, als kehrten die Patienten zur ganz normalen Angst zurück.« Zwischen Panikanfällen bestehen graduelle Unterschiede. In Menschenmengen fühlt sich mancher etwas unwohl, auch wenn er nicht zu Phobien neigt, doch für Angstpatienten kann der Zustand unerträglich sein. Jeder, der vor einer wackligen Brücke steht, denkt kurz daran, ob sie sicher ist und sein Gewicht tragen wird, doch für Phobiker kann die Überquerung einer gediegenen, schon jahrzehntelang stark befahrenen Stahlbrücke ebenso undenkbar sein wie für andere ein Drahtseilakt auf dem Eiffelturm.

Als meine Angst in Berkeley eskalierte, beschlossen jene Freundin und ich, ein bisschen zu üben, und gingen unentwegt weiter, doch bald lag ich, restlos erschöpft, mit voller Montur im Matsch. »Komm, setz dich wenigstens auf einen Stamm«, sagte sie, aber ich war wie gelähmt. »Bitte, lass mich liegen«, flehte ich unter Tränen. Ich spürte, wie mich der Schlamm durchnässte, und nach einer Stunde trug sie mich fast zum Auto. Meine sonst fast freiliegenden Nerven erschienen mir jetzt wie in Blei getaucht. Mein Wissen um das Desaster war völlig bedeutungslos. Sylvia Plath beschwor in *Die Glasglocke* auf wunderbare Weise ihren Zusammenbruch: »Ich fühlte mich sehr still und sehr leer, so wie sich das Auge eines Orkans fühlen muss, das träge in der Mitte des Klamauks dahintreibt.« Mein Kopf kam mir vor wie einbalsamiert, wie ein in dicken Bernstein gebannter Schmetterling.

Jene Lesungen waren die größte Herausforderung meines Lebens, schwieriger als alles, was ich davor und danach zu bestehen hatte. Meine Verlegerin, die alles organisiert hatte, begleitete mich über weite Strecken und ist mir seither eine geschätzte Freundin. Oft fuhr mein Vater mit und rief mich ansonsten alle paar Stunden an. Einige Freunde standen mir bei, ließen mich nie allein. Und gewiss machte ich es ihnen nicht leicht. Doch war ihre Liebe und das Wissen darum gewiss kein Heilmittel, aber ohne beides hätte ich diese Tortur sicher nicht durchgestanden. Sondern ich hätte mir eine Stelle im Wald gesucht und mich hingelegt, um dort zu erfrieren.

Im Dezember legte sich die Angst – sei es, weil die Medikamente zu wirken begannen oder weil die Lesereise überstanden war. Vom 1. November bis zum 15. Dezember hatte ich elf Städte besucht und nur eine Lesung abgesagt. Dabei taten sich in der Depression immer wieder Fenster auf, wie wenn der Nebel sich lichtet. Jane Kenyon, eine Dichterin, die Zeit ihres Lebens unter schwersten Depressionen litt, schrieb über das Auftauchen daraus:

… Mit dem Staunen
und der Bitterkeit eines begnadigten,
aber unschuldigen Verbrechers
kehre ich zurück in Ehe und Freundeskreis,
zu roten gefransten Stockrosen; kehre zurück
zum Schreibtisch, den Büchern und dem Stuhl.

Am 4. Dezember besuchte ich einen Freund in der Upper West Side und fühlte mich ganz wohl bei ihm. In den nächsten Wochen genoss ich meine passable Stimmung ganz bewusst, überstand Weihnachten und Silvester und spielte gleichsam mich selbst. Ich hatte fast acht Kilo abgenommen, legte jetzt aber wieder zu. Mein Vater wie auch Freunde gratulierten mir zu dem erstaunlichen Fortschritt. Ich dankte ihnen, wusste jedoch insgeheim, dass nur die Symptome verschwunden waren.

Ich hasste das tägliche Pillenschlucken genauso, wie einen *Kollaps* gehabt und den Verstand verloren zu haben, hasste sogar das altmodische, aber zutreffende Wort Kollaps mit der Implikation eines versagenden Mechanismus. Ich war sowohl erleichtert, die Lesereise durchgestanden zu haben, als auch erschöpft davon. Das bloße In-der-Welt-Sein mit all den Menschen, deren Leben ich nicht führen, deren Berufe ich weder ausüben konnte noch wollte oder musste, übermannte mich. Ich hatte fast wieder den Zustand vom September erreicht, nur jetzt mit dem Wissen, wie schlimm es werden konnte, und war entschlossen, nie mehr so etwas durchzumachen.

Die gefährliche Phase der Halbgenesung dauert oft lange. In der tiefsten Depression, als ich kaum ein Lammkotelett zu schneiden vermochte, hätte ich mir niemals etwas antun können; anders im Zuge des allmählichen Auftauchens. Ja, ich kam sogar rasch wieder zu Kräften, allerdings in einem Zustand der totalen Empfindungs- und Genussunfähigkeit. Rein formhalber trieb ich mich an, doch die Energie, nach dem Warum zu fragen, reichte nicht aus, um auch gute Gründe dafür zu finden. Als mich eines Abends jemand überredete, mit ins Kino zu gehen, wollte ich meinen Frohsinn beweisen und fiel zum Schein in das Gelächter der anderen ein, obwohl die offenbar lustigen Szenen mich quälten. Zu Hause spürte ich dann wieder die Panik und eine abgrundtiefe Traurigkeit aufkommen, musste mich mehrfach übergeben. Ich wollte nur noch sterben, da es keinen Grund mehr gab, am Leben zu bleiben, und die normale Realität der anderen, die einst auch meine war, sich mir nie mehr erschließen würde. Als mir diese Erkenntnisse in den Kopf schossen, kam es mir hoch, so dass die Säure in der Speiseröhre brannte und ich beim Einatmen ätzende Galle inhalierte.

Nach etwa zwanzig Minuten kroch ich aus dem Bad und legte mich aufs Bett. Ich wusste genau, dass ich wieder verrückt würde, und diese Erkenntnis ermüdete mich noch mehr; zugleich ging mir jedoch auf, wie dumm es war, den Aberwitz einfach wuchern zu lassen. Ich musste, wenn auch nur kurz, eine wohlige Stimme hören, um die fürchterliche Isolation zu durchbrechen. Meinen Vater wollte ich nicht anrufen, weil er sich (vielleicht unnötige) Sorgen gemacht hätte, sondern sehnte mich nach jemandem, der klar denken und mich trösten konnte, eine schlechte Idee: Leidensgenossen, die einem nachfühlen können, sind bessere Ratgeber. Also rief ich bei einer meiner ältesten Freundinnen an, die mir schon einmal kluge, befreiende Dinge über Medikation und Panik gesagt hatte, in der Hoffnung, sie würde mein bedrohtes Ich auffangen können. »Hallo?«, fragte sie. »Hi«, grüßte ich und hielt inne. »Ist etwas passiert?«, fragte sie. Mir war sofort klar, dass ich ihr nichts würde erklären können. Mir fehlten die Worte. »Ich muss Schluss machen«, stammelte ich und legte auf. Danach stieg ich aufs Dach und merkte bei Sonnenaufgang, dass ich ein absurdes Melodrama aufführte, zumal es in New York keinen Grund gab, ausgerechnet vom sechsten Stock zu springen. Die Einsicht in die lächerliche Rührseligkeit der Depression und der Gedanke an meinen aufopferungsvollen Vater vertrieben mich vom Dach. An liebende Menschen, die mein Verlust schmerzen würde, vermochte ich einfach nicht zu glauben, nur daran, wie sehr es ihn betrübt hätte, wenn alle seine Bemühungen um mich vergebens gewesen wären. Außerdem dachte ich stets an mein Versprechen, ihm eines Tages die Lammkoteletts zu schneiden, das ich um keinen Preis brechen wollte, zumal er die seinen auch immer gehalten hatte. Gegen sechs kehrte ich, von Schweiß und Tauresten durchnässt und bereits von einem heftigen Fieber geschüttelt, in meine Wohnung zurück. Im Grunde wollte ich nicht sterben, aber auch nicht leben.

Was einen rettet, kann imposant oder ganz trivial sein, zum Beispiel Schamgefühle: Sich umzubringen heißt, sein Elend vor aller Welt offenzulegen. Ein berühmter, erstaunlich gutaussehender, charismatischer, glücklich verheirateter Mann, dessen Plakate an den Wänden meiner pubertierenden Mitschülerinnen hingen, bekannte mir, mit Ende zwanzig unter schweren Depression gelitten und wirklich ernsthaft an Selbstmord gedacht zu haben. »Nur die Eitelkeit rettete mich«, sagte er mit ernster Miene. »Ich ertrug es nicht, dass Leute hinterher sagen würden, der Erfolg sei schuld, mir nicht gut bekommen, und über mich lachten.« Berühmte und erfolgreiche Menschen neigen offenbar besonders zu Depressionen, und da die Welt nun einmal unvollkommen ist, gilt dies auch für Perfektionisten. Die Schwermut mag der Selbstachtung schaden, beugt aber bei vielen ausgeprägten Persönlichkeiten nicht den Stolz, der eine mächtige Kraftquelle ist. Wer so weit unten ist, dass Liebe fast bedeutungslos erscheint, dem können Eitelkeit und Pflichtbewusstsein das Leben retten.

Erst zwei Tage nach der Dacheskapade rief ich meine alte Freundin wieder an, die mir heftige Vorwürfe machte, weil ich sie geweckt und dann durch mein Verschwinden beunruhigt hatte. Ihre Empörung führte mir den ganzen Irrsinn meines Verhaltens vor Augen, das ich unmöglich erklären konnte. Benommen von Fieber und Panik blieb ich stumm. Seitdem spricht sie nicht mehr mit mir. Depressionen setzen Freunden schwer zu. Du stellst, jedenfalls nach konventionellen Maßstäben, unzumutbare Anforderungen, und oft sind sie einfach nicht willens oder in der Lage, darauf einzugehen. Andere dagegen überraschen dich durch ihre Flexibilität, so dass du ihnen deine Grenzen und Erwartungen offen mitteilen kannst. Allmählich lernte ich Menschen zu nehmen, wie sie sind. Einige Freunde können freimütig mit schweren Depressionen umgehen, andere nicht. Unglückliche Menschen sind nicht sehr beliebt. Die Vorstellung endogener Depressionen scheint fast unerträglich zu sein; wenn jemand leidet, so soll das einen handfesten Grund haben, damit es auch eine vernünftige Lösung dafür geben kann.

Im Frühjahr 1995 schleppte sich die Endphase meiner Analyse hin. Die Therapeutin hörte allmählich auf, und da ich sie nicht verlieren wollte, empfand ich das langsame Ende als sehr qualvoll. Irgendwann machte ich selbst Schluss, trat eines Tages in einem plötzlichen Anfall von Klarheit ein, um zu verkünden, dass ich nicht mehr kommen würde.

Unterdessen setzte ich die Tabletten von heute auf morgen ab. Gewiss war das dumm, aber ich wollte unbedingt von den Medikamenten loskommen, um vielleicht wieder herauszufinden, wer ich war. Das war keine gute Strategie. Vor allem hatte ich so etwas wie die Folgen des Entzugs von Xanax noch nie erlebt. Ich konnte nicht mehr richtig schlafen, war überängstlich, seltsam gehemmt und fühlte mich in einem fort so, als hätte ich am Abend zuvor literweise Fusel getrunken. Die Augen brannten, und der Magen revoltierte, wahrscheinlich vom Paxil-Entzug. Nachts quälten mich im Halbschlaf unerbittlich grausame Albträume, so dass ich mit rasendem Herzklopfen erwachte. Der Psychopharmakologe hatte mir immer wieder gesagt, ich solle die Medikamente nur langsam und unter seiner Aufsicht absetzen, doch mein Entschluss war urplötzlich gekommen, und ich befürchtete, ihn sonst nicht durchhalten zu können.

Zwar war ich ein wenig wieder der Alte, aber dieses grässliche Jahr hatte mich so tief erschüttert, dass ich nur Fuß fasste, um zu erkennen: Ich konnte nicht mehr. Das kam mir weder irrational noch finster wie die Panik vor, sondern ganz vernünftig. Ich hatte genug vom Leben und wollte nur noch darüber nachdenken, wie ich es am besten beenden konnte, ohne den mir Nahestehenden unnötig weh zu tun. Ich brauchte etwas Glaubhaftes, Vorzeigbares, woran jedermann einsehen würde, wie verzweifelt ich war, musste also meine innere Beeinträchtigung durch eine manifeste ersetzen. Aus meiner Sicht war das besondere schließlich gewählte Verhalten zwar auf ganz individuelle Weise neurotisch, ein derart zielstrebiger Entschluss der Selbstauslöschung jedoch eher typisch für die agitierte Depression. Wenn mein Schritt auch Angehörige bestürzen und Freunde betrüben würde, sie mussten einfach verstehen, dass mir keine andere Wahl blieb: Ich brauchte nur schwer zu erkranken, um ihr Placet zu bekommen. Wie ich später erfuhr, tritt der Wunsch nach einer sichtbaren Krankheit bei Depressiven verstärkt auf, die oft zur Selbstverstümmelung greifen, um die körperliche Verfassung der seelischen anzunähern.

Ich wusste nicht, wie man Krebs, Multiple Sklerose oder ähnlich tödliche Krankheiten herbeiführt, wohl aber, wie man sich Aids zuzieht, und beschloss, mich absichtlich zu infizieren. Mein Plan war nicht, langsam an Aids dahinzusiechen, sondern meinen Selbstmord mit der Diagnose HIV-positiv zu rechtfertigen. Nach dem ersten ungeschützten Sex mit einem Fremden bekam ich einen Angstanfall, rief einen Freund an und erzählte ihm alles. Etwas beruhigt, ging ich danach ins Bett, um morgens mit einem Gefühl wie beim Antritt des Studiums, eines Ferienlagers oder eines neuen Postens zu erwachen. Das also sollte meine nächste Lebensphase sein! Nachdem ich von der verbotenen Frucht gekostet hatte, beschloss ich, nun Nägel mit Köpfen zu machen. Das Ende nahte, und ich spürte eine neue Zielstrebigkeit. Die planlose Depression war vorüber. Während der nächsten drei Monate stürzte ich mich in weitere sexuelle Abenteuer.

Unterdessen plagten mich die öden Symptome der agitierten Depression. Wenn ich zuvor Angst oder gar Panik hatte, so überwogen jetzt Hass, Pein, Gewissensnot und Selbstverachtung. Hinfälliger hatte ich mich nie gefühlt; ich schlief schlecht und war grauenhaft reizbar, sprach mit mindestens sechs Leuten nicht mehr, darunter jemand, den ich zu lieben gemeint hatte, knallte sofort den Hörer auf, wenn mir etwas nicht passte, krittelte an jedem herum. Da mein Inneres über kleine frühere, jetzt unverzeihlich erscheinende Ungerechtigkeiten wütete, kam ich kaum zur Ruhe und konnte mich auf nichts wirklich konzentrieren. Nachts wusch ich, um mich zu beschäftigen und abzulenken. An Mückenstichen kratzte ich so lange herum, bis es blutete, und pulte später den Schorf ab, kaute derart verbissen an den Nägeln, dass auch die Finger ständig bluteten, hatte überall offene Wunden und Kratzer, ohne mich jedoch zu schneiden. Mein Zustand unterschied sich so grundlegend von der vegetativen Symptomatik, die den Kollaps ausgelöst hatte, dass es mir nicht in den Sinn kam, ihn noch immer für depressiv zu halten.

Anfang Oktober, nach einer Reihe von ungeschützten Sex-Episoden, wurde mir jäh bewusst, dass ich ja auch andere anstecken könnte, und beendete das Ganze. Die Gewissheit zu sterben hatte mich sogar aufgemuntert und auf sonderbare Weise den Todeswunsch abgemildert. Ich hakte diese Lebensphase ab, wurde auch wieder offener. An meinem Zweiunddreißigsten schaute ich auf die vielen Freunde, die zur Geburtstagsparty gekommen waren, und lächelte in dem Wissen, dass sie meine letzte war, da ich bald nicht mehr sein würde.

Ich arbeitete fleißig an Schreibprojekten, organisierte Thanksgiving und Weihnachten für die Familie und dachte wehmütig an meine letzten Ferien. Einige Wochen nach Silvester ging ich die Einzelheiten meiner Erlebnisse mit einem befreundeten HIV-Experten durch, der sagte, ich müsse nicht unbedingt infiziert sein. Zunächst enttäuschte mich das, doch später legte sich die agitierte Depression oder was mich zu diesem Verhalten getrieben haben mochte. Ich meine nicht, dass die HIV-Erlebnisse wie ein Bußgang wirkten; vielmehr hatte mich die Zeit von den krankhaften, in solchen Exzessen gipfelnden Phantasien geheilt. Depressionen flauen genauso allmählich und sanft wieder ab, wie sie dich mit der Sturmstärke eines Zusammenbruchs überrollen.

Das Festhalten am Normalen, der Glaube an eine innere Logik angesichts unverkennbarer Abnormität, ist typisch für Depressionen, regelrecht ein Leitmotiv, das mir in endlosen Variationen begegnete. Nun gestaltet sich aber jeder seine eigene Normalität, die vielleicht eine noch persönlichere Ausprägung hat als die Verrücktheit. Der Verleger Bill Stein entstammt einer Familie, die Depressionen und Traumata zur Genüge kennt. Sein als Jude in Deutschland geborener Vater hatte Bayern Anfang 1938 mit einem Geschäftsvisum verlassen; seine Großeltern mussten sich in der Pogromnacht des November 1938 vor ihrem Haus aufstellen und, obwohl man sie selbst nicht festnahm, die Deportation vieler Freunde und Nachbarn nach Dachau miterleben. Für Juden war Nazideutschland ein einziges Trauma, so dass Bills Großmutter im Lauf von sechs Wochen immer mehr verfiel und an Weihnachten Selbstmord beging. Wenig später trafen die Ausreisevisa ein, und Bills Großvater emigrierte allein.

Seine Eltern heirateten 1939 in Stockholm und zogen nach Brasilien, bevor sie sich in den Vereinigten Staaten niederließen. Der Vater lehnte es immer ab, über jene Zeit zu sprechen; »dieses Deutschland«, erinnert sich Bill, »hat einfach nicht existiert«. Sie lebten in einem wohlhabenden Vorort »wie in einer Seifenblase«. Zum Teil vielleicht wegen der Verleugnung erlitt Bills Vater mit siebenundfünfzig einen schweren Zusammenbruch und hatte bis zu seinem Tod gut dreißig Jahre danach wiederholt Rückfälle. Bill erbte offenbar das Muster der Depressionen und brach erstmals völlig zusammen, als sein eigener Sohn fünf Jahre alt war; die Schübe kehrten danach in regelmäßigen Abständen wieder, und eine ganz besonders schwere Depression hielt dessen gesamte Grundschulzeit über an.

Bills Mutter entstammte einer sehr wohlhabenden, privilegierten deutsch-jüdischen Familie, die schon 1919 aus geschäftlichen Gründen nach Stockholm umgesiedelt war. Als eine sehr durchsetzungsfähige Frau ohrfeigte sie einmal sogar einen Wehrmachtshauptmann, der sie rüde angeherrscht hatte: »Ich bin Schwedin«, sagte sie, »und mit mir spricht man nicht in diesem Ton.«

Mit neun litt Bill Stein unter anhaltenden Depressionen. Etwa zwei Jahre lang hatte er Angst, ins Bett zu gehen, und ertrug es kaum, wenn sich seine Eltern hinlegten. Doch dann besserte sich sein Zustand einige Jahre lang. Nach einigen kleinen Rückfällen kehrte die Düsternis zurück, als er nach Yale kam, und geriet 1974 in seinem zweiten Semester völlig außer Kontrolle. »Mein Mitbewohner war Sadist und der Leistungsdruck sehr hoch. Ich hyperventilierte vor Angst«, erinnert sich Bill, »hielt den Druck einfach nicht aus. Also ging ich zur Beratungsstelle, und dort gab man mir Valium.«

Den Sommer über kam es zu keiner Besserung. »In tiefen Depressionen verlor ich oft die Kontrolle über den Darm, und in jenem Sommer war das besonders schlimm. Ich fürchtete das zweite Jahr, konnte mich auf keine Prüfungen oder sonst etwas vorbereiten; als ich dann wieder anfing und fünf Einsen bekam, dachte ich im Ernst, da hätte sich jemand geirrt. Doch wie sich herausstellte, stimmte alles, und das gab mir ganz hübsch Auftrieb, zog mich aus der Depression.« Wie der Zusammenbruch einen Auslöser hat, so auch die Auferstehung, zum Beispiel Bill Steins: »Tags darauf war ich wieder normal und brach im College nie wieder ernsthaft ein. Allerdings schraubte ich meine Erwartungen deutlich zurück. Wenn mir einer damals angekündigt hätte, was ich heute mache, oder mit welchen Menschen ich zusammenarbeite, so wäre ich restlos schockiert gewesen. Mir fehlte jeder Ehrgeiz.« Trotz dieser Ergebenheit arbeitete Bill wie besessen und erhielt weiterhin Bestnoten. »Ich weiß nicht, weshalb mir überhaupt daran lag«, sagt er, »ich wollte nicht Jura oder so etwas studieren, sondern dachte nur, gute Noten würden mich beruhigen und davon überzeugen, dass ich etwas konnte.« Nach dem Examen wurde Bill Lehrer: Ein Desaster; er konnte keine Klasse disziplinieren und blieb nur ein Jahr. »Ich gab mich geschlagen, hatte stark abgenommen, verfiel in eine weitere Depression. Danach bot mir der Vater eines Freundes eine Stellung an, die ich nahm, nur um eine Beschäftigung zu haben.«

Bill Stein, ein ruhiger, hochintelligenter Mann, der sich fast bis zur Selbstverleugnung zurücknimmt, litt unter wiederkehrenden, jeweils etwa sechs Monate anhaltenden, jahreszeitlich bedingten Depressionen, deren Tiefpunkt meist im April lag. Die schlimmste ereilte ihn 1986, ausgelöst durch Turbulenzen im Beruf, den Verlust eines Freundes und seinen Versuch, das Xanax abzusetzen, von dem er schon nach einem Monat abhängig geworden war. »Ich verlor meine Wohnung«, sagt er, »verlor meine Stelle und verlor fast alle Freunde, konnte aber nicht allein sein. Ich sollte aus meiner alten, eben erst verkauften Wohnung in die neue, frisch renovierte ziehen, doch das ging eben nicht. Ich brach im Nu zusammen, und die Angst fraß mich auf. Meist wachte ich um drei, vier Uhr nachts mit so heftigen Angstanfällen auf, dass ich am liebsten aus dem Fenster gesprungen wäre. In Gesellschaft fühlte ich mich immer so, als würde ich jeden Moment unter dem Stress in Ohnmacht fallen. Drei Monate zuvor war ich um die halbe Erdkugel bis nach Australien gedüst, doch jetzt war mir die Welt versperrt. Als es wirklich zuschlug, war ich gerade in New Orleans und wusste plötzlich, dass ich heim musste, aber ich konnte kein Flugzeug besteigen.« Dann kam der totale Zusammenbruch. »Wenn es dir wirklich dreckig geht, hast du einen katatonen Gesichtsausdruck, wie gelähmt. Wegen der Ausfälle verhältst du dich sonderbar; bei mir versagte auch das Kurzzeitgedächtnis. Dann kam es sogar noch schlimmer. Ich konnte den Darm nicht mehr steuern und machte mir in die Hose, konnte aus Furcht davor die Wohnung nicht mehr verlassen, und das war ein weiteres Trauma. Am Ende zog ich wieder zu meinen Eltern.« Doch das Leben bei diesen brachte keine Besserung. Der Vater hielt dem Druck von Bills Krankheit nicht stand und ging zur stationären Behandlung in eine Klinik. Danach zog Bill zu seiner Schwester; später nahm ein Schulfreund ihn für sieben Wochen auf. »Es war grauenhaft«, klagt er. »In dieser Phase dachte ich, unheilbar geisteskrank zu sein. Der Schub dauerte länger als ein Jahr. Sich zu fügen schien besser, als dagegen anzukämpfen. Ich meine, man muss loslassen und einsehen, dass sich die Welt so völlig verwandeln kann, dass man sie nicht mehr wiedererkennt.«

Mehrmals stand er vor dem Krankenhaus, schaffte es aber nicht, sich anzumelden. Im September 1986 ließ er sich schließlich im New Yorker Mt. Sinai Hospital aufnehmen, um eine Elektrokrampftherapie zu machen, doch bei ihm wirkte sie im Gegensatz zu seinem Vater nicht. »Es war die entwürdigendste Erfahrung, die man sich vorstellen kann, als Erwachsener nicht einmal mehr seinen Rasierapparat oder eine Nagelschere behalten zu dürfen, Pyjamas tragen und um 16.30 Uhr zu Abend essen zu müssen, herablassend behandelt zu werden, so als sei man nicht nur depressiv, sondern auch noch zurückgeblieben. Du siehst Patienten in Gummizellen, darfst kein Telefon am Bett haben, da du dich an der Schnur erhängen könntest und weil sie deine Außenkontakte kontrollieren wollen. Das ist keine normale Unterbringung, auf der Station für Geisteskranke bist du völlig entrechtet. Ich halte die Klinik bei Depressiven für ungeeignet, außer wenn sie völlig hilflos und verzweifelt suizidal sind.«

Die Schockbehandlung war körperlich furchtbar schmerzhaft. »Der zuständige Arzt erinnerte stark an Dracula. Er wirkte im Keller des Mt. Sinai. Alle dafür vorgesehenen Patienten mussten da hinunter in den Orkus, alle im Bademantel, fast wie Galeerensträflinge. Da ich schön die Ruhe bewahrte, nahmen sie mich zuletzt dran, also lief ich herum und versuchte all die verschreckten wartenden Menschen zu trösten, während das Dienstpersonal an uns vorbei zu seinen Spinden schlurfte, die sich auch da unten befanden. Nur ein Dante könnte die Stimmung dort richtig einfangen. Ich hatte die Behandlung zwar selbst gewünscht, aber das Ambiente und die Belegschaft ließen mich an die Experimente eines Frankenstein denken. Wenn man schon so etwas macht, dann doch verflucht noch mal im achten Stock mit großen Fenstern und leuchtenden Farben! Heute ließe ich das nicht mehr zu.«

»Ich trauere«, klagte er dann, »immer noch meinem Gedächtnis nach; ich hatte ein außergewöhnlich gutes, fast fotografisches, doch es ist nicht wiedergekommen. Bei der Entlassung konnte ich mich weder an meine Spindkombination noch an Gespräche erinnern.« Anfangs war er danach nicht einmal imstande, als Bürogehilfe die Ablage zu machen, kam jedoch bald wieder in die Gänge. Er zog für sechs Monate zu Freunden nach Santa Fe, kehrte im Sommer nach New York in seine Wohnung zurück. »Vielleicht ist es ja ganz gut, dass mein Gedächtnis einen Dauerschaden hat«, witzelte er. »Es hilft mir, einen Teil der Tiefs auszublenden. Ich vergesse sie genauso schnell wie alles andere.« Bill erholte sich nur langsam. »Vieles läuft über die Willenskraft, aber die Genesung kannst du nicht steuern, kannst genauso wenig bestimmen, wann sie erfolgt, wie den Tod von irgend jemandem voraussagen.«

Bill fing an, einmal wöchentlich mit einem religiösen Freund die Synagoge zu besuchen. »Der Glaube hat mir enorm geholfen. Irgendwie nahm er den Druck von mir, an etwas anderes glauben zu müssen«, erklärt er. »Ich war immer stolz auf mein Judentum und fühlte mich zu religiösen Themen hingezogen. Nach der großen Depression spürte ich, wenn ich nur fest genug glaubte, könnten Dinge passieren und die Welt retten. Ich hatte so tief sinken müssen, um an nichts mehr glauben zu können, außer an Gott. Es war mir etwas peinlich, so tief in der Religion zu stecken, aber gut. Gut ist auch, dass, gleichgültig wie beschissen die Woche läuft, jeden Freitag ein Gottesdienst stattfindet.

Ganz praktisch hat mich aber Prozac gerettet, das 1988 herauskam, gerade rechtzeitig. Es war wie ein Wunder. Nach all den Jahren hatte ich plötzlich nicht mehr den Eindruck, einen riesigen Sprung in der Schüssel zu haben, der immer größer wurde. Wenn du mir 1987 erzählt hättest, dass ich ein Jahr später fliegen, mit Gouverneuren und Senatoren verhandeln würde – nun, ich hätte gelacht. Da konnte ich ja nicht mal die Straße überqueren!« Heute nimmt Bill Stein unter anderem Effexor und Lithium. »Meine größte Furcht überhaupt war, dass ich den Tod meines Vaters nicht verkraften würde. Doch als er mit neunzig starb, stellte ich fast euphorisch fest, dass ich das schaffte. Zwar war ich untröstlich und weinte, konnte aber das Gebotene tun: in der Familie den Sohn spielen, mit Anwälten sprechen, einen Nachruf schreiben. Ich wurde besser damit fertig, als ich je für möglich gehalten hätte, muss jedoch noch vorsichtig sein, denn mir kommt es immer so vor, als wolle jeder ein Stückchen von mir abzwacken. Ich kann einfach nur so viel geben, und dann ist wirklich zappenduster. Ich meine, vielleicht zu Unrecht, dass die Leute weniger von mir hielten, wenn ich ganz offen über meine Erlebnisse spräche. Ich weiß noch, wie sie mich mieden. Mein Leben kann mir immer wieder entgleiten. Ich habe gelernt, es zu verbergen, mich so zu verhalten, dass niemand merkt, wenn ich drei verschiedene Medikamente nehme und am Rande des Zusammenbruchs stehe. Ich glaube nicht, dass ich jemals wieder richtig glücklich sein kann. Man kann nur erwarten, dass es nicht zu schlimm wird. Wer sich seiner selbst übermäßig bewusst ist, wird kaum rundum glücklich sein. Ich liebe Baseball, und wenn ich andere Männer im Stadion sehe, die Bier in sich hineinschütten, anscheinend restlos selbst- und weltvergessen, so beneide ich sie wirklich darum. Gott, wäre es nicht toll, auch so zu sein?

Ich muss immer an diese Ausreisevisa denken; hätte meine Großmutter doch nur noch etwas gewartet. Mich hat ihr Selbstmord Geduld gelehrt. Egal, wie schlimm es noch mal kommt, ich werde es gewiss durchstehen. Aber ohne das, was ich aus der Erfahrung gelernt habe, wäre ich heute nicht der Mensch, der ich bin, hätte ich meinen Narzissmus nicht abgelegt.«

Die Geschichte Bill Steins hat erheblich in mir nachgewirkt. Meine erste Depression zu überwinden hatte ebenfalls Ausharren bedeutet, gefolgt von einer kurzen ganz guten Phase. Als ich das zweite Mal in Ängste und schwere Depressionen geriet, noch überschattet vom ersten Schub und ohne zu wissen, ob ich mich mit Aids infiziert hatte, erkannte ich den Ernst der Lage. Mich überwältigte das Bedürfnis nach einer Ruhepause. Das Leben als solches schien mich zu überfordern und aufzufressen, und die Fähigkeiten, sich zu erinnern und auszudrücken, zu denken und zu verstehen – alles, was man zum Reden braucht –, waren mir abhandengekommen. Obendrein musste ich auch noch das Gesicht wahren. Es war, als sollte man gleichzeitig kochen, rollschuhlaufen, singen und maschineschreiben. Der russische Dichter Daniil Charms beschrieb den Hunger so: »Erst kommt die Schwäche, dann die Langeweile; dann setzt die Geistesgegenwart aus und es wird ruhig. Danach beginnt das Entsetzen.« Genau mit einer solchen grausigen Logik begann mein zweiter depressiver Anfall – verschärft durch die reale Furcht vor dem HIV-Test. Ich wollte nicht wieder Medikamente nehmen und versuchte es eine Zeitlang ohne, merkte jedoch eines Tages, dass es so nicht ging und ich mich rasant dem Tiefpunkt näherte. Also begann ich, das noch im Arzneischrank liegende Paxil zu nehmen, verständigte den Psychopharmakologen, warnte meinen Vater vor und versuchte, das Praktische zu regeln: Den Verstand zu verlieren bringt – ähnlich wie die Autoschlüssel – nur Scherereien. Inmitten der Panik hörte ich mich noch an einem ironischen Tonfall festhalten, wenn Freunde anriefen. »Ich muss leider für Mittwoch absagen«, erklärte ich, »ich habe wieder Angst vor Lammkoteletts.« Die Symptome kamen schnell und unheilverkündend. Binnen etwa eines Monats verlor ich ein Fünftel meines Körpergewichts, etwa achtzehn Kilo.

Da mir von Zoloft schwindelig wurde und Paxil mich reizbar machte, wollte der Psychopharmakologe etwas Neues ausprobieren und setzte mich auf Effexor nebst BuSpar, die ich beide heute noch nehme. Im Kampf mit der Depression kommt ein seltsamer Moment, an dem du nicht mehr zwischen eigener Theatralik und Realität des Wahnsinns unterscheiden kannst. Dabei entdeckte ich zwei gegensätzliche Charakterzüge: Ich bin melodramatisch veranlagt, kann indes unter den abnormsten Umständen noch »normal erscheinen«. Antonin Artaud betitelte eine seiner Zeichnungen: »Nie wirklich, jedoch immer wahr«, und genauso fühlt sich die Depression an. Du weißt, dass sie irreal ist und du ein anderer bist, aber auch, dass sie absolut wahr ist. Das kann sehr verwirrend sein.

In der Woche des HIV-Tests nahm ich täglich zwölf bis sechzehn Milligramm Xanax, um angstfrei durchschlafen zu können. Am Donnerstag stand ich auf und hörte meine Nachrichten ab. Die aus der Arztpraxis lautete: »Ihr Cholesterin ist gesunken, das Kardiogramm normal, der HIV-Test ist auch in Ordnung.« Sofort rief ich dort an. Es stimmte. Ich war schließlich doch HIV-negativ, ganz im Sinne des großen Gatsby: »Ich wollte unbedingt sterben, aber mein Leben ist zauberhaft.«

In dem nun klaren Bewusstsein, leben zu wollen, nahm ich die Nachricht dankbar auf. Doch schon wenig später ging es mir wieder zwei Monate lang elend. Tag für Tag kämpfte ich verbissen gegen den Selbstmordwunsch an, um im Juli auf Einladung von Freunden in der Türkei segeln zu gehen. Die Reise war mindestens dreimal so wirkungsvoll wie ein Klinikaufenthalt. In der wunderbaren türkischen Sonne verflüchtigte sich die Depression. Danach ging es stetig bergauf, bis ich im Spätherbst einmal nachts genau wie auf den Tiefpunkten meiner Depression am ganzen Leib zitternd wach lag; nur diesmal vor Glück. Ich stieg aus dem Bett, um etwas darüber zu schreiben. Jahre waren vergangen, seit ich das letzte Mal dergleichen empfunden hatte, und ich wusste schon gar nicht mehr, wie es ist, leben zu wollen, den Tag zu genießen, sich auf den nächsten zu freuen, zu wissen, dass du zu den Glücklichen gehörst, die das Leben in vollen Zügen auskosten. Mir schien so sicher wie der Bogen als Zeichen des Bundes zwischen Gott und Noah, dass zu leben eine Lust war und immer sein würde, wenngleich, da Depressionen zyklisch wiederkehren, noch schweres Leid vor mir lag. Ich war mir meiner sicher und wusste, dass die ewige Traurigkeit, auch wenn sie tief in mir saß, mein Glück nicht schmälern konnte. Wenig später wurde ich dreiunddreißig und hatte zu guter Letzt einen rundum schönen Geburtstag.

Danach ließ mich die Depression lange Zeit in Ruhe. Die Dichterin Jane Kenyon schrieb:

Wir probieren ein neues Mittel, eine neue
Kombination von Mitteln, und plötzlich
falle ich wieder in mein Leben

wie eine Wühlmaus, die ein Sturm verschleppt
und dann drei Täler und zwei Berge weit
von ihrer Heimat ausgesetzt hat.

Ich finde den Weg zurück und werde
bestimmt das Geschäft wiedererkennen,
in dem ich immer Milch und Gas kaufte.

Ich sehe das Haus und die Scheune vor mir,
den Rechen, die blauen Tassen und Teller,
die russischen Romane, die ich so sehr liebte,

und das schwarzseidene Nachthemd
das er mir einst ganz tief unten
in meinen Nikolausstiefel stopfte.

Auch bei mir schien alles wiederzukehren, wirkte anfangs fremd, dann aber plötzlich vertraut, und ich erkannte, dass mit der Erkrankung meiner Mutter eine tiefe Traurigkeit eingesetzt und durch ihren Tod verschlimmert, ja mich, in Verzweiflung ausartend, gelähmt hatte, jetzt jedoch nicht mehr lähmte. Ich war wieder der Alte und wollte fortan immer so bleiben.

Seit ich über Depressionen forsche, werde ich in Gesellschaft oft gebeten, meine eigenen Erlebnisse zu schildern, und erkläre gewöhnlich am Schluss, dass ich Medikamente nehme. »Immer noch?«, heißt es dann. »Aber dir scheint es doch prima zu gehen!« Worauf ich stets antworte: »Ja, und das nicht zuletzt wegen der Medikamente.« Die nächste Frage lautet dann meist: »Wie lange meinst du, das Zeug noch nehmen zu müssen?« Bei dem Eingeständnis, »bis ans Ende meiner Tage«, starren mich Leute, die bis dahin still und mitfühlend zugehört hatten, als ich von Suizidversuchen, Katatonie, verlorenen Jahren, massivem Gewichtsverlust und so fort erzählte, plötzlich alarmiert an. »Aber es ist doch wirklich übel, derart medikamentenabhängig zu sein«, empören sie sich. »Gewiss bist du jetzt stark genug, um einige der Mittel absetzen zu können!« Wenn ich das dann mit einem Auto ohne Vergaser oder Notre Dame ohne Strebepfeiler vergleiche, lachen sie mich aus. »Also bleibst du vielleicht auf einer ganz geringen Erhaltungsdosis?«, fragen sie, und ich erkläre: dass die verordnete Menge stabilisierend wirken müsse, da sonst gewisse Systeme verrückt spielen könnten, dass eine geringere ähnlich wäre, als wollte man den halben Vergaser ausbauen, dass die Medikamente fast keine Nebenwirkungen haben, es keinerlei Belege für schädliche Folgen der Langzeittherapie gibt und ich keinen Rückfall haben möchte. Doch in diesem Bereich bedeutet Heilung offenbar nicht, sein Problem in den Griff zu bekommen, sondern die Medikamente abzusetzen. »Na, ich hoffe, du kommst bald davon los«, wünscht man mir meist.

»Vielleicht kenne ich die Folgen der Langzeitmedikation nicht im Einzelnen«, sagt John Greden, »da bisher noch niemand achtzig Jahre lang Prozac genommen hat, dafür aber umso besser die der Nicht-, der unregelmäßigen oder der zu niedrigen Medikation – und das sind Gehirnschäden. Zuerst wird das Leiden chronisch, und dann gibt es zunehmend schwere Rückfälle, die einfach niemand durchmachen muss. Diabetes oder Bluthochdruck würde man ja auch nicht derart stoßweise behandeln. Warum also die Depression? Woher kommt der unheimliche gesellschaftliche Druck? Die Krankheit hat im ersten Jahr *ohne* Medikation eine Rückfall-, *mit* dagegen eine Heilungsquote von je achtzig Prozent.« Robert Post vom NIMH schlussfolgert: »Viele sind beunruhigt wegen der Nebenwirkungen bei lebenslanger Einnahme, doch sind die absolut unwesentlich gegenüber der Sterberate bei zu zögerlich behandelten Depressionen. Wenn ein Herzpatient sein Digitalis absetzte und einen weiteren Anfall erlitte, der sein Herz derart schwächte, dass er sich nicht mehr erholen würde, so wäre das im Grunde nichts anderes.« Die Nebenwirkungen dieser Medikamente seien bei den meisten Patienten relativ harmlos.

Manche Menschen reagieren auf alles überempfindlich; bei Prozac sogar ziemlich viele. Wer das Mittel einnimmt, sollte anfangs genau auf Unverträglichkeiten achten, denn es kann zum Beispiel Facialis-Tics und Muskelversteifungen auslösen. Bei den Antidepressiva steht auch immer die Frage der Abhängigkeit im Raum, auf die ich weiter unten zurückkommen werde. Verringerte Libido, Albträume und andere Nebenwirkungen, die auf den Beipackzetteln der SSRIs (selektiven Serotonin-Wiederaufnahmehemmer) genannt sind, können ganz schlimm sein. Neuere Berichte bringen bestimmte Antidepressiva sogar mit Selbstmord in Verbindung. Meiner Ansicht nach hängt das vor allem damit zusammen, dass die Substanzen aufbauend wirken und einem den Mumm geben, zu tun, worüber man vorher nicht einmal nachdenken konnte. Ich räume ein, dass wir die Langzeitwirkung der Medikation heute noch nicht eindeutig definieren können, doch leider nehmen manche Wissenschaftler die bisher bekannten Unverträglichkeiten zum Anlass, um eine hysterische Prozac-Kritik zu schüren, mit der die Medien das Mittel zu Unrecht als höchst gefährlich und als Zumutung für das gutgläubige Publikum anprangern. In einer idealen Welt müssten wir gar keine Medikamente einnehmen, da sich der Körper stets von selbst optimal regulieren würde: Wer schluckt schon gerne Tabletten? Doch die lächerlichen, in einem so überaus törichten Buch wie Prozac Backlash aufgestellten Behauptungen wollen offenbar gar nichts anderes, als die Urängste einer besorgten Öffentlichkeit anzufachen. Ich klage jene Zyniker an, die leidende Patienten vor prinzipiell wirksamen, oft sogar lebensrettenden Mitteln warnen.

Wohl ähnlich einer Geburt können Depressionen so schmerzhaft sein, dass man sich danach das ganze Ausmaß der Qual nicht mehr vergegenwärtigen kann. Als in jenem Winter eine Liaison scheiterte, bekam ich keine: Es war ein Durchbruch, dass der Trennungsschmerz nicht zum Zusammenbruch führte. Wer nicht mehr an ein Ich glaubt, das kollabieren könnte, ist schon nicht mehr der Alte. Man rät uns zu Selbstvertrauen, doch das ist so eine Sache, ohne ein Ich, dem man vertrauen könnte. Dritte halfen mir, chemische Eingriffe taten ein Übriges,

und derzeit fühle ich mich ganz wohl, aber jetzt handeln meine wiederkehrenden Albträume nicht mehr von äußeren, sondern von inneren
Bedrohungen.

Der eigene Zusammenbruch bietet den Vorteil, dass man mittendrin
sitzt und genau beobachten kann, was geschieht; als Außenstehender
bliebe man auf bloße Mutmaßungen angewiesen. Da Depressionen jedoch zyklisch wiederkehren, kann es fruchtbar sein, sich in Geduld und
Einsicht zu üben. Meine alte Freundin Eve Kahn erzählte mir, welche
Opfer die Depressionen ihres Vaters der Familie abforderten: »Vater
hatte es von Anfang an schwer. Nach dem Tod seines Vaters wollte die
Mutter von Religion ein für alle Mal nichts mehr wissen. Einen Gott,
sagte sie, der ihr den Mann nehme und sie derart mit vier Kindern allein
lasse, gebe es für sie nicht. Also begann sie, an den jüdischen Feiertagen
Garnelen und Schinken zu servieren! Plattenweise Garnelen und Schinken! Mein Vater misst eins neunzig und wiegt hundertzehn Kilo, war
ungeheuer sportlich, man konnte ihn sich gar nicht schwach vorstellen,
und er wurde Psychologe. Dann, ich schätze mit etwa achtunddreißig – die genauen Daten kenne ich nicht, weil meine Mutter nie darüber
spricht, mein Vater sich kaum mehr erinnern kann und ich damals noch
ein Kleinkind war –, ruft eines Tages jemand von seiner Klinik meine
Mutter an und sagt, er sei verschwunden, habe seinen Arbeitsplatz mit
unbekanntem Ziel verlassen. Also setzt sie uns alle ins Auto und fährt
endlos herum, bis wir ihn schließlich doch finden, weinend an einen
Briefkasten gelehnt. Danach bekam er Elektroschocks, und aus diesem
Anlass rieten sie meiner Mutter zur Scheidung, da er nicht mehr der Alte
sein würde. ›Ihre Kinder werden ihn nicht wiedererkennen‹, hieß es.
Auch wenn sie das nicht glauben mochte, musste sie auf der Rückfahrt
von den Behandlungen stets weinen. Kurz nach dem Aufwachen war er
wie ein Abziehbild seiner selbst, an den Konturen leicht verschwommen,
fast ohne Gedächtnis, ganz in sich versunken und kaum an uns interessiert. Angeblich war er früher ein wirklich sorgender Vater gewesen,
der extra nach Hause kam, um zu sehen, was wir gelernt hatten, und
uns oft Spielzeug mitbrachte. Nach der Behandlung war er irgendwie di-
stanziert. Und vier Jahre später passierte es erneut. Sie versuchten es mit
Medikamenten und nochmals mit Elektroschocks. Eine Zeitlang musste er im Beruf pausieren, war meistens ganz unten. Man erkannte sein
Gesicht überhaupt nicht wieder, so stark war es eingefallen. Manchmal
irrte er fast hilflos durchs Haus, wobei die großen Hände schlaff, aber zitternd herabhingen. Ich verstehe, warum Theorien über das Besessensein
aufkommen, denn vom Körper meines Vaters hatten Dämonen Besitz

ergriffen. Ich war erst fünf Jahre alt und konnte das erkennen, erinnere mich noch wirklich gut daran. Er sah unverändert aus, und doch war gleichsam niemand da.

Bald schien es ihm besserzugehen, und es folgte ein etwa zwei Jahre anhaltendes Hoch, aber danach brach er wieder zusammen, um endlos unten zu bleiben, tief unten. Schließlich erholte er sich etwas, gefolgt von einem weiteren und dann noch einem Kollaps. Um diese Zeit, ich war etwa fünfzehn, fuhr er das Auto zu Schrott – wer weiß, ob verwirrt oder suizidal? In meinem ersten Collegejahr passierte es nochmals. Nach dem Anruf musste ich eine Prüfung sausenlassen und ihn in der Klinik besuchen. Man hatte ihm Gürtel und Krawatte abgenommen, das Übliche. Fünf Jahre später war er wieder drin. Dann ging er einfach in Rente und baute sein Leben ganz neu auf. Er nimmt viele Vitamine, trainiert beständig und muss eben nicht arbeiten. Sobald ihn etwas belastet, verlässt er den Raum. Wenn mein Baby schreit, nimmt er seinen Hut und geht. Doch meine Mutter hat immer zu ihm gehalten, und solange es ihm gutging, war er ihr ein vorbildlicher Ehemann. Und jetzt liegt sein letzter Anfall schon mehr als zehn Jahre zurück.«

Eve möchte ihre eigene Familie auf keinen Fall in ähnliche Probleme stürzen. »Ich hatte selbst ein paar schreckliche Schübe«, sagt sie. »So etwa mit dreißig war es mein Muster, mir viel zu viel aufzubürden, alles abzuschließen und dann eine Woche lang völlig ausgelaugt im Bett zu bleiben. Irgendwann nahm ich Nortriptyline, das mich nur fett machte. Im September 1995 bekam mein Mann dann eine Stelle in Budapest, und wir mussten umziehen; um mit dem Stress fertig zu werden, stieg ich auf Prozac um. Da drüben war ich fast völlig verloren, lag entweder den ganzen Tag im Bett oder stand neben mir: der Frust, im Nirgendwo zu sein und keine Freunde zu haben – und mein Mann musste gleich nach der Ankunft täglich fünfzehn Stunden arbeiten, weil ein neuer Auftrag drängte. Nach etwa vier Monaten war dieser erledigt, aber ich auch, restlos. Ich ging zurück in die USA, um mich behandeln zu lassen, und bekam einen mächtigen Cocktail aus Klonopin, Lithium und Prozac. Danach konnte ich weder träumen noch kreativ sein und musste immerzu eine kolossale Tablettenschachtel mit Fächern für morgens, mittags, nachmittags und abends dabeihaben, weil ich so völlig neben der Spur war. Doch schließlich richtete ich mich da drüben ein, fand ein paar Freunde und einen ordentlichen Job, fuhr also die Pillen bis auf ein paar abends zurück. Dann wurde ich schwanger, setzte alle Medikamente ab und fühlte mich ganz prächtig. Wir kehrten wieder in die Heimat zurück, und bald nach der Geburt waren all diese schönen Hormone aufgezehrt; außerdem konnte ich mit dem Baby ein ganzes Jahr lang keine Nacht anständig schlafen und begann wieder abzubauen. Doch ich wollte meiner Tochter das nicht antun und bin jetzt auf Depakote, das kaum abstumpfend wirkt und offenbar auch in der Stillzeit unproblematisch ist. Ich will alles Gebotene tun, um meiner Tochter ein sicheres Umfeld zu bieten, ohne mich ihr zu entziehen oder ständig abzutauchen.«

Auf meinen zweiten Zusammenbruch folgten zwei gute Jahre. Ich war zufrieden und genoss den Zustand. Als mich im September 1999 die große Liebe meines Lebens verließ, wurde ich traurig – nein, nicht depressiv, nur sehr traurig. Einen Monat später stürzte ich zu Hause auf der Treppe und zog mir dabei neben einer schweren Schulterverrenkung auch tiefe Risse im Muskelgewebe zu. Schon auf dem Weg zur Klinik versuchte ich, den Sanitätern, später dann auch dem Personal der Notaufnahme, zu erklären, dass ich ein Rezidiv meiner Depressionen befürchtete. Ich wies darauf hin, schon mehrere schwere Zusammenbrüche erlitten zu haben, und bat eindringlich darum, in meinen Krankenakten nachzusehen. Erst nach Ablauf einer Stunde bekam ich überhaupt ein Schmerzmittel, eine leider stark unterdosierte Morphiumspritze. Obwohl Ausrenkung eine ganz klare Sache ist, wurde meine Schulter erst nach acht Stunden gerichtet. Immerhin gab man mir bereits viereinhalb Stunden nach der Einlieferung etwas Wirksames gegen den Schmerz – Dilaudid –, so dass die letzten dreieinhalb halbwegs erträglich waren.

Um die Ruhe zu bewahren, hatte ich zunächst um eine psychiatrische Konsultation gebeten. Doch die diensthabende Ärztin erklärte mir: »Eine ausgerenkte Schulter ist schmerzhaft und wird es bleiben, bis wir sie wieder eingerenkt haben, also müssen Sie einfach Geduld haben und aufhören, hier Theater zu spielen.« Ferner sagte sie: »Sie können sich nicht beherrschen, drehen durch, hyperventilieren, und ich werde keinen Finger für Sie rühren, bis Sie sich am Riemen reißen.« Ein Arzt herrschte mich an: »Nehmen Sie sich zusammen, und hören Sie auf mit Ihrem Selbstmitleid. Hier in dieser Notaufnahme sind Leute, denen es schlechtergeht als Ihnen.« Auf meinen Einwand, ich wisse, dass ich die Schmerzen aushalten müsse, wolle sie aber wenigstens etwas dämpfen, ja dass sie mir gar nicht so viel ausmachten wie die Gefahr psychiatrischer Komplikationen, da bezeichnete man mich als »kindisch« und »unkooperativ«. Beim Hinweis auf meine Vorgeschichte als psychisch Kranker erklärte man mir, unter diesen Umständen dürfe ich nicht erwarten, dass jemand mich ernst nehme.

Auch meine erneute Bitte um psychiatrischen Beistand blieb unerhört. Auf Notstationen liegen keine psychiatrischen Krankenakten vor, also konnte man meine Angaben nicht überprüfen. Wenn man auf Notstationen einen Hinweis wie: »Ich neige zu schweren psychotischen Depressionen, die bei starken Schmerzen wieder akut werden können«, so auffasst, als bedeute er: »Ich brauche meinen Kuschelbär, bevor Sie mit dem Nähen anfangen«, kann dies vermeidbare Todesopfer zur Folge haben – vielleicht nicht während des Krankenhausaufenthalts selbst, aber nach der Entlassung. Das Standardlehrbuch für die Notfallpraxis der Vereinigten Staaten geht auf die psychiatrischen Aspekte des Faches überhaupt nicht ein, und auf der Station war niemand auch nur im Geringsten für derartige Komplikationen gerüstet. Ich hatte also offenbar beim Fischhändler ein Steak verlangt.

Schmerz steigert sich, und zwar kumulativ. Auch gehören körperliche Traumata zu den Hauptauslösern für seelische, weshalb es medizinisch dumm ist, jene nicht zu unterbinden. Binnen drei Tagen nach dieser Tortur in der Notaufnahme befielen mich so starke Selbstmordimpulse wie seit dem ersten großen Schub nicht mehr, und hätten mich nicht Angehörige und Freunde rund um die Uhr betreut, so wäre mir in der schon mehr als unerträglichen Körper- und Seelenpein gewiss jedes noch so extreme Mittel der sofortigen Erlösung recht gewesen. Es war wieder die Geschichte vom Baum und der Kletterpflanze. Wenn du einen Sprössling aufkeimen siehst und darin einen Parasiten erkennst, so kannst du ihn direkt mit den Fingern ausreißen, und die Sache ist erledigt. Wartest du jedoch ab, bis der Schmarotzer den ganzen Baum fest im Griff hat, so brauchst du Säge, Axt und Schaufel, um seine Triebe zu kappen und die Wurzeln auszugraben. Wahrscheinlich wirst du dabei auch ein paar Äste des Baumes beschädigen. Gewöhnlich kann ich Selbstmordtendenzen aus eigener Kraft beherrschen, doch wie ich dem Klinikpersonal nach der ganzen Episode erklärte: Wenn man nicht bereit ist, die Nöte von psychiatrischen Patienten ernst zu nehmen, kann aus einer relativ harmlosen Ausrenkung eine tödliche Krankheit werden. Wenn jemand sichtlich leidet, sollten Notärzte entsprechend reagieren.

Eine Woche später brach ich erneut zusammen. Schon bei früheren Schüben war ich häufig in Tränen ausgebrochen, aber nie so schlimm wie jetzt. Ich weinte nur noch, was unendlich ermüdend war. Die einfachsten Dinge schienen mich ungeheuer anzustrengen. Ich weiß noch, dass ich losheulte, weil die Seife in der Dusche aufgebraucht war oder weil eine Taste an meinem Computer klemmte. Ich fand alles qualvoll anstrengend, und so schüchterte mich beispielsweise der Telefonhörer ein, als würde er zentnerschwer in der Hand liegen. Der Umstand, nicht nur einen, sondern *zwei* Socken und *zwei* Schuhe anziehen zu müssen, erschlug mich derart, dass ich am liebsten gleich wieder ins Bett gegangen wäre. Auch setzte eine Art Paranoia ein: Jedes Mal, wenn mein Hund den Raum verließ, begann ich zu fürchten, dass er mich nicht mehr leiden konnte.

Dieser Kollaps hielt insofern einen zusätzlichen Schrecken bereit, als die beiden vorausgegangen mich noch ohne Medikation ereilt hatten: Erst nach dem zweiten sah ich ein, dass weitere Schübe nur durch regelmäßige Einnahme von Tabletten zu vermeiden waren, und schluckte diese zwei Jahre lang gegen erhebliche innere Widerstände täglich. Doch nun hatte ich trotz Effexor, BuSpar und Wellbutrin einen kompletten Zusammenbruch erlitten. Was mochte das bedeuten? Dank der Recherche für dieses Buch kannte ich inzwischen Menschen, die ein oder zwei Schübe hatten, dann Tabletten nahmen und wieder wohlauf waren, aber auch solche, die jeweils nur eine gewisse Zeit mit einem Mittel durchkamen und dann erneut zusammenbrachen – also ihre Depressionen nie sicher der Vergangenheit zuordnen konnten. Ich selbst hatte gemeint, der ersten Gruppe anzugehören, sah mich aber plötzlich in der zweiten. Dort gab es Biographien, in denen Ausgeglichenheit stets nur phasenweise auftrat. Es mochte durchaus sein, dass Effexor mir nicht mehr half – Psychopharmaka können sich in der Tat bei manchen erschöpfen. Wenn das zutraf, so stand mir Schreckliches bevor. In düsteren Phantasien nahm ich schon erst dieses und dann jenes Mittel, bis schließlich alle verfügbaren Optionen aufgezehrt waren.

Inzwischen habe ich gewisse Vorkehrungen für Zusammenbrüche getroffen – weiß, welche Ärzte ich wie unterrichten muss und wann es Zeit ist, die Rasierklingen wegzuräumen und weiter mit dem Hund spazieren zu gehen. Also machte ich einen Rundruf und sagte ganz offen, dass ich depressiv war. Gute Freunde, frisch verheiratet, zogen bei mir ein und halfen mir zwei Monate lang durch die schlimmsten Phasen, sprachen mit mir über meine Ängste und Befürchtungen, erzählten mir Geschichten, achteten darauf, dass ich aß, und linderten das Gefühl des Verlassenseins. Auch das rettete mich: schnelles Handeln; ein guter Arzt, der bereitstand, mir zu helfen; die wirklich klare Kenntnis meiner Muster; ein geregelter Rhythmus von Schlaf und Mahlzeiten; der sofortige Abbau sämtlicher Belastungen; Training; fürsorgliche Liebe. Schon am ersten Tag teilte ich meiner Agentin mit, dass es mir schlechtging und ich die Arbeit am Buch vorläufig einstellen müsse, ohne zu wissen, wohin das Desaster mich führen würde. »Erkläre doch einfach, dass ich gestern von einem Auto angefahren wurde«, schlug ich vor, »in der Unfallklinik liege und auf meinen Röntgenbefund warte. Man wisse noch nicht, wann ich wieder tippen kann.« Ich nahm Xanax, obwohl es mich apathisch und groggy machte, um der tief in den Lungen und im Magen sitzenden Angst nicht freien Lauf zu lassen und Schlimmeres zu verhüten. Freunden und Angehörigen erklärte ich, den Verstand nicht verloren, sondern bloß verlegt zu haben.

Sogar im Aufzug zur Praxis meines Psychopharmakologen haltlos weinend, ging ich ihn fragen, was man noch tun könne. Überraschenderweise hielt er die Lage für nicht annähernd so ernst wie ich. Das Effexor wollte er nicht absetzen: »Es hilft doch seit langem. Warum sollte sich das plötzlich geändert haben?« Also verschrieb er mir das auch angstlindernd wirkende Neuroleptikum Zyprexa und erhöhte die Effexor-Dosis, da man ein wirksames Medikament niemals ohne zwingenden Grund absetzen solle, und fuhr dafür das eher anregend wirkende Wellbutrin im Hinblick auf meine heftigen Ängste zurück. Das BuSpar blieb wie bisher. Danach nahm der Pharmakologe gewisse Additionen und Subtraktionen vor, deutete meine Angaben und Selbstdarstellungen und kam zu einem irgendwie »wahren« Bild von mir, das ja vielleicht dem alten entsprach oder ein bisschen davon abwich. Inzwischen kannte ich mich ziemlich gut aus und las die Beipackzettel der verschriebenen Präparate (sparte allerdings die Liste der Nebenwirkungen vorerst aus, denn deren Kenntnis führt meist dazu, sie auch zu bekommen). Dennoch erschien mir das alles wie eine Geheimlehre der Gerüche, Aromen und Mixturen. Mein Therapeut half mir, die Selbstversuche zu überstehen: Als Verfechter der Kontinuität beruhigte er mich und nährte in mir die Überzeugung, dass alles zumindest nicht schlimmer würde.

Am ersten Tag mit Zyprexa sollte ich abends einen Vortrag über Virginia Woolf halten, eine meiner Lieblingsschriftstellerinnen: Über sie zu sprechen und ihre Texte zu rezitieren ist für mich fast so, wie öffentlich Pralinen zu essen. Allerdings war es ein eher privater Kreis von etwa fünfzig Personen, eine Art Spendenaktion für eine gute Sache. Normalerweise hätte mir das viel Freude und wenig Mühe gemacht, denn in der richtigen Stimmung kann ich es sehr genießen, im Rampenlicht zu stehen. Erfahrungsgemäß hätte der Auftritt mein Problem noch verschärfen müssen, doch faktisch war ich so aufgekratzt, dass er gar keine Rolle spielte: Nur wach zu sein wirkte schon aufreibend genug, und nichts konnte die Lage verschlimmern. Also trieb ich bei den Cocktails ein wenig höfliche Konversation und stand dann mit meinen Notizen auf, unheimlich ruhig, um mir bei meinem Vortrag über Woolf gleichsam selbst über die Schulter zu schauen.

Danach fand in einem benachbarten Restaurant ein Essen statt, an dem so verschiedenartige Personen teilnahmen, dass mir die Wahrung der Etikette einige Mühen bereitete, und doch hätte der Abend mir normalerweise sehr gefallen. Wie es nun einmal kam, schien die Luft im Raum gleichsam klebrig und unheimlich zäh zu werden, so dass die Stimmen der Gäste sich seltsam verzerrten und ich fast nichts verstand. In diesem Gallert konnte ich kaum die Gabel heben. Ich bestellte Lachs, und allmählich kam mir zu Bewusstsein, dass mein seltsamer Zustand auffiel; obwohl mich das leicht kränkte, konnte ich nichts dagegen tun. Solche Situationen bleiben peinlich, auch wenn man noch so viele Leute kennt, die Prozac nehmen und ganz locker zu ihren Depressionen stehen. Alle am Tisch wussten, dass ich an einem Buch zum Thema schrieb, und viele kannten meine Artikel. Wie ein Diplomat im Kalten Krieg murmelte ich während des ganzen Essens irgendwelche Entschuldigungen vor mich hin. »Tut mir leid, wenn ich etwas derangiert wirke, aber ich habe gerade wieder einen solchen Ärger mit Depressionen«, kam in die engere Wahl, doch dann hätte man mich sofort nach Symptomen und Gründen gefragt oder zu beruhigen versucht, was die Sache nur verschlimmern konnte. Oder: »Ich fürchte, Ihnen momentan nicht ganz folgen zu können, da ich täglich fünf Milligramm Xanax nehme – selbstverständlich ohne davon abhängig zu sein – und obendrein auch noch ein stark sedierend wirkendes Neuroleptikum. Ist der Salat gut?« Andererseits würde meine sonderbare Verfassung erst recht auffallen, wenn ich weiter schwieg.

Bald erwies sich die Luft als so undurchdringlich, dass ich nur noch abgehackte Stakkatolaute vernahm. Wer bei einem Vortrag innerlich abgelenkt ist und deshalb, wenn er wieder aufmerksam zuhört, Mühe hat, sich einen Reim auf das Gesagte zu machen und dem Gedankengang zu folgen, der kennt das Gefühl: Ich spürte bei jedem Satz, wie mir die Logik entglitt. Jemand hatte etwas über China gesagt, aber was genau? Ein anderer Elfenbein erwähnt, doch war es der Gleiche (da die Chinesen ja eine Tradition der Elfenbeinschnitzerei besaßen)? Jemand fragte mich etwas mit Fisch. Vielleicht meinem? Ob ich Fisch bestellt habe? Ob ich gern angelte? Oder ging es um ein chinesisches Fischgericht? Ich hörte jemanden eine Frage wiederholen (erkannte die Lautmelodie wieder) und spürte dann, wie sich meine Augen schlossen und ich ruhig dachte: »Es ist unhöflich einzuschlafen, wenn dir jemand eine Frage zum zweiten Mal stellt. Du musst aufwachen.« Also hob ich das eingenickte Kinn, lächelte im Stil von ich-habe-das-gerade-nicht-ganz-mitbekommen und sah verwirrte Blicke auf mich gerichtet. »Ist alles in Ordnung?«, fragte mich erneut jemand, und als ich antwortete: »Möglicherweise nicht«, nahmen Freunde meine Arme und führten mich hinaus.

»Entschuldigung«, sagte ich immer wieder in dem dumpfen Bewusstsein, alle am Tisch nähmen nun an, ich sei wahrscheinlich im Drogenrausch versunken, und wünschte mir, offen gesagt zu haben, dass ich wegen meiner Depressionen zu viele Medikamente geschluckt hatte, um den Abend zu überstehen. »Entschuldigung«, worauf alle immer wieder beteuerten, dass es nichts zu entschuldigen gab. Die Retter brachten mich nach Hause und legten mich hin. Ich nahm die Kontaktlinsen heraus und wollte danach noch ein paar Minuten mit ihnen plaudern, um mich zu vergewissern. »Und wie fühlst du dich?«, fragte ich einen der Freunde, doch als dieser mir antworten wollte, verschwammen seine Züge, und er schien zu grinsen wie ein Affe. Dann verlor ich erneut das Bewusstsein, versank in einem siebzehnstündigen Tiefschlaf und träumte von einem gewaltigen Krieg. Mein Gott, ich hatte vergessen, wie *intensiv* eine Depression sein, wie tief und stark sie einschneiden kann!

Wir alle werden von uns leitenden Normen bestimmt, und meine – teils anerzogen, teils selbst gesetzt – sind nach allgemeinen Maßstäben ziemlich streng. Wenn ich zum Beispiel nichts zu Papier bringen kann, so hadere ich mit mir. Die einen haben viel laschere, die anderen noch strengere Kriterien. Manchen Menschen genügt es jedoch, ihr Auskommen zu finden und am Leben zu bleiben. Ein Zusammenbruch beim Essen liegt eindeutig jenseits dessen, was ich für annehmbar halte.

Beim Aufwachen ging es mir etwas besser als tags zuvor, auch wenn mein Ausfall mich bestürzte. Zwar konnte ich gar nicht daran denken, aus dem Haus zu gehen, aber wenigstens die Treppe nach unten, vielleicht um eine E-Mail zu schreiben. Etwas benommen rief ich den Psychopharmakologen an, der vorschlug, nur eine halbe Zyprexa zu nehmen und auch die Xanax-Dosis zu senken. Geradezu ungläubig stellte ich am Nachmittag fest, dass die Symptome nachzulassen begannen. Abends ging es mir fast gut, etwa wie einem Einsiedlerkrebs, der seinen Panzer abgeworfen hat, um nackt und verwundbar durch den Sand zu kriechen und sich andernorts einen neuen zu suchen. Obwohl noch ein weiter Weg vor mir lag, beglückte mich die Aussicht auf Genesung.

Das also war der dritte Zusammenbruch, eine Art Offenbarung. Während die ersten beiden nach einer etwa sechswöchigen akuten Phase jeweils insgesamt acht Monate gedauert hatten, war dieser kleinere nur drei Tage akut und nach knapp zwei Wochen vorüber. Zum Glück sprach ich sehr gut auf Zyprexa an, merkte aber auch, dass die Recherchen für dieses Buch, ob sie anderen etwas bringen würden oder nicht, mir selbst jedenfalls eine große Hilfe waren. Ich war aus verschiedenen Gründen einige Monate lang sehr traurig und angespannt gewesen. Wenn ich auch damit fertig wurde, so keineswegs mühelos. Mit all meinem Wissen über Depressionen schätzte ich diesen Schub sofort richtig ein und hatte einen Psychopharmakologen gefunden, der den passenden Cocktail mixen konnte. Inzwischen nehme ich an, dass bereits mein erster depressiver Zusammenbruch nicht hätte außer Kontrolle geraten und mich fast in den Abgrund stürzen müssen, wenn ich damals schon Medikamente genommen hätte – und ebenso hätte ich, ohne die bewährten später abzusetzen, vielleicht nie einen zweiten erlitten. Als ich dann auf den dritten zusteuerte, sollten mir derart dumme Fehler nicht mehr unterlaufen.

Die Erholung von psychischen Krankheiten erfordert Pflege: Wir alle erleiden immer wieder physische und psychische Traumata und neigen bei Problemen zu momentanen Rückfällen. Um verhältnismäßig frei davon leben zu können, sollten wir eine umsichtige, verantwortliche Medikation mit aufbauenden, der Einsicht dienenden Gesprächen verbinden. Die meisten schwer depressiven Menschen brauchen einen Medikamentenmix, mitunter in unorthodoxen Dosierungen, müssen indes auch die Kapriolen ihres Ichs verstehen lernen, am besten mittels professioneller Hilfe. Die Menschen, deren Lebensgeschichten mir schmerzhaft tragisch erschienen, waren jene vielen Depressiven, die Hilfe suchten und irgendein Mittel hingeworfen bekamen, das sie – oft in der falschen Dosierung – einnahmen, um heilbare Symptome nur irgendwie zu dämpfen. Manche wussten sogar, dass sie keine optimale Behandlung erhielten, aber das Gesundheitssystem und ihre Krankenversicherung nichts Besseres zuließen.

Ich liebe den alten Witz von der armen Familie, dem Rabbi und der Ziege: Die Leute lebten in großer Not, neun Personen auf engstem Raum, litten Hunger und froren in ihrer zerlumpten Kleidung, so dass alle tief bedrückt waren. Da ging der Vater eines Tages zum Rabbiner und klagte: »Großer Mann, uns geht es schlecht, wir sind fast am Ende; der Lärm ist unerträglich, der Schmutz widerwärtig, die Enge aufreibend, der Hunger peinigend, und jetzt fangen wir an, einander zu hassen; es ist abscheulich. Sag, was sollen wir tun?« Worauf der Rabbi ruhig erwiderte: »Schafft euch eine Ziege an. Das wird all eure Probleme lösen.« Der Vater schaute den Weisen entgeistert an: »Eine Ziege? Und das im Haus?« Doch der Rabbi blieb ungerührt, und da er als sehr weise galt, tat der Vater, wie ihm geheißen. Bald war das Leben in der Hütte der reinste Albtraum: noch viel lauter, viel schmutziger, viel enger und viel karger, da die Ziege alles fraß, sogar Kleidung. Die Stimmung hätte kaum gereizter sein können. Nach einem Monat stürmte der Vater wutentbrannt zum Rabbi: »Wir haben genug von dieser Ziege«, schimpfte er. »Es ist grauenhaft. Wie konntest du mir etwas so Absurdes raten?« Der Rabbi nickte weise und sagte: »Dann schafft sie eben wieder ab.«

Bei Depressionen ist es ganz ähnlich. Sie abzuwürgen heißt, seinen Frieden mit den Alltagsproblemen zu machen, die dann vergleichsweise geringfügig aussehen. Als ich einen meiner Gesprächspartner für die Recherchen anrief und höflich fragte, wie es ihm ginge, sagte er: »Nun, mein Rücken schmerzt; ich habe mir den Knöchel verstaucht; die Kinder sind sauer auf mich; es gießt in Strömen; meine Katze ist gestorben; und ich stehe vor dem Bankrott. Andererseits habe ich derzeit keine Symptome, also würde ich sagen, es geht mir alles in allem prächtig.« Mein dritter Kollaps war eine richtige Ziege: Er kam in einer Phase, als ich mit vielen meiner Lebensumstände unzufrieden war, die sich aber bei vernünftiger Betrachtung durchaus ändern ließen. Daraus aufzutauchen erschien mir wie ein kleines Fest zur Feier meines vermasselten Lebens. Und überraschenderweise war ich bereit, ja sogar merkwürdig glücklich, nach zwei Monaten die Arbeit an meinem Manuskript wiederaufzunehmen. Dennoch war es eben ein Zusammenbruch trotz Medikation, und seitdem habe ich mich nie mehr ganz sicher fühlen können. In den letzten Phasen der Niederschrift irritierten mich immer wieder Anfälle von Furcht und Einsamkeit. Zwar drohte kein Zusammenbruch, aber manchmal tippte ich eine Seite und musste mich dann für eine halbe Stunde hinlegen, um gewisse Rückblenden zu verkraften. (Im günstigsten Fall. Wenn die Ängste wiederkamen, konnten es auch ein bis zwei Tage sein.) Ich meine, diese Erfahrungen spiegelten genau die Schwierigkeiten des Schreibens sowie eine Art lähmender Ungewissheit über mein weiteres Leben wider: Weder fühle ich mich frei noch bin ich es.

Was die Nebenwirkungen betrifft, so erging es mir ganz gut, denn mein jetziger Psychopharmakologe versteht sie meisterhaft abzufangen. Die Medikamente hatten zwar meine Sexualität etwas beeinträchtigt, doch als ich vor einigen Jahren noch Wellbutrin hinzunahm, schien die Libido wieder in Gang zu kommen, allerdings weit unter dem alten Niveau. Der Pharmakologe gab mir sogar Viagra, nur für alle Fälle, später auch noch Dexamphetamine, um den Sexualtrieb zu steigern. Offenbar mit Erfolg, doch scheint mein Organismus etwas launisch zu sein, und was an einem Abend glänzend klappt, kann am nächsten ein paar Probleme machen. Zyprexa sediert, und meistens schlafe ich zu viel, etwa zehn Stunden; und wenn ich abends vor innerer Unruhe die Augen nicht zukriege, habe ich ja immer noch das Xanax im Haus.

Sich über Zusammenbrüche auszutauschen schafft eine merkwürdige Intimität. Mit Laura Anderson habe ich gut drei Jahre lang fast täglich kommuniziert, und bei meinem dritten Kollaps kümmerte sie sich außerordentlich rührend um mich. Sie war aus dem Nirgendwo in mein Leben getreten, und mit seltsamer Plötzlichkeit entstand zwischen uns beiden eine große Nähe: Binnen weniger Monate nach ihrem ersten Schreiben meinte ich, sie schon seit Urzeiten zu kennen, und obwohl unsere Verbindung mein übriges Leben nicht berührte, wurde sie mir doch so sehr zur Gewohnheit, dass sie mich bald regelrecht süchtig machte. Unsere Beziehung ähnelte fast einer Liebesgeschichte. Während Laura an der bipolaren Erkrankung leidet, sind ihre manischen Phasen viel weniger ausgeprägt als die depressiven und auch leichter beherrschbar – was man zunehmend als »bipolar^2« bezeichnet. Sie gehört zu den vielen Menschen, deren Depressionen, wie sorgfältig man die Medikation, die Therapie und das Verhalten auch einstellt, immer in Lauerstellung liegen: An manchen Tagen brechen sie aus, an anderen nicht, und Laura kann nichts tun, um das Übel in Schach zu halten.

Erstmals schrieb Laura mir im Januar 1998 – ein Brief voller Hoffnung. Sie hatte meinen Artikel im Magazin des *New Yorker* gelesen und sich mir verwandt gefühlt, gab mir ihre Privatnummer, mit dem Hinweis, ich könne sie jederzeit anrufen. Sie lebte bei ihrem Freund in Austin, Texas, fühlte sich dort aber etwas isoliert und gelangweilt. Arbeiten könne sie wegen der Depressionen derzeit nicht, interessiere sich jedoch für den Staatsdienst und hoffe, in der texanischen Administration unterzukommen. Sie habe schon Prozac, Paxil, Zoloft, Wellbutrin, Klonopin, BuSpar, Valium, Librium, Ativan und »selbstverständlich Xanax« versucht und nehme jetzt hauptsächlich Depakote und Ambien. Sie habe Probleme mit dem Psychiater, »also weiter – na rate mal – zum neunundvierzigsten Arzt«. Irgendetwas an ihrem Brief sprach mich an, und ich bemühte mich, ihr so warmherzig wie möglich zu antworten.

Das nächste Mal hörte ich im Februar von ihr. »Das Depakote bringt es nicht«, klagte sie. »Mich nervt alles, Gedächtnisverlust, Händezittern, Stottern, das vergessene Feuerzeug, nachdem es ohnehin schon endlos gedauert hat, die Zigaretten und den Aschenbecher zu suchen. Mich nervt sogar das vielfach so offenkundig *Multi*polare an dieser Krankheit – und ich wünschte mir, Lévi-Strauss hätte niemals auf Gegensatzpaaren bestanden. Ich würde die binäre Vorsilbe höchstens noch beim *Bipeden* durchgehen lassen. In meinen Augen gibt es vierzig verschiedene Schwarztöne: Die lineare Skala mag ich nicht so, sehe eher Kreisläufe und Zyklen, und wo sich das Rad zu schnell dreht, können durch jede

Speiche Todeswünsche eindringen. Ich hatte überlegt, diese Woche ins Krankenhaus zu gehen, war aber lange genug in Kliniken, um zu wissen, wie es dort ist, und dann müsste ich auf dem Flur neben der Schwesternstation schlafen oder würde in ein Zimmer mit Suizidüberwachung eingesperrt und so fort – kurz, nein danke. Ich bin recht zuversichtlich, dass die Ärzte mich irgendwo in Äquatornähe halten (also zwischen den beiden Polen), und dann ist alles in Ordnung.«

Der Frühling hob Lauras Stimmung. Im Mai wurde sie schwanger und freute sich enorm auf das Baby. Allerdings erfuhr sie dann, dass bei Depakote mit Spaltwirbeln und Fehlentwicklungen des Gehirns zu rechnen sei, setzte das Mittel ab, machte sich jedoch Sorgen, es könnte zu spät gewesen sein, geriet in einen unstabilen Zustand und schrieb etwas später: »Bin nach Abtreibung in einen depressiven Stumpfsinn verfallen. Mein einziger Silberstreifen wäre wohl, wieder die Medikamente zu nehmen. Zwar versuche ich, mich nicht darüber zu ärgern oder zu grämen, aber manchmal scheint es mir so ungerecht. Hier in Austin haben wir einen lauen, wunderbar blauen Himmel, und trotzdem fühle ich mich so leer. Kannst du das verstehen? Alles macht mir große Angst vor möglicherweise drohenden Depressionen. So brüte ich in einem dumpfen, gräulichen Valiumnebel vor mich hin, allerdings mit Kopfschmerzen und Stress vom Weinen.«

Zehn Tage später schrieb sie: »Habe mich wieder gefangen – vielleicht ein bisschen weit unten, aber nicht beunruhigend tief; auch Arzt und Medikamente gewechselt (von Depakote auf Tegretol, und um das abzufedern etwas Zyprexa, das mich wirklich verlangsamt). Die physischen Nebenwirkungen von Psychopharmaka sind ja so lästig! Bei all dem Zeugs, das ich schon geschluckt habe, gehe ich jetzt als fortgeschrittene Depressive durch. Außerdem – ich habe so seltsame Amnesien – kann man sich in guten Stunden gar nicht mehr daran erinnern, wie grauenhaft Depressionen wirklich sind – wenn man sich durch endlose Minuten quälen muss. Ich bin so müde, so erschöpft davon, herausbekommen zu wollen, wer ich bin, wenn es mir ›gut‹geht – was für mich normal und annehmbar ist.«

Laura ist stark eingeschränkt, denn ihr ganzes Leben dreht sich um die Krankheit. »Was Beziehungen angeht, kommen nur selbständige Leute in Betracht, denn ich brauche so viel Energie für mich selbst und kann mich nicht darum kümmern, wenn jemand wegen Kleinigkeiten schmollt. Ist das nicht eine furchtbare Einstellung zur Liebe? Auch das Berufliche zu regeln fällt mir schwer – die kurzlebigen Jobs, die Lücken dazwischen. Wer will etwas von deinen Hoffnungen auf neue Medikamente wissen? Wie kannst du da Verständnis erwarten? Bevor ich selbst erkrankte, hatte ich einen lieben Freund, der unter Depressionen litt. Ich hörte ihm stets zu, als könnte ich nachvollziehen, was er sagte, um jedoch später einzusehen, dass die Depression eine ganz eigene Sprache spricht oder lehrt.«

In den folgenden Monaten schien Laura mit Anflügen von irgendetwas bereits deutlich Spürbarem zu kämpfen. Unterdessen lernten wir einander immer besser kennen. Sie war als Mädchen schon sexuell belästigt und mit Anfang zwanzig vergewaltigt worden, und die Erlebnisse hatten tiefe Spuren hinterlassen. Mit sechsundzwanzig hatte sie geheiratet und nach einem Jahr ihre erste Depression bekommen. Ihr Mann schien damit nicht umgehen zu können, worauf sie zu trinken anfing. Im Herbst war sie wegen leichter Manien zum Arzt gegangen, der sie für lediglich angespannt erklärt und auf Valium gesetzt hatte. »Die Manie beflügelte mich geistig, aber der Körper war grausam verlangsamt«, erzählte sie mir später. Als Laura dann einen Monat darauf mit ihrem Mann Weihnachten feierte, hatte sie nach einem Wutanfall das ganze restliche Valium genommen. Ihr Mann brachte sie zum Notarzt und erklärte, nicht mehr mit ihr fertig zu werden; man wies Laura in eine psychiatrische Klinik ein und behielt sie über die Feiertage dort. Als sie vollgepumpt mit starken Medikamenten wieder nach Hause kam, »war die Ehe beendet. Irgendwie quälten wir uns noch durchs nächste Jahr, doch als wir an Weihnachten nach Paris flogen, sah ich ihn beim Essen an und dachte: ›Ich bin jetzt nicht glücklicher als letztes Jahr in der Klinik‹.« Sie ging, lernte bald ihren neuen Freund kennen und zog zu ihm nach Austin. Fortan suchten die Depressionen sie ziemlich regelmäßig, mindestens einmal jährlich, heim.

Im September 1998 berichtete mir Laura von einem kurzen Anfall »dieser schrecklichen lethargischen Angst«. Mitte Oktober begann sie, regelrecht unterzugehen, und sie wusste es. »Noch ist es zwar keine richtig ausgewachsene Depression, aber ich werde schon träger und muss mich bei allem, was ich tue, auf immer mehr Ebenen konzentrieren, bin also noch nicht ganz depressiv, sondern vorerst nur in eine Rezession geraten.« Bald fing sie an, Wellbutrin zu nehmen. »Ich hasse einfach diese Distanziertheit von allem«, klagte sie, um wenig später ganze Tage im Bett zu verbringen. Erneut wirkten die Mittel nicht. Laura schnitt sich ganz von der Außenwelt ab.

Anfang November klagte sie über Appetitlosigkeit, und die Arztbesuche setzten ihr zu. Gegen Ende des Monats schrieb Laura: »Heute habe ich mir alte Fotos angesehen, die auf mich wirkten wie Szenen aus dem

Leben einer Fremden. Was du dir mit Medikamenten so alles einhandeln kannst.« Doch bald ging es ihr ein bisschen besser. »Hatte heute ein paar gute Momente«, schrieb sie Ende des Monats. »Mehr davon bitte, wer sie auch austeilen mag. Ich konnte sogar durch eine Menschenmenge gehen, ohne mich beklommen zu fühlen.« Doch am nächsten Tag kam ein kleiner Rückfall. »Ich *hatte* mich besser gefühlt und auf den Beginn einer wunderbaren Zeit gehofft, aber heute schnürt die Angst, rückwärts umzukippen, wieder alles in mir zusammen. Allerdings hoffe ich noch, und das hilft.« Tags darauf sah es noch schlechter aus. »Meine Stimmung ist weiterhin grausig; am Morgen Panik und am frühen Abend totale Hilflosigkeit.«

Im folgenden Oktober trafen wir uns endlich. Damals mochte ich sie schon so sehr, dass es mir unvorstellbar erschien, sie noch nie gesehen zu haben. Ich reiste mit dem Zug an, und Laura holte mich in Begleitung ihres Freundes Walter am Bahnhof ab. Sie war grazil, blond und schön, doch der Aufenthalt im Elternhaus wühlte zu viele Erinnerungen auf und tat ihr nicht gut. Sie war verzweifelt ängstlich und derart verunsichert, dass sie kaum sprechen konnte. Mit einem heiseren Wispern entschuldigte sie sich für ihren Zustand; es gehe schon die ganze Woche bergab. Offenbar strengte jede Bewegung sie sehr an. Auf die Frage, ob auch unser Zusammensein sie belaste, versicherte Laura mir das Gegenteil. Wir gingen essen, und sie bestellte sich Muscheln, schien jedoch gar nichts essen zu können. Ihre Hände zitterten stark, und nach dem Versuch, einige Schalen zu öffnen, war sie mit Sauce bespritzt. Ich war wirklich sehr erschüttert; zwar hatte sie mich gewarnt, dass es schlimm um sie stand, aber auf ein solches Bild des Elends war ich nicht vorbereitet.

Wir ließen Walter zurück, und ich setzte mich ans Steuer von Lauras Wagen, da sie selbst zum Fahren viel zu zittrig war. Bei der Mutter angekommen, wirkte diese sehr besorgt. Im Gespräch zwischen Laura und mir riss immer wieder der Faden ab; sie schien sehr entrückt. Als wir uns einige Fotos anschauten, erstarrte sie plötzlich in einer Art, die ich noch nie gesehen oder für möglich gehalten hatte. Sie nannte mir die Namen der jeweils Abgebildeten und begann sich zu wiederholen. »Das ist Geraldine«, betonte sie, zuckte zusammen und hob nochmals an, mit dem Finger zeigend: »Das ist Geraldine«, und erneut: »Das ist Geraldine«, wobei sie jedes Mal länger brauchte, um die Silben zu buchstabieren. Ihr Gesicht war völlig starr, und sie schien größte Mühe zu haben, die Lippen zu bewegen. Ich rief Lauras Mutter und ihren Bruder Michael, der ihr die Hände auf die Schulter legte und sagte: »Es ist gut, Laura, es ist gut.« Schließlich gelang es uns, sie nach oben zu bringen, wobei sie immer weiter »Das ist Geraldine« vor sich hin murmelte. Die Mutter half Laura aus den bekleckerten Sachen, steckte sie ins Bett, setzte sich daneben und streichelte ihr die Hand. So hatte ich mir unser Treffen kaum vorgestellt.

Wie sich erwies, hatten ungünstige Wechselwirkungen zwischen Medikamenten den Anfall ausgelöst; sie erklärten auch die seltsame Steifheit vom Nachmittag, den Sprachverlust und die extreme Angst. Am Abend schien das Schlimmste überstanden, aber »meine Seele war völlig entfärbt, hatte alles verloren, was ich einmal an mir liebte, so dass nur eine mickrige Puppenhülle meines alten Ich übrig blieb«. Sie wurde auf eine neue Medikation umgestellt, begann sich aber erst um Weihnachten wieder zu spüren, und als es im März 2000 aufwärtszugehen schien, kamen die Anfälle erneut. »Ich bin so verängstigt«, schrieb sie, »und so gedemütigt. Es ist ganz schön kläglich, wenn du nichts Besseres mitteilen kannst, als keine Krämpfe zu haben.« Sechs Monate später fing es erneut an. »Ich bekomme mein Leben nicht mehr in den Griff«, schrieb Laura, »fürchte mich so sehr vor den Anfällen, dass ich in Panik gerate. Mein Arzt will, dass ich Valium nehme, aber davon falle ich immer in Ohnmacht. Das ist jetzt mein Leben, wird für alle Zeiten mein Leben sein. Diese schrecklichen Abstürze und die grässlichen Erinnerungen. Ob ich das auf die Dauer aushalte?«

Halte ich denn mein Leben aus? Hält irgendwer seine Probleme aus? Gehört es einfach zum Leben selbst, trotz aller Unerträglichkeiten durchzuhalten? Mir erscheint die Vergangenheit, die Tatsache der Vergänglichkeit, als etwas unglaublich Schwieriges. Mein Haus quillt über von Büchern, die ich nicht lesen, Schallplatten, die ich nicht anhören, und Fotos, die ich nicht anschauen kann, weil sie zu stark mit Vergangenheit durchtränkt sind. Jene leuchtenden Tage der Jugend nagen an mir. Immerzu stoße ich gegen Wände vergangener Freuden, die mir viel schwerer zu bewältigen scheinen als vergangene Schmerzen. Mich schmerzen heute am meisten die Erinnerungen an schöne Zeiten mit Menschen, die nicht mehr am Leben oder nicht mehr die alten sind. Zu den Trümmern der vergangenen Freuden sage ich deshalb: Ruft euch bloß nicht in Erinnerung! Depressionen können ebenso aus zu vielen Freuden wie aus zu vielen Schrecknissen resultieren. Analog zur »posttraumatischen« gibt es auch so etwas wie eine »posthedonische« Belastungsstörung. Die schlimmste Depression hält ein gegenwärtiger Augenblick bereit, der nicht von einer idealisierten oder zurückersehnten Vergangenheit loskommt.

3. Therapien

Bei der Behandlung von Depressionen unterscheidet man zwei Grundformen: Psychotherapien und körperliche Eingriffe, darunter die Phar-
makologie, Elektroschocks und die Elektrokrampftherapie (EKT). Das
psychosoziale mit dem pharmakologischen Verständnis der Depression
in Einklang zu bringen erscheint ebenso notwendig wie schwierig. Problematisch ist, dass oft zwischen den beiden Ansätzen ein regelrechter
Gegensatz konstruiert wird. Medikation und Therapie sollen nicht um
Patienten wetteifern, sondern einander ergänzen und je nach Lage des
Falles einzeln oder gemeinsam angewandt werden. Das holistisch angelegte biopsychologische Therapiemodell lässt sich leider noch nicht in die
Praxis umsetzen, mit kaum absehbaren Folgen. Psychiater teilen einem
gewöhnlich zuerst die Ursache der Erkrankung mit (in der Regel Serotoninmangel oder frühe Traumata) und dann, als bestünde da ein streng
logischer Zusammenhang, die Therapie, aber das ist Hokuspokus. »Ich
denke nicht«, beteuerte Ellen Frank von der University of Pittsburgh,
»dass psychosozial verursachte Probleme nach psychosozialen und biochemische nach biochemischen Maßnahmen verlangen.« Überraschenderweise zeigen Patienten, die Depressionen mittels Psychotherapien
überwinden, die gleichen biochemischen Veränderungen – beispielsweise des Schlaf-Elektroenzephalogramms (EEG) – wie medikamentös
behandelte.

Während traditionelle Psychiater die Depression als festen Bestandteil der Charakterstruktur ansehen und diese folglich aufzubrechen versuchen, betrachten hartgesottene Psychopharmakologen die Krankheit
als ein durch äußere Faktoren bestimmtes Ungleichgewicht, das sich
ungeachtet der Gesamtpersönlichkeit beheben lässt. Der Anthropologe
T. M. Luhrmann schrieb jüngst über die Gefahren dieser Spaltung der
modernen Psychiatrie: »Der Psychiater sollte diese Therapieansätze als
unterschiedliche Instrumente aus einer großen Werkzeugkiste ansehen.
Doch in der Lehre erscheinen sie selbst, ihre Modellvorgaben und die damit verfolgten Zwecke als etwas Grundverschiedenes.« Ganz in diesem
Sinne erklärt der Psychoanalytiker William Normand, der gegebenen-
falls auch Medikamente einsetzt: »Wenn die Psychiatrie früher hirnlos

war, so ist sie heute geistlos« – Ärzte, die einst um der Emotionalität willen die Gehirnphysiologie außer Acht ließen, opferten dieser inzwischen das Geistige und Emotionale. Der Konflikt zwischen Psychotherapie und Medikation hat letzten Endes moralische Ursachen. Wir neigen kategorisch zu der Annahme, wenn Probleme durch den therapeutischen Dialog beeinflussbar seien, so reiche bloße Disziplin aus, um sie zu lösen, sprechen sie jedoch auf Chemikalien an, so könne man selbst gar nichts dafür und brauche daher auch keine Disziplin. Faktisch sind Depressionen zwar in den seltensten Fällen schuldhaft verursacht, aber in den meisten durch Disziplin zu bessern. Wer sich selbst hilft, dem helfen auch Antidepressiva; doch wer sich zu stark unter Druck setzt, macht alles nur schlimmer, wobei stets ein gewisser Druck erforderlich ist, um sich wieder freizuschaufeln. Medikation und Therapie können gleichermaßen notwendig sein, doch sollte man sich weder selbst beschuldigen noch bemitleiden. Der am Johns Hopkins Hospital tätige Psychiater Melvin McGuiness spricht von »Volition, Emotion und Kognition«, die fast wie Biorhythmen auf geschlossenen Schaltkreisen ineinandergriffen; das Gefühl beeinflusse zwar den Willen und das Denken, ohne sich ihrer jedoch zu bemächtigen.

Viele Psychotherapien leiten sich von der Freud'schen Analyse her, die wiederum auf die rituelle Enthüllung sündhafter Anwandlungen im Beichtstuhl zurückgeht. Psychoanalytiker setzen Assoziationstechniken ein, um neurotisierend wirkende frühkindliche Traumata aufzudecken. Gewöhnlich erfordert dieses Verfahren einen hohen Zeitaufwand – vier bis fünf Wochenstunden sind durchaus üblich – und konzentriert sich darauf, unbewusste Regungen bewusst zu machen. Neuerdings verwerfen manche Kritiker Freud und die von ihm angeregten psychodynamischen Theorien gern in Bausch und Bogen, doch tatsächlich weist sein Modell nur gewisse Mängel auf und ist im Übrigen ausgezeichnet. Um mit Luhrmann zu sprechen, zeugt es von »großem Verständnis für die Komplexität und Tiefe der menschlichen Seele, verbunden mit einem dringenden Appell, gegen die Selbstverleugnung anzugehen, und Respekt vor den Schwierigkeiten des Lebens«. Während man über Einzelheiten in Freuds Werk streitet und ihm anlastet, den Vorurteilen seiner Zeit aufgesessen zu sein, gerät die Grundaussage seiner Schriften, ihre tiefe Demut, ein wenig aus dem Blick: Dass wir häufig die eigenen Antriebe nicht kennen und Gefangene unseres Unverständnisses sind, die eigenen Impulse nur in geringem und fremde in noch geringerem Maße kennen. Wenn wir von Freud nur das übernähmen – und jene Triebkraft mit ihm »das Unbewusste« oder »Störungen in einigen Schaltkreisen des

Gehirns« nennen würden, so hätten wir damit eine solide Basis, um das Phänomen der psychischen Krankheiten zu erforschen.

Die Psychoanalyse kann Dinge jedoch besser erklären als verändern. Jedenfalls scheint ihr erheblicher Aufwand fehlgeleitet, sofern Patienten einen schnellen Stimmungsumschwung anstreben; wird das Verfahren dazu benutzt, Depressionen zu lindern, könnte man genauso gut am Meer versuchen, die herantosende Brandung mit einem Maschinengewehr zu bekämpfen. Die aus der Analyse hervorgegangenen psychodynamischen Therapien spielen jedoch eine entscheidende Rolle. Defekte lassen sich selten ohne eingehende Prüfung beheben, und die analytische Theorie lehrt, dass solche Prüfungen fast immer etwas Wichtiges enthüllen. In den gängigsten Psychotherapien berichtet der Patient seinem Arzt von gegenwärtigen Empfindungen und Erlebnissen. Das Sprechen über Depressionen galt lange Zeit als die beste Kur dagegen und ist noch heute gebräuchlich. »Mach dir Notizen«, schrieb Virginia Woolf dementsprechend in *Die Jahre*, »und der Schmerz verschwindet.« Dieser Ansatz liegt den meisten Psychotherapien zugrunde. Dem Arzt fällt die Aufgabe zu, gründlich und aufmerksam zuzuhören, während der Patient nach verborgenen Motiven forscht, um die wahren Gründe seines Verhaltens zu verstehen. In der Regel beruhen Psychotherapien auf dem Prinzip, dass Probleme zu benennen ein erster Schritt ist, um sie zu bewältigen, dass ihre Quelle zu kennen schon der Lösung dient. Sie belassen es jedoch nicht dabei, sondern vermitteln auch Strategien, um diese Einsicht für die Linderung zu nutzen. Dabei kann der Therapeut dem Patienten durch gezielte, möglichst nicht urteilende Hinweise zu Erkenntnissen verhelfen, die sein Verhalten beeinflussen und dadurch die Lebensqualität erhöhen. Zu Depressionen trägt oft Einsamkeit mit bei. Ein guter Therapeut kann in diesem Fall auch helfen, wieder Kontakte zu knüpfen und ein soziales Netz aufzubauen, um der Depression die Spitze zu nehmen.

Ganz abgebrühte Reduktionisten halten derlei emotionale Einsichten für belanglos. »Was scheren mich Triebe und Ursprünge?«, fragt Donald Klein, ein führender Psychopharmakologe von der Columbia University. »Wir haben Freud nur deshalb nicht abserviert, weil es keine Theorie gibt, die innere Konflikte besser erklären könnte. Entscheidend ist jedoch, dass wir sie inzwischen behandeln können; das Philosophieren darüber, woher sie stammen, hatte bislang nur geringen therapeutischen Nutzen.« Gewiss hilft uns die Medikation weiter, aber wir dürfen die Auslöser von Krankheiten nicht vernachlässigen. Dazu erklärt Steven Hyman, der Direktor des NIMH: »Bei koronaren Herzerkrankungen stellen wir nicht bloß Rezepte aus, sondern raten den Patienten auch, auf Cholesterin zu achten, sich mehr zu bewegen, etwas gesünder zu ernähren und vielleicht Stress abzubauen. Das kombinierte Vorgehen empfiehlt sich also nicht nur im psychischen Bereich, und die Alternative Medikation oder Psychotherapie ist einfach lächerlich. Beide sind empirisch angelegt, und ich bekenne mich zu dem philosophischen Vorurteil, dass sie zusammenwirken müssen, da gute Medikation zugleich empfänglicher für die Psychotherapie macht und zur beschleunigten Besserung beiträgt.« Ellen Frank hat in mehreren Studien herausgefunden, dass die Psychotherapie bei Depressionen zwar nicht annähernd so zuverlässig wirkt wie Medikamente, dafür aber sehr gut vor Rückfällen schützt. Auch wenn die Datenlage etwas unübersichtlich ist, spricht alles dafür, dass die Kombination aus Medikamenten und Psychotherapie besser wirkt als diese oder jene allein. »Sie bietet sich als Strategie an, um weiteren depressiven Schüben vorzubeugen«, sagt Frank. »Mir bereitet jedoch etwas Sorge, nicht zu wissen, wie viel Raum in der zukünftigen Gesundheitsfürsorge für eine Gesamtsicht sein wird.« Martin Keller von der Abteilung Psychologie der Brown University arbeitet interdisziplinär und fand in einer neueren Studie heraus, dass nur mit Medikation oder Verhaltenstherapie kaum die Hälfte, bei der Kombination beider aber mehr als achtzig Prozent der depressiven Patienten spürbare Fortschritte machten. Robert Klitzman von der Columbia University ereifert sich: »Prozac sollte die Einsicht nicht *blockieren*, sondern *fördern*.« Während Luhrmann klagt: »Während Ärzte dazu ausgebildet sind, ein groteskes Elend zu sehen und zu durchschauen, dürfen sie doch nicht mehr tun, als biomedizinische Bonbons an ihre Schutzbefohlenen verteilen und sich dann abwenden.«

Wenn eine Depression auf bestimmte Erlebnisse zurückgeht, so möchte man diese gewiss verstehen, ungeachtet dessen, ob man weiter akut darunter leidet, und die mit chemischen Präparaten erreichte Abschirmung ist noch keine Heilung. Gewöhnlich muss man sich sowohl dem Problem als auch seiner Ursache zuwenden. Zwar mag es sein, dass immer mehr Menschen von den Psychopharmaka profitieren und die Medizin insgesamt Fortschritte macht, aber wir dürfen die Psychotherapie nicht als zweitrangig betrachten, denn sie hilft den Patienten, das medikamentös erworbene neue Ich anzunehmen und den beim Zusammenbruch erlittenen Schock zu verkraften. Schwere Schübe erfordern eine Wiedergeburt und das Erlernen von Regeln, die vor Rückfällen schützen können: Man muss sein Leben völlig ändern. »Es ist ohnehin schon schwierig genug, alles zu regeln – Schlaf, Ernährung,

Training und so fort«, meint Norman Rosenthal vom NIMH. »Stellen Sie sich vor, wie schwer das erst für Depressive ist! Sie brauchen den Therapeuten als eine Art Trainer, um bei der Stange zu bleiben. Depressionen sind eine Krankheit und keine Lebensentscheidung, also muss dir jemand darüber hinweghelfen.« »Depressionen behandelt man mit Arzneien«, sagte mein Therapeut, »ich aber behandele Depressive.« Was wirkt beruhigend? Was verschärft die Symptome? Vom Standpunkt des Biochemikers aus besteht kaum ein Unterschied zwischen Depressionen, die ein Todesfall in der Familie, und solchen, die das Ende einer zweiwöchigen Affäre ausgelöst hat. Zwar mögen extreme Reaktionen im ersten Fall verständlicher erscheinen als im zweiten, aber das klinische Bild zeigt fast keine Abweichungen. Die am Johns Hopkins tätige Ärztin Sylvia Simpson meint dazu: »Was wie eine Depression aussieht, sollte man auch so behandeln.« Allerdings könnten Psychotherapeuten maßgebliche Unterschiede zwischen den beiden Fällen sehen.

Als ich mich dem zweiten Zusammenbruch näherte, hatte ich die Psychoanalyse beendet und stand ohne Therapeut da, musste mir also einen neuen suchen. Derlei ist schon mühsam und aufreibend genug, wenn man es einigermaßen unbelastet angehen kann, im Zustand einer schweren Depression indes fast unerträglich, zumal man sehr sorgfältig vorgehen muss. So testete ich im Laufe von sechs Wochen elf Kandidaten und betete bei jedem die Litanei meiner Beschwerden herunter, bis es mir vorkam wie ein Monolog aus einem fremden Stück. Einige der Geprüften erschienen mir klug, andere rückständig. Eine Frau hatte ihr ganzes Mobiliar mit Plastikfolie überzogen, damit die Hunde nicht daran kratzten. Ein Chaot nannte mir die falsche Adresse (»O, da hatte ich früher mal meine Praxis!«), und ein Humanist erklärte mir, ich hätte keine echten Probleme und solle die Dinge ein bisschen leichternehmen. Eine sehr strenge Dame eröffnete mir, sie glaube nicht an Gefühle, während ein gutmütiger Herr an nichts anderes zu glauben schien. Ein freudianischer Kognitivist kaute während unseres gesamten Gesprächs an den Nägeln, ein Jungianer erwies sich als Autodidakt. Ein Enthusiast unterbrach mich laufend, um zu beteuern, ihm gehe es *genau* wie mir. Manche schienen mein Anliegen gar nicht zu verstehen. Ich hatte immer angenommen, dass meine wohlangepassten Bekannten gute Therapeuten haben müssten; stattdessen stellte ich fest, dass viele wohlangepasste Leute mit unkomplizierten Ehen um ihres, so vermute ich, inneren Gleichgewichts willen ausgefallene Beziehungen zu schrägen Ärzten pflegen. »Wir versuchen, die jeweiligen Vorteile von Medikation und Psychotherapie zu erkunden«, sagt Steven Hyman. »Aber gibt es auch

Langzeitstudien über fähige und unfähige Therapeuten? In diesem Bereich sind wir wahrhaft völlig unbedarft.«

Schließlich traf ich eine Wahl, mit der ich bis heute sehr glücklich bin – jemand, der mir geistig beweglich, intelligent und loyal erschien, aber auch tiefe Menschlichkeit aufblitzen ließ. Angesichts meiner schlechten Erfahrungen mit der Analytikerin, die mittendrin aufgehört und mir nicht dringend zu der notwendigen Medikation geraten hatte, blieb ich anfangs vorsichtig und brauchte drei bis vier Jahre, um Vertrauen zu gewinnen. Als er mich jedoch ebenso standhaft durch Tumulte und Krisen wie humorvoll und amüsant durch sonnigere Zeiten begleitete und gut mit meinem Psychopharmakologen zusammenarbeitete, war ich am Ende davon überzeugt, dass er weiß, was er tut, und mir wirklich helfen will. Es hatte sich also gelohnt, zuerst zehn andere zu testen. Ein Therapeut, den du nicht magst, kann dir nicht helfen, gleichgültig, wie fähig er ist. Bei der Wahl seines Psychiaters sollte man äußerst vorsichtig sein. Mich erstaunt, wie viele Menschen einen weiten Weg bis zur bevorzugten Reinigung in Kauf nehmen oder sich beim Filialleiter beschweren, wenn im Supermarkt die gewünschten Dosentomaten ausverkauft sind, aber ihren Psychiater wie einen x-beliebigen Dienstleister anheuern, obwohl sie ihm doch zumindest ihre Seele anvertrauen und Einblick in ihr Innerstes gewähren müssen. »Es ist viel schwerer«, schrieb mir Laura Anderson, »jemandem zu vertrauen, wenn dein Problem so nebelhaft ist, dass du nicht weißt, ob er dich versteht.« Bei Psychiatern werde ich unglaublich beherrscht, auch wenn es mir unglaublich schlechtgeht. Ich sitze aufrecht und weine nicht, gebe mich ironisch, mit Anflügen von Galgenhumor, nur um jene zu betören, die das ja gerade nicht mögen. Manchmal frage ich mich, ob Psychiater mir meine Stimmungsbilder überhaupt abnehmen, höre ich doch selbst die Kühle in meinem Tonfall. Vermutlich missbilligen sie mein dickes Fell, das kaum echte Gefühle durchlässt. Doch oft wünsche ich mir, meinen Gefühlen beim Psychiater freien Lauf lassen zu können, nur ist es mir bisher nie gelungen, eine Arztpraxis als Privatsphäre anzusehen – ich kann mit Therapeuten nicht sprechen wie zum Beispiel mit meinem Bruder; vermutlich ist es mir zu unsicher. Nur in ganz seltenen kostbaren Momenten dringen Schimmer meiner Realität durch, allerdings auch dann nur zwischen den Zeilen.

Du kannst Psychiater unter anderem danach beurteilen, wie gut sie dich beurteilen. Bei diesen Schnelltests besteht die große Kunst darin, die richtigen Fragen zu stellen. Das habe ich nicht in Erstgesprächen unter vier Augen herausgefunden, sondern in psychiatrischen Kliniken, und mich verblüffte, wie unterschiedlich man auf Depressive zugehen kann. Die guten Psychiater ließen den Patienten erst über sich berichten und stellten dann sofort eine Reihe von ganz gezielten Fragen, um bestimmte Informationen zu erhalten. Solche Interviews richtig anlegen zu können gehört zu den wichtigsten Werkzeugen des Arztes. Sylvia Simpson vom Johns Hopkins hatte binnen zehn Minuten ermittelt, dass eine nach Selbstmordversuch neu aufgenommene Patientin an einer bipolaren Störung litt. Der Psychiater, bei dem sie seit fünf Jahren war, hatte diese elementare Diagnose zu stellen verabsäumt und ihr Antidepressiva ohne Lithium verschrieben – eine bekanntlich bei Manisch-Depressiven ungeeignete Medikation, die oft agitierte Mischzustände auslöst. Als ich Simpson später darauf ansprach, sagte sie: »Ich habe Jahre unermüdlicher Beobachtung gebraucht, um diesen Fragenkatalog zu erarbeiten.« Später verfolgte ich Interviews, die Henry McCurtiss als Chefarzt für Psychiatrie am Harlem Hospital mit soeben obdachlos gewordenen Personen führte. Er verwandte bei jedem der zwanzigminütigen Gespräche mindestens die Hälfte der Zeit darauf, die Vorgeschichten seiner Patienten ganz penibel aufzunehmen. Als ich ihn anschließend fragte, warum er dabei so großes Gewicht auf ihren ehemaligen Wohnsitz legte, erwiderte er: »Wer lange sesshaft war, ist jetzt zwar aus irgendwelchen Gründen zeitweise obdachlos, kennt aber ein geregeltes Leben und braucht in erster Linie Sozialhilfe. Wer ständig umherstreift, wiederholt obdachlos war oder sich gar nicht mehr an den letzten festen Wohnsitz erinnert, ist wahrscheinlich schwer gestört und benötigt vor allem psychiatrische Hilfe.«

Glücklicherweise bin ich gut versichert und kann daher wöchentlich den Therapeuten und monatlich den Psychopharmakologen aufsuchen. Die meisten Versicherungen schwören dagegen auf Medikamente, weil sie viel billiger sind als aufwendige Psychotherapie oder gar Klinikaufenthalte.

Bei der konservativen Behandlung von Depressionen weisen die kognitive Verhaltenstherapie (CBT) und die interpersonelle Therapie (IPT) eine ziemlich positive Bilanz auf. Erstere ist psychodynamisch orientiert – ausgehend von emotionalen und mentalen Reaktionen auf frühkindliche oder gegenwärtige Erlebnisse – und streng zielgerichtet. Die von Aaron Beck an der University of Pennsylvania entwickelte Methode wird heute nicht nur in den Vereinigten Staaten, sondern auch in weiten Teilen Westeuropas angewandt. Beck zufolge können zu einem zerstörerischen Selbstbild neigende Menschen lernen, sich zu einer bestimmten Denkweise zu zwingen, und dadurch ihre Realität grundlegend verändern – was einer seiner Mitarbeiter als das Ziel des »erlernten Optimismus« bezeichnet. Beck führt Depressionen auf eine perverse Logik zurück und meint daher, durch die Korrektur von Fehlschlüssen könne man psychische Krankheiten überwinden. Seine Therapieform setzt auf die Kraft der Objektivität.

Anfangs hilft der Therapeut dem Patienten dabei, eine Liste »biographischer Daten« mit der Abfolge jener Probleme anzulegen, die zur gegenwärtigen Lage geführt haben, und trägt anschließend Reaktionen darauf zusammen, um charakteristische Muster der Überreaktion zu ermitteln. Dabei lernt der Patient, warum er bestimmte Erlebnisse deprimierend findet, und versucht, unangemessene Verhaltensweisen abzulegen. Auf diesen makroskopischen Teil der kognitiven Therapie folgt der mikroskopische, in dem der Patient darin unterwiesen wird, seine »automatischen Gedanken« zu neutralisieren. Gefühle beziehen sich nicht direkt auf die Welt, sondern deren Geschehnisse berühren unsere Wahrnehmung, und diese wiederum löst Gefühle aus. Insofern könnte man die entsprechenden Stimmungslagen über die Wahrnehmung beeinflussen. Ein Beispiel wäre, die Unzugänglichkeit der Geliebten nicht als Zurückweisung, sondern als verständliche Folge einer beruflichen Überbeanspruchung zu deuten und zu erkennen, wie sich automatische Gedanken (ein nicht liebenswerter Trottel zu sein) in negative Gefühle (Selbstvorwürfe) verwandeln und so zu Depressionen führen. Sobald der Teufelskreis durchbrochen ist, fällt die Selbstbeherrschung zunehmend leichter. Man lernt zu unterscheiden zwischen dem, was wirklich geschieht, und dem, was man sich nur einbildet.

Die kognitive Therapie folgt festen Regeln. Der Therapeut gibt viele Hausaufgaben auf: So sind Listen mit positiven und negativen Erlebnissen anzulegen und manchmal in Diagramme zu übertragen. Jede Sitzung wird genau geplant und streng strukturiert, um mit einer Zusammenfassung des Erreichten zu enden. Der therapeutische Diskurs darf weder rein Faktisches noch Ratschläge enthalten. Freudvolle Erlebnisse des Patienten werden aufgegriffen, und dieser erlernt die Kunst, sein Leben emotional befriedigend zu gestalten. Er soll bewusst auf seine Wahrnehmung achten, damit er nicht in negative Muster abgleitet, sondern seine Gedanken in unschädliche Bahnen lenkt. Alle diese Denkmuster lassen sich gezielt einüben. Auf diesem Wege lehrt die kognitive Therapie die hohe Kunst der Selbstvergewisserung.

Ich kenne diese Therapieform nicht aus eigener Erfahrung, habe jedoch einiges von ihr gelernt. Wer sich bei dem Gedanken ertappt, dass niemand ihn lieben könnte und das Leben sinnlos ist, orientiert sich in-

nerlich um und denkt intensiv an schönere Zeiten. Das eigene Bewusstsein zu bezwingen erscheint indes gar nicht so einfach, weil man dafür
keine andere Waffe hat als dieses selbst. Daher richtet man es einfach
auf erfreuliche Gedanken, reizende, zauberhafte Vorstellungen, die das
Leid lindern, und versucht, an etwas Angenehmes zu denken, obwohl
einem eigentlich noch völlig anders zumute ist. Das mag in gewisser
Weise Schwindel und Selbstbetrug sein, hilft aber dennoch: Klammere
alles aus, was mit dem Verlust zu tun hat – verwehre ihm den Zugang
zum Bewusstsein; die lieblose Mutter, den grausamen Partner, den ver-
hassten Chef, den untreuen Freund: Sperre sie kurzerhand aus, das hilft.
Ich weiß, welche Gedanken und Themen mich fertig machen können,
und gehe sehr vorsichtig damit um; ich spüre schmerzhaft die körperliche Abwesenheit von Menschen, die mir nahestanden, und weiß, dass
ich diese Erinnerungen und Sehnsüchte meiden muss, bemühe mich
redlich, nicht zu viele Bilder eines längst vergangenen Glücks herauf-
zubeschwören. Lieber nehme ich ein Schlafmittel, als meine Gedanken
zügellos kreisen und mich wach halten zu lassen. Also schiebe ich diese
Bilder stets von mir weg wie ein Schizophrener seine inneren Stimmen.

Ich lernte eine Überlebende des Holocaust kennen, die ein langes
Jahr in Dachau verbracht hatte und mit ansehen musste, wie ihre ganze
Familie im Lager umgebracht wurde. Auf meine Frage, wie sie damit
fertig werden konnte, erklärte sie mir, von Anfang an eines gewusst zu
haben: Wenn sie es zulasse, an das Geschehene zu denken, würde sie
durchdrehen und sterben. »Ich beschloss«, sagte sie, »mich nur noch mit
meinen Haaren zu befassen, und dachte dort an nichts anderes: wann
ich sie waschen und wie mit den Fingern kämmen könnte, wie ich das
Wachpersonal daran hindern mochte, mich kahlzuscheren, kämpfte
stundenlang gegen die Läuse an, mit denen das Lager verseucht war. So
konzentrierte ich mich auf etwas, was ich gewissermaßen selber in der
Hand hatte, und es beanspruchte mich derart, dass ich die äußere Realität ausblenden konnte, und auf diese Weise kam ich durch.« Wie man
sieht, lässt sich das Prinzip der kognitiven Therapie unter extremen Umständen sogar ins Extrem treiben: Die Kraft, sein Denken in bestimmte
Muster zu zwingen, kann also lebensrettend wirken.

Als Janet Benshoof, eine glänzende Anwältin, die auch eine führende
Rolle im Kampf für das Recht auf Abtreibung spielt, mich das erste Mal
besuchte, schüchterte sie mich regelrecht ein. Sie ist eine in jeder Hinsicht
eindrucksvolle Persönlichkeit – sehr belesen, wortgewandt, attraktiv,
lustig und bescheiden. Ihre Fragen stellt sie mit dem geübten Blick einer
alles schnell durchschauenden Frau. Absolut selbstbeherrscht, berichtete

sie von unglaublich lähmenden Depressionen. »Meine Erfolge sind die Fischstäbe des Korsetts, das mir den aufrechten Gang erlaubt; ohne sie wäre ich nur ein Häufchen Elend«, sagte sie. »Oft weiß ich gar nicht, wen oder was sie stützen, sondern lediglich, dass sie mein einziger Schutz sind.« Janet hat sich in langen Jahren der Verhaltenstherapie mit ihren Phobien auseinandergesetzt. »Vor allem das Fliegen war sehr schlimm«, erklärte sie. »Also setzte sich der Therapeut mit ins Flugzeug, um mich zu beobachten. Ich war ganz sicher, an der Seite dieses fetten Mannes, dem das Hemd aus den Nähten platzte, jemandem aus der Schulzeit zu begegnen und sagen zu müssen: ›Das ist mein Verhaltenstherapeut; wir üben gerade einen Inlandflug.‹ Doch es half. Wir sprachen ununterbrochen genau durch, was ich jeweils dachte, und veränderten es. Jetzt bekomme ich in Flugzeugen keine Angstanfälle mehr.«

Die kognitive Verhaltenstherapie wird heute weithin angewandt und scheint bei Depressionen spürbar zu wirken. Doch auch der einst von Gerald Klerman (Cornell) und seiner Frau Myrna Weissman (Columbia) formulierte interpersonelle Ansatz bringt offenbar gute Resultate. Das Verfahren konzentriert sich auf die alltägliche Realität: Anstatt ein umfassendes biographisches Schema auszuarbeiten, greift es Probleme in der Gegenwart auf, will den Patienten nicht in Tiefenstrukturen verändern, sondern eher lehren, das Beste aus sich zu machen. Das geschieht in einer Kurztherapie mit eng gesteckten Grenzen, die davon ausgeht, dass Depressionen häufig mit Stressfaktoren zusammenhängen, sei es als Auslöser oder Folgen, die sich durch wohlgeplante Interaktionen ausräumen lassen. Die Behandlung erfolgt in zwei Schritten. Zunächst lernt der Patient, die Depression als eine überhandnehmende äußere Beeinträchtigung zu verstehen. Man klärt die verschiedenen Symptome ab und benennt sie. Der Kranke fügt sich in seine Rolle und plant den Verlauf der Besserung; er erstellt ein Verzeichnis seiner gegenwärtigen Beziehungen und definiert gemeinsam mit dem Therapeuten, was er von den jeweiligen Personen erwartet und bekommt. Dieser hilft ihm auch, die geeigneten Strategien zu ersinnen, um das Gewünschte zu erhalten. Man unterscheidet vier Gruppen von Problemen: Gram; Rollenkonflikte mit Freunden und Verwandten (zum Beispiel darüber, was jeder gibt und erwartet); belastende private oder berufliche Umbruchphasen (wie etwa Scheidung oder Verlust des Arbeitsplatzes) und Einsamkeit. Abschließend legen die Beteiligten klar umrissene erreichbare Ziele fest und kommen überein, wie lange sie daran arbeiten wollen. Diese Therapieform sorgt für wohlgeordnete, überschaubare Lebensstrukturen.

Bei Depressionen darf man weder seine Gefühle völlig unterdrücken noch schreckliche Streitereien oder Zornausbrüche zulassen, die meist emotional schädlich wirken. Zwar sind Menschen zu verzeihen bereit, aber besser stellt man sie gar nicht erst auf die Probe. Gerade Depressive brauchen viel Liebe, torpedieren sie jedoch oft durch ihr Verhalten und machen sich so das Leben selbst noch schwerer. Hier kann ein geschärftes Bewusstsein helfen, denn man ist ja keineswegs unmündig. Kurz nachdem ich den dritten Schub überwunden hatte, ging ich mit meinem Vater essen; als er dann etwas in meinen Augen Empörendes sagte, alarmierte mich sofort, dass meine Stimme einen scharfen, beißenden Klang annahm und ich schon im Ansatz sah, wie er zurückwich. Also atmete ich tief durch und sagte nach einer kurzen Pause: »Tut mir leid – ich hatte versprochen, dich nicht mehr anzuschreien und zu maßregeln; es tut mir wirklich leid.« Auch wenn das etwas abgeschmackt klingt, kann Selbstbeherrschung eine ungeheuer wichtige Gabe sein. Ein spöttischer Freund sagte einmal zu mir: »Könnte mein Psychiater für zweihundert Dollar die Stunde nicht besser meine Familie umkrempeln und mich in Ruhe lassen?« Doch leider funktioniert das so nicht.

Obwohl die kognitive und die interpersonelle Therapie viele spezifische Stärken haben, sind beide nur so gut wie der jeweilige Akteur; auf diesen kommt es grundsätzlich mehr an als auf das gewählte System. Jemand, mit dem du dich tief verbunden fühlst, kann dir wahrscheinlich schon durch lockeres Plaudern sehr helfen, und wenn diese Voraussetzung fehlt, können die ausgefeilteste Technik und die beste Qualifikation wenig ausrichten. Entscheidend sind Intelligenz und Einsicht, ihre Formen und Inhalte jedoch im Grunde zweitrangig. Eine bedeutende Studie von 1979 ergab, dass jede Verfahrensweise tauglich sein kann, sofern zwei Grundkriterien erfüllt sind: Therapeut und Patient müssen einander vertrauen, und dieser muss davon überzeugt sein, dass jener sein Handwerk versteht und ihm helfen kann. Das Vermögen zu helfen setzt allerdings auch voraus, dass der Therapeut sich selbst ebenfalls vertraut.

»Auch wenn es ohne Gehirn keinen Geist gibt, kann der Geist Vorgänge im Gehirn steuern. Das ist ein praktisches und ein metaphysisches Problem, dessen biologische Basis wir nicht verstehen«, sagt Elliot Valenstein als emeritierter Professor für Psychologie und Neurologie der University of Michigan. So könne Empirisches das Physische beeinflussen. Ganz ähnlich meint James Ballenger vom Medical College of South Carolina: »Psychotherapien verändern biochemische Abläufe; zum Beispiel beeinflusst der verhaltensorientierte Ansatz die Biochemie des Gehirns – wahrscheinlich im gleichen Sinne wie Medikamente.« Kognitive

Therapien, die angstlindernd wirken, können ebenso wie Pharmaka den Stoffwechsel des Gehirns verlangsamen. Genau nach diesem Prinzip regeln Antidepressiva den Pegel bestimmter Gehirnsubstanzen und wirken dadurch auf das Fühlen und Verhalten ein.

Was sich bei einem Zusammenbruch im Gehirn abspielt, ist nach wie vor kaum von außen beeinflussbar. Die medizinische Depressionsforschung konzentriert sich stark auf Neurotransmitter, vor allem deshalb, weil sie ziemlich gut steuerbar sind. Da ihr Absinken depressiv machen kann, vermutet man, dass auch die Umkehrung gilt – und in der Tat wirkt die medikamentöse Hebung der Neurotransmitterwerte in vielen Fällen antidepressiv. Zwar wäre es aussichtsreich, wenn ein innerer Zusammenhang zwischen den beiden Phänomenen bestünde, aber es scheint sich lediglich um einen indirekten Mechanismus zu handeln. Zum einen machen viele Neurotransmitter nicht glücklicher als wenige, und zum anderen zeigen Depressive im Allgemeinen keine Niedrigwerte. Eine Erhöhung des Serotoninspiegels im Gehirn wirkt keineswegs sofort günstig; ebenso wenig die Aufnahme von Tryptophan, das in zahlreichen Nahrungsmitteln (wie Kalb-, Schweinefleisch, Lachs und Linsen) vorkommt und die Serotoninbildung fördert, auch wenn einiges dafür spricht, dass ein Mangel dieser Substanz Depressionen verschärfen kann. Die heutige Serotonineuphorie ist bestenfalls naiv. Wie NIMH-Direktor Steven Hyman ziemlich trocken sagte: »Wir haben zu viel Serotoninsuppe und zu wenig strenge Neurologie. Bald müssen wir noch einen Tag des Serotonins einrichten.« Im Normalfall wird Serotonin von Neuronen ausgeschüttet, reabsorbiert und danach erneut ausgestoßen. Die selektiven Serotonin-Wiederaufnahmehemmer (SSRIs) blockieren die Absorption und erhöhen dadurch den Spiegel des ungebundenen Serotonins im Gehirn. Der Stoff zieht sich durch die gesamte Entwicklung aller Arten der Natur, von Pflanzen über niedere Tiere bis zum Menschen, und scheint vielfältigen, von einer Spezies zur anderen wechselnden Zwecken zu dienen. Beim Menschen trägt er mit zur Erweiterung und Verengung der Blutgefäße, zur Blutgerinnung, Entzündungshemmung, aber auch zur Verdauung bei und ist unmittelbar an der Steuerung des Schlafes, der Depression, der Aggression und des Suizids beteiligt.

Antidepressiva und die dadurch modifizierten Neurotransmitterwerte rufen erst nach frühestens zwei bis sechs Wochen spürbare Veränderungen hervor. Daher ist anzunehmen, dass auf diese reagierende Teile des Gehirns zu der Verbesserung beitragen. Hierzu sind viele vorläufige Hypothesen im Umlauf. Noch bis vor kurzem war besonders das Rezeptormodell in Mode. Das Gehirn hat für jeden Neurotransmitter eine Anzahl von Rezeptoren. Bei höherem Ausstoß werden von diesen weniger benötigt, weil alle vorhandenen bereits überflutet sind, bei geringerem dagegen mehr, um das vorhandene Aufkommen optimal zu nutzen. Steigert man die Neurotransmittermenge, so müsste die Rezeptorenzahl sinken, so dass sich die damit frei gewordenen Zellen neu spezialisieren und andere Aufgaben übernehmen könnten. Die neuere Forschung zeigt jedoch, dass diese Umstellung sehr schnell, nämlich binnen einer halben Stunde erfolgt. Obwohl sich das ursprüngliche Rezeptormodell deshalb als unwahrscheinlich erwies, gilt bei vielen weiter die Annahme, dass eine allmähliche Veränderung der Gehirnstruktur die verzögerte Reaktion auf Antidepressiva erklären muss. Am plausibelsten erscheint der Ansatz, dass die Medikation indirekt wirkt. Das menschliche Gehirn ist verblüffend flexibel. Zellen können sich nach Traumata umspezialisieren und verändern, ja, völlig neue Funktionen »erlernen«. Hebt man den Serotoninspiegel und schaltet auf diesem Wege gewisse Rezeptoren ab, so müssen andere Prozesse das für die schlechte Stimmung verantwortliche Ungleichgewicht beheben Die Mechanismen liegen jedoch völlig im Dunkeln. »Die unmittelbare Wirkung des Medikaments führt zu einer Unbekannten X und diese dann zur Heilung«, sagt Allen Frazer, ein führender Psychopharmakologe der University of Texas in San Antonio. »Eine Steigerung des Serotonins zeitigt die gleichen Resultate wie die des Noradrenalins. Führt beides zu zwei funktional verschiedenen oder zu ein und demselben X? Oder führt das eine zum anderen und dieses dann zu dem X?«

»Es ist«, sagt Steven Hyman über Antidepressiva, »wie beim Sandkorn, das in einer Auster zur Perle wird. Die therapeutische Wirkung liegt in der *Anpassung* an veränderte Neurotransmitter, die sich langsam, über viele Wochen hinweg, vollzieht.« Elliot Valenstein von der University of Michigan betont: »Antidepressiva wirken pharmakologisch, nicht verhaltensspezifisch. Die Substanzen werden chemisch immer ausgefeilter, aber Gott weiß, was dabei wirklich im Gehirn vorgeht.« William Potter, der in den siebziger und achtziger Jahren am NIMH für die Psychopharmakologie zuständig war und heute bei Eli Lilly an der Entwicklung neuer Arzneien arbeitet, erklärt dies so: »Die verschiedensten Mechanismen können antidepressiv wirken, und Medikamente mit ganz unterschiedlichen biochemischen Spektren zeigen ganz ähnliche Resultate. Sie überlagern sich auf völlig unerwartete Weisen. Noradrenalin, bei manchen Patienten auch Dopamin, kann genauso antidepressiv wirken wie Serotonin. Es ist nicht leicht, fast wie beim Wetter. Wenn sich irgendwo die Windgeschwindigkeit oder Luftfeuchtigkeit verändert, entsteht eine total andere Wetterlage, doch was welche Veränderung bewirkt, das können selbst die besten Meteorologen nicht sicher voraussagen.« Spielt es eine Rolle, dass die meisten Antidepressiva den REM-Schlaf unterdrücken, oder ist das nebensächlich? Kommt es darauf an, dass Antidepressiva gewöhnlich die Gehirntemperatur senken, die bei Depressionen oft nachts steigt? Klar ist inzwischen, dass alle Neurotransmitter in Wechselwirkung miteinander stehen.

Auch wenn Tiermodelle unvollkommen sind, lassen sich daraus nützliche Informationen gewinnen. In der frühen Kindheit vom Muttertier getrennte Affen werden psychotisch, was sich gehirnphysiologisch als ein sehr niedriger Serotoninspiegel darstellt. Bei einer Reihe von Tieren führen wiederholte Trennungen von der Mutter zu einer Kortisolüberproduktion. Prozac kehrt diese Prozesse um. Verlegt man das dominante Männchen einer Beuteltierkolonie in eine andere Gruppe und raubt ihm damit seine Vormachtstellung, so reagiert es mit Gewichtsverlust, Potenz- und Schlafstörungen und sonstigen unverkennbaren Symptomen der schweren Depression, die nach Anhebung des Serotoninspiegels restlos wieder verschwinden können. Tiere mit Serotoninmangel neigen zur Brutalität, gehen unnötige, völlig abwegige Risiken ein und steuern einen sturen Konfrontationskurs. Äußerst enthüllend ist auch die Verbindung von externen Faktoren und Serotoninwerten in Tiermodellen. So zeigt ein in der Dominanzstruktur seiner Gruppe aufsteigender Affe bei jeder neuen Sprosse höhere Serotoninspiegel – die beim Menschen mit einer sinkenden Aggressions- oder Suizidneigung einhergehen. Isoliert man solche Tiere und nimmt ihnen damit den Gruppenstatus, so sinkt ihr Serotoninwert um bis zur Hälfte. Verabreicht man ihnen selektive Serotonin-Wiederaufnahmehemmer, so lässt ihre Aggressivität nach, und sie neigen weniger zu selbstzerstörerischem Verhalten.

Heute gibt es vier Hauptgruppen von Antidepressiva; am beliebtesten sind die schon erwähnten selektiven Serotonin-Wiederaufnahmehemmer (SSRIs), die den Spiegel dieses stark mit den Stimmungen assoziierten Neurotransmitters im Gehirn anheben, wozu Prozac, Luvox, Paxil, Zoloft und Celexa gehören. Daneben gibt es zwei ältere Präparatgruppen, nämlich die wegen ihrer chemischen Struktur sogenannten Trizyklika, die das Serotonin und das Dopamin beeinflussen, zum Beispiel Elavil, Anafranil, Norpramin, Tofranil und Pamelor, sowie die Monoaminooxidase-Hemmer (MAOIs), die den Abbau des Serotonins, des Dopamins und des Noradrenalins verhindern, darunter Nardil und Parnate. Eine weitere Gruppe von eher atypischen Antidepressiva umfasst Substanzen, die auf mehrere Neurotransmittersysteme gleichzeitig einwirken, wie zum Beispiel Asendin, Wellbutrin, Serzone und Effexor.

Die Wahl der jeweiligen Medikation hängt gewöhnlich, zumindest anfangs, von den Nebenwirkungen ab. Man hofft, irgendwann einen Weg zu finden, die Sensibilität für bestimmte Medikamente zu testen, doch derzeit liegt das noch außer Reichweite. »Von wenigen Ausnahmen abgesehen, haben wir kaum eine wissenschaftliche Basis dafür, Antidepressiva individuell auf den Patienten abzustimmen«, sagt Richard A. Friedman vom Cornell's Payne-Whitney Hospital. »Frühere Reaktionen auf eine gegebene Substanz lassen gewisse Rückschlüsse zu, und für spezielle atypische Unterarten der Depression, bei denen man zu viel isst und schläft, sind Monoaminooxidase-Hemmer besser geeignet als Trizyklika, doch in diesen Fällen setzen die meisten Kliniker ohnehin neuere Medikamente ein. Abgesehen davon wählt man in erster Linie etwas mit möglichst geringen Nebenwirkungen aus. Zwar würde man bei stärker in sich gekehrten Personen ein aktivierendes Präparat wie Wellbutrin nehmen, bei agitierten dagegen eher ein beruhigendes, aber darüber hinaus läuft es einfach über Versuch und Irrtum. Der Beipackzettel wird besagen, dass ein Mittel häufiger bestimmte Nebenwirkungen hat als andere, doch nach meinen klinischen Erfahrungen bestehen innerhalb der einzelnen Gruppen eigentlich keine großen Abweichungen. Allerdings kann es bei der Wirkung selbst sehr ausgeprägte individuelle Unterschiede geben.« Dass die selektiven Serotonin-Wiederaufnahmehemmer heute so beliebt sind – man spricht ja sogar von einer Prozac-Revolution –, geht nicht auf ihre überlegene Wirksamkeit zurück, sondern auf geringe Nebenwirkungen und große Sicherheit: Sie eignen sich so gut wie nicht zum Selbstmord, was bei der Behandlung von Depressiven, die in ihrer Erholungsphase selbstzerstörerische Impulse haben können, eine wichtige Erwägung ist. »Prozac ist ein sehr nachsichtiges Medikament«, sagt ein Forscher von Eli Lilly. Verminderte Nebenwirkungen bedeuten nicht nur, dass die Betroffenen eher zur Medikation bereit sind, sondern auch bei der Stange bleiben. Das Prinzip ist ähnlich wie bei der Zahnpasta: Je besser sie schmeckt, desto regelmäßiger und gründlicher putzt man.

Manchen drehen diese Präparate den Magen um, und es gibt Berichte über gelegentliche Kopfschmerzen, Reizbarkeit, Schlaflosigkeit beziehungsweise Schlafsucht. Die schlimmste Nebenwirkung scheint indes auf dem Gebiet der Sexualität zu liegen. »Als ich Prozac nahm«, erzählte mir ein Freund, »hätte sogar Jennifer Lopez im Negligé mich absolut kaltgelassen.« Zwar wirken sich auch Trizyklika und Monoaminooxida-se-Hemmer negativ auf das Lustempfinden aus, aber da man diese Medikamente, die den Markt bis Ende der achtziger Jahre beherrschten, meist nur bei sehr schweren Depressionen verschrieb, in denen das Sexuelle unwichtig erschien, wurden diese Nebenwirkungen nicht so oft und breit diskutiert wie im Fall der SSRIs. In Erhebungen aus der Anfangszeit des Prozac gaben eine Reihe von Patienten von sich aus eine schwere Beeinträchtigung ihrer Sexualität durch das Mittel an; als man in späteren Studien gezielt fragte, berichtete die überwältigende Mehrheit über entsprechende Schwierigkeiten. Wenn Anita Clayton von der University of Virginia das sexuelle Erleben in vier Phasen untergliedert, Begehren, Erregung, Orgasmus und Entspannung, so beeinflussen Antidepressiva alle vier: Das Begehren leidet unter der geschwächten Libido, die Erregung unter Triebblockaden, genitaler Desensitivierung, Impotenz oder Trockenheit der Vagina. Der Orgasmus ist stark verzögert und kann auch ganz ausbleiben. Verwirrenderweise können diese Effekte unregelmäßig auftreten: An einem Tag läuft alles prima, am nächsten kommt es zu einer lähmenden Impotenz, und man weiß vorher nie, was einen erwartet. Selbstverständlich verliert auch die Entspannung an Tiefe, wenn schon das Begehren, die Erregung und der Orgasmus Probleme bereiteten.

Nebenwirkungen im Bereich der Sexualität gelten angesichts schwerer Depressionen oft als unwesentlich und fallen so gesehen tatsächlich kaum ins Gewicht, sind indes trotzdem unannehmbar. Ein Patient sagte mir, er erreiche überhaupt keinen Orgasmus mehr und müsse deshalb die Medikamente lange genug vorher absetzen, um ein Kind zeugen zu können. »Wenn ich nicht genau wüsste, wie furchtbar das Leben ohne Medikamente sein kann«, erklärte er, »hätte ich sie ganz weggelassen. O, meine Sexualität, es war so schön, sie für ein paar Tage zurückzubekommen! Ich frage mich, ob ich gemeinsam mit meiner Frau je wieder einen Orgasmus haben werde.« Wer sich gerade von seinem depressiven Schub erholt und andere Sorgen hat, empfindet sexuelle Defizite als nicht sehr störend, dann jedoch das unerträgliche Leid auf Kosten der erotischen Lust zu überwinden – nun, gewiss gibt es einen besseren Tausch. Auch verleitet dieses Manko zum Aussteigen, dem wahrscheinlich größten Problem in der Behandlung von Depressionen: Weniger als ein Viertel der Patienten, die Antidepressiva nehmen müssten, halten länger als ein halbes Jahr durch, und den Hauptgrund dafür bilden Beeinträchtigungen der Sexualität und des Schlafes.

Zu der gestörten Sexualität fügen sich alsbald entsprechende Versagensängste, die eine innere Abneigung gegen den Geschlechtsverkehr wachrufen können, was die Symptome letzten Endes noch verschärft. Die meisten Männer mit Potenzproblemen sind depressiv, und allein schon die Behebung der Impotenz kann auch die Depressionen kurieren. Doch wie Clayton feststellte, ist es gleichermaßen wichtig und schwierig, nicht nur die oft maßgeblich zur Schwermut beitragenden Sexualprobleme zu lösen, sondern auch die aus ihr (so gut wie alle akut Depressiven klagen über Lustlosigkeit) und aus der Einnahme von Antidepressiva resultierenden. Clayton hält es für dringend notwendig, Patienten dezent, aber ausführlich nach sexuellen Problemen zu befragen.

Viele Präparate sollen den unerwünschten Nebenwirkungen der Antidepressiva entgegenwirken, darunter Serotonin-Antagonisten wie Cyproheptadine und Granisetron; Alpha-2-Antagonisten wie Yohimbine und Trazodone; cholinergische Agonisten wie Bethanechol; Dopamin-Verstärker wie Bupropion, Amantadine und Bromocriptine; Autorezeptor-Agonisten wie Buspirone und Pindolol; Stimulantien wie Amphetamin, Methylphenidat und Ephedrin; oder pflanzliche Stoffe wie Ginkgo Biloba und L-arginine. Die Medikation für kurze Zeit – gewöhnlich etwa drei Tage – abzusetzen kann durchaus günstig wirken. (Mitunter hilft auch eine Umstellung der Libido wieder auf die Sprünge.) Doch Allheilmittel gibt es nicht, nur von Person zu Person unterschiedlich starke Linderungen. Eine meiner Gesprächspartnerinnen verspürte aufgrund einer bestimmten Medikamentenkombination, einschließlich Dexedrine, ein so starkes Verlangen, dass sie Sitzungen im Büro körperlich kaum aushielt. Einige kleine Umstellungen normalisierten das jedoch wieder.

Testosteronspritzen zur Hebung des Hormonspiegels können helfen, sind aber schwer zu dosieren, zumal nicht einmal ganz klar ist, wie sie wirken. Der größte Hoffnungsträger ist Viagra, das in seiner psychischen und physischen Wirkung drei der vier Ebenen Claytons zu beeinflussen scheint, ohne allerdings speziell die Libido anzuregen. Zu hoffen bleibt, dass die zurzeit entwickelten Dopamin-Verstärker tatsächlich, wie man annimmt, lustfördernd wirken können. Viagra sollte bei regelmäßiger Einnahme auch die nächtlichen Erektionen wiederherstellen, die Antidepressiva oft beseitigen, was sich wiederum günstig auf die Libido auswirken würde. Ein Vorschlag lautet deshalb, mit solchen Präparaten behandelte Männer aus prophylaktisch-therapeutischen Gründen allabendlich Viagra nehmen zu lassen, was in der Tat schnell und wirksam gegen Depressionen helfen kann, denn starke sexuelle Impulse heben die Stimmung wie fast nichts anderes. Andrew Nierenberg (Harvard) und Julia Warnock (University of Oklahoma) haben gezeigt, dass Viagra,

eigéntlich für Männer gedacht, auch bei Frauen trieb- und orgasmus-
fördernd wirken kann, da – unter anderem – der Blutstau die Klitoris
ähnlich anschwellen lässt wie den Penis. Im Übrigen kann man weibliche Sexualstörungen ebenfalls mit Hormontherapien behandeln. Ein
hoher Östrogenspiegel fördert die Stimmung, während sich sein plötzliches Absinken verheerend auswirken kann, zum Beispiel, wenn er in
der Menopause um bis zu achtzig Prozent zurückgeht. Östrogenmangel
kann zu Beschwerden aller Art führen, und Warnock betont, dass Viagra
nur bei Normalwerten hilfreich wirken kann. Auch Testosteron ist im
weiblichen Hormonhaushalt für die Libido unverzichtbar – sollte jedoch
vorsichtig dosiert werden.

Trizyklika wirken auf mehrere Neurotransmitter ein – darunter Acetylcholin, Serotonin, Noradrenalin und Dopamin – und empfehlen sich
speziell bei schweren und auch wahnhaften Depressionen. Die Hemmung des Acetylcholins hat eine Reihe unangenehmer Nebenwirkungen
wie trockene Schleimhäute (des Mundes und der Augen) sowie Verstopfung. Trizyklika können sowohl sedierend als bei der bipolaren Erkrankung auch manisch wirken, was bei ihrer Verschreibung zu bedenken ist;
in eher seltenen Fällen gilt das Gleiche für selektive Serotonin-Wiederaufnahmehemmer und Bupropion.

Monoaminooxidase-Hemmer bieten sich vor allem dann an, wenn
Depressionen mit akuten körperlichen Symptomen wie Schmerzen,
Mattheit und Schlafstörungen einhergehen. Sie blockieren den enzyma-
tischen Abbau von Adrenalin und Serotonin, heben also deren Spiegel.
Monoaminooxidase-Hemmer haben nicht nur große Qualitäten, sondern auch viele Nebenwirkungen, darunter Unverträglichkeiten mit
einer Anzahl von Nahrungsmitteln. Sie können auch Körperfunktionen
beeinträchtigen, bis zur totalen Urinverhaltung. Ein Betroffener sagte:
»Zum Pinkeln musste ich immer ins Krankenhaus gehen, was etwas
lästig war.«

Atypische Antidepressiva sind, wie der Name schon sagt, atypisch mit
je eigener spezieller Wirkungsweise. Effexor beeinflusst das Serotonin
und Noradrenalin, Wellbutrin das Dopamin und Noradrenalin. Asendin
und Serzone greifen in alle Systeme ein. Derzeit probiert man gerne sogenannte »saubere« Medikamente aus, die hoch spezifisch wirken, aber
deshalb nicht besser sein müssen als »schmutzige«. Spezifizität kann
zwar in gewissem Maße die Nebenwirkungen unterbinden, doch bei
Depressionen schlägt gerade der Einsatz buntgemischter Substanzen besonders gut an. Saubere Medikamente – meist entwickelt von Pharma-

konzernen, die klare, anspruchsvolle chemische Lösungen anstreben – zeichnen sich nicht durch große therapeutische Erfolge aus.

Die Wirkung von Antidepressiva ist unvorhersehbar und hält nicht immer an. »Ich glaube aber nicht, dass totale Einbrüche auch nur annähernd so oft vorkommen, wie behauptet wird«, sagt Richard A. Friedman. »Manchmal muss man bloß die Dosierung umstellen und die Medikation abfedern. Psychopharmakologie heißt auch viel Ausprobieren. Und bei vielen, die abstürzen, hat der Placeboeffekt nachgelassen.« Dennoch verschafft die Medikation vielen Patienten nur zeitweise Erleichterung. Sarah Gold, die seit langem mit Depressionen kämpft, hatte mit Wellbutrin eine völlige Remission – die ein Jahr anhielt. Eine ähnliche Wirkung erzielte sie mit Effexor, diesmal für achtzehn Monate. »Die Leute merkten es. Eine meiner Mitbewohnerinnen sagte mir, ich hätte eine derart schwarze Aura, dass sie es nicht einmal mit mir im Haus aushalte, wenn ich bei geschlossener Tür auf meinem Zimmer sei.« Gold versuchte es mit einem Mix aus Lithium, Zoloft und Ativan; heute nimmt sie Anafranil, Celexa, Risperdal und Ativan, was sie »etwas schlapp und unsicher, jedoch immerhin lebenstüchtig macht«. Möglicherweise kann keines der heute verfügbaren Präparate ihr jene dauerhafte Linderung der Depressionen bieten, die manche Betroffene erreichen, und für jemanden, der immer auf Medikamente angewiesen ist, muss dieses Taumeln von einer Lösung zur nächsten zutiefst entmutigend sein.

Eine Reihe von Medikamenten wie BuSpar, das bestimmte, für Serotonin empfängliche Nerven anspricht, sollen langfristig die Angst bekämpfen. Allerdings können die schneller wirkenden Benzodiazepine – zu denen Klonopin, Ativan, Valium und Xanax, aber auch die Schlafmittel Halcion und Restoril gehören – akute Ängste sofort lindern. Die Furcht vor Abhängigkeit hat indes zu einer stark defensiven Verordnung der »Benzos« geführt, obwohl sie bei Angstanfällen im Nu für Abhilfe sorgen. Qualen und Martern müssten nicht sein, wenn Ärzte etwas großzügiger Benzos verschrieben, und ich denke oft an einen Spruch meines ersten Psychopharmakologen: »Wenn Sie abhängig werden, holen wir Sie wieder davon runter. Doch jetzt wollen wir erst einmal etwas gegen Ihr Leiden tun.« Bei den Benzodiazepinen entwickelt sich schnell eine hohe Toleranz verbunden mit Abhängigkeit, das heißt, man kann sie nicht plötzlich absetzen, muss aber für den therapeutischen Erfolg auch nicht ständig die Dosis steigern. »Bei diesen Medikamenten«, sagt Friedman, »bereitet die Abhängigkeit vor allem ehemaligen Drogenkonsumenten Probleme. Ansonsten wird das Suchtrisiko bei den Benzodiazepinen erheblich überschätzt.«

Bei mir löste Xanax den Spuk wie von Zauberhand auf. Während die Antidepressiva meine Innenwelt nur ganz allmählich und zaghaft wie ein Dämmern wieder aufhellten und Gestalt annehmen ließen, erlöste das Xanax mich außerordentlich schnell von der Angst – »stopft Dämme im entscheidenden Moment«, wie der Angstexperte James Ballenger es ausdrückt. Vom Suchtrisiko abgesehen, können Benzos Leben retten. »Die Annahmen des breiten Publikums«, sagt Ballenger, »treffen in der Regel nicht zu. Das Sedierende ist nur Nebenwirkung und diese Präparate als Schlafmittel und nicht Angstlöser zu benutzen, ein Missbrauch. Bei schnellem Absetzen bekommt man Symptome, doch das gilt für sehr, sehr viele Medikamente.« Auch wenn die Benzos Ängste lösen, lindern sie an sich keine Depressionen. Sie können das Kurzzeitgedächtnis beeinträchtigen. Langfristig machen sie manchmal sogar depressiv, weshalb der Dauergebrauch unbedingt streng überwacht werden sollte.

Seit jenem ersten Besuch beim Psychopharmakologen vor sieben Jahren habe ich mich auf das Medikamentenroulette eingelassen, habe um meiner psychischen Gesundheit willen Zoloft, Paxil, Navane, Effexor, Wellbutrin, Serzone, BuSpar, Zyprexa, Dexedrine, Xanax, Valium, Ambien sowie Viagra in verschiedenen Kombinationen und Dosierungen eingenommen. Zum Glück sprach ich gleich gut auf den ersten Mix an, weiß aber ein Lied von den Höllenqualen des Herumexperimentierens zu singen. »Heute sind Depressionen heilbar«, sagte man mir. »Man nimmt einfach Antidepressiva, wie sonst Aspirin gegen Kopfschmerzen.« Das stimmt nicht. Heute sind Depressionen behandelbar. Man nimmt Antidepressiva, wie Chemotherapeutika gegen Krebs. Manchmal wirken sie Wunder, doch es ist alles andere als ein Vergnügen, und die Ergebnisse sind keineswegs zuverlässig.

Bisher ist mir eine volle stationäre Behandlung erspart geblieben, aber vielleicht blüht sie mir eines Tages noch. In Kliniken bekommt man gewöhnlich Medikamente und/oder Elektrokrampftherapie. Allerdings kann auch schon die Hospitalisierung selbst heilsam wirken: die stetige Betreuung und die Vorkehrungen gegen destruktive oder suizidale Impulse. Die Klinik sollte nicht die letzte Zuflucht für Verzweifelte sein. Sie ist eine Hilfe wie jede andere und bei Bedarf zu nutzen. (Sofern die Krankenversicherung zustimmt!)

Heute sucht die Forschung in vier Richtungen nach neuen Therapieansätzen. Erstens bessere Prävention, um psychische Probleme möglichst früh zu erkennen und dagegen einzuschreiten. Zweitens zunehmende Spezialisierung der Substanzen. Das Gehirn hat mindestens fünfzehn verschiedene Serotonin-Rezeptoren, und manches spricht dafür, dass die antidepressive Wirkung nur bei einigen der Zentren ansetzt, während viele der unschönen Nebenwirkungen von SSRIs vermutlich mit anderen zusammenhängen. Drittens schneller helfende Medikamente. Viertens mehr Orientierung am Symptom als an den biochemischen Ursachen. So könnte man bei der Auswahl von Mitteln auf Experimente verzichten; wenn es zum Beispiel Marker gäbe, um genetische Varianten von Depressionen zu bestimmen, so ließe sich eine spezifische Therapieform entwickeln. »Die derzeit verfügbaren Medikamente«, sagt der ehemalige NIMH-Direktor William Potter, »wirken einfach zu indirekt, als dass wir sie gezielt einsetzen könnten.« Eine Spezialisierung wird sich vermutlich nicht durchführen lassen. An Gemütskrankheiten sind ja nicht nur einzelne Gene beteiligt, sondern eine große Vielzahl, die alle das Risiko ein wenig erhöhen – und die äußeren Umstände entscheiden dann über die Anfälligkeit des gesamten Systems.

Die unsauberste und somit diffuseste aller physikalischen Depressionstherapien ist zugleich die erfolgreichste. Antidepressiva helfen in etwa fünfzig Prozent der Fälle – vielleicht etwas mehr; die Elektrokrampftherapie scheint jedoch in fünfundsiebzig bis neunzig Prozent der Fälle Maßgebliches zu bewirken. Etwa die Hälfte derer, bei denen sie eine Besserung herbeiführt, fühlen sich auch noch ein Jahr später gut, während andere die Behandlung wiederholt oder sogar regelmäßig benötigen. Der Eingriff wirkt rasch. Vielen Patienten geht es schon nach wenigen Tagen deutlich besser: ein großer Vorteil gegenüber dem langwierigen Verfahren der Medikation. Besonders gut eignen sich Elektrokrampftherapien für akut selbstmordgefährdete Patienten – die sich häufig selbst verletzen, also dringend schneller Hilfe bedürfen –, zumal sie fast sofort wirken und gut ansprechen. Da es hier nicht, wie bei den meisten Medikamenten, zu systematischen Nebenwirkungen oder Unverträglichkeitsreaktionen kommt, setzt man sie sogar bei Schwangeren, Kranken und alten Menschen ein.

Nach Blutuntersuchung, Elektrokardiogramm, Röntgen des Thorax und anästhesiebezogenen Kontrollen unterschreibt der als tauglich befundene Patient die Einverständniserklärung. Am Vorabend des Eingriffs wird eine Kanüle gelegt, und die Behandlung erfolgt dann morgens im nüchternen Zustand. Man schließt die Monitore an, reibt die Schläfen mit einem Gel ein und befestigt die Elektroden, entweder einseitig an der nicht-dominanten Hemisphäre – gewöhnlich rechts –, als die bevorzugte Erststrategie, oder beidseitig. Unilaterale Elektrokrampftherapie ist schonender als bilaterale und neueren Studien zufolge in hoher Dosierung genauso wirkungsvoll wie diese. Der zuständige Arzt muss sich zwischen den nachhaltigeren Sinuswellen und den besser verträglichen kurzwelligen Rechteckschwingungen entscheiden. Nach der Einleitung einer etwa zehnminütigen Vollnarkose und Gabe eines Relaxans, um Muskelkrämpfen vorzubeugen (bei dieser Behandlung kommt es nur zu einem leichten Zucken der Zehen, während in den fünfziger Jahren heftige Spasmen oft zu Verletzungen führten). Gehirnströme und Herzfunktion werden ständig durch EEG und EKG überwacht. Ein sekundenlanger Stromstoß verursacht einen Anfall im Temporal- und Scheitelhirn, der gewöhnlich etwa dreißig Sekunden andauert – um die Biochemie zu verändern, ohne Gehirnzellen zu verbrennen. Die Stromstärke beträgt meist zweihundert Joule, was circa hundert Watt entspricht, wovon jedoch die große Masse in Weichteile und den Schädelknochen geht und nur Reste das Gehirn erreichen. Normalerweise setzt man im Lauf von etwa sechs Wochen zehn bis zwölf Behandlungen an, zunehmend auch auf ambulanter Basis.

Martha Manning beschreibt ihre Depressionen und Erfahrungen mit der Elektrokrampftherapie in einem schönen, überraschend heiteren Buch des Titels *Undercurrents*. Inzwischen ist sie mit Wellbutrin, ein wenig Lithium, Depakote, Klonopin und Zoloft stabilisiert – »Diese ganze Kollektion sieht in der Hand fast wie Regenbogen aus«, scherzt sie. »Ich bin ein endloses wissenschaftliches Projekt.« Auf dem Tiefpunkt ihrer Depression unterzog sie sich einer intensiven, lang anhaltenden Elektrokrampftherapie, begab sich genau an dem Tag in die Klinik, als sie schon drauf und dran war, eine Pistole zu kaufen, um sich zu erschießen. »Ich wollte nicht aus Selbsthass sterben, sondern aus Eigenliebe, um dem Elend ein Ende zu machen. Ich stand jeden Tag an der Badezimmertür meiner Tochter und hörte ihr beim Singen zu – sie war damals elf und trällerte stets beim Duschen –, und das war eine Aufforderung, es keinen Tag länger auszuhalten. Ich konnte mich einfach nicht genug um sie kümmern, wusste aber plötzlich, wenn ich mir etwas antat, würde ich mein Kind unglücklich machen. Noch am selben Tag überwand ich mich und meldete mich zur Elektrokrampftherapie an. Die Behandlung dauerte wochenlang, und ich wachte nach jeder Runde mit einem bösen Kater auf.«

Elektrokrampftherapie zerrüttet das Kurzzeit- und kann auch das Langzeitgedächtnis beeinträchtigen; die Ausfälle vergehen gewöhnlich wieder, doch manchmal kommt es zu bleibenden Schäden. Eine ehemalige Rechtsanwältin hatte nach der Behandlung keinerlei Erinnerungen mehr an ihr Jurastudium, wusste nicht, was, wo und bei wem sie studiert hatte. Das ist zwar extrem selten, kommt aber vor. Einer Studie

zufolge stirbt etwa jeder zehntausendste Patient an der Elektrokrampftherapie, und zwar gewöhnlich hinterher an Herzversagen. Allerdings
steht nicht ganz fest, ob die Todesfälle wirklich Folgen der Therapie sind.
Zwar steigt dabei der Blutdruck deutlich, doch scheinen physiologische
Schäden auszubleiben. Richard Abrams, der Autor eines lesenswerten
Buches über Elektrokrampftherapien, schildert eine Frau, deren Gehirn
sich nach gut zwölfhundertfünfzig bilateralen Applikationen, als sie
neunundachtzigjährig starb, in tadellosem Zustand befand. »Wir haben
einfach keine Belege – oder auch nur praktische Ansatzpunkte – dafür,
dass die Elektrokrampftherapie in ihren heutigen Anwendungsformen
das Gehirn schädigen kann«, betont er. Viele der vorübergehenden Nebenwirkungen – wie Benommenheit und Übelkeit – gingen allein auf
das Konto der Vollnarkose.

Elektrokrampftherapie ist die nach wie vor am stärksten stigmatisierte Behandlungsform. »Auf dem Tisch fühlst du dich wie Frankensteins
Opfer«, sagt Manning. »Und niemand will etwas davon hören; selbst auf
Familienmitglieder wirkt sie befremdlich oder gar abstoßend.« Schon
der Gedanke daran könne den Patienten traumatisieren. »Ich weiß, dass
es hilft«, sagt eine Krankenschwester. »Ich habe es ja selbst gesehen; aber
die Vorstellung, kostbare Erinnerungen an die Kinder und die Familie
zu verlieren – wissen Sie, meine Eltern und mein Mann leben nicht
mehr. Wer findet dir diese Erinnerungen wieder, wer erzählt dir davon?
Traumlosigkeit würde mich noch depressiver machen. Erinnerungen
sind es doch, die mir durch den Tag helfen.«

Andererseits kann Elektrokrampftherapie regelrecht Wunder wirken.
»Vorher war mir bei jedem Schluck Wasser bewusst, wie sehr mich alles
anstrengte«, sagt Manning. »Und danach dachte ich, ob sich normale
Menschen wohl immer so fühlen? Es ist, als wäre dein Leben doch
kein Missverständnis gewesen.« Und die Wirkung setzt meist schnell
ein. »Die vegetativen Symptome verschwanden; dann fühlte ich mich
leichter«, sagt Manning. »Eine Zeitlang fühlte ich mich, als hätte mich
ein Pferd getreten, aber das war vergleichsweise harmlos.« Nachdem
Mannings Buch erschienen war, standen bei ihrer Lesung viele Leute auf
und verließen den Saal, um gegen die »elektrische Gehirnwäsche« zu
protestieren.

Manning ist eine ungewöhnliche Frau. Viele, die eine Elektrokrampftherapie absolvieren, bestreiten deren Nutzen, besonders wenn sie unter
Gedächtnisschwund leiden und sich nur langsam wieder erholen. Zwei
meiner Bekannten haben sich Anfang letzten Jahres für die Maßnahme entschieden, nachdem sie völlig am Boden zerstört waren – absolut

lebensuntüchtig und oft suizidal. Sie wurden im Abstand von mehreren Monaten behandelt: Er, ein ehemaliger Ingenieur, erlitt einen schweren Gedächtnisverlust und wusste danach nicht mehr, wie ein simpler Schaltkreis funktioniert. Im Gegensatz dazu fand bei meiner Bekannten überhaupt keine Veränderung statt; sie stand nach der Behandlung weiter vor den gleichen Lebensproblemen. Sein Gedächtnis kehrte nach ungefähr drei Monaten allmählich zurück, und gegen Ende des Jahres erholte er sich, konnte ausgehen, fand eine Stellung und bewährte sich; er meinte, das sei »wahrscheinlich Zufall«. Sie machte eine zweite Behandlungsrunde, obwohl ihr die erste nicht gutgetan hatte. Danach kam ihre Persönlichkeit wieder, und im Herbst hatte sie nicht nur einen Job, sondern auch eine neue Wohnung und einen Freund. Trotzdem klagte sie weiterhin, die EKT richte mehr Unheil an, als das Ganze wert sei, bis ich ihr irgendwann nahelegte, dass die Therapie vielleicht ja nur ihre Erinnerung daran ausgelöscht habe, wie schlecht es ihr vorher gegangen war.

In vielen Staaten der USA ist die Elektrokrampftherapie gesetzlich verboten, sie wird vielfach missbraucht, eignet sich nicht für jedermann und darf auf keinen Fall wahllos oder gar gegen die volle Zustimmung des Patienten eingesetzt werden – kann aber trotz allem wirklich Gutes bewirken.

Warum hilft die Elektrokrampftherapie? Man weiß es nicht. Sie scheint sowohl das Dopamin als auch die anderen Neurotransmitter erheblich zu aktivieren, könnte auch den Stoffwechsel im Stirnlappen anregen; hohe Frequenzen heben offenbar den Grundumsatz, wohingegen niedrige ihn senken. Allerdings bleibt unklar, ob Depressionen eines der vielen Symptome des Hypo- und agitierte Depressionen ein klassisches Symptom des Hypermetabolismus sind oder ob beide Phänomene auf anderen Gehirnprozessen beruhen. Die Elektrokrampftherapie macht vorübergehend die Blut-Hirn-Schranke durchlässiger. Ihre Auswirkungen beschränken sich aber nicht auf den Stirnlappen, sondern beziehen zeitweise auch den Gehirnstamm mit ein.

Ich habe beschlossen, die Medikamente nicht abzusetzen, und bin wahrscheinlich noch nicht süchtig, aber doch wohl abhängig, denn ohne sie könnten sich wieder Symptome einstellen. Es ist eine schöne Bescherung: Ich habe stark zugenommen, bekomme ohne erkennbaren Grund seltsame Nesselausschläge, schwitze mehr als früher, und mein Gedächtnis, das nie sehr gut war, hat leicht nachgelassen; oft vergesse ich mitten im Satz, was ich sagen wollte, habe auch viel Kopfschmerzen und gelegentlich Muskelkrämpfe. Der Geschlechtstrieb kommt und geht, das Sexuelle ist unberechenbar: Einen Orgasmus trage ich mir rot im Kalender ein. Das ist zwar nicht ideal, scheint indes einen richtigen Schutzwall gegen Depressionen zu errichten. Die letzten beiden Jahre waren zweifellos seit langem meine besten. Allmählich hole ich auf. Als jüngst zwei meiner Freunde bei aberwitzigen Unfällen starben, wurde ich zwar furchtbar traurig, ohne mir jedoch wieder zu entgleiten, und lediglich Trauer zu empfinden war fast (auch wenn das schrecklich klingt, stimmt es in einem ganz egoistischen Sinne für mich) eine Art Befriedigung.

Die Frage, wozu Depressionen in unserem Leben gut sind, ist nicht dieselbe wie die, wozu Antidepressiva gut sein werden. Der Angstforscher James Ballenger sagt: »Wir sind heute etwa zwanzig Zentimeter größer als vor dem Zweiten Weltkrieg, viel gesünder und langlebiger, worüber sich auch niemand beklagt. Heilt man eine Behinderung, so gehen die Menschen in die Welt hinaus und entdecken Neues, Gutes wie Schlechtes.« Und das, meine ich, beantwortet wirklich die Frage, die mir fast alle stellten, denen gegenüber ich dieses Buch erwähnte: »Löschen die Medikamente nicht Ihr Leben aus?« Nein, sie ermöglichen einem lediglich, aus wichtigeren, triftigeren, ja tieferen Gründen zu leiden.

»Der Mensch hat etwa zwölf Milliarden Neuronen«, erklärt Robert Post, der für Biopsychiatrie zuständige Abteilungsleiter des National Institute of Mental Health, »und auf jedes kommen tausend bis zehntausend Synapsen, die sich rasend schnell verändern. Das alles genauso hinzukriegen, dass die Leute sich immerzu wundervoll glücklich fühlen – davon sind wir noch weit entfernt.« James Ballenger sagt: »*Trotz* all unserer Fortschritte hat das Leiden in der Welt anscheinend kaum abgenommen, und ich sehe nicht, dass wir in naher Zukunft ein erträgliches Niveau erreichen werden. Die Frage der Gehirnwäsche muss uns derzeit nicht beschäftigen.«

Depressive treibt das Wort *normal* um. Sind Depressionen normal? In Studien lese ich etwas über normale und depressive Gruppen, über Medikamente, die zur »Normalisierung« der Depression beitragen können, über »normale« oder »atypische« Symptome. Einer meiner Gesprächspartner sagte: »Als diese Symptome erstmals auftraten, meinte ich durchzudrehen. Es war sehr erleichternd zu hören, dass es sich nur um eine klinische Depression handelte und ich im Grunde normal war.« Selbstverständlich war das im Grunde der normale Weg in den Wahnsinn, denn die Depression ist eine psychische Krankheit, und wer sich in ihren Klauen befindet, der ist wahrhaft durchgeknallt, hat einen Vogel oder nicht alle Tassen im Schrank.

Als ich in London bei einer Party eine Bekannte traf und erwähnte, dass ich an diesem Buch schrieb, sagte sie: »Ich hatte auch schreckliche Depressionen.« Auf meine Frage, was sie dagegen getan habe, erklärte sie: »Der Gedanke, Medikamente einnehmen zu müssen, war mir zuwider. Ich merkte, dass mein Problem auf Stress beruhte, also beschloss ich, alle Stressfaktoren in meinem Leben auszuräumen.« Dann zählte sie an den Fingern ab: »Ich kündigte meine Stellung, trennte mich von meinem Freund, ohne nach einem neuen zu schauen, zog aus meiner Wohngemeinschaft aus und lebe jetzt allein, schlug mir nicht mehr die Nächte um die Ohren, verließ die Großstadt, gab die meisten Freunde auf und kümmere mich nicht mehr so viel um mein Aussehen.« Ich starrte sie entsetzt an. »Das klingt übel, aber ich bin wirklich viel glücklicher und weniger ängstlich als vorher.« Und mit stolzer Miene betonte sie: »Und das habe ich alles ohne Pillen geschafft.«

Jemand, der mit in unserer Runde stand, konnte dies gar nicht fassen. »Das ist ja vollkommen verrückt. Das ist das Verrückteste, was ich je gehört habe. Sie müssen verrückt sein, so mit Ihrem Leben umzugehen«, sagte er. Ist es wirklich verrückt, zu meiden, was einen verrückt macht? Oder ist es verrückt, sich medikamentös so einstellen zu lassen, dass man ein verrücktes Leben weiterführen kann? Ich könnte erheblich kürzertreten, weniger reisen, weniger Menschen kennenlernen und keine Bücher mehr schreiben – und vielleicht brauchte ich dann keine Medikamente mehr, um in den Grenzen des Erträglichen zu bleiben. Zwar ist das nicht meine erste Wahl, wäre aber zweifellos vernünftig. Doch mein abenteuerliches verwickeltes Leben bietet mir enorme Befriedigung, und ich würde es ungern, ja, fast um keinen Preis, aufgeben: lieber die Pillenzahl verdreifachen, als meinen Freundeskreis halbieren.

Als ich das erste Mal eine schwere Depression mitbekam, erkannte, ja, bemerkte ich sie gar nicht. Wir, ein paar Kommilitonen und ich, hielten uns im Sommer nach meinem zweiten Collegesemester im Ferienhaus meiner Eltern auf. Auch meine Freundin Maggie Robbins war da, die bezaubernde, immer überströmende Maggie. Im Frühjahr hatte sie, nach einer akuten manischen Psychose, einen Zusammenbruch erlitten und zwei Wochen im Krankenhaus verbracht. Doch inzwischen schien sie sich wieder erholt zu haben, faselte jedenfalls nichts mehr davon, im Keller der Bibliothek geheime Daten aufspüren und als blinder Passagier mit dem Zug nach Ottawa fliehen zu müssen; also nahmen wir alle an, dass sie wieder gesund war, und ihr oft langes Schweigen an jenem Sommerwochenende erschien uns tiefgründig, gewichtig, so als hätte sie es gelernt, ihre Worte genau abzuwägen. Als sie abends kaum etwas aß,

dachte ich, sie möge kein Steak oder achte auf ihre schlanke Linie. Seltsamerweise habe ich das Wochenende als sehr glücklich in Erinnerung
und war erschüttert, als Maggie mir eröffnete, wie schlecht es ihr ging.

Fünfzehn Jahre später litt Maggie unter den schwersten Depressionen,
die ich jemals sah. Mit unfassbarer Fahrlässigkeit hatte ihr Arzt gemut-
maßt, nach so langer beschwerdefreier Zeit könne sie ruhig das Lithium
absetzen, als sei die schwere bipolare Erkrankung wie von Zauberhand
verschwunden. Sie hatte die Dosis langsam gesenkt, sich großartig gefühlt, spürbar abgenommen und schließlich auch das Zittern der Hände
überwunden. Nun kam wieder die frühere Maggie zum Vorschein, die
mir vorgeschwärmt hatte, einmal die berühmteste Schauspielerin der
Welt werden zu wollen. Alsbald geriet sie in eine unerklärliche Hoch-
stimmung. Auf die Frage, ob sie keine Sorge habe, ein kleines bisschen
manisch zu sein, versicherte sie mir, sich seit Jahren nicht mehr so wohl
gefühlt zu haben. Das hätte mir eigentlich Warnung genug sein müssen,
denn sich so toll zu fühlen verhieß kaum Gutes. Binnen dreier Monate
kam Maggie zu der Überzeugung, Gott führe sie in einer Mission, die
Welt zu retten. Ein Freund kümmerte sich um sie und suchte ihr einen
neuen Psychiater, der die Medikation wiederaufnahm. Während der folgenden Monate schlitterte Maggie in tiefe Depressionen. Dann hatte sie
eine leichte Hypomanie, gefolgt von ebenso leichten Depressionen, die in
eine reine Manie übergingen. Anschließend stürzte sie in ein abgrund-
tiefes Loch. Ich weiß noch, wie Maggie in der Mansarde einer Freundin
wie ein festes Knäuel zusammengerollt auf der Couch lag und sich vor
Schmerzen krümmte, als triebe man ihr Bambussplitter unter die Fin-
gernägel. Wir wussten nicht ein noch aus. Sie schien absolut sprachlos;
als sie schließlich doch etwas stammelte, war das fast unvernehmbar.
Maggies Eltern wussten inzwischen bestens über das Krankheitsbild Bescheid, so dass wir sie am Abend zu ihnen brachten. Dann blieb sie zwei
Monate lang verschollen, lag oft tagelang reglos in einer Ecke der elterlichen Wohnung. Ich hatte damals selber schon Depressionen hinter mir
und wollte helfen, aber Maggie ging weder ans Telefon noch wünschte
sie Besuch, und ihre Eltern drängten sie auch klugerweise zu nichts. Als
Tote hätte sie nicht unerreichbarer sein können. »So etwas werde ich nie
wieder mitmachen«, sagt Maggie. »Ich weiß, dass ich alles nur Erdenkliche täte, um etwas derart Unannehmbares zu vermeiden.«

Heute geht es Maggie wieder gut, dank Depakote, Lithium und Wellbutrin; auch Xanax hat sie immer zur Hand, brauchte es aber schon
lange nicht mehr zu nehmen. Das anfangs benutzte Klonopin und Paxil ist inzwischen gänzlich abgesetzt. Maggie wird immer auf Medika-

mente angewiesen sein. »Ich musste Demut lernen, um mir zu sagen: ›Na, vielleicht sind einige derer, die sich für Pillen entschieden haben, ganz genau wie ich und wollten aus irgendwelchen Gründen nie und nimmer Medikamente nehmen. Aber dann taten sie es doch, und das half‹.« Maggie schreibt und malt. Tagsüber arbeitet sie als Lektorin bei einem Magazin; etwas Anspruchsvolleres strebt sie gar nicht an. Sie will nur eine gewisse Sicherheit, krankenversichert sein und eine Arbeit, bei der sie nicht immer glänzen muss. Wenn Maggie nachdenklich – oder wütend – wird, schreibt sie Gedichte über ein fiktives Alter ego namens Suzy. Einige handeln von Depressionen:

Jemand steht im Bad
und starrt Suzy an.
Jemand mit dem Stimmenblick,
den Suzy nicht erkennt.
Jemand, der im Spiegel lebt,
ein dickes Gesicht, das weint und weint.

Suzys Schädel pocht zum Bersten.
Suzys Zähne wackeln.
Suzys Hände sind fahrig und zittern,
beschmieren das Glas mit Schaum.
Einen Sommer lernte Suzy Knoten.
Suzy kennt keine Schlinge.

Suzy spürt, wie ein Schleier sich hebt.
Suzy hört, wie ein Schleier zerreißt.
Dann liegt die Wahrheit aufgespießt vor ihr –
öde und qualvoll, erschüttert, erschöpft.
Sicher ist nur der nagende Hunger,
als alles, womit wir geboren werden.

»Mit acht beschloss ich, Maggie zu sein«, sagte sie mir. »Ich weiß noch, wie ich mir in der Schule auf dem Flur einredete, ›Weißt du, ich bin Maggie und will einfach immer ich sein; das ist jetzt genau mein Ich, das ich sein will. Ich war anders, weil ich mich an nichts aus meinem Leben erinnere, aber von nun an will ich nur noch ich selbst sein.‹ Und so ist es auch, das ist meine Identität. Ich bin genau diese Person, kann also zurückblicken und denken ›O Gott, kaum zu fassen, dass ich mit siebzehn diesen Blödsinn gemacht habe.‹ Aber ich war es doch, habe keine Brüche in meinem Ich.«

Trotz der tiefen Schmach einer Erkrankung wie der manisch-depressiven ein durchgehendes Ichgefühl zu haben wie sie, zeugt von großer Stärke. Maggie erlebte Phasen, in denen sie sich wünschte, von diesem zähen Ich erlöst zu werden. In jener grässlichen, fast katatonen Depression »lag ich im Bett und sang immerfort ›Wo sind all die Blumen hin‹, um mich abzulenken. Heute weiß ich, dass ich andere Medikamente hätte nehmen oder jemanden bitten können, bei mir im Zimmer zu schlafen, war jedoch schlicht zu krank, um daran zu denken, konnte nicht sagen, was mich so sehr ängstigte, obwohl ich meinte, vor Angst zu platzen. Es ging einfach immer weiter bergab. Wir wechselten ständig die Medikation, aber nichts half. Ich glaubte meinen Ärzten, nahm stets an, irgendwann wieder normal zu werden, konnte allerdings nicht abwarten; nicht mal die nächste Minute. Ich sang, um meine innere Stimme zu übertönen, die sagte: ›Du verdienst nicht einmal zu leben, bist wertlos, wirst es nie zu etwas bringen, bist ein Niemand.‹ Und da fing ich an, wirklich über Selbstmord nachzudenken. Ich hatte vorher schon mit dem Gedanken gespielt, doch jetzt machte ich richtige Pläne, hatte fast ständig mein eigenes Begräbnis vor Augen. Als ich bei meinen Eltern wohnte, sah ich ganz klar vor mir, wie ich im Nachthemd aufs Dach stieg und über den First lief. An der Dachluke war eine Alarmanlage, und die Sirene heulte los, aber das machte nichts mehr, denn ich würde springen, bevor jemand hinaufkommen konnte. Ich durfte kein Risiko eingehen, malte mir sogar aus, welches Nachthemd ich tragen würde. Doch dann kam ein letzter Rest Selbstachtung auf und hielt mir vor, wie viele Menschen traurig wären, wenn ich es täte, und ich konnte die Verantwortung für so viel Leid nicht tragen. So musste ich mir eingestehen, was für eine Aggression der Selbstmord gegenüber anderen bedeutet.

Wahrscheinlich habe ich die meisten Erinnerungen daran verdrängt, komme nicht mehr heran, kann auch nichts mehr rekonstruieren, weil das keinen Sinn ergibt. Aber ich erinnere mich noch an gewisse Teile des Hauses und wie mies ich mich dort fühlte; ebenso an die nächste Phase, als ich unablässig an Geld dachte. Ich schlief ein und wachte beunruhigt auf, konnte das nicht abschütteln. Das war ziemlich irrational, denn ich hatte damals keine Geldsorgen. Ich dachte, was ist, wenn ich in zehn Jahren arm bin. Meine damaligen Befürchtungen und Ängste standen in keinem Verhältnis zu denen meines normalen Alltags – waren nicht nur der Stärke, sondern auch der Art nach etwas völlig anderes. Es waren schreckliche Zeiten! Schließlich wechselte ich zum Glück den Arzt. Und dann nahm ich das Xanax, ungefähr ein halbes Milligramm, und hatte das Gefühl, als legte sich eine riesenhafte Hand um mich und drückte mich einfach ganz tief ins Bett. Und schlief zu guter Letzt ein. Ich befürchtete, süchtig zu werden, aber der Arzt beruhigte mich – dafür nähme ich nicht annähernd genug – und erklärte, selbst wenn, bekäme er mich wieder davon los, sobald ich mein Leben besser im Griff habe. Also dachte ich, gut, denke ich eben nicht weiter darüber nach, sondern nehme es einfach.

In der Depression meinst du nicht, dir hätte jemand einen grauen Schleier übergezogen und du sähest die Welt nur noch durch den trüben Nebel, sondern vielmehr, jetzt sei der Schleier, der des Glücks, zerrissen und du sähest endlich klar. Du versuchst, die Wahrheit festzunageln und zu sezieren, meinst, sie sei etwas Starres, aber die Wahrheit ist lebendig und geht um. Schizophrenen kannst du ihre Dämonen austreiben, wenn sie sich von etwas Fremdartigem besessen fühlen, doch bei uns Depressiven ist das viel schwerer, weil wir die Wahrheit zu erkennen meinen. Nur, die Wahrheit lügt. Eine Freundin sagte: ›Es wird nicht immer sein wie jetzt. Versuche einfach, daran zu denken. Im Moment ist es eben so, aber das wird sich ändern.‹ Dann sagte sie noch etwas, das mir half: ›Im Augenblick spricht die Depression. Sie spricht durch dich.‹«

Zwar kommt man Depressionen am besten therapeutisch-medikamentös bei, aber auch religiöser Glaube hilft vielen Menschen. Man könnte das menschliche Bewusstsein als eine Dreieckskonstellation aus religiösen, psychischen und biologischen Elementen ansehen. Der Glaube ist ein enorm schwieriges Phänomen, da er vom Unerkennbaren und Unbeschreiblichen handelt. Heutzutage gibt es viele verschiedene Formen des Glaubens, zahlreiche persönliche Ausprägungen. Trotzdem gehört die Religion zu den ursprünglichsten Möglichkeiten, mit Depressionen umgehen zu können, denn der Glaube bietet Antworten auf unlösbare Fragen. Zwar kann er gewöhnlich niemanden aus der Schwermut erlösen, doch hilft er, depressive Phasen zu überstehen, und gibt neuen Lebensmut. Viele Religionen stellen das Leiden als wesentlich dar und verheißen uns trotz aller Hilflosigkeit eine gewisse Würde und einen Sinn. Sowohl die kognitiven als auch die tiefenpsychologischen Therapieansätze erreichen ihre Ziele weitgehend mittels der Richtlinien, die den großen Weltreligionen zugrunde liegen – Refokussierung der Energie auf eine Instanz jenseits des Ichs, Einüben von Selbstachtung, Geduld und Offenheit. Der Glaube ist ein Geschenk Gottes und bietet fast alle Wonnen der Nähe. Wenn ein göttliches Wesen unsere Ziele im Groben vorgibt, so müssen wir sie nur noch ausgestalten. Glaube schenkt uns im Wesentlichen Hoffnung, die ein großartiges Prophylaktikum ist.

Man kann Depressionen sogar durch den Glauben ans Leben besiegen, der nicht minder abstrakt ist als eine jenseitsbezogene Religion.
Depressionen sind nicht nur etwas extrem Zynisches, sondern auch eine
Art Glaubensquelle. Sie zu ertragen und unzerstört daraus hervorzuge-
hen heißt wahr zu machen, was man nicht zu hoffen wagte. Doch trägt
das Konzept des Glaubens, ähnlich dem der romantischen Liebe, die
Saat der Enttäuschung in sich: Viele Depressive deuten ihr Elend in dem
Sinne, von Gott verstoßen oder verlassen worden zu sein, und können
nicht mehr an den glauben, der die Seinen so sinnlos quält. Allerdings
verraucht die Wut auf Gott bei den meisten mit der Depression selbst.
Wem der Glaube als oberste Norm gilt, der kann nur zu ihm zurückkehren. Obwohl religiöse Systeme mir fremd sind, fällt es mir schwer,
die Destruktivität von Depressionen nicht als eine Art Einmischung von
außen zu sehen. Für ein gottlosen Akt trifft es einen zu tief.

Wissenschaftler halten es meist aus methodologischen Gründen für
undankbar, das Religiöse gründlich zu erforschen. »Was könnte bei Dingen wie Meditationen oder Gebeten der angemessene Vergleichsmaß-
stab für einen Doppelblindversuch sein?«, fragt NIMH-Direktor Steven
Hyman. »Kann man den falschen Gott anbeten? Das ist die Grundfrage,
wenn ich den therapeutischen Reichtum von Gebeten eruieren möchte.«

Maggie Robbins führte die Krankheit zum Glauben, denn sie trat in
die anglikanische Hochkirche ein und geht oft in die Kirche. »Weißt du«,
sagt sie, »was Fénelon einmal schrieb? ›Ob du mich niederdrückst oder
aufrichtest; ich verehre alle deine Absichten.‹ Quietismus mag Ketzerei
sein, aber diese Vorstellung ist für meinen Glauben ganz zentral. Man
muss nicht verstehen, was geschieht. Ich dachte immer, etwas aus dem
Leben machen zu müssen, obwohl es sinnlos ist. Aber es ist nicht sinnlos. Depressionen machen dich glauben, dass du unnütz bist und tot sein
solltest. Wie könnte man anders darauf reagieren als mit einem alternativen Glauben?«

Dennoch habe die Religion ihr auf den tiefsten Tiefen der Depression
kaum geholfen. »Als es mir besserging, erinnerte ich mich wieder: ›O ja,
Glaube – warum habe ich daran eigentlich nicht gedacht?‹ Doch als ich
völlig am Boden zerstört war, konnte er mir nicht helfen.« Die Abend-
andacht wirke beruhigend, trage aber auch dazu bei, dass sie den Arbeitsplatz zu einer festen Zeit verlässt. »Es ist so eine starke Struktur«,
sagt sie. »Du stehst auf und sprichst jeden Abend die gleichen Gebete.
Jemand hat das entworfen, was du zu Gott sagen sollst, und andere sagen
es mit dir zusammen. Ich befolge diese Rituale, um meine Erlebnisse in
den Griff zu bekommen. Die Liturgie ist wie ein großer Rahmen; die

Bibel und besonders die Psalmen gelten als ein vortrefflicher Rahmen, um Erlebnisse zu deuten. In der Kirche übst du deine Aufmerksamkeit so, dass du spirituell vorankommst.« In gewissem Sinne erscheint das rein pragmatisch, da es weniger mit Glauben als mit Lebensplanung zu tun hat und sich ebenso gut durch einen Aerobic-Kurs erreichen ließe. Das räumt Maggie teilweise ein, leugnet jedoch die Kluft zwischen Spiritualität und Utilitarismus. »Ich bin sicher, man könnte diese Tiefe auch mit anderen Religionen oder etwas ganz anderem erreichen, denn das Christentum ist ja nur *ein* Modell. Und wenn ich mit meinem Therapeuten über religiöse oder mit meinem Beichtvater über therapeutische Erfahrungen diskutiere, so erweisen sich die Modelle als ziemlich ähnlich. Der christlichen Doktrin zufolge darfst du keinen Selbstmord begehen, weil dein Leben dir nicht gehört. Wenn dein Körper nur geliehen ist, so darfst du ihn nicht zerstören, musst dann aber auch nicht alles mit dir selbst ausmachen, sondern glaubst, dass diese anderen Figuren – Vater, Sohn und Heiliger Geist – dir helfen. Die Kirche ist ein äußeres Skelett für jene, deren Inneres eine psychische Krankheit zerfressen hat. Du lässt dich hineinsinken und passt dich seiner Gestalt an, benutzt es als Rückgrat. Der Individualismus, diese Absonderung von allem anderen, hat die moderne Welt kaputtgemacht. Die Kirche fordert, wir sollten an erster Stelle in unseren Gemeinden leben, dann als Glieder des Corpus Christi und dann als Teile der Menschheit. Das hat zwar wenig mit den Verhältnissen des 21. Jahrhunderts zu tun, ist aber sehr wichtig. Einstein zufolge leiden wir Menschen unter der ›optischen Täuschung‹, jeder stehe getrennt vom Rest der Welt für sich – wo wir doch alle umfassend miteinander verbundene Teile des Universums seien. In meinen Augen erkundet das Christentum, worauf wahre, sinnvolle Liebe beruht – und Zuwendung. So viele Leute halten das Christentum für lustfeindlich, was ja manchmal auch zutrifft; aber im Grunde ist es sehr, sehr glücksbetont. Du strebst nach einem Glück, das nie vergeht, gleichgültig, was für Schmerzen du gerade erleidest. Doch selbstverständlich gehen die Schmerzen darum nicht weg.«

Auch die Dichterin Betsy de Lotbinière rang in der Depression mit dem Glauben, und sie benutzte ihn als Königsweg zur Genesung. Auf dem Tiefpunkt habe sie »selbstverständlich meine Fehler gehasst, doch am meisten hasste ich die meiner Umwelt und wollte am Ende schreien, nur weil es Pfützen, Schmutzflecken, abgefallenes Laub, Strafzettel und Leute gibt, die sich verspäten oder nicht zurückrufen. Das ist alles nicht gut. Wenn die Kinder zu weinen anfingen und ich sie nicht beachtete, wurden sie schließlich ganz still und gehorsam, was noch schlimmer war, weil sie jetzt ihre Tränen verschluckten und mit Furcht in den Augen verstummten. Ich hatte keine Ohren mehr für ihre geheimen Wehwehchen, die so leicht zu beheben sind, wenn alles in Ordnung ist. Dafür hasse ich mich.«

Die aus einem katholischen Haushalt stammende Betsy ist mit einen streng katholischen Mann verheiratet. Zwar geht sie nicht so regelmäßig in die Kirche wie er, suchte aber Trost bei Gott und dem Gebet, als sie ihren Realitätsbezug schwinden spürte und merkte, wie ihre Verzweiflung die Freude an den Kindern und damit deren Lebensfreude zerstörte. Doch blieb sie dem Katholizismus nicht ganz treu, sondern probierte es mit Zwölfpunkteprogrammen und Zenmeditation, lief über glühende Kohlen, besuchte Hindu-Tempel, studierte die Kabbala und alles Mögliche dieser Art, was ihr spirituell erschien. »Wenn du im Moment der höchsten Angst, des Durchdrehens, ein Gebet sprichst, so ist das oft, wie die Reißleine zu ziehen, um den Fallschirm zu öffnen, damit du nicht mit voller Wucht aufprallst und dir gleichsam sämtliche Knochen im Leib brichst«, schrieb sie, als es mir gerade selbst sehr schlechtging. »Das Gebet kann dein Fallschirm sein. Oder, sofern dein Glaube stark genug ist, dein Sprachrohr, dein Verstärker, um eine Botschaft darüber ins Weltall hinaus zu schicken, welche Richtung du einschlagen möchtest; die meisten Religionen kennen eine Art Innehalten mit Hinwendung zum inneren Sein – wobei man niederkniet, eine Lotusstellung einnimmt oder sich flach auf den Boden legt. Oder sie vertreiben das Alltägliche durch Tanz, Musik und Rituale, um sich wieder auf den Urgrund des Seins zu besinnen. Um Depressionen zu überwinden, brauchst du beides. Wer schon über einen gewissen Glauben verfügt, bevor er in das grauenhafte Dunkel des Abgrunds gerät, findet auch einen Ausweg. Entscheidend ist, dort das Gleichgewicht nicht zu verlieren. Genau dabei kann der Glaube helfen. Geistliche haben meist Übung darin, Menschen Halt zu geben und gangbare Wege aus der Finsternis zu weisen. Wenn du einen äußeren Aufhänger findest, so gelingt es dir vielleicht, die innere Balance wiederherzustellen, und das ist gleichbedeutend mit Genesung.« Die meisten Menschen können wirklich schwere Depressionen indes nicht aus eigener Kraft überwinden, sondern brauchen Hilfe oder viel Geduld. Während der Therapie oder des Wartens auf Besserung sollten sie jedoch kämpfen, unterstützt durch Medikamente, auf die zu verzichten so tollkühn wäre, wie hoch zu Ross in einen modernen Krieg zu ziehen. Medikation ist keine Schwäche, kein Einbekenntnis, sein Leben nicht mehr in den Griff zu bekommen, sondern beherztes Handeln; ebenso wenig zeugt es von Schwäche, die Hilfe eines klugen Therapeuten zu suchen. Gott- und Selbstvertrauen sind dennoch unabdingbar. Man muss alle in Frage kommenden Therapieformen nutzen, anstatt auf die Wunderheilung zu warten. »In der Arbeit liegt die Kraft, nicht im Mitleid – Arbeit ist die einzige Radikalkur gegen tiefsitzendes Leid«, meinte Charlotte Brontë; Arbeit ist zwar nicht die *ganze* Kur, wohl aber nach wie vor die *einzige*.

Und doch wissen wir alle, dass Arbeit allein noch keine Freude bringt. In *Villette* schrieb ebendiese Charlotte Brontë: »›Das Heilmittel ist Glück. Ein heiteres Gemüt ist die Vorbeugung. Pflegen Sie beides.‹ ›Das Glück pflegen!‹ Der Rat ist der reine Hohn, und kein Spott auf der Welt klingt mir so hohl wie er. Was bedeutet die Empfehlung? Glück ist doch keine Kartoffel, die in die Erde gesetzt und gedüngt wird! Glück ist ein ferner Schimmer, der vom Himmel auf uns herabstrahlt. Ein göttlicher Tau ist es, den die Seele manchmal an einem ihrer Sommermorgen von den tiefroten Blüten und den goldenen Früchten des Paradieses auf sich herabträufeln fühlt. ›Das Glück pflegen!‹, sagte ich kurz zu dem Doktor, ›tun Sie das? Wie stellen Sie das an?‹« Dabei spielt auch die Fügung eine wichtige Rolle, wenn sie uns wie zufällig die Tautropfen des Glücks bringt. Die einen sprechen gut auf diese Therapie an, die anderen eher auf jene. Manche erholen sich nach kurzem Ringen spontan wieder. Wer Medikamente nicht verträgt, könnte durch Psychotherapie viel erreichen; doch gibt es auch Menschen, die nach Tausenden von Analysestunden bloß eine Tablette nehmen müssen, um sich besser zu fühlen. Manche überwinden ihren Schub mit Hilfe einer Behandlung, die beim Nächsten nicht mehr wirkt. Andere leiden unter refraktären Depressionen, denen sie hilflos ausgeliefert sind. Mal treten in jeder Behandlungsform entsetzliche Nebenwirkungen auf, mal nicht die geringsten. Vielleicht lassen sich dereinst alle Gehirnfunktionen genau analysieren, so dass wir nicht nur die Ursachen der Depressionen, sondern auch all dieser Unterschiede erklären können. Doch gewiss wird das noch eine Zeit dauern. Vorerst müssen wir hinnehmen, dass die Natur einige Menschen stark anfällig für Depressionen gemacht hat, deren Gehirne teils gut, teils schlecht auf Behandlungen ansprechen. Jene, die ihre Krankheit entscheidend beeinflussen können, dürfen sich glücklich schätzen, auch wenn sie noch so Schlimmes durchgemacht haben. Darüber hinaus gilt es, jene anderen zu behandeln, denen Geduld allein nicht helfen kann. Widerstandskraft ist zwar sehr verbreitet, aber nicht allen gegeben, und den unglücklichsten Fällen kann kein Geheimnis dieser Welt helfen.

4. Alternativen

»Wenn es viele Mittel gegen eine Krankheit gibt«, scherzte Anton Čechov einmal, »so kann man sicher sein, dass sie unheilbar ist.« Bei den Maßnahmen gegen Depressionen gibt es eine schier verblüffende Vielzahl von Alternativen zu den Standardmitteln. Einige sind wundervoll und können prächtig helfen, wenn auch meist nur selektiv; andere dagegen absolut lächerlich, reiner Hokuspokus. Allerorten kursieren Anekdoten über Wunderheilungen, erzählt mit der Begeisterung von frisch Bekehrten. Zum Glück wirken nur wenige der Alternativtherapien direkt schädlich, außer vielleicht fürs Portemonnaie; die einzige echte Gefahr liegt darin, Zaubermittel anstelle von bewährten zu benutzen. Allein die Menge der Alternativangebote spiegelt einen beharrlichen Optimismus gegenüber dem widerspenstigen Problem des seelischen Leids wider.

Aufgrund früherer Publikationen zum Thema Depression habe ich zahlreiche Zuschriften von Menschen aus neun verschiedenen Ländern und fast allen Staaten der USA erhalten, die mich in rührender Weise über alternative Heilverfahren aufklären wollten, von denen manche etwas absonderlich wirkten. Doch meiner Erfahrung nach ist kein Vorschlag, und wenn er auf den ersten Blick noch so verrückt erscheinen mag, völlig unbegründet; viele Menschen erzielen mit aberwitzig klingenden Projekten erstaunlich gute Resultate. Seth Roberts, ein Psychologe aus Berkeley, vertritt die Auffassung, dass gewisse Depressionen mit dem allein Aufwachen zusammenhängen, weshalb es schon helfen könne, jemanden als Gegenüber zu haben, um den Tag mit ihm zu beginnen. Seine Patienten schauen sich daher morgens eine Stunde lang Videoaufnahmen von Talkshows an, die das Gesicht jeweils etwa in Lebensgröße zeigen, und vielen hilft das auf wunderbare Weise. »Ich hätte nie gedacht, dass der Fernseher mein bester Freund sein könnte«, sagte einer mir. Die Linderung der Einsamkeit kann, sogar in dieser artifiziellen Form, eine stark belebende Wirkung entfalten.

Ich hatte eine Reihe denkwürdiger Zusammenkünfte mit einem Mann, den ich für mich als »den unfähigen Mystiker« titulierte. Er praktizierte Energietherapien, und nach einem beträchtlichen Briefwechsel lud ich ihn zu mir ein, um mir seine Methode vorführen zu lassen. Er war überaus freundlich und offenbar voller guter Absichten, mit denen er nach einem kurzen Gespräch zur Tat schritt. Als Erstes musste ich Daumen und Mittelfinger, zu Os geschlossen, ineinander fügen und dann verschiedene Sätze nachsprechen, mit der Vorgabe, wenn sie zuträfen, bringe er meine Hände nicht auseinander, ansonsten gäben sie nach. Also saß ich mit etwas mulmigen Gefühlen im Wohnzimmer und sagte »Ich hasse mich«, während ein ernster Herr im hellblauen Hemd meine Hände hielt, einen Singsang über mir anstimmte und mittendrin vergaß, was er singen wollte. »Einen Augenblick«, sagte er und durchsuchte seine Aktentasche, bis er den Text gefunden hatte. »Sie wollen glücklich sein und werden glücklich sein.« Ich befand, dass jemand, der sich diesen Satz nicht zu merken vermag, keine große Koryphäe sein kann, und komplimentierte ihn mit einiger Mühe wieder hinaus. Seitdem habe ich von besseren Erfahrungen mit der Energietherapie gehört und will nicht bestreiten, dass man durch Umkehrung der »Körperpolarität« und phantasievolle Anwendung solcher Methoden zu einer glückseligen Selbstliebe finden kann. Dennoch bleibe ich demgegenüber skeptisch und nehme lediglich an, dass einige Quacksalber ihr Verfahren geschickter präsentieren als der meine.

Da Depressionen zyklisch auftreten und auch ohne Behandlung zeitweise verschwinden können, darf man ihre Linderung auf jede – ob geeignete oder untaugliche – Dauermaßnahme zurückführen. Meiner Ansicht nach gibt es so etwas wie Placebo bei Depressionen nicht. Wer bei Krebs ein exotisches Mittel ausprobiert und meint, sein Zustand habe sich nun gebessert, kann durchaus irren, während er im Fall der Depression recht hätte; wenn etwas bei der Depression als einer rein psychischen Krankheit das Wohlbefinden wiederherstellt, so hat das als Genesung zu gelten. Das beste Mittel gegen Depressionen ist ein Glaube, und zwar ungeachtet dessen, woran man glaubt.

Lebensweise und Ernährung spielen beim Fortschreiten von Gemütskrankheiten eine wichtige Rolle, und gewiss können Fitness und Diät viel Gutes bewirken. Zu den eher seriösen Alternativtherapien rechne ich die wiederholte transkranielle Magnetstimulation (rTMS), Lichtkabinen im Fall von jahreszeitlich bedingten Gemütsschwankungen (SAD), die Desensibilisierung und Wiederverarbeitung durch Augenbewegungen (EMDR); Massagen, Überlebenstraining, Hypnose, Schlafentzug; Johanniskraut, chinesische Heilpflanzen, S-adenosylmethionine (SAMe), Homöopathie, Akupunktur, Gruppentherapie oder Selbsthilfegruppen und Psychochirurgie. Aus Platzgründen konnte ich hier jedoch nicht auf alle Behandlungsformen eingehen, die zu vernünftigen Ergebnissen geführt haben.

»Alle meine Patienten müssen als Erstes trainieren«, sagt Richard A. Friedman von Payne-Whitney. »Das hilft jedem.« Ich hasse Sport, aber sobald es mir besserging, machte ich Freiübungen oder besuchte, wenn es sich einrichten ließ, ein Fitness-Studio. Es kam eigentlich nicht darauf an, was ich machte. Am einfachsten waren Laufbänder. Dabei hatte ich das Gefühl, durch die Anstrengung mein Blut von der Depression zu reinigen, mich zu läutern. »Das ist eine ganz klare Sache«, sagt James Watson, der Mitentdecker der DNS und heutige Präsident des Cold Spring Harbor Laboratory. »Trainieren erzeugt Endorphine, also endogenes Morphium, das die Stimmung im Normalzustand hebt, aber auch hilft, wenn es dir schlechtgeht. Man muss also diese Endorphine dauerhaft aktivieren – immerhin beeinflussen sie die Neurotransmitter, so dass Training auch deren Pegel hebt.« Ferner machen Depressionen einen körperlich schwerfällig und träge, was sie wiederum verschärft. Wer seinen Körper so gut es geht fit hält, dient damit auch der Seele. Wirklich ernsthaftes Training ist bei Depressionen zwar ungefähr das Widerwärtigste, was ich mir vorstellen kann, und macht gewiss keinen Spaß, aber hinterher fühle ich mich immer tausendmal besser. Körperliche Anstrengung lindert auch Ängste, denn bei Übungen wird Nervenenergie verbraucht, was beruhigend wirkt.

Man ist, was man isst, und spürt es. Richtige Ernährung allein kann zwar Depressionen nicht vertreiben – wenn auch zweifellos Rückfällen vorbeugen helfen –, gewiss jedoch vermag falsche sie zu fördern. Zucker und Kohlehydrate steigern die Tryptophanaufnahme im Gehirn, was wiederum den Serotoninspiegel hebt. Da das in Getreide und Schalentieren vorkommende Vitamin B 6 für die Serotoninsynthese eine wichtige Rolle spielt, kann sein Mangel Depressionen auslösen. Auch wenn zuverlässige Studien noch fehlen, kann eine gute, wohlschmeckende Ernährung viel für die Stimmung tun. »Die Sorge des 20. Jahrhunderts um eine körperlich gesunde Ernährungsweise«, meint Watson, »hat uns wahrscheinlich eine psychisch ungesunde gebracht.« Auch die Dopaminsynthese läuft über B-Vitamine, besonders B 12 (das in Fisch und Milchprodukten vorkommt) und Folsäure (in Kalbsleber und Gemüse), sowie über Magnesium (Kabeljau, Makrele und Weizenkleie). Depressive haben meist niedrige Werte bei Zink (Austern, Endivien, Spargel, Truthahn und Radieschen), Vitamin B 3 (Eier, Bierhefe und Geflügel) und Chrom, so dass man alle drei Stoffe in die Behandlung von Depressionen einbezieht. Ein besonders enger Zusammenhang besteht zwischen Zinkmangel und Wochenbettdepressionen, da am Ende der Schwangerschaft alle Zinkreserven von der Mutter auf das Kind übergehen. Verstärkte Zuführung von Zink kann die Stimmung heben. Eine derzeit kursierende Theorie besagt, dass Menschen im Mittelmeerraum weniger Depressionen haben, weil sie viel Fischöl zu sich nehmen, das reich an B-Vitaminen ist und den Pegel der Omega-3-Fettsäuren hebt: Bei diesen ist die stimmungsaufhellende Wirkung am besten nachgewiesen.

Wenn diese Nahrungsmittel Depressionen abwehren helfen, so mögen andere welche verursachen. »Viele Europäer haben Weizen-, viele Amerikaner Maisallergien«, sagt Vicky Edgson, die Verfasserin des Buches *The Food Doctor*. Solche Allergien könnten Depressionen auslösen. »Diese alltäglich konsumierten Getreide werden zu Gehirntoxinen, die alle möglichen Kümmernisse mit sich bringen.« Viele Menschen entwickeln depressive Symptome, wenn sie infolge des übermäßigen Verzehrs von Süßwaren und Kohlehydraten das Syndrom einer Adrenalinerschöpfung ausbilden. »Häufige Schwankungen des Blutzuckerspiegels – mit im Tagesverlauf wechselnden Hochs und Tiefs, Süßigkeiten oder nährstoffarme Snacks – verursachen Schlafstörungen, beeinträchtigen sowohl das Durchhaltevermögen als auch die Geduld und Toleranz. Menschen mit diesem Syndrom sind immer müde, antriebslos und schmerzgeplagt. Die ständige Belastung ihres Systems wirkt sich verheerend aus.« Manche bekommen eine wachstumshemmende Zöliakie. »Depressive reden sich oft ein, das Einzige, was ihnen Kraft gebe, sei Kaffee«, sagt Edgson, »aber in Wirklichkeit entzieht er Energie und löst Angstreaktionen aus.« Selbstverständlich fordert auch Alkohol einen hohen körperlichen Tribut. »Manchmal«, so Edgson, »sind Depressionen eine Mahnung des Körpers, den Missbrauch zu unterlassen.«

Robert Post erforscht am NIMH die wiederholte transkranielle Magnetstimulation (rTMS), wobei ähnlich wie im Fall der Elektrokrampftherapie, nur eben deutlich schwächer, der Stoffwechsel des Gehirns durch Magnetfelder angeregt wird. Dank modernster Techniken kann man das Magnetfeld genau ausrichten und konzentrieren, um einzelne Gehirnregionen intensiv zu reizen. Während man die elektrischen Stromstöße relativ hoch dosieren muss, um die Kopfhaut und den Schädel zu durchdringen, fließen die magnetischen Impulse mühelos durch; so verursacht die rTMS im Unterschied zur EKT keine Gehirnspasmen. Post zufolge wird man dank der Fortschritte bei den bildgebenden Verfahren einmal die depressiven Regionen des Gehirns genau einkreisen und je nach Krankheitsbild gezielt magnetisch stimulieren können. Insofern

ermögliche das rTMS-Verfahren ein sehr gezieltes Vorgehen und punkt-
genauen Einsatz der Magnetfelder. »Irgendwann«, sagt Post, »könnten
wir Patienten mit dieser Technik eine Art Haube wie die altmodischen
Haartrockner aufsetzen. Sie tastet das Gehirn ab, sucht die Regionen mit
dem depressiven Stoffwechsel und richtet die Stimulation präzise darauf.
Eine halbe Stunde später ist das Gehirn wieder ausgeglichen.«

Norman Rosenthal entdeckte jahreszeitlich bedingte Gemütsstörungen
(SAD), nachdem er von Südafrika in die Vereinigten Staaten umgesiedelt war und wiederholt Wintertiefs erlitt. Viele Menschen haben damit zu kämpfen und versinken alljährlich in Winterdepressionen. Der
jahreszeitliche Wechsel bereitet uns allen Schwierigkeiten. Doch SAD ist
kein bloßes Missfallen an der Kälte. Rosenthal zufolge sind naturgemäße
Umstellungen des Körpers auf den Wechsel der Jahreszeiten gar nicht
mehr möglich, da unter anderem durch das künstliche Licht den Menschen ein anderer Lebensrhythmus aufgezwungen wird. Wenn jemand
sich bei kürzer werdenden Tagen zurückziehen wollte, man aber trotz
des biologischen Abschaltens noch Leistung von ihm verlange, so sei das
geradezu ein Rezept, um Depressionen zu erzeugen. »Wie würde sich
ein Bär im Winterschlaf fühlen, wenn er die ganze Zeit im Zirkus auf den
Hinterbeinen tanzen müsste?« Experimente belegen, dass SAD mit Licht
zusammenhängt, da dieses die Melatoninsekretion und auf diesem Weg
die Neurotransmittersysteme beeinflusst. Auch regt Licht den Hypothalamus an, der vieles steuert, was Depressionen beeinträchtigen – den
Schlaf, das Essen, die Körpertemperatur und den Geschlechtstrieb –,
und trägt mit zur Serotoninsynthese auf der Retina bei. Ein sonniger Tag
bietet etwa die dreihundertfache Lichtmenge eines durchschnittlichen
Innenraumes. Die gewöhnlich bei SAD verordnete Therapie setzt den
Patienten in einer Kabine extremer Helligkeit aus. Mir wird darin immer
ein bisschen schwindelig, und mir tun die Augen weh, andere jedoch
sind von dem Verfahren ganz begeistert. Es gibt sogar Lichtschirme oder
am Kopf befestigte Lichtboxen; diese sind sehr viel heller als die normale
Innenbeleuchtung und erhöhen nachweislich den Serotoninspiegel im
Gehirn.

Die EMDR-Therapie (Desensibilisierung und Wiederverarbeitung durch
Augenbewegung) entstand 1987 bei der Behandlung posttraumatischer
Belastungsstörungen. Das Verfahren wirkt etwas kurios. Der Therapeut
bewegt eine Hand rhythmisch im Gesichtsfeld des Patienten hin und
her, um die Augen zu stimulieren. In einer zweiten Variante trägt man

stattdessen Kopfhörer mit alternierenden Klängen; bei einer dritten hält man kleine, abwechselnd pulsierende Vibratoren in den Händen. Dies setzt eine Psychodynamik in Gang, das Trauma zu erinnern, erneut zu durchleben und dadurch im Laufe der Zeit zu überwinden. Wenn viele Therapieansätze – darunter die Psychoanalyse – trotz schöner Theorien nur dürftige Resultate erzielen, so kommt EMDR fast ohne theoretisches Rüstzeug zu hervorragenden Ergebnissen. Praktiker führen diesen Erfolg auf die rasch alternierende Stimulation der beiden Gehirnhälften zurück, womit Erinnerungen von einem Speicherzentrum zum anderen verlagert würden. Auch wenn das eher unwahrscheinlich klingt, übt etwas an der oszillierenden Stimulation des EMDR eine wahrhaft dramatische Wirkung aus.

EMDR wird zunehmend auch bei Depressionen eingesetzt, und zwar bevorzugt bei traumatisch bedingten, da sich diese Technik auf Erinnerungen stützt. Ich habe bei den Recherchen für dieses Buch alle möglichen Verfahren ausprobiert, darunter EMDR, das ich für ein wundersames, aber belangloses System hielt, um dann von den Resultaten sehr überrascht zu sein. Man hatte mir gesagt, »die Methode beschleunigt die inneren Vorgänge«, doch mit welcher Intensität! Ich setzte die Kopfhörer auf und konzentrierte mich auf bestimmte Erinnerungen, wobei mich unglaublich mächtige Kindheitsbilder überfluteten, die offenbar aus ganz tiefen Schichten stammten. Ich konnte in null Komma nichts Assoziationen bilden: Mein Geist lief zu Höchstformen auf. Ich fühlte mich wie elektrisiert, und mein EMDR-Therapeut führte mich geschickt durch alle möglichen längst vergessenen Kindheitsprobleme. Auch wenn EMDR bei nicht traumatisch bedingten Depressionen allenfalls indirekt wirkt, war die Erfahrung so anregend und interessant, dass ich einen Kurs mit zwanzig Sitzungen absolvierte.

David Grand, ein Psychoanalytiker, der EMDR heute bei allen Patienten einsetzt, sagte mir: »EMDR kann in sechs bis zwölf Monaten erreichen, was die herkömmliche Therapie in fünf Jahren nicht vermochte. Ich stelle hier keine abstrakten Vergleiche an, sondern denke an meine Arbeit mit und ohne EMDR; bei dieser Methode umgeht die Aktivierung das Ich und wirkt tief, schnell und direkt. EMDR ist kein Ansatz wie der kognitive oder der psychoanalytische, sondern nur ein Werkzeug. Man kann also kein allgemeiner EMDR-Therapeut sein. Zuerst muss man sein Handwerk lernen und dann EMDR irgendwie mit einbeziehen. Das Verfahren wirkt etwas wunderlich und daher abschreckend, doch ich wende es jetzt schon seit acht Jahren an und könnte mir mit meinem heutigen Wissen keine Therapie mehr ohne EMDR vorstellen. Es wäre so ein Rückschritt, fast ein Rückfall ins Primitive.« Ich selber komme immer (angenehm) aufgekratzt aus der Praxis meines EMDR-Therapeuten, und das Gelernte ist mir geblieben, hat mein Bewusstsein bereichert. Es ist ein machtvolles, sehr empfehlenswertes Verfahren.

Im Oktober 1999, als ich gerade unter starkem Stress litt, reiste ich nach Sedona in Arizona zu einer viertägigen New-Age-Massage. Grundsätzlich beurteile ich die New-Age-Ideologie eher zynisch und beäugte die für meine erste Behandlung aufgebotene »Analytikerin« daher etwas misstrauisch, als sie Kristalle auslegte und mir von ihren Visionen erzählte. Ich bezweifle, dass automatisch tiefe innere Ruhe einkehrt, wenn du mit Ölen aus dem heiligen Chaco Canyon und aus Tibet besprüht wirst, weiß nicht, ob die Kügelchen aus Rosenquarz, die sie mir im Stile eines Rosenkranzes über die Augen legte, wahrhaftig mit meinen Chakras kommunizierten, noch glaube ich, dass die den Raum erfüllenden beschwörenden Sanskritgesänge meinen Meridianen antidepressive Kraft einimpften. Dennoch tat es mir gut, und ich reiste friedvoll wieder ab. Besonders segensreich wirkte offenbar die abschließende Cranio-Sacral-Massage, denn dabei überflutete mich eine wohlige Heiterkeit, die tagelang anhielt.

Der Theoretiker Roger Callahan setzt auf die Verbindung von angewandter Kinesiologie und traditioneller chinesischer Heilkunst. Ihm zufolge läuft die menschliche Entwicklung zunächst immer auf der Zellebene ab, dann folgen Biochemie, Neurophysiologie und zuletzt die Wahrnehmung. Demnach zäumen wir das Pferd vom Schwanz her auf, wenn wir beim Perzeptiven und Neurophysiologischen beginnen; er selbst kümmert sich als Erstes um das Geheimnis der Muskelreflexe. Callahan hat viele Anhänger; auch wenn die Praktiken selbst mir wie Hokuspokus vorkommen, halte ich den Ansatz, vom Körperlichen auszugehen, für ziemlich intelligent. Depressionen gehen mit körperlichen Beschwerden einher, und das Physische hilft. Aus meiner Sicht können ausgedehnte Massagen den depressiv abgetöteten Körper wiedererwecken und ein sinnvoller Bestandteil der Therapie sein. Wenn mein Erlebnis in Sedona auf dem Tiefstpunkt schwerer Depressionen auch nicht viel hätte bewirken können, so war das Ganze doch wirklich sehr wohltuend.

Als im Zweiten Weltkrieg britische Soldaten, deren Schiffe gekentert waren, lange Zeit im Atlantik trieben, hatten nicht junge, tüchtige Seeleute die besten Überlebensraten, sondern die erfahrenen, deren Willenskraft und Ausdauer ihre physischen Grenzen überwand. Der Ausbilder Kurt Hahn erkannte, dass diese Zähigkeit erlernbar ist, und gründete den heute weltweit tätigen Verein Outward Bound, der die Ideale Hahns in organisierten Begegnungen mit der Wildnis am Leben erhält:»Ich sehe das vordringlichste Ausbildungsziel darin, die folgenden Eigenschaften zu fördern – Mut, Neugier, Unbeugsamkeit, Ausdauer, Selbstverleugnung im Dienst der guten Sache und vor allem Mitleid.«

Im Sommer 2000 machte ich mit der Hurricane Island School von Outward Bound eine Expedition. Was im Sumpf der Depression unmöglich gewesen wäre, schien im Normalzustand alles in mir zu stärken, das sich der Depression widersetzt. Der Kurs war streng, manchmal sogar ganz schön zermürbend, aber auch zutiefst befriedigend. Wir fuhren mit Kajaks aufs Meer hinaus und trieben viel Sport. Normalerweise standen wir morgens etwa um vier auf, liefen eine Meile und stiegen danach auf eine etwa acht Meter hohe Plattform über dem Meer, um in das eiskalte Wasser von Maine zu springen. Manchmal verfluchte ich meinen Entschluss zur Teilnahme und meinte, der größte Irrsinn bestünde darin, auf alle Annehmlichkeiten des Lebens zu verzichten, doch kam ich so auch wieder in Berührung mit etwas Tieferem. Sich der wilden Natur auszusetzen, und sei es in einem Kajak aus Fiberglas, kann Triumphgefühle aufkommen lassen. Der Rhythmus des Paddelns wirkt aufbauend – ebenso das Licht; die Wellen scheinen den Kreislauf anzuregen, und die Traurigkeit lässt nach. Outward Bound erinnerte mich in vieler Hinsicht an die Psychoanalyse, als eine Selbstoffenbarung und Erweiterung der eigenen Grenzen. Damit entsprach das Resultat durchaus der Intention des Gründers: »Ohne Selbstfindung«, schrieb Hahn in Anlehnung an eine Idee Nietzsches, »mag man zwar auf sich vertrauen, aber das beruht auf Unkenntnis und hält großen Belastungen niemals stand. Selbstfindung krönt den Erfolg, eine schwere Prüfung bestanden zu haben, da der Geist dem Körper befahl, das schier Unmögliche zu vollbringen, Kraft und Mut im Dienste von etwas Überpersönlichem – einem Prinzip, einer Pflicht, einem Menschen – bis zum Äußersten trieb.« Das heißt, man muss zwischen depressiven Schüben etwas tun, um die Widerstandskraft zu stählen, um den Anfällen trotzen zu können, ähnlich wie man täglich trainiert, um sich körperlich fit zu halten. Ich möchte Outward Bound nicht anstelle einer Therapie, sondern ergänzend dazu empfehlen. Depressionen entwurzeln, man verliert den Boden unter den Füßen. Outward Bound gibt einem wieder Halt, schafft eine Verbindung zur Natur, und ich bin sehr stolz, ihren Herausforderungen getrotzt zu haben.

Hypnose ist, ähnlich wie EMDR, eher ein Behandlungsinstrument als eine eigenständige Therapie. Mit ihr kann man Patienten an frühkindliche Erlebnisse heranführen und ihnen helfen, sie so noch einmal zu durchleben, dass sich eine gewisse Lösung einstellt. In seinem Buch über den Nutzen der Methode bei Depressionen schreibt Michael Yapko, sie helfe dann am meisten, wenn die Störung auf der individuellen Sicht eines Erlebnisses beruht und man diese durch eine positivere ersetzen kann. Die Hypnose wird auch angewandt, um den Patienten mögliche, glücklichere Zukunftsaussichten imaginieren zu lassen, die ihn aus dem gegenwärtigen Elend befreien können. Zumindest führt eine erfolgreiche Hypnose dazu, negative Denk- und Verhaltensmuster zu durchbrechen.

Zu den Hauptsymptomen der Depression gehören Schlafstörungen; schwer depressive Patienten erreichen oft gar keinen Tiefschlaf mehr und können endlos im Bett liegen, ohne Ruhe zu finden. Verursachen Depressionen einen schlechten Schlaf, oder machen Schlafdefizite auch depressiv? »Tiefer Gram stört den Schlaf auf diese Weise, manische Verliebtheit auf jene«, erläutert Thomas Wehr vom NIMH. Fast jeder kennt das Phänomen, zu früh und mit unheilvollen Angstgefühlen aufzuwachen; faktisch könnten derlei verzweifelte Zustände, die gewöhnlich ebenso rasch wieder vergehen, sogar die stärkste Annäherung von Gesunden an Depressionen sein. Die meisten Depressiven fühlen sich morgens elend und leben erst im Laufe des Tages auf. Thomas Wehr hat mit einer Versuchsreihe gezeigt, dass sich gewisse Symptome der Depression durch kontrollierten Schlafentzug lindern lassen; das ist zwar langfristig kaum praktikabel, kann sich aber für eine Latenzphase empfehlen, wenn Antidepressiva noch nicht wirken. »Durch Schlafentzug verlängert man die im Tagesverlauf erfolgende Erholung. Auch wenn Depressive die Selbstvergessenheit des Schlafes suchen, konserviert *und* verstärkt dieser das Übel. Was für ein schrecklicher Dämon«, fragt sich Wehr, »fällt in der Nacht über sie her und führt diesen Absturz herbei?«

F. Scott Fitzgerald schrieb in *Der Knacks*: »Aber um drei Uhr in der Frühe hat ein vergessenes Päckchen das gleiche tragische Gewicht wie ein Todesurteil, und das Heilmittel wirkt nicht – zudem ist es für meine wirklich von Nacht umfangene Seele immer drei Uhr morgens, Tag für Tag.« Jener Drei-Uhr-Dämon suchte auch mich heim. Noch in den tiefsten Depressionen spürte ich, dass es im Tagesverlauf allmählich bergauf ging; obwohl ich dann schnell erschöpft war, konnte ich nachts am besten arbeiten – ja, wenn es allein auf die Stimmung ankäme, hätte ich am liebsten immer um Mitternacht gelebt. In diesem Bereich gibt es zwar noch wenig Forschung, da hier keine Patente winken, aber die betreffenden Mechanismen müssen sehr kompliziert sein und unter anderem davon abhängen, wann man schlafen geht und in welcher Phase man aufwacht. Der Schlaf ist die wichtigste Determinante des körperlichen Tag-Nacht-Rhythmus, und Unregelmäßigkeiten greifen störend in die Freisetzung der Neurotransmitter und Hormone ein. Doch obwohl man viele Elemente des Schlafes kennt und das emotionale Abtauchen beobachten kann, das ihn ermöglicht, lassen sich bislang noch keine direkten Korrelationen herstellen. Im Schlaf sinken neben den Schilddrüsenhormonen auch Noradrenalin und Serotonin ab, während das Acetylcholin steigt. Schlafentzug soll den Dopaminspiegel anheben, wobei eine Testreihe nahelegt, dass Blinzeln Dopamin freisetzt, dessen Wert aber zurückgeht, wenn man längere Zeit die Augen schließt. Auch wenn Schlaf in depressiven Phasen schadet, kann chronischer Schlafmangel Depressionen auslösen. Seit der Einführung des Fernsehens hat sich der Nachtschlaf um durchschnittlich zwei Stunden verkürzt. Könnten die weltweit zunehmenden Depressionen unter anderem auf Schlafdefizit zurückgehen? Selbstverständlich tritt hier ein Grundproblem auf: Wir wissen nicht nur viel zu wenig über Depressionen, sondern auch über die Funktion des Schlafes.

Da völliger Schlafentzug nicht in Betracht kommt, verhindert man lediglich die Spätphasen des unruhigen REM-Schlafes durch rechtzeitiges Wecken, was erheblich dazu beitragen kann, Depressionen in Schach zu halten. Bei mir hat es sich bestens bewährt. Das in depressiven Zuständen so beliebte Dösen schadet eher und kann alles wieder zunichtemachen, was der Wachzustand an Gutem gebracht hat. Mathias Berger von der Universität Freiburg verlegt den Schlaf vor, indem er Patienten um siebzehn Uhr zu Bett schickt und kurz vor Mitternacht weckt. Das kann helfen, wenn auch niemand weiß, warum.

Dagegen hat Michael Thase von der University of Pennsylvania festgestellt, dass viele Depressive zu wenig schlafen und Schlaflosigkeit in depressiven Zuständen die Selbstmordneigung verstärkt. Jedenfalls ist die Schlaftiefe deutlich reduziert. Depressive schlafen meist nur flach, treten fast nie in den Tiefschlaf ein, der einen erquickt und sich gut ausgeruht fühlen lässt. Im Gegensatz zum gesunden Schlaf mit wenigen, aber lang anhaltenden REM-Phasen haben sie viele kurze, was eher erschöpfend als erholsam wirkt, da diese dem Erwachen sehr nahe kommen. Die meisten Antidepressiva unterdrücken den REM-Schlaf – ohne dadurch jedoch zwangsläufig die Schlafqualität insgesamt zu verbessern.

Ob sie so helfen, ist schwer zu beurteilen. Thase zufolge sprechen Depressive mit Normalschlaf oft gut auf Psychotherapie an, während die mit Schlafstörungen in der Regel Medikamente brauchen.

Johanniskraut, ein schmuckes Strauchgewächs, das um den 24. Juni (Johannisfest) blüht, ist spätestens seit Plinius dem Älteren, der es im ersten Jahrhundert n. Chr. gegen Blasenbeschwerden einnahm, als Heilpflanze bezeugt. Im 13. Jahrhundert benutzte man es bei Teufelsaustreibungen. Heute gibt es die Pflanze in Form von Extrakten, Pulvern, Tees, Tinkturen und Beimischungen zu allem Möglichen, ob Stimmungsaufheller oder Nahrungzusatz, und sie wird zunehmend beliebter. Da finanzielle Anreize fehlen, nicht patentierbare Naturstoffe zu erforschen, gibt es kaum kontrollierte Studien über die Wirkung des Johanniskrautes, doch derzeit laufen über dieses Thema diverse staatlich geförderte Projekte. Offenkundig kann der Stoff Ängste und Depressionen lindern, nur weiß man noch nicht, auf welche Weise, ja, nicht einmal, welche der vielen biologisch aktiven Substanzen die Wirkung hervorruft. Am besten bekannt ist das Hypericin, das gängige Extrakte gewöhnlich zu einem Anteil von etwa 0,3 Prozent enthalten; es scheint die Wiederaufnahme aller drei Neurotransmitter hemmen zu können und soll die Bildung des Proteins Interleukin-6 drosseln, das an Immunreaktionen beteiligt ist und in zu hohen Mengen ein allgemeines Gefühl der Niedergeschlagenheit auszulösen scheint.

Der Naturheilkunde-Guru Andrew Weil behauptet, dass Pflanzenextrakte vielfältige Systeme beeinflussen. Er hält eine Vielzahl kraftvoll zusammenwirkender Stoffe für besser als überkomplexe Moleküle, wobei es jedoch pure Mutmaßung bleibt, ob und wie diese Stoffe einander verstärken. Weil feiert die Diffusität der Heilpflanzen, die in vielfältiger Art günstig auf vielfältige Körperfunktionen einwirkten. Die Vermarktung des Johanniskrautes nutzt solche Vorurteile aus.

Doch auch das wild auf Wiesen wachsende Johanniskraut ist nicht immer nur harmlos; wie schon erwähnt, verträgt nicht jeder selektive Serotonin-Wiederaufnahmehemmer. Da der Verkauf natürlicher Substanzen kaum überwacht wird, kann man nie sicher sein, dass jede Pille die gleiche Wirkstoffmenge aufweist, und gewiss sind auch gefährliche Wechselwirkungen mit anderen Mitteln möglich. So kann Johanniskraut etwa (unter anderem) die Pille, Cholesterinsenker, Betablocker und Calziumkanalblocker (gegen Bluthochdruck respektive Koronarerkrankungen) oder auch Proteasenhemmer (gegen HIV-Infektionen) in ihrer Wirkung beeinträchtigen. Meiner Ansicht nach spricht nichts gegen Johanniskraut, aber auch nicht viel dafür. Das Mittel ist weniger gut kontrolliert, erforscht und bewährt als die synthetischen Moleküle und wird meist viel unregelmäßiger eingenommen als zum Beispiel Prozac.

Bei ihrer eifrigen Suche nach »natürlichen« Heilmitteln haben Forscher eine weitere Substanz ausgegraben, das S-adenosylmethionine (abgekürzt SAMe). Wenn Johanniskraut in Nordeuropa als Allheilmittel für die Seele gilt, so ist SAMe in Südeuropa und besonders Italien äußerst beliebt. Wie jenes ist es frei verkäuflich, und man bekommt es in Drogerien als kleine weiße Dragees verpackt. SAMe stammt aber nicht aus einer hübschen Blüte, sondern kommt überall im menschlichen Körper vor und erfüllt eine Reihe chemischer Funktionen; der jeweilige Spiegel hängt vom Alter und Geschlecht ab. Auch wenn Depressive keinen niedrigen SAMe-Pegel haben, waren Studien über die Wirksamkeit der Substanz als Antidepressivum durchaus ermutigend. Sie lindert depressive Symptome regelmäßig besser als Placebos und scheint mindestens so zuverlässig zu helfen wie die häufig damit verglichenen Trizyklika; viele der einschlägigen Studien waren jedoch ziemlich unstrukturiert und die Resultate entsprechend fragwürdig. SAMe scheint kaum Nebenwirkungen zu haben, kann aber bei der bipolaren Erkrankung Manien auslösen. Doch scheint niemand genau zu wissen, wie es wirkt. Da der langfristige Einsatz von SAMe bei Tieren den Neurotransmitterspiegel im Gehirn hob, mag es am Stoffwechsel besonders von Dopamin und Serotonin beteiligt sein. SAMe-Mangel könnte mit einer schwachen Methylierung zusammenhängen, die den Körper insgesamt belasten würde. Mit zunehmendem Alter sinken die SAMe-Werte, was einige Forscher auf eine Unterfunktion des Gehirns zurückführen. Es gibt viele Erklärungsansätze für die offenkundige Wirksamkeit des SAMe, doch bislang lässt sich keiner davon schlüssig belegen.

Gelegentlich werden Depressionen mit homöopathischen Mitteln bekämpft, wobei der Arzt kleine Dosen verschiedener Substanzen verschreibt, die in größeren sogar bei Gesunden depressive Symptome auslösen würden. Auch viele Formen von nicht-westlicher Heilkunde können helfen. Eine Frau, die ihr Leben lang hatte leiden müssen, da sie auf Antidepressiva kaum ansprach, stellte mit sechzig fest, dass sie ihr Problem mittels Qi-gong, einem chinesischen Regelwerk für Atem- und Körperübungen, völlig lösen konnte. Auch die jüngst im Westen zunehmend eingesetzte Akupunktur – für die Amerikaner jährlich rund fünfhundert Millionen Dollar ausgeben – wirkt bei manchen verblüffend gut;

viele Gesundheitsbehörden erkennen an, dass sie die Gehirnchemie verändern kann. Auch wenn chinesische Heilpflanzen nicht ganz so zuverlässig wirken, führen sie mitunter einen grundlegenden Bewusstseins-
wandel herbei.

Wer zu Alternativtherapien greift, hat es zuvor meist schon mit konventionellen versucht, die teils ersetzt, teils nur ergänzt werden. Manche
bevorzugen grundsätzlich Heilverfahren, die weniger stark eingreifen
als Medikamente oder Elektrokrampftherapien. Ganz auf Psychotherapie zu verzichten erscheint bestenfalls naiv, doch von den traditionellen
Schulen abweichende neue Wege zu suchen kann für gewisse Patienten
günstiger sein, als Psychopharmaka zu schlucken, über die wir nach wie
vor erschreckend wenig wissen.

Unter denjenigen meiner Gesprächspartner, die es ein gutes Stück
weit mit Homöopathie versucht hatten, gilt meine besondere Wertschät-
zung meiner Freundin Claudia Weaver, einer sehr starken Persönlichkeit. Wenn sich manche Menschen je nach Situation verändern und die
Eigenart dessen widerspiegeln, mit dem sie gerade reden, so besitzt sie
eine besondere Mischung aus Unverblümtheit und Exzentrik. Das kann
einen verwirren, hat indes auch etwas stark Befriedigendes: Bei ihr weiß
man immer, woran man ist – nicht, weil sie unhöflich wäre, hat sie doch
tadellose Manieren, sondern weil ihr nichts daran liegt, ihr Innerstes zu
verstecken. Faktisch wirft sie einem ihre Persönlichkeit gleichsam wie
einen Fehdehandschuh vor die Füße: Man kann sie mögen und sich der
Herausforderung stellen oder eben beschließen, dass alles zu schwierig
ist, und munter seiner Wege gehen. Claudia Weaver bezaubert durch
ihre Idiosynkrasien. Mit ihrer Offenheit verbinden sich Loyalität und
grenzenlose Integrität. Sie ist hoch moralisch. »Ich bin sicher einigermaßen exzentrisch und mittlerweile sogar stolz darauf«, erklärt sie, »weil
ich gar nicht mehr wüsste, wie ich anders leben sollte. Ich war immer
schon sehr speziell und eigenwillig.«

Als ich Claudia Weaver kennenlernte, war sie Ende zwanzig und nahm
homöopathische Mittel im Rahmen einer Gesamtstrategie, unter anderem gegen ihre Allergien, Verdauungsstörungen und Ekzeme. Außerdem meditierte sie und hielt Diät. Sie hatte knapp vierzig Fläschchen mit
unterschiedlich starken, zu Kügelchen gepressten Substanzen dabei (zu
Hause stünden weitere fünfzig), dazu diverse Öle und ayurvedischen Tee.
All das gehörte einem verwirrenden Reglement an; die Kügelchen nahm
sie teils unzerkaut, teils zerbröselt und aufgelöst, teils in Verbindung
mit örtlich angewandten Salben. Sechs Monate zuvor hatte Claudia ihre

seit dem sechzehnten Lebensjahr immer wieder neu zusammengestellte Medikation ein für alle Mal abgesetzt, da sie nach leidigen Problemen wieder einmal etwas anderes ausprobieren wollte. Wie schon früher, hatte sie ein kurzes Hoch erlebt, um dann abzugleiten. Ein Versuch mit Johanniskraut scheiterte, wohingegen die homöopathischen Mittel eine Katastrophe abwendeten und ganz gut anzuschlagen schienen.

Der Homöopath, den Claudia nicht persönlich kannte, lebte in Santa Fe und hatte eine ihrer Freundinnen mit ausgezeichnetem Ergebnis behandelt. Sie rief ihn alle ein, zwei Tage zwecks Konsultation an, wobei er ihr verschiedene Fragen stellte – zum Beispiel »Ist Ihre Zunge belegt?« oder »Laufen Ihnen die Ohren« –, um auf dieser Basis etwas zu verordnen, meist etwa sechs Kügelchen pro Tag. Unser Körper, so erklärt er, gleicht einem Orchester, die Mittel Stimmgabeln. Claudia kann sich für Rituale begeistern, und so vermute ich, dass allein schon die Komplexität ihres Heilplanes sie überzeugen muss. Ihr gefallen all die Fläschchen, die Konsultationen und das strenge Protokoll. Am liebsten nimmt sie elementare Mittel – Schwefel, Gold, Arsen – und ganz exotische Zutaten oder Mixturen – Belladonna, Brechnuss, Tintenfischblut. Sich auf die Behandlung zu konzentrieren lenkt sie von den Gebrechen selbst ab. Gewöhnlich kann der Heilpraktiker akute Symptome beheben, ohne allerdings etwas am Grundmuster des Auf und Ab ihrer Stimmungen zu ändern.

Im Hinblick auf ihre lebenslangen Depressionen verbindet Claudia Einsicht mit starker Disziplin. »In den depressiven Phasen fällt mir kaum etwas Gutes ein. Ich gehe immer wieder durch, was andere mir angetan haben – leider mit einem Elefantengedächtnis dafür – und denke an Episoden, in denen ich mich verraten, bloßgestellt oder beschämt fühlte, was dann eskaliert und ganz sicher schlimmer wird, als es im wirklichen Leben war. Und wenn ich erst an einen dieser Fälle denke, so fallen mir rasch zehn, ja zwanzig weitere ein.

Ich habe viel Erfahrung mit mir; nächsten Monat werde ich neunundzwanzig. Aber ich kann Ihnen heute eine und morgen eine ganz andere geradlinige Geschichte darüber erzählen: So stark verändert sich meine Realität mit den Stimmungen. Im depressiven Zustand beschämt mich alles an mir, und ich lasse nicht einmal die Vorstellung zu, dass alle anderen wahrscheinlich ebenso wie ich Gefühlsschwankungen durchlaufen. Ich habe erniedrigende Träume, komme sogar im Schlaf nicht los von dieser entsetzlichen, schwer lastenden Bedrücktheit und Hoffnungslosigkeit. Die Hoffnung verliere ich immer als Erstes.«

Claudia Weaver fühlte sich durch den Starrsinn ihrer Eltern tyran-

nisiert: »Die wollten immer nur, dass ich auf ihre Weise glücklich bin.«
Schon als Kind »lebte ich ganz in meiner Welt – spürte, dass ich anders
war und abseits stand, fühlte mich klein und nichtig, war immer gedan-
kenverloren und nahm andere fast nicht wahr«. Ihre Familie hätte »nur
darauf geachtet, die Haltung zu bewahren«. Ab der dritten Klasse wurde
Claudia unnahbar. »Ich konnte es, sogar bei meinen Eltern, kaum ertragen, berührt, umarmt oder geküsst zu werden. Im Unterricht war ich immer so müde. Ich weiß noch, wie Lehrer zu mir sagten, ›Claudia, nimm
den Kopf hoch!‹. Und niemand dachte sich etwas dabei. Einmal schlief
ich in der Turnstunde auf dem Heizkörper ein. Ich hasste die Schule, und
Freunde hatte ich auch keine. Alles, was andere sagten, konnte mich verletzen – und tat es. Über meine Kindheit bin ich sehr verbittert, obwohl
ich damals so einen seltsamen Dünkel hatte, anders als alle anderen zu
sein. Die Depression? War immer schon da; ich brauchte nur einige Zeit,
um ihr einen Namen zu geben. Ich hatte sehr liebevolle Eltern, doch
wäre es ihnen – wie den meisten ihrer Generation – nie in den Sinn gekommen, dass ihr Kind gemütskrank sein könnte.«

Claudias einziges echtes Vergnügen war das Reiten, wofür sie sogar
Talent bewies. Die Eltern kauften ihr ein Pony. »Reiten gab mir Selbstvertrauen, machte mich glücklich, öffnete mir ein Fenster zur Hoffnung
wie sonst nichts. Ich konnte es gut, wurde deshalb anerkannt und liebte
dieses Pony. Wir beide waren ein Team; das Pferdchen schien zu spüren,
dass ich es brauchte, half mir aus meinem Elend heraus.«

Ab der zehnten Klasse besuchte sie ein Internat, und nach einem Streit
mit dem dortigen Reitlehrer gab sie den Sport auf, bat ihre Eltern, das
Pony zu verkaufen, hatte keine Energie mehr zum Reiten. Jenes erste
Jahr am Internat war, aus Claudias heutiger Sicht, ein Suchen nach Ant-
worten auf »spirituelle Fragen: Warum bin ich eigentlich hier? Welchen
Sinn hat mein Leben?« Ihre Mitbewohnerin, der sie einige jener Fragen
stellte, wandte sich damit prompt an die Schulleitung, wobei sie aus dem
Zusammenhang gerissene Gesprächsfetzen wiedergab. Man kam zu dem
Resultat, dass Claudia suizidal war, und schickte sie auf der Stelle nach
Hause. »Es war mir abgrundtief peinlich. Ich schämte mich furchtbar
und wollte einfach nicht mehr Teil von irgendetwas sein. Es war sehr
schwer, damit fertig zu werden; ob andere es schnell vergaßen oder
nicht, ich jedenfalls konnte es nicht vergessen.«

Gegen Ende des Jahres begann Claudia, völlig zerrüttet, sich zu schneiden – denn da habe sie an der »total reizlosen Alternative Anorexie« gelitten. Ihr Trick waren Schnitte, die erst zu bluten anfingen, wenn sie die
Haut auseinanderzog, und zwar so feine, dass nicht einmal Narben zu-

rückblieben. Ganz legte Claudia das Schneiden nicht ab; am College tat sie es gelegentlich, und mit Ende zwanzig ritzte sie sich Teile der linken Hand und der Bauchdecke auf. »Es ist *kein* Hilfeschrei«, betont sie. »Du verspürst diesen emotionalen Schmerz und willst ihn loswerden. Zufällig siehst du ein Messer und denkst dir, Mann, dieses Messer sieht ja scharf aus, und es glänzt so schön; ich möchte wissen, wie das wäre, hier einmal fest zu drücken … du begeisterst dich für die Klinge.« Ihre Mitbewohnerin sah die Schnitte und verpetzte sie erneut. »Als sie dann sagten, ich sei eindeutig suizidal, da schnappte ich über. Mir klapperten die Zähne, und ich war völlig außer mir.« Man schickte Claudia erneut nach Hause, mit der Empfehlung, einen Psychiater aufzusuchen. Der sagte jedoch, sie sei ziemlich normal und so weit ganz in Ordnung. »Er erkannte, dass ich keinen Selbstmord begehen, sondern nur Grenzen austesten und wissen wollte, wer ich bin und wozu ich lebe.« Nach ein paar Tagen kehrte sie wieder an die Schule zurück, fühlte sich jetzt dort aber nicht mehr sicher und entwickelte akute depressive Symptome. »Ich wurde einfach immer müder, schlief mehr und mehr, tat kaum noch etwas und wollte nur noch allein sein – war extrem unglücklich und wusste nicht, mit wem ich darüber sprechen konnte.«

Bald schlief sie täglich vierzehn Stunden. Ende des Jahres war sie fast von richtiger Nahrung abgekommen. »Ich aß täglich sieben bis neun Schokoriegel, weil das ausreichte, um nicht mehr in die Cafeteria gehen zu müssen. Wäre ich dort nämlich aufgetaucht, so hätten die gefragt, ›Wie geht es dir?‹, und das war das Letzte, was ich beantworten wollte. Ich arbeitete weiter und schloss das Jahr ab, denn auf diese Weise fiel ich am wenigsten auf. Wäre ich im Bett geblieben, so hätte die Schulleitung meine Eltern angesprochen und Erklärungen verlangt, und diese Exponiertheit und Verwundbarkeit hätte ich kaum ausgehalten. Ich dachte nicht einmal daran, meine Eltern anzurufen und zu sagen, dass ich nach Hause wollte, sondern saß dort eben in der Falle. Ich war wie benebelt, sah nur noch Schemen – erkannte sogar meine Mutter nicht mehr. Ich schämte mich, so depressiv zu sein, und ahnte irgendwie, dass alle nur Schlimmes über mich sagten.«

Der Sommer nach der zehnten Klasse war sehr schwierig, denn Claudia bekam spannungsbedingte Ekzeme, die sie bis heute plagen. »Das Zusammensein mit Menschen strengte mich unvorstellbar an – einfach nur mit jemandem reden zu müssen. Ich mied die Welt, lag meist bei geschlossenen Rollos im Bett; damals tat mir das Licht weh.« Bald fing sie an, Medikamente zu nehmen, zuerst Imipramine. In ihrem Umfeld bemerkte man eine stetige Verbesserung, und »bis zum Spätsommer hatte ich genug Kraft geschöpft, um einen Tag mit meiner Mutter nach New York City zum Einkaufen zu fahren. Das war das Größte und Aufregendste, was ich in jenem Sommer unternommen habe.«

Im Herbst wechselte Claudia die Schule und erhielt im neuen Internat ein Zimmer für sich, was ihr gefiel. Sie mochte die Atmosphäre dort und nahm Stimmungsaufheller. In jenem Sommer hätten die Eltern ihre Gemütszustände endlich als Problem ernst genommen, was sich als sehr hilfreich erwies. Claudia begann, sehr hart zu arbeiten, und engagierte sich auch außerhalb des Unterrichts. Im Abschlussjahr wurde sie zur Tutorin ernannt und dann in Princeton angenommen.

Dort entwickelte Claudia viele der Überlebensstrategien, die sie weiter begleiten sollten. Obwohl sie häufig die Einsamkeit suchte, fiel ihr das Alleinsein schwer, und um das Problem der nächtlichen Isolation zu lösen, ließ sie sich abends von sechs Freunden abwechselnd ins Bett bringen. Oft legten sie sich auch zu ihr – doch war Claudia noch nicht sexuell aktiv, und man respektierte diese Grenze, blieb einfach um der Nähe willen bei ihr. »Neben jemandem zu schlafen und mich eng anzuschmiegen diente mir als Antidepressivum. Für das Anschmiegen würde ich auf Sex, Essen, Kino und Arbeiten verzichten; ja, ich würde fast alles außer Schlafen und Baden dafür aufgeben, mich in Sicherheit anschmiegen zu können. Um ehrlich zu sein, frage ich mich, ob es nicht chemische Reaktionen im Gehirn auslöst.«

Im Winter ihres ersten Studienjahres setzte Claudia die Medikamente eine Zeitlang ab »Das Imipramin machte bei mir immer gerade zum falschen Moment Nebenwirkungen. Wenn ich zum Beispiel ein Referat halten musste, wurde mein Mund so trocken, dass ich die Zunge kaum noch bewegen konnte.« Dann ging es schnell bergab. »Da ich zum Essen nicht mehr ausgehen konnte«, erzählt sie, »kochte ein Freund jeden Abend für mich und fütterte mich auch. Acht Wochen lang machte er das, und es fand immer nur bei ihm statt, so dass ich nicht vor anderen Leuten essen musste.

Ich hatte immer gewünscht, ohne Medikamente auszukommen, und in dieser Geistesverfassung merkst du nicht, wie schlimm es um dich steht.« Schließlich konnten Freunde sie zur Umkehr überreden. Am Ende des Vorstudiums begann sie, Prozac zu nehmen, das gut anschlug, allerdings gewisse Teile ihres Inneren abtötete. Etwa acht Jahre lang lebte sie damit. »Ich nehme immer eine Zeitlang Medikamente und setze sie wieder ab, wenn ich mich wohl zu fühlen beginne und meine, sie nicht wirklich zu brauchen. Ja, so ist es. Also setze ich sie ab, fühle mich wohl, wohl, wohl, und dann passieren ein paar Dinge, die mich fast erdrücken, als ob ich zu schwer daran trüge. Und dann folgen einige Kleinigkeiten – wissen Sie, es ist zwar nicht so schlimm, wenn die Kappe der Zahnpastatube in den Abfluss fällt, aber es hat gerade noch gefehlt und regt mich mehr auf als der Tod meiner Großmutter. Ich brauche eine Weile, um zu merken, wohin es geht; bei dem ewigen Auf und Ab ist es schwer zu beurteilen, wann die Tiefs tiefer sind als die Hochs hoch.«

Als sie schließlich die Medikation ganz absetzte, erwachten ihre sexuellen Gefühle wieder, und nun begann sie mit den homöopathischen Mitteln, die auch lange zu helfen schienen. Claudia meinte sogar, sich damit festigen, allerdings nicht aus einer tiefen Depression befreien zu können. Es folgten auch schwere Zeiten, doch die Homöopathie trug sie durch einen langen Winter. Wenn sie einmal monatlich in Panik geriet und einen neuen depressiven Schub befürchtete, erwies es sich stets als das prämenstruelle Syndrom. »Ich bin immer ganz froh, wenn ich zu bluten anfange, und denke dann, ›Oh, gut! Es war bloß das!‹« Zwar löste das Aufgeben der Medikamente keine schweren Depressionen aus, aber Probleme setzten ihr stark zu. Im Großen und Ganzen schien der Heilplan jedoch für die körperlichen Beschwerden nicht zu taugen, allen voran die spannungsbedingten Ekzeme, die sich eine Zeitlang sehr verschlimmerten und oft bluteten.

Irgendwann hörte sie auch mit der Psychotherapie auf und begann stattdessen – um einen Ausdruck Julia Camerons zu verwenden – »Morgenblätter« zu schreiben, zwanzigminütige Protokolle des morgendlichen Bewusstseinsstroms. Das helfe ihr, Dinge zu klären, und seit jetzt drei Jahren habe sie keinen einzigen Tag ausgelassen. Außerdem hänge im Schlafzimmer eine Liste mit Vorsichtsmaßnahmen, für den Fall, dass sie sich mies fühlt oder langweilt – simple Mahnungen wie »Fünf Kindergedichte lesen. Eine Collage machen. Fotos anschauen. Etwas Schokolade essen«.

Einige Monate, nachdem Claudia mit den Morgenblättern begonnen hatte, lernte sie ihren heutigen Mann kennen. »Mir ging auf, dass ich viel glücklicher bin, wenn jemand im Nebenraum arbeitet. Nähe ist für mich, meine emotionale Stabilität, sehr wichtig. Ich brauche Trost, Zuspruch und Aufmerksamkeit. Selbst in einer unvollkommenen Beziehung geht es mir viel besser als allein.« Ihr Verlobter habe sich auf das depressive Element einstellen können. »Er weiß, dass er gelassen und verständnisvoll reagieren muss, wenn ich zum Beispiel von unseren Gesprächen über meine Depressionen nach Hause komme«, erklärte sie. »Auch, dass ich jederzeit Rückfälle haben kann. Wenn er in der Nähe ist, geht es mir erheblich besser, bin ich viel handlungsfähiger.« Ja, nachdem sie ihn kennengelernt hatte, fühlte Claudia sich so wohl, dass sie beschloss, ihr homöopathisches Korsett abzulegen. Die beiden verbrachten das Jahr in gehobener, glücklicher Stimmung und schmiedeten schon Hochzeitspläne.

Es wurde ein schönes Sommerfest, so minuziös durchorganisiert wie ein homöopathisches Heilprogramm. Claudia strahlte. Alle, die sie kannten, freuten sich mit ihr: Sie hatte durch Liebe ihren Leidensweg beendet, und man sah es ihr an. Veränderungen, auch positive, bedeuten Stress; und zu heiraten ist einer der wichtigsten Schritte, die man im Leben überhaupt machen kann. Die schon vor der Hochzeit aufgetretenen Probleme verschlimmerten sich wenig später. Claudia gab zunächst ihrem Mann die alleinige Schuld daran, bis sie einsah, dass es sich vielleicht um Symptome handelte. »Faktisch machte er sich mehr Sorgen um mich und meine Zukunft als ich selbst. Am Hochzeitstag hielten mich alle für glücklich, und auf den Bildern sehe ich auch so aus, aber ich musste mir den ganzen Tag über sagen, ich sollte verliebt sein, sollte wirklich verliebt sein, wenn ich so etwas tue. Und ich fühlte mich wie ein Lamm, das man zur Schlachtbank führt. In der Hochzeitsnacht war ich einfach nur kaputt, und die Hochzeitsreise wurde ein einziges Desaster.«

Ende September kehrte Claudia wieder zur homöopathischen Behandlung zurück. Die hatte zwar stabilisierend gewirkt, konnte sie jedoch nicht aus der jetzt wahrhaft akuten Depression retten. »Ich war bei der Arbeit«, erinnert sie sich, »und meinte plötzlich, ich bräche zusammen und müsse schreien. Ich hatte solche Angst, etwas falsch zu machen, dass ich nur mit Mühe meine Sachen erledigen konnte. Dabei hätte ich mich bloß wegen Kopfschmerzen für den Rest des Tages abmelden müssen. Ich verfluchte alles, mein ganzes Leben, wollte mich scheiden lassen, hatte den Eindruck, keine Freunde und keine Zukunft zu haben, sah nur meinen schrecklichen Fehler. Ich dachte, mein Gott, worüber wollen wir unser Leben lang reden. Was werden wir bloß beim Essen sagen, wo mir doch gar nichts mehr einfällt? Ich bat meinen Mann zu gehen, mich allein zu lassen, wollte aber in Wirklichkeit nur, dass er darauf bestand, bei mir zu bleiben. Ich fragte mich, was mir wahrhaft naheging. Aber keine Ahnung. Was mich glücklich machen würde? Keine Ahnung. Also gut, was ich wolle? Einfach keine Ahnung. Und dabei drehte ich völlig durch. Ich hatte keine Idee, denn ich konnte mich auf nichts freuen, und schob alles auf ihn. Ich wusste, dass ich grässlich zu ihm war – wusste es gleich in dem Moment und war doch machtlos dagegen.« Als Claudia im Oktober mit einer Freundin essen ging und die ihr sagte, sie strahle »wie eine glücklich verheiratete Frau«, brach sie in Tränen aus.

Es war ihre schlimmste Zeit seit dem Internat. Im November überzeugten Freunde sie schließlich, wieder zur Schulmedizin zurückzukehren. Ihr Psychiater erklärte sie für verrückt, so lange mit homöopathischem Krimskrams herumgedoktert zu haben, und ließ ihr achtundvierzig Stunden für eine Entgiftung, bevor er sie auf Celexa setzen wollte. »Es half sofort. Allerdings gab es noch depressive Impulse, und dann tötet es meinen Geschlechtstrieb völlig ab. Trotzdem ist jetzt alles viel besser. Wenn ich einigermaßen sicher wäre, würde ich die Medikation absetzen, aber das bin ich nicht. Mir fällt es sogar zunehmend schwer, zwischen dem depressiven und dem nicht depressiven Ich abzugrenzen; meine depressive Neigung ist sicher noch viel stärker als die tatsächlichen Depressionen. Doch dieses ganze Zeug ist nicht das A und O meines Lebens – wissen Sie, ich habe keine Lust, den Rest meiner Tage im Bett zu liegen und zu leiden. Menschen, die davon loskommen, machen dreierlei. Erstens versuchen sie, die Vorgänge zu verstehen. Dann sehen sie ein, dass ihr Zustand stabil ist. Doch danach wachsen sie irgendwie über ihre Erfahrung hinaus und stellen sich der Welt leibhaftiger Menschen. Sobald du das kapiert hast und derart gewachsen bist, merkst du, dass du dich auf die Welt einlässt, dein Leben führen und deinen Beruf ausüben kannst: Du bist kein Krüppel mehr und empfindest das als so einen Triumph! Als ich erkannte, dass ich mein Leben lang mit Stimmungen kämpfen würde, war ich zunächst sehr, sehr verbittert. Doch jetzt fühle ich mich *nicht* mehr hilflos. Das wichtigste Ziel meines Lebens ist nun: Wie kann ich darüber hinauswachsen? Auch wenn mich etwas vielleicht momentan verletzt: Wie kann ich davon lernen?« Claudia Weaver neigte den Kopf zur Seite. »Ich habe das begriffen, hatte Glück.« Ihr suchender Geist hat ihr mindestens ebenso sehr wie jede experimentelle Therapie geholfen, trotz aller Schwierigkeiten mehr oder weniger unversehrt durchs Leben zu kommen.

Unter den Gruppentherapien, die ich ausprobierte, schien mir vor allem die auf der Arbeit Bert Hellingers beruhende so anspruchsvoll wie fruchtbar zu sein und in die Nähe wirklicher Lösungen zu führen. Der ehemalige Pfarrer Hellinger fand für sein Wirken im Stile der Gestalttherapie eine zahlreiche, treue Gefolgschaft. Als ich 1998 an einem Intensivkurs teilnahm, den sein Schüler Reinhard Lier in den Vereinigten Staaten abhielt, wichen meine diffusen Bedenken tiefem Respekt vor dem Verfahren. Liers Übungen haben bei mir und mehr noch bei anderen Teilnehmern vieles bewirkt. Ähnlich wie EMDR eignet sich die Methode Hellingers wahrscheinlich am besten für traumatisch gestörte

Personen, doch für Liers Zwecke kann die Traumatisierung auch ein Tatbestand – wie »meine Mutter hat mich gehasst« – im Unterschied zu einem einschneidenden Ereignis sein.

Wir waren etwa zwanzig und schufen durch einige Lockerungen erst einmal eine Vertrauensbasis. Danach erzählte jede / r von uns seine / ihre schmerzlichsten Erlebnisse, zunächst in den Grundzügen, und anschließend suchten wir Teilnehmer aus, die unsere Figuren darstellen sollten. Reinhard Lier choreographierte mit ihnen eine Art Ballett, indem er sie geschickt anordnete und, den jeweiligen Probanden umherführend, die Geschichte im Sinne einer besseren Lösung nacherzählte. Das bezeichnete er als »Familienaufstellungen«. Ich beschloss, den Tod meiner Mutter als Ausgangspunkt meiner Depressionen zu inszenieren. Nicht nur wurden diese, mein Vater und mein Bruder von Teilnehmern verkörpert, sondern auf Wunsch Liers auch meine Großeltern, einschließlich der drei, die ich nicht kannte. Ich sollte die Beteiligten ansprechen: »Was sagst du zum Vater deiner Mutter, der ebenfalls starb, als diese noch ziemlich jung war?«, fragte mich Lier. Die kathartische Wirkung des Ganzen hing in hohem Maße von seiner charismatischen Persönlichkeit ab. Lier mobilisierte in jedem von uns sehr viel Kraft, und nach etwa zwanzig Minuten fühlte ich mich so, als spräche ich erneut mit meiner Mutter, um ihr einiges zu sagen, was ich dachte oder empfand. Dann brach der Zauberbann, und ich fand mich im Tagungsraum des Kongresszentrums in New Jersey wieder – ging jedoch mit großer innerer Ruhe aus diesem Tag hervor, als ob sich etwas gelöst hätte. Vielleicht lag es nur daran, erstmals diese Kräfte zu beschwören, jene längst verschwundenen Großeltern und meine verlorene Mutter, doch das Ganze hatte mich zutiefst bewegt und erschien mir als etwas Hochheiliges. Zwar konnte es keine Depressionen heilen, brachte indes einen gewissen Frieden. Der eindrucksvollste Teilnehmer, ein Deutscher, dessen Eltern als Aufseher in einem Konzentrationslager gearbeitet hatten, war unter der Last des Entsetzlichen schwer depressiv geworden. Bei seinen Ansprachen an die einzelnen Familienmitglieder, die Reinhard Lier unterschiedlich weit entfernt von ihm aufstellte, weinte er unablässig. »Sieh, das ist deine Mutter«, sagte Lier irgendwann. »Sie hat schreckliche Dinge getan. Doch sie hat dich als Kind auch geliebt und beschützt. Sag ihr, dass sie dich betrogen hat, und dann, dass du sie trotzdem immer lieben wirst; aber versuche nicht, ihr zu verzeihen.« Auch wenn das etwas konstruiert klingt, die Wirkung hätte kaum stärker sein können.

Da man in akuten Zuständen sogar mit Freunden kaum über Depressionen reden kann, erscheint die Idee von Selbsthilfegruppen etwas widersinnig. Gleichwohl nehmen diese zu, seit das Krankheitsbild allgemein bekannt ist und zugleich die für Therapien bewilligten Mittel schrumpfen. Zwar habe ich während meiner Schübe – aus Snobismus, Apathie, Unwissenheit oder Eigensinn – kein solches Angebot wahrgenommen, aber im Rahmen der Arbeit an diesem Buch einer Gruppe gegenüber bekannt, dass schwere Zeiten hinter mir lagen. Die in New York ansässigen Mood Disorders Support Groups (MDSG) veranstalten als größte Selbsthilfeorganisation der Vereinigten Staaten wöchentlich vierzehn Gruppen und betreuen jährlich rund siebentausend Teilnehmer; außerdem bieten sie jährlich zehn Vorträge an, die jeweils etwa hundertfünfzig Interessenten besuchen, und publizieren ein Vierteljahresheft, das sechstausend Adressaten erreicht. Daneben hat Johns Hopkins eine Depression and Related Affective Disorders Association (DRADA) ins Leben gerufen, die zweiundsechzig Selbsthilfegruppen leitet, unterstützt durch ein Freundschaftsmodell und das Informationsblatt *Smooth Sailing*. Die Sitzungen der MDSG finden an diversen Tagungsorten statt; ich nahm gewöhnlich an den Freitagsgruppen im New Yorker Beth Israel Hospital teil, und zwar um 19.30 Uhr, wenn Depressive sonst nichts vorhaben. Für den Eintritt von vier Dollar erhält man einen Anstecker mit dem Vornamen, den alle etwa zehn Teilnehmer und der Moderator tragen. Anfangs stellt man sich vor und äußert seine Erwartungen. Dann wird eine allgemeinere Diskussion eröffnet. Die Teilnehmer erzählen von ihren Problemen und bieten einander Ratschläge an, fallen mitunter aber auch über Einzelne her. Eine Sitzung dauert zwei Stunden. Das Szenario ist auf erschütternde, fast süchtig machende Weise herzzerreißend, geprägt durch behandlungsresistente, hemmungslose Personen, die alle schwere Schübe durchlitten haben. Die Gruppen sollen als Ausgleich für das zunehmende Desinteresse des Gesundheitswesens dienen. Viele der Teilnehmer haben krankheitsbedingt Beziehungen zerstört, Angehörige und Freunde verloren.

Normalerweise warten in einem grell beleuchteten Raum etwa zehn Personen darauf, ihre Nöte schildern zu können. Einige Depressive achten kaum auf Kleidung und befinden oft, Baden koste zu viel Energie, weshalb die meisten genauso lausig aussahen, wie sie sich fühlten. Ich ging insgesamt siebenmal hin. Die klägliche Jammerrunde war für viele der Anwesenden die einzige Erlösung von ihrer Isolation. Aus meinen schlimmsten Zeiten erinnerte ich mich noch an die besorgten Gesichter oder an das ewige Fragen meines Vaters, »Geht es dir etwas besser?«, und seine Enttäuschung, wenn ich murrte: »Nein, im Grunde nicht.« Einige Freunde hatten sich phantastisch verhalten, bei anderen musste ich taktvoll sein, oder spaßig: »Ich würde ja gerne kommen, aber leider habe ich gerade einen Nervenzusammenbruch. Können wir es nicht auf ein anderes Mal verschieben?« Geheimhaltung klappt am besten, wenn man in einem ironischem Ton die Wahrheit sagt. Das Grundgefühl in der Selbsthilfegruppe – ich bin heute bei mir, und du? – sprach Bände, und fast ohne es zu wollen, ließ ich mich darauf ein. In Depressionen kann man vieles nicht erklären, das Mitwissende ahnen. »Nur wenn ich an Krücken ginge, würden die mich nicht zum Tanz bitten«, unkte eine Frau über das erbarmungslose Drängen ihrer Familie, sie solle ausgehen und sich amüsieren. Bei dem vielen Leid in der Welt verschweigen die meisten dieser Menschen das ihre, wenn sie sich in unsichtbaren Rollstühlen oder Gipskorsetten durchs Leben quälen. Wir stützten einander mit Worten. Eine Teilnehmerin, Ruth, drängte eines Abends verzweifelt und durch ihre dicke Wimperntusche weinend: »Ich muss wissen, ob sich jemand von euch schon einmal so gefühlt und es trotzdem geschafft hat. Bitte, sag es mir jemand, ich bin den ganzen Weg gefahren, bloß um das zu hören, ehrlich, bitte sagt mir, dass es so ist.« An einem anderen Abend ließ jemand heraus: »Meine Seele schmerzt so sehr; ich muss mich einfach mit anderen austauschen.«

Die MDSG übernehmen auch praktische Dienste, zumal wenn jemand nicht von Freunden, Angehörigen oder einer guten Krankenversicherung betreut wird. Du willst nicht, dass dein wirklicher oder potentieller Arbeitgeber etwas erfährt: Was kannst du sagen, ohne zu lügen? Doch leider schienen die Teilnehmer, mit denen ich in Kontakt kam, einander meistens gut zu helfen, aber miserabel zu beraten. Wenn du dir einen Knöchel verstaucht hast, mögen dir Leidensgenossen gute Ratschläge geben können, aber bei psychischen Krankheiten gilt das nicht. Entsetzt über die Unwissenheit vieler in der Gruppe, berief ich mich auf meine Recherche, stieß jedoch auf taube Ohren. Der eindeutig bipolare Christian nahm keine Medikamente, hob ab in eine Manie, der bald eine suizidale Phase folgen dürfte. Natasha sollte nicht einmal daran *denken*, das Paxil so bald abzusetzen. Sarah ist offenbar durch stümperhafte, übertriebene Elektrokrampftherapie und anschließend überdosierte Medikation zum Zombie gemacht worden; Jaime dagegen hätte mit EKT seinen richtigen Beruf weiter ausüben können, wusste indes nicht, was diese leisten kann, und das Beispiel Sarahs flößte ihm nicht gerade Vertrauen ein.

Einmal ging es um den Versuch, sich Freunden zu erklären, worauf der langjährige MDSG-Mann Richard die Gruppe fragte: »Habt ihr draußen Freunde?« Das bejahte außer mir nur eine Person. Richard erzählte: »Ich versuche, neue Freunde zu finden, weiß aber nicht, wie das geht – bin schon zu lange Einsiedler. Ich hatte Prozac genommen, das ein Jahr lang wirkte, dann aber nicht mehr; damals meine ich, mehr gemacht zu haben, das verlor sich aber wieder.« Er sah mich neugierig an, ein trauriger, weichherziger und intelligenter Mann – gewiss auch liebenswert, wie jemand an jenem Abend sagte –, aber völlig hinüber. »Wie lernt man abgesehen von hier Leute kennen?« Und bevor jemand antworten konnte, setzte er hinzu: »Und wenn du sie kennengelernt hast, worüber redest du dann mit ihnen?«

Wie alle Krankheiten, ist auch die Depression ein großer Gleichmacher, doch keines ihrer Opfer erschien mir stärker gezeichnet als Frank Rusakoff, ein höflicher, einnehmender, freundlicher und gutaussehender Endzwanziger, der völlig normal wirkt und doch unter schweren Depressionen leidet. »Wollen Sie in mich hineinschauen?«, schrieb er einmal. »Nur zu. Nicht gerade, was Sie erwartet hatten, oder? Allerdings auch nicht gerade, was ich erwartet hatte.« Die erste Depression ereilte Frank ungefähr ein Jahr nach seinem Examen. In der Folgezeit wurde er dreißigmal stationär behandelt.

Sein erster Schub war ganz plötzlich gekommen: »Auf dem Heimweg vom Kino merkte ich, dass ich direkt auf einen Baum zufuhr. Etwas schien Gas zu geben und nach rechts zu lenken. Ich wusste, dass ich nicht nach Hause fahren konnte, da auf der Strecke zu viele Bäume standen und ich ihnen immer weniger widerstehen konnte, beeilte mich also, in eine Klinik zu kommen.« Frank sprach auf keines der klassischen Medikamente an. »Irgendwann versuchte ich, mich zu ersticken.« Eine Elektrokrampftherapie sorgte zwar schließlich für Abhilfe, machte ihn aber kurzfristig manisch. »Ich halluzinierte, griff einen Mitpatienten an und musste eine Zeitlang im Ruheraum liegen«, erinnert er sich. In den folgenden fünf Jahren verordnete man Frank bei jedem neuen Schub, gewöhnlich alle sechs Wochen, Auffrisch-Elektrokrampftherapie (was Einzel- statt Reihenbehandlung bedeutete). Man setzte ihn auf eine Kombination aus Lithium, Wellbutrin, Ativan, Doxepine, Cytomel und Synthroid. »Die Elektrokrampftherapie wirkt zwar, aber ich hasse sie. Sie ist absolut sicher, und ich würde sie empfehlen, aber man jagt dir Stromstöße durch den Kopf, und das ist beängstigend. Ich hasse den Gedächtnisverlust, bekomme Kopfschmerzen davon. Ich habe immer Angst, dass sie irgendetwas falsch machen oder ich nicht mehr aufwache. Ich führe Tagebuch, um mir Dinge zu merken, denn ansonsten wüsste ich gar nichts mehr.«

Von Ende 1994 bis Mitte 1996 war Frank arbeitsunfähig, doch davor hatte er recherchiert und Teile einer historischen Studie zu Papier gebracht. »Meine Mitarbeiter und Auftraggeber waren sehr hilfsbereit, ließen mir Freiräume«, sagte er. »Alle waren großartig: Eltern, Freunde, Ärzte. Ihre Aufmerksamkeit hat mir über den Berg geholfen.«

Ungeachtet der jeweils propagierten Behandlungshierarchien sind chirurgische Eingriffe für alle das letzte Mittel. Allerdings wurde die erstmals um die Jahrhundertwende durchgeführte Lobo- oder Leukotomie in den dreißiger Jahren, ganz besonders aber nach dem Zweiten Weltkrieg sehr beliebt. Wenn Veteranen mit Kriegsneurosen von der Front zurückkamen, nahm man fast routinemäßig den plumpen Eingriff vor, den Stirnlappen (oder andere Gehirnteile) zu durchtrennen. Auf dem Höhepunkt der Leukotomie kam es in den Vereinigten Staaten zu jährlich etwa fünftausend dieser Operationen, an denen zweihundertfünfzig bis fünfhundert Patienten starben. Das wirft tiefe Schatten auf die heutige Psychochirurgie. »Traurigerweise«, sagt Elliot Valenstein, der eine Geschichte dieser Disziplin geschrieben hat, »verbindet man diese Art von Eingriffen hauptsächlich mit Gehirnwäsche und meidet sie deshalb.« Kalifornien – das eine Zeitlang auch die Elektrokrampftherapie verboten hatte – erlaubt Psychochirurgie bis heute nicht. »Die Zahlen sind auf diesem Gebiet höchst aufschlussreich«, sagt Valenstein. »Etwa siebzig Prozent der Zielgruppe – Patienten, bei denen sonst nichts anschlug – zeigen zumindest gewisse Fortschritte und knapp ein Drittel davon eine wirklich ausgeprägte Besserung. Das Verfahren wird nur in Fällen von schweren, dauerhaften psychischen Krankheiten angewandt, die weder auf Pharmaka noch auf Elektrokrampftherapie ansprechen – das heißt die ganz resistenten. Es ist in gewissem Sinne die letzte Hoffnung. Man wendet stets nur das schonendste Verfahren an, muss manchmal Eingriffe zwei-, dreimal wiederholen, bevorzugt das jedoch gegenüber den Ansätzen einiger europäischer Länder, die von vornherein radikaler operieren. Bei Zingulotomien wurden keine bleibenden Defekte des Gedächtnisses, der kognitiven oder intellektuellen Funktionen festgestellt.«

Als ich Frank kennenlernte, hatte er sich gerade einer Zingulotomie unterzogen. Dabei wird die Kopfhaut örtlich betäubt, und der Chirurg bohrt ein kleines Loch ins Stirnbein. Danach legt er eine Elektrode direkt aufs Gehirn, um gut achtmal achtzehn Millimeter große Gewebsflächen zu veröden. Die Operation – bei der man ein Stereotaxiegerät einsetzt – wird unter Beruhigungsmitteln durchgeführt. Derzeit wenden nur sehr wenige Kliniken das Verfahren an: als führende das Massachusetts General Hospital in Boston, wo Frank von Reese Cosgrove, dem besten Psychochirurgen der Vereinigten Staaten, untersucht wurde.

Für die Zingulotomie kommt nicht jeder in Frage; nach der Begutachtung durch ein Prüfkomitee folgt ein fast endloses Kreuzfeuer von Tests und Befragungen. Die vorbereitenden Maßnahmen dauern mindestens zwölf Monate. Das »Mass General«, als aktivstes aller Zentren, nimmt jährlich nur fünfzehn bis zwanzig der Eingriffe vor. Ähnlich wie Antidepressiva wirken auch die Operationen gewöhnlich zeitversetzt, und ihr Nutzen zeigt sich oft erst nach sechs bis acht Wochen, so dass er vielleicht nicht direkt auf die Zerstörung bestimmter Zellen zurückgeht, sondern auf deren Folgen für andere. »Die Pathophysiologie verstehen wir noch nicht, ebenso wenig die dabei wirkenden Mechanismen«, sagt Cosgrove.

»Ich erhoffe mir einiges von der Zingulotomie«, erklärte Frank bei unserem Treffen. Er beschrieb mir das Verfahren mit leicht distanziertem Gestus. »Ich hörte das Brummen im Schädel, wie im Zahnarztstuhl. Sie bohrten zwei kleine Öffnungen, um mir die Löcher ins Hirn brennen zu können. Der Anästhesist hatte gesagt, wenn ich mehr Valium brauche, könne ich es haben; und ich lag da, hörte, wie sie mir den Schädel öffneten, und sagte: ›Das wird mir ein bisschen gruselig; könnten Sie noch etwas nachlegen?‹ Ich hoffe, das hat geklappt; denn wenn nicht, habe – hätte – ich Pläne, dem Ganzen ein Ende zu machen; so kann es jedenfalls nicht weitergehen.«

Einige Monate später ging es Frank ein bisschen besser, und er versuchte, sein Leben neu zu ordnen. »Zur Zeit erscheint mir die Zukunft besonders trübe; ich möchte schreiben, traue mir aber wenig zu, weiß nicht einmal, welches Fachgebiet in Frage käme – vermute sogar, das Depressivsein war im Grunde eine relativ sichere Zuflucht. Ich hatte keine Alltagssorgen wie alle anderen, weil ich wusste, dass ich einfach nicht gut genug funktionierte, um irgendetwas leisten zu können. Was jetzt? Zusammen mit meinem Arzt versuche ich, die Gewohnheiten der langen depressiven Jahre zu durchbrechen.«

Bei Frank schlug die Operation (in Verbindung mit Zyprexa) schließlich an. Im folgenden Jahr hatte er noch ein paar Aussetzer, musste jedoch nicht mehr in die Klinik. Damals berichtete er mir von seinen Fortschritten: Bei der Hochzeitsfeier eines Freundes habe er sogar die ganze Nacht durchmachen können. »Vorher«, schrieb er, »wäre das undenkbar gewesen, da ich immer befürchten musste, meine labile Stimmung zu verstärken.« Dann lud man ihn ein, an einem Förderprogramm des Johns Hopkins für wissenschaftliche Schriftstellerei teilzunehmen, und er sagte ziemlich aufgeregt zu; im Übrigen hatte er eine Freundin und fühlte sich mit ihr sehr wohl. »Ich bin zwar etwas verdutzt, wenn jemand bereit ist, sich auf meine unübersehbaren Probleme einzulassen, aber es beflügelt mich wirklich, sowohl eine Gefährtin als auch eine Geliebte zu haben. Meine Freundin ist etwas, worauf ich mich freuen kann.«

Psychisch Kranke aus ganz Westafrika und noch ferneren Regionen reisen in den Senegal, um dort an den mysteriösen *Ndeup*-Zeremonien teilzunehmen, die einige Lebou (und Sérèr) veranstalten. Um diese zu erkunden, reiste ich nach Afrika. Dr. Dou-dou Saar, der am westlichen Modell orientierte Chefarzt der psychiatrischen Zentralklinik von Dakar, nimmt an, dass alle seine Patienten zunächst einmal traditionelle Heilverfahren anwenden. »Manchmal ist es ihnen peinlich, mir davon zu erzählen«, sagt er. »Doch meiner Ansicht nach müssen traditionelle und moderne Heilkunde, trotz aller klaren Unterschiede, nebeneinander bestehen. Wenn ich ein Problem hätte und die ausländischen Methoden schlügen nicht an, so würde auch ich auf die traditionelle Hilfe zurückgreifen.« Sogar an seinem Haus herrschen senegalesische Bräuche vor. Um dort aufgenommen zu werden, muss der Kranke jemanden aus der Familie als Pfleger mitbringen, der bei ihm bleibt; der Betreuer wird unterwiesen und erlernt einige Grundsätze der Psychiatrie, so dass er sich mit um die Genesung des Patienten kümmern kann. Die Klinik selbst ist eher schlicht – wobei die Tarife für Einzel-, Doppel- und Mehrbettzimmer von neun bis zwei Dollar rangieren –, überall stinkt es, und die als gefährlich geltenden Insassen sind hinter Eisentüren weggesperrt, so dass man sie ständig jammern und pochen hört. Doch gibt es einen angenehmen Blumen- und Gemüsegarten, und auch die Anwesenheit der privaten Betreuer mildert ein bisschen die unheimlich bizarre Atmosphäre, die viele westliche Kliniken so beängstigend erscheinen lässt.

Ndeup ist ein animistisches Ritual, wahrscheinlich älter als Voodoo, doch im islamischen Senegal drücken die Muslime bei diesen alten Bräuchen ein Auge zu, so dass sie kaum verborgen stattfinden müssen: Zwar versammeln sich zu derartigen Ritualen alle, aber man spricht wenig darüber. Ein entfernter Bekannter wusste über mehrere Ecken von einer Heilkundigen, die ein *Ndeup* durchführen konnte, und auf diese Weise kam ich schließlich in den Genuss der Zeremonie. Eines Samstagnachmittags fuhren senegalesische Bekannte mit mir im Taxi von Dakar nach Rufisque, dort durch enge Straßen und an baufälligen Häusern vorüber, um unterwegs Mitwirkende abzuholen, bis wir bei der alten Zeremonienmeisterin Mareme Diouf ankamen. Schon deren Großmutter – die ebenfalls bei ihrer Großmutter in die Lehre gegangen war – hatte den *Ndeup* abgehalten und wiederum Mareme darin eingeweiht, nach deren Worten die Familiensaga ihres Zweiges bis in unvordenkliche Zeiten zurückreiche. Madame Diouf kam barfuß auf uns zu. Sie trug einen Kopfschmuck und ein langes, mit unheimlichen Augen bedrucktes und mit erbsengrüner Borte gesäumtes Kleid. Wortlos führte sie uns auf den Hinterhof ihrer Hütte, wo unter den weit ausladenden Zweigen eines Affenbrotbaums neben zwanzig dicken Holzpfosten etwa ebenso viele bauchige Tontöpfe standen. In der Erde darunter säßen die von ihr ausgetriebenen Geister, die sie mit Wasser und Wurzeln aus den Gefäßen füttere. Wenn ihre Kunden nach dem *Ndeup* in Schwierigkeiten gerieten, so kämen sie, um in dem Wasser zu baden oder davon zu trinken.

Nachdem das alles besichtigt war, folgten wir Mareme in ein kleines, schummeriges Zimmer, wo sich eine ausgiebige Diskussion darüber entspann, was zu tun sei, und sie erklärte, das hinge ganz davon ab, was die Geister wollten. Mareme nahm meine Rechte und musterte sie genau, wie um etwas darauf Geschriebenes zu entziffern. Dann pustete sie mir in die Handfläche, ließ sie mich an die Stirn legen und begann, meinen Schädel zu befühlen. Sie fragte nach meinen Schlafgewohnheiten und ob ich häufig Kopfschmerzen habe; dann erklärte Mareme, die Geister mit einem weißen Huhn, einem roten Hahn und einem weißen Widder beschwichtigen zu wollen. Anschließend begann das Feilschen über den Preis des *Ndeup*, den ich auf etwa hundertfünfzig Dollar drücken konnte, jedoch bei eigener Beschaffung der erforderlichen Zutaten: sieben Kilo Hirse, fünf Kilo Zucker, ein Kilo Colanüsse, eine Kalebasse, sieben Meter weißes Leinen, zwei große Töpfe, eine Strohmatte, einen Dreschkorb, eine schwere Keule, zwei Hühner sowie den Widder. Sie erklärte mir, dass einige meiner Geister (im Senegal wimmelt es von denen, die teils lebensnotwendig, teils neutral, teils schädlich sind) eifersüchtig auf meine sexuellen Beziehungen mit Lebenden seien, worin der Grund für meine Depressionen liege. »Wir müssen ihnen ein Opfer bringen«, meinte Mareme, »um sie zu besänftigen; erst dann geben sie Ruhe, so dass Sie nicht mehr unter diesen bösen Depressionen zu leiden haben. Sie werden wieder aufleben, sanft und ohne Albträume schlafen, und die schlimme Furcht wird wie verflogen sein.«

Das zweite Mal fuhren wir am Montag noch im Morgengrauen nach Rufisque. Direkt vor der Stadt sahen wir einen Schäfer und hielten an, um einen Widder zu kaufen. Nur unter Schwierigkeiten bekamen wir das Tier in den Kofferraum des Taxis, wo es klägliche Laute ausstieß und alles besudelte; zehn Minuten später bogen wir erneut in das Labyrinth enger Gassen ein. Wir brachten den Widder zu Mareme und gingen auf den Markt, um die übrigen Artikel zu besorgen, die meine Begleiterin dann auf dem Kopf trug; anschließend kehrten wir im Pferdekarren zu Mareme Diouf zurück.

Ich musste die Schuhe ausziehen und wurde alsdann ins Reich der Töpfe geführt. Der Hof war frisch mit Sand bestreut worden. Fünf Frauen in weiten Kleidern hatten sich versammelt, die enorme Halsketten aus Achat sowie an Würste erinnernde – mit Ikonen und Gebetsrollen vollgestopfte – Gürtel aus Stoffbeuteln trugen. Man setzte mich mit gestreckten Beinen und für das Orakel geöffneten Händen auf eine Matte. Danach gaben die Frauen Hände voll Hirse in den Dreschkorb und fügten ein Sammelsurium schamanischer Kultobjekte hinzu – kurze dicke Stäbe, ein Horn, eine Kralle, einen kleinen, mit viel Garn zugebundenen Beutel, eine rote Stoffkugel, besetzt mit Kaurimuscheln und einem Büschel Rosshaar. Nun deckten sie ein weißes Tuch über mich und setzten mir den Dreschkorb sechsmal auf den Kopf, je sechsmal auf die Arme und so weiter, über den ganzen Körper. Man gab mir die Stäbe in die Hand und hieß mich, sie fallen zu lassen, worauf die Frauen miteinander tuschelten und sich über das Ergebnis berieten; diese Prozedur machte ich je sechsmal. Mehrere Adler flogen heran und setzten sich über uns ins Geäst des Baobab, was ein gutes Omen zu sein schien. Nunmehr entblößten die Frauen meinen Oberkörper, legten mir eine Kette aus Glasperlen um, rieben mir Brust und Rücken mit Hirse ein, baten mich, statt der Hose ein Lendentuch anzulegen, und rieben mir auch Arme und Beine mit Hirse ein. Anschließend klaubten sie die zu Boden gefallene Hirse wieder auf, wickelten sie in ein Stück Zeitungspapier und beauftragten mich, das Paket für eine Nacht unters Kopfkissen zu legen und gleich am nächsten Tag einem Bettler mit gutem Gehör und ohne Missbildungen zu schenken. Da Afrika ein Kontinent der Widersinnigkeiten ist, dröhnte während der gesamten Zeremonie aus dem Radio die Titelmusik von *Chariots of Fire*.

Unterdessen trafen fünf Trommler ein, die rhythmisch ihre *Tamas* schlugen. Etwa ein Dutzend Leute hatten vorher schon herumgestanden, doch als die Trommelschläge ertönten, versammelten sich mehr und mehr, bis es etwa zweihundert waren, die alle zu dem *Ndeup* kamen. Sie stellten sich im Kreis um eine Grasmatte auf. Dem Widder hatte man die Beine gefesselt. Er lag auf der Seite und schien von den Ereignissen recht amüsiert zu sein. Ich musste mich hinter ihn legen und an ihn drücken. Man bedeckte mich mit einem Laken und vielleicht zwei Dutzend Decken, so dass ich und der Widder (den ich an den Hörnern hielt) bei völliger Dunkelheit in einer stickigen Hitze lagen. Wie ich später sah, war in eine der Decken *Je t'aime* eingestickt. Die Trommeln dröhnten immer lauter und schneller, und ich hörte, dass die fünf Frauen auch dazu sangen. In regelmäßigen Abständen, offenbar gegen Ende eines jeden Stückes, verstummten die Trommeln. Danach hob eine Einzelstimme an, worauf die Trommeln und anschließend die anderen vier Sängerinnen einfielen, manchmal auch die Zuschauermassen. Währenddessen tanzten die Frauen eng im Kreis um mich herum; ich hielt den Widder umarmt, und sie schlugen uns über und über – wie ich später herausfand, mit dem roten Hahn. Ich bekam kaum Luft, da die Ausdünstungen des Widders in der Tat atemberaubend waren; der Boden bebte von den tänzelnden Schritten der Menge, und ich konnte den Widder, der sich zunehmend verzweifelt aufbäumte, fast nicht mehr halten.

Endlich entfernte man die Decken, hob mich wieder auf und führte mich zum Tanzen vor die Trommeln, deren Rhythmus sich weiter beschleunigte. Mareme tanzte vor, und alles klatschte mit den Händen, als ich ihr Stampfen und Schattenboxen in Richtung der Trommler nachahmte. Dann gingen nacheinander all die anderen Frauen voran, und ich musste sie imitieren; später kamen mehrere Frauen aus der Menge, und ich musste auch mit jeder einzelnen von ihnen tanzen. Mir wurde schwindlig, und Mareme hielt mir die Arme entgegen, musste mich fast auffangen. Eine Frau war plötzlich besessen und tanzte wild hysterisch, sprang herum, als ob der Boden glühe, um dann völlig in sich zusammenzubrechen. Später erfuhr ich, dass sie den *Ndeup* gerade erst ein Jahr hinter sich hatte. Als ich restlos außer Atem war, hörten die Trommeln abrupt auf. Man bat mich, auch die Unterwäsche abzulegen, da ich jetzt nur noch das Lendentuch tragen solle. Der Widder lag am Boden, und ich musste je siebenmal von rechts nach links und von links nach rechts über ihn hinwegschreiten; als ich danach mit gespreizten Beinen über ihm stand, kam einer der Trommler heran, hielt den Widder am Kopf über eine Metallschale und schlitzte ihm die Kehle auf; die eine Seite des Messers strich er auf meiner Stirn, die andere an meinem Nacken ab. Das herausquellende Blut hatte die Schale bald halb gefüllt. Ich musste mir die Hände darin waschen und die geronnenen Klümpchen zerbröseln. Noch etwas schwindelig tat ich, wie mir geheißen, als der Mann auch den Hahn köpfte und sein Blut mit dem des Widders vermischte.

Dann ließen wir die Menschenmenge zurück und gingen zu den Töpfen, wo ich am frühen Morgen schon einmal gewesen war. Dort beschmierten die Frauen mich mit dem Blut, mussten meinen gesamten Körper absolut lückenlos damit bedecken, rieben es mir in die Haare, ins

Gesicht, über Genitalien und Fußsohlen, schmierten mich vollständig damit ein; es war noch warm, und die halb geronnenen Fäden kitzelten leicht, was sich eigenartig prickelnd anfühlte; als das Blut mich ganz überzog, sagte eine der Frauen, es sei Mittag, und bot mir eine Cola an, die ich gerne annahm. Ich durfte mir das Blut von der Hand und vom Mund ein wenig abwaschen, um trinken zu können. Man brachte mir auch Brot. Jemand, der eine Armbanduhr trug, schlug eine Mittagspause bis drei Uhr vor. Plötzlich entspannte sich alles, und eine der Frauen wollte mich die Stücke lehren, die sie morgens, während ich unter den Decken lag, gesungen hatten. Mein Lendentuch war durchgeweicht, und Tausende von Fliegen klebten, vom Duft des Blutes gelockt, an mir. Den Widder hatte man unterdessen an den Affenbrotbaum gehängt, wo einer der Männer ihn häutete und zerlegte; ein anderer grub mit einem langen Messer langsam drei kreisrunde Löcher, jedes etwa fünfzig Zentimeter tief, in die Nähe der Wassertöpfe von früheren *Ndeup*. Ich stand herum und versuchte, mir keine Fliegen in die Augen und Ohren kommen zu lassen. Als die Aushebungen gegen drei vollbracht waren, musste ich mich wieder setzen, und die Frauen banden mir den Darm des Widders um Arme, Beine und Brust; dann sollte ich in jedes der Löcher sieben Stäbe treiben, und mir dabei jedes Mal etwas wünschen oder beten. Danach zerlegten wir den Widderkopf in drei Teile und steckten diese in die Löcher; hinzu kamen Kräuter und ein bisschen etwas von jeder Körperpartie des Tieres, gefolgt von Stücken des Hahnes. Mareme und ich legten abwechselnd in jedes der Löcher sieben Hirsezuckerplätzchen, worauf sie Beutel mit sieben verschiedenen Blätter- und Rindenpulvern hervorholte, ein bisschen davon in Löcher streute, und zuletzt das übrige Blut darüber goss; man befreite mich von dem Darm und verteilte ihn ebenfalls auf die Löcher. Mareme deckte frische Blätter über alles, worauf sie mit einem Helfer die Löcher auffüllte. Danach musste ich mit dem rechten Fuß dreimal auf jedes stampfen und anschließend folgende Worte zu meinen Geistern nachsprechen: »Gebt Ruhe und Frieden, lasst mich mein Lebenswerk verrichten. Ich will euch nie vergessen.« Dieser letzte Teil der Beschwörung schien mir besonders reizvoll: »Ich will euch nie vergessen« – als müsste man dem Stolz der Geister schmeicheln und wünschte, dass sie sich nach der Austreibung wohl fühlen.

Eine der Frauen hatte einen Tontopf mit Blut glasiert und setzte ihn in die soeben nachgefüllte Erde. Man trieb einen Stab in den Boden, goss ein Gemisch aus Hirse, Milch und Wasser über all die umgewendeten Schalen früherer Zeremonien und auf die Enden der dicken Pfosten und füllte unsere Schale mit Wasser, gefolgt von verschiedenartigen Pflanzenpulvern. Unterdessen trocknete das Blut an mir, was sich fast anfühlte, als ob ein einziger Schorf meine Haut bedeckte und zusammenzog. Jemand sagte mir, nun sei es Zeit für eine Waschung, und die Frauen lachten ausgelassen, als sie anfingen, das Blut von mir abzureiben. Ich stellte mich hin, worauf sie Wasser in den Mund nahmen und es über mich prusteten; auf diese Weise, verbunden mit heftigem Rubbeln, ging das Blut wieder ab. Zum Schluss musste ich gut einen halben Liter Wasser mit den von Mareme zuvor schon benutzten Blattpulvern trinken. Als ich ganz sauber war und ein frisches weißes Lendentuch trug, setzten die Trommler wieder ein, und auch die Menge kehrte zurück, um diesmal feierlich zu tanzen. »Du bist von deinen Geistern befreit, sie haben dich verlassen«, erklärte mir eine der Frauen. Die Trommler beschleunigten das Tempo spielerisch, und ich trat in eine Art sportlichen Wettstreit mit einem von ihnen, dessen Schläge immer aggressiver wurden, während ich höher und höher sprang – bis er mir ein Unentschieden anbot. Danach bekamen alle Kuchen und Hammelfleisch. Mareme verkündete meine Befreiung. Unterdessen war es achtzehn Uhr geworden. Die Menschenmenge folgte noch ein Stück weit dem Taxi und winkte uns dann zum Abschied nach. Ich kam mit dem überschwänglichen Gefühl nach Hause, etwas insgesamt sehr Merkwürdiges und Feierliches erlebt zu haben.

Der Ndeup hat mich mehr beeindruckt als manche heute in den Vereinigten Staaten ausgeübte Formen der Gruppentherapie, eröffnete mir eine neue Sicht der Depression als Heimsuchung – als etwas ihren Opfern Äußerliches und Fremdes. Gewiss konnte diese Erschütterung des gesamten Systems – gleichsam wie eine Elektrokrampftherapie ohne Strom – die Gehirnchemie auf Trab bringen. Zudem schloss das Zeremoniell ein intensives Gemeinschaftserlebnis mit engem Körperkontakt ein, machte bewusst für den eigenen Tod, bekräftigte jedoch zugleich eine warm pulsierende Lebendigkeit. Das Ritual barg den Trost, dass bei einem Rückfall festgefügte Verfahren bereitstanden, und war auf stärkende Weise kraftbetont – eine wahre *tour de force* von Rhythmen und Klängen. Schließlich ist die Wirkung des Rituellen als solchem – ob man dich nun mit einem Blutgemisch von Widder und Hahn beschmiert oder auffordert, Kindheitstraumata zu erzählen – jedenfalls kaum zu unterschätzen, da die Einbindung des Mysteriösen in geregelte Prozeduren stets eine enorme Kraft entfaltet.

Wie soll man zwischen den zahllosen Therapieangeboten für Depressive auswählen? Welches ist das beste Behandlungsverfahren? Und lassen sich unorthodoxe Methoden mit traditionellen verbinden? »Ich könnte Ihnen die Antwort für 1985 geben«, unkt Dorothy Arnsten, eine interpersonell ausgerichtete Therapeutin, die vielfältige Therapiesysteme erforscht hat. »Auch die für 1992 oder 1997 und sogar die für heute. Doch hätte das irgendeinen Sinn? Gewiss wird es im Jahr 2004 schon ganz anders aussehen als heute.« Wie jede Wissenschaft unterliege auch die Psychiatrie Trends, und Offenbarungen eines Jahres seien die Torheiten des nächsten.

Man weiß nie genau, was die Zukunft bereithält. Was die Depression angeht, so sind in der Forschung nur geringe Fortschritte gelungen, in der Behandlung dagegen gewaltige. Allerdings ist schwer zu sagen, ob die Therapieerfolge auch künftig dem Verständnis vorauseilen werden, da Entwicklungen dieser Art in hohem Maße von Zufällen abhängen; doch gewiss wird es lange dauern, die Kluft zwischen Theorie und Praxis zu schließen. Von den derzeit kurz vor der Zulassung stehenden Mitteln verheißt das Reboxetine, ein selektiver Noradrenalin-Wiederaufnahmehemmer, am meisten. Das Noradrenalin, dessen Pegel die Trizyklika heben, trägt ebenso wie Serotonin und Dopamin zu Depressionen bei, und es sieht so aus, als könne ein Präparat, das seine Konzentration erhöht, positiv mit den selektiven Serotonin-Wiederaufnahmehemmern und vielleicht mit Wellbutrin zusammenwirken, um derart kombiniert an allen Neurotransmittersystemen gleichzeitig anzugreifen. Erste Studien zeigen, dass sich Reboxetine (entwickelt von Pharmacia und Upjohn) bestens eignet, um die Energie und soziale Kompetenz zu steigern, aber offenbar Mundtrockenheit, Verstopfung, Schlaflosigkeit, Schweißausbrüche und Herzklopfen verursachen kann. Unterdessen arbeitet Merck an Präparaten, die auf eine an Schmerzreaktionen und vermutlich auch an Depressionen beteiligte Gehirnsubstanz P zielen. Der erste mittlerweile getestete P-Antagonist scheint zwar noch nicht sonderlich antidepressiv zu wirken, aber man will noch weitere erforschen.

Wissenschaftler vom Brain Molecule Anatomy Project (BMAP) versuchen derzeit herauszufinden, welche Gene an der Entwicklung und Dynamik des Gehirns beteiligt sind und wann sie aktiviert werden, um auf diesem Wege vor allem die Genmanipulation zu erleichtern. »Wenn ich wetten sollte«, sagt Steven Hyman vom NIMH, »so würde ich ganz auf die Gene setzen. Ich denke, sobald wir einige gefunden haben, die an der Stimmungsregulation oder an Krankheiten beteiligt sind, werden wir plötzlich fragen können: Gut, auf welchem Pfad liegen sie? Kann der uns etwas über die Abläufe im Gehirn verraten? Gibt es Ansatzpunkte für Therapien? In welchen Entwicklungsphasen und speziell an welchen

Stellen greifen die Gene ein? Wie unterscheiden sich die Hirnfunktionen der krankheitsanfälligen Varianten von den anderen? Welche Gene bilden diese Gehirnregionen wann aus? Stellen wir uns vor, man fände heraus, dass ein spezieller Subnukleus der Mandelkerne entscheidend zur Steuerung negativer Affekte beiträgt, was hochwahrscheinlich ist, oder dass wir alle Gene vor uns hätten, die in der Gesamtentwicklung je in diese Struktur eingreifen. Nun, dann hätten wir einen Werkzeugkasten für die Forschung. So etwas wie ein Stimmungsgen gibt es nicht. Das ist nur ein Kürzel. Jedes an einer Krankheit beteiligte Gen hat wahrscheinlich noch viele andere Aufgaben im Körper oder im Gehirn. Das Gehirn ist ein verzweigter Prozessor.«

Wenn das menschliche Genom nur aus dreißigtausend Genen bestünde, von denen jedes etwa zehn Hauptvarianten hat, so ergäbe das allein schon rund dreißigtausend hoch zehn ($30\,000^{10}$) Kandidaten für alle möglichen genetisch bedingten Krankheitsanfälligkeiten. Wie groß ist der Schritt von der Bestimmung einiger Gene bis zur genauen Definition dessen, was bei unterschiedlichen Umweltreizen in verschiedenen Kombinationen und Phasen mit ihnen geschieht? Zunächst braucht man nichts anderes als beharrliche Rechnerei, um alle Kombinationsmöglichkeiten durchzuprüfen. Dann gilt es zu ermitteln, wie sich die äußeren Umstände auf sie auswirken, doch trotz schneller Computer liegen solche Analysen noch in weiter Ferne. Die Depression dürfte zu den am stärksten überdeterminierten Krankheiten gehören – man muss kein Fachmann sein, um erkennen zu können, dass an depressiven Störungen mindestens einige hundert Gene beteiligt sind, deren Einfluss von der Wechselwirkung mit äußeren Reizen abhängt. Vermutlich dienen die meisten davon auch nützlichen Zwecken, so dass es erheblichen Schaden anrichten würde, sie einfach auszuschalten. Zwar mag der genetische Code helfen, gewisse Formen der Depression in den Griff zu bekommen, aber die Chance, sie durch Genmanipulation ganz aus der Welt zu schaffen, dürfte äußerst gering sein.

5. Populationen

Keine zwei Menschen haben genau die gleichen Depressionen. Ihre Symptome können sich ähneln, doch ist jedes Krankheitsbild einzigartig und fast unvorstellbar komplex. Trotzdem neigen die Experten zur Unterteilung des Krankheitsbildes nach bipolar und unipolar, schwer und leicht, traumatisch verursacht und endogen, vorübergehend und anhaltend. Die Liste ließe sich endlos verlängern, was jedoch für Diagnose und Therapie herzlich wenig bringt. Ganz aufschlussreich sind allerdings die Besonderheiten der geschlechts-, alters- und kulturspezifischen Depressionen, die folgende Grundfrage aufwerfen: Beruhen ihre prägenden Merkmale auf biologischen Unterschieden zwischen Mann und Frau, jung und alt, Asiaten und Europäern, oder auf gesellschaftlichen Unterschieden und Erwartungshaltungen, die wir Menschen je nach Populationszugehörigkeit überstülpen? Gewiss trifft beides zu. Ein monolithisches Problem, wie das der Depression, findet keine monolithische Lösung; Depressionen sind kontextgebunden und daher auch in ihren jeweiligen Zusammenhängen zu interpretieren.

Aus angeblich teils biochemischen, teils umweltbedingten Gründen leiden fast doppelt so viele Frauen wie Männer unter Depressionen. Die Abweichung besteht allerdings noch nicht bei Kindern, sondern tritt erst ab der Pubertät auf. Frauen entwickeln diverse geschlechtsspezifische Formen von depressiven Zuständen – zum Beispiel im Wochenbett, vor der Menstruation oder in der Menopause – und daneben alle, die auch Männer befallen. Schwankungen des Östrogen- oder Progesteronspiegels können sich sofort auf die Stimmung auswirken, zumal im Wechselspiel mit den Hormonsystemen des Hypothalamus und der Hypophyse, doch ist das keine regelmäßige, kalkulierbare Folge. Wenn plötzlich absinkende Östrogenwerte depressive Symptome auslösen, so fördern ansteigende das Wohlbefinden. Manche Frauen fühlen sich direkt vor der Menstruation körperlich schlecht, andere wegen der Blutungen unattraktiv, was beides die Stimmung drücken kann. Schwangere und Wöchnerinnen neigen stark zu Depressionen. Etwa jede zehnte Gebärende leidet unter schweren Wochenbettdepressionen; diese jungen Mütter sind vielfach weinerlich, ängstlich, reizbar und überfordert von ihrer neuen Rolle – unter anderem vielleicht wegen des noch nicht ausgeglichenen geburtsbedingten Östrogenabsturzes. Gewöhnlich lassen die Symptome binnen weniger Wochen wieder nach. Eine leichtere Variante des Syndroms tritt wahrscheinlich bei einem Drittel aller Gebärenden auf. Wenn die Menopause oft mit leichteren Depressionen einhergeht, so spricht auch dies deutlich für das Mitwirken hormoneller Faktoren. Veränderungen des Hormonspiegels sollen die Neurotransmitter beeinflussen, doch dafür ließ sich bisher kein passender Mechanismus lokalisieren. Eindrucksvoller als das beliebte, aber vage Hormonspiel ist der Umstand, dass Männer Serotonin um etwa fünfzig Prozent schneller bilden als Frauen, weshalb sie widerstandsfähiger sein könnten. Die verlangsamte Auffüllung der Serotoninreserven mag bewirken, dass Frauen anfälliger für depressive Verstimmungen sind.

Doch das Biologische allein kann die hohe Depressionsquote bei Frauen nicht erklären. Zwar gibt es auch biologische Spezifika der Depressionen von Mann und Frau, daneben aber offenkundige gesellschaftliche Statusunterschiede zwischen den Geschlechtern. Wenn Frauen häufiger depressiv werden, so liegt das zum Teil an ihrer Benachteiligung und Entmündigung. Auffallenderweise häufen sich Wochenbettdepressionen bei starkem Stress und sind da viel seltener, wo sich der Mann mit für Erziehung und Pflege der Kinder verantwortlich fühlt. Eine feministische Depressionsforschung bevorzugt oft soziologische vor biologischen Hypothesen, um nicht annehmen zu müssen, dass die Frau irgendwie labiler ist als der Mann. Dazu erklärt Susan Nolen-Hoeksema, eine führende amerikanische Expertin für das Thema Depressionen bei Frauen: »Man darf nicht durch die Wahl des Etiketts so tun, als spielten die weiblichen Fortpflanzungsorgane eine zentrale Rolle in der Genese psychischer Krankheiten.« Diese Denkweise gibt vielen soziologischen Studien über weibliche Depressionen einen politischen Einschlag. Obwohl dies eine ehrenwerte Einstellung ist, bleiben die empirischen – ob biologischen oder statistischen – Befunde darin oft auf der Strecke. Ja, viele theoretische Erklärungen der weiblichen Depressionen verschärfen sogar die Probleme derer, denen sie eigentlich helfen wollten. Da sich die politisch motivierten Realitätsverzerrungen gewisser feministischer Theoreme mit der sozialen Blindheit vieler medizinischer Hypothesen verschränken, kommt das Problem des Verhältnisses von Geschlecht und Depression heute einem gordischen Knoten gleich.

Eine neuere Studie ergab, dass die Depressionsrate bei amerikanischen Studentinnen und Studenten genau gleich hoch ist. Pessimistische Feministinnen mutmaßten, zur Schwermut neigende Frauen kämen erst gar nicht ans College. Eher optimistische folgerten dagegen, in fast keinem anderen gesellschaftlichen Kontext herrsche so viel Gleichberechtigung wie an den Hochschulen. Man könnte auch vermuten, dass Studenten eher zu der Krankheit stehen als weniger gebildete oder ältere Männer. Jedenfalls scheinen Frauen in allen westlichen Ländern doppelt so anfällig für Depressionen zu sein wie Männer. Deren Dominanz macht ihre Lage schwierig: Sie sind häufiger Angriffen ausgesetzt, stärker durch Armut, Missbrauch, Demütigung und altersbedingten Entzug sozialer Anerkennung bedroht, in der Regel auch weniger gebildet und in höherem Maße dem Ehepartner ausgeliefert als Männer. Einige Feministinnen behaupten, Frauen würden depressiv, weil ihnen jenseits des trauten Heims Tätigkeitsfelder für die Selbstverwirklichung fehlten. Andere meinen, erfolgreiche Frauen müssten sich auf zu vielen Gebieten bewähren, seien also immer zwischen Beruf und Familie hin und her gerissen. Dass beide Situationen Stress bedeuten, stimmt mit einem Ergebnis überein, wonach verheiratete Frauen, ob berufstätig oder nicht, eine erheblich höhere Depressionsquote zeigen als verheiratete berufstätige Männer. Interessanterweise liegen die Quoten der Frauen kulturunabhängig auch bei Ängsten und Essstörungen sehr hoch, während Männer eher zu Autismus, Aufmerksamkeitsschwäche, Hyperaktivität und Alkoholismus neigen.

Der weltweit anerkannte englische Sozialpsychologe George Brown nimmt einen inneren Zusammenhang zwischen Depressionen von Frauen und der Sorge um die Kinder an, den andere Wissenschaftler bestätigt haben. Lässt man nämlich die durch Ängste um den Nachwuchs ausgelösten Depressionen außer Acht, so scheinen sich die männliche und die weibliche Quote einander anzunähern; Ähnliches gilt für Paare ohne streng definierte Zuständigkeiten: »Jene angeblich geschlechtsspezifischen Depressionsquoten basieren in hohem Maße auf Rollenverteilungen«, behauptet Brown. Dazu passt zum Beispiel der Befund, dass homosexuelle Männer viel – einigen Autoren zufolge um das Zweifache – häufiger depressiv sind als heterosexuelle, was eindeutig mit Benachteiligung und gesellschaftlichen Vorurteilen zusammenhängt, vielleicht auch mit einer gewissen Sinnkrise wegen nicht erfüllbarer Kinderwünsche, jedoch *nichts* mit genetischer oder hormoneller Steuerung zu tun hat. Myrna Weissman von der Columbia University sieht evolutionäre Motive dafür, dass Frauen besonders feinfühlig auf Verluste reagieren, da dieser Impuls naturgemäß aus der Schwangerschaft und Aufzucht der Kinder resultiere.

Bei manchen Frauen hängen Depressionen auch mit Missbrauch in der Kindheit zusammen, dem Mädchen erheblich häufiger zum Opfer fallen als Jungen. Viele erkranken später an Anorexie, die man neuerdings auch direkt mit Depressionen in Verbindung bringt. Da Unterernährung depressive Symptome auslöst, weiß man hier zwar nicht genau, was Ursache und was Wirkung ist, doch bei vielen ehemals anorektischen Frauen halten die Beschwerden nach Erreichen des Normalgewichts an. Allerdings scheint es wiederum, als seien an der zwanghaften anorektischen Selbstbeherrschung ebenso wie an der depressiv gefärbten Hilflosigkeit soziale Konstrukte beteiligt. Selbsthass kann den Wunsch wecken, sich möglichst klein zu machen, am besten fast ganz zu verschwinden. Gewisse Schlüsselfragen können für die Diagnose einer eigenständigen depressiven Erkrankung maßgeblich sein. Vor allem sollte man anorektische Personen immer fragen, ob sie auch dann schlecht schlafen, wenn sie nicht an Essen und Trinken denken.

Psychische Krankheiten wurden lange Zeit allein von Männern definiert. Sigmund Freud behauptete 1905, seine Patientin Dora leide unter Hysterie, weil sie die unliebsamen Avancen eines Mannes zurückwies, der dreimal so alt war wie sie. Solche Missverständnisse sind heute zwar viel weniger verbreitet als vor fünfzig Jahren, aber gleichwohl gelten Frauen nach wie vor häufig als depressiv, wenn sie nicht die Vitalität an den Tag legen, die ihre Männer von ihnen – beziehungsweise sie von sich selbst – erwarten oder fordern. Nun ist das eine heikle Sache: Manche argumentieren auch, Männer nähmen die Depressionen der Frauen nicht ernst genug, weil sie Insichgekehrtsein für weibliche Passivität halten. Frauen, die einem Weiblichkeitsideal entsprechen wollen, mögen sich aus Konformismus depressiv *verhalten* oder *werden* depressiv, weil sie diese einengenden Rollen nicht ertragen. Über Wochenbettdepressionen klagende Patientinnen sind in manchen Fällen lediglich erschreckt und enttäuscht, nicht das Supergefühl empfinden zu können, das Spielfilme und Werbung als für junge Mütter typisch ausgeben. Nachdem man ihnen fortwährend eingeredet hat, dass Mutterliebe organisch (oder quasi »von selbst«) wächst, macht die oft mit der Kinderpflege einhergehende Ambivalenz sie stattdessen depressiv.

Die feministische Kulturkritikerin Dana Crowley Jack begreift diese Annahmen systematisch als Elemente des Verstummens oder gar Ichverlustes. »Wenn Frauen nicht ganz bewusst darauf hören, wie sie mit ihrem Partner sprechen, können sie die eigenen Empfindungen und Überzeugungen nicht durchhalten, beginnen also daran zu zweifeln, ob ihr Innenleben überhaupt zu legitimieren ist.« Jack zufolge verfallen Frauen, die nicht richtig mit ihrem Partner reden können (meistens vermutlich, weil dieser nicht zuzuhören bereit sei), in Schweigen. Zumindest würden sie wortkarg, versteckten sich hinter Floskeln wie »Ich weiß nicht« oder »Ich bin mir nicht mehr sicher«. Um ihre sehr fragilen Ehen oder Beziehungen nicht völlig zerbrechen zu lassen, eiferten diese Frauen dem Weiblichkeitsideal nach, nur noch zu sagen was der Partner vermeintlich hören wolle. Jack behauptet: »Frauen bezahlen ihren Wunsch nach Nähe mit starker Selbstverleugnung.« Gelungene Beziehungen seien dagegen gewöhnlich solche, in denen die Macht je nach Situation hin und her wechsele; allerdings besäßen Frauen häufig weniger Geld oder Verfügungsgewalt darüber und seien in brüchigen Verhältnissen eher als Männer bereit, Missbräuche und Prügel zu ertragen. Das ist wieder eines der für die Depression typischen Henne-Ei-Szenarien: Depressive Frauen können sich oft nicht beherzt gegen Übergriffe zur Wehr setzen, werden deshalb häufig missbraucht, infolge dessen immer depressiver und damit noch schutzloser.

Aus Jacks Sicht straft der männliche Machtapparat Depressionen mit Verachtung. In einer ihrer Zuspitzungen verhöhnt sie die Ehe selbst als die »älteste Zwangsjacke für Frauen«; diese seien »für Depressionen, zumal ans Patriarchat gebundene, ihrer organischen mythischen Natur und damit auch heilenden Kraft beraubte, leichte Beute«. Diese These hallt als Refrain in den Lehren anderer radikaler Feministinnen über weibliche Depressionen nach. So deutet Jill Astbury in einer Rezension zum Thema an, dass unsere Vorstellung von weiblichen Depressionen nichts als eine männliche Konstruktion sei. »Die Frage, ob Frauen besonders zu Depressionen neigen, enthält eine kaum je explizit ausgesprochene Annahme, nämlich dass ihre Quote zu hoch, ja pathologisch, und insofern problematisch sei. Eine solche Sichtweise setzt zwingend voraus, dass die männliche Depressionsquote normal, völlig unproblematisch und der einzig sinnvolle Maßstab ist, um das Pathologische der Frauen zu beurteilen. Entgegen dem beherrschenden androzentrischen Ansatz darf man jedoch nicht die weiblichen Depressionen als problematisch ansehen, sondern müsste stattdessen die entsprechenden Quoten der Männer als sonderbar, verblüffend und klärungsbedürftig behandeln. Warum, so könnte man fragen, was allerdings nicht geschieht, sind diese so abnorm niedrig? Steht das Testosteron der Entwicklung voller Menschlichkeit und emotionaler Empfindsamkeit im Weg?« Und so weiter und so fort. Die gebetsmühlenartigen Vorwürfe renommierter Expertinnen kaprizieren sich offenbar auf die gesellschaftliche Dämonisierung weiblicher Depressionen, so als seien diese an sich völlig harmlos. Wen seine Symptome nicht quälen, der ist nicht depressiv; doch sofern sie großes

Leiden verursachen, ist es nur vernünftig und geboten, dass der Staat gezielt investiert, um das Problem zu lindern. Da die hohen Depressionsquoten der Frauen keine derzeit lokalisierbare genetische Veranlagung widerspiegeln, können wir mit einiger Sicherheit annehmen, dass sie sich durch mehr Gleichberechtigung deutlich senken ließen. Unterdessen halten jedoch gerade depressive Frauen selbst ihren Zustand für abnormal und wollen etwas dagegen tun. Ausfallende Ehemänner, diese patriarchalischen Peiniger, bevorzugen oft depressive Frauen, deren Leiden sie daher nicht einmal als symptomatisch betrachten: Gerade die eher emanzipierten können ihre Depressionen am besten als solche erkennen, benennen und auch behandeln lassen. Die Vorstellung, dass Frauen aufgrund der patriarchalischen Verschwörung depressiv werden, trifft zwar in gewissem Maße zu; aber die Annahme, Männer ließen sie im Rahmen dieser Verschwörung erst unter ihren Depressionen leiden, lässt einfach unberücksichtigt, wie sehr depressive Frauen von sich aus über ihren Zustand klagen.

Die Fachliteratur stellt das Spezifische der weiblichen gegenüber der männlichen Depression stark heraus. Letztere bleibt vielfach undiagnostiziert, weil sich die Betroffenen oft nicht mit ihrer Niedergeschlagenheit in ein verzagtes Schweigen zurückziehen, sondern ihrem Kummer durch Gewalt, Drogenmissbrauch oder Arbeitswut Luft machen. Wenn Frauen die doppelte Depressionsquote von Männern haben, so diese eine viermal höhere Selbstmordrate. Alleinstehende, geschiedene oder verwitwete Männer neigen viel eher zu Depressionen als verheiratete. Depressive Männer können, wie man etwas euphemistisch sagt, äußerst »reizbar« sein – auf Fremde eindreschen, ihre Frau verprügeln, Drogen nehmen oder Leute totschießen. Der Schriftsteller Andrew Sullivan berichtete jüngst, dass seine Gewaltbereitschaft nach einer Testosteronspritze, die er sich im Rahmen einer HIV-Behandlung gab, deutlich gestiegen sei. In einer Reihe von Gesprächen, die ich mit gewalttätigen Ehemännern führte, klagten diese regelmäßig auch über organische Symptome der Depression. »Ich komme heim und bin die ganze Zeit nur müde«, sagte einer, »und dann löchert mich diese Frau auch noch mit ihren verdammten Fragen, und allein die Stimme dröhnt mir im Kopf wie Keulenschläge. Ich kann dabei weder essen noch schlafen. Es reicht schon, dass sie immer da ist. Ich will ihr ja nicht weh tun, muss dann aber irgendetwas machen, um nicht überzuschnappen, verstehen Sie?« Ein anderer sagte, beim Anblick »meiner Frau fühlte ich mich so wertlos auf der Erde, dass ich dachte, und wenn ich es nie wieder tue, muss ich ihr jetzt eine reinhauen oder so was«.

Frauen zu misshandeln ist zwar sicherlich eine unangemessene Reaktion auf depressive Stimmungen, doch häufig hängen die Syndrome eng zusammen. Anscheinend äußern sich auch in vielen anderen feindseligen oder verletzenden Übergriffen männliche Depressionen. In den meisten westlichen Gesellschaften gilt das Eingeständnis von Schwäche als weiblich. Das wirkt sich negativ auf Männer aus, verhindert zum Beispiel, dass sie weinen, und ruft Schamgefühle wegen irrationaler Sorgen und Ängste wach. Wenn jemand glaubt, nur in der Welt bestehen zu können, indem er seine Frau demütigt, so sitzt er offenkundig dem Irrtum auf, emotionaler Schmerz fordere zwingend zum Handeln heraus und nicht ausagierte Gefühle unterminierten seine Männlichkeit. Leider lassen sich viele Depressive, die im weitesten Sinne ausrasten, nicht fachkundig behandeln. Wie depressive Frauen ihren Zustand verschlimmern, indem sie von sich verlangen, glücklicher zu sein, so fordern Männer von sich mehr Mumm. Missbrauch ist meist eine Art Feigheit, die durchaus ein depressives Symptom sein kann.

Seit der ersten Depression hatte ich mehrere Gewaltausbrüche und fragte mich, ob diese in meinem Leben beispiellosen Anfälle mit der Krankheit zusammenhingen, zu deren Nachwehen gehörten oder irgendeine Nebenwirkung der eingenommenen Antidepressiva waren. Als Kind habe ich außer meinem Bruder selten jemanden gehauen, und das letztmalig mit etwa zwölf. Doch als gut Dreißigjähriger wurde ich eines Tages so maßlos zornig, dass ich im Geiste schon Mordanschläge plante. Ein Jahr später traf es einen Mann, den ich sehr geliebt hatte und von dem ich mich nun auf zutiefst grausame Weise betrogen fühlte. Ich befand mich bereits in einem depressiven Zustand und geriet in Rage, um ihn derart ungestüm und wild anzugreifen, wie ich es von mir gar nicht kannte. Ich stieß ihn gegen eine Wand, schlug wiederholt auf ihn ein, brach ihm Unterkiefer und Nase. Danach musste er wegen des Blutverlusts ins Krankenhaus. Ich werde nie das Gefühl vergessen, als sich sein Gesicht unter meinen Fäusten verzerrte, und weiß noch, dass ich ihn irgendwann einen Moment lang am Hals packte und alle Kräfte des Überichs aufbieten musste, um ihn nicht zu erwürgen. Als andere sich entsetzt über meinen Ausfall zeigten, erklärte ich ihnen fast das Gleiche, was jener Prügler mir gesagt hatte: Es war ein Zustand wie zu verschwinden, und irgendwo tief im Gehirn spürte ich, dass Gewalt die letzte Möglichkeit war, meine Identität zu wahren. Meine Brutalität verdross mich; doch obwohl etwas in mir das Leiden des Opfers bedauert, bereue ich den Vorfall nicht, da ich ernsthaft glaube, ohne die Tat unheilbar verrückt geworden zu sein – eine Ansicht, die der Betroffene, dem ich nach wie vor nahestehe, inzwischen teilt. Seine emotionale und meine physische Gewalt fanden zu einem seltsamen Gleichgewicht; zum Teil wurde die lähmende Furcht und Hilflosigkeit, die ich seinerzeit empfand, durch die Grausamkeit abgemildert. Prügelnde Ehemänner kann ich weder akzeptieren noch rechtfertigen. Gewaltanwendung ist keine gute, wenn auch eine sehr wirksame Handhabe gegen Depressionen, weshalb ich es für falsch hielte, die der Gewalt innewohnende Heilkraft zu leugnen.

Während mir keine Frau je von ähnlichen Gefühlen berichtete, scheinen viele depressive Männer derartige Impulse des Destruktiven zu kennen, die sie teils unterdrückten, teils auslebten und sich anschließend wie von einem unglaublichen Schrecken entlastet fühlten. Auch wenn ich keine Wesensunterschiede zwischen weiblichen und männlichen Depressionen sehe, sind Frauen anders als Männer und gehen oft ganz anders mit Depressionen um. Feministinnen, die gegen eine Pathologisierung des Weiblichen ankämpfen, müssen sich ebenso auf schwere Zeiten gefasst machen wie Männer, die meinen, ihre Emotionalität verleugnen zu können. Interessanterweise haben jüdische Männer, die insgesamt besonders wenig zu Gewalt neigen, eine viel höhere Depressionsquote als nichtjüdische – Studien zufolge eine ungefähr genauso hohe wie jüdische Frauen. Das Geschlecht spielt demnach eine ziemlich komplexe Rolle, nicht nur dafür, wer depressiv wird, sondern auch, wie sich Depressionen äußern und entsprechend, wie sie sich eindämmen lassen. Depressive Mütter sind gewöhnlich nicht sehr liebevoll, aber sehr disziplinierte Kranke können ihr Manko mitunter verbergen und die Elternrolle ausfüllen. Während manche von ihnen sich rasch über ihre Kinder aufregen und infolgedessen oft unberechenbar verhalten, sind viele andere stumpf, reagieren fast gar nicht und bleiben in sich gekehrt (»Stillface«). Oft setzen sie keine klaren Maßstäbe, Regeln oder Grenzen, haben kaum Wärme oder Zuneigung zu geben, fühlen sich vielmehr von den Kindern total überfordert, handeln willkürlich, werden ohne ersichtlichen Grund ärgerlich, zeigen dann aber in Anfällen von Schuldgefühlen eine ebenso maßlose überschwängliche Besorgtheit. Sie können Kindern nicht helfen, mit ihren Problemen fertig zu werden, gehen weder auf deren Tun noch auf Zeichen der Bedürftigkeit ein. Daher werden einige dieser Kinder aggressiv und sind später oft selbst nicht in der Lage, für andere zu sorgen; manchmal jedoch neigen sie zur Überfürsorglichkeit und fühlen sich für alles Elend der Welt verantwortlich. Besonders Mädchen sind oft übersensibel und bekommen dadurch Probleme; da sie die Mutter nur im Stimmungstief erleben, verlieren sie selbst ihre emotionale Flexibilität.

Frühformen kindlicher Depressionen, die bereits ab dem dritten Monat auftreten, sieht man vor allem bei Kindern depressiver Mütter. Diese Babys lächeln nicht und neigen dazu, sich von allen abzuwenden, auch den Eltern; vielleicht fühlen sie sich wohler, wenn sie niemanden und schon gar nicht ihre depressive Mutter ansehen müssen. Ihre Gehirnströme zeigen ausgeprägte Muster, die sich indes bessern, sobald man die mütterlichen Depressionen erfolgreich behandelt. Im höheren Alter sind Anpassungsprobleme jedoch oft nicht mehr so leicht behebbar. So zeigte sich bei schulpflichtigen Kindern depressiver Mütter, dass sie noch ein Jahr, nachdem deren Symptome nachgelassen hatten, schwer gestört waren. Solche Mädchen und Jungen sind erheblich benachteiligt. Je depressiver die Mutter, desto geschädigter ist meist das Kind, auch wenn manche empfindlicher reagieren als andere: Im Allgemeinen spiegeln Kinder die Depressionen ihrer Mutter im stark vergrößerten Maßstab wider, können noch zehn Jahre nach einer Erstbegutachtung unter schweren sozialen Beeinträchtigungen leiden, haben bei Depressionen ein um das Dreifache, bei Phobien und Alkoholismus um das Fünffache erhöhtes Risiko.

Manchmal ist den Kindern nur durch eine Behandlung der Mutter zu helfen, um negative Familienmuster zu durchbrechen; Eltern können auch gemeinsam viel gegen depressive Zustände ihrer Kinder tun, selbst wenn ihre Beziehung zueinander stark brüchig ist und es ihnen schwerfällt, eine klare, einheitliche Linie zu verfolgen. Kinder depressiver Mütter sind in der Regel viel tiefer gestört als die von schizophrenen, neigen nicht nur zu Depressionen, sondern auch zu Aufmerksamkeitsschwächen, Trennungsängsten und Verhaltensauffälligkeiten. Sie kommen trotz oft hoher Intelligenz und mancher reizvoller Charakterzüge in Lernsituationen und im sozialen Austausch kaum zurecht, haben ungewöhnlich viele gesundheitliche Beschwerden – Allergien, Asthma, Erkältungen sowie schwere Kopf- und Magenschmerzen –, klagen über Unsicherheit und sind oft sogar paranoid.

Der Entwicklungspsychologe Arnold Sameroff von der University of Michigan meint, im Grunde könnte alles in der Welt eine Variable in irgendeinem Experiment sein, alle Ereignisse seien überdeterminiert und keines fassbar, solange man nicht die Geheimnisse des göttlichen Schöpfungsplanes kenne. Seiner Ansicht nach erleben verschiedene Menschen die gleichen Beschwerden auf je individuelle Weise, mit besonderen Konstellationen von Ursachen und Symptomen. »Wissen Sie, da gibt es diese Einzelgen-Hypothese«, sagt er, »entweder man habe ein

Gen oder nicht, was bei unserem Bedürfnis nach Patentlösungen sehr reizvoll klingt. Aber es stimmt nur nie.« Sameroff untersucht Kinder von schwer depressiven Eltern und hat dabei festgestellt, dass sie, auch mit den gleichen kognitiven Anfangsbedingungen wie ihre Altersgenossen, etwa ab dem zweiten Lebensjahr stark absacken. Mit vier seien sie ausgesprochen »traurig, verschlossen, in sich gekehrt und schwerfällig«. Dafür nimmt er fünf Hauptgründe an, die bei verschiedenartigen Mosaiken alle ins Spiel kämen: Genetik; Mimikry (da Kinder Erlebtes nachahmen); erlernte Hilflosigkeit (völlige Einstellung der unerwiderten Initiativen); Rollenspiel (Nutzung des sekundären Krankheitsgewinns); und Rückzug (wegen des freudlosen Miteinanders der Eltern). Außerdem neigten manche Depressive zum Drogenmissbrauch, was eine weitere Traumatisierung des Kindes und den entsprechenden Stress mit sich bringe.

Einer neueren Studie zufolge könnten zweihundert Faktoren zu Hypertonie beitragen. »Rein biochemisch gesehen«, sagt Sameroff, »ist der Blutdruck etwas ziemlich Einfaches. Wenn jedoch zweihundert Faktoren daran mitwirken, wie viele müssen es dann erst bei einem derart komplexen Phänomen wie der Depression sein?!« Aus seiner Sicht beruhen Depressionen auf dem Zusammentreffen einer Reihe von Risikofaktoren. »Wenn sich mehrere davon in einer Person bündeln, so sprechen wir von einer Störung«, erklärt Sameroff. »Man hat festgestellt, dass die Vererbung bei Depressionen keine annähernd so große Rolle spielt wie der gesellschaftliche und wirtschaftliche Status. Am stärksten fiel zwar die Wechselwirkung beider, Erblichkeit und sozioökonomischer Status, ins Gewicht. Aber welche Hauptmerkmale eines niedrigen Status machten Kleinkinder depressiv? Fehlende Bildung der Eltern? Geldmangel? Unzureichende soziale Unterstützung? Kinderzahl der Familie?« Sameroff trug zehn solcher Variablen zusammen und stellte dann Korrelationen mit dem Grad der Depression her. Dabei ergab sich, dass schon jede einzelne bedrückend wirken konnte, ihre Ansammlung aber verstärkt zu signifikanten klinischen Symptomen führte. Später fand Sameroff heraus, dass Kinder schwerkranker Eltern besser dran waren als die leichterer Fälle. »Wenn du wirklich schwerkrank bist, hilft dir offenbar jemand. Zum Beispiel weiß der gesunde Elternteil, dass er die ganze Arbeit machen muss. Und das Kind versteht auf seine Weise, was in der Familie gespielt wird, begreift im Kern, dass Mutter oder Vater psychisch krank ist, steht nicht mit all jenen unbeantworteten Fragen da, die Kinder von leicht Gestörten quälen. Verstehen Sie, das Ganze ist nicht nach einem simplen linearen System vorhersehbar. Jede Depression hat ihre eigene Geschichte.«

Wie Vernachlässigung oder Bedrücktheit ein Kind depressiv machen kann, so wirkt liebevolle Zuwendung dem entgegen. Auch wenn das alte Freud'sche Prinzip der Elternschelte fallengelassen wurde, ist die Welt des Kindes nach wie vor durch seine Eltern geprägt, und von diesen oder anderen Pflegepersonen kann es in einem gewissen Grade Standhaftigkeit oder Labilität lernen. Ja, bei vielen Behandlungen unterweist man die Eltern heute im therapeutischen Verhalten gegenüber den Kindern. Dieses muss vor allem auf *Zuhören* basieren. Die Kinder haben ihre eigenen Bedürfnisse und dürfen daher nicht angesehen werden wie kleine Erwachsene. Bei einem verantwortlichen Umgang mit depressiven Kindern müssen Standhaftigkeit, Liebe, Konsequenz und Demut zusammenfinden. Wenn ein Kind miterleben kann, wie seine Eltern ein Problem lösen, so kann es daraus enorme Kraft schöpfen.

Eine Sonderform, die sogenannte anaklitische Depression, kann bei Kindern, die zu lange von der Mutter getrennt waren, gegen Ende des ersten Lebensjahres auftreten. Ihre mehr oder weniger starken Symptome sind Ängstlichkeit, Traurigkeit, Weinerlichkeit, Trotz, Insichgekehrtheit, Zurückgebliebenheit, Stumpfheit, Appetitmangel, Schlaflosigkeit und Verzweiflung. Die anaklitische oder Anlehnungsdepression kann ab dem vierten oder fünften Lebensjahr zu einer »Gedeihstörung« ausarten, so dass die betreffenden Kinder wenig Lebensfreude und Bindungsprobleme entwickeln. Mit fünf oder sechs Jahren haben sie vielfach etwas Verschrobenes und Reizbares an sich, schlafen und essen schlecht, schließen keine Freundschaften und zeigen eine ausgesprochen geringe Selbstachtung. Beharrliches Bettnässen deutet auf Angst hin. Einige werden in sich gekehrt, andere immer eigenartiger und destruktiver. Da Kinder meist weder wie Erwachsene an die Zukunft denken noch ihre Erinnerungen klar ordnen, kümmert die Sinnlosigkeit des Lebens sie selten. Mangels abstrakter Gefühle empfinden Kinder zwar noch nicht die Hoffnungslosigkeit und Verzweiflung, die Depressionen Erwachsener prägen, können aber dauerhaft missmutig sein.

Manche neueren Studien sind statistisch völlig unausgegoren und fast lächerlich: Mal sollen ein Prozent der Kinder unter Depressionen, mal etwa sechzig Prozent unter schweren affektiven Störungen leiden. Eigene Angaben von Kindern sind viel schwerer zu beurteilen als die von Erwachsenen. Vor allem gilt es, Fragen so zu stellen, dass sie nicht automatisch scheinbar »liebsame« Antworten vorgeben. Zum Beispiel müssen Therapeuten den Mut haben, das Motiv Suizid anzusprechen, ohne es als einen möglichen Ausweg darzustellen. Ein Therapeut lieferte folgende Formulierung: »Na gut, wenn du all diese Dinge in deinem

Leben so sehr hasst, denkst du denn auch manchmal daran, für immer verschwinden zu wollen?« Darauf könnten einige Kinder mit »Was für eine dumme Frage!« antworten, andere »Ja« sagen und genau erklären, was sie damit meinen, wieder andere still und nachdenklich werden. Der Therapeut sollte auf die Körpersprache achten und seinen kleinen Patienten deutlich machen, dass er für alles ein offenes Ohr hat. In diesem Fall mögen Kinder mit wirklich schweren Depressionen sogar über Selbstmord sprechen. Eine depressive Mutter, die ihren Kindern etwas vorspielen wollte, war total verzweifelt, als ihr Fünfjähriger erklärte: »Ach, das Leben ist mies, und oft möchte ich gar nicht mehr da sein.« Paramjit T. Joshi, der die Kinderpsychiatrie am Johns Hopkins Hospital leitet, spricht aus Erfahrung: »Sie erzählen davon, jemandem folgen zu wollen, meistens einem Verwandten, der gestorben ist, oder sie erklären, für immer schlafen zu wollen; manche Fünfjährige sagen sogar: ›Ich möchte sterben. Am liebsten wäre ich nie geboren worden.‹ Später folgen die Taten. Wir nehmen hier viele Kinder auf, die im zweiten Stock aus dem Fenster gesprungen sind. Oder sie schlucken fünf Tylenol und meinen, das reicht zum Sterben. Andere schneiden sich die Handgelenke und Arme auf, versuchen, sich zu ersticken oder zu erhängen. Einige wurden missbraucht oder vernachlässigt, andere machen es ohne ersichtlichen Grund. Gott sei Dank gelingt es den meisten nicht, sich umzubringen!« Doch erstaunlicherweise sieht das oft anders aus: Zwischen Anfang der achtziger und Mitte der neunziger Jahre ist die Zahl der Selbstmorde bei den Zehn- bis Vierzehnjährigen um hundertzwanzig Prozent gestiegen – wobei meist aggressive Mittel zum Einsatz kamen: Fast fünfundachtzig Prozent erschossen oder erhängten sich. Die Quote steigt weiter, unter anderem deshalb, weil die Kinder genau wie ihre Eltern zunehmend unter Stress geraten.

Kinder werden zunehmend mit Prozac- oder Nortriptylin-Tropfen behandelt, die man in Saft abzählt. Die Medikation scheint zu helfen, doch gibt es für diese Gruppe bisher noch keine aussagekräftige Studie über Wirkungsweise, Sicherheit und Zuverlässigkeit. »Therapeutisch gesehen sind sie alle Waisenkinder«, meint NIMH-Direktor Steven Hyman. Auch depressive Kinder brauchen Therapien. »Wir müssen ihnen zeigen, dass wir für sie da sind«, sagt Deborah Christie, eine charismatische Kinderpsychologin, die als Beraterin am University College London und am Middlesex Hospital arbeitet, »und dafür sorgen, dass auch sie ganz da sind. Ich benutze gerne Bergsteigermetaphern: Wir planen den Aufstieg, sind im Basislager und denken darüber nach, was wir an Gepäck brauchen und wie viele eine Seilschaft bilden könnten. Dann müssen wir entscheiden, ob wir sofort aufbrechen oder lieber noch abwarten sollen. Vielleicht wandern wir vorher einmal um den Berg, um zu klären, was der einfachste oder beste Weg wäre. Entscheidend ist, dass sie selbst klettern müssen, dass du sie nicht aufladen und hinauftragen kannst, aber Schritt für Schritt an ihrer Seite sein wirst. Da muss man anfangen: sie motivieren. Wirklich depressive Kinder wissen nicht, was sie sagen oder anfangen sollen, sondern nur, dass sie Hilfe brauchen. Ich habe noch nie ein depressives Kind erlebt, das keine Behandlung wollte, wenn es meinte, dadurch etwas ändern zu können. Ein kleines Mädchen war zu depressiv, um mit mir zu sprechen, konnte jedoch schreiben, schrieb also Wörter planlos auf Haftzettel und klebte mir diese an, so dass ich am Ende der Sitzung quasi ein Wörtersee dessen war, was sie mir sagen wollte. Ich griff ihr Verfahren auf und schrieb ebenfalls Wörter auf Haftzettel, mit denen ich sie über und über beklebte, und so durchbrachen wir ihre Mauer des Schweigens.« Auch viele andere Techniken haben sich als hilfreich erwiesen, um Kindern zu helfen, ihre Gemütslage zu erkennen und zu verbessern.

»Bei Kindern«, betont die Psychiaterin Sylvia Simpson von Johns Hopkins, »verhindern Depressionen die Persönlichkeitsentwicklung. All ihre Kraft fließt in den Kampf gegen die Schwermut. So bleiben sie auch in der sozialen Entwicklung zurück, was die Lage später kaum weniger deprimierend macht, leben in einer Welt, die von ihnen erwartet, Beziehungen knüpfen zu können, ohne indes zu wissen, wie das geht.« Zum Beispiel zeigen Kinder mit jahreszeitlich bedingten Depressionen oft schlechte schulische Leistungen und haben Mühe; man nimmt ihre Beschwerden als solche nicht wahr, da sie mit dem Schuljahr zusammenzufallen scheinen, so dass man kaum weiß, wann und wie aggressiv man diese Störungen angehen soll. »Ich gehe von der Familiengeschichte aus«, sagt Joshi. »Man weiß nie genau, ob es eine Aufmerksamkeitsschwäche wegen Hyperaktivität, eine echte Depression oder vielleicht beides nebeneinander ist. Es könnte jedoch auch eine durch Missbrauch bedingte Anpassungsstörung oder depressive Erkrankung sein.« Viele hyperaktive Kinder verhielten sich extrem wild, und manchmal sei es die natürliche Reaktion, sie disziplinieren zu wollen, doch könnten sie ihre Aktionen nicht unbedingt steuern, sofern tiefsitzende neurobiologische und kognitive Probleme dahintersteckten. Selbstverständlich machten die Verhaltensstörungen solche Kinder in der Regel unbeliebt, sogar bei ihren Eltern, was die Depressionen noch verschärfe: Das ist offenkundig wieder einer von den Teufelskreisen dieser Krankheit.

»Ich muss die Eltern gleich von vornherein warnen«, sagt Christie,

»›Wenn ich Ihrem Kind dieses Zornige austreibe, wird es vielleicht eine Zeitlang sehr traurig sein.‹ Kinder kommen nie allein, sondern werden zur Therapie gebracht. Doch man muss von ihnen selbst erfahren, warum sie wohl hier sind und was in ihren Augen nicht stimmt. Das ist ja etwas ganz anderes, als wenn jemand von sich aus zum Psychologen geht!« Zu den Hauptelementen der Kindertherapie gehöre die Schaffung einer alternativen Phantasiewelt – einer magischen Version des psychodynamisch wohl bewährten »sicheren Ortes«. Fragt man Kinder nach ihren Wünschen, so offenbaren sie oft gerade die schweren Defizite in ihrer Selbstachtung. Entscheidend ist als Eröffnung, stille Kinder zum Reden zu bringen; viele können ihre Gefühle nicht anders ausdrücken, als zu sagen, dass es ihnen gut- oder schlechtgeht. Daher muss man ihnen ein neues Vokabular eröffnen und sie nach dem kognitiven Modell zwischen Gedanken und Gefühlen unterscheiden lehren, damit sie mit Hilfe des Denkens ihr Fühlen steuern können. So schilderte ein Therapeut, wie er eine Zehnjährige bat, für ihn zwei Wochen lang Tagebuch über ihre Gedanken und Gefühle zu führen. »Als Gedanke könntest du zum Beispiel schreiben, ›Mami ist böse auf Papi‹. Und als Gefühl, ›Ich fürchte mich‹.« Doch die Kleine konnte den Unterschied nicht begreifen, da sie wegen der Depression kognitiv zu stark geschädigt war. Als sie ihr Tagebuch abgab, hatte sie jeden Tag geschrieben: »Gedanken: Ich bin traurig; Gefühle: Ich bin traurig.« In ihrer Hierarchie waren die Welten des Denkens und Fühlens untrennbar miteinander verquickt. Später konnte sie ihre Ängste in ihrem Brei gleichsam kartographieren: So viel von ihrer Angst betraf die Schule, so viel das Zuhause, so viel ihre Feinde, so viel ihre Hässlichkeit, und so weiter. Kinder, die schon an Computern gespielt haben, sind meist empfänglich für technische Metaphern; so erklärte ein Therapeut seinen Patienten, sie hätten im Geist Programme, um Angst und Traurigkeit zu verarbeiten, und er wolle nun die Fehler darin ausmerzen. Guten Kindertherapeuten gelingt es, ihre Schutzbefohlenen zugleich aufzuklären und abzulenken. Wie Christie feststellte: »Nichts könnte Kinder weniger entspannen, als wenn man ihnen sagt, dass sie sich entspannen sollen.«

Auch Kinder mit körperlichen Krankheiten oder Behinderungen leiden häufig unter akuten Depressionen. Christie sagt: »Unsere kleinen Krebspatienten werden ständig betastet und gestochen, was ihnen natürlich nicht gefällt, so dass sie im vorwurfsvollen Ton die Eltern anklagen, sie mit diesen Behandlungen bestrafen zu wollen, und dann bekommen die es mit der Angst zu tun, und schließlich sind alle zusammen depressiv.« Krankheiten nährten Geheimnistuerei und diese wiederum

Depressionen. »Ich setzte mich mit einer Mutter und ihrem sehr depressiven Sohn hin und fragte ihn, ›Nun sag mir bitte, warum du hier bist‹, worauf die Frau direkt vor der Nase des Kleinen mit lautem, deutlich hörbarem Flüsterton antwortete, ›Er hat Leukämie, weiß es aber nicht‹. Es war unfassbar. Dann bat ich sie, mich ein bisschen mit dem Kleinen allein zu lassen, und fragte ihn erneut, weshalb er zu mir gekommen sei: Weil er Leukämie habe, doch solle ich der Mutter nicht verraten, dass er davon wisse. Auf diese Weise war die Depression von einem dichten Netz schwerer Kommunikationsprobleme umgeben, und diese wurden durch die Leukämie und die dadurch erforderlichen Behandlungen noch verschärft und zugespitzt.«

Inzwischen weiß man, dass frühe Symptome gewöhnlich anhalten; vier Prozent der Heranwachsenden, die schon unter Kindheitsdepressionen litten, bringen sich um. Ein viel größerer Anteil macht Suizidversuche und hat schwere soziale Anpassungsprobleme jeder Art. Zwar treten Depressionen bei einer ganzen Reihe von Kindern bereits vor der Pubertät auf, doch ihren Höhepunkt erreichen sie erst in der Adoleszenz, und mindestens fünf Prozent der Heranwachsenden neigen zu klinischen Depressionen, oft in Verbindung mit Drogenmissbrauch oder Phobien. Eltern unterschätzen meist die Tiefe der Depressionen ihrer Sprösslinge. Selbstverständlich sind Adoleszenzdepressionen etwas Verwirrendes, da die Pubertät als solche ohnehin schon extreme und verwirrende Emotionen mit sich bringt. Mehr als die Hälfte der Gymnasiasten haben »schon einmal daran gedacht, sich umzubringen«. Kay Jamison, die große Expertin für die manisch-depressive Erkrankung, betont: »Mindestens ein Viertel aller jugendlichen Straftäter leidet unter Depressionen, die man behandeln und so abmildern könnte. Bis sie erwachsen sind, hat sich die Depression ausgeprägt, doch ist das negative Verhalten fest in der Persönlichkeit eingewurzelt, so dass ihre Behandlung allein nicht mehr genügt.« Auch soziale Faktoren spielen mit; oft trägt die Ausbildung der sekundären Geschlechtsmerkmale zur emotionalen Verwirrung bei. Derzeit richtet sich die Forschung darauf, das Auftreten depressiver Symptome hinauszuzögern, denn je früher sie einsetzen, desto wahrscheinlicher sind sie behandlungsresistent. Einer Studie zufolge haben Menschen, die in der Kindheit oder Adoleszenz depressive Schübe durchlaufen, als Erwachsene ein um das Siebenfache erhöhtes Depressionsrisiko; einer anderen zufolge erleiden siebzig Prozent von ihnen Rückfälle. Die Notwendigkeit früher Maßnahmen und präventiver Therapien liegt damit klar auf der Hand. Eltern sollten auf Vorformen der Absonderung, Ess- und Schlafstörungen sowie den Hang zur Selbstkritik achten und Kinder, die derlei depressive Tendenzen an den Tag legen, fachkundig untersuchen lassen.

Gerade Jugendliche (insbesondere männliche) äußern sich oft nicht klar, und die Ärzteschaft widmet ihnen zu wenig Aufmerksamkeit. »Manche Jugendliche kommen herein, setzen sich in eine Ecke und sagen, ›Mir fehlt nichts‹«, erzählte mir ein Therapeut. »Ich widerspreche ihnen nie, sondern sage, ›Na, das ist ja toll! Wie schön, dass du nicht depressiv bist, wie so viele andere Jungen deines Alters und auch viele von denen, die zu mir kommen. Sag mal, wie das ist, wenn einem überhaupt nichts fehlt. Sag mir, wie es jetzt und hier in diesem Raum ist, richtig gut drauf zu sein.‹ Ich versuche, ihnen Gelegenheit zu geben, ihre Gedanken und Gefühle mit jemandem zu teilen.« Nur bei wenigen Antidepressiva wurde durch Tests nachgewiesen, dass sie bei Kindern wirken, respektive für sie ungefährlich sind, so dass es zu dieser Frage nur ungenaue Daten gibt. Eine Studie besagt zum Beispiel, dass selektive Serotonin-Wiederaufnahmehemmer bei Kleinkindern und Erwachsenen besser helfen als bei Jugendlichen. Eine andere, dass sich Monoaminooxidase-Hemmer am besten für Kinder eignen. Auch wenn man keines der beiden Resultate als endgültig betrachten sollte, verweisen sie eindeutig auf mögliche Eigentümlichkeiten der Behandlung von Kindern, Jugendlichen und Erwachsenen.

Unklar ist, inwieweit sexueller Missbrauch direkt auf organischem Wege Depressionen auslösen kann und inwieweit diese das zerrissene häusliche Umfeld widerspiegeln, in dem es meist zum sexuellen Missbrauch kommt. Die Opfer neigen später zu selbstzerstörerischen Verhaltensmustern, und oft begegnet man ihnen sehr feindselig. Gewöhnlich wachsen sie in beständiger Furcht auf: Ihre Welt ist unstet, und das wirft die ganze Persönlichkeit aus den Fugen. Ein Therapeut bemerkte über eine als Mädchen sexuell missbrauchte junge Frau, die sich Fürsorge und Zuverlässigkeit gar nicht vorstellen konnte, »alles, was sie brauchte, war meine unverbrüchliche Zuwendung«, um ihr automatisches Misstrauen gegenüber allem durchbrechen zu können. Kinder, denen man schon früh alle Liebe und Ermutigung entzieht, sind oft auf Dauer behindert.

Bei anderen Kindern scheint zwar ebenfalls keine Genesung, aber wenigstens eine Besserung möglich zu sein. Christie behandelte ein Mädchen mit schweren chronischen Kopfschmerzen, »wie Donnerschläge im Kopf«, die wegen ihres Leidens alles aufgegeben hatte, weder zur Schule gehen noch spielen, noch mit anderen etwas unternehmen konnte. Als sie das erste Mal zu Christie kam, prophezeite sie ihr sofort: »Sie können meine Kopfschmerzen nicht wegmachen.« Worauf diese sagte: »Nein, du hast recht, das kann ich nicht. Doch lass uns gemeinsam überlegen, wie wir den Schmerz in einem Teil deines Kopfes halten und den Rest nutzen können, auch wenn es da drüben noch so donnert.« Christie erklärt: »Das erste Gebot ist, zu glauben, was das Kind sagt, wenngleich es anscheinend nicht stimmt oder unplausibel klingt, das heißt anzunehmen, dass auch eine von außen gesehen sinnlose Metaphorik dem Kind selbst sinnvoll erscheinen muss.« Nach einer eingehenden Behandlung sagte die Kleine, sie könne jetzt trotz der Kopfschmerzen zur Schule gehen, gewann dort Freunde, und binnen Jahresfrist waren auch die Schmerzen selbst verschwunden.

Altersdepressive sind chronisch untertherapiert, weitgehend deshalb, weil unsere Gesellschaft das Alter als etwas wahrhaft Deprimierendes betrachtet. Die Annahme, Altersschwermut sei nur folgerichtig, steht einer Lösung des Problems im Wege, so dass viele Menschen ihren Lebensabend in unnötig schwerer Seelenpein verbringen. Emil Kraepelin begriff die senile Depression schon 1910 als involutionsbedingt. Seither haben der Wegfall traditioneller Fürsorgestrukturen und eine weitgehende Ausgrenzung alter Menschen die Lage noch verschlechtert. Insassen von Altersheimen sind mehr als doppelt so stark von Depressionen bedroht wie andere Menschen – ja gut ein Drittel von ihnen gilt sogar als manifest depressiv. Erstaunlicherweise ist der Placeboeffekt bei Alten deutlich ausgeprägter als sonst, was nahelegt, dass sie gewisse Vorteile aus den Testumständen ziehen, die psychosomatisch mehr bewirken als die konventionelle Annahme, ein richtiges Medikament zu erhalten. Das ganze Drumherum solcher Studien wie Überwachung und Begleitinterviews, innere Einstellung und Konzentration bleibt nicht folgenlos; alten Leuten geht es besser, wenn man ihnen viel Aufmerksamkeit schenkt. Die Alten in unserer Gesellschaft müssen schrecklich einsam sein, wenn so geringe Mittel bei ihnen derart aufmunternd wirken.

Im Alter können jedoch nicht nur soziale Faktoren stark zu Depressionen beitragen, sondern anscheinend auch organische Prozesse die Stimmung maßgeblich beeinträchtigen. Zum Beispiel sinken die Spiegel aller Neurotransmitter. Mit achtzig sind die Serotoninwerte gewöhnlich nur noch halb so hoch wie mit sechzig. Doch selbstverständlich bleiben auch der Stoffwechsel und die Biochemie nicht unverändert, weshalb sich die abfallenden Neurotransmitterwerte (so vermutet man) weniger direkt auswirken als in jüngeren Jahren. Der altersbedingte funktionale Flexibilitätsverlust des Gehirns zeigt sich darin, dass es bei Alten besonders lange – nämlich nicht mehr drei Wochen, sondern mindestens drei

Monate – dauert, bis Antidepressiva zu wirken beginnen. Allerdings ist die Quote der Behandlungserfolge nicht altersabhängig: Der Anteil der auf Medikamente ansprechenden Personen ist in allen Altersstufen gleich hoch.

Bei älteren Patienten empfiehlt sich aus drei Gründen häufig eine Elektrokrampftherapie. Erstens wirkt sie im Unterschied zur Medikation rasch. Zweitens drohen keine Unverträglichkeiten mit anderen Präparaten, die ältere Leute meist nehmen müssen (weshalb viele Antidepressiva oft gar nicht in Frage kommen). Und drittens schließlich läuft sie unter strenger Aufsicht (anders als bei Tabletten, die man vergessen oder auch versehentlich mehrfach einnehmen kann). Kurze Krankenhausaufenthalte sind also mit die beste Fürsorge für unter schweren Depressionen leidende alte Menschen.

Bei dieser Gruppe können Depressionen schwer zu diagnostizieren sein. Die in jüngeren Jahren erheblich daran beteiligten Libidoprobleme spielen im Alter, genau wie Schuldgefühle, keine so wichtige Rolle mehr. Statt schläfrig zu sein, neigen ältere Patienten zu Schlaflosigkeit, liegen nächtelang wach und geraten oft in die Klauen der Paranoia, können beim kleinsten Anlass in wilde Katastrophenängste verfallen. Außerdem somatisieren einige von ihnen viel, klagen über eine Unzahl von Schmerzen und Wehwehchen. Sie werden ausgesprochen reizbar und mürrisch, legen nicht selten eine bedrückende Gleichgültigkeit oder Unverblümtheit, mitunter auch »emotionale Inkontinenz« gegenüber ihrem Umfeld an den Tag. Derartige Schrullen sprechen meistens auf die selektiven Serotonin-Wiederaufnahmehemmer an. Diese Variante der Depression resultiert oft direkt aus organischen Veränderungen (wie einer geringeren Durchblutung des Gehirns) oder aus dem schmerzlichen, entwürdigenden Erleben des körperlichen Verfalls. Oft führen Altersdemenz und Senilität zu Depressionen, jedoch unter sehr speziellen Bedingungen, auch wenn beides zusammentreffen kann; in der Demenz lassen die mentalen Automatismen nach, vor allem das Basis- oder Kurzzeitgedächtnis. Bei Depressiven sind die psychisch aufwendigen Prozesse blockiert: Das komplizierte Langzeitgedächtnis wird unzugänglich, die Verarbeitung neuer Informationen erschwert. Doch die meisten betagten Menschen sind sich dieser Besonderheiten nicht bewusst und führen ihre depressiven Symptome auf eine leichte Altersschwäche zurück, so dass sie oft nichts dagegen unternehmen. Mindestens die Hälfte der Altersdepressiven hat zum Teil eingebildete körperliche Beschwerden, die sie beim Entschluss zum Selbstmord oft für wirklich schlimm und sogar unheilbar halten.

Eine meiner Großtanten brach sich mit fast hundert bei einem Sturz in ihrer Wohnung ein Bein, das stationär geschient wurde, worauf Pflegerinnen sie zu Hause betreuten. Zuerst fiel ihr selbstverständlich das Laufen schwer und bereiteten die vom Physiotherapeuten verordneten Übungen große Mühe. Nach einem Monat war der Knochen beachtlich gut verheilt, doch fürchtete sie das Gehen noch und wehrte sich dagegen. Auch ihre lebenslange Eitelkeit war plötzlich wie verflogen, und sie wollte nicht mehr zum Friseur gehen, den sie sonst stets zweimal wöchentlich aufgesucht hatte. Ja, sie verließ das Haus nun überhaupt nicht mehr. Sie zog sich völlig zurück, baute immer mehr ab und wurde zusehends verwirrter. Erst als sie von einem Psychopharmakologen Celexa verschrieben bekam, wurde sie allmählich wieder die humorvolle, rüstige alte Dame, die sie eigentlich ist.

Depressionen sind oft eine Vorstufe schwerer mentaler Verfallserscheinungen. In gewissem Maße können sie Senilität oder Alzheimerkrankheit ankündigen, die beide oft neben Depressionen vorliegen oder diese auslösen. Alzheimer scheint den Serotoninspiegel noch stärker zu senken als das Altern selbst. Zwar gibt es in beiden Fällen kaum Möglichkeiten, die Verwirrung und den geistigen Abbau zu unterbinden, doch lässt sich das oft mit diesen Symptomen einhergehende akute seelische Leid lindern. Viele Menschen sind bloß desorientiert, ohne ängstlich oder tieftraurig zu sein, und mehr ist derzeit auch für diese Gruppen nicht zu erreichen – oft gelingt jedoch nicht einmal dies. Man hat schon gewisse Experimente durchgeführt, um zu sondieren, ob Senilität auf den Serotoninmangel zurückgehen könnte, aber derzeit sieht es eher so aus, als resultiere die Demenz aus einer Schädigung verschiedener Gehirnregionen, unter anderem jener, in denen die Serotoninsynthese stattfindet. Kurz, Senilität und Serotoninmangel wären eigenständige Wirkungen ein und derselben Ursache. Es scheint, als hätten die selektiven Serotonin-Wiederaufnahmehemmer nicht viel Einfluss auf die motorischen oder intellektuellen Fertigkeiten, die der Senilität zum Opfer fallen; doch bei gehobener Stimmung können ältere Menschen gewöhnlich die verbliebenen organischen Potentiale besser nutzen und so faktisch ihr kognitives Leistungsvermögen erhöhen. Alzheimerkranke und Altersdepressive scheinen auch gut auf atypische Präparate wie Trazodone anzusprechen, die man sonst eher nicht als erste Wahl bei Depressionen einsetzt. Oft helfen auch Benzodiazepine, die allerdings zu stark sedierend wirken können. Gut bewährt hat sich jedenfalls die Elektrokrampftherapie. Wenn Alzheimerkranke – was häufig genug vorkommt – sexuell aggressiv werden, könnte eine Hormontherapie für Abhilfe sorgen, allerdings nur auf Wunsch der Betroffenen. Bei Demenzpatienten richten Psychotherapien meist nichts aus.

Depressionen können sich auch nach Schlaganfällen einstellen, besonders im ersten Jahr danach, wenn sich das Risiko verdoppelt. Das mag aus der physiologischen Schädigung des Gehirns resultieren, wobei bestimmte Studien nahelegen, dass besonders Läsionen des linken Stirnlappens oft das Gefühlsleben beeinträchtigen. Nach anfänglicher Erholung werden viele der Betroffenen beim kleinsten Anlass, ob positiv oder negativ, von heftigen Weinkrämpfen erschüttert. Ein solcher Patient brach täglich bis zu hundertmal minutenlang in Tränen aus; die Einnahme selektiver Serotonin-Wiederaufnahmehemmer brachte die Weinanfälle rasch zum Stillstand, doch durfte er, wie ein Versuch zeigte, die Medikation nicht absetzen. Ein anderer, der nach einem Schlaganfall wegen Depressionen zehn Jahre lang arbeitsunfähig war und ebenfalls zu Tränenausbrüchen neigte, kam mit einem ähnlichen Mittel wieder auf die Beine und konnte als Endsechziger wieder arbeiten. Zweifellos wirken sich Schlaganfälle in bestimmten Gehirnregionen emotional verheerend aus, doch kann man die Folgen in vielen Fällen offenbar gut beherrschen.

Bei Depressionen scheint die ethnische Zugehörigkeit – im Unterschied zu Geschlecht und Alter – nichts zu den biologischen Determinanten beizutragen; allerdings mögen kulturspezifische Erwartungshaltungen bewirken, dass sich Krankheiten auf besondere Weisen äußern. Ian Hacking schildert in dem beachtlichen Buch *Mad Travelers* ein Syndrom (unbewusster Wanderungen), das gegen Ende des 19. Jahrhunderts wohl einige Menschen befiel, um nach einigen Jahrzehnten wieder zu verschwinden. Offenbar werden gewisse soziale Schichten in manchen historischen Epochen von seltsamen mentalen Symptomen befallen. »Mit einer ›flüchtigen psychischen Krankheit‹«, so Hacking, »meine ich ein Gebrechen, das zu einem gegebenen Zeitpunkt an einem bestimmten Ort auftritt und später wieder abflaut. Es mag selektiv eine Gruppe oder ein Geschlecht (wie arme Frauen oder reiche Männer) bevorzugen, was nicht heißen soll, dass es bei einzelnen Patienten kommt und geht, sondern dass diese Art Wahnsinn nur zu bestimmten Zeitpunkten an bestimmten Orten existiert.« Hacking entfaltet die von Edward Shorter vertretene Annahme, dass jemand, der im 18. Jahrhundert zu Ohnmachtsanfällen und Schreikrämpfen respektive im 19. zu hysterischen Lähmungen und Krämpfen geneigt hätte, heute unter Depressionen, chronischer Müdigkeit oder Anorexie leiden würde.

Sogar in den Vereinigten Staaten haben Depressionen gewisse eindeutig ethnisch geprägte Merkmale, auch wenn diese zu vielfältig, zu komplex und in den Zusammenhängen zwischen ethnischer Herkunft, Bildung und Klassenzugehörigkeit zu verwickelt sind, als dass ich sie alle hier aufführen könnte. Gleichwohl lassen sie einige grobe Verallgemeinerungen zu. Nehmen wir Juan López von der University of Michigan, der ein fideler, warmherzig respektloser Typ voller hintergründigem Humor ist. »Ich bin als Kubaner«, sagt er, »mit einer Puertoricanerin verheiratet, wir haben ein mexikanisches Patenkind, und ich habe eine Zeitlang in Spanien gelebt; die romanische Kultur ist also in mir ganz gut vertreten.« López arbeitet in Michigan seit langem mit hispanischen Gastarbeitern und den Priestern, die sich auch um sie kümmern, und betreut beide Gruppen psychologisch. »Das Reizvolle an den Vereinigten Staaten ist«, meint er, »dass bei ein und derselben Krankheit so viele kulturelle Hintergründe zusammentreffen können.« So hat López festgestellt, dass Südländer eher somatisieren, als psychische Probleme zu registrieren. »Da kommen diese Frauen und sagen dir, oh, mein Rücken schmerzt, und mein Bauch tut weh, und meine Beine fühlen sich so komisch an, et cetera. Ich weiß aber nach wie vor nicht, ob sie das bloß sagen, um ihre psychischen Probleme nicht zugeben zu müssen, oder ob sie Depressionen auf diese Weise erleiden, ohne die üblichen Symptome zu bekommen. Wenn es ihnen nun aber hilft, wie viele von ihnen behaupten, Walter Mercado zu hören, diesen puertoricanischen Mystiker, der mir erscheint wie eine Kreuzung aus Ordensschwester und Wanderprediger, was geht dann biochemisch eigentlich in ihnen vor?« Die Depressionen gebildeterer Südländer lägen jedoch wahrscheinlich näher beim gesellschaftlichen Durchschnitt.

Bei Afroamerikanern bringen Depressionen besondere Schwierigkeiten mit sich. Meri Danquah schildert das Problem in ihrem ebenso schönen wie ergreifenden Buch *Willow Weep for Me*: »Klinische Depressionen lagen einfach nicht im Rahmen meiner Möglichkeiten, und das galt für alle schwarzen Frauen meiner Welt. Die Illusion der Stärke war und ist für mich als Schwarze von größter Bedeutung. Der einzige Mythos, den ich mein Leben lang ertragen musste, ist der eines angeblichen Geburtsrechts auf Stärke. Schwarze Frauen *müssen* stark sein, um andere versorgen, pflegen und heilen zu können: also die zwölf Dutzend Variationen auf das Thema ›Mammy‹. Emotionale Härte ist *angeblich* in unserer Charakterstruktur angelegt. Es gehörte einfach mit zu dem Komplex, schwarz und weiblich zu sein.« Meri Danquah ist normalerweise alles andere als depressiv: eine schöne, vornehme, dramatische Dame mit der

Aura königlicher Autorität. Ihre Berichte über verlorene Wochen und Monate des Lebens sind umwerfend. Ihre Hautfarbe vergisst sie nie. »Ich bin so froh«, sagte sie mir eines Tages, »eine Tochter und keinen Sohn zu haben. Ich denke nicht gerne daran, wie schwarze Männer heute leben und wie schwer es ein Junge mit diesem depressiven Familienerbe hätte. Ich hasse die Vorstellung, einen Sohn aufzuziehen und dann hinter Gefängnisgittern enden zu sehen. Für depressive schwarze Frauen ist wenig Platz, für schwarze Männer gar keiner.«

Typische Beispiele für sogenannte schwarze Depressionen gibt es nicht. Mehrere Personen, deren Schilderungen sich in diesem Buch finden, sind Afroamerikaner, doch erwähne ich die Hautfarbe meiner Protagonisten nur, wenn sie eine besondere Rolle für ihren Leidensweg spielt. Unter den vielen untypischen Geschichten, die ich hörte, ging mir vor allem die Dièry Prudents sehr nahe, eines Afroamerikaners haitianischer Herkunft, dessen Erlebnisse mit Depressionen ihn seelisch gestählt, im Umgang mit Menschen indes weich gemacht zu haben scheinen und der sich ganz darüber bewusst ist, wie die Hautfarbe sein Gefühlsleben beeinflusst. Als jüngstes von neun Kindern wuchs er in dem Armenviertel Bedford-Stuyvesand von Brooklyn auf und zog später mit seinen Eltern nach Fort Lauderdale, als diese sich dort zur Ruhe setzten. Seine Mutter hatte halbtags als Heimpflegerin gearbeitet, der Vater war Zimmermann. Beide waren strenggläubige Mitglieder der Siebenten-Tags-Adventisten, deren hohe sittliche Maßstäbe Dièry mit dem ziemlich brutalen Straßenalltag in Einklang bringen musste. Also härtete er sich körperlich und geistig ab, um die Spannung zwischen den elterlichen Erwartungen und den ihm täglich von der Außenwelt auferlegten Bedrohungen oder Kämpfen auszuhalten. »Ich hatte immer, schon als Kind, sehr den Eindruck, ein Außenseiter zu sein, den man nach Belieben strafen und demütigen konnte. Als ich aufwuchs, gab es bei uns im Viertel noch kaum Haitianer, und gewiss waren wir weit und breit die einzigen Sabbatisten. Man hänselte mich, weil ich anders war. Wir gehörten zu den wenigen Familien, die nicht von der Fürsorge lebten. Und ich war der Dunkelhäutigste weit und breit und wurde deshalb ausgegrenzt. Bei uns daheim galt irgendwo zwischen dem moralischen Postulat, dass Kinder bedingungslos gehorchen müssen, und dem religiösen Gebot, ›Du sollst Vater und Mutter ehren‹, dass man niemals wütend werden oder es zumindest nicht zeigen durfte. Ich lernte schon früh, ein steinernes Gesicht zu machen und meine Gefühle schön zu verbergen. Im Gegensatz dazu gab es in unserem Viertel auf den Straßen viel Zoff, viel Gewalt, und wenn jemand mich angriff und auf mir herumhackte, so hielt ich noch die andere Wange hin, wie unsere Kirche das lehrte, und alle lachten mich aus. Ich lebte in ewiger Furcht und hatte eine Zeitlang sogar Sprachstörungen.

Mit etwa zwölf war ich es dann leid, von größeren, stärkeren, lebenstüchtigeren Kindern herumgeschubst, beraubt und verprügelt zu werden, und fing an, asiatische Kampfsportarten zu trainieren und anzuwenden. Es tat gut, die zermürbendsten, aufreibendsten Übungen auszuhalten. Ich musste mich körperlich stählen, strebte jedoch auch nach emotionaler Abhärtung. Ich würde mich in der Schule durchkämpfen, Rassismus und polizeiliche Brutalität ertragen müssen – hatte gerade angefangen, die Black-Panther-Magazine meines Bruders zu lesen –, durfte mich nicht mit Drogen volldröhnen oder einsperren lassen. Neun Jahre jünger als der Nächstälteste, wusste ich, dass ich einmal zu vielen Beerdigungen würde gehen müssen. Ich hatte einfach nicht viel zu erwarten. Meine Angst verband sich mit tiefer Hoffnungslosigkeit; ich war oft traurig, versuchte aber, mir nichts anmerken zu lassen. Da es keine Ventile für meine Wut gab, trainierte ich hart. Das Kämpfen wurde eine Sucht, ein Adrenalinkick, und ich meinte, nur leiden lernen zu müssen, damit mir keiner mehr etwas anhaben konnte. Ich versuchte alles, um meine Not und Hilflosigkeit zu überdecken.«

Dièry überstand den körperlichen und seelischen Schmerz der Adoleszenz, verließ das Ghetto in Richtung University of Massachusetts und belegte im Hauptfach französische Literatur; bei einem Auslandssemester in Paris lernte er seine heutige Frau kennen und beschloss, ein weiteres Jahr zu bleiben. »Obwohl ich noch studierte«, erinnert Dièry sich, »erschien mir das Leben zauberhaft. Ich stand Modell bei Werbekampagnen und Modeschauen, hing in der Jazz-Szene herum und pilgerte durch ganz Europa. Allerdings war ich nicht auf den eklatanten Rassismus der französischen Polizei vorbereitet.« Nachdem man ihn in einem Jahr fast ein Dutzend Mal bei Zufallskontrollen angehalten, gefilzt und festgenommen hatte, musste er sich wegen grobem Unfug öffentlich schlagen und einsperren lassen, als er sich über ein besonders krasses Vorgehen der Pariser Flics beschwerte. Dièrys versteckter Zorn blühte zu den Symptomen einer akuten Depression auf. Zwar wahrte er den Schein, aber »mich drückte eine zentnerschwere Last nieder«.

Dièry kehrte in die Vereinigten Staaten zurück, schloss sein Studium ab und zog 1990 nach New York, wo er bei einer Reihe von Public-Relations-Firmen unterkam. Doch nach fünf Jahren »merkte ich, dass meine beruflichen Chancen begrenzt waren, zumal viele meiner Bekannten einfach mehr Erfolg hatten, schneller vorankamen und insgesamt bes-

sere Aussichten hatten. Doch vor allem quälte mich, dass mir etwas fehlte und meine Depressionen immer schlimmer wurden.«

Schließlich gründete 1995 Dièry ein elegantes Studio, »Prudent Fitness«. Dort bietet er seinen Kunden gezielt die erlösende Kraft des Trai-
nings an. Seine Behandlungsmethode ist dem Geiste nach holistisch, jedoch streng diszipliniert. Dièrys Fähigkeit, Schwierigkeiten zu meistern,
wirkt auf die Klienten anregend. »Ich habe beschlossen, mich wirklich
tief auf Menschen einzulassen, und denke, meine besondere Fähigkeit
als Trainer liegt darin, sogar für ganz widerspenstige, störrische Kunden
Wege zu finden, um sie zu motivieren. Das erfordert viel Einfühlungs-
vermögen, Sensibilität und Anpassungsfähigkeit. Bei diesem Beruf kann
ich meine besten Seiten nutzen, um anderen zu helfen, und fühle mich
sehr gut dabei. Neulich habe ich eine Sozialarbeiterin kennengelernt, die
Fitness-Training in ihr Programm einbauen will, um den Einzelnen zu
stärken. Ich halte das für eine fabelhafte Idee; denn diese Arbeit hat damit zu tun, das in den Griff zu bekommen, was man beherrschen kann:
den eigenen Körper.«

Dièry kennt die jeweiligen Probleme sowohl der ärmeren schwarzen
Welt, aus der er stammt, als auch der wohlhabenderen weißen, in der er
heute lebt. Dièry fiel es schwer, mit seinen Angehörigen über Depressionen zu reden, und er ist nicht sicher, ob sie sich wirklich in seine Lage
versetzen können, obwohl auch sein Vater und andere in der Familie die
gleichen Symptome zeigten. Mitunter habe es ihm Mühe bereitet, den
fidelen kleinen Bruder zu mimen, und nicht immer sei dies gelungen.
Zum Glück konnte eine Schwester, die als Psychologin in Boston nieder-
gelassen ist, Dièry aus dem Gröbsten heraushelfen, als er Hilfe suchte.
Seine Frau stand ihm von Anfang an bei und blieb eine feste Stütze, doch
auch ihr sei es zunächst schwergefallen, die Männlichkeit und Selbstsicherheit ihres Mannes mit ihrem Wissen um seine Depressionen in
Einklang zu bringen.

Seit seiner ersten Behandlung in Paris hat Dièry eine Psychotherapie
gemacht und fast durchweg immer wieder Antidepressiva genommen.
Seine Therapeutin habe ihm im Laufe von fünf Jahren »eine Art Selbst-
klärung ermöglicht, so dass ich endlich erkennen konnte, wie schwer es
mir fiel, meine Wut zu verarbeiten. Damals hatte ich stets einen Bammel
davor, mich über irgendwen zu ärgern, aus Angst, sofort zu explodieren
und auszurasten. Jetzt fühle ich mich von dieser Furcht befreit; durch
die Therapie habe ich eine ganze Menge neuer Fertigkeiten entwickelt,
fühle mich ausgeglichener, selbstbewusster und kann meine Gefühle
besser annehmen, anstatt ihnen ausgeliefert zu sein.« Erst die glückliche

Ehe und die Geburt der Tochter hätten ihn weicher gemacht. Gleichwohl kehrten die Depressionen wieder, und das Labile komme an die Oberfläche. Die Medikation müsse neu eingestellt werden. »Plötzlich passieren an einem Tag ein paar schlimme Sachen, und ich fühle mich so, als hätte mein Leben seine Tiefe verloren.«

Dièry ist immerfort rassistischen Übergriffen ausgesetzt, die seine eindrucksvolle Größe und Statur sowie, erstaunlicherweise, sein gutes Aussehen noch verschärfen. Eine beharrlich entwürdigende rassistische Alibipolitik ist kaum dazu angetan, Depressionen erträglicher zu machen. Stetiges Misstrauen und Schuldzuweisungen könnten einen regelrecht auslaugen. Außerdem mache es einsam, wenn dich so viele Menschen missverstünden.

Wenn es Dièry gutgeht, kann er sich innerlich auf die ständigen Beleidigungen einstellen und ihnen relativ wenig Beachtung schenken. »Aber sie machen den Tag so viel schwerer«, klagte er einmal. »Depressionen selbst sind farbenblind, das heißt wenn du depressiv bist, könntest du auch braun, blau, weiß oder rot sein. Im Katzenjammer sehe ich um mich herum nur glückliche Menschen aller Art und denke, Gott, ich bin als Einziger auf diesem Planeten so depressiv. Die haben ihren Spaß und ich nicht.

Dann kommt jedoch wieder die Rassenkarte ins Spiel. Du fühlst dich so, als warteten alle nur darauf, dich fertig zu machen. Ich bin ein großer, starker Schwarzer, und niemand dürfte auf die Idee kommen, Mitleid mit so einem zu haben. Was würde passieren, wenn du plötzlich in der U-Bahn zu weinen anfingest? Nun, vielleicht würde jemand fragen, ob etwas nicht stimmt. In meinem Fall würde sofort jeder annehmen, dass ich auf einem miesen Trip bin. Wenn Leute so völlig verkennen, wer oder was ich wirklich bin, schockiert mich das immer. Es ist ein richtiger Schock – diese Diskrepanz zwischen meiner Selbstwahrnehmung und dem, wie andere mich sehen, zwischen dem inneren Selbstbild und den äußeren Lebensumständen. Wenn ich schlecht drauf bin, wirkt das wie ein Schlag ins Gesicht. Ich konnte es einfach nicht fassen, doch jedenfalls gibt es gewisse äußere Schwierigkeiten, vor denen ich als Schwarzer im Gegensatz zu manchen anderen stehe. Ich erkenne nicht gerne an, dass die Hautfarbe für mich eine Rolle spielt – es liegt nicht an den Symptomen, sondern an den Umständen. Weißt du, auch ohne Schwarzer zu sein hätte ich es schon schwer genug! Aber gewiss lohnt die Mühe trotzdem; wenn es mir gutgeht, bin ich wirklich gerne ich selbst. Aber das Rassenproblem ist eben immer da, zieht mich runter, ärgert mich ständig, ist der Permafrost in mir. Es deprimiert mich so tief.«

Das Aufgebot nationaler Vorurteile gegen Depressionen spottet jeder Beschreibung. Zum Beispiel meiden viele Ostasiaten das Thema bis zur totalen Verleugnung. In diesem Geiste schilderte jüngst ein Artikel über die Krankheit in einem Magazin Singapurs das volle Spektrum der Medikationen, um dann mit der ernsten Ermahnung zu enden:»Suchen Sie sich professionelle Hilfe, sofern Sie welche brauchen, aber unterdessen heitern Sie sich auf!« Die New Yorker Psychiaterin Anna Halberstadt arbeitet ausschließlich mit russischen Einwanderern, die von ihrer neuen Heimat enttäuscht sind, und sagte mir dazu:»Man muss im russischen Kontext heraushören können, was diese Leute meinen. Wenn ein aus der Sowjetunion stammender Russe zu mir käme, ohne über irgendetwas zu klagen, würde ich ihn in eine Klinik einweisen; jammert er jedoch über alles, so weiß ich, dass es ihm gutgeht. Dass er depressiv werden könnte, nähme ich nur an, wenn er mir extrem paranoid oder schmerzverzerrt erschiene. Das ist unsere kulturelle Norm. ›Wie geht es Ihnen?‹ Bei Russen ist die Standardantwort ›Leidlich!‹. Zum Teil verwirrt sie das an den USA, diese wirklich etwas lächerliche Erklärung: ›Prima, danke, und Ihnen?‹ Und ehrlich gesagt fällt es auch mir heute noch schwer, Leute sagen zu hören, ›Danke bestens‹. Wem geht es denn schon bestens?«

In Polen waren die siebziger Jahre eine freudlose, unfreie Zeit. Als die erste Solidaritätsbewegung ab 1980 Fortschritte machte, zog das große, ja fast überschwängliche Hoffnungen nach sich. Nun konnte man sich zu Wort melden, und Menschen, die lange unter dem fremden Regime hatten leben müssen, genossen die so errungene Meinungsfreiheit, eine Euphorie, die sich in flugs gegründeten Medien äußern konnte. Doch 1981 wurde das Kriegsrecht über Polen verhängt, es gab zahllose Festnahmen, und die meisten Aktivisten mussten sechsmonatige Haftstrafen absitzen. »Die Inhaftierung konnten sie alle gut hinnehmen«, erinnert sich Agata Bielik-Robson, die seinerzeit mit einem führenden Aktivisten ausging. »Nicht ertragen konnten sie jedoch den Verlust ihrer Hoffnungen.« Die Öffentlichkeit, in der sie Ideen ausgetauscht hatten, gab es einfach nicht mehr. »Damit begann eine Art politische Depression, eine Zeit, in der diese Menschen ihren Glauben an jede Form von Kommunikation verloren: Wenn sie sich öffentlich nicht mehr äußern durften, so wollten sie auch privat nichts mehr sagen.« Jene gleichen Männer, die Demonstrationen organisiert und Manifeste verfasst hatten, verloren oder kündigten jetzt ihre Arbeitsplätze, hockten im Haus stundenlang vor der Glotze und tranken, wurden »verdrießlich, einsilbig, abweisend, verschlossen und unnahbar«. Ihre Realität unterschied sich gar nicht so sehr von der fünf Jahre zuvor, doch nun lagen die Schatten von 1980 darüber, und so bekam, was einst als große Zeit gegolten hatte, den schalen Beigeschmack der Niederlage.

»Damals bot nur noch der häusliche Bereich irgendwelche Erfolgsaussichten«, erzählt Bielik-Robson. Die einst in der Solidarność engagierten Frauen, von denen viele das Privatleben zugunsten des politischen Aktivismus aufgegeben hatten, zogen sich wieder in traditionelle Rollen zurück und halfen ihren kränkelnden Männern über deren Schwierigkeiten hinweg. »Auf diese Weise konnten wir uns noch nützlich machen und hatten eigene Aufgaben. Wir zogen sehr viel Befriedigung aus unserer Rolle, die sich als dermaßen wichtig erwies! Wenn die Frauen in den frühen Achtzigern viel weniger depressiv waren als in jeder anderen Phase der neueren polnischen Geschichte, so die Männer dafür depressiver als je zuvor.«

Unter den stark depressionsgefährdeten Gruppen tragen die Homosexuellen ein besonders hohes Risiko. Eine an teils so, teils so orientierten Zwillingen mittleren Alters durchgeführte neuere Studie ergab, dass von den »Heteros« lediglich vier, von den »Homos« dagegen fünfzehn Prozent schon Selbstmordversuche begangen hatten; bei einem ungewichteten Bevölkerungsquerschnitt betrug das Verhältnis, nur leicht davon abweichend, 3,5 zu 20 Prozent. Männer wie Frauen, die im Vorjahr gleichgeschlechtliche Sexualkontakte hatten, bekundeten eine deutlich erhöhte Anfälligkeit für Depressionen und panische Ängste. In Neuseeland förderte eine Langzeitstudie zutage, dass Personen, die sich selbst als homosexuell, lesbisch oder bisexuell einstuften, verstärkt zu schweren Depressionen, Ängsten, allgemeinen Verhaltensstörungen, Nikotinsucht, Selbstmordphantasien und Suizidversuchen neigten. Auch in Holland stellte sich heraus, dass homosexuelle Männer und Frauen viel häufiger unter schweren Depressionen leiden als heterosexuelle. Dem entsprechen Erhebungen an Jugendlichen beziehungsweise Schülern in Minnesota und anderen amerikanischen Städten, die bei homosexuellen Jungen wie Mädchen eine etwa um das Siebenfache erhöhte Suizidalität nachwiesen. Von den während der letzten Jahre in San Diego verübten und dokumentierten Selbstmorden von Männern gingen sogar zehn Prozent auf das Konto von »Schwulen«.

Für das hohe Suizidrisiko der Homosexuellen gibt es viele, allerdings nur zum Teil plausible Erklärungen, die manchmal so weit gehen, einen allgemeinen Zusammenhang zwischen Gleichgeschlechtlichkeit und Depression zu postulieren (was mir nicht nur beunruhigend, sondern völlig unhaltbar erscheint). Am schlüssigsten dürfte indessen die Hypothese der »Homophobie« sein. Homosexuelle sind häufig innerhalb ihrer Familien geächtet und haben Probleme mit der sozialen Integration, zum Beispiel schon in der Schule. Hinzu kommen eine erhöhte Quote von Geschlechtskrankheiten, heute verstärkt HIV, ein geringerer Anteil fester Beziehungen, das Fehlen zuverlässiger Bezugspersonen und vor allem die gesellschaftliche Ausgrenzung. Anfang 2001 sprach ich in Utrecht mit Theo Sandfort, der auf diesem Feld bahnbrechende Arbeit geleistet hat. Kaum überraschend, fand er heraus, dass die Depressionsquote bei vereinsamten Singles erheblich höher ist als bei Menschen, die in festen Beziehungen leben. Ingesamt stellte er fest, dass Homosexuelle im Alltag mit ungewöhnlich vielen Schwierigkeiten zu kämpfen haben; zum Beispiel können sie – auch außerdienstlich – selten mit Arbeitskollegen über persönliche Probleme sprechen. »Und das betrifft die Niederlande«, betonte Sandfort, »als eines der weltweit offensten und liberalsten Länder! Zwar sind ›Homos‹ hier gesellschaftlich durchaus sehr anerkannt, aber ›hetero‹ gilt eben nach wie vor als die Norm, und daraus erwächst für diese Randgruppe eine massive Belastung. Viele Schwule können heute gut leben, ja, sind psychisch sogar oft ausgesprochen stark, doch das Spektrum dieser Szene ist sehr breit gefächert und reicht von regelrechten Kraftprotzen bis zu ganz armen Würstchen.« Sandfort weiß, wovon er spricht, da er sich wegen seiner Neigungen heftigen Vorwürfen seiner Eltern ausgesetzt sah. Mit zwanzig lähmte ihn eine schwere Depression, und er verbrachte sieben Monate in einer psychiatrischen Klinik. Allerdings veränderte das auch die Einstellung der Eltern grundlegend, brachte sie ihm unerwartet nahe, und seitdem geht es ihm viel besser. »Seit ich auseinanderfiel und mich wieder zusammenfügen musste«, sagte er, »weiß ich genau, wie ich gestrickt bin, und kann mir daher auch gut vorstellen, wie es in anderen Schwulen aussieht.«

Trotz aller Studien und Statistiken bleibt die wahre Bedeutung des Phänomens ungeklärt. In zwei bemerkenswerten Aufsätzen – »Internalized homophobia and the negative therapeutic reaction« und »Internal homophobia and gender-valued self-esteem in the psychoanalysis of gay patients« – legen Richard C. Friedman und Jennifer Downey ein bewegendes Zeugnis von den Ursprüngen und Mechanismen der internalisierten Homophobie ab. Ihre Argumentation kreist um die Vorstellung früher Traumata, die eng mit der klassischen Freud'schen Annahme der prägenden Wirkung primärer Erlebnisse verwandt ist. Die Autoren betonen jedoch, dass sich homophobe Einstellungen vor allem in der späten Kindheit herausbilden. Eine neuere Sozialisationsstudie ergab, dass homosexuelle Anlagen meist in homophoben, hetero-sexistisch ge-

prägten Kontexten entstehen, sofern dort eine negative Sicht der Gleichgeschlechtlichkeit vorherrscht. »In dieser Situation«, schreiben Friedman und Downey, »kommt bei den Patienten schon früh ein Selbsthass
auf, der sich später zur Homophobie verdichtet.« Diese resultiere oft aus
Missbrauch und Vernachlässigung. »Lange bevor sie selbst sexuell aktiv werden, müssen sich solche Knaben als ›Weicheier‹ oder ›Schlapp-
schwänze‹ verhöhnen lassen.« Andere Jungen hänseln, bedrohen, ver-
femen oder schlagen sie sogar, ja, stehlen oder beschädigen oft auch ihr
Eigentum. »Diese traumatischen Erlebnisse können dazu führen, dass
sie sich als Versager fühlen und isolieren«, woraus ein tiefgreifender
Selbsthass erwachse. Das Phänomen der verinnerlichten Homophobie
entspricht in vielerlei Hinsicht dem Rassismus und allen möglichen anderen Vorurteilen. Dennoch besteht Hoffnung. »Wir meinen«, schreiben
Friedman und Downey, »dass viele homosexuelle Männer und Frauen
die Auswirkungen ihrer Kindheit überwinden können, indem sie sich
in die Subkultur der Schwulen und Lesben eingliedern. Stützende Beziehungen wirken auf Opfer von Traumata vielfach therapeutisch, stärken
ihre Selbstsicherheit und Selbstachtung sowie das Selbstwertgefühl.«

Trotz aller heilsamen Wirkungen der Schwulenszene halten die
schweren Probleme an, und der interessanteste Teil von Friedmans und
Downeys Studie betrifft Patienten, deren »*manifestes* Verhalten dem
jener ähnelt, die das Schlimmste überstanden zu haben scheinen«, in
Wirklichkeit jedoch unter einem tiefen Selbsthass leiden. Oft äußerten
sie Vorurteile gegenüber ostentativ Homosexuellen, darunter »tuntige«
oder »weibische« Männer, die sie anstelle der eigenen unmännlichen
Gefühle verachteten. Sie können bewusst oder unbewusst unterstellen,
auch außerhalb ihres Sexuallebens – zum Beispiel am Arbeitsplatz – wegen ihrer Veranlagung belächelt zu werden, da sie Homosexualität mit
Minderwertigkeit gleichsetzen. »Eine negative Selbstwahrnehmung als
›warmer Bruder‹ wirkt destruktiv, da sie das Unbewusste im Sinne dieser
Phantasie organisiert«, schreiben Friedman und Downey, »und damit
als Element einer komplizierten inneren Geschichte mit dem Hauptmotiv: ›Ich bin wertlos, unmännlich, ein Versager‹.« Die Betreffenden
könnten schließlich oft alle ihre Probleme auf die Sexualität schieben.
»Das negative Selbstwertgefühl greift auf die homosexuellen Bedürfnisse
über, so dass der Patient, auch wenn sein Komplex ganz andere Wurzeln hat, am Ende bewusst annimmt, sich wegen seiner Homosexualität
selbst zu hassen.«

Offenbar herrscht in der Schwulenszene ein Kult des Stolzes vor, weil
er genau das Gegenteil dessen verkörpert, was die meisten Homosexu-

ellen empfinden, nämlich Scham. »Schuld- und Schamgefühle darüber, schwul zu sein, führen zum Selbsthass und zu selbstzerstörerischem Verhalten«, schreiben Friedman und Downey, und dieser Selbsthass resultiere »zum Teil aus einer defensiven Identifikation mit dem Angreifer, die eine ältere Schicht der Selbstachtung ›überlagert‹«. Kaum jemand wünsche sich schon beim Erwachen der Sexualität, schwul zu sein, und die meisten Schwulen erlebten eine Zeitlang regelrechte Bekehrungsphantasien. Diese würden jedoch hintertrieben durch eine stolzgeschwellte Schwulenszene, in der Scham als schändlich gelte. Wer unter seiner Veranlagung leide, werde dort wegen seiner Beschämung auch noch verhöhnt; die Homophoben schnitten ihn, und dann sei er restlos isoliert. Wir verinnerlichen in der Tat unsere Peiniger, verdrängen oft die Erinnerungen daran, wie sehr uns die Homophobie anderer quälte. Betroffene entdecken nach ausgedehnten Therapien häufig Überzeugungen wie: »Mein Vater (oder meine Mutter) hat mich wegen meiner Homosexualität immer gehasst.« Leider trifft das in vielen Fällen wirklich zu. Auf eine breit angelegte Umfrage des *New Yorker* des Inhaltes: »Was würden Sie für Ihren Sohn oder Ihre Tochter vorziehen: heterosexuell, kinderlos, ledig respektive unglücklich verheiratet zu sein oder homosexuell und in einer festen, glücklichen Beziehung mit Kindern lebend?« wählten mehr als ein Drittel der Leser die erste Alternative. Ja, viele Eltern betrachten Homosexualität als eine ihnen wegen grober Versäumnisse auferlegte Heimsuchung und Strafe, also in erster Linie einen Angriff auf die eigene und nicht die Identität der Kinder.

Ich selbst hatte wegen meiner sexuellen Veranlagung große Schwierigkeiten, die viele Schwule kennen. Soweit ich weiß, gab es bis zu meinem siebten Lebensjahr keine Probleme, doch in der zweiten Klasse begannen die Qualen. Ich war linkisch und unsportlich, Brillenträger, nicht an Baseball oder Rugby interessiert, ein Bücherwurm und scheu gegenüber Mädchen, liebe Opern und Pomp, weshalb viele Klassenkameraden mich mieden. Als ich mit zehn an einem Sommerlager teilnahm, neckte und hänselte man mich als »Schwuli« – eine verwirrende Anzüglichkeit, da ich noch gar keine sexuellen Begierden kannte. In der siebten Klasse weitete sich das Problem aus. In der Schule bot die Wachsamkeit der liberalen Fraktion einen gewissen Schutz, so dass ich lediglich schräg und unbeliebt war: zu frühreif, zu affektiert und zu geziert. Doch im Bus ging es dafür umso brutaler zu. Ich saß immer wie erstarrt neben einem blinden Mädchen, mit dem ich mich angefreundet hatte, während die ganze restliche Meute Hetzgesänge gegen mich anstimmte und dazu rhythmisch mit den Füßen trampelte. Nicht nur Spott traf mich, sondern auch abgrundtiefer Hass, der mich ebenso irritierte wie quälte. Doch diese Schreckenszeit währte nicht sehr lange: Bis zur neunten Klasse hatte sich alles gelegt, und im Abschlussjahr war ich auch endlich beliebt. Doch unterdessen hatte ich schon zu viel Abscheu und Furcht erlebt, um mich je wieder davon frei machen zu können.

Zu Hause wusste ich von Anfang an, dass man Homosexualität kaum dulden würde. In der vierten Klasse ging meine Mutter mit mir zum Psychiater und beichtete mir Jahre später, ihn gefragt zu haben, ob ich ›anders herum‹ sei, was er offenbar verneinte. Für mich ist daran vor allem interessant, dass sie sich schon vor der Pubertät erhebliche Sorgen um meine sexuelle Orientierung machte. Gewiss hätte besagter Therapeut bei genauerer Abklärung meiner Veranlagung entsprechende Anweisungen erhalten. Ich erzählte den Eltern nie etwas von den Anfeindungen in der Schule oder im Lager, doch irgendwann erfuhr meine Mutter von den Vorgängen im Bus und fragte mich, warum ich sie verschwiegen hatte. Was hätte ich sagen sollen? Als ich drängende sexuelle Bedürfnisse verspürte, hielt ich sie geheim. Dann wurde ein wirklich toller Kerl bei einem Ausflug meines Gesangvereins zudringlich, doch ich dachte, er wolle mich nur provozieren und dann anschwärzen, so dass ich seine Avancen – leider Gottes – zurückwies. Stattdessen verlor ich meine Unschuld in einer widerlichen Kaschemme an einen namenlosen Fremden. Damals hasste ich mich. In den folgenden Jahren setzte mir mein schlüpfriges Geheimnis schrecklich zu und spaltete mich auf in den hilflosen Jüngling, der in Kellerklos empörende Dinge trieb, und den glänzenden, allseits beliebten, das Leben genießenden Studenten.

Als ich mit vierundzwanzig die erste ernsthafte Beziehung knüpfte, war meine sexuelle Identität bereits von unglücklichen Episoden mitgeprägt. Jene Verbindung, die mir im Rückblick nicht nur ungeahnt liebevoll erscheint, sondern erstaunlicherweise auch Maßstäbe setzte, markierte die Überwindung des angesammelten Elends, und in den zwei Jahren, die ich mit diesem Freund zusammenlebte, schienen sich meine düsteren Seiten aufzuhellen. Später meinte ich, das Leiden meiner Mutter während ihrer tödlichen Krankheit habe etwas mit meiner Sexualität zu tun: So sehr hasste sie meine ›Perversität‹, und das in ihr wirkende Gift des Hasses drang auch in mich ein und verdarb mir alle Liebesfreuden. Ich kann ihre Homophobie zwar nicht von der eigenen trennen, weiß aber, dass sie mich sehr viel kostete. Ist es da verwunderlich, dass ich beim Aufkommen suizidaler Impulse versuchte, mich mit dem HIV-Virus zu infizieren? So hätte ich das innere Drama meiner Begierden in eine physische Realität verwandeln können. Ich habe vermutet, dass mein erster Kollaps aus der Publikation eines auf die Krankheit und den Tod meiner Mutter gemünzten Buches resultierte, doch gewiss spielte dabei auch das offene Bekenntnis zur Homosexualität eine wichtige Rolle. Vielleicht peinigte mich vor allem, das so lange nach Kräften Verschwiegene nun doch öffentlich gemacht zu haben.

Heute erkenne ich die Elemente der verinnerlichten Homophobie und bin ihnen weniger ausgeliefert als früher, so dass ich erfüllte, dauerhafte – in einem Fall sogar jahrelange – Beziehungen eingehen kann. Der Weg von der Einsicht zur Befreiung ist jedoch mühsam und steinig, und ich muss Tag für Tag darum kämpfen, ein Stückchen weiterzukommen. Ich weiß, dass ich viele der hier beschriebenen Maßnahmen ergriffen habe, um homophobe Selbstvorwürfe der Unmännlichkeit abzuwehren. Ich gehe Fallschirmspringen, besitze einen Revolver, habe an Outward Bound teilgenommen – alles, was als Gegenprogramm zu meinem Kleidungsfimmel, zu den angeblich femininen künstlerischen Interessen oder zur Hingabe an Männer taugte. Ich wünschte mir, jetzt freier zu sein, doch obwohl ich meine Sexualität inzwischen sehr positiv besetzen kann, werde ich der Verleugnung wohl nie ganz entrinnen. Ich habe mich oft als bisexuell bezeichnet und drei lange, emotional wie körperlich sehr lustvolle Beziehungen zu Frauen unterhalten. Wenn die Dinge jedoch anders herum lägen und mich Frauen sexuell mehr reizen würden als Männer, so hätte ich mich gewiss nicht um eine alternative sexuelle Identität bemüht. Vermutlich habe ich den Kontakt zu Frauen vor allem gesucht, um mir meine Virilität noch stärker zu beweisen. Obwohl mir das gewisse Höhepunkte bescherte, wirkte es sich manchmal auch verheerend aus. Sogar Männern gegenüber habe ich manchmal versucht, eine Dominanz auszuagieren, die ich gar nicht unbedingt empfinde, nur um mich noch im homosexuellen Kontext als maskulin zu behaupten – denn faktisch blickt sogar die befreite Schwulenszene verächtlich auf nachgiebige Männer herab. Was wäre gewesen, wenn ich nicht so viel Zeit und Energie darauf verwandt hätte, vor dem wegzulaufen, was ich für unmännlich halte? Wären mir die Depressionen dann vielleicht ganz erspart geblieben? Wäre ich heil geblieben, anstatt zu zerfallen? Zumindest hätte ich vermutlich glückliche Jahre erlebt, die nun für immer verloren sind.

Um die kulturspezifischen Aspekte von Depressionen näher zu untersuchen, reiste ich nach Grönland zu den Inuit (Eskimos), bei denen nicht nur die Krankheit selbst, sondern auch die inneren Einstellungen ihr gegenüber besonders stark ausgeprägt sind. Etwa achtzig Prozent der

Einwohner haben mit Depressionen zu kämpfen. Wie lässt sich eine Gesellschaft organisieren, in der die Melancholie eine derart zentrale Rolle spielt? Als ein Teil Dänemarks ist Grönland heute im Begriff, antike Lebensformen mit den Realitäten der Moderne zu verbinden, und bekanntlich haben Übergangsgesellschaften (wie afrikanische Stammesvölker, die zu Staaten zusammenwachsen, Nomadenkulturen beim Übergang zur Urbanisierung oder Kleinbauern auf dem Weg zur industriellen Landwirtschaft) oft hohe Depressionsquoten. Doch sogar im Vergleich mit anderen traditionellen Kulturen war die Schwermut bei den Inuit schon immer stark ausgeprägt, mit hoher Selbstmordrate: In einigen Gebieten liegt diese bei *jährlich* rund 0,35 Prozent. Manche würden sagen, damit zeigte Gott den Leuten, dass sie nicht in einer so unwirtlichen Gegend leben sollten, und doch lassen die Inuit keineswegs vom Leben im Eis ab, um weiter südwärts zu siedeln, sondern haben sich mühsam an die oberhalb des Nördlichen Polarkreises herrschenden Verhältnisse angepasst. Bis zu meinen Studien vor Ort hatte ich angenommen, das Hauptproblem in Grönland seien jahreszeitlich bedingte Depressionen (SAD), resultierend daraus, dass die Sonne in der Polarnacht drei Monate lang überhaupt nicht aufgeht, hatte also erwartet, dass alle im Spätherbst abtauchen und erst im Februar wieder aufzuleben beginnen, doch das ist nicht der Fall. Die meisten Selbstmorde verzeichnet Grönland im Mai. Während Fremde, die nach Nordgrönland ziehen, in den langen Dunkelheitsphasen schrecklich depressiv werden, haben sich die Inuit im Laufe der Zeit an die Rhythmen des Lichts gewöhnt und bleiben gewöhnlich auch in der Düsternis ziemlich ausgeglichen. Auch wenn alle den Frühling lieben und einige die Dunkelheit wirklich trist finden, ist die jahreszeitlich bedingte Depression nicht das Hauptproblem der Grönländer. »Je reicher, weicher und köstlicher die Natur wird«, weiß der Essayist A. Alvarez, »desto tiefer scheint der innere Winter und desto breiter und unerträglicher der Abgrund zwischen innerer und äußerer Welt.« In Grönland, wo das Frühlingserwachen doppelt so dramatisch ausfällt wie in gemäßigteren Zonen, sind das die grausamsten Monate.

Das Leben auf Grönland ist hart. Die dänische Regierung hat phantastische Sozialprogramme eingerichtet; Gesundheits- und Schulwesen, sogar Arbeitslosenversicherung sind für alle kostenlos. Die Krankenhäuser können sich sehen lassen, und das Gefängnis in der Hauptstadt erinnert eher an eine Frühstückspension als an eine Strafanstalt. Dennoch bleiben das Klima und die Naturgewalten Grönlands unglaublich brutal. Ein Inuit, der Europa bereist hatte, sagte mir: »Wir haben niemals große Kunst- oder Bauwerke erschaffen wie andere Zivilisationen, sondern lediglich seit Jahrtausenden hier überlebt.« Mir kam der Gedanke, dass dies vielleicht sogar die größere Leistung war. Die Jäger und Fischer haben nur gerade genug, um sich und ihre Hunde zu ernähren, und verkaufen die Felle der erlegten Seehunde, um vom Erlös alltägliche Kosten und Reparaturen ihrer Schlitten und Boote zu bestreiten. Jene, die noch in ganz traditionellen Siedlungen oder Dörfern leben, sind meist sehr tolerant und warmherzig und können wunderbar erzählen, besonders über Jagdabenteuer und fast tödliche Unfälle; sie haben einen betörenden Humor und lachen sehr viel. Bei dem sie umgebenden Klima sind sie von Traumata aller Art bedroht: Das raue Klima, Hunger und die überall lauernden Gefahren fordern einen hohen Tribut. Vor vierzig Jahren lebten die Inuit noch in Iglus; heute bewohnen sie kleine Häuschen dänischer Bauart mit zwei bis drei Zimmern. Wenn die Sonne jedes Jahr für drei Monate ganz verschwindet, müssen die mit Eisbärenfellhosen und Seehundsfelljacken bekleideten Jäger neben den Hundeschlitten herlaufen, um keine Frostbeulen zu bekommen.

Die Inuit leben in Großfamilien von ungefähr zwölf Personen, die monatelang ununterbrochen im Hause bleiben, meistens alle in einem Zimmer versammelt. Draußen ist es einfach zu kalt und dunkel; nur der Vater macht sich ein-, zweimal im Monat auf, um zu jagen oder an einem Eisloch zu fischen und so die im Sommer getrockneten Vorräte zu ergänzen. Auf Grönland gibt es keine Bäume, so dass im Inneren keine munteren Feuerchen flackern; traditionell hatte man nur ein Lämpchen, das mit Seehundöl brannte. Ein Inuit unkte, in den Iglus habe man »monatelang zugeschaut, wie die Wände abschmolzen«. Unter diesen Bedingungen erzwungener Nähe ist kein Platz für Klagen, Streit, Ärger oder Vorwürfe. Bei den Inuit ist Jammern sogar schlicht mit einem Tabu belegt. Mal brüten sie schweigend vor sich hin, mal erzählen sie Geschichten und lachen ausgelassen, mal sprechen sie über die Jagdbedingungen, über sich selbst jedoch fast nie.

Die prägenden Merkmale der Grönland-Depression resultieren nur indirekt aus der Kälte und Dunkelheit, dafür indes ganz direkt aus dem erwähnten Tabu, persönliche Probleme betreffend, denn die auf der Insel herrschenden Verhältnisse extremer physischer Nähe verlangen geradezu emotionale Zurückhaltung. Das ist weder Unfreundlichkeit noch Sturheit, sondern lediglich ein anderer Weg. Poul Bisgaard, ein umgänglicher, korpulenter Mann, der auf leicht abwesende Weise gelassen wirkt, hat als erster gebürtiger Grönländer die Psychiatrie zu seinem Beruf gemacht. »Wenn jemand in einer Familie depressiv ist, erkennen wir zwar die Symptome«, sagt er, »mischen uns aber traditionell nicht ein. Denn jemandem zu sagen, dass er melancholisch wirkt, würde den Betreffenden in seinem Stolz verletzen. Depressive Männer halten sich für wertlos und meinen, ein Nichtsnutz dürfe nicht auch noch anderen zur Last fallen. Ihr Umfeld wagt es nicht einzuschreiten.« Kirsten Peilman, eine dänische Psychologin, die seit mehr als einem Jahrzehnt auf Grönland lebt, erläutert dazu: »Es gibt hier kein Regelverständnis, das erlauben würde, in andere zu dringen. Niemand sagt dir, wie du dich zu verhalten hast. Man überlässt einfach jeden sich selbst.«

Mein Besuch fiel in die Zeit des Lichts. Nie hätte ich mir die Schönheit Grönlands im Juni träumen lassen, wenn die Sonne noch nachts hoch am Himmel steht. Ein Fischer fuhr mich mit dem Motorboot von dem Fünftausend-Seelen-Städtchen Ilulissat, wo ich mit einem kleinen Flugzeug gelandet war, südwärts zu dem Jäger- und Fischerdorf Illiminaq mit etwa fünfundachtzig erwachsenen Einwohnern, das ich in Absprache mit dem Gesundheitsminister der Insel gewählt hatte. Straßen gibt es dort weit und breit keine. Im Winter fährt man mit Hundeschlitten durch die Eislandschaft; im Sommer verkehren Boote, und im Frühjahr und Herbst bleibt alles zu Hause. Als ich dort war, glitten gerade phantastische Eisberge, manche turmhoch, die Küste hinab und sammelten sich in der Nähe des Kangerlussuaq-Fjords. Wir passierten die Mündung des Fjords, steuerten zwischen länglich glatten Eisformationen sowie von der Witterung tief zerfurchten, seltsam bläulich schimmernden abgebrochenen Gletscherteilen hindurch, neben deren natürlicher Majestät unser Boot winzig erschien. Auf der weiteren Fahrt schoben wir kleinere teils kastenartige, teils eher scheibenförmige Eisberge sanft beiseite, die das klare Wasser in solcher Dichte überlagerten, dass man beim Blick auf den fernen Horizont den Eindruck gewann, über eine geschlossene Eisdecke zu gleiten. Bei dem klaren Licht schien es keine Tiefenschärfe zu geben, und ich konnte fast nicht beurteilen, was nah und was fern lag. Obwohl wir uns eng an die Küste hielten, erkannte ich keine Grenze zwischen Meer und Land, und meist fuhren wir durch Schluchten von Eisbergen. Von Zeit zu Zeit sah oder hörte man Ringelseehunde, die sich in das eiskalte Wasser plumpsen ließen. Ansonsten gab es nur Licht und Eis.

Das im Umkreis eines kleinen natürlichen Hafens angelegte Illiminaq hat rund dreißig Häuser, eine Schule, ein Kirchlein und ein Geschäft, das wöchentlich beliefert wird. Da zu jedem Haus ein Rudel Hunde gehört, bilden diese eindeutig die Mehrheit. Die Fassaden sind in hellen, leuchtenden Farbtönen gestrichen – Gelb, Türkis, Rosa –, verschwinden

jedoch fast zwischen den sich dahinter auftürmenden gewaltigen Fels-
massiven und dem weißen Meer. Einen entrückteren Ort als Illiminaq
kann man sich kaum vorstellen; allerdings hat das Dorf eine Telefonlei-
tung, und der dänische Staat bezahlt Notflüge mit Helikoptern, sofern
das Wetter deren Landung zulässt. Zwar gibt es weder fließendes Wasser
noch Spülklosetts, aber dank des Generators haben mehrere Häuser und
die Schule Strom, zum Teil auch Fernseher. Der Blick ist überall unvorstellbar schön. Gegen Mitternacht, wenn die Dorfbewohner schliefen,
wanderte ich oft bei hoch stehender Sonne wie im Traum zwischen den
stillen Häusern und den im Schlaf aneinandergedrängten Hunden hindurch.

Schon eine Woche vor meiner Ankunft hatte man an dem Geschäft einen Anschlag ausgehängt mit der Bitte um Freiwillige, die bereit wären,
mir Auskunft über ihre Befindlichkeit zu erteilen. Meine Dolmetscherin – eine lebhafte, gebildete, umtriebige Inuit, die in Illiminaq großes
Vertrauen genoss – hatte sich trotz böser Ahnungen zur Verfügung gestellt, um mir zu helfen, die reservierten Menschen zum Sprechen zu
bringen. Am Tag nach meinem Eintreffen wurde ich etwas scheu angesprochen. Ja, man habe einiges zu berichten. Ja, man habe sich entschlossen, mir etwas zu erzählen. Ja, es sei leichter, über diese Dinge mit
Fremden zu reden. Ja, und ich müsse die drei weisen Frauen kennenlernen (die nämlich schon damit begonnen hatten, über Gefühle zu
sprechen). Die Inuit sind meiner Erfahrung nach freundliche Menschen
und wollten mir helfen, auch wenn dazu eine Redseligkeit gehörte, die
ihren üblichen Lebensweisen etwas fremd ist. Dank der Empfehlungen,
mit denen ich gekommen war, dank des Fischers, der mich gebracht
hatte, und gewiss dank jener Dolmetscherin nahmen sie mich in ihre
enge Gemeinschaft auf, erwiesen mir indes gleichwohl die einem Gast
gebührende Höflichkeit.

»Fragen Sie nicht zu direkt«, hatte mir der für Illiminaq zuständige
dänische Arzt empfohlen, »und schon gar nicht, wie sie sich fühlen,
denn das wird Ihnen dort niemand beantworten können.« Dennoch
wussten die Dorfbewohner genau, worauf ich hinauswollte. Wenngleich
sie ziemlich wortkarg blieben und man alles möglichst konkret ausdrücken musste, standen ihnen selbst sprachlich unzugängliche Emotionen
bildhaft klar vor Augen. Das Leben auf Grönland ist durch Traumata
geprägt, und posttraumatische Ängste waren dort ebenso verbreitet wie
das Abgleiten in Düsternis und Selbstzweifel. Alte Fischer erzählten mir
an den Docks von einbrechenden Schlitten (ein gut dressiertes Hunde-
gespann zöge einen da wieder heraus, wenn das Eis nicht weiter nach-

gebe und die Leinen hielten) sowie kilometerlangen Märschen in nasser Kleidung bei arktischen Temperaturen; von der Jagd, wenn man beim Donnern der Eisschollen seinen Nebenmann nicht mehr verstehe, mit diesen sich verschiebenden Kolossen aufstieg, ohne zu wissen, ob sie kippen und einen in die See stürzen würden; und davon, wie schwer es nach solchen Erlebnissen fiel weiterzumachen, um dem Eis und der Dunkelheit die Nahrung für den nächsten Tag abzuringen.

Wir gingen zu den Gemeindeältesten, die alle drei Schlimmes durchgemacht hatten. Die Hebamme Amalia Joelson übernahm auch ärztliche Aufgaben. Sie selbst hatte erst eine Totgeburt, und ein Jahr später war ihr Neugeborenes nach wenigen Stunden gestorben, worauf ihr Mann, vor Leid außer sich, ihr die Schuld am Tod des Kindes gab. Damals habe sie es kaum noch ertragen, Nachbarinnen bei deren Entbindungen zu helfen, ohne selbst Babys zu haben. Die Fischersfrau Karen Johansen hatte ihren Geburtsort verlassen, um nach Illiminaq zu ziehen, und bald darauf starben rasch hintereinander ihre Mutter, ihr Großvater und ihre ältere Schwester. Danach wurde ihre Schwägerin schwanger mit Zwillingen. Der erste kam nach fünf Monaten tot, der zweite dann gesund zur Welt, erlag aber mit drei Monaten dem plötzlichen Kindstod. Ihr Bruder erhängte sich, als die ihm noch verbliebene sechsjährige Tochter ertrank. Die Kirchendienerin Amelia Lange hatte jung geheiratet, einen gestandenen Jäger, und ihm rasch acht Kinder geschenkt. Dann erlitt er einen Unfall, bei dem ein Querschläger seinen Unterarm genau in der Mitte zwischen Ellenbogen und Handgelenk spaltete. Da der Knochen nicht verheilte, knickte die Bruchstelle ab, wie ein zusätzliches Gelenk, so dass er den rechten Arm nicht mehr benutzen konnte. Ein paar Jahre danach riss ihn direkt vor dem Haus ein heftiger Windstoß um, und da er sich nicht richtig abstützen konnte, brach er sich bei dem Sturz das Genick und ist seitdem vom Hals abwärts fast völlig gelähmt. Also musste seine Frau ihn pflegen und im Rollstuhl herumfahren, die Kinder aufziehen und jagen gehen. »Ich machte draußen meine Arbeit und weinte dabei die ganze Zeit«, erzählte sie. Als ich fragte, ob andere sie nicht getröstet hätten, erwiderte sie: »Niemand mischte sich ein, solange ich arbeiten konnte.« Ihr Mann, der sich bloß noch als Klotz am Bein fühlte, aß nichts mehr und wollte verhungern, doch sie erkannte seine Absicht, brach das lange Schweigen und flehte ihn an, am Leben zu bleiben.

»Ja, es stimmt«, sagte Karen Johansen. »Wir leben zu nahe beieinander, um offen sein zu können; alle hier haben es so schwer, und niemand möchte auch noch andere mit seinem Leid belasten.« Dänische Forscher stellten Anfang und Mitte des 20. Jahrhunderts drei Hauptformen psychischer Erkrankungen bei den Inuit fest, die diese selbst als zeitweiliges Verrücktsein bezeichnen. Diese Formen sind inzwischen, außer in sehr abgelegenen Gegenden, fast ausgestorben. Die »Polarhysterie« schilderte eines ihrer Opfer als »Aufwallen der Säfte genährt durch das junge Blut von Walrossen, Seehunden und Walen, wobei tiefe Traurigkeit dich erfasst. Zuerst bist du erregt, doch dann folgt Lebensüberdruss.« Eine Variante davon gibt es bis heute als eine Art Mischzustand oder agitierte Depression, und diese ist eng verwandt mit dem malaysischen Konzept des »Amoklaufens«. Das »Abwanderersyndrom« bestand darin, der Gemeinschaft den Rücken zu kehren und wegzugehen – früher durften Abtrünnige nicht zurückkommen und mussten sich bis zum Tod ganz allein durchschlagen. »Kajakangst«, der Irrglaube, Wasser im Boot zu haben, zu sinken und zu ertrinken, war die am häufigsten auftretende Symptomatik der Paranoia. Zwar verwendet man diese Begriffe inzwischen fast nur noch im historischen Sinne, sie kennzeichnen aber nach wie vor gewisse Konflikte im Leben der Inuit. René Birger Christiansen zufolge, dem Gesundheitskommissar Grönlands, klagten jüngst in Umanaaq eine Reihe von Menschen über Wasser im Hautgewebe. Depressivität verbunden mit Hysterie und Paranoia ist offenbar der Preis, den die Inuit für ihr enges Gemeinschaftsleben bezahlen müssen. Dazu schrieb der französische Forscher Jean Malaurie schon in den fünfziger Jahren: »Es besteht ein häufig dramatischer Widerspruch zwischen dem zutiefst individualistischen Temperament des Eskimos und seiner bewussten Überzeugung, dass Einsamkeit gleichbedeutend ist mit Unglück … Wird der Eskimo von den Seinen verlassen, so verfällt er in Depressionen … Dann findet er eine Vielzahl von Gründen und Gelegenheiten, vor sich selbst zu fliehen, indem er andere findet. Der innere Widerspruch – die Einsamkeit gibt ihm Frieden, der Austausch von Besuchen verleiht ihm Leben – äußert sich hier in der Institution des *Polar*, einem Netz von Verpflichtungen, das den einen mit dem anderen verbindet und aus dem Eskimo einen freiwilligen Gefangenen macht.«

Auch hatte jede der Dorfältesten von Illiminaq ihren Kummer lange still ertragen, wozu Karen Johansen sagte: »Anfangs wollte ich anderen Frauen mitteilen, wie ich mich fühlte, doch die überhörten das einfach, um nicht mit schlimmen Dingen konfrontiert zu werden, wussten gar nicht, wie man sich dabei verhält, da sie nie eine Frau über ihre Probleme reden gehört hatten. Bis zum Tod meines Bruders war auch ich stolz darauf, nicht vor anderen Trübsal zu blasen, aber nach dem Schock seines Selbstmords musste ich einfach sprechen. Die Leute mochten das nicht. Bei uns gilt es als rüde, zu jemandem, sogar zu einer Freundin, zu sagen: ›Es tut mir leid, dass du Probleme hast‹.« Mit ihrem Mann, einem »Schweiger«, habe sie einen Weg ausgehandelt, so dass er ihr nun still beim Weinen zuhöre, ohne mit für ihn so fremden Wörtern konfrontiert zu werden.

Diese drei Frauen fühlten sich durch ihre Schwierigkeiten zueinander hingezogen und konnten nach vielen Jahren über ihre tiefsten Nöte sprechen, über die Einsamkeit und all die Gefühle, die sie hatten verstecken müssen. Amalia Joelson hatte die Hebammenausbildung am Krankenhaus von Ilulissat absolviert, an dem auch Psychotherapie zum Lehrplan gehörte. Sie fand Trost in ihren Gesprächen mit den beiden anderen Frauen und machte ihnen einen für diese Gesellschaft neuartigen Vorschlag. So gab Amelia Lange eines Sonntags in der Kirche bekannt, dass sie eine Gruppe gebildet hatten, und alle, die über Probleme sprechen wollten, hiermit einlüden, einzeln oder gemeinsam zu ihnen zu kommen. Sie regte an, dafür das Sprechzimmer der Praxis Amalia Joelsons zu benutzen. Lange versicherte, dass solche Besuche absolut vertraulich behandelt würden, und betonte: »Keine von uns muss einsam bleiben.«

Im Lauf des folgenden Jahres kamen alle Dorfbewohnerinnen, jede für sich und ohne zu wissen, wie viele andere das Angebot aufgegriffen hatten, in die Beratung. Frauen, die ihren Männern oder Kindern niemals anvertrauen konnten, wie es in ihrem Innersten aussah, schütteten im Entbindungsraum der Hebamme ihr Herz aus. So begann eine neue Tradition der Offenheit. Auch einige Männer gingen hin – doch zumindest anfangs hinderte die herrschende Vorstellung von Härte die meisten daran. Ich habe Stunden bei jeder der drei Ältesten verbracht. Amelia Lange erklärte, es sei ihr eine große Lehre gewesen, wie »gelöst« Menschen nach solchen Gesprächen sind. Karen Johansen lud mich in den Familienkreis ein. Sie selbst habe das richtige Mittel gegen Traurigkeit gefunden, nämlich von den Sorgen anderer zu hören. »Ich tue das nicht allein für meine Nächsten«, sagte sie, »sondern auch für mich.« Zu Hause mit ihren Partnern sprächen die meisten Dörfler nach wie vor nicht über sich, aber sie gingen zu den drei Gemeindeältesten von Illiminaq, um sich dort zu stärken. »Ich weiß, dass ich schon manchen Selbstmord verhindert habe«, sagte Karen Johansen, »und bin froh, dass ich rechtzeitig mit den Betreffenden reden konnte.« Der Punkt Vertraulichkeit war von größter Bedeutung; in kleinen Gemeinden gibt es viele Hierarchien, die sich kaum überwinden lassen, ohne weit mehr aufzubrechen als nur das Schweigen. »Ich sehe die Leute, die mir etwas erzählt haben, auch draußen und spreche weder je ihre Probleme an noch frage ich in besonderem Ton nach ihrem Befinden«, betonte Amalia Joelsen. »Wenn ich aber höflich frage, ›Wie geht's?‹, und diejenige bricht in Tränen aus, nehme ich sie mit nach Hause.«

Das Modell der therapeutischen Beratung wird im Westen oft so diskutiert, als hätten Psychoanalytiker es erfunden. Die Depression ist eine einsame Krankheit, und wer ihre akuten Zustände erlitten hat, der weiß, was für eine furchtbare – in diesem Fall durch Enge bedingte – Isolation sie sogar Menschen auferlegt, die inmitten von Liebe leben. Die drei Dorfältesten von Illiminaq hatten das Wunder entdeckt, sich einer Last zu entledigen und anderen bei diesem Schritt zu helfen. Seelenpein mag sich sowohl auf der kulturellen als auch auf der individuellen Ebene sehr unterschiedlich äußern, doch die Einsamkeit als solche ist zwar unendlich wandelbar, aber auch immer gleich.

Auf der Rückfahrt sagte die Dolmetscherin, allerdings mit unverkennbarem Stolz, dies sei der anstrengendste Auftrag ihres Lebens gewesen. »Wir, die Inuit, sind ein starkes Volk«, betonte sie. »Wenn wir nicht alle unsere Probleme lösten, so müssten wir hier sterben. Daher haben wir Wege gefunden, auch die Depressionen zu bewältigen.« Die Grönländerin Sara Lynge hat in einem größeren Städtchen eine Suizid-Hotline eingerichtet und sagte mir: »Erst müssen die Leute erkennen, wie einfach es ist, mit jemandem zu reden, und dann, wie gut es tut. Sie wissen das nicht. Wir, die wir das entdeckt haben, müssen alles daransetzen, die Botschaft zu verbreiten.«

Mit Sphären konfrontiert, in denen Not die Regel ist, verschieben sich die Grenzen zwischen der richtigen Einschätzung von Lebensproblemen und depressiven Zuständen. Das Leben der Inuit ist sehr hart – zwar weder seelisch erniedrigend wie in einem Lager noch emotional öde wie in einer modernen Großstadt, sondern unerbittlich mühsam und bar aller Annehmlichkeiten, die viele Westler inzwischen wie selbstverständlich voraussetzen. Ja, bis vor kurzem leistete man sich bei den Inuit nicht einmal den Luxus, persönliche Probleme anzusprechen, musste alle negativen Regungen unterdrücken, um nicht das gesamte gesellschaftliche Gefüge aus den Angeln zu heben; die Familien von Illiminaq trotzten den Drangsalen des Lebens, indem sie einen Pakt des Schweigens schlossen. Das System erfüllte seinen Zweck und half vielen Menschen über lange, kalte Winter hinweg. Moderne Westler nehmen dagegen an, dass man Probleme am besten löst, indem man sie aus dem Dunkel ans Licht zieht, und der Bericht darüber, was sich in Illiminaq zutrug, bestätigt ihren Verdacht, wiewohl die Artikulation dem Umfang und Kontext nach begrenzt blieb, da man weder mit den Partnern noch auch regelmäßig mit den Ältesten über seine Nöte sprach. Oft heißt es, Depressionen suchten vor allem wohlhabende Oberschichten von Industriegesellschaften heim, und in der Tat können sich gewisse Kreise den Luxus leisten, ihre Probleme zu artikulieren und anzusprechen. In den Augen der Inuit sind Depressionen etwas so Unbedeutendes und zugleich Allgegenwärtiges, dass sie – außer in Fällen schwerer vegetativer Störungen – einfach darüber hinweggehen. Zwischen ihrem radikalen Schweigen und unserer beredten Innenschau liegt eine Vielzahl von Formen, über seelische Schmerzen zu sprechen und sie wahrzunehmen. Kontext, Hautfarbe, Geschlecht, Tradition, Nation – sie alle bestimmen in ihrem Zusammenwirken, was gesagt werden darf oder ungesagt bleiben muss –, und in gewissem Sinne dadurch auch, was gelindert, was verschärft, was ertragen und was verleugnet werden soll. Die Depression ist, sowohl in der Stärke ihrer Symptome als auch in den gebotenen Auswegen, durch weit jenseits unserer individuellen Biochemie liegende Kräfte determiniert: nämlich dadurch, wer wir sind, woher wir stammen, was wir glauben und wie wir leben.

6. Sucht

Depression und Drogenmissbrauch hängen wie in einem Kreislauf zusammen: Depressive versuchen, sich mit Rauschmitteln selbst zu helfen, und deren Konsum wiederum kann aufgrund seiner schädlichen, zerrüttenden Wirkung depressiv machen. Erleiden »genetisch veranlagte« Alkoholiker infolge des starken Trinkens Depressionen? Oder betrachten »genetisch veranlagte« Depressive den Schluck aus der Pulle als eine Art Selbstmedikation? Beides trifft zu. Da sinkende Serotoninwerte auch die Sucht erheblich zu fördern scheinen, könnte diese aus organischen Gründen bei depressiven Schüben eskalieren. In der Tat steigt der Alkoholkonsum, wenn der Serotoninspiegel des Nervensystems sinkt, und umgekehrt. Eine Selbstmedikation mit illegalen Drogen schadet meist eher: Während die unerwünschten Nebenwirkungen bei Psychopharmaka anfangs oft stark sind und mit der Zeit nachlassen, läuft es bei jenen genau anders herum. Die Entscheidung, Prozac statt Kokain zu nehmen, erfordert also die Kraft, zugunsten der späteren Belohnung auf ein sofortiges Hochgefühl zu verzichten.

Alle Drogen – Nikotin, Alkohol, Marihuana, Kokain, Heroin und etwa zwanzig weitere, derzeit bekannte – wirken massiv auf das Dopaminsystem ein, und es gibt eine genetische Veranlagung, die ganz besonders anfällig für sie macht. Rauschmittel wirken in drei Phasen, betreffen zuerst das Vorderhirn und die Kognition. Das erregt die zu dem entwicklungsgeschichtlich ältesten – von den Reptilien ererbten – Hirnstamm führenden Fasern, worauf dieses archaische Zentrum »prickelnde« Impulse an viele andere Gehirnregionen aussendet und damit gewöhnlich das Dopaminsystem reizt. Kokain zum Beispiel scheint die Dopaminaufnahme zu hemmen, so dass der Pegel dieser Substanz steigt; Morphium setzt direkt Dopamin frei. Auch andere Neurotransmitter sind daran beteiligt; Alkohol beeinflusst das Serotonin, und verschiedene Drogen heben den Enkephalinspiegel. Das Gehirn ist jedoch selbstorganisiert und neigt zu konstanten Reizstärken. Überflutet man es ständig mit Dopamin, so entwickeln sich Resistenzen gegen den Stoff, und in der Folge braucht man immer mehr davon, um die gewünschten Reaktionen auszulösen. Dabei steigt entweder die Anzahl oder sinkt die

Empfindlichkeit der verfügbaren Rezeptoren. Deshalb müssen Süchtige ihr Gift ständig höher dosieren und fühlen sich im Entzug gewöhnlich schlapp, ausgelaugt und depressiv, denn ihr natürlicher Spiegel ist, gemessen an dem des »unter Strom« stehenden Gehirns, extrem niedrig. Erst nach der erneuten Anpassung ist der Entzug vollendet.

Nach längerem regelmäßigem Drogenkonsum entsteht meist die Abhängigkeit. Von allen, die je eine Zigarette rauchen, werden ein Drittel in der Folge nikotinsüchtig, bei Heroin sind es etwa ein Viertel, beim Alkohol rund ein Sechstel. Wie schnell eine Droge die Blut-Hirn-Schranke passiert, das hängt neben der Substanz selbst besonders von der Aufnahmeart ab: Am direktesten wirkt die Injektion, gefolgt von der Inhalation und dann dem Verzehr. »Wer irgendwann welche Droge ausprobiert, das ist eher Zufallssache«, betont David McDowell, der Leiter des Substance Treatment and Research Service an der Columbia University. »Es hat vor allem damit zu tun, wo und in welchem sozialen Klima sich jemand bewegt. Allerdings ist der weitere Werdegang dann durchaus nicht mehr zufällig. Manche Menschen, die eine Droge ausprobieren, haben das gleich wieder vergessen, während andere fast sofort am Haken hängen.« Im Allgemeinen mindern Drogen das Bewusstsein und damit auch das Schmerzempfinden, was jemandem, der gerade mit schweren Depressionen zu kämpfen hat, unwiderstehlich scheinen mag. Bei Drogenabhängigen wirkt, wie bei Depressiven, eine genetische Veranlagung mit äußeren Ereignissen zusammen. Menschen kommen schon mit einer gewissen Veranlagung zum Drogenmissbrauch zur Welt, und wenn sie der Neigung lange genug nachgeben, so kann daraus eine Sucht entstehen. Zum Alkoholismus neigende Depressive fangen gewöhnlich etwa fünf Jahre nach ihrem ersten schweren Schub an, regelmäßig stark zu trinken; bei Kokain beginnt der chronische Missbrauch meist rund zwei Jahre später. Inzwischen erprobt man neuartige Testverfahren, um anhand von Enzymen den jeweiligen Risikofaktor spezifischer Substanzen zu bestimmen. Deren Befunde könnten zum Beispiel auch aufklären helfen, ob Depressive aus physiologischen oder psychologischen Gründen besonders anfällig für den Drogenmissbrauch sind.

Drogensüchtige Depressive haben gewöhnlich zwei therapiebedürftige Krankheiten, die einander über das Dopaminsystem verstärken. Die allgemeine Annahme, vor einer Behandlung müsse man sie zunächst einmal entgiften, klingt leicht absurd – so als wollte man ihr Elend erst zur vollen Blüte bringen, um es dann bekämpfen zu können. Wer indes die Sucht außer Acht lassen und die Depression als das Primärsymptom behandeln will, damit der Betroffene sich besserfühlt und keine Drogen mehr braucht, der übersieht die Wirkung der körperlichen Abhängigkeit. »Wenn wir im Suchtbereich etwas gelernt haben«, sagt Herbert Kleber, der einige Jahre lang stellvertretender US-Drogenbeauftragter war und jetzt das Center for Addiction and Substance Abuse der Columbia University leitet, »so dies: Wo Abhängigkeit entsteht – gleichgültig auf welchem Wege –, da hat man es mit einer neuen, eigenständigen Krankheit zu tun. Wenn ein depressiver Alkoholiker Antidepressiva einnimmt, kommt dabei ein nicht depressiver Alkoholiker heraus.« Die ursprüngliche Motivation für den Drogenmissbrauch auszuschalten befreie den Süchtigen noch lange nicht von seiner Sucht.

Theoretiker trennen die Gemütsverfassung gerne von der Abhängigkeit. Durch ganz simple Maßnahmen – wie zum Beispiel Familienanamnesen – könne man primäre Depressionen vom primären Suchtproblemen abgrenzen. Damit wird die ganze Sache jedoch etwas vage. Wenn Alkoholismus depressive Symptome auslöst, so läuft der heute übliche Therapieansatz darauf hinaus, zunächst die Sucht zu bekämpfen, um dann – im Anschluss an einen etwa einmonatigen Entzug – die Stimmungslage abzuklären. Fühlt sich der Patient jetzt gut, so war die Depression wahrscheinlich suchtbedingt und auf diesem Wege zu beheben. Allerdings sorgt der Entzug für einen gewaltigen inneren Aufruhr. Wer sich nach einer trockenen Phase großartig fühlt, ist vermutlich durchdrungen von Stolz auf seine Selbstbeherrschung (und die Werte seiner Hormone, Neurotransmitter, Peptide, Enzyme et cetera haben sich auch wieder etwas eingependelt), aber nicht unbedingt von der Sucht oder Depression befreit. Und wer nach einer trockenen Phase depressiv ist, kann dies aus rein biographischen Gründen sein, die weder mit der Sucht selbst noch mit einer tieferen, jetzt zutage tretenden Gefühlslage zu tun haben. Die Unterstellung, Drogen maskierten lediglich das wahre Ich des Süchtigen, so dass man ihn gleichsam in den »Urzustand« zurückversetzen könnte, ist vollkommen abwegig. Entzugsbedingte Stimmungstiefs treten im Übrigen oft erst nach ein, zwei Monaten auf. Bei starkem Drogenkonsum kann die völlige Erholung sogar noch viel länger dauern. Einige Veränderungen im Gehirn »scheinen dauerhaft zu sein«, behauptet Kleber. Andere bilden sich nach frühestens ein bis zwei Jahren zurück. Mit der Positronen-Emissions-Tomographie (PET) kann man Wirkungen verschiedener Drogen auf das Gehirn noch nach drei Monaten darstellen. Es gibt bleibende Läsionen, und chronischer Missbrauch richtet oft irreparable Gedächtnisschäden an.

Das puritanische US-Establishment vertritt konsequent den fast sadistischen Standpunkt, die beste Kur sei Abstinenz, und insofern sollte man Drogensüchtigen ja keine Antidepressiva verordnen. Wenn die Depression ein Hauptmotiv für den Alkoholismus ist, senken Psychopharmaka bei depressiven Trinkern auch den Alkoholkonsum. Zwar tragen Antidepressiva offenkundig zum Abbau des Drogenkonsums bei, doch ist es menschlicher, zuerst einmal die Depressionen zu lindern, als mit einem radikalen Entzug zu klären, ob überhaupt eine »echte Depression« vorliegt. Neuere Studien zeigen auch, dass Alkoholiker mit Hilfe von selektiven Serotonin-Wiederaufnahmehemmern leichter von der Flasche loskommen. Depressionen lassen sich eindeutig durch Psychotherapie oder bloße Zuwendung erheblich bessern – und schon die intensive Beschäftigung mit den Teilnehmern solcher Studien kann als solche vorteilhaft wirken: Depressive Alkoholiker sind oft furchtbar einsam, und ihre Isolation zu durchbrechen lindert meist schon einige der depressiven Symptome.

»Zwar hat es etwas Urteilendes, förmlich bestimmen zu wollen, was primär und was sekundär ist, und dann entweder Sucht oder psychische Krankheit dafür verantwortlich zu machen«, räumt Elinore McCance-Katz vom Albert Einstein College of Medicine ein. »Da ich hier jedoch sowohl Süchtige als auch psychisch Kranke behandle, muss ich genau darüber Bescheid wissen, da es prognostischen Wert hat, mir also helfen kann zu entscheiden, wie im Einzelfall zu verfahren ist. Im Grundsatz gilt aber: Wenn beide Störungen nebeneinander vorliegen, so muss man eben auch beide behandeln.« Da Patienten bei agitierten Depressionen, die sonst mit Suizidwünschen oder gar -versuchen einhergingen, manchmal im Wege der Selbstmedikation zu Drogen greifen, braucht man für den Entzug eine echte Alternative, um sie nicht in den Selbstmord zu treiben. »Wenn eine Depression mangels Abstinenz undiagnostiziert bleibt«, betont David McDowell von der Columbia University, »so besteht das Dilemma darin, dass ohne ihre Behandlung der Entzug auf Dauer nicht zu erreichen wäre.« Mit anderen Worten, wer depressiv ist, wird meist nicht mit dem Stress der Entgiftung fertig.

Um in einem Bereich, in dem die Kenntnis von Krankheitsursachen kaum etwas zur Therapie beiträgt, ein diagnostisches System aufzubauen, stellt man künstliche Korrelationen her. Zum Beispiel wurden in einer neueren Studie Schlafmuster erforscht, wobei sich ergab, dass eine verkürzte Latenz des REM-Schlafes für die Depression, eine verlängerte dagegen für den Alkoholismus als ursprüngliche Krankheit sprach. Einige Kliniker behaupten, dass früh einsetzender Alkoholismus meistens depressionsbedingt sei. Gewisse Testverfahren erlauben, die Metaboliten des Serotonins sowie Kortisol- und sonstige Hormonwerte zu messen,

wodurch man »echte« Depressionen von bloßen Epiphänomenen abgrenzen will. Doch da sich diese Krankheit oft gar nicht in solchen Metaboliten niederschlägt, darf man ihren Nutzen bezweifeln. Ungeachtet
eines sehr breiten Spektrums von Statistiken leidet offenbar ein Drittel der
Drogenkonsumenten unter depressiven Verstimmungen – und missbrauchen Depressive sehr häufig irgendwelche Drogen. Das beginnt vielfach
schon in der frühen Adoleszenz, wenn die Veranlagung zu Depressionen
meist noch gar nicht voll entwickelt ist, so dass der Konsum zur Abwehr
aufkommender depressiver Tendenzen dienen könnte. Mitunter führen
auch erst Depressionen zur Sucht. »Wer aus Angst oder Depressivität
etwas nimmt, neigt viel mehr als andere zur echten Abhängigkeit«, sagt
Kleber. Ehemalige Drogensüchtige sind besonders in depressiven Zuständen stark rückfallgefährdet. R. E. Meyer sieht fünf mögliche Beziehungen
zwischen Drogenmissbrauch und Depression: Diese könne 1) eine Ursache, 2) eine Folge, 3) ein Verstärker, 4) eine Begleiterscheinung oder 5) ein
auf dem gleichen Problem beruhendes Parallelsymptom der Sucht sein.

Verwirrenderweise haben Drogenmissbrauch, Entzug und Depression einander überlappende Symptome. Beruhigende Drogen wie Alkohol oder Heroin lindern Ängste und verstärken Depressionen, während
Stimulantien wie Kokain genau umgekehrt wirken. Bei Konsum von Stimulantien können Depressive ein schizophrenes Verhalten an den Tag
legen, was jedoch endet, sobald sie *entweder* die Drogen absetzen *oder*
die Depression erfolgreich behandeln lassen. Die kombinierten Symptome
me sind also schlimmer als die jeder Krankheit für sich. Bei Doppeldiagnosen erscheint sowohl der Alkoholismus als auch die Depression oft
ungewöhnlich stark ausgeprägt, so dass viele der Betroffenen ärztliche
Hilfe suchen, zumal sie sehr zu Rückfällen neigen. Auch wenn Sucht und
Depression unabhängig nebeneinander bestehen, können sich ihre ge-
hirnphysiologischen Auswirkungen wechselseitig erheblich verschärfen.
Manche Substanzen (wie Kokain, Sedativa, Hypnotika und Anxiolytika),
die nicht direkt Depressionen auslösen, beeinflussen das Gehirn derart, dass der Entzug depressive Symptome mit sich bringt; andere (wie
Amphetamine, Opiate oder Halluzinogene) rufen durch ihre toxische
Wirkung sofort Depressionen hervor; wieder andere (Kokain, Ecstasy)
bereiten erst ein Hoch und anschließend ein kompensatorisches Tief.
Die Sachlage erscheint also unklar. Alle diese Drogen, besonders aber
der Alkohol, verstärken die Suizidneigung, benebeln auch das Denken
hinreichend, um einer regelmäßigen Einnahme von Medikamenten im
Wege zu stehen, was bei der Dauerbehandlung mit Antidepressiva in ein
regelrechtes Chaos ausarten kann.

Kurz, teils lassen Depressionen nach dem Entzug mehr oder weniger dauerhaft nach – und in diesen Fällen ist Abstinenz angezeigt –, teils erlischt nach ihrer Behebung das Interesse an Drogen und Alkohol von selbst – und hier empfiehlt sich die Verordnung von Antidepressiva, mit begleitender Psychotherapie. Ähnlich wie Depressive benötigen auch Drogensüchtige oft, jedoch nicht immer, eine psychosoziale Betreuung. Leider weiß man klinisch noch nicht genug über die Wechselwirkungen von Antidepressiva und Drogen. Alkohol beschleunigt die Aufnahme von Medikamenten, was zugleich deren Nebenwirkungen deutlich erhöht. Die älteren Trizyklika können in Verbindung mit Kokain das Herz massiv belasten. Bei entwöhnten Süchtigen ist zu bedenken, dass sie wieder zu ihrer bevorzugten Droge zurückkehren könnten, weshalb der Arzt keine in der jeweiligen Kombination schädlichen Antidepressiva verschreiben darf. In manchen Fällen dürfte eine Psychotherapie anfangs der sicherste Weg sein, um Depressionen bei Drogensüchtigen anzusprechen.

Der Suchtbegriff ist in den letzten zwanzig Jahren immer diffuser geworden, so dass heute offenbar nicht nur Arbeit und Sonne, sondern auch Fußmassagen süchtig machen können. Es gibt die Fress- und die Geldsucht (ob als Gier oder maßlose Verschwendung). Howard Shaffer, der für Suchtkrankheiten zuständige Abteilungsleiter an der Harvard Medical School, hat das zwanghafte Glücksspiel untersucht und meint, die Sucht bahne sich eigene Pfade durchs Gehirn: Seiner Ansicht nach kommt es auf das jeweilige Objekt im Grunde gar nicht an, da sich die Verhaltensabhängigkeit nicht wesentlich von der Drogensucht unterscheide. Stets gehe es um ein hilfloses Bedürfnis, etwas Schädliches zu wiederholen, und nicht um eine psychische Reaktion auf das Wiederholte selbst.

Dagegen behauptet Bertha Madras von der Abteilung Psychiatrie der Harvard University, die beliebtesten Suchtmittel nutzten bereits angelegte Pfade des Gehirns, und zwar gefördert durch ihre Ähnlichkeit mit dort ohnehin verfügbaren Stoffen. »Die chemischen Strukturen von Drogen ähneln zufälligerweise denen der gehirneigenen Neurotransmitter«, erklärt sie. »Ich bezeichne sie als ›die großen Betrüger des Gehirns‹. Sie betreffen dieselben Kommunikationssysteme wie die natürlichen Botschaften des Gehirns, auch wenn dessen komplexe Abläufe den eigenen und nicht den fiktiven Informationen dienen sollen. Infolgedessen stellt sich das Gehirn auf die von der Droge ausgehenden anomalen Signale ein und gleicht sie aus. Damit beginnt die Suchtbildung, in der die Anpassung des Gehirns eine Hauptrolle spielt. Bei jenen Substanzen, die körperliche oder seelische Entzugserscheinungen auslösen, steht man wie unter einem Zwang, wieder den Rauschzustand herzustellen.« Zur körperlichen Abhängigkeit gehört auch, Suchtpfade des Gehirns zu aktivieren und damit oft physiologische Veränderungen herbeizuführen, die ihrerseits Depressionen auslösen können.

In Alkoholikerfamilien sinken gewöhnlich die Werte der Endorphine, also des endogenen Morphiums, das für viele Lustempfindungen verantwortlich ist, und im Unterschied zu genetisch unvorbelasteten Gruppen hebt Alkohol den Endorphinspiegel bei ihnen dramatisch an. Zwar gibt es viele exotische Hypothesen über die Gründe des Drogenmissbrauchs, doch die meisten Betroffenen wollen sich einfach nur gut fühlen. Gewiss spricht manches dafür, Drogen zu meiden – aber auch, welche zu nehmen. Wenn jemand behauptet, überhaupt nicht zu verstehen, wie man süchtig werden könne, so in aller Regel deshalb, weil er nie Drogen ausprobiert hat oder genetisch ziemlich immun dagegen ist.

»Für die eigene Anfälligkeit sind wir alle blind«, sagt Herbert Kleber, »denn niemand will süchtig sein. Bei der Behandlung liegt das Hauptproblem darin, dass der Therapeut ein anderes Ziel verfolgt als der Patient: nämlich Abstinenz, und nicht Mäßigung. Der Cracksüchtige würde am liebsten nur gelegentlich mal einen durchziehen, was er einst ja auch schaffte. Jeder Abhängige erlebt anfangs, solange er das Ganze noch steuern kann, eine Art Flitterwochen mit der Droge. Beim Alkoholiker mögen das fünf oder zehn Jahre sein; beim Cracksüchtigen vielleicht bloß sechs Monate.« Etwas wiederholen zu *wollen*, weil es schön war, unterscheidet sich deutlich davon, etwas wiederholen zu *müssen*, da der Zustand sonst unerträglich wird. Häufig hängen Bedürfnisse von weiteren Faktoren wie Stimmungen ab, weshalb Depressive besonders stark zu Süchten neigen. Im Tief vermindert sich die Fähigkeit, Lebensfreude im Alltag zu finden. Man könnte Süchtige – je nachdem, ob sie überhaupt erwägen, den Konsum aufzugeben – als »vorkritisch« oder »kritisch« und darüber hinaus als »extern« oder »intern« motiviert einstufen. Die meisten müssten erst alle diese vier Stadien durchlaufen, um sich von der Abhängigkeit frei machen zu können.

Der medizinischen Fachliteratur zufolge beruht Sucht auf starken Problemen mit »1) den Affekten, 2) der Selbstachtung, 3) den Fremdbeziehungen und 4) der Eigenliebe«. Mir scheint es angesichts dessen wahrhaft außerordentlich, wie viele Menschen ihr entgehen. Dabei hilft ihnen teils das Wissen, wie schädlich und unangenehm Süchte sein können, teils die Furcht vor dem Verlust sozialer Bindungen, teils der Stolz auf die eigene Disziplin. Gleichwohl kommt es maßgeblich auf die Folgen des Drogenmissbrauchs an; wenn es nicht so etwas wie einen Kater gäbe, hätten wir gewiss noch viel mehr Alkoholiker und Kokainsüchtige. Drogen belohnen und bestrafen zugleich, ohne dass man je genau weiß, was bei welcher Dosis überwiegt. Die beruhigende Wirkung eines Gläschens kann schön lockernd und entspannend wirken, und maßvolles Trinken ist in den meisten nicht-islamischen Ländern sozial geduldet. Das Stimulierende gelegentlichen Kokainschnupfens verhält sich zur Depression wie Alkohol zu Ängsten, auch wenn sich im Verbot die offizielle Ablehnung der Droge äußert. Die verbreitetsten Suchtmittel sind eindeutig Koffein und Nikotin. Auf der sozialen Ebene haben wir nichts gegen leistungsfördernde Süchte, verurteilen jedoch den – auch nur gelegentlichen und sehr bewussten – Konsum gewisser Rauschmittel. Die Debatte darüber, Marihuana zu erlauben und Tabak zu verbieten, zeugt von den gespaltenen Ansichten zu diesem Thema.

Gene sind kein Schicksal. Irland hat eine extrem hohe Alkoholiker-, aber auch Abstinenzlerquote; in Israel sind beide Quoten gleichermaßen niedrig. Wo Menschen zum Alkoholismus neigen, da können sie auch eine starke Beherrschung gegenüber Drogen an den Tag legen. »Alkoholismus«, so Kleber, »ist keine Erkrankung des Ellenbogens, kein Muskelkrampf, der einen das Glas zum Mund führen lässt. Alkoholiker haben die Wahl; allerdings hängt die Fähigkeit, sich so oder so zu entscheiden, von vielen Variablen ab – zum Beispiel auch von Gemütskrankheiten.« Wer Drogen nimmt, handelt ebenso vorsätzlich wie bewusst, denn es geschieht willentlich. Und doch, hat er wirklich eine Wahl? Der Süchtige ist nicht nur willensschwach. T. S. Eliot fragte in *Gerontion*: »Wer wollte sich bei solcher Erkenntnis noch rechtfertigen?« Will man im Dunkel der Seele vielleicht am besten gar nicht so genau wissen, was Kokain alles bewerkstelligen könnte?

Das Entsetzlichste an der Depression und insbesondere an ihrer Angst und Panik ist, dass der Wille nichts dagegen vermag: Gefühle kommen absolut grundlos auf. Ein Autor schrieb, durch den Drogenmissbrauch ersetze man einen »unangenehmen, unbegreiflichen Schmerz« durch einen »angenehmen, begreiflicheren« und »unbeherrschbares, dem Betroffenen unverständliches Leid« durch »eine ihm durchaus verständliche, rauschbedingte Dysphorie«. Wenn Elefanten in Nepal einen Splitter oder Dorn im Fuß haben, kippen die Treiber ihnen Chili ins Auge, worauf sie so sehr mit der brennenden Bindehaut beschäftigt sind, dass man den Dorn entfernen kann, ohne totgetrampelt zu werden. (Der Pfeffer ist schnell wieder ausgeschwemmt.) Bei vielen Melancholikern erfüllt Alkohol, Kokain oder Heroin die gleiche Funktion wie das Chili, nämlich als etwas Unerträgliches, dessen Scheußlichkeit von der noch unerträglicheren Depression ablenkt.

Koffein, Nikotin und Alkohol entsprechen, als die wichtigsten erlaubten Suchtmittel, in unterschiedlichem Maße den gesellschaftlichen Normen und werden öffentlich beworben. Koffein beachten wir kaum. Nikotin wirkt zwar stark aufputschend, ist jedoch kein Rauschmittel und bereitet daher im Alltag wenig Probleme; Gegner des Rauchens prangern besonders die gesundheitsschädlichen Folgen des immer mit inhalierten Kondensats an. Da die negativen Aspekte des Genusses erst relativ spät auftreten, entfaltet Nikotin eine hohe Suchtwirkung. Bekäme man vom Rauchen jedes Mal einen furchtbaren Kater, so hielte sich seine Beliebtheit gewiss in engen Grenzen. Die Gesundheitsschäden durch Rauchen (vor allem Emphyseme und Lungenkrebs) stellen sich erst nach relativ langer Zeit ein, weshalb man sie gut außer Acht lassen oder verleugnen kann. Die hohe Anzahl der Raucher unter den Depressiven scheint nicht von einem speziellen Attribut des Nikotins zu zeugen, sondern eher von selbstzerstörerischen Tendenzen. Der durch das Rauchen bedingte Sauerstoffmangel im Blut kann übrigens auch beruhigend wirken. Rauchen scheint den Serotoninspiegel zu senken, doch umgekehrt weckt ein niedriger Serotoninspiegel Lust auf Nikotin und verführt offenbar zum Rauchen.

Unter den stark beeinträchtigenden Suchtmitteln ist der Alkohol, in dem man Kummer sofort ertränken kann, am weitesten verbreitet. Wenn Trinken bei Depressiven nichts Ungewöhnliches ist, so halten sich doch manche in akuten Zuständen zurück, weil Alkohol sie weiter niederdrücken und ihre Krankheit erheblich verschärfen kann. Meiner Erfahrung nach bietet Alkohol in reinen Depressionen nichts sonderlich Verlockendes. Ganz anders dagegen bei starken Ängsten. Leider verschlimmert eben jener Alkohol, der die Ängste lindert, oft zugleich die Depression, so dass man sich mal angespannt und verschreckt, mal verlassen und wertlos fühlt. Das ist eindeutig keine Verbesserung. Ich habe es unter solchen Umständen mit der Flasche versucht und überlebt. Um die Wahrheit zu sagen: Sie hilft nicht.

In Kenntnis ganz unterschiedlicher Normen des Alkoholkonsums bin ich der Ansicht, dass Suchtkriterien ausgesprochen kontextabhängig sind. Bei uns zu Hause wurde zum Abendessen immer Wein serviert, und ab etwa dem sechsten Lebensjahr bekam auch ich zwei Schlückchen eingeschenkt. Am College stellte ich fest, dass ich eine Menge vertrug, besonders Schnaps; andererseits war Alkohol in meinem Jahrgang mehr oder weniger verpönt, und wer zu viel trank, galt als »gefährdet«. Ich passte mich an. An der Universität, die ich später in England besuchte, stand Trinken hoch im Kurs, und wer sich dabei zurückhielt, galt als »steif« und »langweilig«. Wer die Kopfschmerzen ertrug und die Klausurvorbereitungen geregelt bekam, durfte sich gerne an jedem Abend der Woche bis zum Stumpfsinn betrinken. Ich bin zwar kein Esel, passte mich aber auch diesem Ideal bestens an.

Mit fünfundzwanzig begann ich, an meinem ersten Buch – über avantgardistische russische Künstler – zu arbeiten. Wenn ich in London nur sporadisch stark trank, so in Moskau regelmäßig, ohne jedoch depressiv zu sein, denn mein dortiges Umfeld frönte der alkoholisierten Erheiterung. Das Moskauer Wasser war fast ungenießbar, und ich erinnere mich noch an den Spruch, das wahre Wunder bestünde darin, wenn jemand Wein in Wasser verwandelte, und nicht umgekehrt. Wir, besagte Künstlergruppe und ich, verbrachten den Sommer 1989 in einem leerstehenden Haus am Stadtrand Moskaus, wo ich täglich etwa einen Liter Wodka konsumierte. An meinen alten Trinkgewohnheiten festzuhalten wäre in solchen Kreisen nicht nur rüde, sondern schrullig gewesen. Für jene Moskauer Bekannten war vielleicht noch bedeutsamer, sich durch das Trinken von der gesellschaftlich verordneten Langeweile und Furcht zu befreien. Sie lebten in wirren Zeiten als Randgruppe in einem autoritären Staat, und um sich frei äußern, tanzen und lachen zu können, auch eine gewisse pathetische Intimität herzustellen, mussten sie ständig trinken. »In Schweden«, sagte einer der Russen nach seiner Rückkehr von dort, »trinkt man gegen die Nähe an; wir Russen trinken, weil wir einander so sehr lieben.« Trinken ist eine komplexe Angelegenheit, hat an unterschiedlichen Orten sehr verschiedene Anlässe und Folgen. In den skandinavischen Ländern meint man, durch eine Erhöhung der Alkoholsteuer die Selbstmordrate senken zu können. Auch wenn der Alkoholismus vielen Studien zufolge niederdrückt, glaube ich kaum, dass alle Alkoholiker depressiv sind: Das Verhältnis zwischen Trinken und Depressionen hängt nämlich von so wandelbaren Variablen wie Temperament und Kontext ab.

Schweres Trinken führt naturgemäß zu Kopfschmerzen. Auch fühlt man sich matt, kraftlos und bekommt Magenverstimmungen. Chronischer Alkoholismus kann die kognitiven Fähigkeiten schwächen oder sogar Psychosen nach sich ziehen, dazu lebensbedrohliche Krankheiten wie Leberzirrhosen. Alkoholiker sterben meist jünger als Nichttrinker. Beim Entzug nach langem Dauerkonsum stellt sich bisweilen das Delirium tremens ein, nicht selten mit tödlichen Folgen. Neunzig Prozent der Amerikaner haben Alkoholerfahrung, und in den USA werden etwa zehn Prozent aller Männer und fünf Prozent der Frauen im physiologischen Sinne alkoholsüchtig – können also unter erhöhtem Puls, Delirsymptomen und Erregtheit leiden, wenn sie den Stoff absetzen. Die Wirkung von Alkohol im Gehirn ist, ebenso wie das Trinkbedürfnis, selbst noch zu wenig erforscht, doch scheint das Serotonin den Widerstand dagegen zu beeinträchtigen. Offenbar schadet Alkohol in hohen Dosen den Neurotransmittern, vielleicht über jene GABAA-Rezeptoren, auf die Valium abzielt. Anhaltendes Trinken trifft das Gedächtnis stark und scheint auch die Fähigkeit, neue Erfahrungen in eine stetige Erinnerungslinie einzubauen, weitgehend auszuschalten. Das heißt, man verliert den Überblick über die eigene Lebensgeschichte, sieht anstelle eines roten Fadens nur noch Szenen und Episoden.

Für den Alkoholismus gibt es viele Behandlungsansätze, doch wenn Depressionen hinzukommen, scheint sich eine Psychotherapie am besten zu eignen. Das Modell der Anonymen Alkoholiker und ähnliche Zwölf-Stufen-Programme bilden einen Stützrahmen, in dem Menschen ihre Erfahrungen sowohl mit dem Alkoholismus als auch mit Depressionen austauschen können. Bei Doppeldiagnosen erzielen Gruppentherapien aller Art oder kurze stationäre Behandlungen sehr gute Resultate, ob nun beide Übel die gleiche Wurzel haben oder nicht. Ärzte von der Columbia University arbeiten unter Umständen mit der kognitiven Verhaltenstherapie, um Rückfälle zu vermeiden. »Unsere Methode setzt ganz beim ›Hier und Jetzt‹ an«, erläutert David McDowell. Der typische Behandlungsverlauf beginnt damit, ein bis zwei Wochen lang die Sehnsüchte des Patienten und dann individuelle Auslöser für Rückfälle zu erörtern, um Wege zu finden, künftig anders damit umzugehen.

Alkoholismus behandelt man neuerdings auch mit Antabuse, einem Medikament, das den Stoffwechsel im Sinne einer geminderten Verträglichkeit beeinflusst und gewissermaßen die Selbstbeherrschung stärkt. Wer morgens voller Entschlusskraft erwacht, jedoch schon mittags spürt, wie sein Wille nachlässt, kann mittels Antabuse die guten Vorsätze absichern. In Phasen der Entgiftung sind Menschen oft hoch ambivalent, und das Präparat hilft, den inneren Freiheitswillen gegen die Begierde einzusetzen. Manche Ärzte, die Süchtige betreuen, verordnen Blocker gegen das Missbrauchsmotiv; so ist zum Beispiel Naltrexone ein Rauschdrogenantagonist, der die Wirkung des Heroins aufhebt, wie auch den Zugriff des Alkohols auf die Endorphine unterbindet und damit den Hauptgrund für das Trinken ausschaltet. Wer das Mittel einnimmt, findet also keinen Genuss mehr an seinen Lieblingsdrogen, was schon vielen Betroffenen geholfen hat, ihre Suchtmuster zu durchbrechen.

Der erste schriftliche Hinweis auf Marihuana findet sich in einem chinesischen Text über Heilkräuter aus dem 15. Jahrhundert v. Chr., doch im Abendland wurde die Pflanze erst bekannt, als Napoleons Truppen sie vom Nil mitbrachten. Ähnlich wie Alkohol greift auch Marihuana in die REM-Schlafphase ein. Zumindest ein Rezeptor des Gehirns reagiert speziell auf eine der vielen im Marihuanarauch enthaltenen chemischen Substanzen, die in den Lust-Belohnungs-Schaltkreis eingreifen. Marihuana wirkt demotivierend und ahmt damit depressive Symptome nach. Da der Entzug unangenehm ist, aber weder qualvoll (wie beim Heroin) noch lebensbedrohlich (wie beim Alkohol), noch langwierig (wie beim Kokain), rechnet man diese Droge oft nicht den Suchtmitteln zu. Sie beruhigt und kann bei Ängsten, ja sogar bei agitierten Depressionen über das Gröbste hinweghelfen. Da Marihuana nicht frei verkäuflich ist, lassen sich seine Wirkstoffe kaum genau dosieren, und im Übrigen enthält das Blatt oder sein Rauch etwa vierhundert verschiedene Substanzen, so dass jedenfalls keine reine Wirkung erzielt wird. Die gelegentliche Linderung hochgradig agitierter Depressionen durch Marihuana ist als Selbstbehandlung nicht so unvernünftig. Auch wenn man den medizinischen Nutzen der Pflanze heute umfangreich erforscht, zielen die Studien bisher noch nicht auf psychiatrische Beschwerden. Regelmäßiger Marihuanakonsum wirkt demotivierend und bringt, sagt McDowell, »echte neuro-kognitive Veränderungen mit sich, die in schweren Fällen physiologisch dauerhaft sein können«. Selbstverständlich hat das Kraut die gleiche Toxizität wie Zigaretten, schädigt also auch die Lungen ernsthaft.

Harte Drogen sind für eine hohe Sterblichkeitsrate unter ihren Konsumenten verantwortlich: Koffein ist zwar ebenso ein Stimulans wie Crack, aber dieses gilt als eine gefährliche Droge, weil es direkt auf das Gehirn einwirkt und süchtig macht. Oft wirken harte Drogen deprimierend, teils wegen ihrer Illegalität und der damit verbundenen Beschaffungsprobleme, teils wegen des hohen Preises, teils wegen gepanschter Zusätze, teils wegen eines parallelen Alkoholmissbrauchs und teils wegen der anhaltenden Wirkung auf das Zentralnervensystem. Angehörige von Süchtigen weisen hohe Depressionsquoten auf, was vermuten lässt, dass eine genetische Veranlagung zur Schwermut den Konsum von Stimulantien fördert. Zwar werden lediglich fünfzehn Prozent derer, die Kokain ausprobieren, davon süchtig, aber für Anfällige ist es die Suchtdroge schlechthin. Bestimmte Arten von Laborratten bevorzugen stets Kokainstimulantien vor Nahrung oder Sexualreizen und verzehren sie, sofern man sie lässt, bis zum Tod durch Erschöpfung.

Kokain ist ein kostspieliges Antidepressivum und zieht einen extremen Absturz nach sich, der gewöhnlich etwa achtundvierzig bis zweiundsiebzig Stunden nach dem Hoch einsetzt.»Diese schmutzige Droge zieht alles in Mitleidenschaft«, warnt David McDowell,»und erschöpft ständig die Neurotransmittervorräte, bis man irgendwann zusammenbricht.« Der Kollaps sei durch starke Erregtheit, Depressivität und Müdigkeit geprägt. Offenbar verbraucht der beim Amphetamin- oder Kokainhoch ausgelöste Dopaminstoß wirklich einen Großteil der Vorräte und senkt so den Dopaminspiegel im Gehirn. Herbert Kleber von der Columbia University sagt:»Wäre der Absturz noch schlimmer, nähme kein Mensch mehr Kokain; wäre er dagegen milder, so könnten es von mir aus ruhig alle nehmen. Der spezielle Kokain-Absturz verstärkt nur das Negative, was einen in die Verzweiflung treibt.« Je stärker die Abhängigkeit, desto geringer der Genuss, und desto tiefer anschließend der Schmerz. Kokain und Amphetamine scheinen viele Neurotransmittersysteme zu beeinträchtigen: nicht nur das Dopamin, sondern auch Noradrenalin und Serotonin. Dennoch kann die akute Begierde nach den Drogen bei manchen noch Jahrzehnte nach dem Entzug anhalten.

Fortwährender Kokainkonsum verschärft depressive Symptome. Auch wenn eine zehnwöchige Behandlung mit Antidepressiva jemandem, der davon loskommen will, über die bösen Nachwehen hinweghelfen kann, erfordert die Depression, je nach den Grundvoraussetzungen und dem neurologischen Schaden, meist eine Dauerbehandlung. Da regelmäßige Aufnahme von Kokain oder Amphetaminen die Dopaminsysteme des Gehirns schwer schädigt, ist man dabei aus physiologischen Gründen ständig depressiv gestimmt. Kokain gehört zu den Drogen, die man als langfristige Depressionsverstärker bezeichnen könnte. Es scheint auch die Wirkungsweisen der Angstmechanismen zu verändern, indem es den Wert des Corticotropin releasing factor (CRF) verändert. Ob und in welchen Fällen das Gehirn hinreichend regenerativ ist, um sich davon wieder zu erholen, lässt sich kaum eindeutig beantworten: mal so, mal so. Ein mit Antidepressiva reguliertes Gehirn, das gleichwohl jederzeit in schwere Depressionen abgleiten kann, ist ein hochkomplexes Organ; zum Teil wirkt es selbst bei der Abhängigkeit mit, doch andererseits tragen Rauschmittel auch zu der Steuerung von Stimmungen und damit zu Gemütskrankheiten bei. Es ist also ein gefährliches Spiel, die Dopaminreserven zu erschöpfen und in den Corticotropin releasing factor einzugreifen. Wer zu Depressionen neigt, sollte um Himmels willen die Finger vom Kokain lassen: Gleichgültig wie gut er sich im ersten Rausch fühlt, die Folgen werden schrecklich sein, jedenfalls viel schlimmer, als es das Ganze wert sein kann.

Am College habe ich Kokain genommen und als reizlos empfunden. Ein Jahrzehnt später probierte ich es erneut, mit einem völlig anderen Ergebnis – vielleicht altersbedingt, vielleicht weil mein Gehirn infolge der Depression anfälliger war, oder vielleicht auch wegen der Behandlung mit Antidepressiva. Es bescherte mir Glücksenergie, überschäumende Erotik und ein phantastisches Gefühl der Unbezwingbarkeit. Es ging so weit, dass ich keinen richtigen Satz mehr bilden konnte und vollends damit zufrieden war. Ich erkannte, dass es für alles klare, einfache Lösungen gibt. Der Kokainrausch bricht das Gedächtnis derart auf, dass die Vergangenheit nichts mehr über die Zukunft vermag; das künstliche Glück einer guten Prise Kokain wirkt absolut umstandslos. Ich weiß noch, wie ich mit betäubter Nase dasaß und dachte: Wenn ich das Leben in diese Sekunde bannen könnte, so täte ich es und hielte sie für immer fest. Heute nehme ich die Droge fast nie mehr, könnte allerdings nicht sagen, dass ich kein Bedürfnis danach hätte: Schon in jenen ersten Minuten des Rausches hatte ich mich in sie verliebt. Nur das Schreckgespenst, mein Gehirn endgültig aus dem Gleichgewicht zu bringen, hält mich vom Kokainkonsum ab.

Die Opiate, eine andere Gruppe von Rauschmitteln, sind besonders wegen der Aufnahmeart extrem gefährlich, helfen aber kaum gegen Depressionen, da sie dämpfend wirken. Andererseits ziehen sie keinen so heillosen Absturz nach sich wie Kokain. Ein Viertel bis die Hälfte der Opinisten sind depressiv. Opiate, darunter Opium, Heroin und verschreibungspflichtige Medikamente wie Demerol, bringen den Geist gleichsam in die Embryonalposition. Sie blenden die Zeit aus, so dass man nicht nachvollziehen kann, woher Gedanken kommen, ob sie neu, alt oder irgendwie aufeinander bezogen sind. Man vergisst die Welt. Die Augen erfassen jeweils nur einen Gegenstand, der Geist immer nur einen Gedanken, und eigentlich ist es egal, was man tut, da die Gegenwart, ähnlich wie alte Erinnerungen, diffus und zerstückelt erscheint. Ich habe nie Heroin genommen, aber Opium geraucht, und bei mir dauerte dieser Rausch stundenlang in vollkommener Bedürfnislosigkeit. Nur mit Opium habe ich mich jemals wunschlos gefühlt, wollte mich weder am Kopf kratzen noch essen, noch schlafen, noch aufstehen, noch liegen, noch planen, noch an Freunde denken. Daher ist Opium eine solitäre

Droge, tötet die Erotik und kapselt einen von allen anderen ab, weshalb man mit fast geschlossenen Augen daliegt und bloß vor sich hin stiert. Es ruft eine glückliche Lustlosigkeit hervor, eine Muße, die gehetzte Menschen sonst nicht erleben könnten. Außerdem führt es zu einem vorübergehenden Gedächtnisverlust (Hatte ich etwas zu dem da gesagt? Weiß ich, wer das ist?), der rauschhaft wirken mag – jedoch bei längerer Dauer an die Alzheimerkrankheit erinnert. Mit Hilfe von Opiaten kann man depressiven Ängsten ein Schnippchen schlagen, denn in ihrem Rausch fühlt man sich wie im Mutterleib, als süßes Nichtstun noch völlig genügte.

Wer Opiate wie Heroin ganz absetzt oder mit Methadon substituiert, hat in der Regel mit Depressionen zu kämpfen. Neurologen führen das auf organische Gehirnschäden zurück, während Psychologen behaupten, das depressive Element sei vorrangig und damit suchtauslösend. So oder so, die Stimmungsprognose nach anhaltendem Opiatmissbrauch ist nicht sehr gut, geprägt durch eine besonders grauenhafte Entzugszeit, in der die Gier stark bleibt und die Depression den Willen und damit das Durchhaltevermögen schwächt. Andererseits macht Heroin nicht so hochgradig süchtig, wie es uns die Rhetorik vom »Kampf den Drogen« einreden will. Im Vietnamkrieg nahmen viele Frontsoldaten Heroin, und man befürchtete, dass nach ihrer Heimkehr der Kampf gegen die Drogen bevorstand. Studien ergaben jedoch, dass zwar fast alle Vietnam-Veteranen noch mindestens einmal Heroin nahmen, aber nur ein Bruchteil dauerhaft süchtig blieb.

Eine weitere Gruppe von Suchtmitteln sind Halluzinogene und die »Partydrogen« (wie Ecstasy, Ketamin, GHB). Meine persönliche Lieblingsdroge ist vielleicht Ecstasy, das ich aus nur vier Versuchen kenne. Das erste Mal rettete es eine bedrohte Beziehung, als ich vieles sagen konnte, was ich zuvor gefühlt hatte, aber für unaussprechlich hielt. In Hochform bin ich ein leidenschaftlicher Idealist, spüre dann unter Ecstasy, dass ich die ganze Welt retten könnte, steigere mich da hinein, und überschütte alle in unmittelbarer Reichweite mit Liebe. Die Lösung meiner Probleme scheint sonnenklar – erweist sich nur leider nach dem Trip als ziemlich undurchführbar. Doch auch wenn der Schein trügt, ist er bezaubernd schön. Ecstasy macht mir auch einen unglaublichen dreitägigen Kater mit Kieferschmerzen, Mundtrockenheit und starkem Schädeldröhnen. Bei Alkohol oder anderen Drogen habe ich meist keine schlimmen Nachwehen, und der Katzenjammer nach Ecstasy ließ mich auf den regelmäßigen Gebrauch der Droge verzichten.

Angesichts der Zusammensetzung von Ecstasy dreht sich einem der Magen um, und der bloße Gedanke, das Zeug je geschluckt zu haben, entsetzt mich regelrecht. Schon kleine »Entspannungsdosen« der Substanz (hundert bis hundertfünfzig Milligramm) schädigen im Versuch an Säugetieren die Serotonin-Neuriten des Gehirns – also die zu Nachbarzellen hinführenden Fortsätze der Nervenzellen –, und alles spricht für eine ähnliche Wirkung beim Menschen. Die Droge verursacht im Wesentlichen einen massiven Serotonin- und Dopaminstoß, der große Mengen beider Stoffe freisetzt und ihre Speicherzellen zerstört, um darüber hinaus die weitere Serotoninbildung zu verhindern: Bei regelmäßiger Einnahme von Ecstasy sinkt der Serotoninspiegel um bis zu fünfunddreißig Prozent. Forscher berichten über eine Reihe von Fällen, in denen eine einzige Dosis Ecstasy bleibende psychiatrische Symptome auslöste – teils sofort, teils erst Jahre später. Depressive können es sich nicht leisten, ihren Serotoninspiegel noch weiter zu senken, und sollten daher einen großen Bogen um diese Droge machen. »Dauerkonsum kann das Glücksempfinden völlig zunichtemachen und längerfristig die gleichen Schäden anrichten wie Kokain«, sagt David McDowell von der Columbia University über die Droge. »Einsteiger lieben, Anfänger mögen, Fortgeschrittene meiden und alte Hasen fürchten sie. Alkohol kann dein bester Freund werden, Ecstasy niemals. Ich befürchte ernsthaft, dass eine Reihe von Leuten, die in den letzten beiden Jahrzehnten viel Ecstasy geschluckt haben, sich heute für kerngesund halten, aber mit fünfzig total abstürzen. Depressive, die Ecstasy nehmen? Denen sage ich: ›Wollen Sie in zwanzig Jahren drei oder zehn Medikamente brauchen?‹«

Die Benzodiazepine oder »Benzos« – Valium, Xanax, Klonopin – und ihre Vettern – Ambien und Sonata – sind die vielleicht verwirrendsten Substanzen von allen: Sie machen süchtig und helfen auch rasch gegen psychiatrische Beschwerden, besonders Angstzustände. Da jedoch bei Barbituraten oder Alkohol vielfach die gleichen Toleranzbildungen vorliegen, sollte man eine gleichzeitige Einnahme dieser Stoffe vermeiden. Die »Benzos« sind kurzfristig angezeigt, wenn es sowohl akute als auch Dauerprobleme zu lösen gilt und ein Übergang auf andere Medikamente angestrebt ist, um jene absetzen und nur noch steuernd an elenden Tagen anwenden zu können. Eine tägliche Einnahme über längere Zeit hinweg ist sowohl unklug als auch gefährlich. Im Allgemeinen erfolgt der Missbrauch von Benzos auf Rezept. Man sollte stets gut überlegen, ob man welche einnimmt, und vor allem, warum. Symptome zu überdecken ist so ähnlich, als greife man bei Magenkrebs zu Bullrichsalz.

Ich bin ein großer »Benzo-Fan«, denn vermutlich hat Xanax mir durch die Linderung wahnsinniger Ängste das Leben gerettet; in agitierten Phasen ließen Xanax und Valium mich schlafen. Ich habe gut ein Dutzend kleinere Benzo-Entzüge hinter mir. Wichtig ist, sie nur für ihren Hauptzweck, nämlich die Angstlinderung, zu benutzen, was sie ziemlich zuverlässig und gründlich erledigen. Wenn die Ängste ausufern, brauche ich mehr, wenn sie nachlassen, entsprechend weniger Benzos. Gleichwohl bin ich mir ihrer Gefahren bewusst. Ich habe kleine Vorstöße ins Reich des Drogenmissbrauchs unternommen, ohne je von etwas abhängig zu werden – bis man mir Xanax verschrieb. Nach der ersten depressiven Episode setzte ich alle Medikamente über Nacht ab, was keine sehr gute Strategie war. Etwas wie die Symptome des Entzugs von Xanax, das ich auf ärztlichen Rat monatelang in Tagesdosen von etwa zwei Milligramm geschluckt hatte, war mir noch nie passiert. Noch mehrere Wochen konnte ich kaum schlafen, war ängstlich, überdreht und fühlte mich stets so, als hätte ich abends literweise billigen Fusel getrunken; auch brannten die Augen, und der Magen schmerzte. Im Halbschlaf hatte ich unerbittlich grausame Albträume und saß lange mit starkem Herzklopfen im Bett. Mein Arzt hatte immer wieder gesagt, wenn ich die Medikamente absetzen wolle, müsse ich das allmählich tun, aber der Entschluss war so plötzlich gekommen, dass ich befürchtete, wieder umzufallen.

Irgendwann ließ ich das Zyprexa weg, das mich bei einem kleineren Zusammenbruch gerettet hatte, und bekam sofort akute Entzugssymptome. Doch stand ich diese trotz furchtbarer Qualen durch, da ich durch das Mittel innerhalb von acht Monaten knapp neun Kilo zugenommen hatte. Mein Dopaminsystem spielte verrückt, ich war ängstlich, zurückgezogen, erdrückt, und mein Magen schien sich zu verknoten. Hätte ich nicht auf Besserung gehofft, mein Lebenswille wäre gewiss erloschen. Es war die Hölle. Ganze drei Wochen lang hielt ich das aus und fühlte mich dann auch ohne Kollaps so elend, dass es mich gar nicht mehr interessierte, mein Dopaminsystem in eigener Regie wieder in Gang zu bringen. Ich entschied mich für dick und lebenstauglich, statt schlank und erbärmlich. Um mich bei der Stange zu halten, hat der Psychopharmakologe die Zyprexa-Dosis allmählich halbiert und mir zusätzlich Dexedrine verordnet. *Noch ein* Medikament? Was soll's? Ich nehme es ja nur im Notfall.

Auch ohne die regelmäßige Einnahme von Xanax: Bin ich nun süchtig nach dem kleinen Mix aus Psychopharmaka – den Effexor-Wellbutrin-BuSpar-Zyprexa-Cocktail –, der mir half, dieses Buch zu schreiben? Bin ich davon abhängig? In ihrer schärfsten Form lautet diese Frage, ob die besagten Mittel künftig legal bleiben werden. Heroin war ursprünglich vom Aspirin-Hersteller Bayer als Hustensaft entwickelt worden, und Ecstasy hatten sich deutsche Pharmakologen schon vor dem Ersten Weltkrieg patentieren lassen. Arzneien eröffnen stets eine Grauzone zwischen Medizin und Missbrauch – und derzeit werden offenbar so gut wie alle zugelassen, die keine wesentlichen Funktionen beeinträchtigen. Ich denke hier an den Erfolg des Zyprexa bei meinen letzten Kämpfen mit Depressionen. Wie wirkt das Mittel tatsächlich im Gehirn? Wenn mich der Entzug innerlich so unruhig und ängstlich machte: War ich dann von einer richtigen Droge abhängig? Was würde ich sagen, falls jemand mir eröffnete, dass Zyprexa aufgrund neuester Erkenntnisse nach dem Motto »Keine Macht den Drogen« verboten werden soll?

Michael Pollan argumentiert im *New York Times Magazine*, dass es keine wahrhaft überzeugende Grundlage dafür gibt, Substanzen zu erlauben oder zu verbieten, und schreibt: »Überall in den Medien sieht man eine aufreizende Pharma-Werbung, die neben Schmerzlinderung auch Lust und sogar Erfüllung verheißt; doch gleichzeitig ist das puritanische Establishment ebenso eifrig bemüht, andere Substanzen im Namen des ›drogenfreien Amerika‹ zu verteufeln. Je mehr wir für den Kult der guten Droge ausgeben (im letzten Jahr allein zwanzig Milliarden Dollar für rezeptpflichtige Psychopharmaka), desto stärker investieren wir in den Kampf gegen schlechte (im selben Jahr siebzehn Milliarden Dollar). Wir hassen und wir lieben Drogen – oder könnte es sein, dass wir gerade unsere Liebe zu den Drogen hassen?« Prinzipiell gilt, dass verbotene Suchtmittel alle anderen Funktionen ausschalten, während Antidepressiva der Lebenstauglichkeit dienen, ohne langfristige Schäden anzurichten. Dazu sagt William Potter, der einst am NIMH die Abteilung Psychopharmakologie leitete: »Wir haben entschieden, dass Drogen, die angemessene emotionale Reaktionen unterbinden, nicht zulässig sein sollen. Deshalb ist Kokain verboten. Es treten zu viele Probleme auf, wenn man Warnsignale oder gefährliche Situationen nicht mehr wahrnimmt. Jedes übermäßige Hoch fordert seinen Preis. Das ist kein Moralin, sondern lediglich eine Beobachtung.« Im Gegensatz dazu meint Steven Hyman: »Niemand verspürt eine heftige Begierde nach Zoloft oder würde töten, um es sich zu beschaffen.« Antidepressiva lösen auch weder Euphorie noch traumhafte Entspannung aus. Gewiss würde man nicht sagen, dass Diabetiker insulinsüchtig sind. Vielleicht betont unsere Gesellschaft den Lustaufschub so stark, dass wir deshalb jene Drogen, bei denen man sich aufgrund der Nebenwirkungen erst schlecht, dann aber durch die aufhellende Wirkung gut fühlt, gegenüber den Rauschdrogen mit ihrem anschließenden Kater bevorzugen? Doch sind Antidepressiva der neuen Generation Anabolika für das Gehirn? Der Psychiater Peter Kramer fragt sich in seinem aufsehenerregenden Buch *Glück auf Rezept?*, ob jene, die solche Substanzen einnehmen, nicht einen unfairen Wettbewerbsvorteil haben und so andere unter Druck setzen, das Gleiche zu tun. Werden sie den Effekt der Modernisierung, Menschen keine freie Zeit mehr zu lassen, sondern ihre Erwartungen wie auch das Lebenstempo zu steigern, noch verschärfen? Stehen wir demnach kurz davor, einen neuartigen Schlag von Übermenschen zu züchten?

Gewiss kommt man von Antidepressiva schwer wieder los – so dass ich in zwei Jahren dreimal vergeblich versucht habe, Zyprexa abzusetzen. Gerade bei den selektiven Serotonin-Wiederaufnahmehemmern kann der Entzug wahrhaft mühsam sein. Sie sind zwar keine Rauschmittel, heitern aber auf und haben zahllose ausgesprochen schädliche Nebenwirkungen – wiewohl nicht für die Allgemeinheit, sondern allein für den Einzelnen. Ich bin etwas besorgt um meine psychische Gesundheit und will mein Gehirn biochemisch im Lot halten, fürchte mich davor, wieder im Abgrund zu versinken – was kein Hochgefühl aufwiegen könnte –, misstraue Lifestyledrogen daher inzwischen zu stark, um ihnen viel abgewinnen zu können. Doch bei den seltenen Anlässen, als ich welche nahm und Stimmungshochs erlebte, musste ich ihre Rauschwirkung dem Befinden gegenüberstellen, das die mir verordneten Medikamente herbeiführen. So fragte ich mich, ob das unablässig perfektionierte Auftakeln meiner Psyche nicht doch mit Rauschzuständen verwandt ist. Tatsächlich schreibe ich in veränderten Bewusstseinszuständen ganz flott, besonders unter Alkohol und Kokain. Zwar möchte ich beide Räusche nicht ständig erleben, frage mich aber, wie weit ich gehen würde, wenn mir alles offen stünde: bestimmt noch ein paar Stufen höher als heute. Ich hätte gerne die grenzenlose Energie, die schnelle Auffassungsgabe und die enorme Ausdauer eines großen Sportlers wie Wayne Gretzky. Wenn ich eine Droge fände, die mir all diese Eigenschaften gäbe – müsste sie dann unbedingt verboten sein? Es wird viel darüber gesprochen, dass Antidepressiva nicht sofort Linderung schaffen, die Suchtmittel das ersehnte Hoch meist aber wirklich schnell. Verblüfft uns einfach diese schnelle Wirkung, dieses unheimlich schnelle Verzaubertsein? Wenn jemand ein Pulver erfände, das weder die Neurotransmitter erschöpfte noch einen Absturz nach sich zöge, sondern mir einfach erlaubte zu funktionieren wie Wayne Gretzky, solange ich es alle fünf Stunden inhalierte: Müsste so etwas unbedingt illegal sein?

In meinen Augen bin ich nicht mehr mein eigener Herr, führe tagtäglich immer und überall Tabletten mit, um versorgt zu sein, falls ich abends aus irgendwelchen Gründen nicht nach Hause komme. Die Rechtsanwältin Janet Benshoof berichtete, wie sie in Guam festgenommen wurde und vom Gefängnis aus ihren Psychiater anrief. »Er war ganz außer sich darüber, dass ich mit Depressionen im Gefängnis saß, vom Entzug zu schweigen, und setzte alles daran, Pharmaka für mich einzuschmuggeln. Das war Hysterie; doch auch ich selbst war hysterisch.« Die Medikamente sind zwar teuer, aber wenigstens immer zuverlässig verfügbar. Mir macht es nichts aus, darauf angewiesen zu sein, auch wenn das eine Vorstufe der Sucht sein mag. Solange sie wirken, nehme ich sie gerne.

Ich schlucke täglich etwa zwölf Tabletten, um nicht zu tief abzusacken. Offen gesagt, wenn ich dasselbe mit zwei schönen Gläschen erreichen könnte (und ich kenne Leute, die das schaffen), so wäre ich damit absolut zufrieden, sofern nicht drei, vier oder acht Gläser daraus würden, worauf es jedoch beim Kampf gegen die Depression in aller Regel hinausläuft. Die Alkoholabhängigkeit stört zwar den REM-Schlaf, ist aber meist vollends gesellschaftsfähig. Bei anderen Substanzen schafft der Gesetzgeber oft Schwierigkeiten, anstatt diese zu lösen, oder, wie Keith Richards es ausdrückte: »Ich habe kein Drogenproblem, sondern nur eins mit der Polizei.« Ich kenne Menschen, die Marihuana, ja, auch Kokain wirklich kontrolliert und diszipliniert nutzen, um ihr allgemeines Wohlbefinden zu steigern. Ann Marlowes Buch *How to stop time: heroin from A to Z* beschreibt auf überzeugende Weise den bewussten Umgang mit der Droge: Sie nahm jahrelang gelegentlich Heroin, ohne je davon abhängig zu werden.

Das Hauptproblem der Selbstmedikation – erheblich schlimmer als die Wahl ungeeigneter Substanzen – liegt in der vielfach untauglichen und stümperhaften Anwendung. »Ich behandle hier Süchtige, die an unreinem Kokain hängen«, eifert sich David McDowell von der Columbia University, »also Leute, die mindestens zweiundzwanzig Tage im Monat täglich Stoff im Wert von hundertfünfzig Dollar brauchen. Denen gefällt das Modell der Medikation nicht – es sei unnatürlich. Im Gegensatz zu dem, was sie von ihrem Dealer bekommen! Dieses Zeug steht unter keiner staatlichen Aufsicht und ist absolut unzuverlässig.«

Viele der hier erwähnten Personen hatten erhebliche Suchtprobleme und machten die Substanzen für ihre Depressionen verantwortlich. Tina Sonego, eine äußerst lebhafte Frau mit viel Humor und Stehvermögen, redet ungewöhnlich freimütig über die Wechselwirkungen zwischen den beiden Komplexen. Ihre Kämpfe mit selbstzerstörerischen Tendenzen, Süchten und Depressionen sind derart eng ineinander verflochten, dass man fast nicht erkennt, wo das eine anfängt und das andere aufhört. Tina Sonego arbeitet als Flugbegleiterin bei einer internationalen Charter-Gesellschaft. Sie habe sich zeit ihres Lebens abgemüht, nett zu den Leuten zu sein, damit diese sie mochten. »Ich bin lustig«, sagt sie, »ausgelassen, niedlich und sexy – alles was man von einer Stewardess erwartet.« Sie ist Mitte vierzig, und ihr beschwingtes Auftreten straft den lebenslangen Kampf mit Depressionen und Alkoholismus Lügen; sie stammt von Immigranten der ersten Generation ab und wuchs in einer marokkanischen Enklave Kaliforniens auf, wo man privat ein Gemisch aus Französisch, Spanisch und Arabisch sprach. In dieser Welt durfte es psychische Krankheiten gar nicht geben. »Ich stellte immer unpassende Fragen. Also lernte ich, eine Rolle zu spielen, und legte mir eine perfekte Fassade zu, so dass niemand das traurige, zum Selbsthass neigende Mädchen in mir erkennen konnte. Innerlich war ich gespalten, und die Depression kam auf, als die beiden Teile aneinanderstießen.« Tinas Vater war launisch, vielleicht ebenfalls depressiv, so dass man jegliche Aufregung von ihm fernhalten musste. »Meine Mutter braucht totale Zuwendung, kann aber keine geben. Vor Jahren sagte sie, ›Süße, ich kann mich nicht sensibler machen, als ich bin, nur um dich zu verstehen‹.« Nach dem Tod von Tinas Vater heiratete die Mutter erneut. Tina bewundert ihren Stiefvater und schreibt es überwiegend ihm zu, dass sie sich heute bei relativ guter Gesundheit befindet.

Ihren ersten schweren Zusammenbruch erlitt Tina mit neunzehn, als sie durch Israel reiste, worauf ihre Schwester sie abholte und nach Hause brachte. Bei einer Zwischenlandung in Rom spürte sie plötzlich, dass sie nicht mehr konnte. »Ich erinnere mich noch ganz genau daran. Ich bestellte einen Geflügelsalat, der nach Kreide schmeckte. Da wusste ich, dass ich depressiv war, und es ging sehr schnell bergab. Damals fing ich wirklich zu trinken an. Ich tat einfach alles, um mich restlos fertig zu machen. Es ging nur noch Filmriss, trinken, Filmriss, trinken, Filmriss, trinken. Ich hinterließ ständig Abschiedsbriefe: Wenn ich nicht mehr aufwache, bitte meine Mutter anrufen. Ich benutzte den Alkohol, um mich langsam umzubringen. Es war die denkbar einfachste Droge: billig, frei verfügbar und sozial anerkannt.«

Tina suchte eine psychiatrische Klinik in South Carolina auf, »die mich an eine Pflegeanstalt erinnerte, wo sie dich angeblich wiederherstellen, aber um die Depressiven kümmerte sich dort niemand, weil wir nicht so einen Radau machten wie die anderen Verrückten. Ich fühlte mich, als ob mir der Himmel auf den Kopf fiele. Oh, diese Angst! Die Angst in der Depression ist ein Gefühl, als hätte man ein schreckliches Geheimnis, das alle aufdecken wollten, aber du selbst weißt nicht einmal, was es ist.« Sie kombinierte Psychopharmaka mit Alkohol, um die Ängste zu bekämpfen. Als Folge bekam sie zwei große Anfälle und lag am Ende drei Tage lang bewusstlos in einer anderen Klinik.

Bei Tina war die Depression nicht dumpf, sondern schmerzhaft. »Ich fühlte mich wie ein mit Leidenschaft vollgesogener Schwamm, schwer und aufgedunsen, verstummte allerdings nicht vor Schmerz, sondern saß nächtelang da und schrieb im Dunkeln Briefe an Gott. Ich war offenbar nicht dafür geschaffen, glücklich, vergnügt und frei zu sein.« Das Zusammensein mit anderen Menschen ist für Tina Sonego meist extrem schmerzhaft. »Ausgehen war für mich die größte Tortur.«

Nach einer gescheiterten zweiten Ehe begann sie wieder zu trinken, was der einzige Weg war, die lähmenden Ängste in den Griff zu bekommen. Ab und zu erholte sie sich eine Zeitlang in einer Reha-Klinik – und hat inzwischen schon viermal das volle Programm durchlaufen. Ihre Versicherung übernahm zwar keinen Entzug, erstattete die Kosten aber wegen der psychiatrischen Diagnose. »Die Reha-Maßnahmen? Na, die sind die letzte Station vor Lourdes«, sagt sie.

Vor etwa zehn Jahren besuchte Tina erstmals eine Sitzung der Anonymen Alkoholiker, und dieses neue, aufgeschlossene Umfeld rettete ihr das Leben. Die Gruppe sei der einzige Ort gewesen, an dem sie jemals aufrichtig zu Menschen habe sein können. Zwar befreite sie das allein noch nicht von den Depressionen, erschloss ihr aber eine andere Umgangsweise mit ihnen. Seit jetzt fünf Jahren besucht sie regelmäßig Sitzungen der Anonymen Alkoholiker. »Es ist wie ein Urlaub fürs Gehirn«, sagt sie. »Von dem Warum habe ich inzwischen genug. Warum hatte ich Zusammenbrüche, warum fing ich zu trinken an? Zwar wäre es interessant, das herauszukriegen – aber wozu die Zeit damit verschwenden? Auch wenn ich es wüsste, ginge es mir keinen Deut besser. Nüchternheit ist wie eine Pyramide: Sooft man eine Stufe steigt, meint man, irgendwo anzukommen. Doch dann folgen immer noch weitere. Abwärts blickend, können wir nicht wirklich sehen, wie viel wir schon geschafft haben, und sind verzweifelt, aufwärts jedoch sehen wir den Finger Gottes aus dem Himmel ragen und wissen, dass wir auf dem richtigen Weg sind.«

Tina Sonego schilderte den Moment, als sie merkte, dass die Trinkerei und die schlimmsten Depressionen überwunden waren. »Mitten in einem japanischen Kaufhaus sah ich wunderschöne Blumen, blieb wie von selbst stehen, berührte sie und flüsterte, ›Ich mag euch‹. Ich sah diesen reizenden Strauß an und sagte, ›Ich bin jetzt mit euch verbunden – nicht auf ewig, und ich muss euch auch nicht mitnehmen, sondern nur jetzt im Moment‹. Und bis heute denke ich an diese Blumen und an die Freude, die sie mir in jenem Augenblick bereiteten. Einige Jahre später hatte ich auf dem Frankfurter Flughafen eine Offenbarung. Ich lief herum, trank Kaffee, rauchte Zigaretten und fragte mich, was eigentlich passierte, da sich irgendetwas verändert anfühlte. Ich wusste aber nicht, was. Und dann ging es mir auf: Ich hatte endlich eine Stimme – wusste zwar noch nicht, was ich damit machen sollte, aber ich hatte eine.« Schwer erkämpft, schallt diese Stimme heute wie eine Trompete.

Ich selbst bin kaum suchtgefährdet, brauchte zwar bei gewissen Substanzen einen Entzug, habe jedoch nie zwanghaft etwas konsumiert. Nach einem Gläschen will ich nicht unbedingt ein zweites. Ein gutes Gefühl, das ich als gefährlich durchschaue, reißt mich nicht unwiderstehlich in seine Fänge. Sucht war mir nie sehr sympathisch, bis ich Zyprexa zu nehmen begann. Doch nicht die Abhängigkeit war entscheidend, sondern die davon ausgelöste Fressgier. Nach einer ganz normalen Mahlzeit kann ich mich regelrecht ausgehungert fühlen – und zwar so extrem, dass ich mitten in der Nacht losfahre, um mir noch etwas zu holen. Zyprexa machte mich fresssüchtig. Bei normal guter Stimmung habe ich genügend Selbstdisziplin, um den Schokoladenkuchen zu verschmähen, doch Depressionen rauben mir die Kraft, leisten der Sucht Vorschub. Starken Begierden zu widerstehen kostet viel Energie und Willenskraft, und im depressiven Zustand kann ich einfach nicht nein sagen – zum Essen, zum Alkohol, zu Drogen. Es ist ganz einfach: Depressionen schwächen. Schwäche ist der sicherste Weg zur Sucht. Warum sollte man nein sagen, wenn dieses Nein zu nichts anderem führt als noch unerträglicherem Elend?

7. Selbstmord

Depressive müssen nicht suizidal werden, und auch Nichtdepressive begehen oft Selbstmord. Die beiden Phänomene ergeben somit keine klare Gleichung, etwa im Sinne eines ursächlichen Zusammenhanges, sind vielmehr eigenständige, häufig miteinander verbundene Gebilde. Auch wenn »Suizidalität« zu den neun im *DSM-IV* aufgeführten Symptomen depressiver Schübe gehört, neigen Depressive vielfach nicht stärker zu solchen Impulsen als Opfer schwerer Arthritiden: Menschen halten erstaunlich viel Schmerz aus. Lediglich unter der Prämisse, Suizidalität reiche als Bedingung schon hin, um eine Depression zu diagnostizieren, könnte man sich zu der Behauptung versteigen, Selbstmörder seien immer depressiv.

Suizidalität wird als ein *Symptom* der Depressionen behandelt, obwohl sie tatsächlich einfach neben ihnen bestehen könnte. Heute betrachten wir den Alkoholismus nicht mehr als ein Nebenprodukt der Depression, sondern als ein gleichzeitiges Problem, und die Suizidalität ist mindestens ebenso unabhängig davon wie der häufig mit ihr einhergehende Drogenmissbrauch. Dazu schreibt George Howe Colt, der Autor von *The Enigma of Suicide*: »Viele Kliniker meinen, nur die Depression erfolgreich behandeln zu müssen, um den suizidalen Patienten umzustimmen, so als sei ihre Suizidalität lediglich eine Auswirkung der zugrundeliegenden Störung. Doch manche suizidalen Patienten haben gar keine diagnostizierbare Grunderkrankung, und oft töten sich Menschen kurz nach der Überwindung – oder lange nach dem Abklingen – ihrer Depressionen.« Bei der Behandlung suizidaler Depressiver konzentrieren sich Kliniker im Allgemeinen auf die Depressionen, doch deren Behebung beugt nicht unbedingt einem Selbstmord vor. Obwohl in den Vereinigten Staaten fast die Hälfte aller Suizide trotz psychiatrischer Betreuung stattfinden, gelten sie dann meist als völlig überraschend. Etwas an unserem Denken stimmt also nicht. Man sollte die Suizidalität weder mit Symptomen wie Schlafstörungen in einen Topf werfen noch ihre Behandlung einstellen, nur weil die damit verknüpfte Depression behoben zu sein scheint. Suizidalität ist ein Begleitproblem, das gesonderter Behandlung bedarf. Warum stuft man sie nicht als eigenständige – zwar mit der Depression verwandte und sich überschneidende, aber ihrem Wesen nach auch von ihr verschiedene – Diagnose ein?

Der Versuch, ein Krankheitsbild der suizidalen Depression zu definieren, ist völlig ergebnislos geblieben. So besteht zum Beispiel keine direkte Korrelation zwischen Schwere der Depression und Suizidneigung: Gewisse Selbstmorde scheinen auf nur leichten Störungen zu beruhen, während Menschen in völlig verzweifelten Situationen sich ans Leben klammern. Im Suizid kulminieren somit nicht existentielle Probleme, sondern er kommt aus einem verborgenen Winkel jenseits des Geistes oder Bewusstseins. Wenn ich heute auf meine suizidale Phase zurückblicke, so erscheint mir ihre ehemals durchaus vernünftig wirkende Logik jetzt völlig fremd. Sie ähnelte einem mächtigen Keim, der in den Körper eindrang und dort das Regiment übernahm, wie bei der Besetzung durch eine feindliche Macht.

Der Impuls, sich umzubringen, ist etwas deutlich anderes als der Wunsch, tot zu sein oder zu sterben. Die meisten Menschen sehnen sich ab und an danach, aller Sorgen ledig und einfach nicht mehr da zu sein. In Depressionen wollen viele sterben, abtreten, der Heimsuchung des Bewusstseins entfliehen. Hand an sich zu legen erfordert dagegen ein erheblich höheres Maß an Leidenschaftlichkeit und konzentrierter Gewalt. Selbstmord resultiert nicht aus Passivität, sondern aus entschlossenem Handeln, verlangt viel Energie und einen starken Willen, verbunden mit der Überzeugung, dass die momentane Drangsal dauerhaft sein wird, und zumindest einem Anflug von Impulsivität.

Selbstmörder lassen sich vier Gruppen zuordnen. Die einen bringen sich um, ohne genau zu durchdenken, was sie tun; ihr Entschluss erscheint so zwingend und unvermeidlich wie ein Reflex. Diese Menschen sind die impulsivsten und lassen sich am leichtesten durch spezielle äußere Ereignisse zu dem Schritt hinreißen, so dass dieser meistens plötzlich erfolgt. »So einleuchtend auch die unmittelbaren Ursachen, eingebildeten Vergeltungen und blinden Provokationen ihres Selbstmords scheinen mögen«, schreibt A. Alvarez in *Der grausame Gott*, einer lesenswerten Studie über den Suizid, »die Handlung, gleichgültig, ob sie gelingt oder nicht, ist im Grunde ein versuchter Exorzismus.« Die zweiten begehen, auch halb verliebt in die Idee eines schnellen Todes, Selbstmord aus Rache, so als wäre dieser Schritt nicht unumkehrbar. Über diese Gruppe schreibt Alvarez: »Die Schwierigkeit, Selbstmord zu begehen, besteht in diesem: Er ist eine Tat des Ehrgeizes, die man nur begehen kann, wenn man allen Ehrgeiz überwunden hat.« Diese Personen scheiden weniger aus dem Leben als in den Tod, streben nicht das Ende, sondern das Nichts an. Die Dritten stützen den Selbstmord auf eine irrige Logik, worin der Tod als die einzige Lösung unerträglicher Probleme erscheint. Sie erwägen verschiedene Möglichkeiten, planen ihre Tat, schreiben Abschiedsbriefe und gehen das Ganze so pragmatisch an wie einen Abenteuerurlaub. Gewöhnlich meinen sie, durch ihren Freitod nicht nur sich selbst, sondern auch ihr Umfeld zu »entlasten« (während in aller Regel genau das Gegenteil der Fall ist). Die vierte und letzte Gruppe besitzt eine durchaus schlüssige Logik. Diese Menschen wollen – wegen einer unheilbaren Krankheit, psychischer Probleme oder schlimmer Lebensumstände – den Schmerz des Daseins nicht länger ertragen und meinen, dass ihr Leiden in keinem Verhältnis zu noch erhoffbaren Freuden steht. Ob diese Prognose zutrifft oder nicht: Jedenfalls machen sie sich nichts vor, und deshalb könnten weder Antidepressiva noch Psychotherapie das Geringste an ihrem Entschluss ändern.

In meinen Augen könnten jenseits der Todesschwelle himmlischer Frieden, Grauen oder das Nichts liegen, und solange wir das nicht wissen, sollten wir unsere Chance nutzen und das Beste aus dem Leben machen. »Es gibt nur ein wirklich ernstes philosophisches Problem: den Selbstmord«, schrieb Albert Camus. In der Tat hatten sich viele Franzosen um die Mitte des 20. Jahrhunderts ganz diesem Problem verschrieben und im Namen des Existentialismus jene Fragen aufgegriffen, deren Lösung einst die Religion verhieß.

Sein oder Nichtsein? Über kein anderes Thema wurde so viel geschrieben und so wenig ausgesagt. Hamlet verwies in diesem Zusammenhang auf das »unentdeckte Land, von des Bezirk kein Wandrer wiederkehrt«. Dennoch verlassen Menschen, die das Unbekannte wenig fürchten und stets Neuland erobern, nur ungern diese Welt »der Pfeil' und Schleudern« in Richtung des völlig Ungewissen, von dem man vieles befürchten und alles erhoffen kann. Das berühmte Zitat, »So macht Gewissen Feige aus uns allen;/Der angebornen Farbe der Entschließung/Wird des Gedankens Blässe angekränkelt«, enthält das eigentliche Problem von Sein und Nichtsein: Gewissen bedeutet hier Bewusstsein, und es widersteht der Vernichtung nicht nur aus Feigheit, sondern auch durch den grundlegenden Daseinswillen, das Heft in die Hand zu nehmen und das Gebotene zu tun. Überdies kann der sich selbst erkennende Geist seine Erkenntnis nicht mehr rückgängig machen, und die Selbstvernichtung widerspräche dem Ziel der Introspektion. Des »Gedankens Blässe« ist also gegen den Suizid gerichtet. Wer dennoch Hand an sich legt, hat insofern vielleicht nicht nur Verzweiflung empfunden, sondern auch momentan das Selbstbewusstsein verloren. Auch wo es bloß um die Alternative Sein oder Nichts geht (zum Beispiel in der Überzeugung, dass nach dem Tod nichts und der Geist nur ein vorübergehendes biochemisches Phänomen ist), kann das Sein ein Nichts gar nicht fassen: Zwar lässt sich ein erfahrungsloser Zustand denken, aber nicht die reine Absenz als solche. Ich denke, also bin ich.

Arthur Schopenhauer ging der Frage auf den Grund. »Der Selbstmord kann auch angesehn werden als ein Experiment, eine Frage, die man der Natur stellt und die Antwort darauf erzwingen will: nämlich, welche Aenderung das Daseyn und die Erkenntniss des Menschen durch den Tod erfahre. Aber es ist ein ungeschicktes: denn es hebt die Identität des Bewusstseins, welches die Antwort zu vernehmen hätte, auf.« Um die Folgen des Selbstmords kennenzulernen, müsste man ihn schon begehen; sicherlich wäre es ganz reizvoll, die Schwelle des Todes mit Rückkehrgarantie zu überschreiten: Ich wünsche mir häufig, mich für einen Monat töten zu können. Man schreckt vor der offensichtlichen Endgültigkeit, der Unumkehrbarkeit des Suizids zurück. Das Bewusstsein macht den Menschen aus, und nach allgemeiner Übereinkunft dürfte es in der uns bekannten Form nach dem Tod nicht mehr bestehen, womit die zu befriedigende Neugierde im entscheidenden Moment entfallen wäre. Bei dem Wunsch, nicht mehr zu leben, und der Frage, wie es wäre, tot zu sein, erkannte ich auch, dass der Tod meinen Wissensdrang zunichtemachen würde, doch gerade er hält einen ja wach: Ich könnte viele Äußerlichkeiten meines Lebens aufgeben, aber gewiss nicht das Staunen.

Auch wenn blanke Triebe eine führende Rolle spielen, ist das Lebensmotiv in einer säkularen Welt extrem schwer zu ermitteln. »Die notwendigste aller Annahmen lautet, dass das Leben lebenswert sei«, postulierte George Santayana, »und ohne sie ergäbe sich die unmöglichste Schlussfolgerung.« Zwar muss man auch stets die vielen uns heimsuchenden Gebrechen bedenken, aber noch schwerer dürfte die Tatsache der Sterblichkeit ins Gewicht fallen. Der Tod ist so alarmierend und seine Unvermeidlichkeit derart enttäuschend, dass manche meinen, sie könnten das Ganze auch gleich hinter sich bringen. Die Vorstellung, am Ende sei alles Nichts, scheint den Wert eines jeden Etwas aufzuheben. Im Grunde verleugnet das Leben den Selbstmord, indem es die Tatsache der Sterblichkeit fast durchweg ausblendet. Wenn der Tod trotzdem nicht stolz ist, so nur deshalb, weil man ihn so allgemein missachtet.

In meinen Augen muss man nicht verwirrt sein, um sich zu töten, auch wenn viele Verwirrte sich – ebenso wie viele andere aus wirren Gründen – das Leben nehmen. Es liegt auf der Hand, dass man den suizidalen

Charakter entweder nur im Nachhinein oder nach gescheiterten Selbstmordversuchen analysieren kann. Freud selbst erklärte, wir besäßen keine angemessenen Mittel, um das Problem des Suizids anzugehen. Man
muss seine Demut vor diesem Thema bewundern. Wenn Psychoanalytiker der unmögliche Beruf wäre, so Selbstmörder die unmögliche Pa-
tientenrolle. Ist es verrückt, sterben zu wollen? Das ist letzten Endes eher
ein religiöses als ein medizinisches Problem und hängt vor allem davon
ab, was nach dem Tod kommt oder wie hoch man den Wert des Lebens
ansetzt. Albert Camus sah das eigentlich Verrückte darin, wie viel die
meisten von uns auf sich nehmen, nur um den ohnehin unabwendbaren
Tod ein paar Jahrzehnte aufzuschieben. Ist denn das Leben bloß ein absurdes Hinauszögern des Todes? Ich meine zwar mit Schopenhauer, dass
die Bilanz des Lebens negativ ist und die meisten Menschen mehr Leid
als Freude kennen, aber wir hungern nach der Freude und nach dem aus
ihr erwachsenden Glück. Ironischerweise enthalten fast alle Religionen,
die das ewige Leben verkünden, auch Selbstmordverbote, um inbrüns-
tige Gläubige daran zu hindern, von Klippen zu springen und sich in die
Engelscharen einzureihen (auch wenn manche es loben, sein Leben für
die Sache selbst zu opfern, wie im Fall der christlichen Märtyrer oder des
islamischen heiligen Kriegs).

Die Kraft zum Selbstmord haben viele Männer gepriesen, die das Leben liebten, von Plinius, der schrieb, »Darum möge jeder dieses vor allem als Heilmittel seiner Seele festhalten, dass unter allen Gütern, welche
die Natur dem Menschen verliehen hat, keines besser sei als ein früher
Tod: und dies ist dabei das Beste, dass ihn jeder sich selbst verschaffen
kann«, über John Donne, in dessen *Biathanatos* aus dem Jahr 1621 es
heißt, »Welches Elend mich auch befallen mag, mir scheint, ich habe
die Schlüssel zu meinem Gefängnis selbst in der Hand, und kein Trost
erreicht mein Herz so schnell, wie mein eigenes Wort«, und den eine
Generation jüngeren Andreas Gryphius, der in »An die Welt« dichtete:
»Steig aus du müder Geist, steig aus! wir sind am Lande! Was graut dir
für dem Port, itzt wirst du aller Bande und Angst und herber Pein und
schwerer Schmertzen loß«, bis hin zu Albert Camus. »Im Ganzen wird
man finden«, erklärte Schopenhauer, »dass, sobald die Schrecknisse des
Lebens die Schrecknisse des Todes überwiegen, der Mensch seinem Leben ein Ende macht.« Mich selbst befiel in Depressionen eine absolut
erdrückende Lebensangst, während ich gegenüber der Furcht vor dem
Sterben gefährlich abgehärtet war. Allerdings hielt ich die Angst für vorübergehend, was sie linderte und erträglich machte. Aus meiner Sicht
kann der überlegte Selbstmord nichts Momentanes sein, sondern muss

auf einer sorgfältigen langfristigen Beurteilung der Lage beruhen. Ich glaube an den geplanten Suizid, der nicht aus Hoffnungslosigkeit, sondern aus der Sinnlosigkeit resultiert. Das Problem liegt darin, dass man von außen meist kaum erkennen kann, wann ein Selbstmord vernünftig ist, und meiner Meinung nach sollte man besser zu viele als zu wenige Kandidaten retten. Selbstmord ist berüchtigtermaßen eine Dauerlösung oft vorübergehender Probleme. Doch der Freitod sollte ein Grundrecht sein: Niemand dürfte gezwungen werden, gegen seinen Willen zu leben. Andererseits kann die suizidale Stimmung auch wieder vergehen, und sehr viele Menschen schätzen sich glücklich, gerettet oder zurückgehalten worden zu sein. Wenn ich jemals einen Suizidversuch machen sollte, wäre ich froh über eine Rettung, es sei denn, ich hätte schon einen Zustand erreicht, in dem die verbleibende Lebensfreude nicht mehr das bevorstehende Leid oder Elend aufwiegen könnte.

Thomas Szasz, ein einflussreicher Kritiker des staatlichen Gesundheitswesens, der dafür eintritt, die Macht der Psychiater strikt zu begrenzen, erklärt dazu: »Ein Grundrecht auf Selbstmord zu fordern bedeutet nicht, ihn als erstrebenswert auszugeben, sondern lediglich, dass der Staat moralisch nicht berechtigt ist, zwangsweise gegen den Entschluss von Menschen vorzugehen, Hand an sich zu legen.« Durch den Einsatz von Zwang entziehe man dem Selbstmörder sein Selbstbestimmungsrecht. »Die Folge ist, dass man den Betreffenden weitgehend infantilisiert oder entmündigt.« Bei einer Harvard-Studie legte man Ärzten fiktive Anamnesen von Selbstmördern vor und bat sie um ihre Einschätzungen. Während sie, wenn man ihnen den Suizid der Patienten vorenthielt, in zweiundzwanzig Prozent der Fälle psychische Krankheiten diagnostizierten, stieg die Quote andernfalls auf neunzig Prozent: Gewiss bürgt Suizidalität für eine sichere Diagnose, die höchstwahrscheinlich ein gewisses Maß an Infantilisierung oder zumindest Paternalismus nährt. Der Standpunkt von Szasz hat zwar eine gewisse Realitätsbasis, aber klinische Entscheidungen darauf zu stützen könnte recht gefährlich sein. Der Psychologe Edwin Shneidman hat eine Initiative zur Verhinderung von Selbstmorden gegründet und steht für das andere Extrem. In seinen Augen ist Suizid immer irrsinnig. »Jeder Selbstmord hat zumindest einen Anflug von Krankhaftigkeit insofern, als es in ihm zum Bruch zwischen Denken und Empfinden kommt«, erklärt er. »Das führt zu der Unfähigkeit, Gefühle zu etikettieren oder nach feineren Bedeutungsnuancen zu differenzieren und anderen mitzuteilen, zu einer anomalen ›Spaltung‹ von Denken und Fühlen. Darin liegt sowohl die Illusion der Macht als auch der Wahnsinn.« Dieser etwas tautologische Befund liefert ihm eine Basis, um das Grundrecht auf Selbstmord zu bestreiten. »Selbstmord kann kein ›Recht‹ sein«, schrieb Shneidman in scharfer Opposition gegen Szasz. »Wenn der Einzelne keinen anderen Ausweg sieht, wird er Hand an sich legen.«

Selbstmord ist ein wahrhaft endemisches Phänomen, das sogar noch mehr bemäntelt und verleugnet wird als die Depression. Faktisch steht er für eine schwere Krise des staatlichen Gesundheitswesens, die uns so große Sorgen bereitet, dass wir lieber die Augen davor verschließen. Allein in den Vereinigten Staaten bringt sich alle siebzehn (in Deutschland alle vierzig) Minuten jemand um: Bei Amerikanern im Alter unter einundzwanzig Jahren steht der Suizid unter den Todesursachen an dritter, bei Studenten sogar an zweiter Stelle. So starben 1995 (zum Beispiel) mehr junge Menschen durch eigene Hand als insgesamt an Aids, Krebs, Schlaganfall, Lungenentzündung, Grippe, Geburtsfehlern und Herzkrankheiten. Zwischen 1987 und 1996 starben mehr Männer im Alter bis zu fünfunddreißig Jahren durch Selbstmord als an Aids. Fast eine halbe Million Amerikaner werden jährlich wegen Suizidversuchen in Kliniken eingeliefert. 1998 war der Weltgesundheitsorganisation zufolge Suizid in zwei Prozent der weltweiten Sterbefälle die Todesursache, lag damit also vor Kriegen und weit vor Mord. Und die Selbstmordrate steigt stetig weiter. Eine jüngst in Schweden durchgeführte Studie ergab, dass die Quote bei jungen Männern dort seit den fünfziger Jahren um zweihundertsechzig Prozent gestiegen ist. Ein Fünftel der schwer und gut die Hälfte der manisch-depressiven Patienten begeht irgendwann Suizidversuche. Besonders hoch ist die Anfälligkeit im ersten depressiven Schub: Wer schon mehrere hinter sich hat, kann im Allgemeinen ganz gut damit umgehen. Frühere Versuche deuten meist auf einen späteren Suizid hin: Etwa ein Drittel aller Selbstmörder hatten es schon einmal versucht, und auf ein Prozent aller Selbstmordversuche folgt binnen eines Jahres, auf zehn Prozent binnen zehn Jahren, der endgültige Suizid: Auf jeden vollendeten Freitod kommen etwa sechzehn Versuche.

Ich habe in ein und demselben Dokument sowohl die Aussage gelesen, dass Depressive fünfhundertmal so suizidanfällig seien wie andere, als auch die statistische Bilanz, dass sie eine gegenüber dem Normwert um das Fünfundzwanzigfache erhöhte Selbstmordrate zeigen. Andernorts hieß es, dass Depressionen die Suizidwahrscheinlichkeit verdoppeln. Wer weiß? Derartige Quoten hängen in hohem Maße davon ab, wie man die schwer fassbare Depression definiert. Für die Belange des staatlichen Gesundheitswesens hat das National Institute of Mental Health schon vor langer Zeit ebenso großspurig wie unwissenschaftlich behauptet, dass »fast alle Selbstmörder entweder eine diagnostizierbare psychische Krankheit haben oder drogensüchtig sind«; jüngst wurde das »fast alle« in »neunzig Prozent« korrigiert. Diese globale Diagnose hilft den Tätern nach gescheiterten Suizidversuchen oder den Freunden und Angehörigen von Selbstmördern, einen Teil der Schuldgefühle abzublocken, die sie sonst plagen könnten. So tröstlich und hilfreich es sein mag, das Augenmerk ganz auf den hohen Anteil der krankheitsbedingten Selbstmorde zu richten: Dies ist eine grobe Übertreibung, die mir niemand, der suizidale Patienten behandelt, bestätigen konnte.

Beim Selbstmord sind die Statistiken noch willkürlicher als bei den Depressionen. Die meisten Fälle passieren montags, und zwar vor allem spätvormittags im Frühling. Bei Frauen liegt die Suizidrate am Beginn und dem Ende der Menstruation besonders hoch (was hormonelle Gründe haben mag), auffallend niedrig dagegen während der Schwangerschaft und im ersten Jahr nach der Entbindung (was evolutionär gesehen durchaus plausibel erscheint, sich aber bisher nicht eindeutig biochemisch erklären lässt). Eine Schule von Suizidforschern bevorzugt vergleichende Statistiken und benutzt diese so, als folgte aus Korrelationen ein ursächlicher Zusammenhang. Einige von diesen grenzen ans Absurde: Was soll es beweisen, und welchen Zweck hat es, das durchschnittliche Körpergewicht oder die durchschnittliche Haarlänge von Selbstmördern zu errechnen?

Der bekannte Soziologe Émile Durkheim hat den Selbstmord im 19. Jahrhundert aus dem Dunstkreis des Moralischen gezogen und in einen nüchternen, wissenschaftlichen Kontext gestellt. Beim Suizid besteht eine starke Neigung zur Kategorienbildung, und Durkheim argumentierte, dass es im Wesentlichen vier Formen gebe. Den *egoistischen* Suizid begingen stets Menschen, die gesellschaftlich schlecht integriert seien. Apathie und Gleichgültigkeit veranlassten sie, ihre Beziehungen zur Außenwelt auf Dauer zu lösen. Der *altruistische* Selbstmord dagegen beruhe auf zu starker gesellschaftlicher Integration. Unter diese Kategorie Durkheims fiele zum Beispiel Patrick Henrys Devise: »Freiheit oder Tod!« Altruistische Selbstmörder seien energisch, leidenschaftlich und entschlossen. Der *anomische* Selbstmord resultiere aus Ärger und Ekel. »Wegen des steigenden Wohlstandes«, schreibt Durkheim, »steigen auch die Bedürfnisse. Sie werden angestachelt durch die reichere Beute, die ihnen vorgehalten wird, und die althergebrachten Regeln verlieren ihre Autorität, weil man ihrer überdrüssig ist. [...] Zur gleichen Zeit wird der Kampf härter und opfervoller, einmal weil die Kampfregeln weniger beachtet werden, und zum anderen, weil der Wettbewerb schärfer wird.

Alle Klassen sind dem ausgesetzt, weil es keine Klassen mehr gibt. Je mehr man sich also anstrengt, umso nutzloser wird die Anstrengung. Es ist kein Wunder, dass unter solchen Umständen der Wille zum Leben seine Kraft verliert.« Wie Charles Bukowski höhnte: »Wir verlangen mehr vom Leben, als es zu bieten hat«, und die unvermeidliche Enttäuschung kann schon Anlass genug sein, es zu beenden. Oder wie de Tocqueville speziell über den amerikanischen Idealismus schrieb: »Fast alles Hervorragende schwindet, um irgendeiner Mittelmäßigkeit Platz zu machen, die zugleich minder hoch und minder tief, minder glanzvoll und minder armselig ist, als was die Welt bisher sah.« Den *fatalistischen* Suizid schließlich begehen Menschen, deren Leben zutiefst elend ist und sich nicht mehr ändern lässt – der Selbstmord eines Sklaven zum Beispiel wäre nach Durkheims Taxonomie als »fatalistisch« zu bezeichnen.

Durkheims Kategorien werden heute zwar nicht mehr für klinische Zwecke herangezogen, haben aber das moderne Denken beim Problem Suizid weitgehend geprägt. Im Gegensatz zu den seinerzeit herrschenden Überzeugungen behauptete er, dass der Selbstmord, als ein individueller Schritt, dennoch gesellschaftliche Ursachen hat. Auch wenn jeder Suizid eine eigene Psychopathologie aufweist, scheinen soziale Konstrukte in dem relativ gleichmäßigen Bild eine wesentliche Rolle zu spielen: Trotz je unterschiedlicher Kontexte für die einzelnen Taten bringt sich offenbar stets ein gewisser Anteil einer Bevölkerung um. Dabei bestimmen lokal abweichende Werte und Bräuche, welche Gründe für diesen Schritt in Frage kommen. Wer aufgrund eines einmaligen Traumas zu handeln meint, offenbart also oft lediglich einen gesellschaftlichen Zwang, der Menschen in den Tod treibt.

Auch wenn viele Suizidstudien von sinnlosen Statistiken strotzen, zeichnen sich doch gewisse bedeutsame Tendenzen ab. Angehörige von Familien, in denen Fälle vorkamen, sind besonders gefährdet, teils einfach deshalb, weil einem solche Präzedenz das Unvorstellbare konkret vor Augen führt, teils aber auch weil der Gedanke, dass ein geliebter Mensch sich getötet hat, nahezu unerträglich sein kann. Eine Frau, deren Sohn sich erhängt hatte, sagte mir: »Ich fühle mich, als klemmten meine Finger in einer zugeschlagenen Tür und sei ich im Schrei für immer erstarrt.« Im Übrigen scheint Suizid sich, vermutlich auf einer genetischen Basis, in Familien fortzupflanzen. So ergaben Studien, dass Blutsverwandte von Selbstmördern stärker gefährdet sind als adoptierte Kinder oder Angeheiratete. Bei eineiigen – aber nicht zweieiigen – Zwillingen besteht gleich hohe Suizidalität, auch wenn sie sofort nach der Geburt getrennt wurden.

Doch pflanzen sich Selbstmorde im sozialen Umfeld oft fort, und die ansteckende Wirkung des Suizids ist unbestreitbar. Legt jemand Hand an sich, so folgen häufig, besonders unter Jugendlichen, Kameraden und Freunde nach. Es werden auch immer wieder die gleichen Orte gewählt: die Golden Gate Bridge in San Francisco, der Mount Mihara in Japan, spezielle Teilstücke von Bahnlinien, das Empire State Building. Publizierte Berichte über Selbstmorde regen zur Nachahmung an. Nachdem Goethes Briefroman *Die Leiden des jungen Werthers* erschienen war, folgten Anfang des 19. Jahrhunderts in ganz Europa Freitode im Stile seines Protagonisten. Sooft die Medien einen großen Fall bringen, steigt die Suizidrate – direkt nach dem Freitod Marilyn Monroes zum Beispiel in den Vereinigten Staaten um zwölf Prozent. Demnach würde eine gemäßigte Berichterstattung vermutlich die Suizidraten senken, und einiges spricht dafür, dass noch die wohlmeinendsten Gegenmaßnahmen anfällige Menschen oft erst auf die Idee des Suizids bringen. Allerdings können sie Betroffenen auch bewusst vor Augen führen, dass Suizid oft aus einer psychischen Krankheit resultiert, die sich erfolgreich behandeln lässt.

Entgegen der allgemeinen Ansicht sind Menschen, die viel über Selbstmord reden, tatsächlich ganz besonders gefährdet. Suizidversuche ziehen oft weitere nach sich und müssen daher als Vorboten gelten, doch dieser Umstand wird viel zu wenig genutzt. In einer Fallstudie von 1999 stellt Maria Oquendo klar: »Obwohl Kliniker eine Vorgeschichte von Suizidversuchen als Hinweis auf entsprechende Anfälligkeiten deuten könnten, werden Patienten mit solchen Anamnesen nicht intensiver behandelt als andere. Dabei bleibt unklar, ob Personen, die aus diesem Grund und wegen schwerer Depressionen ein erhöhtes Risiko darstellten, gar nicht erst als besonders gefährdet galten, oder ob man sie einfach trotzdem somatisch nicht adäquat behandelte.«

Auch wenn existentiell beschönigende Argumente sehr reizvoll klingen mögen, ist die Realität des Suizids nichts Höheres, philosophisch Reines, sondern schmutzig und abstoßend. Ich habe jemanden sagen gehört, dass man in der schweren Depression »ohnehin lebendig begraben ist«. Das mag unangenehm sein, bietet aber im Unterschied zum wirklichen Grabestod noch Spielraum für Besserung. Die Endgültigkeit des Suizids hebt ihn von allen anderen hier erörterten Themen ab, und die vorbeugende Kraft von Antidepressiva müsste dringend untersucht werden, um die Medikation dementsprechend einstellen zu können. Doch die Pharmaindustrie hat Mühe, Daten über Selbstmord zu erheben, zumal sich die eskalierende Selbstverleugnung gewöhnlich nicht auf die nur zwölf Wochen kontrollierter »Langzeitstudien« beschränkt. Das Potential der selektiven Serotonin-Wiederaufnahmehemmer, als weltweit beliebtester Antidepressiva, ist in dieser Hinsicht bislang noch nicht zuverlässig geklärt. Am gründlichsten ist Lithium erforscht: Bei bipolaren Patienten, die es absetzten, stieg die Suizidrate um das Sechzehnfache an. Einige Psychopharmaka könnten die Suizidgefahr sogar erhöhen, da sie allgemein anregend und antriebssteigernd wirken. Allerdings muss man genau zwischen diesen Potentialen und der tatsächlichen Kausalität unterscheiden. Ich kann mir nicht vorstellen, dass jemand ohne anhaltend starke Suizidalität nur infolge einer bestimmten Medikation Selbstmord begehen würde. Dennoch sollte man eingehend mit Patienten sprechen, bevor man ihnen anregende Mittel verschreibt. Elektrokrampftherapien können starke oder wahnhafte Selbstmordimpulse schnell beheben. Einer Studie zufolge lag die Suizidrate bei schwerkranken medikamentös behandelten Patienten neunmal so hoch wie in Fällen der Anwendung von EKT.

Freud schrieb kurz nach Durkheims Studie, dass der Selbstmörder oft fremdgerichtete aggressive Impulse gegen sich selbst wende. Ganz ähnlich erklärte der Psychologe Edwin Shneidman, der Selbstmord sei »ein um hundertachtzig Grad gedrehter Mord«. Freud zufolge gibt es einen »Todestrieb«, der in einem labilen Verhältnis zum Lebenstrieb steht. Zweifellos übt der Tod eine große Faszination aus, die gewiss manchen Selbstmord erklären kann. »In den biologischen Funktionen wirken die beiden Grundtriebe gegeneinander oder kombinieren sich miteinander«, schreibt Freud dazu. »So ist der Akt des Essens eine Zerstörung des Objekts mit dem Endziel der Einverleibung, der Sexualakt eine Aggression mit der Absicht der innigsten Vereinigung. Dieses Mit- und Gegeneinanderwirken der beiden Grundtriebe ergibt die ganze Buntheit der Lebenserscheinungen.« Danach bildet Selbstmord den notwendigen Kontrapunkt zum Lebenswillen. Karl Menninger, der ausführlich über den Suizid geschrieben hat, erklärte dazu, dieser habe drei Komponenten, »den Wunsch zu töten, den Wunsch, getötet zu werden, und den Wunsch zu sterben«, und ganz in diesem Sinne schrieb G. K. Chesterton:

Wer einen Menschen tötet, der tötet einen Menschen,
Doch wer sich selbst tötet, der tötet alle Menschen,
Und was ihn angeht, so löscht er die ganze Welt aus.

Bei chronischem Stress brauchen wir eine Überdosis von Neurotransmittern. Der Adrenalinstoß, mit dem wir situativ reagieren, lässt sich jedoch auf Dauer nicht durchhalten. Deshalb neigen an chronischem Stress leidende Personen zum Abbau von Transmittern. Suizidale Depressionen scheinen besondere neurobiologische Merkmale aufzuweisen, die entweder autoaggressives Verhalten auslösen oder lediglich die entsprechenden Tendenzen widerspiegeln. Tatsächlich werden Suizidversuche meistens durch äußere Belastungen herbeigeführt, zu denen häufig Alkoholmissbrauch, akute Krankheiten oder schlimme Erlebnisse beitragen. An der entsprechenden Anfälligkeit sind Charakter, Genetik, Kindheit, Alkoholismus oder Drogensucht, chronische Gebrechen und der Cholesterinspiegel beteiligt. Die meisten vorliegenden Daten über das Selbstmördergehirn stammen von Obduktionen; das Organ weist in bestimmten Schlüsselregionen niedrige Serotoninwerte und ein Übermaß der einschlägigen Rezeptoren auf – vielleicht um den Mangel auszugleichen. Besonders niedrig erscheint der Serotoninspiegel in den mit der Hemmung assoziierten Regionen, was offenbar ein fast ungebremstes, emotional impulsives Verhalten ermöglicht. Tierversuche zeigen, dass sich Primaten bei Serotoninmangel oft riskanter und aggressiver verhalten als im Normalzustand. Stress kann sowohl die Neurotransmitter auslaugen als auch für eine Überproduktion der sie zerstörenden Enzyme sorgen. Im Selbstmördergehirn ist offenbar auch der Spiegel des Noradrenalins abgesenkt, allerdings mit weniger eindeutigen Befunden als beim Serotonin. Zugleich findet man oft zu viele der diese Substanzen abbauenden Enzyme und zu wenige jener, auf denen die Wirkung des Adrenalins beruht. Funktional betrachtet folgt daraus, dass Menschen stark suizidgefährdet sind, wenn sie in Schlüsselregionen zu niedrige Neurotransmitterkonzentrationen haben Zu diesem Resultat kommt John Mann, ein führender, heute an der Columbia University arbeitender Suizidforscher, der bei den Serotoninspiegeln drei verschiedene Maßstäbe anlegt. Marie Äsberg vom schwedischen Karolinska Hospital hat die klinischen Konsequenzen aus seinem Material extrapoliert. In einer wegweisenden Studie begleitete sie Patienten mit niedrigen Serotoninwerten, die Selbstmordversuche hinter sich hatten, und zweiundzwanzig Prozent von ihnen töteten sich binnen eines Jahres. Anschließende Untersuchungen bestätigten, dass sich insgesamt fünfzehn Prozent der Depressiven, von denen mit niedrigem Serotoninspiegel jedoch zweiundzwanzig Prozent das Leben nehmen.

Wenn Stress am Serotonin zehrt, dessen Mangel Aggressionen nach sich zieht, und hohe Aggressivität zum Selbstmord führen kann, so überrascht die suizidale Wirkung der Kombination aus Stress und Depression kaum noch. Stress macht aggressiv, da dies oft der beste Weg ist, mit kurzfristig auftretenden Bedrohungen umzugehen. Allerdings ist Aggressivität nichts Spezifisches und kann sowohl helfen, einen Angreifer zu bezwingen, als sich auch gegen die eigene Person wenden. Aggression scheint ein urtümlicher Trieb zu sein, während sich Depressivität und Suizidalität, als komplexere kognitive Impulse, erst später entwickelt haben. (Evolutionär gesprochen ist der nützliche Abwehr- unlösbar mit dem schädlichen Selbstzerstörungsimpuls verquickt.) Die Fähigkeit zum Selbstmord stellt eine Bürde dar und gehört zu eben jenem Bewusstsein, das uns von den anderen Tieren abhebt.

Ein niedriger Serotoninspiegel könnte genetisch determiniert sein, und das Gen, das den Wert des Enzyms Tryptophan-Hydroxylase steuert, wird heute eindeutig mit hohen Selbstmordraten assoziiert. Nicht nur für psychische Krankheiten, sondern auch für Impulsivität, Aggressivität und Gewalttätigkeit zuständige Gene können ein großes Risiko mitbringen. Tierversuche an mutterlos aufgewachsenen Affen zeigen, dass diese Deprivation den Serotoninspiegel in bestimmten Regionen sinken lässt. Anscheinend kann früher Missbrauch das Gleiche bewirken und damit die Suizidalität fördern (ganz abgesehen von der kognitiv deprimierenden Wirkung); kann Drogensucht – wie interessanterweise auch Cholesterinmangel – den Serotoninwert weiter senken; kann die neurologische Schädigung des Fötus durch Alkohol oder Kokain zu Gemütskrankheiten und damit zum Suizid disponieren; kann fehlende mütterliche Zuwendung die Entwicklung hemmen; kann schlechte Ernährung das Gehirn angreifen. Da Männer ohnehin relativ wenig Serotonin haben, entspräche ein gestresster genetisch zum Serotoninmangel neigender, emotional verarmter Drogensüchtiger mit einem zu niedrigen Cholesterinspiegel genau dem Profil des Selbstmörders. Ihm könnte ein serotoninsteigerndes Medikament helfen. Demnächst könnte man mittels modernster bildgebender Verfahren die Aktivität des Serotonins in den entsprechenden Gehirnregionen bestimmen, um die Suizidgefährdung – besonders von Depressiven – zu beurteilen. Doch bis dahin wird noch einige Zeit vergehen. In ihrem meisterhaften Buch über den Selbstmord schreibt Kay Jamison: »Wenn sich Wissenschaftler auf eine oder zwei Substanzen unter Vernachlässigung der anderen oder der noch nicht entdeckten Stoffe konzentrieren oder die Komplexität der chemischen Wechselwirkungen im Gehirn oder an den Synapsen auf ein Minimum reduzieren wollten, so wäre das ein Riesenfehler, vergleichbar früheren, primitiven Auffassungen, geistige Verwirrung sei ein Werk des Satans oder werde durch ein Übermaß an Phosphor oder Dämpfen verursacht.«

Einiges spricht dafür, dass sich die Selbstmordrate durch äußere Faktoren eindämmen ließe: Wo man zum Beispiel an Pistolen oder Barbiturate nur schwer herankommt, liegt sie deutlich niedriger als andernorts. Die moderne Technik hat Suizidmethoden mühe- und schmerzloser gemacht als je zuvor, was große Gefahren birgt. Nachdem England seine Versorgungssysteme vom tödlichen Kokerei- auf das weniger giftige Erdgas umgestellt hatte, sank die Selbstmordrate dort um ein Drittel, da allein die jährlichen mit Gas verübten Suizide von 2368 auf ganze elf zurückgingen. Wenn sich Suizidalität impulsiv äußert, so kann allein schon die fehlende Verfügbarkeit entsprechender Mittel dazu beitragen, dass der Anfall vorübergeht, ohne dass es zur Tat kommt. Die Vereinigten Staaten sind das weltweit einzige Land, in dem man Suizid vor allem mit Schusswaffen begeht – übrigens jährlich sogar häufiger als Mord. Die zehn Einzelstaaten mit den lockersten Waffengesetzen haben eine doppelt so hohe Suizidrate wie die mit den strengsten. David Oppenheim sagte 1910 beim Symposion der Wiener Psychoanalytischen Gesellschaft, ein geladener Revolver fordere seinen Besitzer geradezu zum Selbstmord auf. Allein 1997 gaben achtzehntausend Amerikaner diesem Drang nach und erschossen sich. Die technischen Mittel variieren allerdings je nach Ort, Altersgruppe und Situation. In China bringen sich viele Frauen um, indem sie hochgiftige Pestizide oder Düngemittel schlucken, da beide Substanzen massenhaft vorhanden sind. Im indischen Punjab werfen sich mehr als die Hälfte aller Selbstmörder vor Züge.

Im Selbstmord äußert sich oft das depressive Ende eines manisch-depressiven Stimmungsspektrums, und damit begründet man gewöhnlich die hohe Suizidrate bei sehr erfolgreichen Menschen. Allerdings stecken diese sich oft besonders ehrgeizige Ziele und mögen daher noch von ihren größten Leistungen enttäuscht sein. Selbstkritische Grübelei kann zum Selbstmord führen, was die besondere Anfälligkeit von Künstlern und anderen kreativen Personen belegt. Doch auch bei aufstrebenden Geschäftsleuten ist die Quote hoch: Offenbar verstärken gewisse Eigenschaften, die dem Erfolg dienen, auch die Suizidalität. Wissenschaftler, Komponisten und Führungskräfte tragen ein fünfmal höheres Selbstmordrisiko als die Restbevölkerung; bei Schriftstellern, besonders Dichtern, ist der Abstand noch größer.

Alkoholiker verüben etwa ein Drittel der vollendeten Suizide und ein Viertel aller Selbstmordversuche. Im Alkohol- oder Drogenrausch gelingen Versuche übrigens viel häufiger als nüchtern. Fünfzehn Prozent der schweren Alkoholiker töten sich selbst. Karl Menninger bezeichnete den

Alkoholismus als »eine Form der Selbstzerstörung«, mit der man eine noch schlimmere abwende. Manche Menschen trinken in der Tat, um suizidale Impulse zu bekämpfen.

Tiermodelle für Suizid sind unzureichend, da Tiere vermutlich ihre Sterblichkeit als solche nicht verstehen und den Tod nicht gezielt anstreben können. Unverstandenes kann man nicht herbeisehnen: Suizid ist der Preis, den wir Menschen für das Selbstbewusstsein bezahlen, und kommt in vergleichbarer Form bei anderen Spezies nicht vor. Allerdings können Tiere sich gezielt Verletzungen zufügen und tun das auch, wenn man sie längerfristig drangsaliert. Zu eng gehaltene Ratten beißen sich den Schwanz ab. Mutterlos aufgewachsene Rhesusaffen zeigen etwa ab dem fünften Monat autoaggressive Tendenzen, die lebenslang anhalten, auch wenn man sie später artgerecht unterbringt; sie scheinen in wichtigen Hirnregionen ungewöhnlich niedrige Serotoninspiegel zu haben, weshalb hier das Biologische einmal mehr mit dem Sozialen korreliert.

Neuere Humanstudien ergaben enge Zusammenhänge zwischen Suizid und Tod der Eltern. Einem Befund zufolge entfallen drei Viertel der Selbstmorde auf Menschen, die als Kinder durch den Tod nahestehender Personen, meistens Eltern, traumatisiert wurden. Wenn frühe Verluste unverarbeitet bleiben, so führt das zu großen Schwierigkeiten mit Einbußen im Allgemeinen: Wer den Tod von Vater oder Mutter hinzunehmen hat, internalisiert oft Schuldkomplexe und verliert jegliches Selbstwertgefühl, manchmal auch den Sinn für Objektkonstanzen – wenn jemand, von dem man so abhängig ist, einfach über Nacht verschwinden kann, wie soll man sich dann noch auf irgendetwas verlassen? Die Statistiken mögen leicht überzogen sein, aber gewiss gilt: Je größer der Verlust, desto wahrscheinlicher besteht ein Hang zur Selbsttötung.

Schon bei jungen Menschen ist Suizid häufig genug. In den Vereinigten Staaten bringen sich jährlich etwa fünftausend Personen zwischen achtzehn und vierundzwanzig Jahren um, und mindestens achtzigtausend versuchen es. Jeder sechstausendste Amerikaner zwischen zwanzig und vierundzwanzig legt Hand an sich; sogar schon in der Gruppe der Fünfzehn- bis Vierundzwanzigjährigen rangiert Selbstmord an dritter Stelle unter den Todesursachen. Allerdings besteht kein Konsens über die Gründe der Zunahme. George Howe Colt bemerkt dazu: »Für diese ›Epidemie‹ der Jugendsuizide wurden eine Reihe von Ursachen angeführt – der moralische Verfall Amerikas, die Krise sogar der Kernfamilie, Schul-, Wettbewerbs- und Elterndruck, elterliches Versagen, Kindesmissbrauch, Drogen, Alkohol, niedriger Blutzucker, TV, MTV, Pop-Musik (je nach

Mode Rock, Punk oder Heavy Metal), Promiskuität, rückläufiger Kir-
chenbesuch, wachsende Gewalt, Rassismus, der Vietnamkrieg, die
Atomkriegsgefahr, die Medien, Wurzellosigkeit, wachsender Wohlstand,
Arbeitslosigkeit, Kapitalismus, zu viel Freiheit, Langeweile, Narzissmus,
Watergate, Politikverdrossenheit, Mangel an Vorbildern, Filme sowie zu
viel oder zu wenig Aufklärung über Selbstmord.« Heranwachsende, die
in der Schule übermäßig viel von sich erwarteten, könnten sich umbringen, wenn sie ihre eigenen oder die Anforderungen ihrer Eltern nicht
erfüllten: Unter hochbegabten Jugendlichen komme Suizid häufiger vor
als bei weniger ehrgeizigen Altersgenossen. Die hormonellen Schwankungen der Pubertät und der Phase danach trügen ebenfalls stark zum
Adoleszentenselbstmord bei.

Heranwachsende, die sich töten, kennen oft gar kein düsteres Todes-
bild und scheinen vielfach nicht anzunehmen, dass der Tod das unverbrüchliche Ende des Bewusstseins bedeutet. Ein grönländisches
Städtchen, das ich 1999 besuchte, hatte eine bizarre Abfolge von Fällen
gesehen: Ein Schüler hatte sich umgebracht, und wenig später waren ihm
rund ein Dutzend andere gefolgt. Einer der Nachahmer hatte am Tag vor
seinem Ableben erklärt, er vermisse seinen toten Freund, und fast schien
es, als habe er sich durch seine Tat zu diesem begeben wollen. Jüngere
Menschen neigen auch stark zu der Ansicht, Suizidversuche führten
nicht zum Tod, so dass sie diese manchmal als Strafe benutzen. Solche
Schritte, wie manipulativ sie auch erscheinen mögen, sind zumindest
laute Hilfeschreie. Nach Suizidversuchen brauchen Kinder unsere ganze
liebevolle Zuwendung: Ihre Probleme sind in der Tat gravierend, und
auch wenn wir ihre Motive nicht verstehen, müssen wir den Ernst der
Lage erkennen.

Während Suizide bei Heranwachsenden drastisch zunehmen, haben
Männer ab dem fünfundsechzigsten Lebensjahr die höchste Rate – in
der Untergruppe der Weißen im Alter von über fünfundachtzig bringt
sich jeder Zweitausendste um –, wobei eine traurige Neigung herrscht,
Suizide bei Älteren weniger zu beklagen als bei Jungen. Tödliche Verzweiflung ist, gleichgültig wen sie befällt, etwas Verheerendes. Dass uns
jeder Tag dem Tod näher bringt, liegt auf der Hand; dass er aber auch
die Selbstvernichtung akzeptabler machen soll, ist eine bizarre Variation
des Themas. Wir nehmen gerne an, der Selbstmord von Alten sei vernünftig, doch in Wirklichkeit ist er häufig die Folge einer unbehandelten
geistigen Verwirrung. Außerdem haben die Alten im Allgemeinen ein
größeres Todesverständnis: Während Heranwachsende sich vom Leben
ab- und einer anderen Sphäre zuwenden, sehen sie im Tod gewöhnlich

einen endgültigen Zustand und wissen, was sie tun. In dieser Gruppe scheitern Suizidversuche viel seltener als bei jüngeren Leuten. Alte setzen besonders wirkungsvolle Mittel ein und kündigen ihre Absicht in aller Regel nicht an. Die höchste Selbstmordrate von allen haben geschiedene oder verwitwete Männer. Sie suchen bei Depressionen selten professionelle Hilfe und nehmen oft an, dass ihre schlechte Stimmung bloß den reduzierten Zustand zutreffend widerspiegelt.

Vom gezielten Freitod abgesehen, nehmen viele Alte chronisch suizidale Verhaltensweisen an, essen nicht mehr richtig, verwahrlosen und lassen sich gehen, bevor ihre Kräfte von selbst dahinschwinden. Nach der Pensionierung erlahmen sie immer mehr und geben in vielen Fällen aus Armut oder mangelndem sozialen Ansehen ihre Freizeitvergnügungen auf, isolieren sich. Wenn sie nun besonders verschärfte Symptome der Depression erleiden – motorische Störungen, Hypochondrie, Paranoia –, beschleunigt sich meist auch der körperliche Verfall.

Suizide werden durchweg zu selten gemeldet, teils wegen Verschleierungstaktik, teils weil die Angehörigen den Tatsachen nicht ins Auge sehen wollen. Griechenland hat offiziell eine der weltweit niedrigsten Raten, was indes nicht nur am sonnigen Klima und an der entspannten Lebensweise dieser Gegend liegt, sondern auch daran, dass man Selbstmörder dort nicht in geweihter Erde beisetzen darf. In Griechenland gibt es also einen konkreten Grund, Suizide zu verschweigen. Je höher die Schamschwelle einer Kultur, desto niedriger die Quote der gemeldeten Selbstmorde. Außerdem gibt es viele gleichsam psychogene Tode, wenn jemand riskant lebt und an den Folgen des Leichtsinns stirbt – ob nun wegen latenter Suizidalität oder regelrechter Verwegenheit. Die Grenze zwischen Selbstzerstörung und Suizid kann verschwimmen. Wer seinen Verfall unerbittlich vorantreibt, ist protosuizidal. Manche Religionen differenzieren zwischen aktiver und passiver Selbstzerstörung: In den Endphasen einer unheilbaren Krankheit nichts mehr zu sich zu nehmen hieße, schuldlos zu handeln, wohingegen eine Überdosis Tabletten eindeutig sündhaft wäre. So oder so, es gibt jedenfalls *viel* mehr Selbstmorde, als man denken würde. Und die Methoden des Selbstmords sind faszinierend vielfältig. Kay Jamison führt in *Wenn es dunkel wird* einige besonders absurde und exotische Techniken auf.

Ich lasse mich von Selbstmordphantasien nicht überwältigen. Zwar denke ich oft an Suizid, und in meinen tiefsten Depressionen liegt mir der Schritt nie sehr fern, doch bleibt er bloße Phantasie, eingebettet in jene Unwirklichkeit, mit der sich Kinder das hohe Alter ausmalen. Ich weiß, wann die Lage sich verschlimmert, weil dann die imaginierten Selbstmordarten vielfältiger und in gewissem Sinne gewaltsamer werden. Meine Vorstellungen lassen die Tabletten der Hausapotheke hinter sich und kreisen darum, ob es besser wäre, mir die Pulsader mit einer Rasierklinge oder einem Federmesser aufzuschneiden. Ich habe auch schon einen Balken geprüft, bloß um zu sehen, ob er stark genug zum Erhängen wäre, habe Zeitpläne aufgestellt, wann ich allein im Haus wäre und um wie viel Uhr ich mein Vorhaben verwirklichen könnte; beim Autofahren in solchen Stimmungen denke ich oft an Klippen, aber auch an Airbags oder an die Gefährdung Dritter, und das Ganze erscheint mir gewöhnlich zu unsauber. In der Regel sind das sehr realistische Vorstellungen, die sehr schmerzhaft sein können, aber bislang Hirngespinste blieben. Ich habe mich schon derart leichtsinnig verhalten, dass man von parasuizidal sprechen könnte, und wollte oft sterben. Auf Tiefstpunkten habe ich ebenso mit diesem Gedanken gespielt wie in Hochstimmungen mit dem, Klavierstunden zu nehmen; doch wurde er nie zu einer tatsächlichen Alternative. Zwar wollte ich aus dem Leben scheiden, hatte indes nicht den konkreten Impuls, mir etwas anzutun.

Bei noch schlimmeren oder langwierigeren Depressionen hätte ich vielleicht mehr in Richtung Selbstmord geplant, meine allerdings nicht, dass ich mich ohne konkrete Anhaltspunkte für eine absolut aussichtslose Lage hätte umbringen können. Wenngleich der Freitod gegenwärtiges Leiden beendet, wird er meistens gewählt, um künftigem vorzubeugen. Von der väterlichen Linie habe ich einen starken Optimismus geerbt, und aus vielleicht rein biochemischen Gründen erschienen mir meine schlechten Stimmungen, obschon sie manchmal unerträglich schmerzten, nie absolut unüberwindlich. Immerhin entsinne ich mich eines seltsamen Gefühls von Zukunftslosigkeit, das mich auf Tiefpunkten der Depression befiel. Ich ging tolldreiste Risiken ein, sofern sie sich boten, spielte mit dem Gedanken, Gift zu nehmen, ohne jedoch welches zu besorgen oder zu mischen. Ein Gesprächspartner, der zahlreiche Selbstmordversuche überlebt hat, erklärte mir, wer sich nie die Pulsadern aufgeschnitten habe, der sei auch nicht *wirklich* depressiv. Ich beschloss, mich auf diesen speziellen Wettstreit nicht einzulassen, doch gewiss kenne ich Menschen, die unglaublich gelitten haben, ohne je Hand an sich zu legen.

Im Frühjahr 1997 fuhr ich nach Arizona zum Fallschirmspringen, das allererste Mal. Dieser Sport wird oft als parasuizidal betrachtet, und wenn etwas schiefgegangen wäre, hätten meine Angehörigen und Freunde das gewiss auf meine Gemütslage zurückgeführt. Und doch – wie es oft in solchen Fällen zu sein scheint – sah ich selbst darin vielmehr einen höchst vitalen Impuls: Ich sprang in dem sicheren Gefühl, es wagen zu können. Doch gleichzeitig hatte ich durch das gedankliche Spielen mit dem Selbstmord gewisse Schranken zum Nichts abgebaut. Zwar wollte ich nicht in den Tod springen, fürchtete ihn aber nicht mehr so wie vor der Depression und musste ihn daher auch nicht mehr so rigoros meiden. Seitdem bin ich noch mehrmals gesprungen und kann, nachdem ich so lange in grundloser Angst gelebt habe, eine schier unermessliche Freude an meiner Kühnheit empfinden. Sooft ich vor der Flugzeugtüre stehe, spüre ich den Adrenalinstoß echter Furcht, der mir in seiner puren Authentizität genauso kostbar ist wie echter Gram. Er erinnert mich daran, worum es bei diesen Gefühlen wirklich geht. Dann kommt der freie Fall, der Blick auf unberührtes Land, die überwältigende Machtlosigkeit, Schönheit und Schnelligkeit; danach die wunderbare Entdeckung, dass der Fallschirm schließlich doch da ist. Wenn er sich öffnet, kehrt der Aufwind den Sturz plötzlich um, ich steige auf und entferne mich wieder von der Erde, so als sei mir wie aus dem Nichts ein Engel zur Hilfe gekommen, um mich zur Sonne zu tragen. Wenn ich danach erneut zu sinken beginne, geschieht das allmählich, und ich schwebe durch eine facettenreiche Sphäre der Stille. Es ist wundervoll festzustellen, dass die Schicksalsmächte, denen man sich anvertraute, das Vertrauen wahrhaft rechtfertigen. Welch eine Wonne ist es zu erkennen, dass die Welt deine verwegensten Experimente unterstützt, noch im freien Fall zu spüren, dass du in ihrer Hand liegst.

Die Möglichkeit des Suizids kam mir erstmals mit etwa neun Jahren voll zu Bewusstsein, als sich der Vater eines Klassenkameraden meines Bruders umbrachte und wir zu Hause darüber sprachen. Der Betreffende war nach einer außergewöhnlichen Bemerkung im Familienkreis aus dem offenen Fenster gesprungen, um Frau und Kindern den Anblick eines zermatschten, leblosen Körpers mehrere Stockwerke weiter unten zu hinterlassen. »Manche Menschen haben einfach Probleme, die sie nicht lösen können, und sie kommen an einen Punkt, an dem sie das Leben nicht mehr ertragen«, erklärte meine Mutter. »Man muss stark sein, um als einer der Überlebenden durchzukommen.« Irgendwie konnte ich diesen grauenhaften Vorfall gar nicht fassen; er hatte etwas exotisch Faszinierendes, ja fast Pornographisches.

In der höheren Schule schoss sich einer meiner Lieblingslehrer eine Kugel in den Kopf, und man fand ihn im Auto, eine aufgeschlagene Bibel neben sich. Die Polizei klappte sie zu, ohne die Seitenzahl zu notieren.

Ich weiß noch, wie wir beim Abendbrot darüber sprachen. Da ich damals noch keinen mir nahestehenden Menschen verloren hatte, spielte der Umstand, dass es *Selbstmord* war, noch keine so große Rolle wie später im Rückblick; ich stand zum ersten Mal der Tatsache des Todes gegenüber. Wir erörterten, dass man wohl nie wissen werde, welche Bibelseite er aufgeschlagen hatte.

In meinem ersten Collegejahr sprang eine Kommilitonin vom Dach eines Wohngebäudes. Ich hatte sie zwar nicht gekannt, wusste aber, dass auch ich an einer gegen sie gerichteten Front der Ablehnung beteiligt war, und fühlte mich mitschuldig am Tod der Fremden.

Einige Jahre nach dem Studium brachte sich ein Bekannter um. Er trank eine Flasche Wodka, schnitt sich die Pulsadern auf und stieg dann, offenbar unzufrieden mit dem zu langsamen Blutstrom, aufs Dach seines New Yorker Mietshauses und sprang hinunter. Nunmehr war ich schockiert, denn er war ein sanftmütiger, intelligenter, gutaussehender Mann gewesen, den ich mitunter sogar beneidet hatte. Ich hatte nie melancholische Seiten an ihm wahrgenommen, sondern ihn immer für einen lustigen Typen gehalten, der sich auf Partys amüsierte – auch selbst gute gab – und interessante Leute kannte. Warum schnitt sich so jemand die Pulsadern auf und sprang vom Dach? Sein Psychiater, der ihn einen Tag zuvor noch gesehen hatte, konnte kein Licht in die Sache bringen. Gab es so etwas wie verborgene Motive, ein unbeantwortetes Warum? Auch danach meinte ich weiterhin, der Selbstmord habe eine innere Logik, wenngleich eine schwachsinnige.

Doch Suizid ist nichts Logisches. »Weshalb«, schrieb Laura Anderson, die mit so schweren Depressionen zu kämpfen hat, »muss man immer nach ›Gründen‹ fragen?« Der genannte Grund wird dem Anlass selten gerecht, und es obliegt Analytikern und guten Freunden, nach Indizien, Ursachen und Kriterien zu suchen. Das fand ich in vielen Selbstmordkatalogen bestätigt. Die Listen sind ebenso lang und schmerzlich wie die des Vietnam Veterans Memorial. Alle Betroffenen hatten kurz vor der Tat akute Krisen: Eine Frau war gedemütigt, eine andere verlassen worden. Jemand hatte einen schweren Unfall, jemand seine große Liebe durch Krankheit verloren, jemand Konkurs gemacht, jemand einen Totalschaden gebaut. Ein Mann wachte irgendwann auf und wollte einfach nicht mehr. Ein anderer hasste Freitagabende. Doch sie alle töteten sich nicht aufgrund derartiger Überlegungen, sondern weil sie suizidal waren. Während die Ärzteschaft auf einem regelmäßigen Zusammenhang zwischen Selbstmord und psychischer Krankheit beharrt, legen sensationslüsterne Medien nahe, dass diese eigentlich gar keine Rolle spielt. Gründe aufzuspüren gibt uns die Illusion von Sicherheit. Das ist eine extremere Variante der Logik, derzufolge akute Depressionen stets eindeutige Auslöser haben. Doch gibt es hier keine Klarheit. Wo verläuft die Grenze zwischen *versuchtem* und *vollendetem* Suizid, und wo geht eine Absicht in die andere über? Selbstmord könnte tatsächlich (so die WHO) »ein suizidaler Akt mit tödlichem Ausgang« sein, doch welche bewussten oder unbewussten Motive liegen ihm zugrunde? Höchst riskante Aktionen – angefangen damit, sich gezielt einer HIV-Infektion auszusetzen, über das Provozieren eines anderen zu mörderischer Wut, bis zu der Entscheidung, sich einem Schneesturm auszusetzen – sind häufig parasuizidal. Selbstmordversuche reichen von bewussten, fokussierten, absolut entschlossenen und zielstrebigen Maßnahmen bis zu den nur leicht selbstzerstörerischen. »Die selbstmörderische Handlung«, resümiert Kay Jamison, »ist von Ambivalenz geprägt.« Und A. Alvarez schreibt, »die von Selbstmördern angeführten Gründe sind meist recht beiläufige Bemerkungen. Bestenfalls mildern sie die Schuldgefühle der Hinterbliebenen, beschwichtigen sie harmlose Gemüter und bestärken die Soziologen in ihrer endlosen Suche nach überzeugenden Kategorien und Theorien. Sie gleichen einem alltäglichen Grenzzwischenfall, der einen großen Krieg auslöst. Die wirklichen Motive, die einen Menschen dazu treiben, sich das Leben zu nehmen, sind anderer Natur. Sie gehören der abwegigen, widerspruchsvollen, labyrinthischen und dem Blick meist verborgenen Innenwelt an.« »Meist löst etwas Unkontrollierbares die Krise aus«, beobachtete Camus. »Die Zeitungen sprechen dann oft von ›heimlichem Kummer‹ oder von ›unheilbarer Krankheit‹. Diese Erklärungen haben ihre Geltung. Man müsste aber wissen, ob nicht am selben Tag ein Freund mit dem Verzweifelten in einem gleichgültigen Ton gesprochen hat. Das ist der Schuldige. Dergleichen kann nämlich genügen, um allen Ekel und allen latenten Überdruss auszulösen.« Und die Kulturkritikerin Julia Kristeva betont die völlige Beliebigkeit der zeitlichen Abfolge: »Ein Verrat, eine tödliche Krankheit, ein Unfall oder eine Behinderung, die mich oder einen geliebten Menschen abrupt von dem abschneidet, was mir als das Normale erschien … Doch was könnte ich sonst erwähnen? Tag für Tag drückt uns eine endlose Anzahl von Missgeschicken nieder.«

Edwin Shneidman eröffnete 1952 in Los Angeles das erste Zentrum für Suizidprävention und suchte nach nützlichen (im Unterschied zu rein spekulativen) Definitionen des Phänomens. Im Freitod vereinigen sich aus seiner Sicht vereitelte Liebe, Ohnmacht, Selbsthass, Gram und Zorn. »Fast scheint es, als schreibe sich das Drama des Suizids von selbst, als habe es seinen eigenen Kopf. Ernüchtert müssen wir erkennen, dass kein Programm der Selbstmordprävention hundertprozentig wirken kann, sofern Menschen imstande sind, sich bewusst oder unbewusst zu verstellen.« Auch Kay Jamison spielt auf Verstellung an, wenn sie betont: »Die Individualität von Geist und Gemüt ist eine unüberwindliche Schranke.«

Vor ein paar Jahren brachte sich ein weiterer meiner ehemaligen Kommilitonen um. Dieser war immer ein Sonderling gewesen, und in gewisser Hinsicht war sein Selbstmord ohnehin ziemlich leicht zu erklären. Ein paar Wochen vor seinem Tod hatte ich eine Nachricht von ihm erhalten und wollte zurückrufen, um mich mit ihm zum Essen zu verabreden. Ich war mit gemeinsamen Freunden zusammen, als ich es erfuhr. »Hat jemand in letzter Zeit den Soundso gesprochen?«, fragte ich, als mich etwas an ihn erinnerte. »Wusstest du das noch nicht?«, hieß es darauf. »Der hat sich vor einem Monat erhängt.« Aus irgendwelchen Gründen ist dieses Bild für mich das schlimmste. Nein, ich bin nie wirklich darüber hinweggekommen. Zwar weiß ich, dass mein Anruf und die Essenseinladung ihn nicht gerettet hätten, doch Suizid gebiert überall in seinem Umfeld Schuldgefühle, und ich kann mich des Eindrucks nicht erwehren, dass mir das Treffen gewisse Hinweise gegeben und ich irgendetwas unternommen hätte.

Später tötete sich der Sohn eines Geschäftspartners meines Vaters, danach der eines seiner Freunde, dann zwei meiner Bekannten sowie Freunde von Freunden, und seit ich an diesem Buch arbeite, erfuhr ich von Menschen, die Geschwister, Kinder, Geliebte oder Eltern durch Suizid verloren. Zwar kann man den Weg nachvollziehen, der jemanden in den Selbstmord führte, aber die momentane Verfassung bei dem Sprung, als den man sich diesen letzten Schritt vorstellen muss – sie ist unbegreiflich, erschreckend und so seltsam, dass man das Gefühl hat, die betreffende Person niemals wirklich gekannt zu haben.

In letzter Zeit hörte ich von vielen Suiziden, auch weil Menschen aufgrund all meiner Recherchen gewisse Erkenntnisse oder Einsichten von mir erwarteten, die ich indes nicht bieten konnte. So rief mich meine Bekannte Chrissie Schmidt völlig erschüttert an, nachdem sich einer ihrer Schulkameraden erhängt hatte. Verzweifelt fragte sie sich, was den allseits beliebten Jungen zu dieser Tat getrieben hatte. Für die Überlebenden sind die offenen Fragen eine absolute Katastrophe: nicht allein der Verlust eines Menschen, sondern auch der jeder Möglichkeit, Verbindung mit ihm aufzunehmen und ihn sozusagen nachträglich von seinem Vorhaben abzubringen. Mit niemandem ersehnt man so sehr die

Nähe wie mit einem Menschen, der Selbstmord begangen hat. »Wenn wir doch nur Bescheid gewusst hätten«, beteuern Eltern eines Selbstmörders, die sich das Gehirn zermartern, wie so etwas passieren und sie überraschen konnte, und sich vorzustellen versuchen, was sie hätten sagen oder tun müssen.

Doch es gibt nichts zu sagen – jedenfalls nichts, was die Einsamkeit der Selbstauslöschung lindern könnte. Kay Jamison schildert ihren eigenen Suizidversuch in einer Phase, als ihr Denken ebenso zerrüttet war wie ihre Stimmung. »Gleichgültig, wie viel Liebe mir von anderen entgegengebracht wurde – und ich hatte viel Liebe erfahren –, sie half mir nicht. Ich hatte den Vorteil, eine großartige Arbeit und eine Familie zu haben, die sich um mich kümmerte, aber selbst das genügte nicht, um meinen Schmerz und meine Hoffnungslosigkeit zu überwinden; keine noch so leidenschaftliche, romantische Liebe war stark genug, um daran etwas zu ändern. Leben und Wärme konnten meine Panzerung nicht mehr durchdringen. Mein Leben war ein Trümmerhaufen, das war für mich keine Frage, und ich war unbeirrbar der Überzeugung, dass meine Familie, meine Freunde und meine Patienten ohne mich besser dastehen würden. Viel war ohnehin nicht mehr von mir übrig. Mit meinem Tod, so glaubte ich, wären sie endlich frei, die Energie und die Zuwendung, die sie an mich verschwendet hatten, wieder anderen zukommen zu lassen.« Diese Annahme, nur eine Bürde für andere zu sein, ist nichts Ungewöhnliches. Ein Mann, der Suizid verübte, schrieb in seinem Abschiedsbrief: »Es ist jedoch klar, dass ich, was mich selbst angeht, darüber nachgedacht habe, und ich bin zu der Entscheidung gekommen, dass ich den anderen als Toter weniger weh tun kann denn als Lebender.«

Zwar macht mich schweres Leid nicht suizidal, doch manchmal überwältigt mich in der Depression etwas Geringfügiges, und ich komme mir lächerlich vor. In der Küche ist zu viel schmutziges Geschirr, aber ich habe nicht die Kraft zum Spülen: Vielleicht sollte ich mich umbringen. Oder sieh, ein Zug rast heran, und ich könnte mich davor werfen: Soll ich? Doch ist er schon im Bahnhof, bevor ich mich entschließen kann. Diese Gedanken sind wie Wachträume, und ich erkenne ihre Absurdität, weiß indes auch, dass sie da sind. Ich möchte darin weder sterben noch Gewalt anwenden, doch auf irgendeine verquere Weise scheint der Selbstmord die Dinge zu vereinfachen. Wenn ich mich umbrächte, müsste ich weder das Dach reparieren noch Unkraut jäten, noch duschen. Welch ein Luxus, mich nie mehr kämmen zu müssen! Viele Gespräche mit akut suizidalen Personen haben mich davon überzeugt, dass solche Impulse dem, was häufig genug zu Selbstmordversuchen führt, viel näher sind als der totalen Verzweiflung, die ich in der tiefsten Depression empfand. Es ist die plötzliche Wahrnehmung eines Auswegs, nicht gerade eine melancholische Stimmung, auch wenn sie in unglücklichen Zuständen auftreten kann. Daneben kenne ich den Drang, die Depression auslöschen zu wollen und deshalb mich selbst töten zu müssen. Die Dichterin Edna St.Vincent Millay hat dieses Szenario sehr treffend eingefangen:

> Und muss ich, Schmerz, denn wirklich mit dir leben,
> Bis zum Schluss? – mein Feuer mit dir teilen,
> Mein Bett – und, o, am schlimmsten! – meinen Kopf?
> Und dich, wenn ich mich nähre, auch noch stärken?

Derart das eigene Elend zu nähren kann unerträglich sein, und diese öde, heillose Verquickung mag einen so weit bringen, dass es wichtiger erscheint, den Schmerz zu töten, als sich selbst zu retten.

Von allen gescheiterten Selbstmördern, mit denen ich sprach, hat mich einer, den ich am Tag nach seinem Versuch im Krankenhaus besuchte, ganz besonders erschüttert. Er war ein erfolgreicher, attraktiver, recht glücklich verheirateter Mann, der als Küchenchef eines beliebten Restaurants arbeitete. Trotz seiner regelmäßig wiederkehrenden Depressionen hatte er rund zwei Monate zuvor die Medikamente abgesetzt in der Annahme, gut ohne sie auszukommen. Allerdings hatte er niemandem etwas davon gesagt, sondern einfach über Wochen hinweg die Dosis bis auf null gesenkt. Danach fühlte er sich einige Tage lang wohl, aber dann suchten ihn wiederholt aufdringliche Selbstmordgedanken heim, die unabhängig von anderen depressiven Symptomen auftraten. Er ging weiter arbeiten, doch sein Denken kreiste stetig um Selbstmord. Schließlich kam er, aus seiner Sicht mit gutem Grund, zu dem Urteil, dass die Welt ohne ihn besser dastünde, regelte einige Sachen und traf Vorkehrungen für den Abtritt. Eines Nachmittags, als er den Zeitpunkt für gekommen hielt, schluckte er zwei Ampullen Tylenol, rief allerdings mittendrin seine Frau im Büro an, um sich zu verabschieden, fest davon überzeugt, dass sie seine Logik begreifen und sich dem Entschluss nicht widersetzen würde. Sie war zuerst unsicher, ob er sich keinen makabren Scherz erlaubte, musste dann aber schnell erkennen, wie ernst er es meinte. Sogar während des Telefongesprächs schluckte er weiter Pillen. Schließlich wurde er ärgerlich mit ihr, da sie ihm sein Vorhaben ausreden wollte, sagte Ade und legte auf, um anschließend die restlichen Tabletten zu nehmen.

Binnen einer halben Stunde war Polizei zur Stelle und brachte ihn zum Notarzt, wo man ihm sofort den Magen auspumpte. Bei unserem Gespräch schilderte er den ganzen Hergang so, wie ich manchmal Träume erzähle, worin ich offenbar eine verblüffend aktive Rolle spiele, ohne jedoch deren Bedeutung ganz entschlüsseln zu können. Der Mann war zwar noch stark erschöpft, dabei aber ziemlich gefasst. »Ich weiß nicht, warum ich sterben wollte«, sagte er, »doch jedenfalls erschien mir das gestern absolut plausibel. Seltsamerweise erschien mir das Ganze als eine augenscheinlich vernünftige, ja sogar tolle Idee.«

Nun ist er sehr glücklich, vor dieser Schnapsidee bewahrt worden zu sein. Ich möchte jedoch nicht sagen, dass er an jenem Tag im Krankenhaus besonders euphorisch wirkte: Eher genauso entsetzt von seinem Techtelmechtel mit dem Tod, wie es Überlebende einer Katastrophe sein können. Der behandelnde Arzt sagte mir auf Befragen, der Patient müsse mindestens noch so lange bleiben, bis man seine verquere Logik genauer erkundet und ihn wieder neu auf die Medikation eingestellt habe. Als ich ihn selbst fragte, ob er meinte, noch einen Selbstmordversuch verüben zu können, war es so, als hätte ich die Zukunftsprognose für einen Fremden erbeten: Er schüttelte den Kopf und sah mich mit bleicher, verwirrter Miene an. »Woher soll ich denn das wissen?«

Seine Verwirrtheit und emotionale Erschütterung sind charakteristisch für Suizidkandidaten. Joel P. Smith aus Wisconsin, der mehrere Selbstmordversuche hinter sich hat, schrieb mir: »Ich lebe allein. Ein Großteil der Depressiven, die ich kenne, sind mehr oder weniger einsam, haben ihre Arbeitsplätze verloren und alle ihre Angehörigen und Freunde erschöpft. Ich werde suizidal. Mein letzter Hüter – ich selbst nämlich – hat nicht bloß kapituliert, sondern sich zum Fürsprecher und Helfershelfer der Selbstzerstörung gemacht, was noch viel gefährlicher ist.«

Als es geschah – ich war damals siebenundzwanzig –, konnte ich den Suizid meiner Mutter nachvollziehen und hielt ihn für begründet, denn sie war im Endstadium eines unheilbaren Krebsleidens. Ja, ich half ihr sogar zusammen mit meinem Vater und meinem Bruder, sich umzubringen, und fühlte mich ihr auf diese Weise besonders nahe. Alle drei unterstützten wir ihr Vorhaben. Leider scheinen viele Menschen, die an rationale Entscheidungsprozesse glauben, der Ansicht zu sein, dass *rational* so viel wie »geradlinig« bedeutet. Es war allerdings nicht leicht, zu diesem Entschluss zu kommen, sondern vielmehr ein langer, gewundener und sonderbarer Weg. Der Selbstmord meiner Mutter ist die große Katastrophe meines Lebens, auch wenn ich sie dafür bewundere und an seine Richtigkeit glaube. Er bedrückt mich so stark, dass ich meist davor zurückschrecke, im Einzelnen darüber nachzudenken oder zu reden.

Das simple Faktum ist heute Teil meines Lebens, und dazu stehe ich auch – doch seine Realität steckt in mir wie eine scharfe Klinge, die mich bei jeder Regung schneidet.

Politische Aktivisten differenzieren fast übervorsichtig zwischen »überlegtem« und sonstigem Handeln. Doch faktisch ist Suizid eben Suizid – überdeterminiert, traurig und gewissermaßen giftig für jeden, der damit in Berührung kommt. Seine schlimmste und seine beste Form bilden Endpunkte eines Kontinuums, unterscheiden sich mehr dem Grad als dem Wesen nach voneinander. Wohldurchdachter Selbstmord ist von jeher eine beliebte und zugleich beängstigende Idee. Der Erzähler in Dostojewskis *Die Dämonen* fragt:»Ja, gibt es denn überhaupt solche, die sich aus Überlegung töten?« Worauf Kirilloff erwidert:»Sehr viele. Wenn es kein Vorurteil gäbe, würden es noch mehr sein; sehr viele; alle.« Eine Abgrenzung zwischen geplantem und impulsivem Suizid folgt den Linien persönlicher und gesellschaftlicher Vorurteile. Jemand, der sich umbringt, weil ihn seine Arthritis plagt, gilt als krankhaft suizidal; jemand, der die Aussicht eines qualvollen, entwürdigenden Krebstodes nicht erträgt, hingegen als vielleicht recht vernünftig. Wie steht es mit Menschen, die qualvolle, indes nicht direkt tödliche Krankheiten haben? Ist es vernünftig, sich angesichts der Alzheimerkrankheit oder der Lateralsklerose umzubringen? Gibt es so etwas wie ein psychisches Finalstadium, in dem jemand, der nach vielfältigsten Therapien immer noch todunglücklich ist, sinnvollerweise Selbstmord verüben kann, auch wenn er nicht sterbenskrank ist? Was den einen vernünftig erscheint, gilt den anderen als unsinnig, und ein Unheil ist jeder Suizid so oder so.

In einer Klinik in Pennsylvania traf ich einen knapp zwanzigjährigen Mann, dessen Wunsch zu sterben ich besonders gut verstehen kann. Der Koreaner war als Baby ausgesetzt, dann halb verhungert nach Seoul in ein Waisenhaus gebracht, mit sechs von amerikanischen Alkoholikern adoptiert und in der Folgezeit stetig missbraucht worden. Als Zwölfjähriger landete er unter Amtsvormundschaft in der Psychiatrie, wo ich ihn antraf. Sein Unterleib ist wegen des Little-Syndroms völlig gelähmt, und er kann nur unter Schmerzen und Mühen sprechen. In den fünf Jahren seines stationären Klinikaufenthaltes wurde er mit allen erdenklichen Medikamenten und Therapien behandelt – darunter die ganze Bandbreite der Psychopharmaka, aber auch Elektrokrampftherapien –, blieb jedoch verbittert und verängstigt. Seit der späten Kindheit hat er zahllose Suizidversuche unternommen, nur um in der Pflegeeinrichtung jedes Mal gerettet zu werden. Bei ihm halte ich die Depressionen und den Todeswunsch für unbehandelbar und bin froh, nicht dafür zuständig zu sein, dass er jedes Mal wieder aufwacht, wenn es ihm gelungen ist, sich die Pulsader aufzuschneiden, und nicht derjenige bin, der ihm die Infusionskanüle setzen muss, wenn er die Nahrung verweigert hat.

In einer anderen Klinik traf ich einen rüstigen Fünfundachtzigjährigen, der zusammen mit seiner Frau eine tödliche Barbituratdosis eingenommen hatte, als man bei ihr Leberkrebs diagnostiziert hatte. Sie waren seit einundsechzig Jahren verheiratet gewesen und wollten gemeinsam aus dem Leben scheiden. Während seine Frau gestorben war, hatte man ihn wiederbeleben können. »Ich wurde hingeschickt, um die Depressionen des alten Mannes zu kurieren«, sagte mir ein junger Psychiater. »Gib ihm ein paar Pillen und etwas Psychotherapie, damit es ihn nicht mehr deprimiert, dass er alt und krank ist, ständig leidet, seine Frau vermisst und der Selbstmord nicht klappte. Seit sechs Monaten ist es immer dasselbe, und er kann noch zehn Jahre leben. Ich behandle zwar Depressionen. Aber was er hat, ist nicht so eine Depression.«

In Tennysons Gedicht »Tithonus« geht es um eine ähnliche Altersverzweiflung: Eos, die Morgenröte, bat Zeus um das ewige Leben für ihren Geliebten Tithonus. Zwar wurde ihr Wunsch erfüllt, doch leider hatte sie vergessen, zugleich auch um ewige Jugend zu bitten. So kann Tithonus weder sterben noch sich töten und wird immer älter. Voller Sehnsucht nach dem Tod sagt er zu seiner ehemaligen Geliebten:

> Kalt baden mich deine rosigen Schatten, kalt
> Sind all deine Lichter und kalt meine runzligen Füße
> Auf deinen schimmernden Schwellen, wenn der Dunst
> Von fernen Feldern über den Behausungen
> Glücklicher Menschen aufsteigt, die sterben können,
> Und über den grasigen Gräbern der noch glücklicheren Toten.

Petronius' Geschichte von der kumäischen Sibylle, die gleichfalls zur Unsterblichkeit – ohne ewige Jugend – verdammt wurde, sollte das verzweifelte Motto für T. S. Eliots Gedicht »The Waste Land« bilden: »Auf die Frage, ›Sibylle, was wünschst du?‹, würde sie lediglich antworten, ›Zu sterben.‹« Und auch Emily Dickinson kam zu einem ähnlichen Schluss über den allmählichen Abstieg in die Verlassenheit:

> Das Herz begehrt – zuerst – Genuss
> Und dann – Freiheit von Schmerz –
> Und dann – jene Mittelchen,
> Die das Leid abtöten –

Und dann – zu schlafen –
Und dann – wenn es der Wille
Seines Inquisitors sein sollte
Das Recht zu sterben –

Wir hatten zu Hause schon lange vor der Erkrankung meiner Mutter an Eierstockkrebs über Sterbehilfe diskutiert, Anfang der achtziger Jahre letztwillige Verfügungen aufgesetzt, und seinerzeit – allerdings völlig abstrakt – darüber gesprochen, wie unzivilisiert es war, dass es die niederländische Option der Sterbehilfe nicht auch in Amerika gab. »Ich verabscheue Schmerzen«, sagte meine Mutter beiläufig. »Wenn ich in den Zustand komme, nur noch aus Schmerz zu bestehen, wird mich hoffentlich jemand von euch erschießen.« Wir stimmten ihr lachend zu. Denn wir alle hassten Qualen und hielten einen ruhigen Tod für das Beste – möglichst uralt, daheim, und im Schlaf. Noch jung und optimistisch, nahm ich an, dass wir irgendwann in der fernen Zukunft auf diese Weise sterben würden.

Im August 1989 wurde bei meiner Mutter ein Karzinom festgestellt; schon während der ersten Woche im Krankenhaus kündigte sie an, sich das Leben nehmen zu wollen. Wir versuchten, es einfach zu überhören, und sie beharrte auch gar nicht nachdrücklich darauf, sprach damals noch nicht über konkrete Pläne, ihren Symptomen gewaltsam ein Ende zu machen – zumal sie noch kaum welche hatte –, sondern äußerte sich fast empört über die Unwürdigkeit dessen, was ihr bevorstand, und ließ eine tiefe Furcht davor erkennen, die Kontrolle über ihr Leben zu verlieren. Damals sprach sie über Selbstmord, wie es junge Menschen im Liebeskummer oft tun: als schnelle, einfache Alternative zum schmerzhaften, langwierigen Weg der Erholung. Es war, als wollte sie sich für den Dämpfer rächen, den das Schicksal ihr verpasst hatte: Wenn das Leben fortan nicht mehr den alten Glanz böte, so konnte es ihr ruhig gestohlen bleiben.

Während der zermürbenden Chemotherapie kam das Thema nicht auf, und zehn Monate später ergab eine Gewebeentnahme, dass deren Wirkung mehr als zweifelhaft war, weshalb eine zweite Runde verordnet wurde. Diese weitere Chemotherapie schien anzuschlagen, und mit Mutter ging es wieder bergauf. Zwar machte sie weiterhin gelegentlich düstere Suizidandeutungen, aber wir sprachen ihr Mut zu und erklärten, dass so ein Schritt noch in weiter Ferne liege. Im September 1990 rief ich an einem stürmischen Nachmittag zu Hause an, um zu hören, ob die neuen Befunde vorlägen. Schon als Vater sich meldete, wusste ich, was los war. Man wolle die Therapie vorerst fortsetzen und daneben andere Möglichkeiten prüfen. Ich hatte keine Zweifel daran, was Mutter plante. Deshalb überraschte es mich auch kaum, als sie mir im Oktober mittags beim Essen eröffnete, dass die technischen Einzelheiten geregelt seien und sie jetzt die Pillen habe. In dem Moment, als Mutter endgültig die Tabletten verlangte, fand sie sich auch (ob verfrüht oder nicht) mit ihrem Tod ab, und die Einwilligung gab ihr etwas sowohl körperlich als auch tief innerlich Strahlendes, das mir zumindest kräftiger erschien als der Verfall.

Auf meinen Protest, ihr bleibe doch bestimmt noch viel Zeit, erwiderte sie, eine gute Planung sei das halbe Leben, und jetzt, da sie die Tabletten habe, könne sie den Rest entspannt auf sich zukommen lassen, ohne sich Sorgen über das Ende machen zu müssen. Bei der Sterbehilfe geht es um letzte Fristen, also fragte ich, wann sie Schluss zu machen gedenke. »Solange auch nur die geringste Chance besteht, dass ich es schaffe«, sagte sie, »setze ich die Behandlung fort; wenn man mich aber ohne Aussicht auf Erfolg nur noch am Leben hält, höre ich auf. Wir werden alle Bescheid wissen, wann es so weit ist, keine Sorge. Vorher nehme ich nichts, denn bis dahin möchte ich die mir verbleibende Zeit nach Möglichkeit noch genießen.«

Alles zuvor Unerträgliche wurde ihr nun erträglich dank des sicheren Wissens, Schluss machen zu können, sobald sie es wahrhaftig nicht mehr aushielt. Fast müsste ich sagen, dass die folgenden acht Monate – auch wenn sie unerbittlich zu ihrem Tod führten – die glücklichste Zeit ihrer Krankheit, ja sogar, auf irgendeine dunkle Weise, trotz oder vielleicht wegen des sie prägenden Leids, mit die glücklichste Zeit unseres Lebens waren: Nachdem die Zukunft geregelt war, konnten wir erstmals ganz in der Gegenwart leben. Ich möchte betonen, dass das Erbrechen, die Unpässlichkeit, der Haarausfall und die Verklebungen wahrhaft grausam waren. Mutters Mund schien eine einzige, nie heilende Wunde zu sein, sie musste tagelang Kraft schöpfen, um einen Nachmittag weggehen zu können, konnte fast nichts essen, hatte vielfältige Allergien, zitterte so heftig, dass sie manchmal kein Besteck halten konnte – und doch erschien diese Quälerei der anhaltenden Chemotherapie ihr plötzlich unwichtig, weil sie den Symptomen jederzeit Einhalt gebieten konnte, so dass die Krankheit keine Macht mehr über sie besaß. Meine Mutter war eine sehr hingebungsvolle Frau, und in jenen Monaten verströmte sie so viel Liebe, wie ich es nie bei einem anderen Menschen erlebt habe. In seiner *Lehre vom Zerfall* schreibt E. M. Cioran: »Dass es in unserer Macht steht, uns umzubringen, ist ein Trost, der die Behausung, in der wir nach

Atem ringen, zu einem unendlichen Raum ausdehnt. [...] So hätten wir
dennoch bei all unserer Verlassenheit einen Schatz besessen: Gibt es
denn reicheren Besitz als den Selbstmord, den ein jeder in sich trägt?«

In der Folge hat mich besonders der Abschiedsbrief Virginia Woolfs
tief bewegt, der dem Abgang meiner Mutter dem Geiste nach so ähnlich
ist. Woolf schrieb an ihren Mann:

»Mein Liebster,
ich möchte Dir sagen, dass Du mich vollständig glücklich gemacht
hast. Niemand hätte mehr tun können, als Du getan hast.
Bitte, glaube das.
Doch ich weiß, dass ich all dies niemals überwinden werde:
und ich vergeude fortwährend Dein Leben. Es ist dieser Wahnsinn. Das kann mir niemand ausreden. Du kannst arbeiten, und
es wird Dir viel besser gehen ohne mich. Du siehst, ich kann noch
nicht einmal dies hier schreiben, das zeigt, wie recht ich habe.
Alles, was ich sagen will, ist, dass wir, bis diese Krankheit kam,
vollkommen glücklich waren. Und dies nur wegen Dir. Niemand
hätte so gut sein können, wie Du es warst, vom ersten Tag an bis
heute.
Alle wissen das.
V.
Würdest Du alle meine Aufzeichnungen vernichten?«

Das ist eine ungewöhnlich rührende Passage, gerade weil sie so leidenschaftslos und klar von der Krankheit handelt. Manche bringen sich um,
weil sie keine Heilung fanden – beziehungsweise suchten. Andere töten
sich, weil ihr Gebrechen besonders hartnäckig ist. Wenn ich meinen Zustand wirklich für unheilbar hielte, würde ich ihm ein Ende machen;
das gilt auch für die Aussicht regelmäßig wiederkehrender Schübe, wie
im Fall Virginia Woolfs, sofern die Zyklen mich vollends in die Verzweiflung trieben. Woolf wusste, dass ihre Schmerzen wieder vergehen
würden, wollte sie aber nicht mehr aushalten und durchstehen, denn sie
hatte schon genug ertragen, so dass die Zeit reif war. Sie schrieb:

»O, es fängt wieder an – das Grauen –, körperlich wie eine Welle des
Schmerzes, die das Herz erfasst – und mich schüttelt. Ich bin unglücklich,
so unglücklich! Tief unten – O Gott, ich wünschte, ich wäre tot. Pause.
    Doch wieso verspüre ich das? Ich will schauen, wie die Welle steigt.
Ich schaue. Ausfall. Ja; ich merke das. Ausfall. Ausfall. (Die Welle steigt.)

Welle bricht. Ich wünschte, ich wäre tot! Ich habe ja nur noch ein paar Jahre zu leben, hoffe ich. Ich halte dieses Grauen nicht mehr aus – (die Welle überschwemmt mich).

Es geht weiter; mehrmals, mit wechselndem Grauen. Dann, in der Krise, bleibt der Schmerz nicht scharf, sondern wird ziemlich vage. Ich döse; wache erschrocken auf. Wieder die Welle! Der blinde Schmerz: Das Gefühl des Versagens; im Allgemeinen ein spezifischer Vorfall.

Zuletzt sage ich, so leidenschaftslos wie möglich beobachtend, Jetzt gib dir einen Ruck. Nicht noch mehr davon. Ich folgere. Mache eine Zählung der glücklichen & unglücklichen Menschen. Ich raffe mich auf, es wegzudrücken, umzuwerfen, zu zerschlagen. Ich marschiere blindlings voran, spüre Hindernisse umfallen. Ich sage, macht nichts. Alles ist egal. Ich werde starr & stramm & schlafe wieder & halb wach & fühle die Welle aufkommen & beobachte das bleichende Licht & frage mich, wie Frühstück und Dämmer es diesmal überwinden werden. Macht irgendwer diesen Zustand durch? Warum habe ich das so wenig im Griff? Es ist weder rühmlich noch liebenswert, sondern in meinem Leben der Grund für viel Unheil & Schmerz.«

In meinem dritten depressiven Schub, noch ohne zu wissen, wie schnell er vorüber sein würde, schrieb ich meinem Bruder: »Ich mache das nicht alle zwei Jahre mit. Jetzt muss ich erst einmal durchhalten. Ich hatte mir eine Pistole gekauft und hingelegt, sie nun jedoch einem Freund anvertraut, weil ich sie nicht am Ende in einem impulsiven Anfall benutzen möchte. Ist es nicht lächerlich? Zu befürchten, dass man sich mit der eigenen Waffe erschießen könnte? Sie andernorts deponieren zu müssen und jemanden anzuweisen, sie dir ja nicht zurückzugeben?« Selbstmord ist wahrhaftig mehr eine ängstliche als eine depressive Reaktion: kein Schritt eines nichtigen, sondern eines gemarterten Geistes. Die körperlichen Angstsymptome sind so akut, dass sie eine physische Lösung zu fordern scheinen: nicht nur den mentalen Suizid des Verstummens und des Schlafes, sondern den realen der Selbstauslöschung.

Mutter hatte die Details festgelegt, und Vater, der viel von gründlicher Planung hielt, prüfte das Ganze so, als könnte eine Art Regieanweisung dem Schmerz des Dramas im Voraus einen Teil seiner Wucht nehmen. Mein Bruder und ich sollten rechtzeitig kommen, und dann wollte Mutter schon die Antibrechmittel nehmen. In dieser Weise erörterten wir jeden Schritt, bis zur Leichenhalle. Die Beerdigung sollte zwei Tage nach dem Tod stattfinden. Wir besprachen sie, wie zuvor Partys, Familienurlaube oder Weihnachtsfeiern, und entdeckten bei diesem wie bei anderen Themen einen Kodex, in dem sich vieles regeln und mitteilen ließ. Mutter ging ruhig daran, uns ihre Gefühle in aller Klarheit auseinanderzusetzen, in der Absicht, binnen weniger Monate alle Familienangelegenheiten geordnet zu haben. Sie verabredete sich einzeln mit ihren Freundinnen – von denen sie viele hatte –, um Abschied zu nehmen. Auch wenn kaum eine ihre wahren Absichten ahnte, ließ sie jede wissen, welchen Platz sie in ihrem Herzen einnahm. Sie verschenkte gewisse Dinge, ordnete andere, die sie noch behalten wollte, ließ die Sitzmöbel aufpolstern, um das Haus recht ordentlich zurückzulassen, und suchte sich einen Grabstein aus.

Uns ging dadurch nach und nach auf, dass Mutter so ihre Selbstmordpläne verwirklichte. Später erklärte sie noch, sie habe sogar erwogen, die Sache allein abzuwickeln, sei jedoch zu der Ansicht gekommen, dass der Schock für uns schlimmer wäre als die Erinnerungen an diese mit ihr geteilte Erfahrung. Was uns angeht – so wollten wir ihr beistehen: Mutter hatte immer für andere gelebt, und wir durften sie einfach nicht allein sterben lassen. In ihren letzten Monaten war es wichtig, dass wir eng zusammenhielten und keiner von uns das Gefühl geheimer oder verborgener Absichten bekam. Diese Verschwörung brachte uns einander nahe, näher als wir je zuvor gewesen waren.

Wer es weder selbst versucht noch einen anderen dabei begleitet hat, kann nicht einmal ahnen, wie schwer es ist, sich umzubringen. Wäre Sterben etwas Passives, das nur denen widerführe, die nichts dagegen täten, und Leben etwas Aktives, das allein durch täglichen Einsatz andauerte, so hätte die Erde kein Problem der Über-, sondern der Entvölkerung. Furchtbar viele Menschen vegetieren in stiller Verzweiflung vor sich hin und verüben nur deshalb keinen Suizid, weil sie nicht die Kraft dafür aufbringen.

Meine Mutter beschloss am 19. Juni 1991, im Alter von achtundfünfzig Jahren, sich zu töten, denn hätte sie noch länger abgewartet, so wäre sie zu entkräftet gewesen, denn zum Suizid braucht man Stärke – und eine geschützte Privatsphäre, die kein Krankenhaus bietet. Am Nachmittag hatte sie beim Internisten erfahren, dass große Tumoren ihren Darm blockierten, so dass sie ohne Notoperation nichts mehr würde ausscheiden können. Nach dem Versprechen, sich wieder zu melden, um einen OP-Termin auszumachen, hatte sie ihren Mann im Wartezimmer abgeholt, und danach von zu Hause aus meinen Bruder und mich angerufen. »Schlechte Nachrichten«, sagte sie ruhig. Ich wusste zwar, was das bedeutete, konnte es aber nicht offen aussprechen. »Ich denke, es ist so weit«, erklärte sie. »Komm am besten gleich her.« Alles lief genauso wie geplant.

Auf dem Weg holte ich meinen Bruder vom Büro ab. Es regnete in Strömen, und der Verkehr stockte. Die absolut ruhige Stimme meiner Mutter – und ihr sachlicher Ton, den sie immer bei Verabredungen wählte, so als kämen wir zum Abendessen – ließ alles einfach erscheinen, und als wir ankamen, fanden wir sie bei klarem Bewusstsein und ganz entspannt vor. In ihrem Schlafzimmer entschuldigte sich Mutter nochmals, uns mit einzubeziehen. »Aber wenigstens sollt ihr drei danach zusammen sein«, setzte sie noch hinzu. Übrigens besaß sie – die stets alles in ausreichender Menge vorrätig hatte – doppelt so viel Seconal wie nötig. Sie richtete sich im Bett auf und schüttete etwa vierzig vor sich hin. »Ich bin es so müde, Pillen zu schlucken«, sagte sie trocken. »Das jedenfalls werde ich kaum vermissen.« Und sie begann, die Tabletten gleichsam fachkundig herunterzuspülen.

Dann blieb rund eine Dreiviertelstunde für die Abschiedsworte. Obwohl ihre Stimme immer undeutlicher wurde, hatte sie das Gesagte eindeutig sehr durchdacht. Daraus ergab sich ein dramatischer Tod, denn mit zunehmender Benommenheit wurde sie immer klarer und sprach offenbar viel mehr als geplant. Dann wurde ihre Stimme immer leiser und schleppender, um schließlich ganz zu verstummen. Ich habe nur eine weitere Leiche gesehen – die eines Erschossenen – und erinnere mich noch an das Gefühl, dass der Tod in diesem Fall nicht dem Verstorbenen gehörte, sondern der Waffe und dem Schuss. Doch der Tod meiner Mutter war ganz der ihre.

Der zeitgenössische amerikanische Philosoph Ronald Dworkin schrieb: »Die Bedeutung des Todes beruht darauf, dass er nicht nur der Anfang von Nichts ist, sondern zugleich auch das Ende aller Dinge, und die Art, wie wir über das Sterben denken und reden – der Wert, den wir darauf legen, dass es in ›Würde‹ geschehen soll –, zeigt, wie wichtig es ist, dass das Leben *angemessen* endet, das heißt, dass der Tod mit unserer Vorstellung davon übereinstimmt, wie wir gelebt haben möchten.« Wenn ich eines über den Tod meiner Mutter sagen kann, so dies, dass er ganz ihrem Leben entsprach; nicht erwartet hätte ich allerdings, wie sehr er in mir suizidale Impulse auslösen würde. Im »Requiem für eine Freundin« schrieb Rilke: »Wir haben, wo wir lieben, ja nur dies: einander lassen; denn dass wir uns halten, das fällt uns leicht und ist nicht erst zu lernen.« Hätte mein inneres Wesen den Rat beherzigen können, so wäre ich vielleicht nicht in Depressionen gestürzt; denn der außergewöhnliche Tod meiner Mutter löste den ersten Schub aus. Ich weiß nicht, wie anfällig ich war und ob ich auch ohne ein derart trostloses Erlebnis einen Zusammenbruch erlitten hätte. Jedenfalls war meine Mutterbindung dermaßen eng und unser Familiensinn derart ausgeprägt, dass ich den Verlust vielleicht so oder so nicht hätte ertragen können.

Beihilfe zum Selbstmord ist nicht strafbar. Doch bei aller »Würde« bleibt es Suizid, und etwas Traurigeres kann man sich kaum vorstellen, zumal man sich als Teilnehmer fühlt wie ein Mörder, und mit Mord nicht leicht zu leben ist. Es will heraus, und nicht immer auf angenehme Weise. Ich habe nichts über Sterbehilfe gelesen – zumindest nichts von unmittelbar Beteiligten –, was nicht letzten Endes auf eine Entschuldigung hinausgelaufen wäre: Wer über seine Mitwirkung bei Sterbehilfe schreibt oder spricht, bittet unvermeidlich um Vergebung. Nach dem Tod meiner Mutter war ich derjenige, der sich um die Wohnung kümmerte, die Kleidung meiner Mutter, ihre persönlichen Papiere und so fort sortierte. Im Bad lag der ganze Abfall einer tödlichen Krankheit, darunter Utensilien für die Perückenpflege, Salben und Lotionen gegen Allergien und massenhaft Tablettenröhrchen. Im tiefsten Winkel der Hausapotheke – hinter den Vitaminpräparaten, den Schmerz-, Magen-, Hormon- und Schlaftabletten – fand ich, gleichsam wie ein Abschiedsgeschenk aus der Büchse der Pandora, das restliche Seconal. Zuvor hatte ich fleißig Röhrchen für Röhrchen entsorgt, doch bei diesen Tabletten zögerte ich. Da ich selbst Siechtum und Verzweiflung fürchte, steckte ich die Packung ein und verbarg sie nunmehr im hintersten Winkel meiner Hausapotheke.

Zehn Tage nachdem ich das Bad meiner Mutter aufgeräumt hatte, rief mein Vater erbost an: »Wo sind die restlichen Seconal geblieben?«, fragte er, und ich erwiderte, alle ihr verschriebenen Tabletten weggeworfen zu haben. »Diese Tabletten«, flüsterte er geknickt, »hättest du nicht wegwerfen dürfen.« Nach einer langen Pause erklärte er: »Ich hatte sie für mich aufbewahrt, für den Fall, dass ich irgendwann selbst krank werde, um mir die Mühe zu ersparen, sie zu besorgen.« Vermutlich kam es uns beiden so vor, als ob meine Mutter in diesen roten Tabletten fortlebte – als behalte derjenige, der das Gift besaß, an dem sie gestorben war, auch irgendeine seltsame Verbindung mit ihr. Es schien, als blieben wir durch den Plan, die restlichen Tabletten zu nehmen, mit ihr vereint, als könnten wir ihr folgen, indem wir auf die gleiche Weise Hand an uns legten wie sie. Damals verstand ich, was es mit den Suizidepidemien auf sich hat: Unser einziger Trost angesichts des Verlustes lag in dem Vorhaben, ihren Weggang in der eigenen Person zu wiederholen.

Erst Jahre später konnten wir den Bann brechen und für uns einen besseren Ausgang herbeiführen. Meine Erholung von der Depression erschien Vater als ein Sieg seiner Liebe, Klugheit und Willenskraft: Wenn er seine Frau vergebens zu retten versucht hatte, so gelang es ihm doch immerhin bei seinem Sohn. An einem Selbstmord hatte er mitgewirkt, einen weiteren dafür abgewendet. Ich bin nicht sonderlich suizidal, sofern mein inneres und sonstiges Befinden mir oder meinen Ärzten eine Besserung zuzulassen scheint, doch die Bedingungen meines Selbstmords, sollte sich die Lage zu extrem verschlechtern, stehen absolut fest. Mich erleichtert, macht sogar stolz, dass ich auf dem Tiefstpunkt nicht der Versuchung nachgegeben habe, mein Leben zu beenden, und ich werde dem Ungemach notfalls erneut trotzen. Was meine Psyche angeht, so muss ich nach dem Entschluss nicht lange suchen, denn vom Denken und Fühlen her bin ich für ihn offener als für die Drangsale, die mich oft morgens und nachmittags unangekündigt quälen. Unterdessen habe ich die Pistole zurückgeholt und kenne sichere Quellen für neues Seconal. Nachdem ich weiß, wie tröstlich meine Mutter die finale Verfügungsgewalt fand, verstehe ich nur zu gut, dass die innere Logik des Suizids absolut unabweisbar wird, wenn das Elend übermächtig und eine Genesung ausgeschlossen erscheint. Zwar ist es, politisch gesehen, nicht ratsam, den Selbstmord wegen psychischer mit dem wegen körperlicher Leiden zu verquicken, doch sehe ich da erstaunliche Ähnlichkeiten. Es wäre entsetzlich gewesen, wenn die Presse am ersten Tag nach Mutters Tod gemeldet hätte, dass Krebs jetzt aufgrund einer bahnbrechenden Entdeckung heilbar ist. Gewiss wäre es tragisch, sich allein wegen Suizidalität oder Depressionen zu töten, ohne vorher alle möglichen Mittel ausprobiert zu haben. Wer aber kurz vor dem seelischen Zusammenbruch steht und sein Leben übereinstimmend mit anderen für unerträglich hält, der hat ein Recht auf Suizid. Dann (und es ist ein sehr fragiler, schwieriger Aspekt) müssen die Weiterlebenden den Willen dessen respektieren, der nicht mehr leben will und kann.

Die Frage des Suizids als Kontrollinstrument ist noch nicht hinreichend erforscht. Der Tod meiner Mutter war durch einen Wunsch nach Kontrolle motiviert, und dieses Motiv haben auch viele, die sich unter ganz anderen Umständen das Leben nehmen. Alvarez schreibt: »Denn Selbstmord ist schließlich das Ergebnis einer Wahl. Wie impulsiv die Handlung und wie verwegen die Motive auch sein mögen, im Augenblick, da ein Mensch endgültig beschließt, sich das Leben zu nehmen, gewinnt er eine gewisse zeitweilige Klarheit. Selbstmord kann eine Konkurserklärung sein, die über ein Leben das Urteil fällt, über die lange

Geschichte soundso vieler Misserfolge, eine Geschichte, die auch über diese Misserfolge eine Entscheidung enthält. Allein ihre Endgültigkeit kann nicht als gänzlicher Misserfolg gedeutet werden.« Meiner Ansicht nach gibt es eine ganze Gruppe von Selbstmördern, die sich das Leben nicht nehmen, um zu sterben, sondern um ihrer Konfusion zu entkommen, um gleichsam klare Verhältnisse zu schaffen. Sie setzen den Suizid gezielt zur Entlastung ein, um die fixen Ideen und Zwänge zu durchbrechen, die sie sich unwissentlich auferlegt haben.

Nadeschda Mandelstam, die Frau des großen russischen Dichters Ossip Mandelstam, schrieb einmal: »Im Krieg, in Lagern und im Zeichen des Terrors denken die Menschen viel weniger an Tod (aber an Selbstmord) als in Friedenszeiten. Wenn sich über der Erde Angst verbreitet, wenn Berge absolut unlösbarer Probleme auftauchen, treten die allgemeinen Fragen des täglichen Lebens in den Hintergrund. Wie konnten wir uns vor Naturkräften und den ewigen Gesetzen des Seins fürchten, wenn bei uns der Schrecken täglich fühlbare soziale Formen annahm? Wie sonderbar das auch klingen mag – darin lag nicht nur Schreckliches, sondern auch der Reichtum unseres Lebens. Wer weiß schon, was Glück ist? Vielleicht ist es besser, anstelle des weit dehnbaren Wortes Glück die konkreten Ausdrücke Fülle und Intensität des Lebens zu setzen, und vielleicht lag darin, wie wir uns an das Leben klammerten, etwas Tieferes als das, wonach die Menschen gewöhnlich streben.« Als ich das einem Überlebenden des russischen Lagersystems gegenüber erwähnte, sagte er bestätigend: »Wir haben denen getrotzt, die uns das Leben zur Hölle machen wollten. Selbstmord wäre eine Niederlage gewesen, und fast alle waren wir entschlossen, unseren Peinigern die Genugtuung nicht zu gönnen. Nur die Stärksten kamen durch, und unser Leben war Widerstand – das trieb uns an. Die uns nach dem Leben trachteten, waren Feinde, und unser Hass, das Aufbegehren gegen sie, hielt uns am Leben. Das Leiden machte den Entschluss nur noch stärker. Dort selbst wollte niemand von uns sterben, auch wenn er zuvor noch so schwermütig war. Nach der Befreiung sah es anders aus; es war nicht ungewöhnlich, dass Überlebende der Lager sich bald nach der Rückkehr in ihr altes Umfeld das Leben nahmen. Als es dann keinen Widerpart mehr gab, musste der Antrieb aus uns selbst kommen, und bei vielen war ihr Inneres ruiniert.«
  In seinem Rückblick auf die Zeit im Konzentrationslager der Nazis schrieb Primo Levi: »In den meisten Fällen ist der Augenblick der Befreiung weder fröhlich noch sorglos gewesen: Zumeist fand sie vor

dem tragischen Hintergrund der Zerstörung, der Massenvernichtung und des Leids statt. In jenem Augenblick, in dem man sich wieder zum Menschen, das heißt verantwortungsbewußt werden fühlte, kehrten auch die Schmerzen der Menschen zurück: der Schmerz über eine auseinandergerissene oder verschwundene Familie, über den auf allen lastenden Kummer, über die eigene, nicht mehr heilbar, sondern endgültig erscheinende Erschöpfung, über ein neu zu beginnendes Leben inmitten der Trümmer und zumeist allein.« Ähnlich wie sich Affen und Ratten verstümmeln, wenn sie grausamer Isolation, Enge oder anderen Qualen ausgesetzt sind, bilden wir organische Ausdrucksformen der Verzweiflung aus. Man kann Menschen gezielt in den Selbstmord treiben, was in den Konzentrationslagern geschah. Und sobald die Grenze einmal überschritten ist, gibt es kaum noch ein Zurück. Überlebende der Konzentrationslager haben eine hohe Suizidquote, auch wenn manche darüber staunen, wie man erst ein Lager überleben und dann Hand an sich legen kann. Mich erstaunt das nicht. Der Selbstmord Primo Levis wurde auf vielfältige Weise erklärt. Einige sagten, die Medikamente seien schuld, da er sich in seinen späteren Lebensjahren oft so hoffnungsvoll und zuversichtlich geäußert habe. Doch vermutlich blieb der Schritt bei ihm immer virulent, war er nie verzückt über die Rettung aus dem unvergleichlichen, ja unfassbaren Grauen gewesen. Vielleicht lösten die Tabletten, das Wetter oder irgendetwas anderes in ihm den gleichen Impuls aus, der eine Ratte dazu veranlasst hätte, sich den Schwanz abzubeißen, doch meine ich, dass die Schwermut nach der Hölle des Lagers fest in Levi verwurzelt war. Erfahrungen können genetische Programme außer Kraft setzten und einen Menschen vollständig zerrütten.

Entrechtete verüben eher Mord als Selbstmord, Mächtige dagegen umgekehrt. Entgegen der landläufigen Annahme ist Suizid weder die letzte Zuflucht für Depressive noch das Endstadium geistigen Verfalls. Bei frisch aus Kliniken Entlassenen liegt die Selbstmordwahrscheinlichkeit sogar höher als bei hospitalisierten Personen, und das nicht allein wegen des Wegfalls institutioneller Zwänge. Suizid ist ein Aufbegehren des Geistes gegen sich selbst, eine hochkomplexe doppelte Desillusionierung, die außer Reichweite der völlig depressiven Seele liegt. Er ist ein willentlicher Schritt der Selbstbefreiung. In seiner Unterwürfigkeit könnte sich der Depressive den Suizid kaum vorstellen, denn es bedarf des hellen Lichts der Selbsterkenntnis, um deren Gegenstand vernichten zu können. Wie irregeleitet der Impuls auch sein mag, immerhin ist er einer. Wenn der unverhinderte Selbstmord keinen anderen Trost bietet, so doch wenigstens den unabweisbaren Gedanken, dass er nicht nur von

Feigheit und Schwäche zeugt, sondern zugleich von Mut und Stärke, wie deplatziert und beklagenswert beide hier auch sein mögen.

Ich sehe im Selbstmord zwar nicht immer eine Tragödie für den Betroffenen, aber für die Hinterbliebenen kommt er immer zu früh und zu plötzlich. Wer den Freitod missbilligt, erweist sich damit einen schlechten Dienst. Denn wir alle wünschten uns mehr Kontrolle über das Leben, als wir haben, und fühlen uns daher sicherer, wenn wir anderen Vorschriften machen; deshalb darf man jedoch niemandem seine Grundrechte absprechen. Gleichwohl meine ich, dass jene, die absolute Grenzen ziehen und ein Recht auf Suizid nur in eng definierten Fällen anerkennen wollen, aus politischen Gründen betrügen. Keiner kann einem anderen vorschreiben, bis wohin er Qualen ertragen soll, und zum Glück halten die meisten Menschen eine Menge aus. Nietzsche schrieb einmal, der Gedanke an den Selbstmord helfe einem über manche schlimme Nacht hinweg, und ich würde sagen, je mehr man sich mit der Idee des bewussten Selbstmords anfreundet, desto sicherer ist man vor einem impulsiven. Mit dem Wissen, dass ich diese Minute überstehen und mich in der nächsten immer noch umbringen kann, muss ich mich von dieser nicht völlig erdrücken lassen. Suizidalität kann ein depressives Symptom sein, wirkt aber auch lindernd, denn der Gedanke an Selbstmord trägt dazu bei, Depressionen zu überwinden. Ich hoffe zwar, so lange zu leben, wie ich etwas Besseres zu bieten oder zu erwarten habe als Schmerz, verspreche indes nicht, dass ich mich nie umbringen werde. Nichts entsetzt mich mehr als der Gedanke, dass ich irgendwann nicht mehr imstande sein könnte, mich selbst zu töten.

8. Historisches

Die Entwicklung der Schwermut im Abendland ist tief in die westliche Kulturgeschichte eingebettet und gliedert sich in fünf Hauptabschnitte. In der Antike fasste man die Melancholie schon verblüffend ähnlich auf wie wir heute. Hippokrates hielt sie im Wesentlichen für ein Gehirnleiden, das es medikamentös zu behandeln galt, und unter den ihm folgenden Ärzten fragte man sich vor allem, aus welchen Körpersäften das Gehirn bestand und wie die richtigen Formeln für den Einsatz der oralen Mittel lauteten. Im Früh- bis Spätmittelalter galt die Schwermut als Ausdruck einer Missbilligung Gottes, ein Anzeichen dafür, dass die Betroffenen von der beglückenden Einsicht in den göttlichen Heilsplan ausgeschlossen waren. Seinerzeit stigmatisierte man die Krankheit und betrachtete ihre Opfer bei extremen Anfällen als Ungläubige. In der Renaissance verklärte man die Melancholie und besang das im Zeichen des Saturn geborene Genie, dessen Trübsinn auf tiefster Einsicht beruhte, dessen Gebrechlichkeit der Preis für seine künstlerischen Visionen und seelischen Feinheiten war. Die Ära vom 17. bis zum 19. Jahrhundert stand ganz unter dem Einfluss der Wissenschaft, so dass man die Zusammensetzung und Funktionsweise des Gehirns erforschte und es ausgeklügelte medizinische und institutionelle Strategien gab, den außer Rand und Band geratenen Geist zu zügeln. Die Moderne begann im frühen 20. Jahrhundert mit Sigmund Freud und Karl Abraham, deren psychoanalytisches Menschenbild weitgehend die Terminologie begründete, mit der wir die Depressionen und ihre Ursachen noch heute darstellen; aber auch mit dem Werk Emil Kraepelins, der eine biologische Sicht der psychischen Krankheiten vertrat, worin diese als dem normalen Geisteszustand äußerliche, das heißt separate und eigenständige Phänomene erscheinen.

Die lange als Melancholie bezeichnete Zerrüttung fällt heute unter den seltsam kausal klingenden Begriff *Depression*, der im Englischen ab 1660 für Niedergeschlagenheit stand und erst Mitte des 19. Jahrhunderts allgemein gebräuchlich wurde. Ich benutze ihn hier strikt im psychologischen Sinne. Heute sieht man die Depression zwar üblicherweise als eine moderne Beschwerde an, doch das ist ein grober Irrtum. Wie Samu-

el Beckett einmal bemerkte: »Die Tränen der Welt sind unvergänglich.«
Auch wenn die einzelnen Formen der Schwermut tausenderlei Win-
dungen durchliefen und ihre Therapie zwischen dem Lächerlichen und
dem Erhabenen schwankte, sind die Schläfrigkeit, Appetitlosigkeit und
Suizidalität, der soziale Rückzug und die unbarmherzige Verzweiflung
so alt wie die Bergvölker oder gar die Berge selbst. Mit der Selbstreferenz
des Bewusstseins kommt und geht auch die Scham, alterniert oder überlagert sich das Körperliche mit dem Seelischen, hallen die Fürbitten an
innere Dämonen in denen an äußere Götter wider. Die Geschichte der
Depression umfasst auch die Entdeckung des Geistes selbst, wie wir ihn
heute verstehen und verkörpern. Unsere prozac- und kognitionsorien-
tierte, ziemlich entfremdete Postmoderne ist nur eine Phase im andau-
ernden Kampf um die Erkenntnis der Stimmungen und des Charakters.

Die Moderne kehrt das Lob der griechischen Antike auf den gesunden Geist im gesunden Körper einfach um und nimmt an, dass alle psychischen Krankheiten irgendwie mit physischen Defekten einhergehen.
Die antike Heilkunst beruht auf der Lehre, dass der Charakter aus dem
Zusammenwirken der vier Körpersäfte resultiert: Schleim, Blut, Gelbe
und Schwarze Galle. Empedokles führte die Melancholie auf ein Übermaß an Letzterer zurück. Hippokrates ersann Ende des 5. Jahrhunderts
v. Chr. – zu einer Zeit, als das Modell von Krankheiten und Ärzten gerade erst aufkam – eine erstaunlich moderne Kur dagegen, indem er nicht
nur das Denken und Fühlen, sondern auch die psychischen Krankheiten im Gehirn ansiedelte. »Eben dieses [das Gehirn] ist für uns auch
Ursache von Raserei und Wahnsinn, und durch seine Einwirkungen
befallen uns Angst und Schrecken, in der Nacht wie am Tage, Schlaflosigkeit, Missgriffe, Irrtümer, unangebrachte Sorgen, mangelnde Einsicht in die tatsächliche Lage und Handeln wider die Gewohnheit. Alles
das kommt über uns vom Gehirn her, wenn es nicht gesund, sondern
wärmer oder kälter, feuchter oder trockener als normal ist.« Hippokrates
zufolge mischten sich in der Schwermut innere und äußere Faktoren, so
dass sie bei anfälligen Personen entstehe, »wenn sie ständig geistig gestört sind«. Er unterschied die Melancholien nach schrecklichen Ereignissen von solchen ohne erkennbaren Grund und stufte beide als Spiel-
arten einer bestimmten Störung ein, die auftrete, wenn ein Überschuss
der – kalten, trockenen – Schwarzen Galle das Idealverhältnis zu den
anderen drei Säften aus dem Lot bringe. Ein solches Ungleichgewicht
könne seinen Ursprung entweder – als Erbanlage – im Mutterleib oder
in späteren Traumata haben. Im Altgriechischen heißt Schwarze Galle
»*melaina chole*«, und zu den Symptomen ihres bösartigen Aufwallens,

die Hippokrates mit dem Herbst – als der »melancholischsten Jahreszeit« – assoziierte, gehörten »Traurigkeit, Angst, Bedrücktheit, Neigung zum Selbstmord« sowie »Appetitlosigkeit, Verzagtheit, Schlaflosigkeit, Reizbarkeit und Rastlosigkeit«, begleitet von »unablässiger Furcht«. Um das Säftegleichgewicht wiederherzustellen, schlug Hippokrates neben einer bestimmten Diät die Einnahme von Alraune und Nieswurz vor, um durch diese reinigend und emetisch wirkenden Pflanzen die überflüssige Schwarze und Gelbe Galle auszuscheiden. Außerdem glaubte er an die heilsame Wirkung kluger Ratschläge und praktischer Maßnahmen – kurierte den melancholischen König Perdikkas II. durch eine Art Persönlichkeitsanalyse und die dringende Empfehlung, seine Geliebte zu heiraten.

In den folgenden fünfzehnhundert Jahren entstanden sonderbarerweise immer komplexere Theorien über die Temperatur, Verteilung und andere Besonderheiten der Schwarzen Galle, obwohl es ein solches Sekret in Wirklichkeit gar nicht gibt. Die in der Gallenblase erzeugte Gelbe Galle kann zwar sehr wohl bräunlich anlaufen, aber nicht schwarz, und wahrscheinlich sollte *melaina chole* auch keine verfärbte Gelbe Galle sein. Jedenfalls war die sei es hypothetisch oder andersartig aufgefasste Schwarze Galle etwas Übles. Angeblich verursachte sie neben Schwermut auch Epilepsie, Hämorrhoiden, Magenschmerzen, Ruhr und Ausschlag. Einige Gelehrte vermuten, dass man oft Verbindungen zwischen *chole* (Galle) und *cholos* (Ärger) herstellte, womit die Bedeutung Schwarzer Galle auf die sprichwörtliche Düsterkeit des Ärgers zurückginge. Andere meinen, dass die Wahrnehmung des Dunklen als negativ oder schmerzhaft etwas allgemein Menschliches sei, die Schwermut kulturübergreifend als schwarz gelte und das Bild von schwarzen Stimmungen, die den Schwermütigen heimsuchen, durch Homers »schwarze Wolken des Elends« gut belegt sei, wo es dann in der Folge heißt: »Als nun aber auch jener [Bellerophon] den Himmlischen allen verhasst ward, / Irrte er einsam umher, das Herz in Kummer verzehrend, / Durch die aleische Flur und mied die Pfade der Menschen.«

Im antiken Athen verlief eine strikte Grenze zwischen der medizinischen und der philosophisch-religiösen Auffassung der Schwermut. Hippokrates schalt die Praktiker einer »heiligen Medizin«, die bei ihren Kuren stets die Götter anriefen, als »Schwindler und Scharlatane«, und das ganze philosophische Schrifttum über die Naturkunde gelte für die ärztliche Kunst ebenso wenig wie für die Malerei. Sokrates und Platon lehnten die hippokratischen Organlehren ab und erklärten, der Arzt könne zwar leichte Unpässlichkeiten beheben, aber schwere Gebrechen

fielen allein in die Zuständigkeit des Philosophen. Ihr Persönlichkeits-
modell und Ichbegriff beeinflussten die moderne Psychologie nachhaltig. Platons Entwicklungstheorie zufolge können Kindheitserlebnis-
se über die charakterlichen Eigenarten des Erwachsenen entscheiden,
wobei der familiäre Hintergrund seine politisch-sozialen Einstellungen
lebenslang im guten oder schlechten Sinne präge. Seine drei Instanzen
der Psyche – Vernunft, Eros, Geist – erinnern auf fast unheimliche Weise
an die Freuds. In der Tat: Wenn Hippokrates das Prozac vorwegnahm,
so Platon die Psychotherapie. Seit ihrem Wirken vor rund zweieinhalb
Jahrtausenden kamen sämtliche Variationen der beiden Grundthemen
auf, wobei Genie und Dummheit einander in schöner Regelmäßigkeit
abwechselten.

Bald führten Ärzte ganz erfinderische Mittel gegen die Melancholie
ein. Im Anschluss an Hippokrates ließ beispielsweise Philotimus, bei
dem sich viele Kranke über ein »vernichtendes Gefühl der Leere oder
Öde« beklagten, seine Patienten einen Bleihelm aufsetzen, damit sie ihren Kopf wieder spürten. Chrysippos von Kilikien empfahl Blumenkohl
gegen Schwermut – warnte indes vor Basilikum, das Irrsinn auslösen
könne. Philistion und Plistonikos widersprachen ihm heftig und lobten
Basilikum als ein stark belebend wirkendes Kraut. Philagrios führte
manche Symptome der Schwermut auf übermäßigen Spermaverlust in
wollüstigen Träumen zurück und empfahl eine stärkende Mischung aus
Ingwer, Pfeffer, Epithem und Honig. Seine Gegner hielten die Melancholie für eine organische Folge der sexuellen Enthaltsamkeit und schickten
ihre Patienten kurzerhand zum Vollzug.

Siebzig Jahre nach dem Tod des Hippokrates begann die aristotelische
Schule, der Geistesgeschichte ihren Stempel aufzudrücken. Sie ließ weder die hippokratische Entwertung der Seele und der Philosophie gelten
noch Platons Geringschätzung der Ärzte als bloßer Handwerker. Stattdessen entwickelte Aristoteles seine einheitliche Persönlichkeitstheorie,
derzufolge »körperliche Störungen auch die Seele beeinträchtigen, und
deren Krankheiten, sofern sie nicht in ihr selbst entstehen, aus dem Körper stammen – den wiederum ihre Leidenschaften verändern«. Seine
Einsichten in die menschliche Natur gingen nicht mit einer besonderen anatomischen Gabe einher. Das Gehirn hielt Aristoteles für einen
»Stamm ohne Empfindungsvermögen«, das Herz für einen Regelungs-
mechanismus, der die vier Säfte aufeinander abstimme, was Hitze oder
Kälte stören könnten. Anders als Hippokrates beurteilte er die Melancholie nicht nur negativ, sondern übernahm von Platon den Begriff des
göttlichen Wahns und stellte ihn so in einen medizinischen Rahmen.

Obgleich Aristoteles nach Wegen suchte, das Leiden zu verstehen und zu lindern, erschien ihm eine gewisse Menge von kalter Schwarzer Galle als unerlässlich für das Genie. »Warum«, fragte er in den *Problemata*, »sind alle hervorragenden Männer, ob Philosophen, Dichter oder Künstler, offenbar Melancholiker gewesen? Und zwar einige in solchem Maße, dass sie sogar unter den von der schwarzen Galle verursachten krankhaften Anfällen litten ... Unter den Späteren waren es Empedokles, Platon und Sokrates und zahlreiche andere berühmte Männer, sowie auch die meisten Dichter.« Ferner schrieb Aristoteles: »Ähnlich verhält es sich mit den alltäglichen Depressionen, denn wir sind ja oft in einer traurigen Stimmung, aber ›warum‹, das können wir nicht sagen. [...] In geringerem Maße sind alle diesen Stimmungen ausgesetzt, wenn aber diese Veranlagung in die Tiefe geht, prägt sie den Charakter. [...] So halten auch diejenigen, welche nur ein wenig von einem solchen Temperament haben, die Mitte ein, die aber viel davon besitzen, unterscheiden sich bereits von der Mehrzahl der Menschen. Wenn nämlich ihre melancholische Mischung sehr gesättigt ist, sind sie zu melancholisch, wenn sie aber einigermaßen gemischt ist, sind sie hervorragende Menschen.« Der berühmteste unter den großen Heroen, die unter Schwarzgalligkeit litten, war Herakles – »weshalb«, so Aristoteles, »auch die Alten die Anfälle der Epileptiker nach ihm die ›heilige Krankheit‹ nannten« –, doch suchte sie auch Ajax heim, den Vergil in der *Aeneis* mit jenem verglich (»Gleich aber brennt dem Alkiden in rasendem Grolle mit schwarzer Galle der Schmerz«). Seneca förderte die Vorstellung der inspirierten Melancholie und schrieb, »nie gab es ein großes Talent ohne einen Anflug von Wahnsinn«. Sie tauchte in der Renaissance wieder auf und meldete sich seither in regelmäßigen Abständen zu Wort.

Vom 4. bis zum 1. Jahrhundert v. Chr. nahmen Medizin und Philosophie eine fast parallele Entwicklung und beschrieben psychische Phänomene auf zunehmend ähnliche Weise. In jener Phase galt Melancholie so oder so als universelles Schicksal, wie es der Dichter Menander im 4. Jahrhundert ausdrückte: »Ich bin ein Mensch, und das ist Elend genug.« Die Skeptiker verschrieben sich ganz dem Studium des Sichtbaren und betrachteten daher Symptome, ohne über ihren Hintergrund oder tieferen Sinn nachzudenken. Die großen, schwierigen Probleme des Zusammenhanges zwischen dem Ich und seinem Körper oder Gehirn, die einst Hippokrates und Aristoteles beschäftigt hatten, scherten sie nicht – sie versuchten lediglich, Symptome zu klassifizieren, um Krankheiten voneinander abgrenzen zu können.

Im 3. Jahrhundert v. Chr. führte Erisistratos von Julis die Unterscheidung zwischen Groß- und Kleinhirn ein, um diesem die Motorik, jenem die Intelligenz zuzuordnen. Später erklärte Herophilos von Chalkedon, »die Antriebskraft fließt vom Gehirn in die Nerven«, und begründete damit das Konzept eines Steuerorgans als Zentralinstanz des Nervensystems. Der im 1. Jahrhundert n. Chr. lebende Menodotos von Nikomachien fügte all die genannten Einsichten zusammen und verband die Ansätze der symptomorientierten Empiriker mit denen der großen Philosophen und frühen Ärzte. Er empfahl bei Schwermut die gleiche Nieswurz, die schon Hippokrates entdeckt hatte, und die auf Aristoteles zurückgehende Selbstprüfung, ergänzte sie aber um Gymnastik, Reisen, Massagen und Mineralwasserkuren. Ein solches Rundumpaket bot genau das, was man auch heute noch anstrebt.

Rufus von Ephesos, ein Zeitgenosse des Menodotos, löste den Wahn vom übrigen Geist und bezeichnete die Melancholie als eigenständiges Phänomen, das auch bei sonst kerngesunden Personen auftreten könne. Er klassifizierte die Wahnvorstellungen mehrerer Patienten. So behandelte er mal einen Mann, der sich für eine Amphore hielt, mal einen, der befürchtete, seine Haut sei so ausgetrocknet, dass sie abfalle, mal einen, der keinen Kopf zu haben glaubte. Rufus registrierte die körperlichen Symptome dessen, was wir heute als Schilddrüsenunterfunktion einstufen, eine Hormonstörung mit depressiven Symptomen. Als Hauptgründe der Schwermut betrachtete er üppige Fleischgerichte, Bewegungsmangel, übertriebenen Rotweingenuss und geistige Überanstrengung – weshalb gerade Genies besonders stark zu der Krankheit neigten. Manche seien von Natur aus »durch angeborenes Temperament« melancholisch, andere dagegen »werden es später erst«. Auch gebe es Stufen und Typen der Melancholie: Teils infiziere die Schwarze Galle das gesamte Blut, teils nur den Kopf und teils verursache sie »die Hypochondrie«. Rufus befand, dass seine Melancholiker auch an aufgestauten Sexualsekreten litten, deren Fäulnis das Gehirn zersetze.

Rufus wollte die Schwermut ausmerzen, bevor sie Wurzeln schlug. Dafür empfahl er neben Aderlass eine »Abführung mit Teufelsthymian und Aloe, da die beiden Pflanzen, täglich in geringen Dosen eingenommen, zu einer mäßigen, wohltuenden Öffnung des Darmes führen«. Dazu könne man noch Schwarze Nieswurz geben. Ratsam seien regelmäßiges Wandern, ebenso Reisen und gründliche Waschungen vor den Mahlzeiten. Rufus schuf auch die Formel für ein »heiliges Mittel«, das Prozac seiner Zeit, das zumindest bis zum Ende der Renaissance populär blieb und gelegentlich später noch benutzt wurde. Dabei handelte es sich um eine Flüssigkeit bestehend aus Koloquinte, gelbem Günsel, Gamander, Kassie, Blätterpilz, Teufelsdreck, wilder Petersilie, Aristolochiaceen, weißem Pfeffer, Zimt, Lavendelöl, Safran und Myrrhe, mit Honig vermischt in Vier-Drachmen-Dosen unter gesalzenes Honigwasser gerührt. Andere damalige Ärzte empfahlen alles Mögliche, von Ankettungen und Bestrafungen über stetige Wassertropfen und Hängematten, um dem Melancholiker beim Einschlafen zu helfen, bis zu einer hellen, feuchten Diät, bestehend aus Gerichten wie Fisch und Geflügel mit Weinschorle oder echter Muttermilch.

Die spätrömische Epoche war in diesen Dingen überaus gelehrsam. Im 2. Jahrhundert n. Chr. erforschte Aretaios von Kappadokien die Manie und die Melancholie als eigenständige, aber miteinander verbundene Zustände. Er verfocht eine materielle Seele, die durch den Körper geistert und sich bei Zornausbrüchen in Hitzewallungen zeige (deshalb das Erröten) und bei Angst zurückweiche (daher die Blässe). Er meinte, die Schwarze Galle von Melancholikern könne »durch Bestürzung und maßlosen Ärger anschwellen«, und da die Säfte einen Kreislauf mit den Gefühlen bildeten, könne ein Energieverlust der Seele durch Abkühlung zu schweren Verstimmungen und diese ihrerseits zum Erkalten der Galle führen. Aretaios stellte als Erster schlüssig dar, was wir heute als die agitierte Depression bezeichnen – auch wenn manche Populärphilosophen dafür irrigerweise den Postindustrialismus verantwortlich machen. Sie ist vielmehr genauso tief verwurzelt und unausrottbar wie die Traurigkeit selbst. Aretaios schrieb: »Der Melancholiker igelt sich ein; er fürchtet, dass man ihn verfolgt und einsperrt, martert sich mit abergläubischen Vorstellungen, ist besessen von Angst; er glaubt an die eigenen Phantasien, klagt über eingebildete Krankheiten, verflucht das Leben und sehnt sich nach dem Tode. Er erwacht und wird plötzlich von einer großen Müdigkeit befallen. Bei manchen scheint die Melancholie fast eine Manie zu sein: Die Patienten haften stets an der gleichen Zwangsvorstellung und können sowohl bedrückt als auch aufgeregt sein.« Aretaios betonte, dass Schwermut häufig bei Menschen auftritt, die ohnehin zur Traurigkeit neigen, besonders Alten, Fettleibigen, Schwachen oder Einsamen. Das beste Heilmittel dagegen bilde »die Kraft der Liebe«. Unterstützend empfahl er den regelmäßigen Verzehr von Brombeeren und Lauch, riet außerdem zu der psychotherapeutischen Praxis, Symptome schildern zu lassen, um den Patienten dann durch die genaue Darstellung seiner Ängste davon befreien zu können.

Der im 2. Jahrhundert n. Chr. geborene Claudius Galen – als Leibarzt Kaiser Mark Aurels wahrscheinlich der bedeutendste Nachfolger des Hippokrates – versuchte, die Arbeit seiner Vorgänger auf eine neurologische und psychologische Basis zu stellen. Anhand genauer Analysen der melancholischen Wahnvorstellungen – ein Patient befürchtete, Atlas könnte ermüden und die Erde abstürzen lassen, ein anderer hielt sich für ein zerbrechliches Schneckenhaus – zeigte er, dass ihnen eine Mischung aus Furcht und Verzagtheit zugrunde lag. Er sah »gesunde Kinder mit Herzflackern, durch ängstliche Schwermut geschwächte und abgemagerte Jugendliche«. Zahlreiche Patienten litten unter »heftigen Schlafstörungen, Herzklopfen, Schwindelanfällen … Traurigkeit, Angst, Beklommenheit oder Verfolgungswahn, indem sie phantasierten, von einem Dämon besessen oder den Göttern verhasst zu sein«. Galen teilte die Ansicht Rufus', dass sexuelle Enthaltsamkeit verheerend wirke. Eine Patientin, deren Gehirn er von giftigen Dämpfen angestauter verwesender Sekrete benebelt sah, behandelte er »durch manuelle Stimulation von Vagina und Klitoris, was ihr offenbar großes Vergnügen bereitete; dabei trat viel Saft aus, und sie war geheilt«. Galen erfand auch eigene Patentrezepte, meist mit Zutaten des Rufus, empfahl jedoch bei melancholischen Angstzuständen ein Antidot bestehend aus Wegerich, Alraunwurzel, Lindenblüten, Opium und Rauke. Als Galen seine belebenden Mittel ersann, begannen interessanterweise die Azteken einen ganzen Kontinent entfernt starke halluzinogene Drogen einzusetzen, um Schwermut bei Gefangenen zu bekämpfen, die in ihren Augen ein böses Omen bedeutete. Häftlinge, die sie opfern wollten, mussten ein aus verschiedenen Substanzen gemischtes Spezialgebräu trinken, damit sie nicht verzweifelten und dadurch die Götter kränkten.

Galen postulierte eine physische Seele mit Sitz im Gehirn, die wir als Psyche bezeichnen würden. Über sie herrschte ein Ich, das ähnlich wie Gott die Welt den Leib regierte. Durch seine Erweiterung der Säftelehre um die Aspekte Temperatur und Feuchtigkeit formulierte Galen ein Modell mit neun Temperamenten, die jeweils einem Seelentypus entsprachen. Ein Temperament stand im Zeichen der Melancholie, die nicht als krankhaft galt, sondern als Teil der Persönlichkeit. »Manche Menschen sind von Natur aus ängstlich, schwermütig, besorgt und stets nachdenklich; ihnen kann der Arzt kaum helfen.« Galen erkannte, dass Schwermut nicht nur auf Hirnschäden, sondern auch auf externen Faktoren beruhen konnte, die Funktionen eines intakten Gehirns störten. Bei einem Missverhältnis der Säfte mochte Schwarze Galle ins Gehirn eindringen, es austrocknen und so das Ich schädigen. »Der Saft dringt wie eine dunkle Wolke bis zur Seele vor, wo die Vernunft sitzt. Wenn Erwachsene der Ängste nährenden Schwarzen Galle zum Opfer fallen, benehmen sie sich wie Kinder, die das Dunkel fürchten; ihr Gehirn ist stets umnachtet, so dass sie in ewiger Angst leben. Daher fürchten Melancholiker den Tod und wünschen ihn zugleich herbei, meiden das Licht und lieben die Dunkelheit.« Ja, die Seele konnte sich verdüstern: »Die Schwarze Galle umgibt die Vernunft wie das Auge die kristalline Linse und lässt, wenn sie rein ist, einen klaren Blick zu; wird sie aber krank und milchig, so verschleiert sie ihn. Ähnlich können auch unsere Lebensgeister selbst träge und trübe werden.« Galen, der das biologische gegenüber dem philosophischen Denken bevorzugte, übte scharfe Kritik an jenen, die die Melancholie auf abstrakte emotionale Faktoren zurückführten. Allerdings meinte er, dass solche Faktoren die Symptome in der bereits durch ein Missverhältnis der Säfte beeinträchtigten Psyche verschärfen konnten.

Die nächste Phase der traditionellen Heilkunde wurzelte in der Stoa. Deren Überzeugung, dass psychische Krankheiten auf äußere Faktoren zurückgehen, dominierte im frühen Mittelalter als der Epoche nach dem Untergang des Römischen Reichs. Der Aufstieg des Christentums gereichte den Melancholikern erheblich zum Nachteil. Wiewohl Galen im Mittelalter als *die* medizinische Autorität galt, widersprach sein Konzept der medikamentösen Behandlung seelischer Leiden dem Paradigma der Kirche; in einem philosophischen Ödland setzte man seine Verfahren immer weniger ein.

Augustinus hatte erklärt, die Gabe der Vernunft unterscheide den Menschen vom Tier, so dass ihr Verlust ihn mit diesem auf eine Stufe stellte; von seinem Standpunkt aus ließ sich mühelos folgern, dass sich darin das Missfallen Gottes zeigt, der Sünder durch Heimsuchung bestraft. Die Schwermut galt als ein besonders bösartiges Leiden, da die Verzweiflung des Melancholikers eindeutig bekundete, dass ihn keine Freude über die Gewissheit der göttlichen Liebe und Gnade erfüllte. Aus seiner Sicht entsprach die Schwermut der Abkehr von allem Heiligen. Überdies bezeugte tiefe Melancholie oft auch Besessenheit. Ein elender Narr hatte den Satan im Leib, und wenn man ihm den nicht austreiben konnte, na, so musste er eben selbst abtreten. Für diese Ansicht fanden Geistliche bald Unterstützung in der Bibel. Judas hatte Selbstmord begangen und, so folgerte man, muss demnach melancholisch gewesen sei. Entsprechend galten alle Schwermütigen in ihrer Mentalität als judasgleich. Die Darstellung Nebukadnezars in Daniel 4, 33 galt als Beleg dafür, dass Gott den Wahnsinn geschickt hatte, um Sünder zu bestrafen. Im 5. Jahrhundert schrieb Cassian über den »sechsten Kampf« mit der »Mattigkeit und Verzweiflung des Herzens«, dabei handele es sich »um

den im 90. Psalm erwähnten ›Mittagsdämon‹«, der »Missfallen an der
eigenen Lage, Ekel, Geringschätzung und Verachtung für andere und
Trägheit erzeugt«. Die betreffende Stelle steht in den Psalmen und lautet, wörtlich aus der Vulgata übersetzt: »Seine Wahrheit ist Schirm und
Schild, dass du nicht erschrecken musst vor dem Grauen der Nacht, vor
den Pfeilen, die des Tages fliegen, vor der Pest, die im Finstern schleicht,
vor der Seuche, die am Mittag Verderben bringt« – »*ab incrusus, et daemonio meridiano*«. Cassian bezog das »Grauen der Nacht« auf das Böse,
die »des Tages fliegenden Pfeile« auf einen feindlichen Angriff, die »im
Finstern schleichende Pest« auf nächtliche Überfälle, die »Seuche« auf
eine Besessenheit und das »Verderben am Mittag« auf die Melancholie
als ein Übel, das die Seele von Gott abbringt, obwohl man es am hellen
Tag in äußerster Klarheit erkennt.

Andere Sünden mochten die Nacht zuschanden machen, diese dreiste
jedoch bezog auch den Tag mit ein. Was ließ sich denn zugunsten jener
sagen, die nicht unter dem Schutz und Schirm der göttlichen Wahrheit
standen? Sie waren hoffnungslose Fälle, bei denen vielleicht eine Bestrafung half: So forderte Cassian, den Melancholiker Schwerstarbeit leisten
zu lassen; seine Mitmenschen sollten sich von ihm zurückziehen und
ihn meiden. Evagrius stützte sich auf die gleiche Stelle und schrieb, der
melancholische Trübsinn sei jenes »Verderben des Mittags«, das sogar
den Asketen befalle und in Versuchung führe. Er rechnete ihn zu den
acht Hauptanfechtungen, denen man hienieden trotzen müsse. Die Al-
legorie »Verderben« oder »Dämon« fängt treffend ein, was man in Depressionen erlebt, nämlich das Gefühl eines schrecklichen Übergriffs, in
den sich etwas Grelles mischt: Die meisten Dämonen – oder Formen der
Seelenpein – nutzen den Schutz der Nacht und sind bezwungen, sobald
man sie klar sieht. Depressionen dagegen halten auch dem strahlenden
Sonnenlicht stand und lassen sich von der Erkenntnis nichts anhaben.
Man kann alles über ihr Warum und Wozu wissen und doch genauso leiden, als tappe man völlig im Dunklen, was sich gewiss über kaum einen
anderen Geisteszustand sagen ließe.

Während der Inquisition im 13. Jahrhundert wurden einige Melancholiker für ihre Sünden mit Bußen oder Strafen belegt. Seinerzeit stellte
Thomas von Aquin die Seele in einem hierarchisch angelegten Modell
über den Körper, womit sie auch nicht dessen Krankheiten erlitt, allerdings dem Zugriff Gottes oder des Satans ausgesetzt war. In diesem
Kontext musste ein Gebrechen *entweder* den Leib *oder* die Seele befallen,
weshalb die Melancholie letzterer angehörte. Die mittelalterliche Kirche
kannte neun Todsünden (später auf sieben verdichtet), darunter die

(im 13. Jahrhundert noch mit »Faulheit« übersetzte) *acidia*. Der Begriff scheint in einem fast ebenso weiten Sinne verwendet worden zu sein wie heute *Depression* und bezeichnete augenfällig deren Symptome – die zuvor nicht als lasterhaft gegolten hatten. Chaucers Pfarrer beschreibt sie als »die Mutter der Verdrossenheit«, die dem Sünder »die Lust zu allem Guten entreißt. [...] Und gewiss, in allen diesen Dingen ist Verdrossenheit ein Feind und Widersacher, denn sie liebt ja die Tätigkeit überhaupt nicht. Gewiss, diese faule Sünde der Verdrossenheit ist auch die größte Feindin der körperlichen Lebenskraft; denn sie trifft keine Vorsorge gegen zeitliche Not, da sie alles verkommen lässt und alle zeitlichen Güter zerstört und verfaulenzt durch ihre Nachlässigkeit. ... die Verdrossenheit gleicht dem Volke, welches in den Qualen der Hölle sitzt wegen seiner Trägheit und Schwerfälligkeit, denn die Verdammten sind verurteilt, weder Gutes tun noch Gutes denken zu können«. Dieser endlose Abschnitt wird mit jeder Wendung immer peinigender und kritischer. *Acidia* ist eine komplexe Sünde, deren Elemente der Pfarrer aufzählt: »Bequemlichkeit ist so zart und gebrechlich – wo Salomo sagt –, dass sie keine Entbehrung oder Buße ertragen will, und was sie tut, verdirbt. [...] Dann kommt die Scheu vor der Mühe, irgendein gutes Werk zu tun ... [...] Nun kommt Hoffnungslosigkeit, das ist Verzweiflung an der Gnade Gottes, welche bisweilen aus zu übertriebener Sorge entsteht und bisweilen aus zu großer Furcht, durch die Einbildung, so viel gesündigt zu haben, dass es nichts mehr hälfe, zu bereuen ... [...] Wird diese verdammte Sünde bis zum äußersten durchgeführt, so nennt man sie die Sünde gegen den Heiligen Geist. [...] Dann kommt die Sünde jener irdischen schwermütigen Betrübtheit, welche Tristia genannt wird und den Menschen tötet ... Denn wahrlich, solche Betrübnis wirket zum Tode des Leibes und der Seele, denn durch sie kommt es, dass man seines eigenen Lebens überdrüssig wird. Deshalb verkürzt solche Sorge das Leben manches Menschen, noch bevor nach der Ordnung der Natur seine Zeit gekommen ist.«

Besonders anfällig für *acidia* waren Mönche, und bei ihnen äußerte sie sich als Erschöpfung, Lustlosigkeit, Traurigkeit, Trübsinn, Rastlosigkeit, Widerwille gegen das Kloster und die Enthaltsamkeit, Sehnsucht nach einem normalem Familienleben. Man unterschied die *acidia* von der Traurigkeit *(tristia)*, die den Menschen reuig in den Schoß Gottes zurückführt. Die mittelalterlichen Texte geben jedoch keinen klaren Aufschluss darüber, welche Rolle der Wille bei alledem spielte. Galt es schon als Sünde, die *acidia* überhaupt aufkommen zu lassen? Oder strafte sie jene, die anderweitig gesündigt hatten? Ihre leidenschaftlichsten Gegner setzten die *acidia* mit der Erbsünde gleich; so schrieb die wortgewaltige Nonne Hildegard von Bingen: »*Als aber Adam sündigte, verwandelte sich die Galle in Bitterkeit und die Melancholie in die Schwärze der Gottlosigkeit.*«

Da Ordnung im Mittelalter noch etwas Ungesichertes war, musste geistige Verwirrung jeder Art auf dieses Zartgefühl besonders erschreckend wirken; eine Schädigung der Vernunft konnte das gesamte Gefüge des menschlichen Daseins und damit auch die Gesellschaftsordnung zum Einsturz bringen. Wenn die Torheit eine Sünde war, so war Geisteskrankheit eine weitaus schlimmere. Ohne Vernunft konnte man sich nicht für die Tugend entscheiden, und ohne diese fehlte jede Entschlusskraft. Wenn sich die Psyche der Antike nicht vom Körper trennen ließ, so hatte die Seele des christlichen Mittelalters kaum Berührungspunkte mit ihm.

Aus dieser Tradition erwuchs das Stigma, das Depressionen *heute noch* anhaftet: Als ein Geschöpf Gottes muss die Seele vollkommen sein, und es obliegt uns, diesen Zustand zu wahren, weshalb ihre Unvollkommenheiten noch in modernen Gesellschaften die Hauptquelle der Scham bilden. Unehrlichkeit, Grausamkeit, Gier, Egoismus und Irrtum sind eindeutig Mängel der Seele, die wir automatisch zu unterdrücken versuchen. Solange Depressionen in der Nachbarschaft dieser »Heimsuchungen der Seele« liegen, stoßen sie uns ab, und viele Berichte zeigen, dass sie die Melancholie in Verruf brachten. So trat zum Beispiel der Maler Hugo van der Goes um 1480 in ein Kloster ein, durfte allerdings als großer Künstler weiter regelmäßig Außenkontakte pflegen. Eines Abends kehrte Goes von einer Reise zurück und wurde »von einer sonderbaren Verwirrung des Gemütes befallen, in der er unablässig ausrief, verloren und zu ewiger Verdammnis verurteilt zu sein. Da Gaukelbilder seinen kranken Geist umnebelten, wollte er sich sogar etwas antun.« Seinen Mitbrüdern zufolge, die eine Heilung durch Musik anstrebten, »verbesserte sich sein Zustand nicht; er redete weiterhin irre und betrachtete sich als ein Kind der ewigen Verdammnis«. Die Mönche beratschlagten, ob Goes unter künstlerischer Raserei litt oder von einem bösen Geist besessen war, kamen jedoch zu dem Schluss, dass er beide Beschwernisse aufwies, vielleicht noch verschärft durch übermäßigen Rotweingenuss. Goes war entsetzt über die Arbeit, zu der er sich verpflichtet hatte, und konnte sich nicht vorstellen, seine Aufträge abzuschließen. Doch im Laufe der Zeit gewann er schließlich, dank intensiver religiöser Bußrituale, vorübergehend seine innere Gelassenheit wieder, erlitt dann jedoch einen Rückfall und starb in einem erbärmlichen Zustand.

Wenn das Mittelalter die Melancholie moralisierend auffasste, so wurde sie in der Renaissance verherrlicht: Auf antike Philosophen (anstatt Ärzte) zurückgreifend, erklärten ihre Denker, Schwermut zeuge von Tiefe. Für das Christentum bedeutete der Humanismus eine wachsende Provokation (stärkte mitunter jedoch die christlichen Glaubenslehren). Der wahnsinnige Schmerz, den das Mittelalter als sündigen Fluch angesehen hatte, galt nun zunehmend als krankhaft schwermütig und damit charakteristisch für »den Melancholiker«. Unter den Renaissanceschriftstellern, die sich mit der Melancholie befassten – und das waren nicht wenige –, ragte Marsilio Ficino als der größte heraus. Ihm zufolge äußert sich in der Schwermut, die jeder Mensch kenne, unsere Sehnsucht nach Größe und Unsterblichkeit. Er mokierte sich über jene, die Melancholie für einen Mangel hielten. »Sooft wir müßig sind«, schrieb er, »verfallen wir wie Verbannte in Trauer, obwohl wir die Ursache unserer Trauer entweder nicht wissen oder wenigstens nicht bedenken. [...] Aber wir täuschen uns gar zu sehr. Denn mitten in den Spielen der Lust seufzen wir zuweilen, und nach beendigtem Spiel gehen wir trauriger davon.« Die hier beschriebene Melancholie offenbart sich hinter der Geschäftigkeit des Alltagslebens als eine beharrliche Eigenschaft der Seele. Ficino greift auf eine aristotelische Vorstellung zurück, den göttlichen Wahn der Traurigkeit, und behauptet dann, Philosophen, tiefe Denker oder Künstler kämen notwendigerweise stärker mit solcher Melancholie in Berührung als der gemeine Mann, und allein schon die Intensität ihres Erlebens zeugte davon, wie erfolgreich sie sich geistig über die üblichen Belanglosigkeiten erhöben. In Ficinos Augen ist der gepeinigte Geist der wertvollere, da er auf diesem Wege der tristen Unangemessenheit seiner Gotteserkenntnis innewerde. Das erhebt er zum heiligen Credo und erklärt die Natur der göttlichen Melancholie so: »Solange wir Gottes Vikare auf Erden sind, werden wir beständig, auch wenn wir es nicht bemerken, durch die Sehnsucht nach dem himmlischen Vaterland beunruhigt, und keine irdischen Freuden können den menschlichen Geist in dieser Verbannung trösten.« Der Zustand der Erkenntnis sei Unzufriedenheit und deren Folge Melancholie; diese löse die Seele von der Welt und treibe sie dadurch zur Reinheit. »Es folgt also, dass der Körper nicht Ursprung der Seele ist, wenn die Seele sich umso vollkommener verhält, je weiter sie sich von jenem entfernt. Und wenn die Vernunft, je mehr sie sich in den Körper versenkt, umso unvollkommener ist, und je weiter sie sich von ihm entfernt, umso vollkommener, so folgt auch, dass sie dann am vollkommensten sein wird, wenn sie ganz von diesem Körper enteilt ist.« Wenn

Ficino die Melancholie als göttlich darstellt, so betont er ihre starke Ähnlichkeit mit dem Tod.

Anschließend erklärt Ficino, das Schöpferische verdanke sich einer Muse, die den Künstler im zeitweiligen Wahn inspiriere, und Melancholie sei eine notwendige Vorbedingung der Inspiration. Dennoch hielt er die Schwermut für ein schreckliches Leiden und empfahl als Behandlung unter anderem Gymnastik, Diät und Musik. Ficino war selber depressiv, musste sich jedoch in Tiefs oft von Freunden an seine überzeugenden Argumente zugunsten der Melancholie erinnern lassen. Seine Auffassungen sind, wie in der Spätrenaissance beim Thema Melancholie üblich, stark autobiographisch orientiert, und so empfiehlt er, einen Kurs zwischen nichtmelancholischem Phlegma und verzweifelter, krankhafter Schwermut zu steuern, weshalb das sechste Kapitel seines ersten Buches sinngemäß überschrieben ist mit: »Wie die Schwarze Galle den Menschen klug macht«.

Im Grunde strebte die Renaissance an, ihr Verständnis der Antike mit dem anerkannten »Wissensfundus« des Mittelalters zu verschmelzen. Da Ficino, ganz in diesem Sinne, die Säftelehre mit der Begeisterung für Horoskope zusammenbrachte, stellte er Saturn als den gewichtigen, einsamen, ambivalenten Planeten dar, der über die Melancholie herrschte. So schrieb der Alchemist und Kabbalist Agrippa von Nettesheim: »Dieser nämlich [Saturn], da er gleich dem ›humor melancholicus‹ kalt und trocken … und außerdem der Herr der geheimen Kontemplation ist, fremd allen öffentlichen Geschäften und unter den Planeten der höchste, ruft er die Seele stets von den äußeren Verrichtungen ins Innerste zurück, lässt sie vom Niedersten zum Höchsten emporsteigen und schenkt ihr Wissen und den Blick in die Zukunft.« Diese Ansichten breitet Giorgio Vasari in seinen Schriften über die großen Künstler seiner Zeit aus.

Zwar hielt die englische Renaissance meist stärker als die italienische an mittelalterlichen Auffassungen der Melancholie fest, doch ab dem späten 15. Jahrhundert wanderte das südliche Modell allmählich nordwärts. Wenn man auf der Insel nach wie vor annahm, dass Melancholie »aus dem Eingriff oder der Einmischung böser Engel« erwuchs, so galten ihre Opfer als nicht für sie verantwortlich. Aus der Sicht eines englischen Renaissancedenkers ist das Schuldgefühl des Melancholikers kein Zeichen fehlender Gottesliebe, sondern ein gefährliches, nicht mit der Zerknirschung des wahren Sünders zu verwechselndes Unheil. Gewiss war es nicht immer einfach, zwischen Wahn und Realität zu unterscheiden. Ein Student mit »melancholischer Verfassung, von Gram zerquält«, gab an, leibhaftig gespürt zu haben, »wie mit dem Wind ein böser Geist ihm in die Grundfeste fuhr und durch den Rumpf empor kroch, bis der Kopf davon besessen war«. Auch wenn man ihm den Satan schließlich austrieb, hatten andere weniger Glück. So stellte sich George Gifford die Frage, welcher Menschenschlag »am ehesten zu teuflischen Werkzeugen der Hexerei und der Zauberei taugt«, und fand als Antwort, dass der Teufel stets »gottlose Personen sucht, die blind, voller Untreue und zutiefst mit tiefer Unwissenheit geschlagen sind. Wenn bei allem noch eine melancholische Verfassung des Körpers besteht, so prägen sich die satanischen Eindrücke dem Geist noch tiefer ein.«

Wenn man Melancholie im Norden mit Zauberei assoziierte, so im Süden mit Genialität. Der holländische Gerichtsarzt Jan Wier (dessen *De praestigiis daemonum* Freud zu den »zehn bedeutsamsten Büchern« zählte) wies nachdrücklich darauf hin, dass Hexen der eigenen Schwermut zum Opfer fielen; und sein Urteil, dass diese unglücklichen Damen seelisch krank seien, rettete einige vor der Hinrichtung. Er untermauerte seine Position mit der Diagnose, dass die Opfer von Hexen gewöhnlich unter Wahnvorstellungen litten – wobei er sich auf die Vielzahl nordeuropäischer Männer konzentrierte, die Hexen beschuldigten, ihnen den Penis geraubt zu haben. Wier betonte, Ärzte könnten die gestohlenen Glieder in aller Regel dort ausmachen, wo sie hingehörten, und im Übrigen gingen diese »Zauberstäbe« selten verloren. Wenn schon die »Opfer« der Hexen unter Wahnvorstellungen litten, so müssten deren Ankläger noch wahnhafter sein. Dieses Konzept griff der Engländer Reginald Scot auf, als er 1584 in seinem Buch zum Thema behauptete, Hexen seien im Grunde nichts anderes als schwermütige, törichte, vom Übel wie von Mücken gestochene alte Weiber, die sich selbst irrigerweise aller Probleme ihres Umfeldes beschuldigten. In ihrem »schläfrigen Gemüt hat sich der Satan häuslich eingerichtet, so dass man sie bei jedem Unheil, Unglück, Missgeschick oder Mord leicht von ihrer Schuld überzeugen kann«. Diese Ansicht – was als religiöse Wahrheit galt, sei lediglich wahnhaft und eng mit krankhafter Melancholie verknüpft – hatte einflussreiche Gegner, die weiterhin strikt für den mittelalterlichen Standpunkt eintraten. Obwohl Scots Buch im elisabethanischen England viele Leser fand, ließ King James alle im Umlauf befindlichen Exemplare – gleichsam wie Hexen – verbrennen.

Allmählich verdrängte das Krankhafte die Besessenheit. In einem Fall jener Zeit hörten französische Ärzte bei einer Hexe »links unter dem Rippenbogen ein Poltern, wie man es von Ticks her kennt«, und das führte 1583 zu dem Synodalbeschluss, dass »Priester den Lebenswandel

von Besessenen genau erkunden sollen«, bevor sie zur Teufelsaustrei-
bung schreiten,»denn vielfach handelt es sich um Melancholiker, Wahnsinnige oder von Zauberern verhexte Personen ... die eher eines Arztes
als des Exorzistenpriesters bedürfen«. Die vernünftige Renaissance sieg-
te über das abergläubische Mittelalter.

In Frankreich kurierte man erstmals erfolgreich Symptome, die
ebenso gut von primären Krankheiten wie von einer überreizten Einbildungskraft herrühren mochten. Montaigne, seinerseits eine Art Melancholiker, hielt große Stücke auf die heilsame Wirkung der Philosophie
und nutzte dabei gerne mit großer Theatralik erlösende Illusionen und
ablenkendes Blendwerk. Zum Beispiel berichtet er von einer ängstlichen
Frau, die fast durchdrehte, weil sie meinte, eine Nadel verschluckt zu
haben. Montaigne gab ihr ein Brechmittel und legte heimlich eine Nadel
in das Erbrochene, worauf sie völlig beruhigt war.

Der *Discourse of Melancholike Diseases* von Andreas Du Laurens
kam in England 1599 heraus. In ihm figuriert die Melancholie als »eine
kalte trockene Verstimmung des Gehirns«, die aber »nicht auf einer
körperlichen Veranlagung« beruhe, sondern auf »der Lebensweise des
Patienten und jenen Studien, die er am eifrigsten betreibt«. Du Laurens
untergliederte das Geistige in die drei Instanzen Vernunft, Gedächtnis
und Einbildungskraft. Da die Schwermut eine Erkrankung der Letzteren
sein musste, blieb die Vernunft des Melancholikers intakt, womit er in
den Augen der Kirche weder seines Menschenwesens (der »unsterb-
lichen vernünftigen Seele«) beraubt noch von Gott verdammt war. Der
Autor nahm verschiedene Grade der Melancholie an und unterschied
»schwermütige Verfassungen, die im Rahmen und in den Grenzen des
Gesunden verbleiben«, von maßlos krankhaften. Wie die meisten Werke
zu diesem Thema, strotzt auch sein Buch von schrulligen Anekdoten,
darunter jene über einen »Herrn aus Siena, der für sich beschlossen hatte, lieber zu sterben als noch einmal zu pinkeln, weil er sich einbildete,
wenn er das nächste Mal pinkelte, müssten alle in der Stadt ertrinken«.
Offenbar litt der Mann unter depressiven Ängsten und hielt sich für
extrem gefährlich, was ihn nicht nur lähmte, sondern auch seine Blase
traumatisierte. Schließlich legten seine Ärzte ganz in der Nähe ein Feuer,
überzeugten ihn davon, dass die ganze Stadt niederbrannte und nur er
sie retten könne, indem er sich erleichterte, und halfen ihm so über diese
spezielle Phobie hinweg.

Am bekanntesten ist vielleicht die etwas schwierige Vorstellung Du
Laurens', der Mensch könne sich selbst erkennen, indem er die Augen
nach innen wende und auf sein Gehirn schaue. Allerdings bleibt un-

erklärt, welcher Farbenpracht der heitere Sanguiniker dabei gewahr
würde. Das Gehirn des Melancholikers jedenfalls sei mit Schwarzer
Galle durchtränkt, so dass er dort nur Düsternis ausmache. »Ihre Nebel-
schwaden ziehen fortwährend durch die Fasern und Adern des Gehirns
ins Auge, das so viele Schatten und Trugbilder sieht, deren Erscheinungsformen an die Einbildungskraft weitergibt.« Dann wird es wirklich
unangenehm, denn die schwarzen Schatten irritieren die Augen weiter,
auch wenn sie sich wieder nach außen richten, und der Melancholiker
sieht »viele dunkle Flocken in der Art von Flugameisen, Fliegen oder
langem Haar, weshalb er sich immerfort übergeben möchte«.

Seinerzeit setzte sich allgemein durch, dass man Melancholie von be-
rechtigtem Gram unterscheiden könne, indem man ein angemessenes
Verhältnis zwischen Verlust und Leid festlegte, um dann zu beurteilen,
dass manche dieses überschritten – ein von Freud drei Jahrhunderte
später weiterentwickeltes Prinzip, das man heute noch bei der Diagnose
von Depressionen verwendet. Ein Arzt schrieb Anfang des 17. Jahrhunderts, eine seiner Patientinnen freue sich nach einem Trauerfall »an gar
nichts mehr«; eine andere befinde sich in »melancholischer Sorge darüber, nach dem Tod ihrer Mutter nicht mehr weiterleben zu können. Sie
weint, schreit, wandert umher und ist für nichts zu gebrauchen.« Ein anderer Arzt betonte, die gewöhnliche Unzufriedenheit oder Sorge »weicht
immer mehr der größten Feindin der Natur, nämlich der Melancholie«.
Diese gilt dann zum einen als etwas Normales in übertriebener Form
und zum anderen als eine Anomalie – eine doppeldeutige Definition, die
sich rasch als Standard etablierte.

Im Lauf des 17. Jahrhunderts avancierte die »gemeine« Melancholie zu
einem anerkannten Gebrechen, das ebenso ergötzlich wie unangenehm
sein konnte. Die Argumente des Ficino und seiner englischen Kollegen
hallten zunehmend auf dem Kontinent nach. In Holland schrieb Levinus Lemnius, in Spanien Huarte und Luis Mercado, in Italien Joannes
Baptista Silvaticus, in Frankreich Andreas Du Laurens: Melancholiker
seien die besseren, die inspirierteren Menschen. Verklärte aristotelische
Auffassungen schienen ganz Europa zu erobern, und die Schwermut kam
in Mode. In Italien, wo Ficino sie eindeutig mit Genialität identifiziert
hatte, musste jeder, der etwas auf sich hielt, melancholisch sein. Wenn
wahrhaft glänzende Männer wirklich leiden mochten, so stellten jene,
die als glänzend gelten wollten, ihr Leiden zur Schau. Im Umkreis Ficinos versammelte sich in Florenz eine Intellektuellengruppe saturna-
lischer Kosmopoliten. Englische Italienreisende legten, von dort zurückgekehrt, eine durch melancholische Attribute unterstrichene Raffinesse

an den Tag, und da sich nur Wohlhabende solche Extravaganzen leisten konnten, galt die Melancholie bei den Engländern bald als ein Gebrechen der Aristokratie. Der adelige Malkontente – dunkeläugig, sorgenvoll, wortkarg, zerzaust, empfindlich und nüchtern – wird gegen Ende des 16. Jahrhunderts zu einem gesellschaftlichen Prototyp und in der zeitgenössischen Literatur karikierend dargestellt, am glänzendsten mit der Figur des »Melancholikers Jacques« in Shakespeares *Wie es euch gefällt*.

Shakespeares meisterhafte Darstellung der Melancholie – am offenkundigsten im Charakter des Hamlet – sollte unser Verständnis dieses Themas ein für alle Mal verändern. Kein anderer Autor hat das Problem so einfühlsam und differenziert durchdrungen, so eng mit Freude und Traurigkeit, mit Weisheit und Narretei, mit Schläue und Selbstzerstörung verwoben wie er. Bis zu Shakespeare war die Melancholie etwas Eigenständiges gewesen, nach ihm indes ebenso wenig vom Charakter zu trennen wie das Blau vom Spektrum des weißen Lichts. Was ein Prisma momentan offenbaren mochte, änderte nichts an den Realitäten der Sonne.

Zur Zeit der Uraufführung des *Hamlet* zählte das Melancholische fast ebenso sehr zu den Privilegien wie zu den Gebrechen. So klagt in einem Mitte des 17. Jahrhunderts entstandenen Bühnenstück ein griesgrämiger Friseur, er fühle sich melancholisch, worauf er sofort den strengen Tadel erntet: »Melancholisch? Fürwahr was sucht denn ein Wort wie *Melancholie* im Munde eines Friseurs? Sie könnten eher sagen schwermütig, dumpf und tumb, schmückt Melancholie doch eher den Helm eines Höflings!« Den Büchern eines damaligen Arztes zufolge führten vierzig Prozent seiner melancholischen Patienten Titel – wiewohl er hauptsächlich Bauern und deren Frauen behandelte. Zwei Drittel seiner Adeligen klagten über Anfälle von Melancholie; und diese wohlunterrichteten Herrschaften sagten nicht einfach »Traurigkeit«, sondern bedienten sich direkt des wissenschaftlichen Modejargons ihrer Zeit. Einer dieser Patienten »wollte unbedingt ein Mittel haben, um die von der Milz aufsteigenden Dämpfe abzuwehren«. Am beliebtesten waren dafür nach wie vor Gebräue auf Nieswurzbasis. Hier verschrieb der behandelnde Arzt *hiera logadii*, *lapis lazuli*, Nieswurz, Gewürznelken, Lakritzpulver, *diambra* und *pulvis sancti*, in Weißwein mit Borretsch zu verrühren. Man zog Himmelskarten heran (um den Behandlungszeitpunkt anhand unabhängiger Daten zu bestimmen) und erwog zudem die Möglichkeit des Aderlasses. Selbstverständlich galten in der Regel religiöse Konsultationen als ratsam.

Da sich, ähnlich wie in der Frühzeit des Prozac, bald jedermann schwermütig fühlte und meinte, das Übel bekämpfen oder ständig darüber reden zu müssen, kaprizierten sich ab Anfang des 17. Jahrhunderts sogar Gesunde auf die Vorstellungswelt der Melancholie. In beiden Phasen, dem Jahrzehnt ab 1630 und dem ab 1990, verwirrte sich die pathologische Bedeutung des Begriffs *Melancholie* respektive *Depression*. Solange die *acidia* als eine Sünde galt, durften sich nur jene zu ihrem Gebrechen bekennen, die entweder schwerkrank waren oder unter wahnhaften Angstanfällen litten. Jetzt, da *Melancholie* auch von seelenvoller Tiefe, Subtilität, ja sogar Genialität zeugte, nahmen manche ohne medizinische Ursachen das Gebaren von Schwermütigen an und stellten bald fest, dass malkontentes Verhalten (im Unterschied zu echten Depressionen) regelrecht lustvoll sein konnte. Sie lümmelten endlos auf Chaiselongues herum, starrten in den Mond, stellten tiefschürfende Sinnfragen, bekundeten Furcht vor allen Schwierigkeiten, reagierten nicht auf Ansprache – kurz, taten alles, was die Ächtung der *acidia* hatte verhindern sollen. Obwohl sie im Grunde genau die Beschwerde war, die wir heute als Depression bezeichnen, galt jene Melancholie als ein lobenswertes Leiden, das alle immerfort analysierten. Wer wirklich unter tiefer Schwermut litt, sah sich mit Mitgefühl und Hochachtung überhäuft, wodurch es den Kranken – auch dank gewisser medizinischer Fortschritte – besserging als in irgendeiner Phase seit Galens Diagnose. Den elegischen Geisteszustand könnte man als »Weiße Melancholie« bezeichnen, da er eher schimmernd als schattig wirkt. Miltons »Il Penseroso« schildert diese Gemütsverfassung des 17. Jahrhunderts sehr anschaulich:

> … heil dir, du weise, edle Göttin,
> Wohlan, erhabenste Melancholie,
> Deren heiliges Antlitz so hell erstrahlt,
> Und das menschliche Auge blendet.

Um später in einer Feier der mönchischen Einsamkeit, Schwermut und Greisenhaftigkeit das Gewaltige zu beschwören:

> Suche die friedliche Einsiedelei,
> Gewand aus Haar, bemooste Zelle
> …
> Bis alter Erfahrungsschatz
> Dir Prophetisches verkündet.
> Diese Wonnen bietet Melancholie,
> Und ich will immer mir ihr leben.

Das 17. Jahrhundert brachte den größten Fürsprecher der Melancholie aller Zeiten hervor, Robert Burton. Der vermischte in seinem Werk *The Anatomy of Melancholy*, an dem er sein ganzes Leben lang arbeitete, das Denken zweier Jahrtausende mit einem stetigen Strom verstreuter eigener Einfälle. Die (vor Freuds Essay über »Trauer und Melancholie«) am häufigsten zitierte Abhandlung zu diesem Thema ist ein spitzfindiger, in sich widersprüchlicher, schlecht aufgebauter, ungeheuer gelehrter Text mit der Absicht, die Philosophie Aristoteles' und Ficinos, die Charakterstudien Shakespeares, die medizinischen Erkenntnisse Hippokrates' und Galens, die religiösen Anregungen der mittelalterlichen und der Renaissance-Kirche sowie persönliche Erfahrungen mit Krankheit und Introspektion miteinander zu verknüpfen und möglichst auch in Einklang zu bringen. Burtons Fähigkeit, echte Parallelen zwischen Medizin und Philosophie, Naturwissenschaft und Metaphysik aufzuspüren, eröffnete neue Wege zu einer einheitlichen Theorie von Geist und Materie. Und doch löste Burton Widersprüche weniger auf, als sie lediglich zu tolerieren. So kann er gewisse Phänomene munter auf sechs verschiedene Arten erklären, ohne je zu erwägen, dass sie überdeterminiert sein müssten. Dem modernen Leser erscheint das bisweilen bizarr, sichtet er jedoch die jüngst vom National Institute of Mental Health herausgegebenen Broschüren, so dürfte er feststellen, dass die Komplexität der depressiven Beschwerden meist gerade in ihrer Überdeterminiertheit liegt: Die Depression ist ein Zustand, in den viele Wege führen, und bestimmte Symptomgruppen können aus einem oder mehreren davon resultieren.

Burton erklärt die Melancholie mit folgendem mechanischen Bild: »Denn unser Körper ist beschaffen wie eine Uhr: Wenn ein Rädchen seine Aufgabe nicht mehr erfüllt, gerät alles andere in Unordnung, und das gesamte Gefüge nimmt Schaden.« Er bemerkt: »So wie die Naturphilosophen acht Grade der Hitze und Kälte unterscheiden, so können wir wohl achtundachtzig Grade der Melancholie annehmen, je nachdem welche Organe und Körperteile angegriffen sind und wie weit der Patient bereits in den teuflischen Abgrund gestürzt oder in die bodenlose Flut hinausgewatet ist.« Später schreibt er: »Es ist fast ein Ding der Unmöglichkeit, bei der Vielfalt und Konfusion der Symptome und bei der Undurchsichtigkeit der Ursachen die Krankheitstypen gesondert zu behandeln und klare, verlässliche Unterscheidungen zwischen so zahlreichen Formen der Erkrankung und Geistesverwirrung vorzunehmen, zumal jeder Fall anders gelagert ist.« Burton differenziert ganz allgemein zwischen der im Gehirn sitzenden »Kopfmelancholie«, der des »ganzen

Körpers« und einer dritten Art, die »von den Eingeweiden, der Leber, der Milz oder dem Gekröse herrührt«, bezeichnet als »blähende Melancholie«. Danach bildet er Gruppen und Untergruppen und legt einen regelrechten Symptomkatalog an.

Burton grenzt die eigentliche Melancholie davon ab, lediglich »niedergedrückt, betrübt, sauertöpfisch, stur, mürrisch, einzelgängerisch, aus dem Gleichgewicht geraten oder übellaunig« zu sein, denn von derartigen Anwandlungen sei »keine lebende Seele frei«, so dass sie *an sich* nicht als krankhaft gelten dürften. »Der Mensch, vom Weibe geboren«, schreibt er, das Buch Hiob (14, 1) zitierend, »lebt kurze Zeit und ist voll Unruhe.« Allerdings seien wir deshalb nicht alle Melancholiker. Ja, Burton führt aus: »Wie Efeu eine Eiche umschlingt, so ist unser Dasein von Elend umgeben, und ein Sterblicher macht sich lächerlich, wenn er seinem Leben die Grundtönung beständigen Glücks verleihen will. [...] Wir sind unstet und zerbrechlich, und das, worin wir unser Vertrauen setzen, ist es nicht minder. Derjenige, der das nicht weiß, ist ... nicht gerüstet, es zu ertragen, also nicht realitätstüchtig, denn er kennt die Grundstruktur der Wirklichkeit nicht, in der Lust und Schmerz wechselseitig aneinander gefesselt bleiben und sich wie im Kreis ablösen. Wer das nicht aushält, der schere sich fort; denn solchen Erfahrungen aus dem Wege zu gehen, ist ein Ding der Unmöglichkeit. Wir können uns nur mit Langmut und Großherzigkeit wappnen, dem Unvermeidlichen die Stirn bieten und ... die Heimsuchungen standhaft ertragen.«

Zwar bedeute zu leben auch, das uns alle betreffende Unheil geduldig hinzunehmen, doch laufe dieses allzu leicht aus dem Ruder. »Eine vorübergehende Erkältung löst, wie Seneca schreibt, nur Husten aus; wird sie aber chronisch, dann ist Schwindsucht die Folge. Ähnlich verhält es sich mit den melancholischen Reizen.« Und hier führt Burton den ziemlich modern klingenden Grundsatz ins Feld, dass die Wechselwirkungen zwischen Traumatoleranz und Stärke der Traumatisierung über psychische Krankheit und Gesundheit entscheiden. »Was für den einen nur ein Flohbiss ist, verursacht dem anderen unerträgliche Qualen, und was dieser mit Haltung, Anstand und beispielhafter Selbstbeherrschung glücklich hinter sich bringt, kann jener um keinen Preis ertragen; vielmehr gibt er beim geringsten Anlass, sei es eine eingebildete Kränkung, Kummer, Schande, seien es Verluste, Gaunereien, Gerüchte, seinen Gefühlen so weit nach, dass sich sein Aussehen verändert, seine Verdauung gestört wird, er keinen Schlaf mehr findet, seine Lebensgeister schwinden, das Herz schwer und der Leib hart wird. Er laboriert an Blähungen und verdorbenem Magen, und Melancholie überwältigt ihn. Wenn ein Mensch erst einmal im Schuldturm gelandet ist, wird jeder seiner Gläubiger sogleich einen Prozess gegen ihn anstrengen und ihn dort festhalten. Das Gleiche passiert einem Patienten, der sich verdrießen lässt. Im Handumdrehen und wie durch eine geöffnete Tür überfallen ihn alle möglichen anderen quälenden Gedanken, und wie ein hinkender Hund oder eine flügellahme Gans siecht er dahin und fällt schließlich der habituellen Schwermut und krankhaften Melancholie zum Opfer.« Burton rekapituliert auch Angstanfälle und nimmt sie zu Recht in seine Darstellung der Melancholie auf. »Tagsüber ängstigen sie sich ständig vor irgendetwas Entsetzlichem, und wie auseinandergetriebene Pferde einen an sie gefesselten Menschen, so reißen Argwohn, Angst, Kummer, Sorge, Missmut und Schande den Melancholiker in Stücke. Sie haben keine Stunde, keine Minute Ruhe, sondern sitzen auch gegen ihren Willen ständig bei ihren Problemen und fixen Ideen, die ihnen nicht aus dem Kopf wollen.«

Burton sagt den Melancholikern mal »Zorn, Rachsucht, Wollust, Ehrgeiz, Habsucht« und »Verderbtheit«, mal »Arglist«, »Misstrauen« oder »Unzufriedenheit« nach; allerdings hätten sie auch »eine ausgezeichnete Auffassungsgabe und einen wachen Verstand«, seien vielfach »vernünftig, klug, geistreich« und neigten häufig zu einer Art »göttlicher Verzückung oder Schwärmerei ... und sind daher oft hervorragende Philosophen, Dichter und Propheten«. Mit Rücksicht auf die damaligen Zensoren spricht Burton die religiösen Fragen im Umfeld der Krankheit taktvoll an – erklärt aber auch, dass übergroße Frömmigkeit ein Anzeichen der Melancholie sein oder verzweifelten Wahnsinn hervorrufen könne. Schwermütige, die von Gott gruselige, unausführbare Befehle erhielten, litten wahrscheinlich unter melancholischer Verblendung. Schließlich sei die Melancholie wahrhaftig »eine Krankheit sowohl des Leibes wie der Seele«, doch nahm Burton ähnlich wie Du Laurens nicht an, dass ihre Opfer den Verstand verloren hatten (also entmenschlicht und insofern Tiere wären), sondern erklärt das Gebrechen zu einer »Derangierung der Einbildungskraft« und nicht der Vernunft selbst.

Burton teilt die damals üblichen Behandlungsarten der Schwermut in unrechtmäßige und rechtmäßige ein. Jene seien »Teufelswerk von Magiern und Hexen«, beruhend vor allem auf »Zaubereien, Beschwörungen und Götzenbildern«, diese hingegen »unmittelbar gottgegeben, ein auf die Natur gebautes Jupiter-Prinzip mit den Elementen a. Arzt, b. Patient, c. Arznei«. Nach Dutzenden von Therapieansätzen erklärt Burton am Ende, »hauptsächlich« müsse man die »Leidenschaften und Unruhen des Geistes« direkt ansprechen, und er empfiehlt, sich Freunden zu »eröffnen« sowie »Frohsinn, Musik und Lustbarkeit« anzustreben. Im Übrigen nennt er die damals gängigen Mittel: Ringelblume, Löwenzahn, Esche, Weide, Tamariske, Rosen, Veilchen, Süßapfel, Wein, Tabak, Mohnsirup, kühlende Getränke, Johanniskraut, »am Freitag zur Stunde des Jupiter gepflückt«. Außerdem sollten die Kranken einen Ring tragen, der aus dem rechten Vorderhuf eines Esels gefertigt war.

Burton handelt auch das schwierige Problem des Selbstmords ab. Während die Melancholie Ende des 16. Jahrhunderts hoch im Kurs stand, war der Freitod gesetzlich verboten und kirchlicherseits geächtet – was entsprechende wirtschaftliche Sanktionen unterstrichen. In England musste die Familie beim Selbstmord des Vaters dessen gesamtes Hab und Gut herausgeben, einschließlich aller Pflüge, Eggen und sonstigen Gerätschaften. Ein Müller aus einer englischen Kleinstadt, der sich selbst eine tödliche Wunde zugefügt hatte, klagte auf dem Sterbebett: »Ich habe mein Vermögen an den König verwirkt, Frau und Kinder an den Bettelstab gebracht.« Erneut vorsichtig wegen der Zensur erörtert Burton die religiösen Implikationen des Suizids, räumt indes ein, wie unerträglich akute Ängste sein können, und fragt sich daher, »ob es Rechtens ist, dass ein Mensch in seinem bittersten Schmerz und Kummer Selbstmord begeht«. Dazu führt er dann blumig aus: »Und inmitten dieser elenden, hässlichen und verdrießlichen Lebensumstände, gegen die sich kein Heilmittel und in denen sich kein Trost finden lässt, suchen sie schließlich und endlich die Erlösung durch den Tod … um zu ihren eigenen Schlächtern zu werden und sich selbst hinzurichten.« Das ist verblüffend, denn bis zu Burton war das Problem der Schwermut ziemlich klar von dem gegen Gott gerichteten Verbrechen der Selbsttötung getrennt gewesen; und in der Tat scheint das Wort *Suizid* erst kurz nach der Veröffentlichung seines *Opus magnum* geprägt worden zu sein. Burton berichtet von mehreren Personen, die ihrem Leben aus politischen oder moralischen Gründen ein Ende setzten und den Entschluss nicht auf Krankheit, sondern auf gekränkte Eitelkeit stützten. Dann geht er auf Selbstmorde unvernünftiger Täter ein und führt so zwei zuvor streng verpönte Aspekte zusammen, um den Suizid als einheitliches Thema abhandeln zu können.

Burton schildert eine eindrucksvolle Auswahl melancholischer Wahnvorstellungen – einen Mann, der sich für ein »Schalentier« hielt, einige andere, »die meinen, sie seien aus Glas gemacht, und deshalb niemanden in ihrer Nähe dulden. Einer ist angeblich aus Kork und federleicht, der andere bleischwer, diesem kann der Kopf jederzeit von den Schultern fallen, jenem hüpfen Frösche im Bauch herum.… Manch einer wagt nicht, über eine Brücke zu gehen, in die Nähe eines Teiches, Felsens oder steilen Abhangs zu geraten oder sich in einer Kammer mit Querbalken zur Ruhe zu legen, weil er die Versuchung fürchtet, sich zu ertränken, hinunterzustürzen oder aufzuhängen.« Da solche Anwandlungen seinerzeit charakteristisch für die Melancholie waren, findet sich im medizinischen und allgemeinen Schrifttum eine Fülle von Beispielen dafür. Der holländische Autor Caspar Barlaeus glaubte in verschiedenen Lebensphasen, aus Glas oder auch aus Stroh zu sein, das jederzeit Feuer fangen könne. Cervantes beschrieb in seiner Novelle »Der Lizentiat aus Glas« einen Herrn, der sich für gläsern hielt. In der Tat war gerade dieser Trug so verbreitet, dass manche damalige Ärzte ihn kurzerhand als »Glaswahn« bezeichneten. Das Phänomen trat etwa gleichzeitig überall in der westlichen Folklore auf. Zahlreiche Holländer meinten, gläserne Popos zu haben, und vermieden es, sich hinzusetzen, damit diese nicht zerbrachen; einer bestand darauf, nur reisen zu können, wenn man ihn in eine mit Stroh ausgelegte Kiste packte. Ludovicus a Casanova beschrieb ausführlich einen Bäcker, der aus Butter zu sein meinte und zu schmelzen fürchtete, weshalb er immer völlig nackt blieb und sich dabei zur Kühlung mit Blattwerk bedeckte.

Aus derlei Wahnvorstellungen gingen – da die Betroffenen ihretwegen gewöhnliche Verhältnisse scheuten, in beständiger Angst lebten, und Berührungen aller Art mieden – ganze melancholische Verhaltenssysteme hervor. Die Opfer scheinen durchweg unter den Symptomen gelitten zu haben – unerklärliche Traurigkeit, Dauererschöpfung, Appetitlosigkeit et cetera –, die wir heute gewöhnlich mit Depressionen in Verbindung bringen. Diese Neigung zum Wahnhaften hatte in gewissem Maße bereits in früheren Epochen bestanden (Papst Pius II. zufolge war Karl VI. von Frankreich, genannt »der Wahnsinnige«, schon im 14. Jahrhundert von dem Wahn befallen, aus Glas zu sein, und hatte sich Eisenrippen in die Kleidung einnähen lassen, um bei einem Sturz nicht zu zerbrechen, und Rufus berichtete von ähnlichen Erscheinungen in der Antike) und erreichte ihren Höhepunkt im 17. Jahrhundert, kommt jedoch auch heute noch vor. So meinte jüngst eine depressive Holländerin, ihre Arme seien aus Glas, und verzichtete auf Kleidung, um nichts zu zerbrechen; Patienten mit schizo-affektiven Psychosen haben oft akustische oder optische Halluzinationen, und solche mit Zwangssyndromen treiben irrationale Ängste wie die vor Beschmutzung um. Doch in der Moderne ist die Wahnhaftigkeit der Depression meist eher unspezifisch. Alle jene Wahnvorstellungen des 17. Jahrhunderts zeugen wirklich von Paranoia, Verschwörungsängsten und der Sorge, den normalen Lebensanforderungen nicht mehr gewachsen zu sein, und diese Gefühle sind auch absolut charakteristisch für die Depression.

Ich weiß noch, dass ich in meinen Schüben die einfachsten Dinge nicht mehr tun konnte. »Ich kann nicht im Kino sitzen«, sagte ich einmal, als jemand mich mit einem Film aufmuntern wollte. »Ich kann das Haus nicht verlassen«, erklärte ich später. Ich hatte keinen besonderen Grund für diese Gefühle, rechnete weder damit, im Kino zu zerschmelzen noch draußen im Seewind zur Salzsäule zu erstarren, wusste eigentlich auch, dass es keinerlei Anlass gab, mich zu verschanzen, war jedoch absolut sicher, dass ich nicht anders konnte. Dafür mochte ich meinen Serotoninspiegel verantwortlich machen (und tat es). Zwar lässt sich vermutlich nicht überzeugend erklären, warum die wahnhaften Depressionen im 17. Jahrhundert so konkrete Formen annahmen, doch anscheinend hatten sich die Kranken bis zum Aufkeimen wissenschaftlicher Erklärungen und Therapien ein Rüstzeug gegen ihre Ängste zugelegt. So ist eine Furcht vor Berührungen, vor gewissen Posen oder vor Hitze viel abstrakter als etwa die, ein gläsernes Skelett zu haben oder sich aufzulösen. Diese Wahnvorstellungen, die moderne Therapeuten verblüffen könnten, lassen sich also nur in ihrem jeweiligen Kontext begreifen.

Philosophisch gesehen hat René Descartes die Medizin im 17. Jahrhundert grundlegend erneuert. Obwohl seine mechanistische Auffassung des Geistes an die augustinische Trennung von Leib und Seele anknüpfte, hatte sie weitreichende Auswirkungen für die Heilkunst und insbesondere die Behandlung der psychischen Krankheiten. Descartes selbst legte zwar großes Gewicht auf die Wechselwirkungen zwischen Körper und Geist und stellte in *Die Leidenschaften der Seele* dar, wie beide einander direkt beeinflussen können, doch seine Nachfolger gingen meist von ihrer radikalen Spaltung aus. So beherrschte bald eine kartesianische Biologie das Denken, die gerade in ihrer Abwegigkeit das Los der Melancholiker erheblich verschlechterte, und das vor dem Hintergrund endloser Haarspaltereien darüber, wo der Körper aufhört und der Geist anfängt: Ob Schwermut ein »chemisches Ungleichgewicht« oder eine »menschliche Schwäche« sei. Diese Konfusion löste sich erst in den letzten Jahren allmählich auf. Doch wie konnte jene kartesianische Biologie so großen Einfluss gewinnen? Dazu bemerkte ein Londoner Universitätspsychologe: »In meiner Erfahrung gibt es weder den Körper noch den Geist, noch überhaupt ein derartiges Problem.«
Thomas Willis, der die Empfindlichkeit des Geistes für den Körper

beweisen wollte, veröffentliche um die Mitte des 17. Jahrhunderts *Two Discourses Concerning the Soul of Brutes* – die erste schlüssige chemische Erklärung der Melancholie, worin die antike Säftelehre über Schwarze Galle, Milz oder Leber keine Rolle mehr spielt. Willis nahm an, dass »Schwefel« und »Salpeter« eine »Zündflamme« im Blut nähren; dem Gehirn und den Nerven obliege es, die daraus resultierenden Lebensgeister auszurichten, um die Sinneswahrnehmung und die Motorik zu steuern. Willis zufolge ist die Seele ein physisches Epiphänomen, der »Hexenschatten« des sichtbaren Körpers, »abhängig von der Stärke des Blutandrangs«. Eine Vielfalt von Umständen mache das Blut salzig und dämpfe damit die Flamme, was wiederum die Beleuchtung des Gehirns beeinträchtige und die Düsternis der Melancholie herbeiführe. Diese Versalzung des Blutes könne auf alle möglichen äußeren Ursachen zurückgehen, darunter das Wetter, übermäßiges Denken und Bewegungsarmut. Das Gehirn des Melancholikers versteife sich auf alle dunklen Bilder und verleibe sie dem Charakter ein. »Wenn daher die Lebensflamme so klein und schwach ist, dass sie bei jeder Regung zittert und flackert, so ist's kein Wunder, dass der Melancholiker mit seinem gleichsam gefährdeten und halb ausgelöschten Geist immer traurig und furchtsam ist.« Wo solche Probleme länger anhielten, da komme es zu einer organischen Veränderung des Gehirns. Das schwarzgallige Blut könne »neue Poren in das umliegende Gewebe brennen«, und die »saure Disposition der Lebensgeister« und »*schwarzgallige* Fäulnis« beeinflussten »den Aufbau des Gehirns selbst«. Dann hielten jene Geister »nicht mehr ihre früheren Bahnen und Ausbreitungspfade ein, sondern schüfen sich voranpreschend neue, ungewohnte Zonen«. Obwohl die Herleitung des Prinzips etwas wirr erscheint, bestätigt die moderne Wissenschaft den aufgeführten Sachverhalt: Dauerhafte Depressionen verändern in der Tat das Gehirn und höhlen »ungewohnte Zonen« aus.

Die Wende vom 17. zum 18. Jahrhundert sah gewaltige wissenschaftliche Fortschritte. Neue medizinische und biologische Theorien über Funktionsstörungen des Geistes wirkten sich nachhaltig auf die Erklärung der Melancholie aus. Nicholas Robinson entwickelte ein physiologisches Fasermodell und führte 1729 die Schwermut auf mangelnde Elastizität der Fasern zurück. Allerdings hielt er nichts von dem, was wir heute als Psychotherapie bezeichnen. »Wer allein durch die Wirkung von Lauten, und würden sie noch so eifrig angewandt, eine Besserung der geistigen Fähigkeiten herbeiführen will«, schrieb er, »der könnte ebenso gut versuchen, einem Kranken seinen heftigsten Fieberwahn lediglich auszureden.« Damit begann die restlose Preisgabe des Melancholikers als Individuum, auf dessen Fähigkeit der Selbsterklärung es bei der Therapie ankommen könnte.

Hermann Boerhaave griff diese Idee auf und entwickelte daraus 1742 sein sogenanntes iatro-mechanisches Modell, in dem sich alle Körperfunktionen hydraulisch erklären lassen. Er betrachtete den Körper »als eine beseelte lebendige Maschine«. Boerhaave hielt das Gehirn für eine Drüse, deren Nervensekrete sich durch das Blut fortpflanzten. Dieses bestehe aus vielen, miteinander vermischten Substanzen, und bei Störungen ihres Gleichgewichts ergäben sich Probleme. Zur Schwermut komme es, wenn sich die öligen und fettigen Stoffe des Blutes aufstauten und ein Mangel an Nervensekreten herrsche; unter diesen Umständen würden maßgebliche Stellen nicht mehr richtig durchblutet. Der Grund liege meist darin, dass beim Denken (einer hohen Belastung) zu viel Nervensekret verbraucht werde; als Lösung bot sich daher an, weniger zu denken und mehr zu handeln, um für ein besseres Verhältnis der Blutbestandteile zu sorgen. Wie Willis hatte auch Boerhaave etwas aufgespürt: Mangelhafte Durchblutung wichtiger Gehirnregionen kann zu Depressionen oder Wahnvorstellungen führen; und der Ausbruch von Altersdepressionen beruht oft auf unzureichender Blutversorgung des Gehirns, wenn gewisse Zonen angeschwollen (gleichsam klumpig geworden) sind und die Nährstoffe des Blutes nicht aufnehmen.

Dieser ganze Denkansatz trug zur Entzauberung des Menschen bei, und Julien Offray de La Mettrie, einer der größten Verehrer Boerhaaves, empörte die Frommen aufs äußerste, als er 1747 sein *L'Homme Machine* veröffentlichte. Am französischen Hof verstoßen, ging er nach Leiden, wo man ihn ebenfalls vertrieb, und starb mit zweiundvierzig im fernen Berlin. Ihm zufolge war der Mensch nichts weiter als ein Konglomerat chemischer Substanzen in mechanischen Wechselwirkungen – eine rein naturwissenschaftliche Sicht also, die bis heute dominiert. La Mettrie meinte, dass Lebewesen von Natur aus reizbar sind, und leitete daraus alle Tätigkeit ab. »Reizbarkeit ist die Quelle all unserer Gefühle, unserer Freuden, unserer Leidenschaften und unseres Denkens.« Dieses Postulat beruhte auf einem Konzept der menschlichen Natur, das die Ordnung in den Vordergrund stellte: Unordnung, wie in Fällen von Schwermut, lief auf Störungen der wunderbaren Maschine hinaus, also auf Abweichungen von ihren regulären Funktionen.

Von dort fehlte bloß noch ein kleiner Schritt, um die Melancholie als einen Teilaspekt des Grundproblems psychischer Erkrankungen aufzufassen. So formulierte Friedrich Hoffmann erstmals einen überzeugenden und schlüssigen Ansatz dessen, was später zur Genetik wurde, denn er hielt die »Gemüths-Affekte« für erblich und schrieb, bei ihnen sei »das gantze *systema nervorum* von Natur, auch vielleicht *ex dispositione hereditaria*, sehr schwach«. Dabei betonte Hoffmann, dass seelische Leiden, die »*ab ebriis parentibus* generirt und concipirt werden, große Schwachheiten und davon dependirende Kranckheiten mit herannahenden Jahren zunehmend *pro affectu melancholico* avanciren«. Obwohl sich seine Heilmittel bei der Melancholie eher konventionell ausnehmen, beweist er doch viel Lebensklugheit und schreibt schmunzelnd, schon manche »wohlgebildeten und munteren Frauenzimmer« seien »bloß von hefftiger Liebe … in allerhand schwere Kranckheiten verfallen« – und »in solchem Fall helfen keine Mittel aus der Apotheke … sondern hier hilfft nichts als die Vermählung mit der Persohn, welche man liebet«.

Im 18. Jahrhundert kamen immer neue wissenschaftliche Erklärungen des Verhältnisses von Körper und Geist auf. Doch im Zeitalter der Vernunft waren die Unvernünftigen gesellschaftlich schwer benachteiligt, und das Ansehen der Schwermütigen sank im gleichen Tempo, wie das der Wissenschaften stieg. Spinoza hatte gegen Ende des 17. Jahrhunderts über den Siegeszug der Vernunft geschrieben: »Ein Affekt steht daher umso mehr in unserer Gewalt, und der Geist leidet umso weniger von ihm, je mehr wir ihn erkannt haben«, und »dass ein jeder die Macht hat, sich und seine Affekte, wenn nicht unbedingt, so doch zum Teil klar und deutlich zu erfassen«.

Demnach war der Melancholiker nun nicht mehr dämonisch, sondern nur noch schwach und außerstande, die Selbstbeherrschung des geistig gesunden Menschen aufzubringen. Von der Inquisitionszeit abgesehen, dürfte das 18. Jahrhundert für psychisch schwer gestörte Personen das raueste Klima geboten haben. Als Boerhaave und La Mettrie ihre Systeme ausarbeiteten, behandelte man die »Irren« – sobald ihre Angehörigen sie derart einstuften – teils wie Versuchskaninchen, teils wie wilde Tiere, die es zu zähmen galt. Besessen von Regeln und Formen, alle ausgrenzend, die sich nicht unterwarfen, verhängte das 18. Jahrhundert ohne Rücksicht auf den sozialen oder nationalen Hintergrund schwere Strafen gegen jene, deren unberechenbares Verhalten Konventionen verletzte. Man sperrte sie, gesellschaftlich abgesondert, in Irrenanstalten wie Bedlam (England) oder in das Schreckenskabinett von Bicêtre (Frankreich), wo auch der Normalste wahnsinnig werden musste. Obwohl es solche Häuser schon lange gab – das 1247 gegründete Bedlam diente ab 1547 als Asyl für »arme Irre« –, kamen sie erst im 18. Jahrhundert zu ihrem Recht. »Vernunft« setzt eine natürliche Eintracht voraus und ist daher im Wesentlichen ein konformistischer und konsensorientierter

Begriff, dem die Vorstellung, auch Extreme in die Gesellschaftsordnung aufzunehmen, eindeutig widersprechen würde. Nach den Maßstäben der Aufklärung bilden extreme Geisteszustände nicht die äußersten Pole eines logischen Kontinuums, sondern liegen jenseits aller definierten Sinnsphären. Im 18. Jahrhundert galten psychisch Kranke als Außenseiter ohne Rechte und soziale Stellung. Wahnsinnige oder Schwermütige waren gesellschaftlich derart eingeengt, dass William Blake klagte: »Gespenster sind gesetzlich nicht anerkannt.«

Unter den psychisch Kranken hatten Melancholiker den Vorteil, relativ gefügig zu sein, so dass man sie auf etwas weniger scheußliche Weise misshandelte als die Verrückten und die Schizophrenen. Ihr Schicksal in der Aufklärungs- und Regentschaftszeit war durch Schmutz, Verwahrlosung, Qual und Elend geprägt. Die Gesellschaft schloss kategorisch aus, dass Menschen mit ernsthaften psychischen Beschwerden von diesen je wieder genesen könnten: Wer sich als verrückt erwies, kam in eine Irrenanstalt und blieb auch dort, denn er würde genauso wenig zur Vernunft kommen wie ein Rhinozeros im Zoo. Dr. John Monro, der Chefarzt von Bedlam, hielt Melancholie für schwer behandelbar und meinte, »ihre Heilung hängt im gleichen Maße vom *Strategischen* ab wie von der Medizin«. Jene, die unter sehr schweren Formen litten, sahen sich oft den fürchterlichsten Maßnahmen ausgesetzt. Boerhaave selbst hatte angeregt, den Patienten starke körperliche Schmerzen zuzufügen, um sie von den seelischen abzulenken. So war es gängige Praxis, Melancholiker fast zu ersäufen, und man wandte grotesk raffinierte mechanische Werkzeuge an, um die Kranken abwechselnd in Ohnmachts- und Brechanfälle zu versetzen.

Jene mit (etwas) leichteren Formen der Melancholie mussten sich wegen ihrer Leiden fast verstecken. James Boswell schilderte Freunden ausführlich seine Erfahrungen mit der Schwermut, und ähnlich nach ihm der Dichter William Cowper. Ihre Berichte vermitteln einen Eindruck von den heftigen Qualen, die seinerzeit mit der Melancholie einhergingen. Boswell schrieb 1763: »Erwarte nur nicht, in diesem Brief von anderem zu lesen als dem Elend deines armen Freundes, denn ich war im erschreckendsten und qualvollsten Maße melancholisch, restlos am Boden zerstört. Mein Geist verdüsterte sich unter schwärzesten Gedanken, und alle meine Vernunftkräfte verließen mich. Kannst du es glauben? Ich lief verzweifelt die Straßen auf und ab, schrie vor Schmerz, brach in Tränen aus und stöhnte aus innerstem Herzen. O guter Gott, was musste ich erleiden! Ach, mein Freund, wie beklagenswert ich war! Was hätte ich tun können? Da mir zu allem die Lust fehlte und das ganze

Leben mir nichtig und trostlos schien.« Gegen Ende des Jahres schrieb
er einem anderen Freund: »Eine tiefe Melancholie hatte mich erfasst. Ich
hielt mich für alt, elend und verloren. Alle Schreckensvisionen, die man
sich vorstellen kann, bestürmten mich. Ich sah die Dinge nur noch allgemein und spekulativ, und alles erschien mir von Düsternis und Weh
erfüllt.« Auch richtete Boswell täglich zehn Zeilen an sich selbst, um
später beim Durchlesen festzustellen, dass ihn die Protokollierung des
Erlittenen einigermaßen bei Verstand hielt, auch wenn er viele Zeilen
mit Auslassungen füllte. So finden wir Einträge wie: »Du warst grauenhaft melancholisch und hattest die letzten, furchtbarsten Gedanken. Du
kamst nach Hause und hast gebetet …« Oder, einige Tage später: »Gestern Abend ging es dir nach dem Essen wirklich schlecht, und grauenhafte Phantasien ließen dich erschaudern. Du warst unsicher, verwirrt
und bedrückt, wolltest früh ins Bett gehen und konntest kaum noch
Griechisch lesen …«

Auch Samuel Johnson, dessen Biographie Boswell schrieb, litt unter
schweren Depressionen, und in der Tat band ihr Erfahrungsaustausch
über die Krankheit die beiden Männer eine Zeitlang aneinander. Johnson
kokettierte, Burtons *The Anatomy of Melancholy* sei das einzige Buch, das
ihn »zwei Stunden vor der Zeit aus dem Bett locken konnte«. Stets der
Sterblichkeit eingedenk, graute ihm davor, Zeit zu verschwenden (auch
wenn er in den düstersten Depressionen tagelang untätig herumliegen
konnte). »Ich hoffe immer«, schrieb er, »den schwarzen Hund abwehren
und rechtzeitig vertreiben zu können, obwohl ich nun fast niemanden
mehr von jenen habe, die mir früher dabei halfen. Wenn ich mich zum
einsamen Frühstück erhebe, wartet der schwarze Köter schon auf mich,
und dann bellt er von morgens bis abends.« Und, wie ihm Boswell in
Anspielung auf Drydens Wort einmal schrieb: »Melancholie kann zwar,
wie ›große Weisheit‹, eng mit dem Wahnsinn verwandt sein; aber meiner
Ansicht nach verläuft zwischen beiden eine klare Grenze.«

William Cowper verarbeitete sein Leiden poetisch, auch wenn seine
Lage vielleicht noch verzweifelter war als die Boswells. Einem Vetter
schrieb er 1772: »Ich werde mich bemühen, es dir nicht mit klagenden
und verzagten Tönen zu vergelten, doch scheinen alle meine munteren
Saiten gerissen zu sein.« Im Jahr darauf erlitt er einen schweren Kollaps
und war eine Zeitlang völlig außer Gefecht gesetzt. In jener Phase schrieb
er eine Reihe entsetzlicher Gedichte, von denen eines wie folgt endet:
»Mit Urteilen abgefüttert, bin ich in meiner Fleischesgruft / Lebendig begraben.« Cowper fand beim Schreiben kaum Rettung. Zehn Zeilen pro
Tag hätten seine Seelenpein wahrscheinlich nicht lindern können. Ob-

wohl er um seine große dichterische Gabe wusste, hielt er die Ausdrucks-
kraft beim Umgang mit der Melancholie für fast belanglos. So schrieb er
1780 an John Newman: »Ich selbst kenne das schreckliche Geheimnis,
kann es indes zu keinem Behufe mitteilen. Ich trage an einer Last, der
keine Schultern standhalten könnten, würden sie nicht wie meine von
einem einzigartig und widernatürlich verhärteten Herzen unterstützt.«
Etwa zur selben Zeit beschwor Edward Young »den Fremdling in mir«
und prangerte die Trostlosigkeit des Daseins an: »So sieht die Weltkarte
der Melancholie aus! / Doch viel trauriger noch! Die Erde ist ein wahres
Ebenbild des Menschen!« Und Tobias Smollet schrieb: »Seit vierzehn
Jahren trage ich ein Hospital in mir und erforsche den eigenen Fall mit
der quälendsten Aufmerksamkeit.«

Frauen traf es besonders hart. So schrieb die Marquise du Deffand
einer englischen Freundin: »Sie können sich unmöglich einen Begriff
davon machen wie es ist, zu denken und doch keinen Beruf zu haben.
Fügen Sie da noch einen anspruchsvollen Geschmack und eine große
Wahrheitsliebe hinzu, so behaupte ich, dass es besser wäre, niemals geboren worden zu sein.« In einem anderen Brief schrieb sie, voller Abscheu gegen sich selbst: »Sage mir, verhasstes Leben, warum ich noch
immer den Tod fürchte.«

Protestantische Asketen des späten 18. Jahrhunderts führten das melancholische Gemüt auf die Dekadenz der Gesellschaft zurück und verwiesen dabei auf die Häufigkeit der Beschwerden bei Aristokraten, die
sich nach den guten alten Zeiten zurücksehnten. Was ehemals ein Kennzeichen adeliger Kultiviertheit war, galt jetzt als Ausdruck von mora-
lischem Verfall und Schwäche, und die Lösung des Problems sollte im
Kampf gegen die Selbstgefälligkeit liegen. Samuel Johnson betonte, Not
verhindere Trübsinn, und merkte dazu an: »In *Schottland*, wo man im
Allgemeinen weder üppig noch luxuriös lebt, sind Geisteskrankheiten,
soweit ich weiß, sehr selten.« Ähnlich schrieb John Brown: »Unsere
verweichlichte, unmännliche Lebensweise hat, in Verbindung mit dem
Inselklima, offenkundig dafür gesorgt, dass *Niedergedrücktheit* und *Ner-
venleiden* um sich griffen.« Edmund Burke zeterte: »Melancholie, Trübsinn, Verzweiflung und oft sogar Selbstmord sind die Folge der düsteren
Weltanschauung, die wir in der körperlichen Erschlaffung einnehmen.
Das beste Mittel gegen diese Übel wären *Sport* oder *Arbeit*.« Voltaires
Candide kämpft weiter, nachdem seine Sorgen längst überstanden sind,
bis ihn schließlich seine schwermütige Geliebte fragt: »Ich möchte wissen, was schlimmer ist – hundertmal hintereinander von Negerpiraten
vergewaltigt zu werden, eine Hinterbacke abgeschnitten zu bekommen,

bei den Bulgaren Spießruten zu laufen, bei einem Autodafé ausgepeitscht und gehenkt zu werden, seziert zu werden, auf einer Galeere zu rudern, kurz, alles Elend zu erleben, das wir alle samt und sonders durchgemacht haben, oder aber hier zu sitzen und nichts zu tun?« Zwar hielt Candide das für »eine wesentliche Frage«, aber diese löst sich am Ende dadurch, dass die beiden ihren Gemüsegarten bestellen: Den Boden zu bebauen wirke sehr günstig auf die Stimmung. Und doch kursierte auch die Gegenvorstellung – Müßiggang hebe das Grundgefühl, während Arbeit es drücke. Horace Walpole verordnete einem Freund das Rezept »*Rx CCCLXV days of London*«, um eine Schwermut zu lindern, gegen die das Landleben nichts vermocht hatte.

Ende des 18. Jahrhunderts setzte eine gewisse Enttäuschung über die Trockenheit der reinen Vernunft ein und begann sich der Geist romantischer Schwärmerei zu regen. Nun betete man in wachsendem Maße das zugleich großartige und herzzerreißende Erhabene an. Auch ließ man die Melancholie wieder zu und liebte sie nun mehr als je zuvor seit Ficino. Thomas Gray fing das Klima einer Epoche ein, in der die Schwermut wieder als eine Erkenntnisquelle und nicht im Gegenteil als Torheit galt; seine *Elegy written in a country churchyard* wurde zum Standardpoem dafür, dass eine der Wahrheit nahe Traurigkeit zur Weisheit führt, durch die man lerne, dass »alle Pfade der Herrlichkeit nur ins Grab führen«. Draußen, auf den Spielfeldern von Eton, sah er:

Jedem sein Leiden: Alle sind Menschen
Und gleichviel zum Klagen verdammt,
Pfleger für des anderen Schmerz
Doch gefühllos für den eigenen.
…
Wo Unwissenheit aber Glück bedeutet,
Da muss diese Narretei weise sein.

S. T. Coleridge schrieb 1794: »Die Wonne der Tränen lähmt meinen Willen! Ein rätselhaftes Vergnügen brütet mit dunklen Schwingen über dem aufgewühlten Geist.« Immanuel Kant hielt die melancholische Absonderung von der Welt aufgrund eines berechtigten Überdrusses für edel, denn: »Die echte Tugend also aus Grundsätzen hat etwas an sich, was am meisten mit der melancholischen Gemütsverfassung im gemilderten Verstande zusammenzustimmen scheinet«, und: »Der, dessen Gefühl ins *Melancholische* einschlägt, wird nicht darum so genannt, weil er, der Freuden des Lebens beraubt, sich in finsterer Schwermut härmet, sondern … er hat vorzüglich ein *Gefühl für das Erhabene.*« Das war die Grundstimmung, in welcher das 19. Jahrhundert den Zustand der Schwermut aufnehmen sollte.

Bevor wir nun das 18. Jahrhundert verlassen, lohnt ein Seitenblick auf die Kolonien Nordamerikas, wo die moralische Kraft des Protestantismus noch stärker wirkte als in Europa. Das Leiden der Melancholie hatte die Siedler sehr gequält, und schon kurz nach ihrer Ankunft in Massachusetts war dort eine Denkschule zu dieser Problemantik entstanden. Selbstverständlich neigten die Siedler – verglichen mit ihren europäischen Kollegen – zu eher konservativen Ansichten und bevorzugten, da sie meist radikale religiöse Auffassungen dieser oder jener Art vertraten, theologische Erklärungen der Schwermut. Gleichzeitig hatten sie auch sehr viel zu leiden. Ihr Leben war ausgesprochen hart, die Gemeinden hielten an strengen Formalitäten fest, es gab extrem hohe Sterblichkeitsraten zu beklagen, und man fühlte sich furchtbar isoliert. Ratschläge wie der Horace Walpoles standen ihnen dort nicht zu Gebote, und es gab weder Amüsements noch Lustbarkeiten, um melancholische Gemüter etwas aufzumuntern. Die Konzentration auf die Geheimnisse des Seelenheils konnte jemanden auch zur Raserei bringen, da dieser einzige Lebensmittelpunkt etwas zutiefst Ungewisses hatte.

In den Gemeinden nahm man fast immer an, dass Melancholiker vom Teufel besessen waren, verschuldet sei dies durch Schwäche oder Unachtsamkeit gegenüber dem rettenden Gott. Dieser Problematik nahm sich Cotton Mather als Erster eingehend an. Wenn er einst stets zu extremen moralischen Urteilen geneigt hatte, so milderte und verschob sich sein Standpunkt spürbar, als seine Frau Lydia schwermütig wurde, »fast wie wahrhaft vom Satan besessen«. In den Folgejahren befasste sich Mather gründlich mit dem Phänomen der Melancholie und entwickelte eine Lehre, in der das Göttliche und das Biologische, das Übernatürliche und das Natürliche, auf verwickelte Weise zusammenwirkten.

Mit *The Angel of Bethesda* veröffentlichte Mather 1724 das erste in Amerika verfasste Buch zum Thema der Melancholie, konzentrierte sich jedoch mehr auf Behandlungsmethoden als auf die diabolischen Ursachen der Krankheit. »Mögen die Freunde der armen *Melancholiker* nicht zu schnell der *Unannehmlichkeiten*, die sie nunmehr *geduldig ertragen* müssen, *überdrüssig* werden. Wir müssen dem *Unsinn* und der *Narrheit* mit *Langmut* begegnen, *denn wer stark ist, hat die Gebrechen der Schwachen auszuhalten*, sie mit Ruhe, Umsicht und mannhafter Großmut zu bemitleiden und humorvoll aufzuheitern wie *Kinder*, ihnen nur *freund-*

liche Blicke und *gute Worte* zu schenken. Und wenn sie auch sehr *verletzende* Reden führen, die uns wie *Dolchstöße* treffen, so dürfen wir ihnen dies nicht verübeln, denn nicht sie selbst sprechen daraus, sondern ihre *Unpässlichkeit!* Im Grunde sind sie noch *genau so wie vorher.*« Mather empfahl dann eine sonderbare Mischung aus Exorzismus, biologischen Wirkstoffen (»den Sud von purpurroten *Pimpernellen* und die Spitzen von *Johanniskraut* als Spezifika gegen den Wahnsinn«) und ziemlich dubiosen Maßnahmen (das Auflegen einer »bei lebendigem Leib halbierten und noch warmen Schwalbe auf den glattrasierten Schädel« oder »vier Unzen *Eisensirup,* zweimal täglich einen Löffel voll, in geeigneter Flüssigkeit einzunehmen«).

Henry Rose, der seine *Inaugural Dissertation* 1794 in Philadelphia publizierte, sprach den Leidenschaften das Vermögen zu, »die Kraft der natürlichen Lebensrhythmen zu stärken oder zu schwächen; tanzen sie indes aus der Reihe, so sind die Passionen als zügellos zu ächten, da sie nicht nur die Seelenruhe stören, sondern auch das körperliche Wohlbefinden beeinträchtigen«. In der schönsten puritanischen Tradition empfahl er Gelassenheit – das Unterdrücken starker erotischer Gefühle – als den besten Weg, sich vor dem Wahnsinn zu schützen. Solche puritanischen Gebote beeinflussten die öffentlichen Phantasien Amerikas noch, als sie andernorts längst vergessen waren. Bis Mitte des 19. Jahrhunderts gab es dort direkt gegen Krankhaftigkeit gerichtete religiöse Erweckungsbewegungen, und nur die Amerikaner kannten eine »evangelische Anorexia nervosa«: Fanatiker, die sich Gottes für unwürdig wähnten, entsagten aller Nahrung (oft auch dem Schlaf), bis sie sich krank oder sogar tot gefastet hatten. Jene, die das weit genug trieben, wurden von Zeitgenossen als »Hungerkünstler« bezeichnet. Wenn die Aufklärung für Melancholiker eine besonders schlechte Zeit war, so die Romantik – die etwa bis zur Blüte der viktorianischen Ära andauerte – eine besonders gute, denn ihr galt die Schwermut nicht bloß als eine Grundbedingung, sondern als die Inkarnation der Einsicht. Die Realitäten waren nicht eben beglückend. Zwar offenbarte sich Gott in der Natur, doch über seine eigentliche Verfassung herrschten gewisse Zweifel; und die Erschütterungen der einsetzenden Industrialisierung brachten erste Anklänge der modernen Entfremdung hervor, indem sie den Arbeiter vom Produkt seines Schaffens isolierte. Kant zufolge rief das Erhabene immer eine gewisse Angst oder Melancholie hervor. Im Grunde betrachtete man eine uneingeschränkt positive Einstellung zu jener Zeit nicht als heilig, sondern als naiv. Gewiss, in der Vergangenheit, allerdings einer ziemlich fernen, hatte der Mensch viel naturnäher gelebt, und der Verlust seiner unmittelbaren Beziehung zur Wildnis ging mit dem Verlust einer unwiederbringlichen Freude einher. Damals trauerte man betont über die Vergänglichkeit – nicht bloß das Altern und den Verlust jugendlicher Kraft, sondern darüber, der Zeit nicht Einhalt gebieten zu können –, wie Goethes Faust zum Augenblick sagt, »Verweile doch, du bist so schön!«, und für diesen Bann im Tausch seine Seele der ewigen Verdammnis opfert. Die Kindheit stand für Unschuld und Freude; ihre Ausläufer führten in ein entzaubertes Erwachsenenreich voller Schatten und Sorgen, wie Wordsworth schrieb: »In der Jugend finden wir Dichter Glück, / Doch schließlich erwachsen Verzagtheit und Wahnsinn daraus.«

John Keats schrieb: »Halb ich in einen leichten Tod verliebt« – denn allein schon der Gang des Lebens sei im höchsten Maße unerträglich und quälend. In seinen beispielhaften Oden »an die Melancholie« und »an eine griechische Urne« spricht er mit unsäglicher Verzweiflung von der Vergänglichkeit, die gerade das am meisten Geliebte zum Traurigsten macht, so dass sich Freude am Ende gar nicht mehr von Leid abgrenzen lässt. Über die Schwermut selbst schreibt er:

> Sie wohnt bei der Schönheit – Schönheit, die sterben muss;
> Und bei der Freude, die ihre Hand stets an den Lippen hat,
> Um Adieu zu sagen; und nahe bei der schmerzhaften Lust,
> Die sich unter dem Rüssel der Biene in Gift verwandelt:
> Ja, inmitten des Tempels der Wonne
> Hat die verschleierte Melancholie ihren erhabensten Schrein.

Ähnlich beschwört auch Shelley die Wandelbarkeit des Erlebens, das Rasen der Zeit und das Gefühl, dem Genesen von einem Leid folge stets ein noch größeres:

> Die heute lächelnde Blüte
> Muss morgen verwelken,
> Und alles, was bleiben soll,
> Verlockt uns nur, um zu fliehn.
> …
> Wenn noch die stillen Stunden kriechen,
> So träume du – und aus deinem Schlaf
> Erwache, um zu weinen.

In Italien verlieh Giacomo Leopardi diesem Gefühl Ausdruck, als er schrieb: »Das Schicksal hat unserem Geschlecht / Keine andere Gabe vermacht als die zu sterben.« Das ist etwas ganz anderes als der Trübsinn, in dem Thomas Gray auf einem ländlichen Kirchhof über die Schönheit nachsann: nämlich eine Frühform des Nihilismus, eine Vision völliger Vergeblichkeit, die mehr an den Prediger Salomo erinnert (»Es ist alles ganz eitel, ganz eitel.«) als an *Das verlorene Paradies*. Im Deutschen hieß die Schwermut auch »Weltschmerz« und wurde damit zu einem Prisma, durch das man alle Gefühle auffasste. Goethe trug vielleicht mehr als jeder andere Schriftsteller dazu bei, die stürmische, tragische Natur der Existenz ins Bild zu setzen. In *Die Leiden des jungen Werthers* beklagt er die Unmöglichkeit, wahrhaftig in das Erhabene einzutreten: »Damals sehnte ich mich in glücklicher Unwissenheit hinaus in die unbekannte Welt, wo ich für mein Herz so viele Nahrung, so vielen Genuss hoffte, meinen strebenden, sehnenden Busen auszufüllen und zu befriedigen. Jetzt komme ich zurück aus der weiten Welt – o mein Freund, mit wie viel fehlgeschlagenen Hoffnungen, mit wie viel zerstörten Plänen.« […] »Was ist der Mensch, der gepriesene Halbgott? Ermangeln ihm nicht eben da die Kräfte, wo er sie am nötigsten braucht? Und wenn er in Freude sich aufschwingt oder im Leiden versinkt, wird er nicht in beiden eben da aufgehalten, eben da zu dem stumpfen kalten Bewusstsein wieder zurückgebracht, da er sich in der Fülle des Unendlichen zu verlieren sehnte?« Und Charles Baudelaire führte den Begriff »Spleen« mit den entsprechenden Gefühlen in die französische Romantik ein. Seine dunkle Welt des Traurig-Bösen konnte die Melancholie ebenso wenig überwinden wie Goethes Streben nach dem Erhabenen:

> Wenn der tiefe Himmel wie ein Deckel lastet
> Auf dem Geist, den stöhnend Überdruss bezwingt,
> Und vom Horizont, der rings an Grenzen tastet,
> Trauriger als Nacht ein Tag herniedersinkt;
> …
> – Ein Leichenzug, nicht Trommel noch Musik erschallt,
> Bewegt sich langsam durch die Seele; Hoffnung flieht
> Und weint; auf tief gesenktem Schädel mit Gewalt
> Grausame Angst ihr Banner schwarz aufzieht.

Neben dem poetischen Strom verläuft ein philosophischer, der hinter Kants unbedingtem Vernunftglauben, Voltaires Optimismus und sogar Descartes' relative Gelassenheit zurückreicht bis auf die im Charakter des Hamlet oder sogar in *De Contemptu Mundi* wurzelnde ohnmächtige Furcht und Hilflosigkeit. Anfang des 19. Jahrhunderts schenkte uns Hegel die Einsicht: »Die Weltgeschichte ist nicht der Boden des Glücks. Die Perioden des Glücks sind leere Blätter in ihr; denn sie sind die Perioden der Zusammenstimmung, des fehlenden Gegensatzes.« Die Verwerfung des Glücks als eines bloßen Naturzustandes, den Zivilisationen definitionsgemäß kaum anstreben können, leitet den Zynismus der Moderne ein. Unseren heutigen Ohren klingt die Geste fast selbstverständlich, doch seinerzeit galt solche Schwermut als ketzerisch: Die *Wahrheit* sei, dass wir elend geboren werden und bleiben, so dass alle, die das Elend kennen und auf vertrautem Fuß mit ihm leben, die Vergangenheit und Zukunft in ihrem innersten Wesen durchschaut haben. Gleichwohl behauptet Hegel an anderer Stelle unverdrossen, wer sich der Verzagtheit überlasse, der sei verloren.

Unter den Philosophen darf Sören Kierkegaard als der Melancholiker *par excellence* gelten. Unbeleckt von Hegels Appell, der Verzweiflung zu trotzen, trieb er jede Annahme bis in ihr absurdes Extrem, um ja keine Kompromisse zu dulden. Der Schmerz tröstete ihn auf sonderbare Weise, da er an seine große Redlichkeit und Wahrhaftigkeit glaubte. »Mein Kummer – is my castle«, schrieb er, »in meiner großen Schwermut habe ich doch das Leben geliebt, denn ich habe meine Schwermut geliebt.« Es scheint, als hätte Kierkegaard gefürchtet, ein jedes Glück könne ihn schwächen. Außerstande, die Menschen seines Umfeldes zu lieben, wandte er sich dem Glauben zu, als etwas derart Entrücktem, dass er sogar noch jenseits der Verzweiflung lag. »Jetzt aber stehe ich da«, schrieb er, »wie ein Bogenschütze, dessen Sehne auf das Äußerste gespannt ist, und von dem man verlangt, er solle auf ein Ziel schießen, das fünf Schritte vor ihm steht. Das kann ich nicht, sagt der Bogenschütze, aber stellet das Ziel nur zwei- bis dreihundert Schritte weg.« Während Philosophen und Dichter früher nur von dem Melancholiker gesprochen hatten, sah Kierkegaard die Menschheit als schwermütig an: »Es ist deshalb so gut wie ausgeschlossen, dass die vulgäre Betrachtung recht hat, die annimmt, dass Verzweiflung das Seltene ist, sie ist im Gegenteil das ganz Gewöhnliche … denn sehr selten ist wahrlich der, der in Wahrheit nicht verzweifelt ist.«

Arthur Schopenhauer war ein noch größerer Pessimist als Kierkegaard, denn er meinte nicht einmal, dass Leiden irgendwie adelnd wirken kann; und doch war er auch ein Ironiker und Epigrammatiker, dem die Kontinuität des Lebens und der Geschichte eher absurd als tragisch erschien: »so drängt sich die Einsicht auf, dass das Leben ein Geschäft ist, dessen Ertrag bei Weitem nicht die Kosten deckt«, lautet seine Bilanz, denn: »Man sehe sie doch nur einmal darauf an, diese Welt beständig bedürftiger Wesen, die bloß *dadurch*, dass sie einander auffressen, eine Zeit lang bestehen, ihr Dasein unter Angst und Not durchbringen und oft entsetzliche Qualen erdulden, bis sie endlich dem Tod in die Arme stürzen.« Der Mensch existiert in Schopenhauers Augen aus »einem blinden Drang, einem völlig grundlosen, unmotivierten Trieb« heraus, nämlich »jenem nicht weiter erklärlichen, sondern jeder Erklärung zugrundezulegenden *Willen zum Leben*«. Der alten aristotelischen Frage, warum geniale Menschen oft melancholisch seien, hielt er entgegen, wer wahrhaft intelligent sei, müsse seinen »leeren, traurigen, durch Plagen jeder Art verbitterten und stets ungewissen« Zustand erkennen. Ähnlich wie Swift und Voltaire setzte Schopenhauer auf die Arbeit – nicht so sehr, weil sie aufmuntere, sondern weil sie den Menschen von seiner wesensmäßigen Schwermut ablenke. »Man versetze dies Geschlecht in ein Schlaraffenland«, schrieb er, »da werden die Menschen zum Theil vor Langerweile sterben oder sich aufhängen.« Sogar die Sinneslust, die einen von der Verzweiflung abbringen solle, sei nur eine notwendige Ablenkung, von der Natur zwecks Arterhaltung eingerichtet. »Man denke sich ein Mal, dass der Zeugungsakt weder ein Bedürfniss, noch von Wollust begleitet, sondern eine Sache der reinen, vernünftigen Ueberlegung wäre: könnte wohl dann das Menschengeschlecht noch bestehn? würde nicht vielmehr Jeder so viel Mitleid mit der kommenden Generation gehabt haben, dass er ihr die Last des Daseyns lieber erspart, oder wenigstens es nicht hätte auf sich nehmen wollen, sie kaltblütig ihr aufzuerlegen? –«

Erst Friedrich Nietzsche bemühte sich wirklich, diese Ansichten wieder auf das spezifische Problem von Krankheit und Erkenntnis zurückzuführen. »Ich habe mich gefragt, ob man nicht alle diese obersten Werte der bisherigen Philosophie, Moral, Religion mit den Werten der Geschwächten, *Geisteskranken* und *Neurastheniker* vergleichen kann: sie stellen, in einer milderen Form, *dieselben Übel* dar … […] *Gesundheit* und *Krankheit* sind nichts wesentlich Verschiedenes, wie es die alten Mediziner und heute noch einige Praktiker glauben. […] Tatsächlich gibt es zwischen diesen beiden Arten des Daseins nur Gradunterschiede: die Übertreibung, die Disproportion, die Nicht-Harmonie der normalen Phänomene konstituieren den krankhaften Zustand (Claude Bernard).«

Das 19. Jahrhundert machte die psychisch Gestörten und Kranken wieder zu Menschen, nachdem man sie ein Jahrhundert lang fast wie Tiere behandelt hatte, und fortan mussten diese Armen – ob sie wollten oder nicht – die Anstandsregeln der Mittelschicht übernehmen. Mit seinem

1801 veröffentlichten *Traité* gehörte Philippe Pinel zu den ersten Reformern der psychiatrischen Therapie. In seiner Abhandlung schlug er eine »moralische Behandlung der psychisch Kranken« vor, die ihm angesichts der Tatsache, dass »die Anatomie und Pathologie des Gehirns noch ganz im Dunkeln liegen«, als die einzige aussichtsreiche Vorgehensweise erschien. Pinel legte beim Aufbau seiner Klinik hohe Maßstäbe an und beauftragte deren Leiter, gegenüber allen seinen Schutzbefohlenen die Wachsamkeit eines liebevollen freundlichen Vaters an den Tag zu legen. Nie verlor er die Grundsätze einer wirklich aufrichtigen Nächstenliebe aus dem Blick, wachte gewissenhaft über dem Speiseplan des Hauses und gab selbst den Anspruchsvollsten keinen Grund zur Unzufriedenheit oder zum Murren. Er sorgte mit aller Strenge für die Disziplin des Personals und bestrafte jede Form von Misshandlung oder Gewaltanwendung gegenüber den Patienten mit der gebotenen Härte.

Als größte Leistung des 19. Jahrhunderts gilt die Einrichtung von Heimen zur stationären Behandlung der psychisch Kranken. Samuel Tuke, der eine solche Anstalt leitete, erläuterte dies so: »Bei Melancholikern muss das Sprechen über den Anlass ihrer Verzagtheit als höchst unklug erscheinen. Wir gehen genau umgekehrt vor und ergreifen alle nötigen Maßnahmen, um den Geist von seinen bevorzugten, jedoch leider unseligen Grübeleien durch Gymnastik, Spaziergänge, Konversation, Lektüre oder andere entspannende Tätigkeiten abzubringen.« Der Erfolg dieser Programme (im Unterschied zu den Zwangsjacken, Fesseln und bizarren »Zähmungsmitteln« des 18. Jahrhunderts) bestand, wiederum nach Ansicht eines Anstaltsleiters, darin, dass »die Melancholie nicht noch durch ein trostloses Umfeld vertieft wurde und damit die krasse Ausprägung verlor, in der man sie zuvor stets gesehen hatte«.

Irrenanstalten schossen wie Pilze aus dem Boden; in England galten 1807 von 10 000 Einwohnern 2,26 als psychisch krank (darunter die Melancholiker), 1844 schon 12,66, und 1890 lag der Wert bei 29,63. Wenn es in der spätviktorianischen Ära dreizehnmal so viele Irre gab wie zu Beginn des Jahrhunderts, so lässt sich das nur in geringem Maße durch die tatsächliche Zunahme der psychischen Krankheiten erklären; faktisch verdoppelte sich in den siebzehn Jahren zwischen den beiden parlamentarischen *Lunatics Acts* – von 1845 und von 1862 – die Anzahl der als »arme Irre« eingestuften Personen. Das lag teils an einer zunehmenden Bereitschaft, Angehörige als verrückt zu bezeichnen, teils an den strengeren Normalitätskriterien und teils an den Verheerungen des viktorianischen Industrialismus. Der gleiche Melancholiker, der einst, für Bedlam nicht krank genug, still in der Küche herumgesessen hatte, wurde nun aus dem munteren Familienkreis des Dickens'schen Großbritannien entfernt und außer Sichtweite untergebracht, damit er das gesellige Treiben nicht störte. Das Heim bot ihm zwar eine Lebensgemeinschaft, schnitt ihn aber von jenen ab, deren Liebe er eigentlich hätte erwarten können. Die Zunahme der Anstalten hing auch eng mit den Zuwachsraten der »Kur« zusammen – wenn sich Störungen durch Unterbringung wirklich bessern ließen, so war es fast eine Pflicht, jeden einzuweisen, der am Rande lebenslangen Elends stand und gerettet werden konnte.

Das Anstaltsprinzip wurde immer weiter verfeinert und kam bereits 1807 in Fachausschüssen zur Sprache. Der erste *Lunatics Act* des Parlaments sah vor, dass jede Grafschaft Anstalten für »arme Irre« einrichtete, Melancholiker inklusive, und ab 1862 bot der *Act to Amend the Law Relating to Lunatics* die Möglichkeit freiwilliger Einweisung, so dass sich Kranke, die unter entsprechenden Symptomen litten, mit Zustimmung der Gesundheitsbehörden in eine Anstalt begeben konnten. Diese Vorschrift zeigt recht deutlich, wie weit die Heime inzwischen gediehen waren, denn bei den Spitälern des 18. Jahrhunderts hätte man mehr als verrückt sein müssen, um dort von selbst einzutreten. Seinerzeit wurden die Anstalten der Grafschaften mit öffentlichen Mitteln finanziert, private arbeiteten rentabel, und die zugelassenen Kliniken für akutere Fälle (wie Bedlam, das 1850 etwa vierhundert Patienten hatte) lebten teils von staatlicher Unterstützung, teils von Spenden.

Das 19. Jahrhundert war eine Zeit der Klassifikationen. Alle Welt debattierte über die Natur der Krankheit und ihre Varianten, um Gruppen und Untergruppen dessen zu bilden, was ehemals einfach als Melancholie gegolten hatte. Große Diagnostiker und Therapeuten lösten einander in rascher Folge ab, wobei jeder von ihnen behauptete, gewisse Änderungen am Entwurf des Vorgängers würden die Behandlung entscheidend verbessern. Thomas Beddoes schlug nach der Jahrhundertwende vor, »entweder bloß noch eine Kategorie von Geisteskrankheiten anzunehmen oder fast ebenso viele, wie es Fälle gibt«.

Der Amerikaner Benjamin Rush hielt psychische Krankheiten aller Art für ein chronisches Fieber. Allerdings unterliege der Zustand äußeren Einflüssen: »Gewisse Berufe disponieren mehr zum Wahnsinn als andere – Dichter, Maler, Bildhauer und Komponisten sind am anfälligsten, da ihre Arbeit die Einbildungskraft, aber auch die Leidenschaft stark erregt.« Viele seiner Patienten litten unter wahnhafter Schwermut, darunter ein Schiffskapitän, der einen Wolf in der Leber zu haben glaubte, und einer, der sich als eine Pflanze empfand; ihn konnte ein Freund, offenbar ein echter Spaßvogel, davon überzeugen, dass man ihn gießen müsse, und pinkelte ihm auf den Kopf – was den Patienten regelrecht heilsam erboste. Zwar steigerte sich Rush, im Unterschied zu anderen, nicht in Pinels tiefes Mitgefühl mit den Patienten hinein, legte aber anders als seine Vorgänger großen Wert darauf, ihnen genau zuzuhören. »Wie irrig die Auffassung der Patienten von ihrer Sache auch sein mag: Sie leiden an realen Krankheiten. Daher wird sich der Arzt ihre oft langweiligen, uninteressanten Ausführungen über Symptome und Ursachen sehr aufmerksam anhören müssen.«

Der deutsche Psychiater Wilhelm Griesinger griff auf Hippokrates zurück, um klipp und klar festzustellen, dass psychische Störungen auf »Krankheiten des Gehirnes« beruhen. Zwar kannte er deren Ursache nicht, beharrte jedoch standhaft darauf, dass es eine gab und dass man den Fehler aufspüren und präventiv oder kurativ behandeln müsse. Aufgrund des Konzepts der *Einheitspsychose* – dem Grundsatz der Gleichartigkeit psychischer Erkrankungen – nahm er an, was man heute als »Doppeldiagnose« bezeichnen würde, nämlich dass Symptome ineinander übergehen können. Auf diesem Prinzip beruht die Eigenart der zirkulären oder manisch-depressiven Psychose – die Annahme, dass zwischen Extremzuständen zerrissene Patienten nicht zwei einander abwechselnde verhängnisvolle Gebrechen haben, sondern ein janusköpfiges Leiden. Infolge dieser Auffassung setzten sich, besonders bei Suizid, Gehirnautopsien durch.

Griesinger vertrat als Erster die These, dass bestimmte psychische Störungen lediglich behandelbar, andere dagegen heilbar seien, und in diesem Sinne unterschieden viele Anstalten fortan zwischen aussichtsreichen und eher aussichtslosen Fällen. Während die Lage der wahrhaft Irren in der Regel grauenhaft blieb, näherte sich die der übrigen Patienten nunmehr einer Art Normalität an. Wo Schwermütige wieder *als Menschen* galten, gerieten sie wenigstens nicht mehr in totale Abhängigkeit. Unterdessen begann die Forschung, verstärkt religiöse Motive aufzugreifen. Ungeachtet dessen lässt sich die im Spätviktorianismus einsetzende Veränderung der gesellschaftlichen Normen in mancher Hinsicht mit dem Aufkommen des medizinischen Gehirnmodells in Verbindung bringen.

In den Händen Griesingers wurde die Melancholie vollends medikalisiert. Diese Entwicklung führt Michel Foucault in seiner einflussreichen *Geschichte des Wahns im Zeitalter der Vernunft* auf ein umfassendes System der sozialen Kontrolle zurück, das aus dem Kolonialismus und einer Verschanzung der begüterten Elite gegenüber dem rechtlosen Fußvolk erwuchs. Indem sie alle, die am Dasein verzweifelten, als »krank« brandmarkte und so aus der Gesellschaft beseitigte, habe die herrschende Schicht wahrhaft unmenschliche Zustände und soziale Härten durchgesetzt, gegen die eine weniger streng disziplinierte Masse von Elenden hätte aufbegehren können. Um das Proletariat der industriellen Revolution an der Kandare zu halten, habe man all jene aussondern müssen, die schon wahrhaft selbstmörderische Neigungen zeigten, damit sie nicht als warnende Beispiele für ihr Umfeld dienten und revolutionäre Umtriebe schürten.

Foucault liest sich spannend, doch sein großer Einfluss scheint mir noch viel verrückter als die von ihm angeprangerten Verhältnisse. Melancholiker können keine Revolution führen, weil sie es kaum schaffen, das Bett zu verlassen und sich anzuziehen. Wirklich Schwermütige brauchte man gar nicht in Irrenanstalten zu verstecken, da sie infolge ihrer Krankheit ohnehin zurückgezogen lebten und immer schon weitgehend unsichtbar waren. Im Allgemeinen reagierte man auf die Trübsinnigen mit Abscheu und Unbehagen. Wer selbst nicht an der Krankheit leidet, möchte gewöhnlich ungern mit ihr konfrontiert werden, da ihn der bloße Anblick verunsichert und verängstigt. Zu sagen, man habe die Geisteskranken aus ihrem sozialen Umfeld »entfernt«, heißt die Tatsache leugnen, dass dieses sie, wie eh und je, nach Möglichkeit ausgrenzte. Im Übrigen liefen hier keine reaktionären Abgeordneten durch die städtischen Straßen, um Patienten für die Heime zu werben. Vielmehr quollen diese über von Kranken, die Angehörige eingewiesen hatten.

In überfüllten Anstalten äußerte sich zum Teil auch die generelle Entfremdung des Spätviktorianismus, die in der einen oder anderen Form alle spürten, von den Stützen der Gesellschaft – zum Beispiel Alfred Lord Tennyson oder Thomas Carlyle – über die glühenden Reformer – etwa Charles Dickens oder Victor Hugo – bis zu dekadenten Randfiguren – wie Oscar Wilde oder Joris-Karl Huysmans. Im *Sartor Resartus* schildert Carlyle die Entfremdung in der Massengesellschaft, eine Art universeller Schwermut wie in einem Vorgriff auf Brecht und Camus. »Mir schien das Universum völlig leer, ohne Leben, ohne Zweck, ohne Wollen, sogar ohne Feindseligkeit; es war eine einzige riesige, tote, unermessliche Dampfmaschine, die in ihrer unempfindlichen Gleichgültigkeit dahinstampfte, um mich Glied für Glied zu zermalmen.« Etwas später heißt es: »Und seltsam, dennoch lebte ich in einer ständigen, unbestimmten, peinigenden Furcht; zitternd, kleinmütig und bange, ohne zu wissen, weshalb: Es schien, als ob alle Dinge droben im Himmel und drunten auf

Erden mir Schaden zufügten, als ob Himmel und Erde nichts anderes seien als die Kiefer im grenzenlosen Rachen eines allesverschlingenden Monsters, in dem ich zitternd darauf wartete, endlich verschlungen zu werden.«

Wie hielt man das in diesen schweren Zeiten ohnehin schon so drückende Leben aus? Diese Frage sprach der amerikanische Philosoph William James klar und deutlich an und sah die Hauptursache der modernen Entfremdung zu Recht im Verlust des bedingungslosen Glaubens an einen vollkommenen, der Schöpfung liebevoll zugewandten Gott. Obgleich James persönlich sehr fromm war, verfolgte er diese Säkularisierung sehr scharfsichtig. »Wir Menschen des 19. Jahrhunderts«, schrieb er, »mit unseren Evolutionstheorien und mechanistischen Weltanschauungen, kennen die Natur bereits zu unbefangen und gut, um vorbehaltlos an einen Gott zu glauben, für dessen Wesen sie ein angemessener Ausdruck sein könnte; einer solchen Metze schulden wir keine Treue.« In einer Rede vor Harvard-Studenten sagte James: »Viele von Ihnen studieren Philosophie und haben schon am eigenen Leib die bodenlose Skepsis gespürt, die sich einstellt, wenn man zu heftig an den abstrakten Wurzeln der Dinge gräbt.« Und zum Siegeszug der Wissenschaften schrieb er: »Die einfach im naturwissenschaftlichen Sinne aufgefasste physikalische Ordnung der Natur darf nicht als Offenbarung irgendeiner einheitlichen göttlichen Absicht gelten, sondern gleicht eher einem *Wetter*.« Das ist im Kern die viktorianische Schwermut. Auch wenn sich in der Kulturgeschichte schon immer gläubige mit ungläubigeren Phasen abwechselten, rief die Preisgabe des Gottes- und Sinnbegriffs tiefe Ängste wach, die bis heute anhalten – sogar tiefer gehen als das Leid derer, die sich vom allmächtigen Gott verlassen fühlen. Wenn starker Hass schon schmerzhaft genug wirken mag, so kann die Indifferenz einer großen Leere, mit der entsprechenden in früheren Zeiten fast unvorstellbaren inneren Vereinsamung, gewiss noch qualvoller sein. Matthew Arnold gab dieser Verzweiflung beredten Ausdruck:

Die scheinbar wie ein Land
Der Träume vor uns liegende Welt,
So vielgestaltig, schön und neu,
Kennt weder Freude noch Liebe, noch Licht,
Noch Gewissheit, noch Frieden, noch Trost;
Und wir wandeln hier wie in einem dunklen Tal,
Getrieben vom irren Impuls zu kämpfen und zu fliehen,
Wenn Heere des Nachts blindlings aufeinanderprallen.

Genau diese Form nahm die Melancholie in der Moderne an. Die Krise des Gottesverlusts zog viel weitere Kreise als die der ewigen Verdammnis.

Wenn William James die Kluft zwischen vermeintlicher Wahrheit und philosophischer Einsicht definierte, so leitete Henry Maudsley daraus die entsprechenden medizinischen Konsequenzen ab. Er beschrieb auch als Erster eine Melancholie, die sich trotz Selbsterkenntnis nicht auflöst. »Weinen ist nichts Unnatürliches«, betonte er, »doch ebenso wenig ist es natürlich, wenn ein Melancholiker in Tränen ausbricht, bloß weil sich ihm eine Fliege auf die Stirn setzt. Es ist, als läge zwischen ihm und den Dingen ein Schleier, und kein Schleier könnte dichter sein, als der gänzlich erloschener Anteilnahme. Ihm selbst scheint sein Zustand verwirrend und unerklärbar. Die Verheißungen der Religion und Tröstungen der Philosophie, die so anregend wirken, solange man sie nicht braucht, jedoch versagen, wenn man am meisten auf sie angewiesen wäre, gelten ihm nur als sinnlose Worte. Doch hat er keine echte Geistesstörung, sondern leidet lediglich unter einem tiefen Schmerz, der seine mentalen Funktionen ausschaltet. Allerdings geht das mit schlimmerem Leid einher als wirklicher Wahnsinn, da der Geist immerhin intakt genug ist, um seinen erbärmlichen Zustand zu erfassen und wahrzunehmen, so dass am Ende häufig der Selbstmord steht.«

George H. Savage hielt es schließlich für angezeigt, die Kluft zwischen Philosophie und Medizin endgültig zu schließen. »Es mag bequem scheinen«, schrieb er, »ist allerdings philosophisch nicht gerechtfertigt, den Körper vom Geist und somatische von mentalen Symptomen zu trennen. Die Melancholie ist ein Zustand der mentalen Niedergedrücktheit, dessen Leid in keinem Verhältnis sei es zum scheinbaren Anlass oder zu der besonderen, jeweils angenommenen Form steht, da der seelische Schmerz nicht direkt von der Umwelt, sondern von physischen oder körperlichen Vorgängen abhängt. Sobald der Gram gleichsam eine gesättigte Lösung bildet«, erklärte er, »kristallisieren sich Wahnvorstellungen heraus und nehmen feste Formen an.«

Die moderne Theorie der Depression nahm ihren Anfang mit Freuds Manuskript über »Melancholie«, das er Anfang 1895 an Wilhelm Fließ schickte. Sein Modell des Unbewussten ersetzte die traditionelle Idee der Seele und begründete damit einen neuen Ausgangspunkt für die Melancholie. Gleichzeitig publizierte Emil Kraepelin eine Einteilung der psychischen Krankheiten, worin er die Depressionen in der heute bekannten Form definierte. Die beiden Forscher stehen nicht nur für eine Dichotomie zwischen psychologischer und biochemischer Orientierung, sondern auch für den entsprechenden Riss zwischen Diagnose und Therapie, den die Wissenschaft seither zu schließen versucht. Während die besagte Aufspaltung dem Verständnis der Depression eher schadete, üben die jeweiligen Denkansätze unabhängig voneinander erheblichen Einfluss aus, und ohne ihre parallele Entwicklung wäre das Streben nach einer Synthese gar nicht nachvollziehbar.

Ein »Grundmodell« für die Psychoanalyse hatte, wenn auch in fast unkenntlicher Form, schon seit langem bereitgestanden, weist sie doch tiefe Ähnlichkeiten mit dem von alters her beliebten Aderlass auf, zumal in beiden Fällen die Annahme gilt, dass etwas im Inneren die normalen geistigen Abläufe behindert. Mit dem Aderlass wollte man schädliche Säfte entfernen und sie buchstäblich aus dem Körper saugen, wogegen die Psychotherapie vergessene oder verdrängte Traumata aus dem Unbewussten herausholen und unschädlich machen soll. Freud zufolge ist die Melancholie eine Form der Trauer, das heißt »der Sehnsucht nach etwas Verlorenem« im Bereich des Trieblebens. »Appetitverlust = im Sexualen Verlust von Libido«. Dazu erklärt Freud: »Während also die potenten Personen leicht Angstneurose bekommen, neigen die Impotenten zur Melancholie.« Die Depression bezeichnete er als »ein Loch« oder »gleichsam eine Einziehung im Psychischen, die auf die anstoßenden Erregungsgrößen saugend wirkt«, was »durch innere Verblutung« entstehe und »wie eine Wunde« wirke.

Die erste zusammenhängende Darstellung der Melancholie aus psychoanalytischer Sicht kam jedoch, trotz der Thesen über »Neurasthenie und Angstneurose«, nicht von Freud, sondern von Karl Abraham, dessen einschlägiger Aufsatz aus dem Jahr 1911 nach wie vor Maßstäbe setzt. Darin stellt er zunächst kategorisch fest: »Zwischen Angst und Depression besteht ein analoges Verhältnis wie zwischen Furcht und Trauer. Wir fürchten ein kommendes Unheil; wir trauern über ein eingetretenes.« Angst sei Verzweiflung an der Zukunft, Melancholie an der Vergangenheit. Da ein Zustand den anderen nach sich ziehe, könne man der neurotischen Depression indes keinen eindeutigen Zeitbezug zuordnen. Abraham zufolge »wird der Neurotiker von Angst befallen, wenn sein Trieb einer Befriedigung zustrebt, die zu erreichen seine Verdrängung ihm verbietet. Die Depression setzt ein, wenn er erfolglos, unbefriedigt sein Sexualziel aufgibt. Er fühlt sich liebesunfähig und ungeliebt.« Daraus zöge der Melancholiker den paranoiden Schluss, dass sich die ganze Welt gegen ihn verschworen habe, und reagiere darauf seinerseits mit Hass. Da er sich dies jedoch nicht eingestehen könne, entwickle er einen »mangelhaft verdrängten Sadismus«.

»Einem solchen Grade des verdrängten Sadismus«, so Abraham, »entspricht eine besondere Schwere des depressiven Affekts.« Der Patient könne, oft unbewusst, seine Depression infolge der durch Verdrängung ins Masochistische umschlagenden sadistischen Impulse regelrecht lustvoll erleben. Abraham nahm eine Reihe von Depressiven in die Analyse auf und stellte bei ihnen erhebliche Fortschritte fest. Allerdings blieb unklar, ob die Patienten wirklich zur Einsicht kamen oder sich mit eingebildeten Erkenntnissen trösteten. Letzten Endes räumte Abraham ein, dass Traumata, die zu Depressionen führen, auch andere Symptome auslösen können, »wir haben aber nichts über die Ursachen ermittelt, warum von diesem Punkt an die eine Gruppe von Individuen diesen, die andre jenen Weg beschreitet«. Das war aus seiner Sicht der »Alb des therapeutischen Nihilismus«, doch sei es »der Psychoanalyse vorbehalten«, die Psychiatrie davon zu befreien.

Sechs Jahre später veröffentlichte Freud seine folgenreiche Abhandlung über »Trauer und Melancholie«, die das zeitgenössische Verständnis der Depressionen wahrscheinlich stärker beeinflusste als jeder andere Text. Darin stellte er die Einheitlichkeit des Phänomens in Frage, dessen »Begriffsbestimmung auch in der deskriptiven Psychiatrie schwankend ist«. Wie sei es zu verstehen, fragte sich Freud, dass viele Symptome, die wir unbedingt lindern wollen, in der Trauer ebenso auftreten wie in der Melancholie? »Es ist auch sehr bemerkenswert, dass es uns niemals einfällt, die Trauer als einen krankhaften Zustand zu betrachten und dem Arzt zur Behandlung zu übergeben, obwohl sie schwere Abweichungen vom normalen Lebensverhalten mit sich bringt. Wir vertrauen darauf, dass sie nach einem gewissen Zeitraum überwunden sein wird, und halten eine Störung derselben für unzweckmäßig, selbst für schädlich. [...] Eigentlich erscheint uns dieses Verhalten nur darum nicht pathologisch, weil wir es so gut zu erklären wissen.« (Das muss aber nicht zutreffen. The New England Journal of Medicine brachte kürzlich einen Artikel, in dem es hieß: »Da auch normale Todesfälle schwere Depressionen auslösen können, sollte man trauernden Patienten, deren depressive Symptome länger als zwei Monate anhalten, eine entsprechende Therapie anbieten.) Depressive schädigten jedoch ihre Selbstachtung. »Bei der Trauer ist die Welt arm und leer geworden, bei der Melancholie ist es das Ich selbst.« Den Trauernden bedrücke ein wirklicher Todesfall, den Melancholiker dagegen das ambivalente Erlebnis mangelhafter Liebe.

Niemand verzichte freiwillig auf etwas Begehrtes, und aus dem unfreiwilligen Verlust, in dem Freud auch unbewusste Anteile sah – da der Schmerz des bewussten gewöhnlich mit der Zeit nachlasse –, müsse ein Mangel an Selbstachtung resultieren. Freud zufolge richten sich die Selbstvorwürfe des Melancholikers im Grunde gegen die Außenwelt, wobei sich das Ich aufspalte in ein anklagendes und ein angeklagtes. Diesen Konflikt erkannte Freud in den Symptomen der Melancholie: Das angeklagte Ich möchte beispielsweise schlafen, doch das anklagende straft es mit Schlaflosigkeit. Im depressiven Zustand bricht die persönliche Einheit oder das Ich faktisch zusammen. Erzürnt über die Ambivalenz seines Liebesobjekts, sinnt der Melancholiker auf Rache. Doch um das Geliebte nicht zu strafen, richtet er den Zorn nach innen. »Erst dieser Sadismus«, erklärt Freud dazu, »löst uns das Rätsel der Selbstmordneigung« als einen auf das Ich umgelenkten sadistischen Fremdimpuls. Die Spaltung des Ich sei eine Internalisierung des Liebesobjekts, und wenn man sich selbst anklage, so bleibe das Objekt der Gefühle immer gegenwärtig; klage man indes einen anderen an, so könne dieser sterben oder verschwinden, so dass man kein Objekt mehr habe. »Die Liebe hat sich so«, schrieb Freud, »durch ihre Flucht ins Ich der Aufhebung entzogen.« Narzisstische Selbstanklagen resultierten aus einem unerträglichen Verlust oder Betrug und lösten insofern depressive Symptome aus.

In seiner Erwiderung auf »Trauer und Melancholie« nahm Abraham zwei Grundelemente der Depression an, nämlich den Verlust des Liebesobjekts und seine »Restitution durch Einverleibung oder Introjektion«, und leitete den Defekt von hereditären Faktoren wie einer Libidofixierung auf die entzogene Mutterbrust ab – einer frühen narzisstischen Kränkung infolge der tatsächlichen oder vermeintlichen Zurückweisung seitens der Mutter und der zwanghaften Wiederholung dieses Urtraumas. »Dass eine Liebesenttäuschung das Vorspiel zu einer melancholischen Depression bildet«, stellte Abraham fest, »daran kann kein Zweifel bestehen«, weshalb der Melancholiker in der Folge eine unersättliche »Gier« nach Zuwendung ausprägе.

Die großen Exegeten der Psychoanalyse haben diese Motive weiter verfeinert. Melanie Klein zufolge muss jedes Kind die Trauer über den Entzug der nährenden Brust verarbeiten. Der absolut unbeirrbare Wunsch des Säuglings nach Milch und die restlose Befriedigung des Stillens weisen paradiesische Züge auf. Wer ein hungriges Kind schreien hört, weiß jedenfalls, dass die Missachtung des Bedürfnisses einen katastrophalen Wutanfall auslösen kann. »Aus meiner Sicht«, erklärte Klein, »spielt die infantile depressive Verstimmung in der kindlichen Entwicklung eine ganz zentrale Rolle. Die Normalität und Liebesfähigkeit des Kindes scheinen weitestgehend davon abzuhängen, wie das Ich damit fertig wird.«

Neuere französische Analytiker gehen einen Schritt weiter. Jacques Hassoun zufolge, der Lacans krypische Dekonstruktion des Menschen um den Begriff der Depression erweiterte, ist diese das dritte Grundgefühl, ebenso mächtig und unabweisbar wie ihre Auslöser, Liebe oder Hass. Etwas wie angstfreie Autonomie gibt es in seinen Augen gar nicht. In Depressionen, so Hassoun, seien wir nicht klar vom anderen abgesetzt und nähmen uns als der Welt ausgeliefert wahr. Das Wesen der Libido sei Begehren des anderen, doch da wir im depressiven Zustand keinen lösgelösten anderen wahrnehmen könnten, fehle die Basis des Begehrens. Depressiv sei man also nicht, weil das Begehrte unerreichbar, sondern weil man ohnehin schon damit verschmolzen ist.

Wie Freud die Psychoanalyse begründete, so Emil Kraepelin die Psychobiologie. Nicht nur unterschied er zwischen erworbenen und hereditären »Zustandsbildern«, sondern nahm auch an, dass sie alle auf inneren biochemischen Vorgängen beruhen. Einige seien bleibend, andere dagegen degenerativ. Kraepelin ordnete das Durcheinander der psychischen Krankheiten und erklärte, es gäbe ganz spezifische, leicht definierbare, klar voneinander abgegrenzte »konstitutionelle Geistesstörungen« mit charakteristischen Merkmalen und insbesondere vorhersehbaren Konsequenzen, die sich in der Anamnese deutlich abzeichneten. Auch wenn diese Grundannahme sehr wahrscheinlich nicht zutraf, erfüllte sie den nützlichen Zweck, Psychiatern eine praktische Handhabe zu bieten, um auftretende Beschwerden gezielt angehen zu können.

Das »manisch-depressive Irresein« unterteilte Kraepelin in drei »Hauptformen«, nämlich »melancholische, manische und Mischzustände«, in denen sich bei aller Verschiedenartigkeit stets der gleiche pathologische Vorgang äußere. Zur ersten Gruppe, den Depressionen, schrieb er: »Die Hauptzüge der melancholischen Krankheitsbilder sind *Erschwerung der Auffassung und des Denkens, ängstliche oder traurige Verstimmung und Willenshemmung,* Unfähigkeit zu zielbewusstem, tatkräftigem Handeln. Die Kranken haben Mühe, ihre Aufmerksamkeit anzuspannen, äußere Eindrücke geistig zu verarbeiten, sind zerstreut, vergesslich, müssen sich lange besinnen, können keinen klaren Gedanken fassen. […] Die Stimmung ist niedergeschlagen, mutlos, verzweifelt oder ängstlich … Die Hemmung des Willens wird von den Kranken selbst als Entschlussunfähigkeit empfunden; sie zeigt sich ferner in Abnahme der Arbeitskraft, in Schlaffheit und Verlangsamung der Bewegungen … Auf körperlichem Gebiete finden sich Schlafstörung, Mangel an Esslust, Sinken des Körpergewichts, Darmträgheit, Steigerung des Blutdrucks«

und so fort. Die Störung kulminiere in »ganz abenteuerlichen, verworrenen Wahnbildungen, namentlich auch solchen nihilistischen Inhalts, gespenstischer Umdeutung der Umgebung und traumhafter Bewusstseinstrübung mit wirren, märchenhaften Erlebnissen und meist stuporösem Verhalten«.

Zur Behandlung empfahl Kraepelin »ausgiebige Bettruhe, reichliche Zufuhr leicht verdaulicher Nahrung und Darreichung von Opium«, legte jedoch ganz besonderen Wert auf die Prävention. Dabei empfahl er zum einen – als »dankbarsten Angriffspunkt« – den »Kampf gegen *Alkohol* und *Syphilis*, ferner gegen das Morphium und Kokain, die ja ausschließlich dem ärztlichen Tun ihre verderbliche Bedeutung verdanken«, zum anderen die »Verhütung von Ehen kranker oder geistig schwer gefährdeter Personen«.

Den Hintergrund für diese Ratschläge bildeten allerdings keine biologischen, sondern gesellschaftliche Erwägungen, denn Kraepelin nahm an, dass »mindestens ein Drittel« aller Selbstmorde und schweren Straftaten »von Geisteskranken begangen« werden. Und als wäre dieses grassierende Übel als solches nicht schon bedrohlich genug gewesen, kam erschwerend noch eine akute volkswirtschaftliche Gefahr hinzu: »Nur ein gewisser Teil der ungeheilten Kranken geht rasch zugrunde; die große Masse lebt blöde und hilflos jahrzehntelang fort und stellt eine für Familien und Gemeinden drückende, alljährlich wachsende Last dar, deren Wirkungen tief in unser Volksleben eingreifen.«

Wenn Kraepelin demnach – ohne viel Rücksicht auf verwickelte Konzepte wie Ichspaltung oder orale Brustfixierung zu nehmen – aus pragmatischen Gründen eine möglichst klar strukturierte Diagnostik anstrebte (die einem seiner Zeitgenossen sogar als »ein Gebot der Logik und der Ästhetik« erschien), so wirkte diese Vereinfachung zwar sehr beruhigend, aber auch nicht minder irreführend; 1920 räumte der vielgerühmte Kraepelin selbst ein, dass seine Annahmen nur in sehr begrenztem Umfang galten. Damit beugte er sich der mit zunehmendem Nachdruck verfochtenen Einsicht, dass »Krankheitsvorgänge« in aller Regel ausgesprochen komplizierte Mechanismen sind. Der kanadische Arzt Sir William Osler fasste die seinerzeit aufkommende Kritik an der simplifizierenden Denkweise wie folgt zusammen: »Die Frage ist nicht, welchen Symptomtypus der Patient, sondern vielmehr, welcher Patiententypus die Symptome hat!«

Der in die Vereinigten Staaten emigrierte Schweizer Adolf Meyer ließ sich stark von dortigen Philosophen wie William James und John Dewey beeinflussen und versuchte, mit Kraepelin ebenso unzufrieden wie mit Freud, die gegensätzlichen Auffassungen von Geist und Gehirn ganz pragmatisch miteinander in Einklang zu bringen; seine ausformulierten Grundsätze sind derart einleuchtend, dass man sie fast für Gemeinplätze halten könnte. Kraepelins Systematisierungen tat er als »neurologisierende Tautologien« ab, hielt jedoch andererseits die kultischen Tendenzen in der Psychoanalyse für unerträglich und töricht. »Ein jeder Versuch, zu viele neue Begriffe einzuführen, rächt sich prompt«, betonte er und setzte hinzu: »Mein gesunder Menschenverstand lässt nicht zu, dass ich unkritisch ganze theoretische Systeme darüber anerkenne, wie der Mensch sein und funktionieren muss.« Da »sinnlosen Ballast abzuwerfen viele Energien freisetzt«, fragte er sich schließlich: »Warum müssen wir so stark auf der ›körperlichen Krankheit‹ beharren, wenn diese Formel doch lediglich vage Hindernisse errichtet, wogegen die Funktionsstörungen eindeutig beherrschbare Tatsachen vorgeben, mit denen sich arbeiten lässt?« Damit begann die Dynamisierung der psychiatrischen Therapie. Meyer hielt den Menschen aufgrund der Formbarkeit seines Denkens für unbegrenzt anpassungsfähig, nahm allerdings nicht an, dass die Symptome eines jeden Patienten zu neuen Definitionen oder Einsichten führen würden. Vielmehr müsse sich die Behandlung darauf stützen, den *Einzelnen* zu verstehen, und Meyer erklärte seinen Schülern, jeder Patient sei »eine Herausforderung«. Zwar mochte es durchaus Erbanlagen geben, aber das Ererbte musste nicht unabänderlich sein. Meyer leitete die Psychiatrie am Johns Hopkins, dem wichtigsten Lehrkrankenhaus im Amerika seiner Zeit, und bildete dort eine ganze Psychiatergeneration aus; seine Frau Mary Brooks Meyer war die weltweit erste psychiatrisch orientierte Sozialarbeiterin.

Meyer verband Freuds Annahme, das frühkindliche Erleben, mit der Kraepelins, die Genetik sei Schicksal, und entwickelte daraus das typisch amerikanische Programm der Verhaltenssteuerung. Sein größter Beitrag lag in der Botschaft, dass Menschen sich verändern können – nicht nur Missverständnisse ablegen und mit Medikamenten biologische Schwächen ausbügeln –, sondern auch lernen, durch ihre Lebensweise weniger anfällig für psychische Krankheiten zu sein. Das gesellschaftliche Umfeld interessierte ihn sehr, und dieses sonderbare Land, Amerika, in dem Fremde eintrafen und sich ganz neu erfanden, begeisterte ihn; so verfocht er mit großem Nachdruck ein Modell von Selbstverwirklichung, in dem man teils die Freiheitsstatue, teils das Neuland erkennt. Chirurgen betrachtete er als »Handwerker«, praktische Ärzte als »Medikamentierer« und Psychiater schließlich als »Biographierer«. Gegen Ende seines

Lebens schrieb er: »Das Ziel der Medizin liegt insbesondere darin, sich selbst überflüssig zu machen – die Welt so zu verändern, dass die heutige Medizin morgen ein echter Gemeinplatz sein wird.« Genau in diesem Sinne wirkte Meyer. In seinen vielen Artikeln begriff er das menschliche Leben als medizinische Verwirklichung eines Ideals, dessen politische Vorreiter Thomas Jefferson und Abraham Lincoln waren und das Schriftsteller wie Nathaniel Hawthorne oder Walt Whitman künstlerisch ehrten. Dies ist letztlich ein Prinzip der Gleichheit und Schlichtheit mit dem Gebot, alles äußerliche Beiwerk abzustreifen, um das Menschenwesen des Einzelnen freizulegen.

In Verbindung mit der Evolutionstheorie trugen die psychoanalytischen und biochemischen Konzepte der Depression neuerlich zur Vereinsamung und Entfremdung des Menschen bei. Während Meyer in Amerika großen Erfolg hatte, setzten sich seine Gedanken in Europa nicht so schnell durch, denn dort kamen Mitte des Jahrhunderts eher trostlose Weltanschauungen auf wie die existentialistischen von Camus, Sartre oder Beckett. Während Camus eine Absurdität beklagt, die ebenso wenig Grund bietet, am Leben zu bleiben, wie es zu beenden, taucht Sartre noch tiefer in die Verzweiflung ein. In seinem ersten Roman über den Ausbruch der Existenzkrise beschreibt er viele auch für krankhafte Depressionen typische Symptome. »Irgend etwas ist mit mir geschehen«, befindet der Erzähler in *Der Ekel*, »ich kann nicht mehr daran zweifeln. Es ist wie eine Krankheit gekommen, nicht wie eine normale Gewissheit, nicht wie etwas Offensichtliches. Heimtückisch, ganz allmählich hat sich das eingestellt; ich habe mich ein bisschen merkwürdig, ein bisschen unbehaglich gefühlt, das war alles. Einmal festgesetzt, hat sich das nicht mehr gerührt, hat sich totgestellt, und ich habe mir einreden können, ich habe nichts, es war blinder Alarm. Und jetzt breitet sich das aus.« Wenig später fährt er fort: »Jetzt wusste ich: die Dinge sind ganz und gar das, was sie scheinen – und *hinter* ihnen … ist nichts. [...] Ich existiere – die Welt existiert –, und ich weiß, dass die Welt existiert. Das ist alles. Das ist alles. Aber das ist mir egal. Merkwürdig, dass mir alles so egal ist: Das erschreckt mich.« Und schließlich: »Und plötzlich verblasst das Ich, verblasst, und es ist aus damit.« Hier endet jeder Sinn und jede Bedeutung, denn wie könnte man besser den Selbstverlust erklären als mit der Aussage, dass das »Ich« verschwindet? *Der Ekel* zeichnet aber noch ein fast heiteres Bild, verglichen mit Samuel Becketts folgenreichen Texten, in denen weder die Arbeit noch irgendetwas anderes auch nur eine vorübergehende Erlösung bieten kann. Bei Beckett sind Gefühle eine Art Anathema. In *Malone stirbt* schreibt er: »Es ist übrigens nicht so wichtig, ob ich geboren wurde oder nicht, ob ich gelebt habe oder nicht, ob ich gestorben bin oder nur sterbe, ich werde so tun, wie ich immer getan habe, nicht wissend, was ich tue, wer ich bin, wo ich bin, ob ich bin.« Und in *Der Namenlose* heißt es: »Die Tränen rinnen an meinen Wangen hinunter, ohne dass ich das Bedürfnis habe zu blinzeln. Was lässt mich so weinen? Von Zeit zu Zeit. Hier gibt es nichts Betrübliches. Es ist vielleicht flüssig gewordenes Hirn. Das Glück von ehemals ist jedenfalls restlos aus meinem Gedächtnis entschwunden, vorausgesetzt, dass es je darin war. Wenn ich noch andere natürliche Funktionen ausübe, dann ohne mein Wissen.« Könnte man die Lage noch öder, noch trostloser darstellen?

Mitte des 20. Jahrhunderts beschäftigten zwei Grundfragen die Depressionsforschung. Die eine lautete, ob sich Gemütszustände im Gehirn auf elektrischem oder chemischem Wege fortpflanzen, und anfangs nahm man einfach unbewiesen an, dass chemische Reaktionen des Gehirns elektrischen Impulsen untergeordnet sein sollten; die andere betraf den Unterschied zwischen endogenen (internen) neurotischen und exogenen (externen) reaktiven Depressionen. Letztere erschienen lediglich durch äußere Faktoren ausgelöst, während Erstere gewöhnlich auf tiefem Verdruss über die Umstände beruhten, was auf eine Veranlagung schließen ließ. Verschiedene Experimente »erwiesen«, dass Depressionen auf ganz unterschiedliche Therapieformen ansprachen. Doch die Annahme, dass an Depressionen grundsätzlich Wechselwirkungen zwischen Genen und der Umwelt beteiligt sein könnten, kam erst in den siebziger Jahren auf.

Die Gespaltenheit des modernen Denkens bei diesem Thema wurzelt in einem viel älteren Problem; wenn sich Depressive nicht gerne vorstellen, an Schwierigkeiten zerbrochen zu sein, die andere gemeistert hätten, so besteht ein gesellschaftliches Interesse an der Aussage, dass Depressionen auf unkontrollierbare interne chemische Prozesse zurückgehen. Ähnlich wie im Mittelalter verbargen Kranke auch in der zweiten Hälfte des 20. Jahrhunderts ihr Leiden hinter einer Mauer der Scham – sofern ihnen keine endogene Ursache zur Verfügung stand, also etwas, das sich ohne äußeren Anlass in ihrem Inneren ausbreitete: die bloße Entfaltung einer durch den Willen nicht beeinflussbaren genetischen Struktur. Gerade in diesem Zusammenhang sind Antidepressiva beliebt, die auf ziemlich ungeklärte Weise im Inneren wirken und insofern Mechanismen betreffen müssen, die man niemals bewusst steuern könnte. Sie sind etwas so Schickes und Luxuriöses wie ein Chauffeur: Man sitzt einfach entspannt im Fond, ohne selbst auf Verkehrsschilder, Ampeln,

Polizisten, Vorfahrtsregeln, die Straßenverhältnisse oder Umleitungen achten zu müssen.

Die ersten Antidepressiva kamen Anfang der fünfziger Jahre auf. Einer Anekdote zufolge geriet eine Gruppe isolierter Tuberkulosepatienten, die man mit der neuen Verbindung Iproniazid behandelte, in einen seltsam aufgekratzten Zustand. Bald setzte man das Mittel bei nicht-tuberkulösen Patienten ein (gegen Tb vermochte es wenig), hatte also seine eigentliche Wirkung erst nachträglich entdeckt. Nun kreiste eine ausufernd selbstsüchtige nationalistische Debatte darum, ob die großen Einsichten von Nathan Kline stammten – der in den Vereinigten Staaten den Monoaminooxidase-Hemmer Iproniazid fand –, von Lurie und Salzer – die ebenfalls in den USA schon früh gute Resultate mit Isoniazid erzielten, auch sie, ohne den Grundmechanismus zu kennen – oder von dem Deutschen Roland Kuhn, der die trizyklische Wirkung des Imipramin (Tofranil) nachwies. Da Iproniazid Gelbsucht verursachte, nahm sein Hersteller es nach relativ kurzer Zeit wieder vom Markt. Isoniazid fand nie große Verbreitung. Imipramin dagegen ist heute das von der Weltgesundheitsorganisation offiziell geförderte Antidepressivum und war bis zur Prozac-Ära die weltweit erste Wahl. Kuhn interessierte sich aus klassifikatorischen Gründen für diese Substanzen, da er sie für jene Kategorisierung nutzen wollte, die deutsche Psychiater seit Kraepelin umtrieb. Kline dagegen kam von der Psychoanalyse her und erfand sein Präparat bei der Suche nach dem Sitz der Ich-Energie. Lurie und Salzer verstanden sich als Pragmatiker. Obwohl Kuhns Mittel am Ende den größten Erfolg hatte, scheiterte sein Projekt, denn die Reaktionen auf seine Substanz folgten keiner erkennbaren Logik, so dass sie nichts zur Kategorisierung der Depressionen beitrug. Kline dagegen, der Traumapatienten helfen wollte, stellte verblüfft fest, dass sie sich vielfach gar nicht mehr um ihre Traumata kümmerten. Lurie und Salzer, die nichts anderes wollten, als Depressiven ihren Zustand erträglicher zu machen, kamen ihrem Ziel am nächsten.

Das Experimentieren mit Antidepressiva war spannend, etwas ganz anderes jedoch zu erforschen, wie und warum sie wirkten. Schon seit 1905 gab es die Neurotransmitter-Theorie, 1914 gelang es, das Acetylcholin zu isolieren, und 1921, seine Wirkung nachzuweisen. 1933 entdeckte man das Serotonin, und 1954 kam die Hypothese auf, dass diese Gehirnsubstanz mit dem Gefühlsleben zusammenhängen könnte. 1955 hieß es in einem *Science*-Artikel, das Verhalten beruhe manchmal unmittelbar auf biologischen Faktoren. Substanzen, die offenbar den Serotoninspiegel im Gehirn *senkten*, wirkten im Tierversuch sedierend oder spastisch, und gegen Ende des Jahres zeigte sich, dass sie auch den Noradrenalinspiegel fallen ließen. Eine Erhöhung des Serotonins schien das Tierverhalten zu normalisieren – auch wenn das Noradrenalin erschöpft blieb – und wirkte, wie sich später herausstellte, auf das Dopamin ein. Die Neurotransmitter Noradrenalin, Adrenalin, Dopamin und Serotonin sind allesamt »Monoamine« (so genannt wegen der chemischen Struktur mit nur einem Aminring), und in der Folge setzten sich die Monoaminooxidase-Hemmer (MAO-Hemmer) durch, die den Aminspiegel im Blut heben (Oxidation lässt die Monoamine zerfallen, und MAO-Hemmer wirken der Oxidation entgegen).

Die nachweislich wirksamen Trizyklika hätten den gleichen Zweck erfüllen sollen, doch zeigten Versuche, dass sie den Noradrenalinspiegel *senkten*. Zwar war der Stoff weiter im Körper vorhanden, allerdings nicht ungebunden, und schließlich trat der am neugegründeten National Institute of Mental Health forschende Julius Axelrod mit dem Gedanken der »Wiederaufnahme« hervor. Das freigesetzte Noradrenalin bewirkte etwas in dem als »Synapsenspalt« bezeichneten Niemandsland (geriet zum Teil sogar in den Stoffwechsel) und wurde dann in den Nerv wiederaufgenommen, der es freigesetzt hatte. Der 1970 mit dem Nobelpreis geehrte Axelrod meinte später lakonisch, wenn er damals mehr gewusst hätte, wäre er nie auf eine so weithergeholte Hypothese verfallen. Doch sie bewährte sich. Bald gelang der Nachweis, dass Trizyklika den Mechanismus der Wiederaufnahme hemmen und das im Synapsenspalt verfügbare Noradrenalin vermehren, ohne dabei seinen Gesamtspiegel im Gewebe und im Blut zu erhöhen.

In den folgenden zwanzig Jahren erörterte man, welche Neurotransmitter die wirklich wichtigen seien. Die ursprüngliche Annahme, das Serotonin spiele die entscheidende Rolle, musste der neuen Einsicht weichen, dass Noradrenalin die Stimmung stark beeinflusst. Joseph Schildkraut fasste 1965 alle vorliegenden Daten in einem Artikel für *The American Journal of Psychiatry* zusammen und leitete daraus eine schlüssige Lehre ab: Noradrenalin, Adrenalin und Dopamin (die sogenannten »Catelochamine«) steuern das Gefühlsleben. Die Monoaminooxidase-Hemmer verhindern das Zerfallen dieser Substanzen und erhöhen so ihr Aufkommen im Gehirn, also auch in den Synapsenspalten. Und Trizyklika bewirken das Gleiche, durch Hemmung der Wiederaufnahme.

Die Publikation der Thesen markierte den endgültigen Bruch zwischen Psychoanalyse und Neurobiologie. Auch wenn die Befunde über den Synapsenspalt mit dem Begriff der Triebsublimierung nicht einmal ganz unvereinbar waren, erschienen sie derart disparat, dass die meisten Fachleute eine Synthese der beiden für ausgeschlossen hielten. Doch neuerdings stellen Forscher viele gängige Ansichten über die Wirkungsweise der Antidepressiva fundiert in Frage und suchen die Fehler in Schildkrauts einflussreicher Argumentation. Viele dieser neuen, oft komplizierten und rein formalen Argumente laufen im Grunde darauf hinaus, dass, obwohl manche Verbindungen den Catecholaminspiegel beeinflussen und antidepressiv wirken, man noch nicht wisse, wie die beiden Aspekte zusammenhängen, zumal viele Stoffe, die den Catecholaminspiegel im Gehirn erhöhen, keine stimmungsverbessernde Wirkung entfalten.

Auch wenn die Serotonin-Theorie einen anderen Neurotransmitter betrifft, geht sie direkt auf Schildkrauts Modell zurück. Angaben über die im Synapsenspalt wiederaufgenommene Transmittermenge brachten das zielorientierte Rezeptorkonzept hervor: Wenn die Rezeptoren nicht richtig arbeiten, so kann das Gehirn in einen ähnlichen Zustand geraten wie bei erschöpften Neurotransmittern, obwohl reichlich vorhanden sind. Seitdem ergab sich, dass hohe Neurotransmitterspiegel die Rezeptoren desensibilisieren können. Erstmals 1972 von schottischen Forschern formuliert, weist das Rezeptorkonzept fast ebenso viele Lücken auf wie einst die Wiederaufnahmetheorien: Manche Substanzen heften sich an Rezeptoren, ohne antidepressiv zu wirken, während vorzügliche stimmungsaufhellende Substanzen (wie Mianserin oder Iprindol) nicht den geringsten Einfluss auf die Rezeptoren oder den Transmitterspiegel ausüben. Ferner sind die Rezeptoren nichts Beständiges zum Andocken, sondern verändern sich laufend, und ihre Anzahl im Gehirn schwankt erheblich: Medikamente beeinflussen binnen kürzester Zeit sowohl den Neurotransmitterstand in den Synapsenspalten als auch die Anzahl und Lage der Rezeptoren.

Einem 1976 veröffentlichten Artikel zufolge hingen die verzögerten Reaktionen bei frühen Antidepressiva mit den Betarezeptoren zusammen, die meist innerhalb einiger Wochen desensibilisiert würden. Zwar ließ sich auch diese Ansicht weder beweisen noch widerlegen, doch blieb sie weitgehend unbeachtet, nachdem Serotonin-Wiederaufnahmehemmer aufgekommen waren und man versuchte, die Depression als Störung des Serotoninsystems zu deuten. Arvid Carlsson hatte schon 1969 vermutet, die Wirkung der verfügbaren Antidepressiva ergebe sich nicht primär aus Noradrenalin, Adrenalin und Dopamin, sondern peripher aus dem Serotonin. Unterdessen experimentierte ein schwedisches Forscherteam mit strukturellen Veränderungen an den bestehenden Medikamenten und entwickelte 1971 das erste Serotoninpräparat, das nach einer neunjährigen Testphase 1980 in Europa auf den Markt kam. Leider hatte es jedoch, ähnlich wie andere vielversprechende Mittel davor, schwere Nebenwirkungen und wurde trotz aller klinischen Erfolge alsbald wieder zurückgezogen. Arvid Carlsson brachte, in Zusammenarbeit mit dänischen Forschern, 1986 Citalopram heraus, das erste verwendbare (und in Europa nach wie vor beliebteste) Serotoninmedikament. Während immer neue Theorien über die Wirkungsweise der Mittel aufkamen, konzipierte der bei Eli Lilly tätige amerikanische Wissenschaftler David Wong 1972 ebenfalls ein Serotoninpräparat namens Fluoxetin. Gedacht war es als Antihypertonikum, dafür aber nicht sonderlich gut geeignet. Anfang der achtziger Jahre prüfte man seine Tauglichkeit als Antidepressivum, und 1987 kam es als Prozac heraus. Weitere Serotonin-Wiederaufnahmehemmer folgten schnell; das in Europa bereits eingeführte Fluvoxamin (Fevarin / Desiflu) setzte sich rasch auch in den Vereinigten Staaten durch, und binnen zehn Jahren kamen Sertralin (Zoloft), Paroxetin (Tagonis / Seroxat) und Venlafaxin (Trevilor) hinzu. Trotz großer struktureller und funktioneller Unterschiede hemmen alle diese Verbindungen die Wiederaufnahme des Serotonins.

In der neueren Forschung hallt die Mutmaßung des Hippokrates nach, dass die Depression eine Krankheit des Gehirns sei, die sich medikamentös heilen lasse. Auch wenn wir heute ein ganzes Stück weiter sind als im 5. Jahrhundert v. Chr., hat sich in den Grundannahmen ein Kreis geschlossen. Doch unterdessen entsprechen die gesellschaftsorientierten Theorien wiederum dem aristotelischen Denken – wenngleich die heute entwickelten spezifischen Formen der Psychotherapie gewiss anspruchsvoller sind als die damaligen. Betrüblich ist dabei nur, dass man die beiden Grundansätze nach wie vor so auffasst, als läge die Wahrheit irgendwo dazwischen.

9. Armut

Im Unterschied zu ihrer Behandlung kennen die Depressionen selbst keine Klassengrenzen. Das heißt, viele Menschen, die arm und depressiv sind, bleiben beides auch, geraten sogar in einen Teufelskreis, denn Armut deprimiert, und Depressivität macht wegen ihrer lähmenden Wirkung oft nicht nur arm, sondern auch einsam. Demütigend an der Armut ist vor allem, dem Schicksal wehrlos ausgeliefert zu sein – ein Zustand, den auch augenscheinlich starke Menschen kaum ertragen würden. Depressive Arme nehmen sich meistens als absolut hilflos wahr: derart hilflos, dass sie Hilfe weder suchen noch auch annehmen. Da sich die Umwelt im gleichen Maße von ihnen abgrenzt, wie sie ihr den Rücken kehren, kommt ihnen auf Dauer eine grundlegende menschliche Eigenschaft abhanden, nämlich das Vermögen der Antriebskraft und Willensfreiheit.

Wenn Depressionen bei Angehörigen der Mittelschicht ausbrechen, so ist das relativ leicht erkennbar: Wie aus heiterem Himmel fangen sie plötzlich an, sich ständig elend zu fühlen, leisten immer weniger, bringen kaum noch die Kraft auf, arbeiten zu gehen, haben ihren Alltag nicht mehr im Griff, kommen zu dem Schluss, nichts mehr vollbringen zu können, und halten das Leben für völlig sinnlos. Wenn sie sich zunehmend zurückziehen und der Katatonie nähern, werden Freunde, Kollegen und Angehörige aufmerksam, können indes nicht verstehen, warum sie alles aufgeben, was ihnen zuvor Freude gemacht hatte: Die Depression passt nicht zu den privaten Umständen und bleibt Außenstehenden daher unerklärlich.

Bei Angehörigen der Unterschicht sind die Symptome jedoch oft nicht so eindeutig erkennbar. Für die gesellschaftlich benachteiligten und unterdrückten Armen war das Leben immer schon schwierig, und sie konnten sich nie besonders großartig fühlen: Ohne eine anständige Arbeit erwarten sie ohnehin nicht viel von sich, und schon gar nicht, ihren Alltag wirklich steuern zu können. So hat bereits ihr Normalzustand vieles mit einer Depression gemeinsam, woraus sich echte Zuordnungsprobleme bei den Anzeichen ergeben: Was ist symptomatisch und was nur normal und verständlich? Zwischen widrigen Verhältnissen und einer Gemütskrankheit bestehen gewaltige Unterschiede, und obwohl Depressionen vielfach als die natürliche Folge solcher Unannehmlichkeiten gelten, liegt die Sache in Wahrheit oft genau umgekehrt. Von Depressionen gelähmt, vermag man oft nichts mehr aus seinem Leben zu machen und bleibt stets auf der untersten Stufe hängen, ohne an Eigeninitiative auch nur denken zu können. Doch mit Hilfe einer Therapie können depressive Arme oft Ehrgeiz, Schaffenskraft und Lebensfreude in sich wiederentdecken.

Die Depression ist ein weites Feld mit vielen, zum Teil gründlich untersuchten Kategorien und Fallgruppen, wie Frauen, Künstler, Sportler, Alkoholiker und so fort, jedoch – bezeichnenderweise – als eine Begleiterscheinung der Armut bisher fast unerforscht. Das ist insofern sonderbar, als Depressionen bei unterhalb der Armutsgrenze lebenden Personen deutlich häufiger auftreten als im Bevölkerungsdurchschnitt und Sozialhilfeempfänger eine diesem gegenüber nahezu um das Dreifache erhöhte Anfälligkeit zeigen. Heute ist es zwar üblich, das Phänomen der Depression vom Lebenshintergrund abzutrennen, aber tatsächlich entsprechen die meisten depressiven Armen gleich mehreren Erkrankungsprofilen. Wirtschaftliche Not bildet nur den Auslöser ihrer Probleme; oft stehen sie außerdem in zerrütteten Beziehungen zu Eltern, Kindern, Freunden oder Partnern, sind ungebildet und können sich nicht ohne weiteres, etwa durch anspruchsvolle berufliche Aufgaben oder anregende Reisen, von ihren Sorgen und Kümmernissen ablenken. Im Grunde erwarten sie gar keine gute Stimmung. Je schwieriger das Leben wird, desto wahrscheinlicher entwickeln sich Depressionen. In unserem Eifer, die Melancholie zu medikalisieren, neigen wir zu der Annahme, dass »echte« Depressionen in gar keinem Verhältnis zur materiellen Realität stehen, doch das trifft einfach nicht zu. In Amerika sind viele arme Leute depressiv – nicht nur jämmerlich, niedergeschlagen und am Boden zerstört, sondern klinisch krank, mit den entsprechenden Symptomen wie sozialem Rückzug, bleierner Schwere, Appetitlosigkeit, übertriebener Furcht oder Angst, starker Reizbarkeit, sprunghafter Aggressivität, Desinteresse an sich selbst und anderen. Fast alle Mittellosen sind verständlicherweise mit ihrer Lage unzufrieden, viele jedoch dadurch zusätzlich paralysiert und im physiologischen Sinne außerstande, geeignete Gegenmaßnahmen zu ersinnen oder gar zu ergreifen. Heutzutage verlangen wir, dass Arme sich aus eigener Kraft hocharbeiten, doch wer unter Depressionen leidet, hat schlechterdings keine Kraft dazu. Sobald die Symptome auftreten, können Programme zur Fortbildung und sozialen Integration nicht mehr helfen, sondern nur noch medikamentös-therapeutische psychiatrische Hilfsangebote. Mehrere landesweit unabhängig voneinander durchgeführte Studien belegen eindeutig, dass solche Initiativen bei relativ geringen Kosten äußerst wirksam sein können und dass die meisten mittellosen Depressiven, von der Schwermut befreit, alles daransetzen werden, um ihre Lage zu verbessern.

Armut kann ebenso gut Depressionen auslösen, wie die Befreiung von ihr heilsam wirkt. Neoliberale Politiker beschränken sich meistens darauf, die augenfälligsten Auswirkungen der Armut zu lindern in der Annahme, dass die Betroffenen dann von selbst glücklicher werden. Zwar sollte man dieses Ziel nicht aus dem Blick verlieren, aber manchmal ist die seelische Not leichter zu bekämpfen als die finanzielle. Doch als Grundsatz gilt offenbar, um sich den Luxus einer Psychotherapie leisten zu können, sei erst einmal das Problem der Arbeitslosigkeit zu lösen. Das ist ein grober Irrtum, denn der Rückweg auf den Arbeitsmarkt verläuft oft über die Rehabilitation. Unterdessen fordern einige Fürsprecher der sozial Benachteiligten, diesen Prozac frei zugänglich zu machen, damit die Elenden ihr unerträgliches Leid weniger spüren. Nur könnte Prozac sie leider nicht beglücken, so dass dieses von wohlmeinenden Warnern entworfene herablassend totalitäre Szenario gar keine Realitätsbasis besitzt. Soziale Kosmetik kann die Lösung akuter Probleme nicht ersetzen. Wenn Arme jedoch eine angemessene Therapie erhalten, mögen sie im Sinne der neoliberalen Politik arbeitsfähig sein und ihr Leben wieder selbst in die Hand nehmen können, und diese Veränderungen wirken dann gewiss auch auf die Gesellschaft als Ganzes zurück.

Die wirtschaftlichen Argumente für die Behandlung von Armutsdepressionen sind mindestens ebenso begründet wie die humanitären, da die Krankheit eine erhebliche gesellschaftliche Belastung darstellt. In den USA sind rund neunzig Prozent der Betroffenen erwerbslos. Zwar bemühen sich viele von ihnen um ihre soziale Integration, andere jedoch ergeben sich dem Drogenmissbrauch oder sonstigen selbstzerstörerischen Verhaltensweisen. Manche neigen auch zur Gewalt und übertragen die Probleme auf ihre Kinder, die dadurch häufig in einem solchen Maße geistig oder affektiv gestört sind, dass sie auf Abwege geraten: Die Jungen werden vielfach kriminell oder Sozialfälle, während die Mädchen vorzeitig in die Pubertät kommen, was fast immer mit Promiskuität, früher Schwangerschaft und emotionaler Labilität einhergeht. Die Behandlungskosten wären bei dieser Klientel im Endeffekt viel geringer als die ihrer untherapierten Depressionen.

Depressionen von Armen werden in den USA fast nie gründlich behandelt, da es für diese Population keine systematischen Vorsorgeprogramme gibt. Zwar steht Bedürftigen ein förmlicher Rechtsanspruch zu, doch den müssten sie erst einmal offiziell geltend machen, was Depressive – auch in den seltenen Fällen, dass sie ihren Zustand selbst erkennen – kaum jemals schaffen. Aggressive Werbekampagnen, um den Betroffenen Hilfe gleichsam aufzudrängen, wären moralisch durchaus gerechtfertigt, weil zu Therapien »verführte« Kranke fast immer glücklich sind, die ihnen zustehende Fürsorge zu erhalten: Widerstand ist hier in aller Regel lediglich ein Krankheitssymptom. Viele Einzelstaaten haben mehr oder weniger angemessene Therapieangebote für Armutsdepressive, die imstande sind, Behördengänge zu machen, Antragsformulare auszufüllen und mit drei verschiedenen Passfotos einzureichen, sich am richtigen Schalter anzustellen, die geeigneten Veranstaltungen herauszufinden und sich einzuschreiben et cetera. Doch meist übersteigt das deren Kräfte. Das geringe Ansehen und die schweren psychischen Probleme der Armutsdepressiven schließen ein Funktionieren auf dieser Ebene so gut wie aus. Dieser Gruppe ist nur zu helfen, wenn man zunächst einmal ihre Krankheit angeht, um dann die Lethargie zu bekämpfen, mit der sie dort meistens hingenommen wird. NIMH-Direktor Steven Hyman erklärt zu den einschlägigen Vorsorgemaßnahmen: »Man muss die Menschen gezielt ansprechen. Das könnten zum Beispiel die Arbeitsämter übernehmen. Um den optimalen Übergang vom Sozialsystem zum Arbeitsmarkt zu schaffen, wäre das ein guter Anfang. Im Leben dieser Menschen dürfte es ein beispielloses Ereignis sein, wenn sich wirklich jemand um sie kümmert.« Allerdings fühlen sich die meisten Menschen mit beispiellosen Ereignissen anfangs etwas unwohl. Wenn Notleidende alle Hilfsangebote ausschlagen, glauben sie gewöhnlich nicht daran, dass diese ihnen Linderung bringen. Sie sind also nur durch einen starken missionarischen Eifer zu retten.

Der Finanzaufwand für diese Gruppe ist schwer zu schätzen, doch 13,7 Prozent der Amerikaner leben unterhalb der Armutsgrenze, und einer neueren Studie zufolge erfüllen etwa zweiundvierzig Prozent der Haushaltsvorstände, die Kinderbeihilfe (AFDC) erhalten, die klinischen Kriterien der Depression – was fast das Doppelte des Durchschnittwerts ist; desgleichen erschreckende dreiundfünfzig Prozent der schwangeren Sozialhilfeberechtigten. Umgekehrt liegt die Sozialhilfequote bei psychisch gestörten Personen um achtunddreißig Prozent über der Norm. Das Unvermögen, die mittellosen Depressiven aufzuspüren und zu behandeln, ist also nicht nur tragisch, sondern auch teuer. Die Mathematica Policy Research Inc. – eine Agentur, die gesellschaftliche Problemfelder statistisch erfasst – betont, dass »ein Großteil der Sozialhilfeempfänger … unter nicht diagnostizierten respektive therapierten psychischen Krankheiten leidet« und dass sich ihre »Erwerbsfähigkeit steigern ließe«, wenn man ihnen Beistand anböte. Die öffentliche Hand unterstützt erwerbsfähige Arme und ihre Kinder jährlich mit etwa vierzig Milliarden Dollar an Geld- und Sachleistungen. Wenn man also vorsichtig schätzt, dass ein Viertel der Sozialhilfeempfänger depressiv ist, die Hälfte von ihnen stabilisierbar wäre, und davon zwei Drittel mindestens halbtags wieder arbeiten könnten, so ließe sich der Etat dadurch um immerhin acht Prozent senken – eine Einsparung von jährlich rund 3,5 Milliarden Dollar. Da der Staat solchen Familien auch die Krankenversicherung und andere Leistungen finanziert, lägen die Einsparungen in Wahrheit noch deutlich höher. Derzeit nehmen die Sozialämter keine systematischen Erhebungen über Depressionen vor, und Hilfsprogramme unterstehen im Wesentlichen Beamten, die weit von den Brennpunkten entfernt arbeiten. Was in amtlichen Berichten als vorsätzliche Arbeitsverweigerung erscheint, geht vielfach auf psychiatrische Probleme zurück. Während Neoliberale oft hervorheben, dass eine gewisse Armut die unvermeidliche Folge des wirtschaftlichen Laisser-faire und daher beim besten Willen nicht aus der Welt zu schaffen ist, sieht die Rechte darin eine Folge des genauso unausrottbaren Lasters der Faulheit. Doch für viele Bedürftige liegt das Grundproblem weder in fehlenden Stellen noch in mangelnder Motivation, sondern vielmehr darin, dass ihre starke psychische Beeinträchtigung eine Erwerbstätigkeit unmöglich macht.

Gegenwärtig laufen diverse Pilotstudien über Armutsdepressionen, und im Umgang mit Betroffenen erfahrene Sozialmediziner haben schon gezeigt, wie die Probleme lösbar wären. Jeanne Miranda von der Georgetown University tritt seit zwanzig Jahren für eine fundierte psychotherapeutische Betreuung der sozial Schwachen ein. Jüngst hat sie eine Studie über die Behandlung von Frauen in Prince George's County (Maryland) durchgeführt, einem Armenbezirk in der Nähe von Washington, D.C. Da dort für die medizinische Betreuung der Bedürftigen Familienplanungskliniken zuständig sind, wählte Miranda eine davon für stichprobenartige Erhebungen aus und bot Patienten, die ihr depressiv erschienen, eine psychotherapeutische Behandlung an. Emily Hauenstein von der University of Virginia hat kürzlich in der tiefsten Provinz lebende Frauen auf Depressionen hin untersucht. Sie arbeitete zunächst mit auffälligen Kindern und bezog dann auch ihre Mütter in die Behandlung ein. Als Forschungsgebiet diente ihr Buckingham County im ländlichen Virginia – wo es Arbeitsplätze fast nur in Haftanstalten und einigen wenigen Fabriken gibt, die Analphabetenquote sehr hoch ist, ein Viertel der Haushalte kein Telefon hat und viele Menschen in miserablen, hellhörigen Sozialwohnungen ohne eigene Toiletten und oft sogar ohne fließendes Wasser leben müssen. Die Drogenabhängigen überwiesen Miranda und Hauenstein in Reha-Maßnahmen. Glenn Treisman vom Johns Hopkins University Hospital behandelt schon seit Jahrzehnten in Baltimore Depressionen bei bedürftigen HIV-positiven und Aids-Patienten, die überwiegend auch drogensüchtig sind; inzwischen ist er nicht nur ärztlicher Helfer, sondern auch vehementer Fürsprecher dieser Gruppe. Die besagten Therapeuten engagieren sich mit großem Einsatz, doch trotz ihres hohen Aufwandes machen die jährlichen Kosten pro Patient deutlich unter tausend Dollar aus.

Im Ergebnis stimmten die Studien weitgehend überein. Ich sprach mit mehreren der Patienten, und alle erklärten mir, die Behandlung habe ihre Situation zumindest ein wenig verbessert. Die ehemals schwer Depressiven hatten ungeachtet ihrer schauderhaften Lebensumstände den langwierigen Wiederaufstieg in die Normalität angetreten. Ihnen ging es sowohl objektiv als auch subjektiv besser. Man hatte ihnen Stellen vermittelt; trotz fast unüberwindlicher Hindernisse machten sie Fortschritte – oft rasche, manchmal große. Ihre entsetzlichen Lebensgeschichten waren weitaus schlimmer, als ich erwartet hatte, und zwar in dem Maße, dass ich wiederholt bei den behandelnden Ärzten rückfragte, um mich zu vergewissern, ob sie nicht übertrieben. Entsprechend märchenhaft klangen dann ihre oft an Wunderheilungen erinnernden Berichte über die Genesung. Immer wieder hörte ich von den wegen Depressionen behandelten Armen das im Ton ungläubigen Staunens abgegebene Bekenntnis, wie stark die Therapie ihr Leben verändert hatte, nachdem ihnen so viel Unheil widerfahren war. »Ich bat den Herrn, mir einen Engel zu schicken«, sagte eine Frau, »und er hat meine Gebete erhört.«

Lolly Washington – eine ehemalige Patientin Jeanne Mirandas – war ab ihrem sechsten Lebensjahr von einem behinderten Freund ihrer alkoholkranken Großmutter sexuell missbraucht worden. In der siebenten Klasse »hatte ich zu gar nichts mehr Lust. Ich erledigte zwar meine Hausaufgaben und alles, war jedoch überhaupt nicht zufrieden.« Sie begann, sich zurückzuziehen. »Ich blieb einfach für mich. Eine Zeitlang dachten alle, ich könne nicht mehr reden, weil ich über Jahre hinweg zu niemandem etwas sagte.« Wie viele Missbrauchsopfer hielt Lolly sich für hässlich und linkisch. Ihr erster Freund ging brutal mit ihr um, und nachdem sie schon mit siebzehn ein Baby bekommen hatte, »schaffte ich es irgendwie, ihm zu entfliehen«. Einige Monate später wurde sie erneut vergewaltigt und schwanger. Sie trug das Kind aus. Bald darauf lernte sie wiederum einen Mann kennen und heiratete ihn unter dem Druck der Familie, obwohl auch er sie missbrauchte. »Die ganze Hochzeit stimmte nicht«, betonte sie, »war eher wie eine Beerdigung. Doch mir blieb keine andere Wahl.« In den nächsten zweieinhalb Jahren bekam sie noch drei Kinder. »Er missbrauchte auch die Kinder, obwohl er sie ja unbedingt wollte, fluchte und brüllte die ganze Zeit herum – und dann die Schläge wegen jeder Kleinigkeit. Ich hielt das nicht aus, konnte sie aber nicht vor ihm schützen.«

Lolly bekam schwere Depressionen. »Ich hatte eine Stelle, musste sie aber aufgeben, weil ich das nicht schaffte. Ich wollte nicht aufstehen und sah keinen Sinn mehr darin, noch irgendetwas zu tun. Ich war schon schmal und nahm trotzdem immer mehr ab – stand nicht einmal auf, um zu essen. Mir war einfach alles egal. Manchmal saß ich bloß da und weinte, weinte, weinte. Wegen nichts. Weinte so vor mich hin. Ich wollte nur noch für mich sein. Meine Mutter half mir bei den Kindern, auch nachdem man ihr ein Bein amputieren musste, weil ihr bester Freund sie aus Versehen angeschossen hatte. Ich hatte bei meinen Kindern nichts zu melden. Wenn sie aus dem Haus waren, schloss ich die Tür ab und legte mich ins Bett. Ich fürchtete mich richtig, wenn sie um drei heimkamen. Mein Mann sagte dauernd, ich sei blöd, faul und hässlich. Meine Schwester hatte Probleme mit Crack-Kokain, und das bei sechs Kindern, so dass ich mich um die zwei kleinen kümmern musste, von denen eines wegen der Drogen schon krank zur Welt kam. Ich war so müde, einfach hundemüde.« Lolly fing an, Medikamente zu nehmen, meistens Schmerztabletten. »Es konnte Tylenol oder irgendetwas gegen Schmerzen sein, allerdings möglichst viel davon, oder aber Schlafmittel.«

Schließlich hatte sie eines Tages einen ungewöhnlichen Anfall von Tatendrang und ging in die Klinik für Familienplanung, um sich sterilisieren zu lassen. Mit achtundzwanzig bereits für elf Kinder verantwortlich, ließ der bloße Gedanke an eine weitere Schwangerschaft sie erschauern. Zufällig suchte Jeanne Miranda damals gerade nach geeigneten Personen für ihre Studie. »Sie war eindeutig depressiv, schlimmer, als ich es je gesehen habe«, erinnert sich Miranda, die Lolly sofort in eine Gruppentherapie steckte. »Man sagte mir, ich sei ›depressiv‹, und es war eine große Erleichterung zu wissen, dass etwas Spezielles nicht stimmte«, berichtet Lolly. »Ich sollte zu einer Sitzung gehen, und das war so hart. Ich sagte dort nichts, sondern weinte die ganze Zeit nur.« Einem therapeutischen Grundsatz zufolge kann man nur denen helfen, die Beistand wollen und Termine aus freien Stücken einhalten, doch trifft das in diesen Kreisen offenkundig nicht zu. »Dann riefen sie mich immer wieder an und drängten mich zu kommen, plagten und quälten mich und ließen nicht locker. Einmal holten sie mich sogar zu Hause ab. Die ersten Sitzungen gefielen mir gar nicht. Aber ich hörte den anderen Frauen zu und spürte, dass sie die gleichen Probleme hatten wie ich, und dann fing ich an, ihnen Sachen zu erzählen, die ich noch nie jemandem verraten hatte. Und die Therapeutin stellte uns alle diese Fragen, um unsere Denkweise zu verändern. Ich merke auch, wie ich mich öffnete und allmählich stärker wurde. Alle merkten, dass ich mit einer neuen Einstellung kam.«

Zwei Monate später teilte Lolly ihrem Mann mit, dass sie ihn verlassen werde. Sie drängte ihre Schwester, an einer Reha-Maßnahme teilzunehmen, doch als diese sich weigerte, brach Lolly den Kontakt mit ihr ab. »Ich musste beide loswerden, denn sie zogen mich runter. Es gab keinen Streit, da ich einfach schwieg. Mein Mann versuchte, mich aus der Gruppe zu holen, weil ihm meine Veränderung nicht passte. Da sagte ich nur, ›Ich bin weg‹. Ich war so stark und so glücklich, ging zum ersten Mal nach sehr langer Zeit spazieren, nur um mein Glück zu genießen.« Zwei Monate später fand Lolly eine Stelle als Kinderbetreuerin bei der US-Marine, und von dem Gehalt konnte sie für sich und ihre Kleinen eine Wohnung mieten. »Auch meine Kinder sind jetzt so viel glücklicher und immer beschäftigt. Wir reden jeden Tag stundenlang miteinander, und sie sind meine besten Freunde. Mehr als meine Kinder brauche ich jetzt gar nicht. Ich hätte nie gedacht, dass ich dazu fähig wäre. Es fühlt sich gut an, glücklich zu sein. Ich weiß nicht, wie lange das anhalten wird, hoffe aber natürlich, für immer. Und alles entwickelt sich stetig weiter – meine Kleidung, mein Aussehen, mein Verhalten, mein Fühlen. Ich fürchte mich nicht mehr, kann angstfrei aus dem Haus gehen und glaube auch nicht, dass die miesen Stimmungen wiederkommen.« Lolly lächelte und schüttelte dann staunend den Kopf. »Aber gäbe es nicht Dr. Miranda und ihre Gruppe, dann läge ich immer noch zu Hause im Bett – wenn ich überhaupt noch am Leben wäre.«

Lolly bekam weder Psychopharmaka noch war ihre Therapie besonders kognitiv orientiert. Was also ermöglichte diese Metamorphose? Zum Teil einfach die stetige Wärme und liebevolle Zuwendung der behandelnden Ärzte. Wie schon Phaly Nuon in Kambodscha feststellte, können Liebe und Vertrauen sehr heilsam wirken, und allein das Wissen um die Anteilnahme anderer reicht oft aus, um das eigene Befinden stark zu verbessern. Mich überraschte Lollys Erklärung, dass die bloße Bezeichnung ihres Zustandes als *depressiv* sie erleichtern konnte. Miranda zufolge hatte Lolly »eindeutig« Depressionen, doch diese selbst wusste trotz extremer Symptome nichts davon. Die Etikettierung des Leidens war ein wesentlicher Schritt zur Genesung. Was benennbar und darstellbar ist, lässt sich auch eindämmen: Der Begriff *Depression* schied die Krankheit von Lollys Persönlichkeit. Wenn alles, was ihr an sich selbst missfiel, als krankhaft gelten konnte, so blieben die guten Eigenschaften der »wahren« Lolly übrig, die sie einfach mögen und gegen ihre Beschwerden mobilisieren konnte. Mit dem Konzept der Depression gebot sie über eine gerade für leidende Menschen so wichtige Ausdrucksform, um das bessere Ich stützen und stärken zu können. Auch wenn das Ausdrucksproblem ein universelles ist, stellt es sich bei den Mittellosen, denen ein geeignetes Vokabular meistens fehlt, in besonders krasser Form – weshalb elementare Hilfsmittel wie Gruppentherapien sie auf einer so grundlegenden Ebene verändern können.

Da Bedürftige fast keine Terminologie für psychische Symptome besitzen, äußern sich Depressionen bei ihnen in aller Regel nicht kognitiv. Gewöhnlich haben sie weder starke Schuldgefühle noch neigen sie, wie Depressive der Mittelschicht, zu heftigen Selbstvorwürfen. Ihre Beschwerden zeigen sich oft in körperlichem Unwohlsein, wie Schlaflosigkeit, Erschöpfung, Übelkeit, Angst und Verschlossenheit, was wiederum krankheitsanfällig macht. Zu erkranken ist aber manchmal der letzte Schritt und lässt jemanden mit leichten Depressionen wirklich abstürzen. Wenn Armutsdepressive in Kliniken kommen, so in der Regel wegen körperlicher Gebrechen, die vielfach Symptome der psychischen sind. »Wenn mir eine bedürftige südländische Frau depressiv scheint«, sagt Juan López von der University of Michigan, der lange Zeit Armutsdepressive aus spanischsprachigen Gruppen psychotherapeutisch betreut hat, »so versuche ich es mit Antidepressiva – die wir dabei als ein ›allgemeines Stärkungsmittel‹ bezeichnen –, und wenn sie wirken, ist die Patientin zufrieden. Doch sie selbst nimmt ihre Probleme nicht als eine seelische Störung wahr.« Auch Lolly erlebte ihre Verstimmung nicht im Bereich dessen, was sie für verrückt gehalten hätte, und Wahnsinn (akute halluzinatorische Psychose) war ihr Grundmodell für die psychische Krankheit. Das Konzept einer schwächenden geistigen Erschöpfung, die einen nicht vollkommen wirr im Kopf machte, kam in ihrem Lexikon nicht vor.

Ruth Ann Janesson saß mir korpulent und bebrillt gegenüber. Sie war im Hinterland Virginias in einem Wohnwagen zur Welt gekommen.

Nachdem sie mit siebzehn von einem halben Analphabeten geschwängert worden war, den man der Schule verwies, ging auch sie ab, um ihn zu heiraten. Es wurde eine verheerende Ehe; Ruth Ann fand Arbeit und hielt eine Weile alles zusammen, verließ ihn jedoch nach der Geburt des zweiten Kindes. Einige Jahre später heiratete sie einen Maschinisten. Sie hatte den LKW-Führerschein gemacht, doch nach sechs Monaten erklärte ihr Mann, sie solle sich lieber um den Haushalt kümmern. Sie bekamen zwei weitere Kinder. Ruth Ann gab sich alle Mühe, »doch es war sehr schwer, bei sechs Personen mit zweihundert Dollar die Woche auszukommen, auch mit den Lebensmittelmarken«.

Bald begann sie abzugleiten und verlor im dritten Jahr ihrer zweiten Ehe jede Spur von Vitalität. »Also kam ich eben zu dem Schluss, na gut ich bin da, ich existiere, und das ist alles. Ich war verheiratet und hatte Kinder, aber kein Leben, und fühlte mich im Grunde die ganze Zeit nur mies.« Als ihr Vater starb, erzählte Ruth Ann, »kam alles wieder hoch. Ich war erledigt, obwohl Daddy uns nie schlug – es war nicht das Körperliche, sondern das Seelische. Auch wenn du etwas gut machtest, hat er dich nie gelobt, sondern immer nur angemeckert. Vermutlich fühlte ich mich wie gelähmt, wenn ich ihm nicht gefiel, und offenbar gefiel ich ihm nie genug, und jetzt würde ich nie mehr eine Chance bekommen.« Als Ruth Ann über diese Phase ihres Lebens berichtete, fing sie an zu weinen.

In der Folge lag Ruth Ann fast nur noch im Bett. »Ich wusste, dass irgendetwas nicht stimmte, hielt es jedoch nicht für eine Krankheit. Ich hatte überhaupt keine Energie mehr und nahm immer mehr zu. Durch den Wohnwagen bewegte ich mich ganz mechanisch, verließ ihn aber nicht und redete auch mit niemand mehr. Irgendwann ging mir auf, dass ich meine Kinder vernachlässigte; also musste etwas geschehen.« Ruth Ann entwickelte bald scheinbar stressbedingte Symptome, obwohl sie fast nichts tat. Ihr Hausarzt vermittelte sie an Emily Hauenstein, die ihr Paxil verschrieb und sie zu Marian Kyner in eine Therapie schickte. »Ohne Marian wäre ich wahrscheinlich immer tiefer in dieses Loch gefallen, bis ich zu leben, zu existieren aufgehört hätte; ohne sie gäbe es mich heute nicht mehr«, sagte Ruth Ann, erneut in Tränen ausbrechend. »Marian ließ mich nach innen schauen und wollte, dass ich ganz tief ging. So fand ich heraus, wer ich bin, aber es gefiel mir nicht, ich mochte mich nicht.«

Ruth Ann beruhigte sich wieder. »Dann fingen die Veränderungen an«, berichtete sie. »Man sagte mir, ich hätte ein großes Herz, wo ich doch nicht einmal dachte, überhaupt eins zu haben. Allerdings weiß ich jetzt, dass da drinnen irgendwo eins ist, und eines Tages werde ich es ganz finden.« Ruth Ann fing wieder zu arbeiten an, als Teilzeitkraft bei einer Stellenvermittlung. Bald stieg sie zur Büroleiterin auf und setzte wenig später die Antidepressiva ab. Im Januar 1998 übernahm sie die Agentur gemeinsam mit einem Freund. Ruth Ann belegte Abendkurse in Buchhaltung, um diese selbst erledigen zu können, und warb sogar im Fernsehen für ihre Firma. Auf ihrem Höhepunkt wog Ruth Ann gut zwei Zentner, doch seither ist sie durch regelmäßiges Training und strenge Diät bei deutlich unter siebzig Kilo angelangt.

Zwar lebt sie nicht mehr bei ihrem Mann, der ein – gleichgültig wie depressives – Heimchen am Herd wünscht, gibt ihm aber Zeit, sich auf ihre neue Lage einzustellen, und hofft noch auf eine Versöhnung. Sie glühte vor Aufregung und Euphorie. »Manchmal überfallen mich ganz neue Gefühle«, sagte sie, »und jagen mir richtig Angst ein. Dann brauche ein paar Tage, um herauszufinden, was es ist. Aber zumindest weiß ich jetzt, dass ich Gefühle habe, dass es welche gibt.« Ruth Ann entwickelte eine ganz neue, tiefe Beziehung zu ihren Kindern. »Abends helfe ich ihnen bei den Schularbeiten und mein Ältester hat eingesehen, dass Computer nichts Furchterregendes sind, und bringt mir jetzt bei, damit umzugehen. Das baut ihn wirklich auf. Diesen Sommer arbeitet er in der Firma mit, und er ist große Klasse. Vor noch gar nicht langer Zeit klagte er immerzu, müde zu sein, und ging meistens nicht zur Schule. Bis jetzt schien er nicht viel mehr zu wollen, als fernzusehen und auf der Couch zu liegen.« Tagsüber lässt Ruth Ann die Kleinsten bei ihrer behinderten Mutter in dem neuen Haus, das sie sich mit einem Hypothekendarlehen gekauft hat. »Jetzt bin ich Unternehmerin und Grundbesitzerin«, sagte sie lächelnd. Unser Gespräch neigte sich dem Ende zu, als Ruth Ann etwas aus der Tasche zog. »Ach, um Himmels willen«, stöhnte sie, die Tastatur ihres Handys bedienend. »Sechzehn Anrufe, nur während ich hier sitze!« Ich wünschte ihr Glück, worauf sie über den Hof zu ihrem Auto eilte. »Wir haben's geschafft, wissen Sie«, rief sie beim Einsteigen. »Bis ganz tief unten und wieder zurück!« Sie ließ den Motor an und fuhr ab.

Wenn Depressionen an sich schon eine schreckliche Plage sind, so wirken sie im Zusammenhang mit anderen Gebrechen umso belastender. Armutsdepressive leiden an körperlichen Symptomen aller Art und sind oft wegen geschwächter Immunsysteme besonders krankheitsanfällig. Ihre Schwermut von Not und Elend abzugrenzen muss den Betroffenen schon fast unmöglich erscheinen, doch wie verhält es sich erst, wenn noch eine tödliche Diagnose hinzukommt? Grundsätzlich lässt sich die

Verzweiflung über trostlose Verhältnisse von jener über etwas Konkretes, zutiefst Schmerzliches trennen, so dass die Verbesserungen in einem Bereich auch die jeweils anderen beeinflussen können.

Als Sheila Hernandez im Johns Hopkins ankam, war sie ihrem Arzt zufolge »so gut wie tot«. Sie litt an HIV, Endokarditis und Lungenentzündung; Dauerkonsum von Heroin und Kokain hatte den Kreislauf schwer geschädigt und beide Beine fast unbrauchbar gemacht. Die Ärzte legten einen Venenkatheter, um sie künstlich zu ernähren und dann die Infektionen behandeln zu können. »Ich sagte ihnen, sie sollten das Ding wieder rausnehmen, da ich nicht bleiben würde«, berichtete sie mir bei unserem Treffen. »Ich erklärte, ›Notfalls gehe ich auch mit der Nadel drin und benutze sie für Schüsse‹.« Irgendwann suchte Dr. Glenn Treisman sie auf, doch Sheila herrschte ihn an, er solle sie in Ruhe lassen, da sie ohnehin bald sterben werde und das Krankenhaus vorher verlassen wolle. »O nein, das werden Sie nicht«, entgegnete Treisman. »Sie büchsen hier nicht aus, um draußen auf der Straße einen dummen, sinnlosen Tod zu sterben. Sie sind wohl verrückt! So einen Blödsinn habe ich ja meinen Lebtag noch nicht gehört! Sie bleiben hier, kommen von den Drogen runter und kurieren diese ganzen Infektionen aus. Und wenn ich Sie hier nur festhalten kann, indem ich Sie für gefährlich geisteskrank erkläre, dann werde ich notfalls auch das tun!«

Sheila blieb. »Als ich am 15. April 1994 dort ankam«, rekapitulierte sie ironisch, »hielt ich mich gar nicht mehr für einen Menschen. Ich war schon als Kind immer einsam gewesen, und die Drogen kamen ins Spiel, als ich versuchte, diese innere Leere zu überwinden. Meine Mutter gab mich als Dreijährige zu einem fremden Ehepaar, und der Mann belästigte mich, als ich etwa vierzehn war. Mir sind eine Menge schlimmer Sachen passiert, die ich einfach nur vergessen wollte. Ich wachte morgens auf und ärgerte mich jedes Mal, wieder wach zu sein. Ich dachte, mir sei nicht zu helfen, weil ich auf der Erde nur Platz verschwendete. Ich lebte für und von Drogen, und da sie mich nur noch depressiver machten, wollte ich nichts anderes mehr, als tot zu sein.«

Sheila Hernandez lag zweiunddreißig Tage im Krankenhaus, durchlief den Entzug, und ihr körperlicher Zustand verbesserte sich wesentlich. Man setzte sie auf Antidepressiva. »Dann stellte sich heraus, dass mir alles, was ich vor der Ankunft empfunden hatte, falsch erschien. Die Ärzte erklärten mir, ich hätte dieses und jenes zu bieten und sei schließlich doch etwas wert. Es war, wie noch einmal ganz neu geboren zu werden.« Und mit gedämpfter Stimme fügte Sheila hinzu: »Ich bin nicht fromm, noch nie gewesen, aber das war eine Art Auferstehung. Am Tag meiner

Entlassung hörte ich die Vögel zwitschern, und wissen Sie: Vorher hatte ich sie nie gehört! Bis zu jenem Tag hatte ich nicht gewusst, dass Vögel singen. Zum ersten Mal roch ich das Gras und die Blumen, und – sogar der Himmel war neu. Ich hatte noch nie auf die Wolken geachtet, unglaublich, oder?«

Sheilas zweite Tochter, die mit sechzehn bereits ein Baby hatte, war einige Jahre zuvor von der Schule geflogen.»Ich sah sie einen leidvollen Weg gehen, den ich gut kannte«, sagt Sheila.»Am Ende konnte ich ihr das ersparen. Jetzt hat sie ihren Schulabschluss, besucht ein College und arbeitet nebenbei als staatlich anerkannte Pflegerin am Churchill Hospital. Mit der Älteren klappte es nicht so einfach, denn sie war ja schon zwanzig, doch inzwischen ist auch sie am College.« Sheila Hernandez hat nie wieder Drogen genommen. Binnen weniger Monate kehrte sie ans Johns Hopkins zurück – nur diesmal in der Rolle als Verwaltungsangestellte. Sie half, eine klinische Studie über Tuberkulose vorzubereiten, und sorgte für die Unterbringung der Teilnehmer.»Mein Leben ist jetzt so anders. Die ganze Zeit helfe ich anderen, und wissen Sie, ich kann das wirklich genießen.« Sheila ging es jetzt ziemlich gut. Zwar war sie weiterhin HIV-positiv, allerdings ohne nachweisbare Viren und bei verdoppelter Anzahl der T-Zellen. Mit ihrem verbleibenden Emphysem kam sie nach einjähriger Sauerstoffbehandlung selbst zurecht.»Ich fühle mich nicht mehr krank«, verkündete sie fröhlich.»Ich bin sechsundvierzig und will noch lange am Leben bleiben. Das Leben ist zwar, wie es ist, aber ich würde sagen, dass ich wenigstens die meiste Zeit über glücklich bin, und ich danke Gott – und Dr. Treisman – jeden Tag, dass ich noch lebe.«

Nach dem Gespräch mit Sheila Hernandez begleitete ich Glenn Treisman nach oben, um sein Aufnahmeprotokoll einzusehen:»Mehrfachstörungen, traumatisiert, selbstzerstörerisch, suizidal, Depression oder bipolare Erkrankung, körperlich ein totales Wrack. Wird wahrscheinlich nicht mehr lange leben; extrem tief verwurzelte Probleme könnten Ansprechen auf verfügbare Behandlungsstrategien verhindern.« Was er da vermerkt hatte, schien mir mit der heutigen Sheila absolut unvereinbar. »Damals sah alles ziemlich hoffnungslos aus«, sagte er,»aber ich meinte, man müsste es doch zumindest versuchen.«

Ungeachtet der seit einem Jahrzehnt ausgiebig geführten Debatte über die Ursachen von Depressionen scheint auf der Hand zu liegen, dass sie gewöhnlich auf genetischen Anfälligkeiten beruhen, die durch externe Stressfaktoren aktiviert werden. Armutsdepressionen sind ebenso häufig wie Emphyseme bei Bergleuten. »Diese ganze Kultur birgt so viele schreckliche Traumata«, erklärt Jeanne Miranda, »dass meist schon die leichteste Veranlagung genügt. Diese Menschen erleben immerfort plötzlich völlig unerwartete, gewaltsame Übergriffe, die sie aber nur begrenzt verarbeiten können. Überraschend an Biographien mit so hohen psychosozialen Risiken erscheint mir, dass gut ein Viertel dieser Population nicht depressiv ist.« Das *New England Journal of Medicine* erkannte innere Zusammenhänge zwischen »anhaltender wirtschaftlicher Not« und Depressionen, und tatsächlich ist deren Quote bei Armen in den Vereinigten Staaten die höchste aller Bevölkerungsgruppen – woraus Ellen Frank von der University of Pittsburgh schließt: »Man kann jemanden, der kaum weiß, woher seine nächste Mahlzeit kommen soll, nicht von seinen Depressionen heilen. Auf dieser Ebene überfordern die praktischen Alltagsprobleme einen Betroffenen derart, dass er unmöglich eine Psychotherapie machen kann.« Außerdem seien Bedürftige kaum in der Lage, Widrigkeiten zu verdauen. »Depressionen hängen eng mit gesellschaftlichem Druck zusammen«, betont George Brown, der erforscht hat, welche sozialen Faktoren bei seelischen Störungen mitwirken. »Entbehrung und Armut können einen fertigmachen.« Depressionen seien unter Armen so verbreitet, dass viele Betroffene sie weder bemerken noch hinterfragen. »Wenn du nur solche Leute kennst«, sagt Miranda, »so hat das eine gewisse schreckliche Normalität. Du führst dein Elend auf äußere Faktoren zurück, und da diese unabänderlich erscheinen, meinst du, dass auch im Inneren alles bleiben muss wie gehabt.« Ungebildete arme Menschen finden gewöhnlich schwer Zugang zu Hilfsangeboten, können jedoch, wie alle anderen, bei wiederholten depressiven Schüben organische Störungen entwickeln, die eigenen Gesetzen folgen. Eine Behandlung ohne Rücksicht auf die tatsächlichen Lebensverhältnisse kann bei dieser Gruppe kaum anschlagen: Das durch wiederholte Traumata angerichtete biochemische Chaos medikamentös zu beheben bringt wenig, wenn jemand unablässig retraumatisiert wird. Während Nichtdepressive manchmal ihre kärglichen Mittel einsetzen können, um etwas an ihrer Lage zu ändern und Schwierigkeiten wenigstens teilweise zu meistern, haben es Depressive schon schwer genug, nicht noch weiter abzugleiten.

Die Traumatisierungen der Bedürftigen beruhen im Allgemeinen nicht allein auf dem Geldmangel. Nur relativ wenige der Armen hungern, viele jedoch leiden an »erlernter Hilflosigkeit«, einer Vorstufe der Depression. Dieses in der Tierwelt erforschte Phänomen tritt auf, sofern man Tiere, die in ihrer Lage weder kämpfen noch fliehen können, schmerzhaften Reizen aussetzt: Danach verfallen sie in einen Zustand totaler Gefügigkeit, eine Art Stupor, der sehr an eine Depression erinnert. Etwas Ähnliches widerfährt besonders willensschwachen Menschen, und die beunruhigendste Nebenwirkung der Armut ist Passivität. Joyce Chung vom Georgetown University Hospital, die als Leiterin der psychiatrischen Station mit Miranda zusammenarbeitete, hatte ohnehin eine schwierige Klientel: »Im Allgemeinen behandle ich Menschen, die wenigstens ihre Termine verabreden und einhalten können. Sie wissen, dass sie Hilfe brauchen und nehmen sie in Anspruch. Doch die Frauen aus unserer Studie wären nie von selbst zu mir gekommen.«

Joyce Chung erzählte, eine ihrer Patientinnen »freute sich so sehr, als ich anrief, um ihr spontan eine kurze Telefontherapie anzubieten. Als ich aber zurückfragte, ob sie auch von sich aus angerufen hätte, verneinte sie. Es ist *so schwer*, sie zu erreichen, und sie ruft ja auch nie zurück, dass ich schon manches Mal aufgeben wollte. Die Medikamente gehen ihr aus, doch sie unternimmt nichts dagegen. Also muss ich hingehen und ihr neue Rezepte bringen. Ich brauchte lange, um zu kapieren, dass es bei ihr kein Widerwille ist, sondern schlicht und einfach Passivität, als ein nicht untypischer Charakterzug derer, die als Kinder wiederholt missbraucht wurden.«

Die betreffende Patientin, Carlita Lewis, ist zutiefst geschädigt, und es hat den Anschein, als könne die erst Dreißigjährige nichts Wesentliches mehr an ihrer Lage ändern. Die Therapie hat im Grunde nur bewirkt, dass sie ihr Leben jetzt anders sieht, doch das allein wirkt sich in ihrem Umfeld schon erheblich aus. In der Kindheit und Jugend hatte sie schrecklich unter ihrem Vater zu leiden, bis sie sich dann wehren konnte. Sie wurde schwanger und aus diesem Grund der Schule verwiesen; ihre Tochter Jasmine kam mit einer Sichelzellanämie zur Welt. Carlita selbst war vermutlich schon von Kindheit an gemütskrank. »Die geringsten Anlässe *reizten* mich bis aufs Blut, und ich ging an die Decke«, erzählte sie. »Ich suchte Streit. Manchmal schrie und schrie und schrie ich bloß, bis ich Kopfweh bekam, und dann wurden die Kopfschmerzen so schlimm, dass ich sterben wollte.« Ihre Stimmungen schlugen schnell ins Brutale um; einmal stach sie beim Essen mit ihrer Gabel auf den Kopf eines Bruders ein und hätte ihn so fast umgebracht. Mehrmals schluckte sie Überdosen Tabletten. Als ihre beste Freundin sie schließlich nach einem Selbstmordversuch auffand, redete sie ihr ins Gewissen: »Du weißt, wie sehr deine Tochter dich liebt. Jasmine hat schon keinen Vater, soll sie jetzt auch noch ihre Mutter verlieren?

Was denkst du, wie es ihr dann gehen wird? Wenn du dich umbringst, wird sie genauso schlimm dran sein wie du.«

Jeanne Miranda erkannte, dass Carlitas Probleme nur langfristig anzugehen waren, und verordnete ihr Paxil. Unter dem Einfluss der Medikation sprach diese dann erstmals mit ihrer Schwester darüber, was der Vater ihnen beiden angetan hatte. »Meine Schwester hat daraufhin ganz mit ihm gebrochen«, sagte Carlita, die ihre Tochter inzwischen nicht mehr mit dem Großvater allein lasse. »Vorher hatte ich die Kleine oft tagelang überhaupt nicht sehen wollen aus Angst, ich könnte meine Launen an ihr auslassen«, erklärte sie. »Ich wollte, dass niemand sie schlägt, erst recht nicht ich selbst, doch damals war ich immer kurz davor, sie zu hauen.«

Mit Anfällen von Düsternis könne Carlita inzwischen gut umgehen. Da Jasmine von Natur aus ähnlich veranlagt zu sein scheine wie Carlita, bedeute diese Fähigkeit, ohne Wutausbrüche fürsorglich zu sein, einen großen Fortschritt. »Wenn Jasmine erklärt, ›Ich will sein wie meine Mami‹, sage ich nur, ›Ich hoffe, du wirst nicht so‹, und ich vermute, sie macht ihren Weg.«

Die Fähigkeit, sich positiv zu entwickeln, ist etwas unglaublich Elementares, und gewöhnlich erwirbt man sie in frühkindlichen Interaktionen mit der Mutter. Ich fand das an meinen Patenkindern im Alter zwischen drei Wochen und neun Jahren bestätigt. Sie alle haben ihren eigenen Willen und wachsen sehr selbstbewusst auf. Ihre erfolgreichen frühen Bewährungsproben dürften viel mehr bewirken als zum Beispiel der elterliche Wohlstand oder Bildungsgrad, wogegen das Fehlen einer Bezugsperson, die – auch nur abweisend – auf solche Bekundungen reagieren könnte, katastrophale Folgen hätte. Marian Kyner sagt: »Für einige Patientinnen mussten wir Gefühlsregister erstellen und ihnen zu verstehen helfen, was Emotionen überhaupt sind, damit sie ihr Innenleben nicht aus bloßer Unkenntnis unterdrückten. Dann mussten wir ihnen vor Augen führen, dass sie diese Regungen selbst beeinflussen können. Anschließend formulieren wir gemeinsam Ziele. Einigen Frauen erscheint allein schon der Gedanke, sich bewusst zu machen, was sie wollen, und dies auch ernst zu nehmen, wahrhaft revolutionär.« Dabei kam mir erneut Phaly Nuon aus Kambodscha in den Sinn, die nach dem Terror der Roten Khmer viele Opfer neu fühlen gelehrt hatte. Ich dachte an die Problematik der unerkannten Emotionen und an das Projekt, Menschen mit sich selbst in Einklang zu bringen.

»Mitunter gewinne ich den Eindruck, dass wir im neuen Jahrtausend noch immer Psychogruppen für Bewusstseinserweiterung veranstalten wie in den sechziger Jahren«, betont Miranda, die selbst unter ärmlichen

Umständen im ländlichen Idaho aufwuchs, ohne jedoch die »langfristige Demoralisierung« zu erleben, die sie heute tagtäglich bei ihren Patienten antrifft.

Danquille Stetson gehört im ländlichen Süden einer harten Kriminellenszene an. Als Afroamerikanerin lebt sie inmitten von Brutalität und Rassenhass, fühlt sich ringsum bedroht – trägt sogar eine Waffe – und schlägt sich als Analphabetin durch. Ich suchte sie in einem alten, völlig heruntergekommenen Wohnwagen mit verbarrikadierten Luken auf, dessen gesamtes Mobiliar vom fortschreitenden Verfall zeugte. Die einzige Lichtquelle war der Fernseher, in dem während unseres Gespräches gerade *Planet der Affen* lief. Trotzdem wirkte alles ganz ordentlich und nicht unangenehm.

»Es ist wie eine Wunde«, klagte sie bei meinem Eintreten als Erstes, sich jede Grußformel schenkend, »ungefähr so, als risse man dir das Herz aus dem Leib, unaufhörlich, als ob jemand ständig mit einem Messer auf dich einsticht.« Danquille war als Kind von ihrem Großvater sexuell missbraucht worden und hatte das ihren Eltern erzählt. »Sie kümmerten sich überhaupt nicht darum, kehrten es einfach unter den Teppich«, sagte sie, und die Notzucht habe jahrelang angehalten.

Heute könne Danquille oft kaum beurteilen, ob Marian Kyner, Paxil oder Gott ihr mehr geholfen habe. »Da ich dem Herrn nahe kam«, erklärte sie, »hat er mich in die Depressionen gestürzt, aber auch wieder herausgeholt. Ich bat den Herrn um Beistand, und er schickte mir Dr. Marian, die mir sagte, ich sollte positiver denken und diese Tabletten einnehmen – das könnte mich retten.« Die negativen Gedanken zu unterdrücken, um Verhaltensänderungen herbeizuführen, ist das Wesen kognitiver Therapien. »Ich weiß nicht wieso, aber mein Mann verprügelte mich immer«, sagte Danquille, sich dabei selbst auf den Arm schlagend, »und hinterher lief ich nur von Kerl zu Kerl und suchte dauernd bei den falschen nach Liebe.«

Danquilles drei Kinder sind vierundzwanzig, neunzehn und dreizehn Jahre alt. Ihre größte Einsicht in der Therapie war ziemlich grundlegend: »Ich habe kapiert, dass die Eltern mit ihrem Verhalten die Kinder beeinflussen. Verstehen Sie? Ich hatte das nicht gewusst! Und ich habe eine Menge kaputtgemacht. Ich habe meinem Sohn die Hölle heiß gemacht, meinem eigenen Fleisch und Blut. Wenn ich mehr Verständnis gehabt hätte – aber damals wusste ich das ja noch nicht.«

Inzwischen ist Danquille eine Art Gemeindeschwester, die Betroffenen ihre Methoden beibringt, mit Depressionen umzugehen. »Viele

Leute wollen immer wissen, ›Wie hast du das gemacht, dich so zu verändern?‹ Seit ich positiv denke, kann ich immerzu lachen und lächeln.
Jetzt, da mir das widerfahren ist und Gott mir Hilfe geschickt hat, bitte
ich ihn: ›Herr, wirst Du mir geben, was sie brauchen, um mir zuzuhören,
und auch mir beim Zuhören helfen?‹« Danquille hat jetzt ein offenes
Ohr sowohl für ihre Kinder als auch für die Mitglieder ihrer Kirche.
»Ich versichere allen, ›Wenn ihr ein Problem habt, gibt es Hilfe. Deshalb
schickt Gott uns Ärzte, um zu helfen.‹ Ich spreche das laut aus bei diesen Leuten, die stets wie Wölfe übereinander herfallen. Und jeder kann
gerettet werden.«

Die Bedürftigen kommen in den Depressionsstatistiken nicht vor, da
sich die Forschung hauptsächlich auf Patienten in bestehenden Hilfspro-
grammen bezieht, die überwiegend der Mittelschicht – oder allenfalls
der Arbeiterschaft – angehören. Ein etwas verzwicktes Problem liegt in
den steigenden Erwartungen von Benachteiligten, zumal es gefährlich
sein kann, falsche Hoffnungen zu wecken. »Ich will immer bei Dr. Chung
bleiben«, vertraute mir eine Teilnehmerin an, obwohl man ihr den tatsächlichen Ablauf der Studie genauestens erklärt hatte – denn leider wird
sie später im Fall eines weiteren Zusammenbruchs vielleicht keine Hilfe
mehr bekommen, auch wenn sich alle an diesen Studien beteiligten Therapeuten moralisch verpflichtet fühlen, den Patienten, ob mit oder ohne
Honorar, weiterhin eine Grundversorgung zu gewährleisten. »Wir versuchen nach Möglichkeit, Hilfe zur Selbsthilfe zu leisten«, so Hauenstein,
»tun aber auch alles Erdenkliche, um die Betroffenen über Wasser zu
halten.« Die notwendige Dauermedikation sei nur teilweise durch Hilfsprogramme der Pharmaindustrie abgesichert, doch diese können nicht
einmal annähernd den Bedarf decken. Eine sehr energische Psychiaterin
aus Pennsylvania erzählte mir, sie verteile »tonnenweise Ärztemuster«
von Pharmavertretern an ihre mittellosen Patienten. »Ich verspreche
ihnen, ihr Produkt als Ersttherapie bei zahlungskräftigen Patienten einzusetzen, die dann wahrscheinlich ein Leben lang dabeibleiben«, sagte
sie. »Als Gegenleistung verlange ich einen mehr oder weniger unbe-
grenzten Vorrat an Präparaten für die kostenlose Versorgung meiner
minderbemittelten Klientel. Ich stelle ziemlich viele Rezepte aus – also
sagen die klugen Vertreter immer Ja und Amen dazu.«
    Bei den sozial Schwachen tritt Schizophrenie doppelt so häufig auf
wie in der Mittelschicht. Anfangs führte man das auf irgendwelche
äußeren Schwierigkeiten zurück, doch neuere Studien ergaben, dass es
meist umgekehrt ist: Wenn also chronische Fälle schon in der Jugend

auftreten und die Arbeitskraft lähmen, kann das die betreffende Familie in einen Strudel ziehen. Diese soziale »Abstiegshypothese« scheint auch für Depressionen zu gelten. Glenn Treisman sagt über mittellose HIV-Patienten: »Viele dieser Menschen hatten noch nie im Leben Erfolg. Sie können weder feste Beziehungen knüpfen noch sich langfristig an Arbeitsplätze binden.« Zwar gelten Depressionen als eine Folge von HIV, doch oft gehen sie der Infektion voraus. »Gemütskranke gehen häufig sehr sorglos mit Sex oder Spritzen um«, erklärt Treisman. »Kaum jemand holt sich HIV wegen geplatzter Kondome – vielmehr fehlt meist die Energie für Vorsichtsmaßnahmen. Menschen, die das Leben völlig demoralisiert hat, halten meistens alles für sinnlos. Aufgrund meiner klinischen Erfahrungen vermute ich, dass sich die Quote der HIV-Infektionen hierzulande durch eine breit angelegte Behandlung der Depressionen zumindest halbieren ließe, was enorme Einsparungen im öffentlichen Gesundheitswesen nach sich zöge.« Die Kosten einer Lethargie, die solche Ansteckungen fördere und Menschen daran hindere, sich selbst (und andere) entsprechend zu schützen, seien absolut gigantisch. »HIV frisst alles auf, was du hast, bringt dich oft sogar um Freunde und Angehörige. Die Gesellschaft schließt dich aus. Auf diese Weise sinkst du bis ganz unten.« Alle Forscher, mit denen ich sprach, betonten die Notwendigkeit von Maßnahmen, allerdings müssten es gute Programme sein. »Ich würde diese Klientel nur wenigen Therapeuten anvertrauen«, unterstreicht Hauenstein. Die Standards der Gesundheitsfürsorge für die geringe Zahl von Bedürftigen, deren Symptome als schwer genug und therapiewürdig gälten, seien erschreckend niedrig.

Alle armutsdepressiven Männer, mit denen ich sprach, waren auch HIV-positiv. Sie gehörten zu den wenigen, die erfolgreich gegen ihre Schwermut angekämpft hatten – zumal die affektive Störung bei Angehörigen dieser Gruppe sonst eher ins Gefängnis oder Leichenschauhaus als in ein Sprechzimmer führt. Gewiss sind Männer meist sehr viel therapieresistenter als Frauen, die übrigens vielfach offen bekannten, dass nicht nur sie selbst, sondern auch ihre Ehepartner, Freunde oder Söhne depressiv seien. Eine Teilnehmerin der Studie Mirandas erzählte, ihr Freund, der sie regelmäßig grün und blau schlug, hätte ihr gestanden, dass er eine Therapiegruppe suche, obwohl ihm die Vorstellung der Teilnahme »zu peinlich« sei.

Als Fred Wilson mich eines Nachmittags am Hopkins aufsuchte, verschlug es mir fast die Sprache; der Zwei-Meter-Mann trug goldene Ringe an den Fingern, eine große Goldmedaille um den Hals und eine dunkle Sonnenbrille auf der Nase, hatte den Schädel kahlrasiert, besaß eindrucksvolle Muskelpakete und schien insgesamt gut fünfmal so viel Raum einzunehmen wie ich. Draußen hätte ich instinktiv die Straßenseite vor ihm gewechselt, und bei unserem Gespräch erwies sich das als durchaus nicht abwegig. Man sah ihm sofort die harten Drogen an; für die Stoffbeschaffung habe er Leute ausgeraubt, auch alte Damen wegen ein paar Dollar niedergeschlagen sowie in Geschäften und Wohnungen eingebrochen. Er sei schon eine Zeitlang obdachlos und wisse sich zu wehren. Trotz seines brutalen Äußeren erschien er mir irgendwie verzweifelt und einsam.

In einem therapeutischen Durchbruch habe Fred erkannt, dass er nicht »einfach so in der Scheiße saß«, sondern »wahrscheinlich wegen einer Gemütskrankheit« mit den Drogen angefangen hatte. Als ich ihn kennenlernte, war er gerade auf der Suche nach einem geeigneten Antidepressivum. Fred hatte eine gewisse Ausstrahlung und das ausgebuffte Grinsen dessen, der weiß, was es bedeutet, obenauf zu sein. »Ich bekam immer, was ich wollte. Und wenn du das kannst, willst du eben nicht malochen oder so, sondern nimmst dir einfach, was du brauchst. Geduld kannte ich gar nicht. Es gab keine Grenzen«, tönte er. »Auch keine Vorsicht, wenn Sie verstehen, was ich meine. Nur kriegen, was ich wollte – und high sein. High sein, wissen Sie? So stand ich recht gut da. Es half mir auch über die Schuld- und Schamgefühle weg.« Im Gefängnis machte Fred einen HIV-Test und erfuhr wenig später, dass auch seine Mutter positiv war. Seit sie an Aids starb, »fand ich nie mehr, dass alles egal ist, nur weil am Ende ja doch immer der Tod steht«.

Fred bekam Medikamente gegen HIV, setzte sie jedoch relativ bald wieder ab, da sie ihm nicht halfen. Zwar waren die Nebenwirkungen gering, und es gab auch kaum Unpässlichkeiten, aber – wie er sagte – »vor meinem Abgang kann ich mich ebenso gut noch amüsieren«. Die enttäuschten Ärzte überredeten ihn, wenigstens die Antidepressiva weiter zu nehmen, in der Hoffnung, dass sie seinen Lebenswillen wiedererwecken und ihn veranlassen können, zu den Proteasenhemmern zurückzukehren.

Das beste Bollwerk gegen Depressionen ist oft Willensstärke, und gerade die Bedürftigen legen oft eine außergewöhnlich stark ausgeprägte Zähigkeit und Traumatoleranz an den Tag. Teils sind sie in ihrem Wesen derart passiv und anspruchslos, dass Hilfsangebote sie kaum erreichen, teils behalten sie selbst in Depressionen einen unstillbaren Lebenshunger.

Theresa Morgan, eine Patientin Emily Hauensteins und Marian Kyners, ist eine gutmütige Frau, deren Biographie auf fast absurde Weise von Gräueln geprägt ist. Im tiefsten Buckingham County (Virginia), zehn Kilometer südlich der Gemeinde Highway of Faith und ebenso weit nördlich der Baptistenkirche Gold Mine bewohnt sie ein winziges Häuschen. Dort erzählte sie mir ihre Leidensgeschichte derart ausführlich, als habe sie sich ihr ganzes Leben lang Notizen gemacht.

Theresas Mutter hatte sie mit sechzehn bekommen, und ein Jahr später konnte sie nach einer schweren Misshandlung durch ihren Freund kaum noch kriechen. Daraufhin jagte ihr Vater sie davon, mit der Drohung, wenn sie jemals wieder in der Gegend auftauche und versuche, mit Theresa in Kontakt zu kommen, lasse er sie einsperren. »Mein Daddy war damals schon zweiundzwanzig, also ist er ja wohl der große Mistkerl – aber es hieß immer, Mami sei eine Nutte, und ich würde auch eine Nutte, genau wie sie. Und Daddy hielt mir immer vor, meine Geburt hätte sein Leben ruiniert.«

Bei Theresa trat früh eine Unterleibsgeschwulst auf, die sich als ein gutartiges – allerdings inoperables – Hämangiom erwies. Vom fünften bis zum neunten Lebensjahr war sie allabendlich von Angehörigen sexuell missbraucht worden, bis einer der Täter heiratete und auszog. Die Großmutter trichterte ihr ein, in der Familie hätten die Männer das Sagen und sie müsse um jeden Preis den Mund halten. Theresa besuchte Kirche und Schule, die zugleich ihren Lebenskreis absteckten. Wenn die Großmutter ganz auf strenge Disziplin setzte, so bedeutete das konkret tagtägliche Misshandlungen mit allem, was ihr gerade in die Finger kam, ob Bratpfannen, Besenstiele oder Verlängerungskabel. Mit vierzehn schluckte Theresa eine tödliche Dosis des Herzmittels ihrer Großmutter. Man pumpte ihr im Krankenhaus den Magen aus, und die Ärzte empfahlen eine Therapie, worauf der Großvater erklärte, in seiner Familie brauche niemand fremde Hilfe.

In der elften Klasse hatte Theresa die erste Verabredung mit einem Jungen, Lester, der »auf irgendeine Weise meine Seele berührte, weil wir so offen miteinander reden konnten«. Als Lester sie nach Hause gebracht hatte, kam ihr Vater ins Zimmer gestürzt, drehte völlig durch und schlug sie krankenhausreif. Nach der schweren Misshandlung bot Lester Theresa an, zu ihm zu ziehen, »und drei Jahre lang war es wirklich toll. Doch dann wollte er, dass ich genauso werde wie seine Mutter. Das wollte ich nicht.« Als Theresa schwanger wurde, heirateten sie. Kurz nach Leslies Geburt erlitt Lester einen schweren Schlaganfall, der die linke Gehirnhälfte massiv schädigte; damals war er zweiundzwanzig, von Beruf Tiefbauarbeiter, nun aber halbseitig gelähmt und sprachgestört. In den folgenden Monaten, bevor die Ärzte die Ursache fanden – eine

Lupusvariante, die Thrombosen hervorruft –, führten weitere Gerinnsel zunächst zu einer Beinamputation und dann zu schweren Lungenproblemen. »Ich hätte ihn verlassen können«, kommentierte Theresa.

»Doch Lester war die Liebe meines Lebens, auch wenn wir oft zu kämpfen hatten, und ich gebe nicht so leicht auf. Als ich ihn im Krankenhaus besuchte, war das rechte Auge völlig zugeschwollen, und die ganze Gesichtshälfte wirkte ausdruckslos. Wegen der schlimmen Schwellung hatten sie dort einen Teil der Knochen entfernt, einfach die Schädeldecke aufgesägt; dennoch war er ganz weg vor Freude, mich zu sehen.« Theresa blieb im Krankenhaus an seiner Seite und lernte, sich in einer Gebärdensprache mit ihm zu verständigen.

Nach sechs Monaten wurde Lester entlassen. Theresa nahm eine ganztägige Fabrikarbeit auf, die darin bestand, Stoffteile für Kinderkleidung auszuschneiden. Um regelmäßig nach Lester schauen zu können, musste sie in der Nähe arbeiten. Als sie den Führerschein bestanden hatte und ihn Lester zeigte, brach der in Tränen aus. »Jetzt kannst du mich jederzeit verlassen«, gestikulierte er. Theresa lachte, als sie mir das erzählte. »Aber ich belehrte ihn eines Besseren.«

Lester zerfiel zunehmend. Er lag nächtelang wach und rief Theresa stündlich. »Ich kam heim, kochte, spülte ab, wusch, putzte und schlief ein, manchmal noch in der Küche. Lester rief oft bei seiner Mutter an, und wenn sie sein Keuchen hörte, rief sie dann zurück, und von dem Klingeln wachte ich auf. Meist wollte er abends nichts essen, bat mich aber später um einen Sandwich. Ich versuchte immer, heiter und fröhlich zu sein, damit er sich nicht schlecht fühlte.« Lester und Leslie kämpften ständig um Theresas Aufmerksamkeit – gingen so weit, einander zu kratzen und an den Haaren zu ziehen. »Alles entglitt mir«, beteuerte Theresa. »Lester versuchte nicht einmal mehr, seine Übungen zu machen, wurde immer unbeweglicher und unglaublich fett. Vermutlich durchlief ich eine selbstsüchtige Phase und konnte ihm nicht so beistehen, wie ich hätte sollen.«

Der Dauerstress bewirkte, dass Theresas Hämangiom, das sie eine Zeitlang hatte übergehen können, nun weiter wuchs und stark blutete. Auch als Vorarbeiterin musste sie täglich acht bis zehn Stunden stehen. »Diese Anstrengung, das Bluten und die Betreuung Lesters und Leslies – nun, eigentlich hätte ich dem Druck standhalten müssen, doch irgendwie knallte ich durch. Wir besitzen einen Remington-Revolver mit langem Lauf. Ich saß im Schlafzimmer auf dem Boden, drehte die Trommel, steckte mir die Spitze in den Mund und drückte ab. Dann noch mal. Das kalte Metall fühlte sich gut an. Dann klopfte Leslie an die Tür und sagte:

›Mama, bitte verlass mich nicht. Bitte.‹ Daraufhin legte ich die Waffe weg und versprach ihr, nie mehr ohne sie irgendwohin zu gehen.«

Theresa rief bei der Telefonseelsorge an, und das Gespräch dauerte vier Stunden. »Ich brüllte nur noch. Lester hatte eine eitrige Entzündung und ich Nierensteine. Die Schmerzen waren so schlimm, dass ich dem Arzt androhte, ihm das Gesicht zu zerkratzen, falls er mir nicht sofort half. Wenn du körperlich fertig bist, macht auch der Geist einfach Pause. Ich konnte nichts essen, hatte seit einem Monat nicht mehr richtig geschlafen, war völlig ausgelaugt, schmerzgeplagt und blutete, so dass ich obendrein auch noch anämisch wurde. In diesem Zustand hatte ich einen Riesenhass.« Dann machte ihr Hausarzt sie mit Marian Kyner bekannt. »Marian hat mir das Leben gerettet, keine Frage, und mich wieder Denken gelehrt.« Theresa fing an, Paxil und Xanax zu nehmen.

Kyner sagte, keine Macht der Welt könne sie zu all dem zwingen, was sie tat: Es müsse ihr die Sache schon wert sein. Wenig später stellte Theresa eines Abends, als Lester wieder einmal außer Rand und Band geriet, ruhig die Bratpfanne hin und sagte, »Komm, Leslie, pack ein paar Sachen zusammen, wir gehen.« Da fiel Lester plötzlich wieder ein, dass Theresa ihn ja verlassen konnte, weshalb er weinend und bettelnd zu Boden sank. Doch Theresa verließ mit Leslie das Haus und fuhr stundenlang durch die Gegend, »nur um ihm eine Lektion zu erteilen«. Als sie zurückkamen, zeigte er echte Reue, und nun begann für sie alle ein neues Leben. Theresa veranlasste, dass ihr Mann Prozac bekam, und führte ihm vor Augen, dass sie selbst am Ende ihrer Kräfte war. Die Ärzte teilten ihr mit, um weitere Blutungen des Hämangioms zu verhindern, müsse sie sich schonen und jede unnötige Anstrengung unterlassen. »Zwar helfe ich Lester nach wie vor aus dem Auto und trage den Rollstuhl, vom Putzen ganz zu schweigen, aber er musste ziemlich schnell lernen, selbständig zu werden.«

Theresa musste ihren Arbeitsplatz aus gesundheitlichen Gründen aufgeben, doch dafür faltet Lester jetzt in einer Wäscherei Schürzen, wozu er täglich mit einem Sonderbus für Behinderte abgeholt wird. Zu Hause spült er das Geschirr und hilft manchmal sogar beim Staubsaugen. Als Behinderter bringt er wöchentlich zweihundertfünfzig Dollar nach Hause, und davon müssen sie leben.

»Ich habe ihn nie verlassen«, betonte Theresa. Plötzlich regte sich in ihr wieder Stolz. »Sie haben mich gewarnt, ich würde ausbrennen, und jetzt sind wir so stark, können über alles reden. Er war ein elender Spießer; heute ist er ein Liberaler. Ich habe ihm die Ressentiments und den Hass seines Elternhauses ganz schön ausgetrieben.« Lester geht inzwischen allein auf die Toilette und kann sich fast ohne Hilfe einhändig anziehen. »Wir sprechen jeden Morgen und jeden Abend miteinander«, sagte Theresa. »Und wissen Sie was? Er ist die große Liebe meines Lebens! Auch wenn ich vieles bedaure, was passiert ist, möchte ich nichts und niemanden in unserer Familie missen. Doch wenn Marian nicht gewesen wäre, hätte ich einfach gewartet, bis ich verblute, und das wäre es dann gewesen. Die Gespräche mit Marian haben mir geholfen, nicht mehr auszurasten und so, aber mich auch wieder zum *Denken* angeregt. Das hatte mir wirklich gefehlt, meinen Kopf zu gebrauchen! Marian ist so klug, und nach Jahren nur mit Leslie und einem Mann, der nie die neunte Klasse beendet hat und nicht sprechen kann …« Sie hielt kurz inne. »Da draußen warten all diese schönen Dinge.«

Zum Teil liegen die Schwierigkeiten, eine bessere Versorgung der Bedürftigen durchzusetzen, in einer Mauer der Ungläubigkeit. So hatte ich eine frühere Fassung dieses Kapitels als Feature bei einem sehr populären Nachrichtenmagazin eingereicht, wo man mir mitteilte, ich müsste meinen Text aus zwei Gründen überarbeiten. Zum einen seien die vorgeführten Lebensschicksale auf fast unglaubliche Weise schaurig. »Letzten Endes wirkt das komisch«, erklärte mir ein Lektor. »Ich meine, so viel Unheil kann doch niemandem widerfahren, und wenn, ist es ja kein Wunder, dass er depressiv wird.« Zum anderen wirke die Erholung immer zu unvermittelt und dramatisch. »Diese ganze Geschichte mit suizidalen obdachlosen Frauen, die dann praktisch zu Fondsmanagerinnen aufsteigen«, bemerkte er leicht bissig, »ist doch ein klein bisschen zu dick aufgetragen.« Ich versuchte zu erklären, dass darin im Grunde die Stärke des Berichts lag – wie wahrhaft verzweifelte Menschen ihr Leben völlig umkrempeln können –, kam damit aber nicht durch. Die ermittelten Tatsachen wirkten auf unerträgliche Weise zu romanhaft.

Doch entsprechen sie völlig der Realität. Zwar weiß ich nicht, wie Lolly Washington, Ruth Ann Janesson, Sheila Hernandez, Carlita Lewis, Danquille Stetson, Fred Wilson, Theresa Morgan und all die anderen Armutsdepressiven, mit denen ich ausführlich sprach, ihre Lage empfanden, aber eines steht fest: Das uralte Bemühen, die Armutsfrage durch materielle Unterstützung zu lösen, hat im letzten Jahrzehnt stark nachgelassen, als man erkannte, dass Geld allein dafür nicht ausreicht. Inzwischen wurde die Sozialhilfe mit der zynischen Erwägung reformiert, dass Mittellose mehr Anreiz zum Arbeiten finden. Wäre es dabei nicht auch sinnvoll, diese Gruppe medizinisch und therapeutisch so zu versorgen, dass die Willigen lebenstüchtiger und selbständiger werden? Zwar mag es derzeit noch an fachkundigen Sozialarbeitern mangeln, aber ohne gezielte Finanzierungs- und Aufklärungskampagnen stehen noch die Fähigsten und Aufgeschlossensten dem Problem fast ohnmächtig gegenüber, und das schreckliche, unnötige, gesellschaftsschädigende Leiden geht weiter.

10. Politik

Unsere Wahrnehmung der Depression ist nicht nur durch wissenschaftliche, sondern auch durch politische Motive geprägt. Über die Gegenmaßnahmen – Strategien der Forschung, der Behandlung, der Schuldzuweisung, der Aufklärung und der Finanzierung – wird daher vor allem in den Machtzentren der Politik entschieden. Soll man die Kranken hospitalisieren oder in ihrem üblichen Lebensraum belassen, soll man sie Ärzten oder Sozialarbeitern anvertrauen? Bei welcher Diagnose haben die Kassen oder der Staat finanzielle Hilfe zu gewähren?

Begriffliche Definitionen beeinflussen in einem hohen (und stark manipulierbaren) Maße gerade auch gesundheitspolitische Entscheidungen. Sofern die Depression als eine »organische Krankheit« gilt, muss man sie entsprechend behandeln, und die Kassen haben die Kosten zu übernehmen, wie beispielsweise im Fall von Krebs. Führt man sie jedoch auf eine bloße Charakterschwäche zurück, so wäre der Kranke gleichsam selbst schuld und könnte ebenso wenig Hilfe erwarten wie bei chronischer Dummheit. Wenn Depressionen jeden zu jeder Zeit heimsuchen könnten, würden gewiss Präventivmaßnahmen erwogen, anders dagegen, wenn sie nur arme, ungebildete oder asoziale Personen beträfen. Ginge von Depressiven eine Gefahr aus, so müsste man sie im Sinne des Gemeinwohls unter Kontrolle halten, blieben sie jedoch unauffällig oder gar unsichtbar, so könnte man sie einfach sich selbst überlassen.

Die politische Einstellung gegenüber den Depressionen hat sich in den USA – wie auch andernorts – im letzten Jahrzehnt stark verändert und unterliegt einem stetigen Wandel. Vier Faktoren bestimmen ihre Wahrnehmung und beeinflussen dadurch das staatliche und politische Handeln: *erstens* ihre Medikalisierung. Gerade in Amerika beharrt die öffentliche Meinung darauf, dass die Allgemeinheit nicht für selbstverschuldete oder durch Charakterschwäche bedingte »Krankheiten« aufkommen soll – ausgenommen vielleicht Leberzirrhose oder Lungenkrebs, bei denen man speziell den Alkohol- und Zigarettenherstellern die Schuld gibt. Der Gang zum Psychiater gilt nach wie vor als ein Luxus, eher mit einem Friseurbesuch als mit der Konsultation eines Onkologen vergleichbar. Die medizinische Definition psychischer Störungen widerspricht dieser Verblendung, entlastet den Patienten und rechtfertigt daher eine Behandlung. *Zweitens* die starke Simplifizierung des Problems – merkwürdig, wenn man bedenkt, dass bis heute noch nicht ganz klar ist, was Depressionen eigentlich sind. Dem entspricht die populäre Annahme, sie resultierten aus einem zu niedrigen Serotoninspiegel wie Diabetes aus Insulinmangel (eine übrigens von der Pharmaindustrie ebenso wie von den Gesundheitsbehörden stark geförderte Ansicht). *Drittens* die modernen Bildgebungsverfahren. Vergleicht man die farbliche Darstellung des Stoffwechsels »depressiver« und »gesunder« Gehirne miteinander, so zeigen sich ganz verblüffende Effekte: Erstere sind grau, letztere dagegen regelrecht bunt. Der Kontrast könnte deutlicher nicht sein und sagt mehr als tausend Worte, führt also letzten Endes auch den Betroffenen ihren Zustand eindrucksvoll vor Augen und kann sie davon überzeugen, dass sie sich dringend behandeln lassen müssen. *Viertens* haben psychisch Kranke eine schwache Lobby und werden nach wie vor stigmatisiert: »Depressive vertreten ihre Interessen nicht hartnäckig genug«, umschreibt es die demokratische Abgeordnete Lynn Rivers aus Michigan.

Meistens sorgen starke Initiativen dafür, dass bestimmte Krankheiten ins Licht der Öffentlichkeit treten. So sind viele Maßnahmen gegen Aids / HIV den dramatischen Aktionen von Betroffenen oder besonders Gefährdeten zu verdanken. Unglücklicherweise können Depressive schon ihren Alltag kaum bewältigen, so dass sie schlecht als Lobbyisten und Kämpfer taugen. Hinzu kommt, dass viele von ihnen nicht über ihre Krankheit reden wollen, auch wenn es ihnen wieder bessergeht: Die Depression ist ein schmutziges Geheimnis, das einem öffentlichen Engagement im Wege steht. »Die organischen Krankheiten haben starke Lobbys«, klagt der republikanische Abgeordnete John Porter aus Illinois und Vorsitzende des Gesundheitsausschusses, »die seelischen dagegen fast keine.« Doch immerhin gibt es in den USA einige Gruppen, die sich für das Schicksal der Depressiven einsetzen, darunter die National Alliance for the Mentally Ill (NAMI).

Das wohl größte noch zu überwindende Hindernis ist die soziale Stigmatisierung, die NIMH-Direktor Steven Hyman als ein »Desaster des öffentlichen Gesundheitswesens« ansieht. Viele hier wunschgemäß nicht namentlich genannte Personen erklärten mir, ihre Depression dürfe auf keinen Fall bekannt werden: »Man würde mich als einen Schwächling bezeichnen«, sagte ein Mann, dessen phantastische Karriere trotz schwerer Krankkeit mir als ein Zeichen ungeheurer Stärke erschien. Andere, bereits wegen Aids, Homosexualität oder Alkoholismus öffentlich »geoutete« Kranke verschwiegen aus Scham weiterhin ihre Depressionen. »Mir würde doch bei Zukunftsplanungen niemand mehr trauen«, sagte ein depressiver Rechtsanwalt, der im Vorjahr eine Zeitlang pausiert und die Gründe dafür aufwendig verschleiert hatte. Als ich nach unserem Gespräch in seiner Kanzlei auf den Lift wartete, sprach mich ein jüngerer Mitarbeiter an, dem ich erklärte, mich wegen eines Buchvertrages beraten lassen zu haben. Worum es denn ginge, fragte er daraufhin. Als ich das Thema Depressionen nannte, murmelte er »oh« und erwähnte jenen Kollegen, von dem ich gerade kam. Unaufgefordert erzählte er mir: »Er hatte einen totalen Zusammenbruch. Depression, Psychose, wie man es auch nennen mag. Hat eine Weile ziemlich gesponnen und ist immer noch etwas merkwürdig, mit bizarren Strandfotos auf dem Schreibtisch und erfundenen Geschichten. Sehr seltsam, was? Aber jetzt arbeitet er wieder, und rein fachlich betrachtet, steckt er uns alle in die Tasche. Sie sollten ihm vielleicht mal auf den Zahn fühlen.« Den Anwalt hat sein Umgang mit der Depression also eher aufgewertet als stigmatisiert. Zwar war seine ganze Vertuscherei so vergeblich und lächerlich wie ein schlecht sitzendes Toupet, doch findet man die Geheimniskrämerei überall: Viele Leserbriefe auf meinen Artikel im *New Yorker* endeten mit Grußformeln wie »Ein Leidensgenosse«, »Ein Namenloser« oder »Ein Lehrer«.

Kaum ein anderes Thema hat so viel Vertraulichkeit hervorgerufen wie dieses. Wenn ich auch nur andeutete, ein Buch über Depressionen zu schreiben, erzählte man mir auf Partys, im Zug oder sonstwo die verrücktesten Geschichten – doch fast immer mit dem Zusatz: »Verraten Sie bloß niemandem etwas davon.« Eine Frau rief mich später an und erklärte mir, ihre Mutter würde den Kontakt mit ihr abbrechen, wenn ihr Name in dem Buch stände.

In der Regel halten wir unser Innenleben und besonders unsere tiefsten Gefühle geheim. Von anderen wissen wir nur, was sie uns mitteilen, sofern sie sich überhaupt öffnen wollen. »Ich rede nicht darüber, weil ich keinen Sinn darin sehe«, sagte mir jemand über seinen Kampf mit der Krankheit. Infolgedessen sind wir für die fast epidemische Verbreitung von Depressionen blind, da sie im Alltag nur selten zutage treten.

Ein Wochenende in England bescherte mir eine ganz besondere Erfahrung. Nachdem ich in einer Gesellschaft kurz mein Buchprojekt erwähnt hatte, folgte mir eine hübsche Blondine in den Garten, da sie einen Moment mit mir sprechen wolle. Dann berichtete sie mir eine ganze Stunde lang von ihren Kämpfen mit der Depression und ihrem abgrundtiefen Unglück. Zwar helfen ihr Medikamente ein wenig, aber viele Situationen überforderten sie und machten ihr Angst, vor allem um ihre Ehe. »Aber bitte«, schloss sie, »verraten Sie mich nicht, besonders nicht bei meinem Mann: Er darf nichts davon wissen – würde es nicht ertragen und schon gar nicht verstehen.« Ich versprach es ihr. Am Sonntag ritt ich mit ihrem Mann aus, und auf dem Rückweg druckste er herum: »Ich rede nicht gerne darüber …«, worauf er verstummte und wir anhielten. »Ich glaube«, fuhr er dann fort, »die meisten Menschen können das nicht richtig nachvollziehen.« Als er verlegen hüstelte, lächelte ich ihm ermutigend zu. »Es geht nämlich um Depressionen«, sagte er endlich, »und Sie schreiben doch darüber, nicht wahr?« Ich nickte und wartete ab. »Was bringt jemanden wie Sie zu so einem Thema?« Ich hob an, ihm alles genau zu erklären, doch er unterbrach mich sofort: »Ach, Sie hatten selbst Depressionen? Ich kann kaum darüber sprechen, ich habe schreckliche Zeiten hinter mir. Völlig grundlos. Eigentlich habe ich ein wunderbares Leben, gute Ehe, tolle Kinder, viele Freunde, einfach alles … Trotzdem hielt ich es irgendwann nicht mehr aus und ging zum Psychiater, der mir diese blöden Pillen verordnete. Jetzt spüre ich mich zwar wieder etwas mehr, aber bin ich das wirklich? Meine Frau und die Kinder dürfen nichts davon wissen. Zum einen hätten sie kein Verständnis dafür, und zum anderen käme ich mir als ein richtiger Versager vor. Ich will die Pillen unbedingt absetzen, weiß aber einfach nicht mehr, wer ich wirklich bin.« Auch er bat mich anschließend um Vertraulichkeit.

Weder ihm noch seiner Frau habe ich gesagt, dass beide die gleichen Medikamente nahmen und ruhig Verständnis füreinander haben könnten, dass Geheimniskrämerei äußerst anstrengend ist, dass Scham Depressionen möglicherweise verstärkt und dass eine Ehe, in der man sich gegenseitig etwas vormacht, auf tönernen Füßen steht. Allerdings habe ich beiden ausdrücklich erklärt, dass sich Depressionen oft auf die Kinder übertragen und sie daher sehr vorsichtig sein müssten.

Neuerdings bekennen sich immer mehr Prominente öffentlich zu ihren Depressionen, was dazu beitragen mag, die Krankheit zu entstigmatisieren. Wenn »Größen« wie Tipper Gore, Mike Wallace und William Styron den ersten Schritt machen, so könnten ihnen vielleicht bald auch »Normalbürger« folgen.

Mit der Veröffentlichung dieses Buches habe ich *mein* Geheimnis zum Teil preisgegeben. Ich muss jedoch hinzufügen, dass es mir leichterfiel, die Krankheit zu ertragen und mich gegen Rückfälle zu wappnen, nachdem ich offen darüber sprechen konnte.

Erstaunlicherweise nehmen manche Menschen nur solche Depressionen ernst, die sie konkret vor Augen haben. Ich persönlich kann meine Gefühle so gut verbergen, dass ein Psychiater mir einmal attestierte, ich sei »fast krankhaft überangepasst«. Wie dem auch sei, mich verblüffte der Anruf eines Bekannten, der sich (nach einigen Sitzungen bei den Anonymen Alkoholikern) bei mir für seine Kälte entschuldigen wollte: Er sei nicht arrogant gewesen, sondern nur neidisch auf mein »scheinbar so perfektes Leben«. Statt meine zahllosen Fehler aufzuzählen, fragte ich, wie er trotz des Artikels im *New Yorker* zu dieser Einschätzung kommen konnte. »Ich weiß, dass du depressiv warst, aber offenbar hast du das Ganze fast unbeschadet überstanden«, gab er zurück, ohne sich von diesem Irrtum abbringen zu lassen. Ein Lektor des *New Yorker* meinte sogar, ich sei überhaupt nicht depressiv gewesen, und tat meinen Protest ab mit dem flapsigen Spruch: »Ich lasse mich auf dieses ganze Depressionsgetue gar nicht erst ein.« Während nie jemand meiner Großmutter ihre Herzkrankheit ausreden wollte oder behauptete, dass die steigenden Hautkrebsraten ein bloßes Hirngespinst seien, erregen Depressionen offensichtlich so große Angst und Beklemmung, dass man davon nichts wissen will und die mit ihnen verbundenen Leiden ernsthaft in Zweifel zieht.

Zwischen »Offenheit« und »Wehleidigkeit« besteht dennoch ein erheblicher Unterschied. Über Depressionen zu reden wirkt lähmend und langweilt auf die Dauer. Wer depressiv ist, verliert leicht die Selbstkontrolle, da in seinem Leben sonst nichts mehr passiert, muss sich also davor hüten, ganz in seiner Misere zu versinken »Erst nach Jahren konnte ich meinem Psychiater sagen, dass ...«, heißt es dann oft, wobei ich es für ziemlich rücksichtslos hielt, die Gäste einer Cocktailparty als Seelsorger zu missbrauchen.

Aus Unsicherheit erwachsende Vorurteile existieren nach wie vor. In der Nähe einer großen psychiatrischen Klinik juxte ein Bekannter neulich: »Da drinnen hat Isabel auf dem elektrischen Stuhl geschmort«, und tippte sich dabei an die Stirn. Was denn genau mit Isabel passiert sei, wollte ich wissen, und mein Verdacht bestätigte sich: Elektrokrampftherapie. »Da muss es ihr ganz schön schlechtgegangen sein«, versuchte ich, sie in leicht ironischem Ton zu verteidigen, »bei so einem schwerwiegenden Eingriff.« Mein Bekannter lachte lauthals: »Am nächsten Tag hätte ich mir bei der Reparatur eines Föhns fast selbst einen Elektroschock verpasst.« Ob er solche Scherze wohl auch machen würde, wenn es um Chemotherapie ginge?

Ein spezielles Gesetz zur Unterstützung von Behinderten verbietet es

Arbeitgebern in den Vereinigten Staaten, psychisch Kranke zu benachteiligen. Einige der damit aufgeworfenen schwerwiegenden Fragen werden seit dem Erscheinen von Peter Kramers Buch *Glück auf Rezept* öffentlich kontrovers diskutiert: Kann man Beschäftigte bei zu geringem Arbeitstempo zwingen, Antidepressiva zu nehmen? Sind Kündigungen wegen seelischer Zerrüttung zulässig? Sicher gibt es einige Berufe, für die man keinesfalls psychisch Kranke einstellen sollte, denn selbst wenn sie akute Krisen in der Regel gut bewältigen können und medikamentös optimal eingestellt sind, dürfte ihre Belastbarkeit ziemlich enge Grenzen haben.

In den USA erforscht die Pharmaindustrie psychische Krankheiten eher anwendungsorientiert, während das National Institute of Mental Health in Bethesda (Maryland) die wesentlichen Gehirnvorgänge untersucht. Dazu erklärt der Abgeordnete John Porter ganz pragmatisch: »Gerade die Vorbeugung spielt eine entscheidende Rolle, denn sie kann letzten Endes viele Menschenleben retten und Leid vermeiden helfen. Wir müssen einfach erkennen, dass der potentielle Nutzen die Kosten bei weitem übersteigt.«

Anfang der neunziger Jahre ließ sich der US-Kongress von sechs bekannten Nobelpreisträgern für Naturwissenschaften je zwei zentrale Forschungsgebiete nennen, und fünf wählten an erster Stelle die Gehirnforschung, die man darauf im offiziell ausgerufenen »Jahrzehnt des Gehirns« umfangreich förderte. Dazu der demokratische Abgeordnete Bob Wise aus West Virginia: »Diese Entscheidung wird das Wissen des Menschen von sich selbst stark erweitern«, zumal davon auch die Erforschung und Behandlung psychischer Krankheiten erheblich profitierte, was Porter so erklärt: »Man hielt die Psychotherapie lange für ein Fass ohne Boden, da sie viel Geld verschlingen und endlose Behandlungen mit fraglichem Erfolg erfordern würde. Mit den neuen Medikamenten sieht das alles anders aus. Inzwischen befürchte ich jedoch, dass wir jene Patienten aus dem Blick verlieren, die keine Medikamente nehmen oder denen sie nicht helfen können.«

In den USA haben sich vor allem die Senatoren Paul Wellstone (ein Demokrat aus Minnesota) und Pete Domenici (ein Republikaner aus New Mexico) für eine Reform der Gesetze über psychische Erkrankungen eingesetzt. Derzeit konzentriert sich die politische Debatte auf die Versicherungsfrage, denn mehr als drei Viertel der Gesellschaften decken die anfallenden Kosten nur unzureichend ab – meist nur in Höhe von fünf Prozent der Aufwendungen für »normale« Gebrechen. Seit Anfang 1988 dürfen Betriebskrankenkassen bei Unternehmen mit mehr als fünfzig Beschäftigten die entsprechenden Zuschüsse nicht mehr beschneiden, dafür allerdings höhere Zuzahlungen verlangen. Im Endeffekt bleiben psychische und »normale« Krankheiten höchst unterschiedlich versichert. Laurie Flynn, Vorsitzende der NAMI, meint dazu: »Es ist einfach unglaublich, dass die meisten Versicherungspolicen die Depression meiner Tochter schlechter absichern als beispielsweise eine Epilepsie. Ich bekomme ziemlich viel bei rheumatischer Arthritis bezahlt, weil das eine ›richtige‹ Krankheit ist. Aber ist das Leiden meiner Tochter das etwa nicht? Sicherlich ist es schwierig, psychische Gesundheit zu definieren, und ich kann die Gesellschaft nicht verpflichten, mir ein glückliches Leben zu garantieren, aber bei psychisch Kranken ist die Situation eindeutig: Sie gehören zu den Benachteiligten, und sie sind inzwischen auch bereit, ihren Anteil einzuklagen.« Denn das Vorurteil, dass einem »das« nicht passieren würde, wenn man wirklich »stark«, »ordentlich« und richtig »motiviert« wäre, besteht weiterhin.

Eine Depression ist eine sehr kostspielige Angelegenheit. Mein erster Zusammenbruch hat mich und meine Kasse fünf Monate Arbeitsunfähigkeit gekostet. Dazu kommen die Kosten für die Gespräche mit dem Psychopharmakologen, die Therapie und die Medikamente, insgesamt fast 20 000 Dollar. All diese Kosten zu decken stellt für die meisten ein großes Problem dar. So auch für Robert Boorstin. Da seine Versicherung nur einen geringen Anteil der Kosten übernahm und er alleine für seine Medikamente nicht mehr aufkommen konnte, verklagte Robert Boorstin daraufhin seine Versicherung und erreichte einen Vergleich, aber die Möglichkeiten, so einen Prozess anzufangen, sind sehr begrenzt. »Ich gebe derzeit etwa 20 000 Dollar jährlich für meine psychische Gesundheit aus – und das ohne die Kosten für Klinikaufenthalte. Selbst eine ›kleine‹ Depression kostet zwischen 2000 und 2500 Dollar jährlich. Drei Wochen Klinik kommen auf über 14 000 Dollar.«

Gemäß dem *Journal of the American Medical Association* belaufen sich die Kosten, die insgesamt in den USA durch Depressionen verursacht werden, auf jährlich 48 Milliarden Dollar: 12 Milliarden direkte und 31 Milliarden indirekte Kosten. Davon werden acht Milliarden Dollar durch den frühzeitigen Tod, das heißt Selbstmord, potentieller Arbeitnehmer verursacht und 23 Milliarden durch Arbeitsausfall und verringerte Produktivität. Für den durchschnittlichen Arbeitgeber bedeutet das je depressiven Arbeitnehmer einen jährlichen Verlust von circa 6000 Dollar. »Diese Kosten liegen jedoch noch weit unter den tatsächlichen finanziellen Belastungen, die die amerikanische Gesellschaft tragen muss«, schreibt *JAMA*, »da in dieser Studie unter anderem die Krankenhausaufenthalte aufgrund psychosomatischer Leiden nicht berücksichtigt sind.«

Senator Wellstone setzt sich seit 1996 für eine gesetzliche Gleichstellung psychischer und physischer Krankheiten ein. Obwohl diese immer noch aussteht, verschwinden durch die Betonung auf die Chemie immerhin die Unterschiede in der öffentlichen Wahrnehmung, da sich so der Stellenwert der angeblichen persönlichen Verantwortung verringert. Senator Domenici erklärt dazu: »Es wäre interessant, einmal gegen eine Versicherung zu klagen, die eine paritätische Einschätzung verweigert, und dabei zu argumentieren, dass Störungen der psychischen Ordnung *physische* Störungen sind und man daher psychische Erkrankungen nicht ausschließen darf, wenn man vorgibt, *alle* Krankheiten abzudecken, die von den Ärzten definiert und beschrieben werden.« Die ersten Gesetze zur Gleichstellung haben allerdings noch eine Unzahl von Hintertüren, wie die demokratische Abgeordnete Marcy Kaptur bedauert. So gelten sie nicht für kleine Unternehmen, sie erlauben Obergrenzen für versicherungstechnische Leistungen und die Dauer von Klinikaufenthalten oder ambulanten Behandlungen psychisch Kranker, und sie erlauben den Versicherungen, von psychisch Kranken höhere Zuzahlungen zu verlangen und größere Leistungsabzüge zu berechnen als bei körperlich Kranken. Während man den Geist der neuen Gesetze begrüßen muss, ändern sie leider nur wenig am Status quo.

Man wird im Kongress kaum jemanden finden, der sich gegen die Behandlung psychisch Kranker stellen würde: »Die Opposition steht regelrecht im Wettbewerb mit der Regierung«, meint der Abgeordnete John Porter. Doch während Berichte über die Tragik von Selbstmorden und die Gefahr psychischer Leiden die Kongressakten füllen, ist eine Gesetzgebung, die auf all diese Zahlen und Erkenntnisse reagiert, nicht so leicht durchzusetzen. Wenn der Leistungsumfang staatlicher Hilfe vergrößert wird, steigen die Kosten. Das hätte im derzeitigen System in den USA zur Folge, dass *weniger* Menschen Hilfe für medizinische Behandlung erhalten. Für jedes Prozent, um das sich die Gesamtkosten erhöhen, fallen 400 000 Menschen durch das soziale Netz. Bei einer Erhöhung der Gesamtkosten um 2,5 Prozent, wie sie die Gleichstellung von psychischen mit physischen Krankheiten zur Folge hätte, würden eine Million Amerikaner plötzlich ohne Hilfe dastehen. Versuche in der Praxis haben allerdings gezeigt, dass die Gleichstellung die Kosten nur um ein Prozent erhöhen würde, denn Menschen, die eine angemessene Hilfe erhalten, achten mehr auf ihre Gesundheit. So gesehen finanziert sich die bessere Förderung psychisch Kranker selbst. Man weiß inzwischen auch, dass Menschen mit schweren Depressionen anfälliger für eine Vielzahl körperlicher Krankheiten (Infektionen, Krebs und Herzkrankheiten eingeschlossen) sind als der Rest der Bevölkerung. Die Hilfen für psychisch Kranke wären somit Teil eines sozial wohlausgewogenen Gesundheitsprogramms. Wo die Gleichstellung bereits erprobt wird, zeigt sich, dass die Mehraufwendungen im ersten Jahr weniger als ein Prozent betragen. Die Versicherungswirtschaft befürchtet allerdings eine Kostenexplosion, und auch die Debatten im Parlament zeigen, dass zusätzliche Hilfsangebote für psychisch Kranke als weiterhin höchst problematisch angesehen werden.

Denn durch spektakuläre Gewalttaten psychisch gestörter Personen herrscht auch dort die Meinung vor, diese Gruppe sei per se gefährlich. Nach neueren Pressemeldungen werden für 1998 mehr als tausend Morde psychisch Kranken zugerechnet. Dabei geht es weit weniger um Depressive als um Manisch-Depressive oder Schizophrene, aber auch heftige depressive Schübe können zu Gewalttaten führen. Diese Berichte prägen wesentlich das Bild psychisch kranker Menschen, es verstärkt ihre Stigmatisierung und ihre negative Wahrnehmung durch die Öffentlichkeit. Andererseits ist das ein gutes Mittel, um Gelder zu bekommen. Die Menschen, die für andere nichts spenden wollen, sind meist gern bereit, etwas für ihren eigenen Schutz zu tun. Eine britische Studie hat gezeigt, dass nur drei Prozent der psychisch Kranken eine Gefährdung für andere darstellen, dass sich aber fünfzig Prozent der Presseberichte über psychisch Kranke mit diesen Gefahren befassen. Die Abgeordnete Marcy Kaptur erklärt:»Bei einigen Kongressmitgliedern dominiert eine Art Bunkermentalität, statt sich darum zu bemühen, die Ursachen für solche Schreckenstaten herauszufinden. Sie setzen auf Stacheldraht und Aktionismus, um die Probleme in den Griff zu bekommen, statt mehr Mittel für die Behandlung psychisch Kranker zu bewilligen. Wir geben Milliarden von Dollar aus, um uns gegen diese Leute zu schützen, wo wir ihnen doch für viel weniger Geld helfen könnten.«

Präsident Clinton, der sich sehr für die Rechte psychisch Kranker eingesetzt hat und der Tipper Gores White House Conference an Mental Illness unterstützt hat, sagte mir:»Wir können nur hoffen, dass man nach Katastrophen, wie zum Beispiel Littleton, endlich aufwacht und erkennt, wie dringend das Problem ist. Doch anscheinend ist erst eine Tragödie nach der anderen nötig, bevor es auf diesem Gebiet zu gesetzlichen Änderungen kommt.«

Lynn Rivers weist darauf hin, »die Abgeordneten hier können ihre Be-
schlüsse nicht fassen, weil sie in einem abstrakt-moralischen Sinn rechts
stehen. Man muss der Allgemeinheit klarmachen, dass es in *ihrem* Interesse ist, wenn etwas getan wird.« Rivers gehört zu den Unterstützern des
Gesetzentwurfs von Roukema und Kaptur und bedauert wie diese, dass
die Sprache der Vorlage weder von ethischer Verantwortung noch von
Moral geprägt ist. Der Entwurf konzentriert sich fast ausschließlich auf
den Schutz der Bürger: »Um breite Unterstützung zu erhalten«, erklärte
mir Roukema, »müssen wir den Leuten klarmachen, dass es in ihrem
eigenen dringenden Interesse ist, dass etwas getan wird.« Erstaunlicherweise spielen ökonomische Argumente in der ganzen Diskussion nur eine
geringe Rolle. Der Gedanke, Leute von der Sozialhilfe wegzubringen und
wieder in das kapitalistische System einzugliedern, hat für den Kongress
keine große Bedeutung, und das obwohl eine neuere Untersuchung des
MIT gezeigt hat, dass die Arbeitsfähigkeit von Menschen bei schweren
Depressionen dramatisch sinkt, nach einer entsprechenden Behandlung
aber wieder auf das frühere Niveau steigt. Zwei andere Untersuchungen
zeigen, dass die Förderung von Arbeitsplätzen für psychisch Kranke der
ökonomisch günstigste Weg ist, mit dem Problem umzugehen.

Mehr und mehr Gewicht in der Gesetzgebung erlangen neuere Studi-
en, die eine Korrelation von Depressionen mit anderen Erkrankungen
untersuchen. Wenn nicht behandelte Depressionen anfälliger für Infektionen, Krebs und Herzerkrankungen machen, so sind sie zu teuer, als
dass man sie ignorieren könnte. Es gehört zur Ironie politischen Handelns, dass je mehr Kosten unbehandelte Depressionen verursachen,
desto mehr Geld für ihre Behandlung zu Verfügung gestellt wird.

Während die Diskussion über die versicherungstechnische Gleichstellung psychischer und physischer Krankheiten mit vollem Einsatz
geführt wird, interessiert sich kaum jemand für diejenigen Depressiven,
die keine Versicherung haben. Medicare und Medicaid bieten zwar
ihre Dienste an, aber sie verfügen nicht über konkrete Projekte, die
sich direkt an Betroffene wenden. Dazu kommt, dass die meisten der
bedürftigen Depressiven nicht in der Lage sind, sich zu organisieren
und Hilfen durchzusetzen. Die humanitären und ökonomischen Argumente, die vorgebracht werden, wenn es um bedürftige Depressive geht,
erschienen mir sehr überzeugend. Das war für mich der Grund, mit all
den Abgeordneten zu sprechen – als Journalist und als Betroffener in
eigener Sache. Senator Reid hatte begriffen, um was es geht: »Man kann
alles Mögliche über Prozac und all die anderen modernen Wundermittel
schreiben, die Depressionen verhindern. Das hilft aber *diesen* Leuten

kein bisschen.« Reid ist selbst in Armut aufgewachsen, sein Vater hat sich umgebracht. »Ich habe begriffen, dass mein Vater vermutlich keinen Selbstmord verübt hätte, wenn er nur jemand zum Reden gehabt hätte oder Medikamente. Aber im Moment sind keine Gesetze in diese Richtung vorgesehen.«

Doch selbst, wenn sich die Ansicht durchsetzen würde, dass für die Konjunktur, das Allgemeinwohl und den Steuerzahler die Behandlung dieser Menschen von Nutzen wäre, hält Senator Domenici Reformen noch für unrealistisch. Seiner Meinung nach hemmen weiterhin vier Faktoren den Fortschritt staatlicher Hilfprogramme.

Der erste und vermutlich wichtigste ist die Struktur des Haushaltsplans. Domenici erklärte dies: »Wir haben für unsere Programme und ihre Kosten Nischen im System gefunden. Bei neuen Programmen müssten wir uns erneut mit der Frage auseinandersetzen, ob man dafür neue Mittel benötigt – und nicht damit, ob der Staat auf lange Sicht damit Geld spart.« Man kann nicht einfach Mittel bei den Gefängnissen oder der Fürsorge streichen, um damit einen neuen Hilfsdienst für psychisch Kranke zu finanzieren, denn der ökonomische Nutzen dieses Dienstes wird sich nur sehr langsam einstellen: »Unsere Kalkulationen für die medizinischen Dienste sind einfach nicht am ökonomischen Nutzen orientiert.«

Der zweite Faktor ist, dass die republikanischen Kongressmitglieder der Pharmaindustrie keine Direktiven vorgeben wollen und gegen jeden staatlichen Eingriff opponieren. Denn die Gesetze, insbesondere der McCarran-Ferguson Act, machen die Krankenversicherung zu einer Aufgabe der Bundesstaaten. Der dritte Faktor ist, dass man Abgeordnete, die für eine relativ kurze Zeit gewählt werden, nur schwer dazu bringen kann, sich um die langfristige Entwicklung der sozialen Infrastruktur zu kümmern. Sie werden sich lieber auf Projekte stürzen, die den Wähler durch schnelle Erfolge beeindrucken. Den vierten Faktor hat Senator Wellstone ironisch so formuliert: »Wir leben in einer repräsentativen Demokratie. Die Abgeordneten kümmern sich um die Dinge, die ihre Wähler betreffen. Bedürftigen und depressiven Menschen mangelt es schlichtweg an einer Lobby, da sie über keinerlei Macht und Einfluss verfügen.«

Es ist eine seltsame Sache, zuerst intensive Erfahrungen mit schwachen und entwurzelten Menschen zu machen und dann mit Menschen, die über Macht verfügen. Beides hat mich sehr berührt.

Die kommunalen Hilfsprojekte, deren Mittel in den neunziger Jahren stark gekürzt wurden, werden immer wieder wegen ihrer mangelnden

Effektivität kritisiert. Sie macht man dafür verantwortlich, wenn es zu Vorfällen mit psychisch Kranken kommt. Doch geht es bei den Schuldzuweisungen nicht darum, dass sie den Kranken nicht genügend Hilfe und Unterstützung zukommen ließen, sondern darum, dass sie unfähig waren, die Gesellschaft vor diesen zu schützen.

Ein ständiger Streitpunkt ist das Thema der Einweisung von psychisch kranken Menschen in Kliniken oder andere Institutionen des Gesundheitssystems. Auf der einen Seite stehen die Verfechter der persönlichen Freiheiten, die eine stärkere finanzielle Unterstützung der Sozialarbeit fordern, auf der anderen Seite die Anhänger von Recht und Gesetz, die für eine staatliche Intervention zugunsten der Kranken plädieren. Für eine derartige Politik gibt es Präzedenzfälle. Wenn jemand Tuberkulose hat und nicht diszipliniert genug ist, seine Medikamente zur rechten Zeit zu nehmen, so wird ihn in einigen Bundesstaaten eine Krankenschwester aufsuchen und ihm täglich sein Isoniazid geben. Natürlich: Tuberkulose ist ansteckend und kann, wenn man sie nicht an der Ausbreitung hindert, zu einer Epidemie ausufern. Wenn auch psychische Krankheiten für die Allgemeinheit eine Gefahr darstellten, könnte man mit ähnlich rationalen Argumenten eingreifen.

Zwangseinweisungen waren das große Thema der siebziger Jahre, als alles von Institutionen redete. Heute haben Kranke, die eine Behandlung wollen, meist Schwierigkeiten, eine zu bekommen. Die großen Kliniken werden geschlossen und Einrichtungen für Kurzbehandlungen entlassen ihre Klienten, auch wenn sie noch nicht in der Lage sind, mit der Welt draußen zurechtzukommen. »Es sieht so aus, dass die Kliniken ihre Patienten gar nicht schnell genug losbekommen können«, stellte das *New York Times Magazine* im Frühjahr 1999 fest. Andererseits gibt es aber auch Menschen, die gegen ihren Willen in geschlossenen Anstalten sind. Es ist immer besser, einen Kranken von dem Sinn einer Behandlung zu überzeugen, als ihn dazu zu zwingen. Darüber hinaus müssen universelle Standards entwickelt werden, nach denen Zwang ausgeübt werden darf. Es wird erheblicher Missbrauch getrieben, indem sich unqualifizierte und böswillige Personen die Macht anmaßen, darüber zu richten, wer krank oder gesund ist, um dann Menschen ohne eine angemessene richterliche Entscheidung zwangseinzuweisen.

Juristen verteidigen die Freiheit des Individuums, auch auf die Gefahr hin, das es sich zerstört – Psychiater, Sozialarbeiter und alle, die enger mit psychisch Kranken zu tun haben, wollen eher intervenieren. Wer hat das Recht zu entscheiden, wann man jemandem seinen Willen lassen darf und wann nicht? Grob gesagt, besteht die Position der

Rechten darin, dass Verrückte weggesperrt werden müssen, damit sie die Gesellschaft nicht zerstören – und das selbst dann, wenn sie keine unmittelbare Gefahr darstellen. Die Linken gehen dagegen davon aus, dass niemand die persönlichen Freiheiten anderer einschränken darf, der dazu nicht staatlich legitimiert ist. Ein Standpunkt zwischen diesen beiden Extremen besagt, dass einige Kranke zur Behandlung gezwungen werden müssen, andere aber nicht. Da die Angst vor der Diagnose und die Hoffnungslosigkeit bezüglich einer Heilung zu den Symptomen psychischer Erkrankungen gehören, sind Zwangsmaßnahmen weiterhin ein notwendiger Teil der Behandlung.

»Man muss diese Menschen als Menschen behandeln und ihre Individualität bewahren, man muss sie aber auch wieder in die Allgemeinheit eingliedern«, erklärt die Abgeordnete Kaptur. Die American Civil Liberties Union (ACLU) nimmt eine moderatere Position ein. Sie hat eine Erklärung veröffentlicht, in der es heißt, »die Freiheit, psychotisch und immer hinfälliger zu werden und sich nicht behandeln zu lassen, ist keine wirkliche Freiheit. Es ist die pure Trostlosigkeit.« Das Problem ist, dass es oft nur die Wahl zwischen totalem Zwang und totaler Freiheit gibt: Das gegenwärtige System ist auf eindeutige Psychosen ausgerichtet, es fehlen Hilfen auf »mittlerem« Niveau, wie sie die meisten Depressiven brauchen. Vielleicht müsste man die psychisch auffälligen Personen, ihre Selbstmordgefährdung und die Gefahr, die sie für andere darstellen, einschätzen – und dann eine Prognose wagen, wer von ihnen im Nachhinein eine aufgezwungene Behandlung akzeptieren würde.

Niemand will wirklich depressiv sein, aber es gibt auch Menschen, die nicht wollen, dass es ihnen wieder gutgeht – *gut* in dem Sinne, wie ich es definieren würde. Welche Möglichkeiten sollte man ihnen bieten? Sollen wir zulassen, dass sie sich in ihre Krankheit zurückziehen? Sollen wir die sozialen Kosten für einen solchen Rückzug zahlen? Wie könnte ein konkretes Verfahren aussehen, um all diese Dinge festzustellen? Der Raum, der sich dabei für die Bürokratie auftut, ist erschreckend, und man wird nie eine alle zufriedenstellende Lösung für das Problem finden, wer welche Art von Behandlung benötigt. Wenn man eingesteht, dass eine völlig ausgewogene Lösung unmöglich ist, muss man sich auch mit zwei unerfreulichen Folgen abfinden: Einige Menschen werden eingesperrt, die eigentlich frei sein sollten – und einige Menschen werden frei herumlaufen, die sich möglicherweise selbst zerstören. Die Frage ist weniger, *welche* Art von Behandlung man den Betroffenen auferlegen, sondern *wann* und durch *wen* sie erfolgen soll. Ich kann dieses Problem nicht diskutieren, ohne an Sheila Hernandez zu denken, die mittellose

HIV-positive Frau, die gegen ihre Unterbringung in der Anstalt von Johns Hopkins gekämpft hat. Sie wollte in Freiheit sterben – und ist jetzt sehr froh darüber, wieder zu leben. Aber ich werde auch an den koreanischen Jungen erinnert, der an zerebraler Lähmung erkrankt war und unter einer Vielzahl akuter Störungen litt, die so stark waren, dass er sich nicht einmal mehr selbst umbringen konnte. Er ist zu einem Leben ohne Glück gezwungen, dem er nicht entkommen kann. Trotz allen Überlegungen und allem Grübeln kann ich die »richtige« Antwort auf diese Fragen nicht finden.

Auch wenn in letzter Zeit eine Politik an Bedeutung gewonnen hat, die auf so wenig Einschränkungen wie möglich setzt, bestehen immer noch Gesetze, die aus der Problematik der Gewalttätigkeit psychisch Kranker resultieren. Obwohl nur wenige Depressive gewalttätig sind, werden auch sie von diesen Gesetzen betroffen, die eigentlich auf Schizophrene zugeschnitten sind. Die Gruppe der psychisch Kranken ist äußerst inhomogen, und der allzu pauschale Umgang mit psychischen Erkrankungen verursacht erhebliches Leid. Werden die Rechte psychisch Kranker schon aufgrund vermuteter Gewalttätigkeit eingeschränkt, so kommt noch dazu, dass sie entmündigt werden können und der Staat die Vormundschaft übernimmt wie für schutzbedürftige Kinder. Die ACLU ist nicht der Ansicht, dass die Eingriffsmöglichkeiten des Staates oder der Kommunen ausgeweitet werden sollten, zumal die Gefahr des Missbrauches groß ist und die Verknüpfung mit dem Polizeiapparat allzu eng ist. Aber wie viel Leiden kann man in Kauf nehmen, nur um liberale Prinzipien zu verteidigen?

Das Treatment Advocacy Center (TAC) in Washington ist das wohl konservativste Behandlungszentrum. Es vertritt den Standpunkt, dass Kranke auch in geschlossene Anstalten gehören, wenn von ihnen keine akute Gefährdung ausgeht. Jonathan Stanley, der stellvertretende Direktor des Zentrums, beklagt, dass man sich nur um straffällig gewordene Kranke kümmert: »Die Leute interessieren sich viel mehr für die Chance von eins zu zwei Millionen, dass sie vor die U-Bahn gestoßen werden könnten, als dafür, dass sie mit hundertprozentiger Sicherheit an jedem beliebigen Tag im Central Park zwanzig Psychotikern in die Arme laufen.« Für Stanley war die Absage an eine konsequente Institutionalisierung das unglückliche Ergebnis des Einsatzes von Bürgerrechtlern für die »falschen« Leute und der gleichzeitigen Kürzung der staatlichen Mittel. Die Auflösung oder Verkleinerung der Institutionen hatte zur Folge, dass abgestufte Behandlungssysteme verschwanden, in denen die Patienten nach und nach wieder auf das Leben in ihrer früheren Umgebung vorbereitet werden konnten. Der Gedanke, mit geschulten Kräften den Kranken den Weg aus der Verzweiflung in die Funktionsfähigkeit zu erleichtern, hat sich in Regierungskreisen noch nicht durchgesetzt. Die Auflösung der Institutionen sollte eigentlich von der Einrichtung einer Vielzahl kommunaler Hilfsangebote begleitet werden – aber nichts dergleichen ist passiert. Die TAG hat Gesetzesvorlagen wie die von Kendra unterstützt, die zu einer Kriminalisierung psychisch Kranker führen, indem man gerichtlich gegen sie vorgeht, wenn sie ihre Medikamente nicht nehmen. So wurden Depressive vor Gericht gebracht, bestraft und dann wieder auf die Straße gesetzt, wo sie wieder für sich selbst sorgen mussten, weil weder ein Platz noch die Mittel für eine intensive Behandlung zur Verfügung standen. Wenn die Kranken zu viel Ärger machen, werden sie eingesperrt: Der Abbau der Institutionen hat in vielen Fällen dazu geführt, dass Menschen von der Klinik ins Gefängnis abgeschoben werden – wo sie bei falscher und unzureichender Behandlung erneut erkranken.

Das Bazelon Center, ebenfalls in Washington, ist am anderen Ende des Spektrums angesiedelt. Dort glaubt man, dass jede Art von Verpflichtung auf freiwilliger Basis geschehen muss, und weiß um die Fülle der Interpretationsmöglichkeiten psychischer Krankheiten: »Mangelnde Einsicht bei den Patienten ist oft nichts anderes als der Mangel an Übereinstimmung mit den behandelnden Ärzten.« Das stimmt oft, aber nicht immer.

Die Veterans Administration, die immer noch davon überzeugt ist, dass psychische Leiden bei »starken« Männern nicht vorzukommen haben, gibt weniger als zwölf Prozent ihres Forschungsbudgets für diesen Komplex aus. Doch in Wirklichkeit sind psychische Störungen die häufigsten Probleme bei Veteranen. Sie leiden in großer Zahl an posttraumatischem Stress, fühlen sich verloren und nehmen Drogen. Wenn man bedenkt, dass gewaltige Mengen an Steuergeldern ausgegeben wurden, um diese Männer und Frauen auszubilden, erscheint es erstaunlich, wie weit die genannten Probleme ignoriert werden. Veteranen, die unter Depressionen leiden, insbesondere diejenigen, die in Vietnam waren, machen einen großen Teil der Obdachlosen in den USA aus. Sie haben zwei Traumata hinter sich: Das erste war der Krieg selbst, der Schrecken des Tötens, der Blick auf die Verwüstungen und das Bewusstsein, selbst in großer Gefahr zu sein. Das andere Trauma hat seine Ursache in der großen Nähe und Dynamik der Gruppensituation während der Dienstzeit, was dazu führte, von diesen Strukturen abhängig zu werden und sich nach der Entlassung verlassen zu fühlen – zurückgeworfen auf die eigene

Person und die »Freiheit«, selbst entscheiden zu müssen. Veteranenkomitees haben überschlagen, dass bei 25 Prozent der Veteranen, die in Kliniken eingeliefert wurden, psychische Erkrankungen diagnostiziert wurden. Wenn man annimmt, dass die Hälfte aller Ärzte in den USA in irgendeiner Weise einen Teil ihrer Ausbildung in Kliniken für Veteranen durchlaufen haben, leuchtet es ein, dass Vorurteile, die in solchen Institutionen herrschen, auch in zivilen Einrichtungen und Kliniken zu finden sind.

Alles deutet darauf hin, dass es doch wieder auf Zwangseinweisungen hinauslaufen wird. Der Kreis hat sich geschlossen. Aus einem monolithischen »kranken« System zur »Behandlung« Depressiver ist ein in Verfall begriffenes, nur noch begrenzt handlungsfähiges geworden. Beth Haroules von der New York Civil Liberties Union meint: »Es ist jetzt zwar besser als in dem alten System, wo die Leute nur eingesperrt wurden, um dann zu verkümmern. Aber gemessen an dem, was man inzwischen über die Ursachen und Behandlungsmöglichkeiten psychischer Krankheiten weiß, liegt das öffentliche Gesundheitssystem heute eher noch weiter zurück als vor zwanzig Jahren.« Es mangelt an einem abgestuften System, das auf allen möglichen Ebenen kompetente Hilfe anbieten kann, aber auch eine intensive Nachsorge für diejenigen entlassenen Patienten vorsieht, bei denen man vermutet, dass sie ihre Behandlung vernachlässigen. Es ist dringend nötig, Richtlinien für gerechte Begutachtungen zu entwickeln und alle, für die Zwangsmaßnahmen sinnvoll sind, nach denselben Maßstäben zu überprüfen. Der Begutachtungsprozess muss sowohl die Last berücksichtigen, die ein psychisch Kranker für die Allgemeinheit darstellt, als auch das Leid, das er unnötigerweise ertragen muss. Es müssen Standards dafür entwickelt werden, wann jemand inhaftiert wird, wann er in eine psychiatrische Einrichtung zwangseingewiesen wird oder ob für ihn eine freiwillige Behandlung in Frage kommt. Es muss Raum für die Menschen bleiben, die – bei Kenntnis aller Konsequenzen – jegliche Behandlung ablehnen und dabei keine Kosten für die Allgemeinheit verursachen. Es muss ein effizientes System für all diese Dinge eingerichtet werden, in dem Eigeninteressen keine Rolle spielen.

Lynn Rivers ist die einzige Kongressabgeordnete, die den Sachverhalt ihrer eigenen psychischen Erkrankung publik gemacht hat. Sie hatte mit achtzehn Jahren geheiratet, arbeitete als Küchenhilfe und erkrankte nach der Geburt der ersten Tochter. Als die Symptome sich verschlimmerten, ging sie zum Arzt. Die Krankenversicherung ihres Mannes, der Automechaniker war, deckte nur sechs Besuche beim Psychiater ab. Daher zahlten sie in den folgenden zehn Jahren die Hälfte ihres gemeinsamen Einkommens für die Therapie. Inzwischen war sie einundzwanzig und hatte große Probleme zu arbeiten und Angst zu telefonieren. »Es war schrecklich. Lange Zeit. Die depressiven Schübe dauerten Monate. Ich lag nur noch im Bett und schlief jeden Tag zwanzig Stunden. Manche denken, Depressionen haben etwas mit Traurigkeit zu tun. Das stimmt nicht. Es ist die reine Leere, einfach nichts.«

Angesichts der hohen Behandlungskosten nahm ihr Ehemann noch eine zweite Stellung an und jobbte manchmal nachts bei einem Pizza-Service. Er trug Zeitungen aus und arbeitete in einem Spielzeugladen. »Ich weiß nicht, wo er die Kraft dazu hernahm«, berichtete mir Rivers, »und ich will mir gar nicht vorstellen, wie es ist, wenn man ohne Unterstützung der Familie eine schwere psychische Krankheit durchstehen muss.«

Schließlich hat sie in den frühen neunziger Jahren den »perfekten Cocktail« an Medikamenten gefunden: Sie nimmt jetzt Lithium (zunächst bis zu 2200 mg täglich, jetzt hat sich die Dosis bei 900 mg stabilisiert), Desipramine und BuSpar. Sobald sie dazu in der Lage war, begann sie eine Laufbahn im öffentlichen Dienst. Neben Hausarbeit und Familie studierte sie, machte ihren Abschluss mit Auszeichnung und begann ein Aufbaustudium in Jura. Als sie sich zu einer Kandidatur für den Kongress entschloss, fand der Oppositionskandidat heraus, dass sie psychische Probleme hatte, und machte dies publik. Anstatt zu leugnen, erzählte Rivers jedoch von ihrer Krankheit und gab zu, dass sie zehn Jahre gebraucht habe, um ihre Lage zu stabilisieren. Ihre Offenheit und ihre gelassene Reaktion auf die Angelegenheit waren sicherlich auch für ihren anschließenden Wahlsieg ausschlaggebend.

Einige andere Abgeordnete haben Rivers von ihren Depressionen erzählt, trauen sich aber nicht, es auch ihren Wählern einzugestehen. »Einer der Kollegen sagte mir, er wolle es eigentlich öffentlich machen, habe aber das Gefühl, es nicht zu können. Ich weiß nicht, wie seine Wählerschaft strukturiert ist, vielleicht kann er es wirklich nicht. Die meisten, die Depressionen haben, wollen es nicht eingestehen, weil sie voller Schuldgefühle sind. Eine Depression ist eine sehr einsame Krankheit. Ich habe mich davon befreit: Meine Depression ist kein Thema mehr.« Der Abgeordnete Bob Wise zählt psychische Krankheiten unter die »Familiengeheimnisse«, die jeder hat.

Joe Rogers, Geschäftsführer der Mental Health Association of Southeastern Pennsylvania, ist ein freundlicher, engagierter Mann mit guten Manieren. Als ich ihn zum ersten Mal traf, erzählte er mir, dass er eine

Zeitlang in New York gelebt hätte, am Washington Square. Ich fragte ihn daraufhin, wo genau er denn gewohnt hätte, und er erwiderte: »*Auf dem Square. Auf einer Parkbank. Neun Monate lang. Es war einer meiner Plätze, während ich obdachlos war.*«

Joe Rogers hat wie Lynn Rivers seinen Platz im Netzwerk der Einrichtungen für psychisch Kranke gewechselt: Er ist vom »Konsumenten« zum Mitarbeiter geworden. Er ist eines von vier Kindern und wuchs in Florida bei einer Mutter auf, die Alkoholikerin war, und einem Vater, der ständig drohte, sich umzubringen. Obwohl seine Eltern aus relativ wohlhabenden Familien kamen, hatte ihr gestörtes Verhalten zu völlig desolaten Verhältnissen geführt. »Wir lebten in einem Haus, das fast auseinanderfiel und wo es überall von Kakerlaken wimmelte«, erinnert sich Rogers. »Manchmal war das Haushaltsgeld weg, und ich erfuhr später, dass mein Vater es verspielt hatte. Wir haben nie gewusst, was er eigentlich verdiente. Wir haben zwar nicht gehungert, aber gemessen an der Herkunft meiner Eltern lebten wir in Armut.« Mit dreizehn Jahren flog Rogers von der Schule. Sein Vater hatte die Angewohnheit, seine Luger zu ziehen und seinem Sohn anzukündigen, er würde sich jetzt erschießen. Rogers musste lernen, mit solchen Situationen umzugehen. »Als ich zwölf war, hatte ich kapiert, dass ich ihm die Waffe wegnehmen und sie verstecken musste.« In der Zwischenzeit trank die Mutter immer mehr und durchlief alle möglichen Entzugstherapien. Der Vater starb, als Rogers sechzehn war. Beim Tod der Mutter war er zwanzig.

»Wenn ich auf meine Jugend zurückschaue, denke ich, dass mein Vater auf eine Behandlung angesprochen hätte. Bei meiner Mutter weiß ich es nicht. Ich selbst gehe zu den Anonymen Alkoholikern, obwohl ich kein Trinker bin – eine reine Vorsichtsmaßnahme.« Nach einer völlig passiven Phase fing er mit achtzehn an, seinen versäumten Schulabschluss nachzuholen. Er verliebte sich in eine Frau und begann, sich ein eigenes Leben aufzubauen. Dann kam seine Krise. Eines Tages fand er sich in seinem Auto vor einem Stoppzeichen – unfähig, sich zu entscheiden, ob er weiterfahren sollte oder umkehren oder nach links oder rechts abbiegen: »Ich saß einfach da und fühlte mich völlig verloren.« Bald darauf spielte er ernsthaft mit dem Gedanken, sich umzubringen. Er wurde in eine Klinik eingewiesen, in der man ihm Lithium gab. Das war 1971 – Rogers wusste nicht, wohin. Seine Freundin hatte ihn verlassen, seine Eltern waren tot, und er lebte von Sozialhilfe.

Rogers durchlief mehrere Klinikaufenthalte. Die Behandlung von Depressionen war damals noch sehr primitiv: Er hatte durch die Medikamente das Gefühl, so gut wie tot zu sein, und er hasste die Klinik. »Ich begann, an mir zu arbeiten, denn ich wollte raus«, erinnert er sich. Auch heute noch kann er nur mit Schaudern von dieser Zeit erzählen. »In einer war ich sechs Monate lang – allein schon der Geruch! Sie hatten für jeden Patienten 125 000 Dollar im Jahr und konnten sich daher zumindest ganz ordentliche Gebäude leisten. Man war mit zwei oder drei anderen in einem Zimmer auf relativ engem Raum zusammengesperrt. Das Personal war schlecht ausgebildet, und wenn man etwas sagte, hat das niemanden interessiert. Solche Plätze sind Gefängnisse. Solange für einen bezahlt wird, denkt niemand daran, dich zu entlassen. Wenn du zu lange in einer solchen Anstalt bist, ist deine Persönlichkeit kaputt.«

In den Kliniken wurde Rogers ruhiggestellt, dadurch war er besser zu »handhaben«, aber seine Probleme wurden dadurch nicht gelöst. Das Sedieren von Angstzuständen und Erregbarkeit versetzt ohne eine begleitende Behandlung der Depression nur in eine Nebelwelt des Elends. Nach diesen Erfahrungen glaubt Rogers nicht daran, dass man Menschen zu Behandlungen zwingen sollte in der Hoffnung, sie würden später froh darüber sein.

Für mich waren die Erfahrungen bei Besuchen staatlicher Kliniken erschreckend – selbst wenn es sich um die angesehensten Anstalten handelte. Es ist schon verstörend genug und wenig vergnüglich, als Verrückter in einer relativ »normalen« Umgebung zu leben, aber irgendwo eingeschlossen zu sein, wo die Verrücktheit das Normale darstellt, ist ganz schauderhaft. Ich habe jede Menge Geschichten über Missbrauch und Misshandlungen in staatlichen Einrichtungen ausgegraben. Der Journalist Kevin Heldman hat sich einmal als verdeckter Ermittler in die Nervenklinik des Woodhull Hospital in Brooklyn eingeschlichen, indem er vorgab, er sei selbstmordgefährdet. »Die ganze Umgebung glich eher einem Gefängnis als einer Therapieeinrichtung.« Heldman zitiert dann Darbey Penney vom New York State Office of Mental Health: »So ziemlich der letzte Platz, wo ich hinwollte, wenn ich in eine emotionale Krise käme, wäre die Abteilung für psychisch Kranke in einer staatlichen Klinik.« Keine der politischen Vorgaben für die Behandlung psychisch Kranker wurde in Woodhull beachtet. Die Patienten hatten keine Möglichkeit, sich mit ihren Psychiatern zu treffen. Die Tage waren nicht strukturiert, es lief darauf hinaus, dass man zehn Stunden vor dem Fernseher saß. Die Zimmer waren verdreckt. Und anstatt herauszufinden, welche Medikamente den Patienten helfen könnten, hatte man sich ganz auf zwangsweise Sedierung und Fixierung verlegt. Für diese Dienste zahlt der Staat New York der Klinik 1400 Dollar pro Tag!

Bei meinen Besuchen in Kliniken war ich eher daran interessiert, die Qualitäten guter Kliniken herauszufinden, als Missbrauch, Misshandlungen oder entwürdigende Eingriffe in schlechten aufzudecken. Ich wollte wissen, ob das Modell »staatliche Institution« von Grund auf verfehlt ist. Die Institutionalisierung ist ein schwieriges Problem, für das auch ich keine Lösung gefunden habe – auch Einrichtungen für Kurzbehandlungen können gut oder schlecht sein. Ich habe ziemlich viel Zeit auf solchen Stationen verbracht und würde nicht zögern, beispielsweise Johns Hopkins wieder aufzusuchen, wenn ich Hilfe brauchte. Jede Art von Institution weist extreme Qualitätsunterschiede auf. Ich war ziemlich oft im Norristown Hospital in der Nähe von Philadelphia, einer Institution, die sich streng dazu verpflichtet fühlt, ihren Patienten zu helfen. Die Ärzte, die Pfleger und das Verwaltungspersonal haben mich sehr beeindruckt. Ich mochte auch einige der Patienten sehr, die ich dort getroffen habe. Aber trotzdem gingen mir die Besuche in Norristown sehr nahe und zählen zu den schwierigsten Aufgaben während meiner Recherchen. Lieber würde ich jegliche Art von Verzweiflung ertragen, als eine endlose Zeit in Norristown abzusitzen. Es mag sein, dass die Institutionalisierung derzeit das Bestmögliche ist und dass die Probleme, wie sie dort auftauchen, nicht lösbar sind – aber man muss sich mit ihnen auseinandersetzen, um die bestehenden Gesetze beurteilen und verbessern zu können.

Das Norristown Hospital ähnelt dem Campus eines Colleges an der Ostküste. Es liegt auf einem grünen Hügel mit Panoramablick. Große, prächtige Bäume werfen ihre Schatten auf einen gepflegten Rasen. An roten Backsteingebäuden ranken sich Weinreben empor, und die Tore der Anstalt sind den ganzen Tag über geöffnet. Wenn man nur an die Ästhetik denkt, so sind die Patienten in der Klinik weit besser aufgehoben als draußen. In Wirklichkeit gleicht die Anstalt aber eher einer reizlosen Version von Alicens Wunderland, wo die gewohnte Logik überall zusammenbricht, um einer unzugänglichen anderen Logik Platz zu machen. In der Klinik wird eine eigene Sprache gesprochen, die man nur langsam erlernt. »Oh, ihr geht es nicht so gut. Wenn sie nicht aufpasst, wird sie wieder in Haus 10 landen«, sagte mir eine Patientin »ganz im Vertrauen« über eine andere. Fragen, was denn in »Haus 10« passiere, brachten nicht viel: »Haus 10«, eine Einrichtung für Notfälle, war kein Thema, nur die Augen weiteten sich voll Schrecken, wenn man davon sprach. Als ich dann irgendwann einmal in dieses Gebäude kam, war es gar nicht so schrecklich wie sein Ruf, viel schlimmer war Haus 30: Die

meisten Patienten dort waren fixiert und standen unter ständiger Überwachung, um zu verhindern, dass sie sich selbst verletzten. Einige von
ihnen lagen unter Netzen, damit sie sich nicht umbringen konnten. Ich
habe nirgends gesehen, dass in unangebrachter Weise interveniert wurde. Die Zwangsmaßnahmen waren für die Patienten nötig, aber der Anblick war trotzdem nur schwer zu ertragen. Die Abstufungen zwischen
den Häusern, diese Zahlen, die mit verschiedenen Stufen von Angst und
Freiheitsentzug verbunden waren und von denen man auf dem Campus
nur flüsternd sprach, konnten den Zustand eines unter Depressionen
Leidenden nur verschlimmern.

Ich litt darunter, mich dort aufzuhalten, vielleicht weil ich immer
an zu Hause denken musste. Wenn man nicht rechtzeitig etwas gegen
meine Krankheit unternommen hätte und ich arm und allein gewesen
wäre – hätte ich dann an einem solchen Platz geendet? Schon allein
dieser Möglichkeit wegen wollte ich am liebsten schreiend wegrennen,
durch das schöne Tor hinaus und zurück in mein sicheres Heim. Aber
die Dauerpatienten in Norristown haben »draußen« keinen Platz, der
ihnen wieder zur Heimat werden könnte. Auch wenn man die Ärzte
und Pfleger nur loben konnte, das Gesamtbild und die Stimmung dort
wurden von den Kranken dominiert, und ich entwickelte sehr schnell
ein ganz erschreckendes Gefühl der Abgrenzung zwischen »mir«, dem
Gesunden, und »den anderen«, den Kranken. Nachdem die zweithäu-
figste Diagnose in den staatlichen Anstalten »affektive Störung« ist, war
ich mir allerdings nicht ganz sicher, ob ich zu den Gesunden oder den
Kranken gehörte. Wir leben nach allgemein anerkannten Normen und
setzen auf die Vernunft, weil sich das immer wieder bewährt hat. Von
Außerirdischen in ein Raumschiff versetzt, würden wir vermutlich den
Glauben an die Schwerkraft verlieren, weil wir sie nicht mehr spüren
könnten. In Norristown wurde mein Realitätsbezug brüchig. An einem
solchen Ort gibt es nichts mehr, auf das man sich verlassen kann. Die
Vernunft erscheint in diesem Kontext so seltsam wie die Verrücktheit in
der Welt draußen. Immer, wenn ich nach Norristown ging, hatte ich den
Eindruck, meine Psyche würde sich zersetzen.

Mein erster Besuch in Norristown, der mit der Verwaltung abgespro-
chen war, fand an einem wunderschönen Frühlingstag statt. Ich setzte
mich zu einer depressiven Frau, die sich bereit erklärt hatte, mit mir zu
reden. Wir saßen in einer Art Gartenhaus auf einem netten kleinen Hügel und tranken Kaffee aus Plastiktassen. Die Frau, die ich interviewte,
konnte sich gut artikulieren und machte einen passablen Eindruck, aber
ich fühlte mich doch unbehaglich. Als wir unser Gespräch anfingen,

kamen andere Patienten hinzu und stellten sich, ohne auf die Regeln der Höflichkeit zu achten, zwischen uns oder unterbrachen unser Gespräch mit Fragen, wer ich denn sei und was ich hier mache. Einmal kam einer auf mich zu und klopfte mir auf die Schulter. Eine Frau, die ich noch nie vorher gesehen hatte, stellte sich drei Meter vor mir auf, starrte mich eine Weile lang an, brach dann in Tränen aus und hörte, auch als ich sie beruhigen wollte, nicht auf zu weinen. »Ach, das ist nur so eine Heulsuse«, klärte mich einer der anderen auf. Menschen, die vorher nicht verrückt sind, würden es hier werden. Da die Zahl der Patienten von Norristown im Laufe der Jahre stark zurückgegangen ist, steht die Hälfte der Gebäude leer. Diese leeren Gebäude, alle im Stil von praktisch-modernen Schulgebäuden der sechziger Jahre errichtet, verbreiten eine gespenstische Atmosphäre. Sie sind für immer verschlossen, zwischen ihren Balken wuchert modriges Grün.

Schizophrene stehen auf dem Campus herum und reden mit Marsmenschen, die niemand sonst sehen kann. Ein zorniger junger Mann schlägt auf eine Wand ein, während katatonische Patienten, sediert oder depressiv, mit glasigem Blick und ohne jede Bewegung vor sich hin starren. Das Mobiliar, das so konstruiert ist, dass man sich damit nichts antun kann, sieht so mitgenommen aus wie seine Benutzer. Schon etwas verblasste Papiergirlanden, die für irgendwelche längst vergangenen Festveranstaltungen angebracht worden waren, hängen schlaff in der Eingangshalle. Es ist mir nie gelungen, mich dem ständig anhaltenden nonverbalen Lärm von Norristown zu entziehen, der im Hintergrund des vielen Geredes allgegenwärtig war: Leute, die auf irgendetwas einschlugen, Leute, die schrien, Leute, die laut schnarchten, Leute, die sabberten oder schwitzten, Leute, die Erstickungslaute von sich gaben oder ohne jede Scham furzten, das keuchende Husten von Männern und Frauen, deren einziges Vergnügen darin bestand, zu rauchen. Spuren von Liebe kann man an einem solchen Ort nur schwer finden. Überall wird geredet, geredet und geredet. Obwohl dort so viele Gebäude leer stehen und trotz der weiten Rasenflächen gibt es nicht genügend Platz: Die Patienten sind durch ihr Elend gefesselt. Vierzig Prozent der Insassen derartiger Anstalten sind dort wegen Depressionen. Um wieder gesund zu werden, sind sie an den deprimierendsten Plätzen der Welt gelandet.

Und doch ist Norristown die beste staatliche Einrichtung für Langzeitpatienten, die ich besucht habe. Das Personal opfert sich mit viel Liebe auf. Es ist nicht nur engagiert, sondern auch intelligent und freundlich, und die Patienten sind meistens im bestmöglichen Zustand. Norristown ist nicht Bedlam. Jeder bekommt gutes Essen und die richtigen Medikamente, und ein Stab von Experten wacht in verantwortlicher Weise über alle. Es kommt in Norristown selten zu Verletzungen. Jeder hat saubere und nette Kleidung. Die Patienten wissen meist den Namen ihrer Krankheit und wissen, warum sie in Norristown sind. So verrückt der Platz auch erscheint: Er macht doch einen sicheren Eindruck. Die Patienten werden sowohl vor der Welt draußen als auch vor ihrem Angst machenden Inneren geschützt. Die Schwächen der Klinik hängen mit den Problemen zusammen, die lang andauernde Krankheiten zwangs-läufig mit sich bringen.

Nach einigen Jahren wurde Joe Rogers aus seiner Klinik für Langzeit-kranke in eine Einrichtung in Florida verlegt, wo er besser behandelt werden konnte und geeignetere Medikamente bekam. »Ich fing nun an, mich anders zu sehen. Ich sah mich als Geisteskranken. Sie sagten mir, meine Krankheit sei unheilbar und dass sie keine Möglichkeit sähen, wie ich zur Schule gehen könnte. Damals war ich Mitte zwanzig. Sie sagten mir, ich würde Sozialhilfe bekommen und das würde so bleiben. Ich wurde immer passiver und verlor jedes Gefühl für mich selbst.« Als Ro-gers entlassen wurde, lebte er fast ein Jahr lang auf der Straße. »Je mehr ich versuchte, meine Dinge zu ordnen, umso mehr entglitten sie mir. Ich versuchte es mit einem Ortswechsel – heraus aus meinen Gewohnheiten und Beziehungen – und beschloss, nach New York zu gehen. Ich wusste nicht, was ich dort tun könnte. Es endete damit, dass ich eine Parkbank fand, die gar nicht so schlecht war. Damals gab es in New York noch nicht so viele Obdachlose. Ich war ein ganz gutaussehender, weißer, netter Junge. Etwas verwahrlost, aber nicht verdreckt. Die Leute inter-essierten sich für mich.«

Rogers erzählte irgendwelchen Passanten für ein paar Cents seine Ge-schichte, aber er vermied dabei alles, was ihn wieder in eine Anstalt hätte bringen können. »Ich dachte mir, dass ich niemals wieder rauskommen würde, wenn ich jetzt hätte zurückgehen müssen. Ich dachte, sie bringen mich wieder da hin. Ich hatte keinerlei Hoffnung mehr, aber ich brachte mich auch nicht um – ich hatte viel zu viel Angst vor den Schmerzen. In dieser Zeit dachte ich, dass ich so weit weg vom Rest der Menschheit wäre, dass jeder weglaufen würde, dem ich zu nahe kam, bis dann diese Leute von der Kirche kamen, die mich dort herumlungern sahen und mir sagten, sie könnten mich zum YMCA in East Orange bringen. Wenn sie etwas von einer Klinik gesagt hätten, wäre ich Hunderte von Kilo-metern gerannt, um zu entkommen. Aber das haben sie nicht gemacht. Sie hatten weiter ein Auge auf mich und warteten, bis ich so weit war.«

Diese Erfahrung wurde für Rogers zu einem Wendepunkt in seinem Leben. Es war das erste Mal, dass er mit einer sozialen Einrichtung Kontakt hatte, die sich direkt an Betroffene wandte. »Menschen, die isoliert sind und sich verloren fühlen, sehnen sich in der Regel nach menschlichen Beziehungen. Sozialarbeit, die Betroffene direkt anspricht, kann wirklich helfen. Man muss dazu auf die Straße gehen und mit den Betroffenen immer wieder Kontakt suchen, bis es so weit ist, dass sie mitkommen.« Rogers war depressiv, und Depression ist eine Krankheit, die die gesamte Persönlichkeit beherrscht. Aber Rogers' Persönlichkeit, die unter der Depression begraben war, wehrte sich beharrlich: »Entscheidend war vielleicht ein Rest von Humor. Selbst in meinen verrücktesten und depressivsten Zeiten konnte ich über alles Mögliche lachen.« Rogers ging für einige Monate zum YMCA in East Orange und nahm einen Job in einer Autowaschanlage an. Dann wechselte er zum YMCA in Montclair, wo er seine Frau kennenlernte. Die Ehe hatte einen »stark stabilisierenden Einfluss«, wie er sagt. Rogers entschloss sich, zum College zu gehen: »Wir tauschten manchmal die Rollen. Wenn sie durch depressive Krisen ging, kümmerte ich mich um sie, und dann machten wir es umgekehrt.« Als er sechsundzwanzig war, begann Rogers auf dem Gebiet psychischer Erkrankungen zu arbeiten – »dem einzigen Gebiet, wo ich mich damals gut auskannte«. Trotz seiner heftigen Abneigung gegenüber staatlichen Kliniken erkannte er, »dass Menschen in großer Not irgendwelche Hilfen brauchen. Ich dachte, man könne die Kliniken reformieren und verbessern. Ich habe das jahrelang versucht, aber mir wurde klar, dass das System nicht reformierbar ist.«

Rogers gründete die Mental Health Association of Southeastern Pennsylvania, eine gemeinnützige Vereinigung, die den psychisch Kranken mehr gesellschaftlichen Einfluss verschaffen soll. Durch seinen Einsatz gehört Pennsylvania beim Umgang mit psychischen Erkrankungen zu den progressivsten Bundesstaaten. Rogers hat selbst die Schließung staatlicher Einrichtungen überwacht und den Anstoß zur Gründung bemerkenswert guter kommunaler Hilfsinitiativen gegeben, denen derzeit ein jährliches Budget von fast 1,4 Milliarden Dollar zur Verfügung steht. Tatsächlich kommen viele Leute aus Nachbarstaaten jetzt nach Pennsylvania, um die Vorteile des dortigen Systems zu nutzen.

Die Grundidee ist, die Kranken nicht in Kliniken abzuschieben, in denen der Wahnsinn die Regel darstellt, sondern sie weiterhin »draußen« in der Gesellschaft leben zu lassen, wo sie ständig auf heilsame Weise mit »Normalität« konfrontiert werden. Die schwer Kranken finden einen Platz in kleinen Einrichtungen, die auch auf langwierige Behandlungen eingerichtet sind. In ihnen gibt es um die fünfzehn Betten, intensive Unterstützung und Behandlung unter dem Vorzeichen der Wiedereingliederung in das »normale« Leben. Die intensive Fallbetreuung erlaubt es den Psychiatern und Pflegern, persönliche Beziehungen zu den Klienten aufzubauen. »Es ist jemand da, der dich begleitet, der versucht herauszubekommen, was in dir abläuft, und der sich ein wenig einmischt«, erklärt Rogers. »Das Programm muss aggressiv sein. Ich würde ein ›nein‹ nie akzeptieren. Ich würde immer meine Sache durchsetzen, und wenn ich die Tür eintreten müsste.« In diesen Einrichtungen werden auch psychosoziale Rehabilitationsprogramme angeboten, die helfen sollen, sich wieder im »normalen« Leben zurechtzufinden. Rund achtzig Prozent der Patienten, die in Pennsylvania wegen Depressionen stationär behandelt werden, scheint es unter diesen Rahmenbedingungen besserzugehen. Harte Interventionen – bis zur Zwangseinweisung und Zwangsbehandlung – werden durchgeführt, wenn jemand sich oder andere gefährdet (oder wenn es draußen extrem kalt ist). Die Einzigen, die nicht sofort eine Behandlung bekommen, sind psychisch Kranke, die Drogen – insbesondere Heroin – nehmen. Sie müssen zuerst »clean« sein, bevor ihnen Hilfe angeboten werden kann.

Rogers hat auch eine Reihe von »Drop-in-Centers« eingerichtet. Diese Anlaufstellen werden meist von Leuten betrieben, die selbst gerade eine psychische Erkrankung hinter sich haben. Diese Aktion schafft Arbeitsplätze für Menschen, die anfangen, sich wieder in eine strukturierte Umgebung einzugliedern, und sie bietet Menschen, denen es schlechtgeht, einen Platz, an dem sie sich ausruhen können und, wenn sie wollen, kompetenten Rat bekommen. Wenn sich Obdachlose und Kranke, die Angst vor größeren Eingriffen in ihr Leben haben, an diese »niederschwelligen« Einrichtungen gewöhnt haben, kommen sie immer wieder. Die Anlaufstellen sind eine Art Übergangszone zwischen mentaler Isolation und solidarischer Begleitung. Pennsylvania hat inzwischen allerdings auch ein System etabliert, das ein wenig nach Polizeistaat riecht: Es soll gefährdete Menschen aufspüren und verhindern, dass sie aus dem Netz herausfallen und verschwinden. Es gibt eine Datenbank, in der alle Behandlungen und Therapien durch staatliche Stellen verzeichnet sind, eingeschlossen Aufenthalte in Notaufnahmen und Kriseninterventionszentren. »Ich habe meinen eigenen Namen eingegeben und war schockiert über das Ergebnis«, sagt Rogers darüber. Wenn sich ein Patient, der von dem System erfasst wird, ohne Erlaubnis der Behandlung entzieht, fischen ihn die Sozialarbeiter aus dem Computer und überprüfen ihn ständig. Man kann der Überwachung nicht entgehen – außer, indem man gesund wird.

Problematisch ist, dass das gesamte Programm auf wackligen Beinen steht. Vor allem seine finanzielle Grundlage ist brüchig: Große Kliniken sind aufgeblähte Gebilde, deren Kosten festliegen. Programme außerhalb dieser Institutionen können dagegen in Zeiten knapper Mittel ganz einfach zurückgefahren werden. Dazu kommt, dass es viel Toleranz erfordert, psychisch Kranken einen Platz *in* der Gesellschaft zu geben. Das ist selbst in einem Umfeld ein Problem, das für Diskussionen offen ist und über eine intakte Sozialstruktur verfügt: »Jeder ist liberal, wenn es darum geht, Institutionen aufzulösen – so lange, bis bei ihm der erste Obdachlose an die Tür klopft«, sagt dazu der Abgeordnete Bob Wise. Das größte Problem ist aber, dass viele psychisch Kranke mit der Wiedereingliederung in die Gesellschaft und der damit verbundenen Freiheit überfordert sind. Einige sind nicht in der Lage, außerhalb der abgeschlossenen Insel »Klinik« klarzukommen. Sie werden immer wieder in eine Welt hinausgeschickt, deren »Funktionieren« sie überfordert – für sie und für alle, die ihnen helfen wollen, ein wenig trostreiches Resultat.

Aber all das hat Rogers nicht entmutigt. Er hat die Schließung von Institutionen weiter vorangetrieben, indem er einerseits das Vertrauen höherer Regierungsbeamter suchte und andererseits gegen die Regierung Sammelklagen einreichte. Rogers ist es gelungen, die psychisch Kranken zu einigen und dieser völlig diffusen Gruppe entmündigter Menschen eine kollektive Stimme zu geben. In den fünfziger Jahren, als die Einweisung psychisch Kranker als Lösung aller Probleme galt, waren rund 15 000 Menschen in Einrichtungen in Philadelphia untergebracht. Auf Rogers' Initiative wurden bis auf Norristown mit seinen paar hundert Patienten alle geschlossen. Dies erreichte man, indem man Patienten entließ, sobald sie in kleinen kommunalen Einrichtungen auch längerfristige Hilfe bekommen konnten. Rogers bekräftigt: »Wir schließen sie nach und nach, indem wir sie ›austrocknen‹.«

Wenn es schon in großen Kliniken zu Missbrauch und Übergriffshandlungen kommt, so ist diese Gefahr bei kleineren kommunalen Einrichtungen eher noch größer. Das Für und Wider der verschiedenen Programme ist schwer abzuwägen. Viele Verantwortliche im Sektor »Psychische Gesundheit« sind Herrscher über kleine Hilfseinrichtungen, die alle nach ihren jeweiligen inneren Gesetzen funktionieren. Wie kann die Arbeit dieser Zentren für die Kontrolleure, die nur gelegentlich zu kurzen Visiten vorbeikommen können, offengelegt werden? Ist es möglich, einen hohen Standard an Wachsamkeit aufrechtzuerhalten, wenn ansonsten die Autorität des Staates abgebaut wird?

Die Fragen, was eine psychische Erkrankung ausmacht und wer behandelt werden soll, hängen eng mit der öffentlichen Auffassung von geistiger Gesundheit zusammen. Es gibt so etwas wie »normal« und so etwas wie »verrückt«. Der Unterschied zwischen diesen beiden Zuständen ist sowohl kategorisch als auch völlig subjektiv. Es geht letztlich um die eigenen Maßstäbe von Normalität und ein gesellschaftlich vorgegebenes »Normverhalten«. An solchen Ansprüchen ist noch nichts falsch, sie sind ein wichtiger Teil unseres Selbstverständnisses und ein Eckpfeiler der sozialen Ordnung. Man sollte dahinter kein abgekartetes Spiel vermuten. Solange man an die Möglichkeit glaubt, sich über komplexe Zusammenhänge in unbestechlicher Weise einigen zu können, muss man sich mit dieser seltsamen Mischung aus persönlichen Meinungen und öffentlicher Erwartung abfinden, die alles bestimmt, was wir als »soziales Wesen« tun. Das Problem ist weniger die Depressionspolitik als solche, sondern dass uns die Existenz einer solchen Politik nicht bewusst ist – da es uns an reflexiver Distanz mangelt. Für die Armen gibt es weniger Freiheit als für die Privilegierten. So gesehen ist die Depressionspolitik ein getreuer Spiegel unserer Gesellschaft. Für die Kranken mit leichteren Formen von Depression gibt es mehr Freiheit als für die schwer Erkrankten – und das ist wohl auch ganz richtig so. In den späten siebziger Jahren hat Thomas Szasz, der durch seinen Einsatz für das Recht auf Selbstmord bekannt geworden ist, die Auffassung vertreten, dass *kein* natürliches Recht es einem Psychiater erlaubt, mit Vorschriften in das Leben eines Patienten einzugreifen. Das würde auch heißen, dass man ein Recht auf Depressionen hat und dass man unter bestimmten Umständen selbst entscheiden kann, *keine* Medikamente zu nehmen. Szasz ging darüber noch hinaus und stärkte in seinen Patienten die Überzeugung, dass es das Zeichen kraftvoller Selbstverwirklichung sei, die Pillen abzusetzen. Ist das politisches Handeln? Einige der Patienten von Szasz haben das geglaubt. Aber auch Definitionen der Psychiater wie »verantwortliches Handeln« sind politisch. Gegen Szasz' Standpunkt wurden erhebliche Einwände erhoben. Er musste nach einem Prozess an die Witwe eines seiner Patienten 650 000 Dollar bezahlen, nachdem deren Mann sich – auf besonders brutale und grausame Weise – umgebracht hatte.

Ist es wichtiger, jemanden am Selbstmord zu hindern oder ihm die persönliche Freiheit zuzugestehen, sich Behandlungen zu widersetzen? Diese Frage wurde heftig diskutiert. Ein besonders beunruhigender Artikel erschien dazu in der *New York Times*. Er wurde von Sally L. Satel, einer Psychiaterin, geschrieben, die einem konservativen *Think-tank* in Washington angehört, und war als Antwort auf den neuesten Surgeon

General's Report on Mental Health gedacht. Satel behauptet, dass die Hilfe für die nur leicht Erkrankten die Hilfe für die Schwerkranken vermindern würde – als wenn die Zuwendungen für die Behandlung psychisch Kranker auf natürliche Weise begrenzt wären wie kostbare Bodenschätze. Die Autorin stellt kategorisch fest, dass man Patienten nur durch Überwachung dazu bringen könne, ihre Medikamente zu nehmen, und schlägt vor, dass psychisch Kranke, die inhaftiert sind, dies am besten bleiben sollten. Gleichzeitig meint sie, dass die zwanzig Prozent der US-Bevölkerung, die in irgendeiner Weise psychisch krank sind (wobei die Depressiven eingeschlossen sind), in vielen Fällen keine Therapie benötigen und deshalb auch keine bekommen sollten. Das Stichwort ist *benötigen* – als nötig gilt hier nur, was über Leben oder Tod entscheidet, nicht, was »nur« zur Lebensqualität beiträgt. Es stimmt natürlich, dass viele Menschen auch mit lähmenden Depressionen weiter leben können, aber sie können beispielsweise auch ohne Zähne weiter leben. Dass man ohne Zähne mit Bananen und Joghurt durchkommen kann, ist heutzutage kein Grund, jemanden zahnlos zu lassen. Man kann mit einem Klumpfuß leben, aber es ist durchaus üblich, dagegen etwas zu unternehmen. Satels Argumentation endet mit einer Feststellung, die man immer wieder in der Welt der »Normalen« hören kann: Die einzigen Kranken, denen man helfen *muss*, sind diejenigen, die Kosten verursachen oder eine Bedrohung darstellen.

Ärzte, die nicht an Universitätskrankenhäusern arbeiten, erfahren von medizinischen Fortschritten häufig nur durch die Pharmavertreter. Das ist eine zweifelhafte Angelegenheit; zwar führt es dazu, dass die Ärzte ihr Wissen erweitern, doch ist die Information, die sie erhalten, völlig auf das neue Produkt ausgerichtet und kann also logischerweise keineswegs ein Ersatz für ständige Weiterbildung sein. Die Pharmaindustrie stellt die Behandlung mit Medikamenten über alle anderen Möglichkeiten. »Das hat uns, was Medikamente betrifft, voreingenommen gemacht. Sie sind ganz hervorragend, und wir sind den Pharmakonzernen dankbar dafür, dass sie die Tabletten herstellen. Aber es ist eine Schande, dass die Weiterbildung der Ärzte nicht besser organisiert ist«, sagt dazu Elliot Valenstein, ein emeritierter Professor für Psychologie und Neurologie an der University of Michigan. Dazu kommt noch, dass die Pharmaindustrie viele der größeren Forschungsarbeiten finanziert. Es werden natürlich weit umfangreichere Arbeiten über patentierbare Medikamente durchgeführt als über nicht patentierbare – wie beispielsweise Johanniskraut. Es gibt mehr Studien über neue medikamentöse Therapien als etwa über andere neue Behandlungsmethoden wie EMDR. Es gibt keine staatlichen Forschungsprogramme, die mit den Arbeiten der Pharmaindustrie konkurrieren könnten. Kürzlich hat Jonathan Rees in der medizinischen Fachzeitschrift *The Lancet* eine völlige Neuorganisation des Patentierungsverfahrens vorgeschlagen, damit auch an Therapien Profiterwartungen geknüpft werden können, die bisher nicht patentfähig waren – beispielsweise aus den Bereichen der Genforschung und Informatik.

Die Vertreter der Pharmaindustrie wissen, dass in der freien Marktwirtschaft diejenigen Behandlungsmethoden als die besten gelten, die sich am besten verkaufen. Ihre Suche nach besseren Methoden ist daher eng mit dem Streben nach Profit verbunden. Ich glaube aber – im Gegensatz zu einigen wichtigen Politikern –, dass die Pharmaindustrie weniger geldgierig ist und die Gesellschaft weniger ausbeuten will als gemeinhin angenommen. Viele der Neuerungen der modernen Medizin waren nur durch den gewaltigen Aufwand der Pharmaindustrie für Forschung und Entwicklung möglich, die dafür einen siebenmal größeren Anteil ihres Budgets ausgibt als andere Industriezweige. Natürlich ist diese Forschung profitorientiert, aber ist es nicht anständiger, seine Profite mit neuen Pillen zu machen, anstatt mit wirkungsvolleren Waffen oder mit Magazinen, die nur dem Publikumsgeschmack nachrennen? David Chow, einer der drei Wissenschaftler bei Eli Lilly, die Prozac erfunden haben, betont: »Es konnte nur in der Industrie gelingen.« William Potter, der zuvor bei der NIMH war und nun auch für Lilly arbeitet, ergänzt: »In unseren Labors wurde die Entwicklung von Prozac vorangetrieben. Die wichtigsten Forschungsarbeiten werden von der Industrie bezahlt. Die Gesellschaft hat es so gewollt, und nun haben wir dieses effektive System.« Mir wird ganz schlecht, wenn ich nur daran denke, wo ich heute wäre, hätte die Pharmaindustrie nicht die Medikamente entwickelt, die mir das Leben gerettet haben.

Bei all dem Segensreichen, das die Industrie für uns getan hat, ist sie doch Teil des kapitalistischen Systems mit all seinen bizarren Fallen. Ich war bei ziemlich vielen Schulungen dabei, die von Firmen organisiert wurden, die von Forschung *und* Profit bestimmt werden. Einmal konnte ich an einer Verkaufsveranstaltung für ein neues Antidepressivum teilnehmen, einem Produkt, das sehr bald einen großen Marktanteil erreichte. Obwohl die Einführung des Medikaments den strengen Rahmenbedingungen der FDA unterlag, hatte die Präsentation doch etwas von einer Zirkusvorstellung. Es war ein wildes Fest mit Disco-Partys, Barbecue und viel herzzerreißender Romantik: ein Abbild der amerikanischen Konsumgesellschaft. Auf diese Weise wird der Verkauf von allen möglichen Produkten angekurbelt. Der ganze Tand war harmlos, aber irgendwie ist es auch pervers, so etwas für ein Produkt zu machen, das für Menschen bestimmt ist, die schrecklich leiden.

Zur Präsentation dieser neuen medizinischen Errungenschaft versammelten sich die Firmenleute in einem Riesenklotz von Kongresszentrum. Etwa zweitausend Leute hörten zu. Als wir alle saßen, wurde auf der Bühne ein komplettes Orchester nach oben gefahren. Es spielte »Forget Your Troubles, Come on Get Happy« und »Everybody Wants to Rule the World« von Tears for Fears. Eine Stimme aus dem Off begrüßte uns dann vor diesem Hintergrund zur Premiere des phantastischen neuen Produkts. Riesige Bilder vom Grand Canyon und von einem Fluss mit Wäldern wurden auf eine meterhohe Leinwand projiziert, dann beleuchteten die Scheinwerfer eine Dekoration, die eine Baustelle darstellen sollte. Das Orchester hatte inzwischen zu Stücken von Pink Floyd aus *The Wall* gewechselt. Die gigantischen Ziegelsteine einer Mauer tauchten langsam im Bühnenhintergrund auf, beschrieben mit den Namen konkurrierender Produkte. Während eine Ballettgruppe mit Schutzhelmen und Pickeln athletische Verrenkungen vor elektronischen Schalttafeln absolvierte, warf ein Raumschiff das Firmenlogo mit farbigem Laserlicht auf die Mauer und löschte all die anderen Antidepressiva aus. Die Tänzer befreiten sich von ihren Arbeitsstiefeln und tanzten wild, während die Mauer aus den Ziegelsteinen – die offensichtlich aus Plastik bestanden – in einer Staubwolke zusammenfiel. Der Anführer der Verkäufertruppe schritt über die Trümmerwüste und schrie fröhlich auf, als auf einem Bildschirm Zahlen auftauchten. Angesichts künftiger Gewinne verfiel er in heftigen Jubel.

Die Leute kamen alle in Stimmung, während ich mich bei dem Spektakel recht unbehaglich fühlte. Jetzt war die Menge so weit, dass man sie auch ein wenig mit Elend konfrontieren konnte: Es folgten ernste Worte über den humanitären Charakter der ganzen Veranstaltung. Es wurde dunkel, und in einem kurzen Film wurden Menschen gezeigt, die zuvor schwer gelitten hatten und nun das neue Mittel nahmen. Einige fanden durch das Produkt Erleichterung von hartnäckigen Depressionen, die sie ihr halbes Leben lang behindert hatten. Die Gesichter waren mit Weichzeichner aufgenommen, was zum Stil der ganzen Veranstaltung passte, aber immerhin: Es waren die Gesichter wirklicher Menschen, und ich konnte sehen, dass einige der Zuschauer von den Schreckensgeschichten wirklich beeindruckt waren. Die Zuschauer verließen das riesige Auditorium tief bewegt. Auch während der nächsten Tage der Veranstaltung blieb es bei den Widersprüchen: Sowohl das aggressive Verkaufsverhalten als auch das gefühlsmäßige Engagement der Pharmavertreter wurde gefördert. Zum Schluss wurden alle noch mit ausreichend Merchandising-Produkten eingedeckt.

David Healey, der frühere Sekretär der British Association for Psychopharmacology, stellt den Zulassungsprozess für Antidepressiva stark in Frage. Seiner Ansicht nach täuscht die Industrie mit Begriffen wie »selektive Serotonin-Wiederaufnahmehemmer« (SSRIs) eine einfache Funktionsweise vor. In Wirklichkeit sind aber »einfache« Medikamente, die nur auf das Serotonin wirken und an keiner anderen Stelle sonst, nicht unbedingt die effektivsten. Healey schreibt: »Es mag sein, dass Medikamente, die eine Wiederaufnahme von Serotonin hemmen, antidepressiv wirken – in ähnlicher Weise wie Produkte, die selektiv die Wiederaufnahme von Catecholamin blockieren. Es gibt aber starke Anzeichen dafür, dass in schweren Fällen von Depression schon länger bekannte Zusammensetzungen, die auf ein multiples System wirken, effektiver als die neuen Medikamente sind. Die Elektroschock-Therapie wirkt mit ziemlicher Sicherheit am wenigsten spezifisch auf ein bestimmtes Neurotransmittersystem, aber sie gilt bei vielen Patienten als die derzeit schnellste und wirkungsvollste Methode. Daraus kann man über Depressionen lernen, dass sie nicht nur die Störung eines Neurotransmitters oder eines bestimmten Rezeptors darstellen, sondern dass auch noch eine ganze Anzahl anderer physiologischer Systeme lahmgelegt oder angegriffen sein können oder in irgendeiner Weise nicht mehr synchronisiert sind.« Das lässt vermuten, dass viele Segnungen, die Pharmakonzerne ihren neuen Produkten zuschreiben, für die Konsumenten nicht unbedingt von Nutzen sind.

Auf der Grundlage eines »bakteriologischen« Modells von Krankheit gehen die Zulassungsvorschriften aus den sechziger Jahren davon aus, dass jede Krankheit ihr Gegenmittel hat und dass jedes Medikament eine bestimmte Krankheit bekämpft. Es ist nach derzeitigem Stand der Dinge in der FDA, im Kongress, in der Pharmaindustrie und auch in der öffentlichen Meinung unbestritten, dass eine Depression etwas ist, das man durch geeignete Behandlung wieder zum Verschwinden bringen kann. Es ist die Frage, ob der Begriff »Antidepressivum« überhaupt einen Sinn ergibt, wenn es keine wohldefinierte Krankheit namens »Depression« gibt.

Es stellt sich sowieso die Frage, ob man überhaupt noch von einer Krankheit oder Anormalität sprechen kann, wenn ungefähr ein Viertel der Weltbevölkerung unter Depressionen leidet. Ich hätte dieses Buch in der halben Zeit schreiben können, wenn ich jede Nacht nur vier Stunden Schlaf benötigte. Mein Schlafbedürfnis hemmt entschieden meine Produktivität. Einer der Gründe, die mich bewegt haben, mit dem Schreiben anzufangen, war die Möglichkeit, mir meine Zeit selbst einzuteilen. Manchmal habe ich mir mit der »legalen« Droge Kaffee geholfen, um mit weniger Schlaf auszukommen. Aber Kaffee ist nicht sehr wirkungsvoll. Er hilft nur kurzfristig, trinkt man ihn über lange Zeit, kommt es zu Angstzuständen, Übelkeit, Schwindelanfällen und zu einem Rückgang der Leistungsfähigkeit. Deshalb könnte ich auch mit noch so viel Kaffee ein gewisses Arbeitspensum nicht absolvieren. Vermutlich gehen auf der Welt mehr Arbeitsstunden durch Menschen verloren, die mehr als sechs Stunden Schlaf brauchen, als durch Depressionen.

Ich kenne Menschen, die jede Nacht vierzehn Stunden schlafen müssen. Sie haben in der heutigen Berufswelt mit ähnlichen Schwierigkeiten zu kämpfen wie Menschen mit schweren Depressionen – aber kann man bei ihnen schon von »Krankheit« sprechen? Und wer würde als »krank« eingestuft werden, wenn eine bessere Droge als Koffein auf den Markt käme? Sollen wir uns das Schlafverhalten zum Beispiel des Außenministers zum Vorbild nehmen und für jeden, der mehr als vier Stunden Schlaf braucht, eine Behandlung ansetzen? Was würde mit denen passieren, die sich einer solchen Therapie verweigern und ihrem natürlichen Schlafbedürfnis nachgeben? Sie würden sich letzten Endes dem allgemeinen Druck nicht widersetzen können, und der Rhythmus des modernen Lebens würde sich noch mehr beschleunigen, wenn es solche Therapien gäbe.

Healey berichtet, dass »während der siebziger Jahre die wesentlichsten psychischen Störungen als Störungen einzelner Neurotransmittersysteme und ihrer Rezeptoren definiert wurden. Es gab für diesen Ansatz keine Beweise, aber der neue Sprachgebrauch unterstützte den Übergang der Psychiatrie von einer Wissenschaft, die ein weites Spektrum umfasste, zu einer Wissenschaft, die sich mit klar abgegrenzten Gebieten befasste.« Das ist in der Tat vielleicht das Alarmierendste an unseren derzeitigen Kenntnissen von Depressionen: Der Gedanke an ein Kontinuum wird aufgegeben, der Patient *hat* entweder Depressionen oder er hat keine – so wenig man ein »bisschen« schwanger sein kann, so wenig kann man ein »bisschen« depressiv sein. Fest umrissene, allgemein gültige Modelle haben ihre Vorteile. In einer Zeit, in der wir mehr und mehr von unseren Gefühlen entfremdet sind, ist es tröstlich zu wissen, dass ein Arzt einen Bluttest oder eine Computertomographie machen und uns dann definitiv mitteilen kann, ob wir depressiv sind oder nicht. Depressionen sind aber Gefühle, die jeder kennt. Ihr Auftauchen und Verschwinden entzieht sich direkter Kontrolle. Eine Depression als Krankheit ist die übersteigerte Form von etwas ganz Alltäglichem, nicht etwas völlig Exotisches. Eine Depression ist bei jedem anders ausgeprägt. Statt zu fragen, warum Menschen depressiv werden, könnte man genauso gut der Frage nachgehen, warum Menschen zufrieden sind.

Die Ärzte helfen dabei, die richtige Dosierung für Medikamente zu finden. Aber irgendwann wird man selbst wissen, wie viele SSRIs man braucht. Es wird dann so einfach sein wie die Einnahme von Vitaminen, von denen man weiß, dass sie auf lange Sicht guttun, dass ihre Nebenwirkungen nur gering sind, dass die Pillen nicht zum Tode führen und dass man ohne Mühe die Kontrolle behält. Die SSRIs tragen zur Stabilisierung der anfälligen psychischen Gesundheit bei, sie halten die Seele fit. Nimmt man die falsche Dosis oder nimmt man die Pillen zu unregelmäßig, so funktionieren sie nicht mehr. Healey ist der Ansicht, dass wir in der Regel auch mit nicht ärztlich verordneten Pillen sorgfältig umgehen. Wir lernen aus den Fehlern bei der Einnahme – auch die Ärzte finden die richtige Dosis auf diesem Weg. Die SSRIs sind nicht gefährlich oder gar tödlich, extreme Überdosen einmal ausgenommen. Healey weist darauf hin, dass die Glorifizierung mancher Medikamente durch die Verschreibungspflicht besonders bei Antidepressiva auffallend ist. Sie haben relativ wenig Nebenwirkungen und dienen zur Behandlung einer Krankheit, die nur in der Selbstbeschreibung durch den Patienten »existiert« – und nicht auf andere Weise getestet werden kann. Man kann daher die Notwendigkeit eines Medikaments nur feststellen, indem man den Patienten befragt. Diese Befragung nehmen meistens die Hausärzte vor, die von den Pillen auch nicht mehr wissen als ein gut unterrichteter Laie.

Meine eigene Pillen-Diät ist jetzt ganz speziell austariert, und ich hätte meinen letzten Zusammenbruch kaum ohne engen Kontakt zu einem fähigen Psychopharmakologen überstanden. Aber viele Menschen, die ich kenne, sind einfach zum Hausarzt gegangen und haben sich Prozac verschreiben lassen. Sie hatten sich selbst die Diagnose gestellt, und der Arzt sah keinen Grund, an diesem Blick ins eigene Innere zu zweifeln. Nimmt man Prozac, ohne dass man es braucht, so scheint das keine besonderen Folgen zu haben, und alle, denen es nicht hilft, werden es wahrscheinlich irgendwann wieder absetzen. Warum sollte man es den Menschen nicht selbst überlassen, diese Entscheidungen zu treffen?

Viele der Menschen, die ich befragt habe, nehmen Antidepressiva gegen »leichte« Depressionen. Es geht ihnen dadurch besser, und sie sind glücklicher. Ich würde es auch nicht anders machen. Vielleicht wollen sie auch einfach nur ihre Persönlichkeitsstruktur ein wenig ändern, wie es Peter Kramer in seinem Buch *Glück auf Rezept* vorschlägt. Die »Neuigkeit«, dass Depressionen chemische oder biologische Probleme sind, ist das Ergebnis geschickter Public Relations. Wir könnten nun, zumindest theoretisch, die Chemie in unserem Gehirn für unsere Erschöpfung verantwortlich machen und könnten, wenn es uns danach wäre, mit dieser Erklärung herumspielen. Die Idee, dass jede Depression eine bösartig wuchernde Krankheit darstellt, beruht entweder auf einer Bedeutungserweiterung des Begriffs »Krankheit« auf alle möglichen Erscheinungen wie Schlaflosigkeit, Unbeliebtheit und Dummheit, oder sie gehört zu den modernen Fiktionen. Wie dem auch sei: Schwere Depressionen zählen zu den zerstörerischen Zuständen, die nun behandelbar sind und die so massiv wie irgend möglich behandelt werden müssen – zum Wohl einer Gesellschaft, die von Reichtum und Gesundheit geprägt wird. Die Behandlung muss von den Versicherungen übernommen werden, die Gesetze müssen dies absichern, und die Forschung muss dem Thema größtes Gewicht beimessen. Es gibt dabei offensichtlich ein Paradox, das auf die existentiellen Fragen nach dem verweist, was einen Menschen, seine Persönlichkeit ausmacht und seine Leiden verursacht: Unser Recht auf Leben und Freiheit ist relativ klar definiert, doch die Verwirklichung unseres Grundrechts, des »Strebens nach Glück«, wird hingegen immer komplizierter.

Funktionsstörungen des Gehirns waren früher eine private Angelegenheit. Man wusste nicht allzu viel darüber, und jeder versuchte, seine Probleme für sich zu lösen. Inzwischen haben wir Standardabläufe im Kopf, wenn wir mit psychischen Problemen konfrontiert werden. Wir setzen auf künstliche Kategorisierungen und vereinfachte Formeln. So hat sich die Gesellschaft ein festes Bild von der Depression gemacht, sie definiert unser Leiden. Und genau an diesem Punkt treffen sich Politik und Depression. Auch dieses Buch steht unausweichlich im Kontext des politischen Diskurses über die Depression. Wenn man es sorgfältig liest, so weiß man danach, was man fühlen, denken und tun muss, falls man depressiv sein wollte. Trotz alldem bleibt der Kampf jedes Einzelnen etwas ganz Persönliches. Depressionen sind individuell verschieden und immer wieder neu, sie bleiben geheimnisvoll.

11. Evolution

Wer wann und wo Depressionen hat und wie sie aussehen, ist Gegenstand vieler Untersuchungen. Die Evolutionsforscher haben sich auf die Frage nach dem »Warum« konzentriert. Wie kommt es, dass sich derart unangenehme, äußerst unproduktive und aus der Entwicklungsgeschichte nicht erklärbare Zustände wie Depressionen bei einem so großen Teil der Bevölkerung einstellen? Welche Vorteile könnten sie möglicherweise eröffnen? Verdanken sie sich einfach nur einem Fehler in der menschlichen Entwicklung? Warum ist dieser Fehler nicht schon längst durch Selektion verschwunden? Warum tendieren die Einzelsymptome dazu, gebündelt aufzutreten? Welche Zusammenhänge gibt es zwischen sozialen und biologischen Störungen? Man kann darauf nicht antworten, ohne einen Blick auf andere Fragen zu werfen, die dem »Problem Depression« vorangehen. Warum haben wir, vom Standpunkt der Evolution her gesehen, überhaupt Stimmungen und Launen? Warum haben wir Gefühle? Was hat die Natur dazu gebracht, Verzweiflung, Frustration und Reizbarkeit herauszuformen – aber so wenig Freude? Die Frage nach den Quellen der Depression führt zu der Frage, was das Menschsein überhaupt ausmacht.

Es ist ganz offenkundig, dass Stimmungsstörungen weder einfach strukturiert sind noch isoliert auftreten. Michael McGuire und Alfonso Troisi haben in ihrem Buch *Darwinian Psychiatry* darauf hingewiesen, dass eine Depression »mit oder ohne Auslöser auftreten kann, dass sie die gesamte Familie betreffen kann – oder auch nicht, dass sie bei eineiigen Zwillingen parallel auftreten kann – oder auch nicht, dass sie lebenslang dauern oder spontan wieder aufhören kann«. Darüber hinaus können Depressionen die verschiedensten Ursachen haben: »Einige Depressive sind unter ganz ungünstigen Umständen aufgewachsen – andere nicht. Einige kommen aus Familien, in denen Depressionen häufig sind – andere nicht. Auch die depressionserzeugenden physiologischen Systeme (das heißt Noradrenalin, Serotonin) unterscheiden sich signifikant. Die einen reagieren auf ein bestimmtes Antidepressivum, andere nicht. Einige reagieren überhaupt nicht auf Medikamente, dafür aber auf Elektroschocks, und einige reagieren auf überhaupt nichts.«

Dies alles zeigt, dass es sich bei einer Depression um ein recht eigenartiges Konglomerat von Merkmalen zu handeln scheint, das nicht genau abgegrenzt werden kann. Das ist etwa so wie mit dem Begriff »Husten«, der auch alles Mögliche bezeichnet – von Husten, der auf Antibiotika anspricht (Tuberkulose), über Husten, der von Änderungen der Luftfeuchtigkeit beeinflusst wird (Emphysem), einen von der Psyche bestimmten neurotischen Husten bis zu Husten, der einer Chemotherapie bedarf (Lungenkrebs) – und bis zu Husten, für den es anscheinend überhaupt keine Behandlungsmöglichkeit gibt. Einige Formen von Husten verlaufen tödlich, wenn sie nicht behandelt werden, einige sind chronisch, einige dauern nur kurz, und andere hängen von der Jahreszeit ab. Einige hören von selbst wieder auf, einige sind durch Viren verursacht. Was ist nun »Husten«? Wir definieren Husten als ein Symptom verschiedenster Krankheiten und nicht als eine eigene Krankheit – und das, obwohl man natürlich auch Symptome von »Husten« nennen kann: ein entzündeter Hals, Schlafstörungen, Probleme beim Reden, irritierendes Kratzen und Atembeschwerden. »Depression« wäre demnach keine rationale Krankheitskategorie, sondern – wie »Husten« – ein Symptom mit Symptomen. Wenn wir nichts von den vielfältigen Ursachen von Husten wüssten, könnten wir »chronischen Husten« nicht verstehen und würden uns mit allen möglichen Erklärungen für die Tatsache abmühen, dass diese Form auf keine Behandlung anspricht. Es gibt noch kein klares System zur Einordnung der verschiedenen Formen von Depression und der damit verbundenen Folgeerscheinungen. Es ist wenig wahrscheinlich, dass es für eine Krankheit wie Depression nur eine einzige Erklärung gibt. Wenn es aber einen ganzen Katalog von Erklärungen gibt, muss man das Problem auch von allen nur denkbaren Seiten her untersuchen. Die derzeit herrschende Mode, an solche Dinge heranzugehen, hat etwas Oberflächliches: eine Prise psychoanalytisches Denken, ein wenig Biologie und dazu die äußeren Umstände.

Bevor wir uns ernsthaft mit depressiven psychischen Störungen auseinandersetzen, müssen wir zunächst Grundbegriffe wie Leiden, Persönlichkeit oder Krankheit klären.

Die menschliche Reaktion, die sich noch am ehesten mit der von Tieren vergleichen lässt, ist die sinnliche Wahrnehmung. Hunger zu spüren ist für alle Lebewesen unangenehm, satt zu sein ist angenehm. Das führt dazu, dass wir Anstrengungen machen, um etwas zu essen zu bekommen. Wenn Hunger nicht unangenehm wäre, würden wir verhungern. Es ist der Instinkt, der uns zum Essen führt. Wenn wir diesem Instinkt nicht nachgehen können – beispielsweise, weil keine Nahrung

zu finden ist –, empfinden wir starken Hunger und würden alles tun,
um ihn zu stillen. Empfindungen tendieren dazu, Gefühle zu steuern:
Wenn ich unglücklich darüber bin, hungrig zu sein, dann ist dieses
Gefühl eine Antwort auf meine Empfindung. Es scheint so, dass auch
Insekten und viele wirbellose Lebewesen Empfindungen haben und
auf sie reagieren. An welcher Stelle in der Hierarchie der Tierwelt zum
ersten Mal Gefühle auftauchen, ist schwer zu sagen, sie sind aber sicher
nicht nur für die höheren Säugetiere charakteristisch. Andererseits sind
Gefühle sicher nicht geeignet, um das Verhalten von Amöben zu beschreiben. Wir neigen gern zu einer anthropomorphen Sicht der Dinge
und sagen dann, eine Topfpflanze ist unglücklich und verdorrt, weil wir
zu wenig mit ihr geredet haben – oder ein Auto will nicht anspringen,
weil es keine Lust hat. Es ist nicht immer einfach, zwischen solchen
Projektionen und »echten« Gefühlen zu unterscheiden. Ist ein Bienen-
schwarm zornig? Ist ein Lachs wild entschlossen, wenn er stromaufwärts
schwimmt? Der hochgeachtete Biologe Charles Sherrington hat in den
späten vierziger Jahren geschrieben, dass ihm unter dem Mikroskop das
Beißen eines Flohs, »sei es nun ein bloßer Reflex oder nicht, stark mit
Emotionen aufgeladen erscheine. Sieht man von der Größenordnung
dieser Liliput-Welt einmal ab, so sieht die Szene aus wie das beutegierige
Herumschleichen des Löwen in *Salammbô*. Der kleine Einblick scheint
für einen weiten Ozean von ›Affekten‹ zu sprechen, die in der Welt der
Insekten herrschen.« Sherrington zufolge scheinen die Handlungen für
das menschliche Auge Emotionen widerzuspiegeln.

Stellen Gefühle – verglichen mit Empfindungen – eine höhere Entwicklungsstufe dar, so gilt dies noch mehr für Stimmungen. Der Evo-
lutionsbiologe Christopher U. M. Smith vergleicht Gefühle mit dem
Wetter (ob es draußen gerade regnet), die Stimmungen aber mit dem
Klima (ob man sich in einem feuchten, regenreichen Gebiet befindet).
Eine Stimmung ist ein emotionaler Zustand, der die Reaktionen auf die
Empfindungen einfärbt. Sie entsteht aus Gefühlen, die unabhängig von
unmittelbaren Auslösern ein Eigenleben entwickelt haben. Man kann
unglücklich sein, weil man Hunger hat, und man kann dadurch in eine
gereizte Stimmung kommen, die sich nicht unbedingt ändert, wenn man
etwas zu essen bekommt. Stimmungen findet man bei allen möglichen
Tierarten. Ganz allgemein kann man feststellen, dass Stimmungen von
den äußeren Umständen umso unabhängiger sind, je höher die Art entwickelt ist. Das zeigt sich vor allem beim Menschen: Selbst wer nicht
unter Depressionen leidet, ist manchmal trüb gestimmt, etwa wenn
ihn vermeintliche Kleinigkeiten an den Tod erinnern, wenn ihm Ver-

storbene einfallen oder er an frühere Zeiten denkt, oder wenn ihm die ganz triviale Tatsache schmerzlich bewusst wird, dass er in einer vergänglichen Welt lebt. Manchmal sind Menschen auch unglücklich, ohne dass sie einen Grund angeben können. Andererseits empfinden auch Depressive manchmal Hochgefühle – etwa, wenn die Sonne besonders hell scheint, wenn alles köstlich schmeckt, wenn die Welt voll von Möglichkeiten ist und wenn die Vergangenheit nur wie ein kleines Vorspiel zu der Fülle von Möglichkeiten in Gegenwart und Zukunft erscheint. Wie das zustande kommt, versuchen die Biologen aus der Evolution zu erklären. Der Vorteil, den Gefühle bei der Auslese darstellen, ist leichter zu erkennen als der, über Stimmungen zu verfügen. Auch Stimmungen haben jedoch durchaus eine ganze Reihe von Funktionen. Als großer Vorteil stellt sich vor allem die Fähigkeit heraus, überhaupt Stimmungen *haben* zu können.

Ist bei einer Depression etwas aus der Ordnung geraten wie bei Krebs – oder ist eine Depression ein Abwehrsignal wie beispielsweise Übelkeit? Evolutionsforscher bringen vor, dass Depressionen viel zu häufig sind, als dass sie einfache Funktionsstörungen sein könnten. Es scheint vielmehr so zu sein, dass es zur Ausbildung von Depressionen gewisser Mechanismen bedarf, die in einem bestimmten Evolutionsstadium einen Fortschritt für die Reproduktion dargestellt haben. Es gibt vier Möglichkeiten, wie das ausgesehen haben könnte. Erstens: Depressionen haben eine Aufgabe bei längst ausgestorbenen Vorläufern des Menschen erfüllt. Zweitens: Unser Gehirn ist nicht in der Lage, den Stress des modernen Lebens zu verarbeiten, und eine Depression ist die Reaktion darauf, dass wir Dinge tun, für die wir nicht geeignet sind. Drittens: Depressionen haben eine nützliche Funktion innerhalb der menschlichen Gesellschaft, es ist gelegentlich gut für einen Menschen, depressiv zu sein. Viertens: Die Gene und die durch sie bedingten biologischen Strukturen, die am Zustandekommen einer Depression beteiligt sind, können nicht von anderen (nützlicheren) Verhaltensweisen und Gefühlen getrennt gesehen werden. Eine Depression wäre demnach das sekundäre Resultat nützlicher physiologischer Vorgänge in unserem Gehirn.

Die Idee, dass Depressionen in weit zurückliegenden Zeiten einmal nützliche Funktionen erfüllt haben, die inzwischen überflüssig geworden sind, wird durch die vielen verkümmerten Gefühlsreaktionen unterstützt, die wir bei uns feststellen. Der Psychologe Jack Kahn hat darauf hingewiesen, dass »die Menschen keine natürliche Furcht vor Dingen wie Autos oder Steckdosen haben, dafür aber ihre Zeit damit verschwenden, sich vor harmlosen Spinnen und Schlangen zu ängstigen« – was an einem früheren Punkt unserer Entwicklung vielleicht einmal nützlich war. In ähnlicher Weise machen sich Depressionen oft an Dingen fest, die uns als völlig unbedeutend erscheinen. Anthony Stevens und John Price haben als Ansatz vorgeschlagen, dass Depressionen zur Ausbildung von Rangordnungen in primitiven Gesellschaften notwendig sind. Während einige höherentwickelte Säugetiere wie der Orang-Utan Einzelgänger sind, bilden weniger weit entwickelte Arten soziale Gruppen, die besseren Schutz gegen Raubtiere bieten, das Finden von Nahrung erleichtern, bessere und häufigere Gelegenheiten zur Fortpflanzung garantieren und die gemeinsame Jagd erlauben. Es gibt keinen Zweifel, dass die natürliche Auslese die Kollektivität begünstigt hat. Der Impuls, sich zusammenzutun, ist auch bei den Menschen sehr stark. Wir leben in einer Gesellschaft, und die meisten von uns sind sehr darauf angewiesen »dazuzugehören«. Über reiche Beziehungen zu verfügen gehört zu den schönsten Dingen im Leben, während das Gefühl, ausgeschlossen zu sein und nicht wahrgenommen zu werden, zu den schlimmsten Erfahrungen zählt, die wir machen können.

Irgendjemand ist immer das »Alphatier«: Eine Gemeinschaft ohne einen Führer ist chaotisch und wird sich bald auflösen. Im Allgemeinen verändert sich die Stellung der Individuen innerhalb einer Gruppe im Laufe der Zeit, und der Anführer muss seine Stellung gegen Herausforderer stets neu verteidigen – bis er irgendwann besiegt wird. Depressionen spielen in derartigen Gruppen eine entscheidende Rolle bei der Auflösung von Konflikten bezüglich der Rangordnung. Wenn ein rangniedrigeres Tier den Anführer herausfordert und sich nicht entmutigen lässt, so wird es immer weiter kämpfen. In der Gruppe wird kein Friede einkehren, und ihre Funktionsfähigkeit ist gestört. Wenn der Herausforderer aber irgendwann seine Aktionen aufgibt und sich in eine Art Depression zurückzieht, die mehr durch Passivität gekennzeichnet ist, als dass sie eine existentielle Krise darstellt, erkennt er damit den Sieg seines Rivalen und die alte Rangordnung der Gruppe an. Dadurch wird der Sieger von der Verpflichtung befreit, den Herausforderer zu töten oder aus der Gruppe zu entfernen. So gesehen können Formen leichter (oder nicht allzu schwerer) Depression in Gemeinschaften mit strikter Rangordnung den sozialen Frieden sichern. Die Tatsache, dass viele Depressive Rückfälle erleiden, scheint darauf hinzudeuten, dass jemand nach verlorenen Kämpfen auch zukünftige Auseinandersetzungen vermeiden wird, um der Gefahr der Vernichtung zu entgehen. Der Evolutionsforscher John Birtchnell hat festgestellt, dass unser Gehirn ständig den Zustand der Beziehungen zu den anderen überwacht und dass wir alle unter Berücksichtigung einer internalisierten Rangordnung handeln. Der Ausgang eines Kampfes bestimmt die neue Rangordnung. Depressionen schützen vor Herausforderungen, die keine Chance zur Verbesserung des Platzes in der Gruppenhierarchie bieten. Selbst wenn es nicht um die Verbesserung der sozialen Position geht, wird man unter der Kritik oder unter Angriffen anderer leiden. Eine Depression führt dazu, sich aus Situationen zurückzuziehen, in denen man das Opfer von Kritik oder heftiger Attacken werden könnte. Der Rückzug ist die Reaktion auf die Angst, zum Opfer zu werden oder aus der Gruppe ausgeschlossen zu werden – was beides sowohl in Tiergesellschaften als zu Zeiten der Jäger und Sammler für den Menschen fatale Folgen haben würde.

Dieses Argument bezieht sich auf die evolutionsbezogenen Merkmale von Depressionen, es ist weniger relevant für Depressionen, wie wir sie in einer Gesellschaft antreffen, die durch eine große Anzahl externer Strukturierungsprinzipien bestimmt wird. In Tierrudeln wird die Gruppenstruktur durch die physische Stärke in Kämpfen bestimmt, bei denen ein Einzeltier (oder ein Teil der Gruppe) über die anderen siegt, indem er sie unterwirft oder dezimiert. Russell Gardner, der einige Jahre lang Vorsitzender der Across-Species Comparisons and Psychopathology Society (ASCAP) war, hat untersucht, inwieweit Depressionen bei Menschen mit Hilfe von Modellen von Tiergesellschaften beschrieben werden können. Er hat festgestellt, dass bei Menschen Erfolg weniger darin besteht, andere zu unterwerfen, als darin, Dinge selbst zu tun. Der Erfolg beruht also eher auf den eigenen Fähigkeiten als darauf, den Erfolg anderer zu verhindern. Das soll nicht besagen, dass wir frei von Konkurrenzverhalten sind, aber die Konkurrenz, die menschliche Gesellschaften kennzeichnet, ist eher konstruktiv als destruktiv.

Während die soziale Ordnung bei Tieren durch die jeweilige messbare Stärke bestimmt wird – wobei es auch Gruppenmitglieder gibt, die depressionsartige Zustände entwickeln –, wird nach Gardner in menschlichen Gesellschaften die soziale Ordnung durch die Reaktionen der anderen bestimmt. Ein Pavian mag sich möglicherweise depressiv verhalten, weil ihn jeder der anderen Paviane besiegen kann (und dies auch tun würde), ein Mensch kann depressiv werden, weil ihn niemand mag und niemand etwas Gutes über ihn sagt. Die grundlegende Hypothese einer Beziehung zwischen Depressionen und sozialer Rangordnung wird durch die Erfahrung unterstützt: Menschen, die in der Rangordnung abstürzen, werden depressiv und sind dann möglicherweise eher bereit, einen untergeordneten Rang zu akzeptieren.

Eine Depression ist der etwas lebendigere Bruder des Winterschlafs: ein stiller Rückzug, der Energie spart und bei dem alle Systeme nur noch auf niedrigstem Niveau arbeiten. Dass die Depressiven sich nach ihrem Bett sehnen und das Haus nicht verlassen wollen, erinnert an die Gebräuche beim Winterschlaf. Es gibt eine Hypothese, nach der eine Depression eine natürliche Form des Rückzugs in sichere Zusammenhänge ist. Depressionen können auch mit einer erhöhten Ausschüttung von Prolactin verbunden sein, dem Hormon, das Vögel dazu bringt, wochenlang ihre Eier zu bebrüten – auch eine Form des Rückzugs und der Ruhe. Über leichte Depressionen sagt Thomas Wehr, der Experte für Schlaf und Biorhythmus bei der NIMH: »Diejenigen Vertreter einer Art, die sich nicht trauen, mit der Masse der anderen zu kämpfen, suchen sich keine exponierten Plätze. Sie vermeiden es, sich allein der Welt auszusetzen, haben Angst vor Fremden und flüchten in ein sicheres Zuhause, wenn sie eine Gefahr spüren.«

Es ist wichtig, sich vor Augen zu führen, dass die natürliche Auslese immer nur isolierte Zwecke verfolgt: Sie führt nicht dazu, dass Störungen ausgemerzt werden und der Weg in Richtung Perfektion geht, sie fördert nur die einen Gene gegenüber den anderen. Unser Gehirn entwickelt sich langsamer, als sich unsere Lebensweise ändert. McGuire und Troisi nennen dies die »Hypothese vom Genom-Lag«. Zweifellos stellt uns das moderne Leben vor Aufgaben, für die das Gehirn bei seinem derzeitigen Entwicklungsstand nicht ausgelegt ist. Eine Depression kann man dann als Reaktion darauf sehen, dass wir etwas tun müssen, für das wir nicht geeignet sind. »Ich meine, dass für eine Art, die auf ein Leben in Gruppen von fünfzig oder siebzig Exemplaren ausgelegt ist, das Leben in einer Gruppe von einigen Milliarden Exemplaren ganz schön hart sein kann. Aber wer weiß? Vielleicht ist es auch die Ernährung, vielleicht sind es die Fitness-Studios, vielleicht Änderungen der Familienstruktur oder der Teppichmuster, vielleicht der leichtere Zugang zu Sex, der Schlaf, die Vorstellung vom Tod – oder vielleicht gar nichts von alldem«, sagt Randolph Nesse, ein führender Vertreter der Evolutionspsychologie. James Ballenger vom Medical College of South Carolina ergänzt: »Viele dieser Angstauslöser gab es früher nicht. Man war nie weit weg von zu Hause, und die meisten Menschen können sich an einem Ort gut zurechtfinden. Die moderne Gesellschaft kann Angst machen.« Die Evolution hat ein Paradigma entwickelt, nach dem unter bestimmten Umständen eine bestimmte Reaktion nützlich war. Das moderne Leben löst diese Reaktion und damit eine ganze Konstellation von Symptomen unter Umständen aus, unter denen sie *nicht* nützlich ist.

In reinen Agrargesellschaften oder in Gesellschaften von Jägern und Sammlern sind Depressionen in der Regel selten. In industriellen Gesellschaften sind sie häufiger, am häufigsten sind sie in Übergangsgesellschaften. Diese Erkenntnisse stützen die Hypothese von McGuire und Troisi. In modernen Gesellschaften gibt es eine Unzahl von Schwierigkeiten, die in den traditionellen Gesellschaften nicht auftraten. Sich ihnen anzupassen ist nahezu ausgeschlossen, da man nicht die nötige Zeit dazu hat. Das vermutlich schwerwiegendste Problem ist, dass der Stress ständig andauert. In der Wildnis gibt es für die Tiere gelegentlich kurze Stresssituationen, die entweder tödlich ausgehen oder die das Tier überlebt. Von ständigem Hunger abgesehen, gibt es keinen permanenten Stress. Tiere in der Wildnis müssen keine ungeliebten Jobs annehmen, sie müssen sich nicht anstrengen, über Jahre hinweg mit Artgenossen friedlich umzugehen, die sie eigentlich nicht mögen, und sie müssen keine Auseinandersetzungen darüber führen, wer das Sorgerecht für die Kinder bekommt.

Vielleicht ist aber die wichtigste Ursache für das hohe Stressniveau in unserer Gesellschaft etwas ganz anderes: die Freiheit, mit der wir in Gestalt einer gewaltigen Zahl undurchschaubarer Wahlmöglichkeiten konfrontiert werden. Der holländische Psychologe J. H. van den Berg, der 1961 sein Buch *The Changing Nature of Men* veröffentlichte, vertritt die Ansicht, dass verschiedene Gesellschaftsformen auch verschiedene Motivationssysteme entwickeln und dass jedes Zeitalter neue psychologische Theorien erfordert. Das würde bedeuten, dass Freuds Theorie für die Menschen im späten 19. Jahrhundert und zu Beginn des 20. Jahrhunderts für Wien und London gestimmt haben mag, aber nicht unbedingt für die Menschen in der Mitte des 20. Jahrhunderts und vielleicht überhaupt nie für die Menschen in Peking. Van den Berg ist der Meinung, dass es in der modernen Kultur keine autonome Selbstbestimmung der Lebensweise gibt. Ein Grund ist, dass die Berufe »unsichtbar« geworden sind. Aus den »klassischen« Berufen ist durch die fortwährende Spezialisierung ein weites Feld von Möglichkeiten geworden, das zu überblicken jedes Fassungsvermögen überschreitet. Für das Privatleben gilt das Gleiche: Bis ins 19. Jahrhundert hinein waren die sozialen Möglichkeiten begrenzt. Von einigen Abenteurern und Ketzern abgesehen, wuchsen die Menschen an dem Ort auf, an dem sie auch starben. Sie waren innerhalb strikter Klassenschranken gefangen. Ein Landpächter in Shropshire hatte wenig Auswahl für eine Heirat: Er konnte unter *den* Mädchen in seinem Dorf wählen, die das richtige Alter hatten und der richtigen Klasse angehörten. Die eine, die er wirklich liebte, war vielleicht unerreichbar, und er musste eine andere nehmen, die für ihn »zweite Wahl« war – aber immerhin hatte er *alle* Möglichkeiten abgeschätzt. Er wusste, was er tun könnte, und er wusste, was er tat. Die Mitglieder der Oberschicht lebten in einer Welt, die sich zwar geographisch weiter ausdehnte, die dafür aber nur dünn besiedelt war. Auch sie kannten letztlich alle möglichen Heiratskandidaten und wussten daher, welche Möglichkeiten es gab. Nicht dass es keine Heiraten über die Klassenschranken hinweg gegeben hätte oder dass nie Menschen aus ihrer Heimat weggezogen wären, aber das kam selten vor und war ein Verstoß gegen die Traditionen.

Der Verlust dieser grundlegenden Sicherheit – zu wissen, dass man den richtigen Beruf gewählt hat und sich für den richtigen Ehepartner entschieden hat – ist schwerwiegend. Wir können es nicht akzeptieren, dass wir nicht wissen, was zu tun ist. Wir sind weiterhin der Idee verhaftet, dass man Entscheidungen auf der Grundlage umfangreichen Wissens fällen sollte.

Auch politische Freiheit kann eine Belastung darstellen, daher kommt es in Gesellschaften im Übergang von der Diktatur zur Demokratie vermehrt zu Depressionen. Für den Einzelnen können sowohl Sklaverei als auch völlige Freiheit bedrückend sein. Während sich in manchen Teilen der Welt die Armut lähmend auswirkt, ist es in den höherentwickelten Gebieten die übergroße Mobilität der Bevölkerung: Das moderne Nomadentum des 21. Jahrhunderts zwingt immer mehr Menschen zu Ortswechseln, um Arbeit zu bekommen, Beziehungen zu knüpfen und etwas Lebensfreude zu haben. Das Gefühl ständiger Brüche im Leben hat so zum Beispiel der Manager, der pro Jahr in dreißig Länder jettet, oder der Mann aus der Mittelschicht, dessen Job ständig neu definiert wird, weil seine Firma von Zeit zu Zeit aufgekauft wird und er nicht mehr weiß, wer für ihn gerade arbeitet oder für wen er arbeitet, oder ein Single, der beim Einkaufen immer wieder jemand anderen an der Kasse im Supermarkt sitzen sieht. 1957 hatte ein durchschnittlicher amerikanischer Supermarkt fünfundsechzig verschiedene frische Waren in der Lebensmittelabteilung. Die Käufer kannten noch alle Früchte und Gemüse. 1997 waren es mehr als dreihundert Produkte, in manchen Märkten sogar fast tausend. Die Vielfalt verunsichert – selbst bei so einfachen Aufgaben wie der Zusammenstellung des Essens. Die Eskalation der Wahlmöglichkeiten ist keineswegs angenehm, sie ist schwindelerregend. Wenn sich eine solche Vielfalt überall auftut – Orte, an denen man leben kann, Dinge, die man tun kann, Waren, die man kaufen kann, Partner, die man heiraten kann –, so ist das Ergebnis kollektive Angst, was meiner Ansicht nach vieles erklärt, unter anderem auch die ansteigende Rate an Depressionen in der industriellen Welt.

Es gibt noch weitere Formen von Stress, gegen die wir nur unzureichend gerüstet sind. Der Zusammenbruch der Familien ist sicher eine davon, die immer weiter verbreitete Lebensform als Single eine andere. Dazu kommt, dass arbeitende Mütter weniger Kontakt und manchmal auch weniger Nähe zu ihren Kindern haben. Eine Arbeit, die keinerlei körperliche Bewegung erfordert, das Leben bei künstlichem Licht, ein Dasein ohne den Trost der Religion und die Überflutung mit Informationen wären noch zu nennen. Diese Liste könnte man endlos fortsetzen. Wie könnte man unser Gehirn auf die Anstrengung vorbereiten, all das zu verarbeiten und zu ertragen?

Viele Wissenschaftler vertreten die Ansicht, dass Depressionen in unserer heutigen Gesellschaft eine nützliche Funktion erfüllen. Vom Standpunkt der Evolution her würde eine »nützliche Funktion« darin bestehen, dass die Reproduktion bestimmter Gene begünstigt wird, wenn man aber die Fortpflanzungsraten Depressiver untersucht, stellt man fest, dass sie eher wenig Nachkommen haben. Nützlich jedoch, da Depressionen – ähnlich dem körperlichen Schmerz – uns vor bestimmten gefährlichen Verhaltensweisen warnen können: Sie werden für uns so unangenehm, dass wir sie nicht mehr tolerieren können. Paul J. Watson und Paul W. Andrews, zwei evolutionstheoretisch orientierte Psychiater, vertreten die Meinung, Depressionen seien ein Kommunikationsmittel. Sie haben ein Evolutions-Szenario entwickelt, wonach eine Depression eine soziale Krankheit ist, die eine interpersonelle Rolle spielt. Eine leichte Depression verursacht dieser Annahme zufolge intensive Selbstreflexion, auf deren Grundlage wohlüberlegte Entschlüsse entstehen, sein Leben so zu ändern, dass es besser an die Charaktereigenschaften angepasst ist. Eine Depression dieser Art kann man verheimlichen, und sie wird auch oft verheimlicht, sie hat eine ausschließlich private Funktion. Ängste – beispielsweise angesichts eines kommenden Ereignisses – sind oft Teil einer Depression und können zur Vermeidung von Ärger recht nützlich sein. Eine leichte Depression – schlechte Stimmung beispielsweise, die über uns kommt, ohne dass wir einen äußeren Anlass angeben könnten – kann uns zu etwas zurückführen, was wir törichterweise aufgegeben hatten und dessen Wert uns erst nach dem Verlust deutlich wurde. Sie kann uns dazu bringen, Fehler einzusehen und zu vermeiden, sie in Zukunft zu wiederholen. Entscheidungen im Leben gehorchen oft denselben Regeln wie Investitionen: Hochriskante Entscheidungen können große Gewinne einbringen, aber zu einem Preis, der vielleicht zu hoch ist. Eine Situation, in der jemand ein wirklich unerreichbares Ziel nicht aufgeben will, kann durch eine Depression aufgelöst werden, die zur Untätigkeit zwingt. Menschen, die ihre Ziele mit außerordentlicher Zähigkeit verfolgen und unklugerweise nicht in der Lage sind, auf aussichtslose Wünsche zu verzichten, sind für Depressionen besonders anfällig: »Sie versuchen, im Verhältnis zu den anderen etwas zu erreichen. Das funktioniert nicht, aber sie können nicht aufgeben, weil sie gefühlsmäßig so engagiert sind«, schreibt Randolph Nesse dazu. Schlechte Stimmung hilft, Beharrlichkeit vernünftig zu begrenzen.

Eine Depression kann mit Sicherheit Verhaltensweisen unterdrücken, die negative Folgen haben, die wir aber ansonsten tolerieren würden. Ein hohes Niveau von Stress kann beispielsweise Depressionen erzeugen, die wiederum dazu führen können, dass wir weiteren Stress vermeiden. Schlafmangel kann zu Depressionen führen, die uns dann dazu bringen, geregelter zu leben. Zu den wichtigsten Funktionen einer Depression gehört es, unproduktive Verhaltensweisen abzubauen. Eine Depression ist oft das Anzeichen dafür, dass wir mit unseren Ressourcen falsch umgehen und neue Schwerpunkte setzen müssen. Das moderne Leben bietet dafür eine Fülle von Beispielen. Eine Frau, die gegen den Rat ihrer Lehrer und Kollegen versucht hatte, ihren Weg als Geigerin zu machen, litt an einer akuten Depression, die weder auf Medikamente noch auf Therapien ansprach. Erst als sie die Musik aufgab und ihre Energien auf einem Gebiet einsetzte, für das sie von ihren Anlagen her besser geeignet war, löste sich die Depression auf. So lähmend man Depressionen empfindet, so motivierend können sie doch auch sein.

Sind die Depressionen schwerer, so werden sie die Aufmerksamkeit anderer wecken und deren Unterstützung fordern. So kann eine Depression auch einen ganz bequemen Mechanismus darstellen, der eine verführerische Perspektive eröffnet: Wenn du depressiv bist, dann bist du wirklich hilflos. Und wenn du wirklich hilflos bist, dann kannst du von den anderen Hilfe erpressen. Eine Depression ist eine sehr aufwendige Form von Kommunikation, aber das macht sie auch umso überzeugender. Allein schon die bloße Furcht vor ihr motiviert die anderen. Watson und Andrews ergänzen dazu: »Die Funktionsstörungen, die durch den Beginn einer Depression ausgelöst werden, können nützlich sein, weil sie ein Mittel darstellen, Altruismus zu wecken.« Eine Depression kann auch diejenigen, die uns Schwierigkeiten machen, dazu bewegen, uns in Ruhe zu lassen.

Meine eigene Depression hat in meiner Familie und bei meinen Freunden alle möglichen Formen von Unterstützung ausgelöst. Ich fand viel mehr Aufmerksamkeit, als ich sonst hätte erwarten können, und vie-

le Lasten – finanzielle, emotionale, durch mein Verhalten verursachte –
wurden mir von meiner Umgebung abgenommen. Ich wurde von allen
Pflichten gegenüber Freunden befreit, weil ich einfach zu krank war, ihnen nachzukommen. Ich hörte auf zu arbeiten, weil ich gar keine andere
Wahl hatte. Ich habe meine Krankheit sogar benützt, um bei Rechnun-
gen Zahlungsaufschub zu bekommen, und alle möglichen Störenfriede
mussten mich in Ruhe lassen. Als ich meinen dritten depressiven Schub
hatte, erreichte ich eine Fristverlängerung für die Arbeit an diesem Buch.
So unsicher ich mich fühlte, konnte ich doch eines mit Sicherheit sagen:
Ich war unfähig zu arbeiten. Ich *konnte* es einfach nicht. Man *musste* mir
meine Situation erleichtern.

Der Psychologe Edward Hagen sieht in einer Depression ein Macht-
spiel: Man stellt alle Tätigkeit für die anderen ein, bis sie voll und ganz
für einen sorgen. Depressive verlangen von den Menschen in ihrer
Umgebung sehr viel, aber wenn sie nicht depressiv wären, müssten sie
das auch nicht tun. Die Aussichten, dass die Forderungen voll und ganz
erfüllt werden, sind ohnehin ziemlich gering. Eine Depression kann zu
Erpressung benutzt werden, sie ist aber für den Erpresser in der Regel
zu unangenehm, und der Erfolg ist so wenig garantiert, als dass man in
ihr einen wohlüberlegten Weg zur Erreichung bestimmter Ziele sehen
könnte. Obwohl es sehr befriedigend sein kann, Hilfe zu bekommen,
wenn man sich schrecklich fühlt, und obwohl diese Hilfe zu einer Intensität der Liebe führen kann, wie man es sich zuvor gar nicht vorstellen
konnte, ist es doch weit besser, sich *nicht* schrecklich zu fühlen und *nicht*
auf so viel Hilfe angewiesen zu sein. Ich glaube, dass Depressionen eine
ähnliche Funktion haben wie körperlicher Schmerz: Sie sollen bestimmte Verhaltensweisen verhindern, die schlimme Folgen haben würden.
Die modische Idee, dass eine Depression ein Mittel ist, *soziale* Ziele zu
erreichen, erscheint mir dagegen wenig Sinn zu haben. Passivaggres-
sive Menschen bemerken den manipulativen Aspekt ihres Verhaltens
möglicherweise gar nicht und sind sich ihrer drängenden Forderungen
nicht bewusst. Der notleidende Depressive erreicht möglicherweise am
ehesten Sympathie, wenn er auch selbst an seine Not glaubt. Wenn eine
schwere Depression eine Strategie der Natur ist, um zuvor unabhängige
Individuen dazu zu bringen, Hilfe zu suchen, dann ist es auf jeden Fall
eine riskante Strategie. Die wenigsten Menschen reagieren auf Depressive mit wachsender Sympathie und Altruismus, die meisten zeigen Abwehr und Ekel. Es ist keine ungewöhnliche Erfahrung, dass Menschen,
die man für verlässlich hielt, nun plötzlich nichts mehr von einem wissen wollen – eine Erfahrung, die man lieber nicht gemacht hätte. Meine

eigene Depression hat unter meinen Freunden die Spreu vom Weizen getrennt – aber wie hoch war der Preis, den ich dafür bezahlen musste? Soll ich auf Beziehungen verzichten, die mir Freude bereitet haben, nur weil ich mich auf sie in einer für mich schlimmen Zeit nicht verlassen konnte? Wie könnte eine Freundschaft zu diesen Menschen aussehen? Was bleibt noch an verlässlichen Freundschaften? Was hat Verlässlichkeit in Krisensituationen damit zu tun, ob man »freundlich«, »großzügig« oder »gut« ist?

Die Vorstellung, dass eine Depression dem Versagen eines Mechanismus entspricht, aber auch nützliche Funktionen erfüllt, überzeugt von allen Theorien der Evolutionswissenschaftler vielleicht am ehesten. Eine Depression entsteht am häufigsten aus Kummer und Schmerz oder stellt eine anomale Ausdrucksform dieser Gefühle dar. Sowenig man Melancholie losgelöst vom Gefühl der Trauer verstehen kann, sowenig eine Depression ohne das ihr zugrundeliegende Muster von Leid. Wir haben die Anlage zu Depressionen, weil sie einen Vorteil im Ausleseprozess gewährleisten. So gesehen könnte eine Depression ein ehemals nützlicher Mechanismus sein, dessen Ablauf inzwischen ins Stocken geraten ist.

Leid gehört zu den Grundlagen der menschlichen Existenz. Ich meine, dass es seine wichtigste Funktion bei der Ausbildung von Beziehungen hat. Ohne die Angst, etwas zu verlieren, könnten wir nicht so intensiv lieben. Traurigkeit gehört zu den Erfahrungen der Liebe. Der Wunsch, einen geliebten Menschen nicht zu verletzen, sondern ihm zu helfen, dient auch der Arterhaltung. Die Liebe hält uns am Leben, wenn wir der Schwierigkeiten in der Welt gewahr werden. Wenn wir nur unser Selbstbewusstsein entwickelt hätten und nicht auch die Liebe, könnten wir die Fallstricke und tückischen Pfeile des Lebens nicht ertragen. Mir ist keine wissenschaftliche Untersuchung dazu bekannt, aber ich glaube, dass die Menschen mit der größten Liebesfähigkeit ihren Weg im Leben leichter finden als Menschen ohne Liebe. Liebende werden wieder geliebt – auch das erhält sie am Leben. »Viele halten den Himmel für einen Ort der unendlichen Intensität und bunten Vielfalt – und nicht für einen Ort, wo es keinen Ärger gibt. Man würde gern auf einige Extreme verzichten, aber man will nicht das Spektrum der Möglichkeiten völlig reduzieren. Es macht einen feinen Unterschied, ob man will, dass die Menschen nicht leiden sollen, oder ob man will, dass ihr emotionaler Spielraum nicht beschnitten werden soll«, hat dazu Kay Jamison gesagt. Zu lieben macht verwundbar, sich unverwundbar zu machen heißt, auch die Liebe zurückzuweisen.

Ganz entscheidend ist, dass uns die Liebe davon abhält, unsere Beziehungen zu schnell abzubrechen. Wir quälen uns fürchterlich, wenn wir eine Liebesbeziehung beenden. Vielleicht hindert uns die Vorwegnahme des Kummers auch daran, emotionale Beziehungen aufzubauen. Die Erwartung des Verlustgefühls lässt uns an dem festhalten, was wir besitzen. Gäbe es nach einem Verlust keine Verzweiflung, würden wir nur so lange Zeit und emotionale Energie an jemand verschwenden, wie es Spaß macht – und keine Minute länger. Nesse sagt dazu: »Die Theorie hält die Evolution im Allgemeinen für eine zynische Veranstaltung. Die Evolutionsbiologen interpretieren die ganze Vielfalt des moralischen Verhaltens als ein einfaches System, das nur auf den Nutzen für die eigenen Gene aus ist. Es ist ja auch tatsächlich so, dass vieles in unserem Verhalten genau diesem Zweck dient, aber oft gibt es auch Handlungen, die jenseits dieser Zwecke liegen.« Nesse arbeitet auf dem Gebiet der Verträge, Verpflichtungen und Versprechen: »Tiere können keine Verträge für die Zukunft schließen. Sie können auch keinen Handel der Form ›Wenn du das in der Zukunft für mich tust, dann will ich jetzt dieses für dich tun‹ abschließen. Ein Vertrag verpflichtet mich, etwas Bestimmtes in der Zukunft zu tun, das möglicherweise dann nicht in meinem Interesse ist. Die meisten von uns leben auf der Grundlage solcher Vereinbarungen. Schon Thomas Hobbes hat das gesehen und gezeigt, dass die Fähigkeit, Verträge zu schließen, unser Menschsein ausmacht.«

Die Fähigkeit, Verpflichtungen einzugehen und Abkommen zu treffen, ist von evolutionärem Vorteil für die eigenen Gene. Es ist die Grundlage einer stabilen Familienstruktur, die für den Nachwuchs eine ideale Umgebung darstellt. Aber wenn wir einmal diese Fähigkeit erworben haben, können wir sie auch in anderen Situationen einsetzen. Welche dies sind, bestimmt der moralische Kanon. Nesse fährt fort: »Unser verkürzter Begriff von Naturwissenschaft hat dazu geführt, eine Beziehung überwiegend als gegenseitigen Akt der Manipulation und Ausbeutung zu sehen. Tatsächlich sind Gefühle wie Liebe und Hass aber oft äußerst unpraktisch: Sie passen überhaupt nicht in unser rationales System. Die Fähigkeit zur Liebe mag einen Entwicklungsvorteil darstellen, aber wie wir uns angesichts der Liebe verhalten, ist ein ganz privater Vorgang. Das Überich drängt uns dazu, zugunsten anderer unser eigenes Vergnügen zu vermindern.« Uns wird ein Reich moralischer Alternativen eröffnet, ein Reich, das seine Bedeutung verliert, wenn wir versuchen, das Leid und seinen kleinen, traurigen Bruder, das Bedauern auszuschalten.

Einige Insekten schlüpfen aus Eiern, um die sich niemand kümmern muss und die auch den nötigen Nahrungsvorrat enthalten. Diese Insekten brauchen sexuelle Impulse, aber keine Liebe. Erste Formen von Beziehungen treten in der Welt der Reptilien und Vögel auf. Der Instinkt, ein Ei zu bebrüten, statt es nur zu legen und sich dann davonzumachen, es der Kälte auszusetzen, der Gefahr zu zerbrechen oder dem Risiko, von anderen Tieren aufgefressen zu werden, dient sicher dazu, die Erhaltung der Art zu fördern. Bei den »guten« Vogelarten, bei denen die Mütter ihre Jungen füttern, überleben mehr Junge, und die Chance ist größer, dass aus ihnen große Vögel werden, die wieder Junge in die Welt setzen. Das erste Gefühl – und das Gefühl, das bei der Selektion mit größter Sicherheit ausgewählt wird – ist die Liebe zwischen der Mutter und ihren Jungen. Eine Mutter, die sich liebevoll um ihren Nachwuchs kümmert, ihn vor Räubern schützt und ihn pflegt und ernährt, hat größere Aussichten, ihr Erbgut weiterzugeben, als eine Mutter, die ihre Jungen der Gefahr aussetzt, angegriffen und aufgefressen zu werden. Die Nachkommen einer beschützenden Mutter haben bessere Aussichten, selbst Nachkommen in die Welt zu setzen, als die Nachkommen einer gleichgültigen Mutter. Die Selektion begünstigt die liebende Mutter.

Andere Emotionen bieten andere Vorteile. Ein Männchen, das Wut und Hass in sich trägt, wird sich gegenüber anderen Männchen besser durchsetzen. Es wird versuchen, die anderen zu vernichten, und wird auf diese Weise sein Erbgut sicherer weitergeben. Auch das Männchen, das seine Gefährtin beschützt und andere Männchen von ihr fernhält, wird den Vorteil haben, seine Gene immer dann weiterzugeben, wenn das Weibchen fruchtbar ist. Die beste Kombination, um die Weitergabe des Erbguts zu fördern, besteht für Tiere mit nur wenigen Nachkommen aus einer liebevollen und aufmerksamen Mutter und einem eifersüchtigen beschützenden Vater (oder umgekehrt). Tiere, die sehr leidenschaftlich sind, haben gute Aussichten, sich in großer Zahl fortzupflanzen. Tiere, die Energie aus ihrer Wut gewinnen, werden Auseinandersetzungen eher für sich entscheiden. Liebe – Eros, Freundschaft, Kindesliebe, Mutterliebe und andere Formen dieses so schwer zu verbergenden Gefühls – funktioniert nach einem Modell von Zuckerbrot und Peitsche. Wir lieben, weil die Belohnung dafür überwältigend ist. Wir lieben bis ans Ende der Tage und spielen den Beschützer, weil der Verlust der Liebe traumatisch wäre. Würden wir beim Verlust derer, die wir lieben, keinen Schmerz empfinden und würden wir in der Liebe nur unser Vergnügen suchen, aber nichts verspüren, wenn unser Liebesobjekt zerstört wird, so wäre es mit unserem Beschützen nicht weit her. Unsere Fähigkeit zu leiden führt dazu, dass die Liebe auch unserem Selbstschutz dient: Wir beschützen, wen wir lieben, weil wir nicht leiden wollen. Dieser Gedanke erscheint mir sehr plausibel: Eine Depression erfüllt für sich allein keine allzu nützliche Funktion, aber die Fülle der Emotionen, die sie wachruft, rechtfertigt all die Extreme, die mit ihr verbunden sind.

Die sozialen und biologischen Aspekte der Depression sind eng miteinander verknüpft. Die Kartierung unserer Gene ist noch nicht so weit gediehen, dass wir daraus ihre genaue Funktion bei der Herausbildung von Depressionen erkennen könnten, es scheint aber so, dass eine Verbindung zwischen ihnen und unserem generellen Vermögen, Gefühle empfinden zu können, besteht. Evolutionsforscher arbeiten derzeit mit einem Dreischichtenmodell des Gehirns. Die innerste Schicht, die dem Gehirn der Reptilien und anderer niederer Tiere entspricht, ist der Sitz der Instinkte. Die mittlere Schicht, die sogenannte limbische Schicht, die zuerst bei höherentwickelten Tieren auftritt, ist der Sitz der Gefühle. Die äußere Schicht, die bei höheren Säugetieren, bei Primaten und beim Menschen ausgebildet ist, wird als kognitiver Teil des Gehirns oder Neocortex bezeichnet und ist der Sitz des Bewusstseins, des Denkens und der Sprache. An den meisten Handlungen des Menschen sind alle drei Schichten beteiligt. Depressionen kommen nach Ansicht des Wissenschaftlers Paul MacLean – ausschließlich beim Menschen – als das Resultat von Schaltfehlern in den drei Schichten des Gehirns vor. Sie sind die unvermeidliche Konsequenz der Tatsache, dass Instinkte, Gefühle und Bewusstsein immer gleichzeitig arbeiten. Das »dreifaltige« Gehirn scheitert gelegentlich an der Aufgabe, angemessen zu reagieren. Wenn man sich instinktiv zurückzieht, sollte man im Idealfall negative Gefühle empfinden und sich kognitiv neu orientieren. Arbeiten die drei Bereiche des Gehirns synchron, so wird man den Rückzug von Aktivitäten oder aus unguten Verhältnissen, der auf der Instinktebene eingeleitet wurde, als normal und nicht depressiv erfahren. Gelegentlich aber kämpfen die äußeren Schichten des Gehirns gegen die innerste. Es kann beispielsweise sein, dass man sich instinktiv zurückgezogen hat, aber emotional aufgewühlt und zornig ist. Die Folge ist eine sogenannte agitierte Depression. Oder die äußerste Schicht reagiert auf den instinktiven Rückzug mit dem Entschluss, den Kampf um die eigenen Interessen nicht aufzugeben, was unvermeidlich erheblichen Stress zur Folge hat. Ein derartiger Konflikt, eigentlich eine für uns alltägliche Erfahrung, scheint unter Umständen in eine Depression oder in andere Störungsformen münden zu können. MacLeans Theorie deckt sich sehr gut mit der Vermutung, dass unser Gehirn mehr leisten muss, als seinem Entwicklungsstand entspricht.

Timothy Crow aus Oxford steht mit seinen Theorien ziemlich allein, die über die Vorstellung eines Dreischichtenmodell des Gehirns hinausgehen. Er vertritt ein Modell, nach dem die Sprachentwicklung entscheidend für die Bildung des Selbstbewusstseins ist und dieses wiederum der Ursprungsort psychischer Erkrankungen. Crow lehnt die modernen Klassifizierungssysteme ab und sieht psychische Erkrankungen in einem kontinuierlichen Spektrum. Für ihn sind die Unterschiede zwischen einem Gefühl von Unglück, einer Depression, einer manisch-depressiven Erkrankung und einer Schizophrenie graduell und nicht prinzipiell, also quantitative und nicht qualitative oder kategoriale Differenzen. Seiner Ansicht nach haben alle psychischen Erkrankungen letztlich die gleichen Ursachen.

Crow meint, dass das Gehirn der Primaten symmetrisch angelegt ist, während für den Menschen ein asymmetrisches Gehirn spezifisch ist. Mit einer ziemlich komplexen genetischen Beweiskette zeigt Crow, dass die Ursache dafür eine bestimmte Mutation des X-Chromosoms des Mannes ist. Während nun im Laufe der Entwicklung der Primaten und des Menschen das Volumen des Gehirns relativ zum Körpervolumen zunahm, ermöglichte diese Mutation den beiden Gehirnhälften ein gewisses Maß an unabhängiger Entwicklung: Bei einem Primaten ist der Zugriff von der einen Seite seines Gehirns auf die andere ausgeschlossen, im menschlichen Gehirn ist dies möglich. Erst durch diese unabhängige Entwicklung der Gehirnhälften wurde Selbstbewusstsein möglich, die Wahrnehmung seiner selbst als Wesen.

Die Asymmetrie des Gehirns ist Crow zufolge die Grundlage für die Sprachentwicklung: In der linken Hälfte werden die Annahmen und Begriffe aus der rechten Hälfte ausgedrückt und in Praxis umgesetzt. Diese Lokalisierung des Sprachvermögens ist eine Erkenntnis aus den Erfahrungen mit Schlaganfallpatienten. Wenn bei einem Kranken nur die linke Gehirnhälfte betroffen ist, kann der Betreffende Begriffe verstehen und Objekte unterscheiden, aber sie nicht benennen. Der Zugang zur Sprache und zum Sprachgedächtnis ist versperrt. Auch eine Zeichen- oder Gestensprache, über die alle Menschen und auch Primaten verfügen, ist für Patienten mit einem linksseitigen Schlaganfall nicht mehr zugänglich. Es fehlt das Verständnis für Grammatik, also für die sinnvolle Gruppierung von Worten zu Sätzen und von Sätzen zu geordneten Passagen. Andererseits verfügen Patienten mit einem Schlaganfall der rechten Gehirnhälfte weiterhin über ihre intellektuellen Fähigkeiten, können aber deren Ergebnisse nicht mehr ausdrücken, da sie das Bewusstsein für Begriffe und Gefühle verloren haben. Sie können

komplexe Abstraktionen nicht verarbeiten und sind in ihren Gefühls-
möglichkeiten stark eingeschränkt.

Welche anatomischen Strukturen machen uns für psychische Störungen anfällig? Crow ist der Ansicht, dass Schizophrenie und affektive Störungen möglicherweise der Preis sind, den wir für unser asymmetrisches Gehirn zahlen, das uns andererseits Denken, Erkenntnis und
Sprache ermöglicht. Crow zufolge ermöglicht die Asymmetrie »eine
größere Flexibilität der Interaktion, eine erhöhte Lernkapazität und bessere Möglichkeiten, untereinander zu kommunizieren«. Eine psychische
Erkrankung ist danach eine Störung der normalen Interaktion zwischen
den beiden Gehirnhälften: »Es kann zu viel Kommunikation sein, aber
auch zu wenig. Immer wenn die beiden Hälften nicht im Einklang sind,
äußert sich das als psychische Erkrankung.« Die Ausbildung der Asymmetrie hat im Übrigen zur Folge, dass die Entwicklung des Gehirns beim
Menschen länger dauert als bei anderen Lebewesen. Beim Menschen ist
das Gehirn im Erwachsenenalter noch formbarer als bei Tieren: Man
kann vielleicht auch einem alten Hund noch neue Tricks beibringen,
aber alte Menschen können sogar noch völlig neue Varianten motori-
scher Aktivität erlernen und damit die körperlichen Behinderungen im
Alter ausgleichen.

Laut Crow ist diese Flexibilität die Voraussetzung für die Herausbildung der unterschiedlichen Persönlichkeiten und Charaktere. Sie erlaubt
uns grundlegende positive Änderungen, kann aber auch dazu führen,
dass wir den Bogen überspannen, die normalen Grenzen überschreiten
und uns in Richtung einer Psychose entwickeln. Eine solche Veränderung kann natürlich von außen verursacht und gesteuert werden. Was
sich in Crows Modell der Evolution verdankt, ist nicht die bestimmte
Gestaltung, sondern die Tatsache der Gestaltbarkeit selbst.

Untersuchungen der Asymmetrie des Gehirns sind derzeit in den
USA ein aktuelles Thema, wichtige Beiträge hat dazu der Neurologe
Richard J. Davidson von der University of Wisconsin in Madison geleistet. Davidsons Arbeiten wurden durch Weiterentwicklungen der
Untersuchungstechniken des Gehirns ermöglicht. Vieles, was man heute
im Gehirn sehen kann, lag vor fünf Jahren noch im Dunkeln. Mit einer
Kombination von Positronen-Emissions-Tomographie (PET) und Ma-
gnet-Resonanz-Tomographie (MRT) können die Experten alle zweieinhalb Sekunden dreidimensionale Bilder des Gehirns liefern, die eine
Auflösung von dreieinhalb Millimetern haben. Die MRI-Methode liefert dabei eine bessere zeitliche und räumliche Auflösung, mit PET kann
man neurochemische Reaktionen besser sichtbar machen.

Davidson hat damit begonnen, die neurochemische Aktivität im Gehirn bei der Reaktion auf »normale« Reize aufzuzeichnen. Er will also beispielsweise zeigen, was wo passiert, wenn der Proband ein Sexfoto sieht oder ein beängstigendes Geräusch hört. »Wir sind an den Parametern der emotionalen Reaktionen interessiert«, erläutert Davidson. Wenn man einmal weiß, wo sich im Gehirn die Reaktion auf ein bestimmtes Bild abspielt, kann man messen, wie lange das Gehirn dort aktiviert bleibt. Es hat sich gezeigt, dass dies von Person zu Person variiert. Einige Versuchspersonen, denen man ein Foto mit grausamen Darstellungen vorgelegt hat, werden von einer neurochemischen Welle überflutet, die schnell abklingt, bei anderen dauert das Abklingen sehr lange. Davidson meint, dass Menschen, die Reize langsamer verarbeiten, wesentlich anfälliger für psychische Erkrankungen sind als die anderen, die sich von einem Reiz schnell wieder erholen. Davidsons Arbeitsgruppe in Madison konnte zeigen, dass die Erholung von einem Reiz nach sechs Wochen Behandlung mit Antidepressiva messbar schneller verlief.

Diese Prozesse scheinen sich im Stirnlappen, dem vorderen Teil der Hirnrinde, abzuspielen – und sie sind nicht symmetrisch: Wenn sich jemand von einer Depression erholt, erhöhen sich Aktivierungs- und Deaktivierungsgeschwindigkeit in der *linken* Gehirnhälfte. Man weiß, dass Antidepressiva den Neurotransmitterspiegel verändern. Es ist möglich, dass Neurotransmitter den Blutzufluss zu bestimmten Bereichen des Gehirns steuern. Wie immer der Mechanismus auch im Einzelnen aussehen könnte, so ist laut Davidson sicher, dass Unterschiede in der Aktivierung der linken und der rechten Gehirnhälfte, also »Aktivationsasymmetrien im präfrontalen Cortex, mit der Befindlichkeit, der Stimmung und Symptomen von Angst und Depression verknüpft sind. Menschen mit mehr Aktivität in der rechten Gehirnhälfte sind für Depressionen und Ängste anfälliger.« Auch Davidson hinterfragt – wie Crow – die kategoriale Eindeutigkeit von »Depression« als Zustand oder Krankheit. »Eines, was das menschliche Verhalten von dem anderer Arten unterscheidet, ist unsere größere Fähigkeit, Emotionen zu regulieren. Man darf aber die Schattenseite nicht vergessen: Wir sind auch in größerem Maß in der Lage, unsere Emotionen zu deregulieren. Ich denke, es wird sich zeigen, dass beide Mechanismen sehr eng mit der Aktivierung des präfrontalen Cortex verbunden sind.« Mit anderen Worten: Unsere Schwierigkeiten sind die Konsequenz unserer Stärken.

Diese Art von Untersuchungen haben zusammen mit den Kenntnissen über eine mögliche genetische Fixierung psychischer Störungen enorme praktische Konsequenzen. Wenn die Experten in einem erkrankten Gehirn das Gebiet veränderter Aktivität genau lokalisieren können, besteht auch die Möglichkeit, dieses Gebiet zu stimulieren oder ruhigzustellen. Neueste Forschungsarbeiten zeigen, dass es bei Patienten mit Depressionen zu Abweichungen des Serotoninhaushalts im Frontalcortex kommt, die eine asymmetrische Stimulation des Gehirns zur Folge haben könnten. Möglicherweise besteht auch in manchen Fällen eine organisch angelegte Asymmetrie des Gehirns – beispielsweise in der Verteilung der Kapillargefäße und damit der Blutversorgung.

Bestimmte Muster der Gehirnaktivität werden schon sehr früh festgelegt, andere wiederum ändern sich auch später noch im Laufe des Lebens. Man weiß inzwischen, dass Gehirnzellen sich auch bei Erwachsenen regenerieren können und dies auch tun. Es könnte daher sein, dass während einer Depression in bestimmten Gehirnpartien Zellen absterben und in anderen neue entstehen. Neue Technologien könnten es uns letztlich ermöglichen, dieses Wachstum zu stimulieren oder bestimmte Bereiche lahmzulegen. Ältere Studien haben belegt, dass man mit wiederholter transkranialer Magnetstimulation (rTMS), die auf dem Einsatz gebündelter Magnetfelder beruht, die Aktivität in bestimmten Gebieten des Gehirns vergrößern und, wenn man sie gezielt auf den linken Frontalcortex wirken lässt, die Symptome einer Depression günstig beeinflussen kann. Möglicherweise können Eingriffe von außen oder eigene gezielte Bemühungen die Aktivität der linken Hirnhälfte verbessern. Man könnte das Gehirn durchscannen, auf diese Weise deaktivierte Bereiche des linken Frontalcortex lokalisieren und Präventivmaßnahmen ergreifen – »Meditation eingeschlossen«, wie Davidson sagt –, um zu verhindern, dass Menschen in den tiefen Abgrund einer Depression fallen.

Es gibt Menschen, deren linker Frontalcortex mehr Aktivität zeigt als der rechte – und umgekehrt, was übrigens nichts damit zu tun hat, ob jemand rechts- oder linkshändig ist. Die Mehrzahl der Menschen weist stärkere Aktivität in der linken Hälfte des Gehirns auf. Menschen mit verstärkter Aktivität in der rechten Hälfte tendieren zu mehr negativen Emotionen als die anderen. Sie haben einen hohen Spiegel an Kortisol, dem Stresshormon, und sind einem größeren Risiko eines Zusammenbruchs des Immunsystems ausgesetzt. Bei Babys, deren Gehirn rechts verstärkte Aktivität zeigt, hat man festgestellt, dass sie gehäuft mit Panik reagieren, wenn die Mutter den Raum verlässt, während die anderen ruhig bleiben. Die Balance links-rechts ist bei Babys allerdings noch Schwankungen unterworfen, und die Aktivitätsmuster stabilisieren sich erst im Laufe des Erwachsenwerdens. Davidson stellt dazu fest: »Allem

Anschein nach ist das System in jungen Jahren noch formbarer, und es gibt für die Umwelt mehr Eingriffsmöglichkeiten auf die Herausbildung der Schaltkreise.«

Die Kombination dieser Erkenntnisse mit den Ideen Crows über die Sprachentwicklung führt zu interessanten Schlussfolgerungen. Davidson berichtet: »Wenn Kleinkinder die ersten Worte äußern, ist dies damit verbunden, dass sie auf etwas zeigen. Ihre Äußerung bezeichnet ein Objekt. Fast immer deuten sie zunächst mit der rechten Hand auf das Objekt. Das Kind macht eine positive Erfahrung, es interessiert sich offenbar für das Objekt und bewegt sich auf es zu. Die ersten Sprechversuche machen den meisten Kleinkindern Spaß. Ich habe die Vermutung, der ich allerdings noch nicht systematisch nachgegangen bin, dass die Zuordnung der Sprache zur linken Seite ein Nebenprodukt der Zuordnung von positiven Emotionen zur linken Seite sein könnte.«

Diese Vermutung erweist sich als Grundlage für eine Neuroanatomie der kathartischen Auflösung von Depressionen. Sprechen wird als positiv empfunden und bleibt positiv besetzt. Es zählt zu den größten Vergnügen des Lebens, zu sprechen. In uns allen ist das Bedürfnis zu kommunizieren ungeheuer mächtig – was auch für diejenigen gilt, die keine Laute erzeugen können und daher Gesten, eine Zeichensprache oder die Schrift benützen müssen, um sich auszudrücken. Depressive Menschen verlieren die Lust zu reden, während manische Menschen pausenlos reden. In allen Kulturen wirkt Sprechen gemütsaufhellend. Von negativen Erfahrungen nicht loszukommen kann sehr schmerzhaft sein. Darüber sprechen zu können kann helfen, den Schmerz zu lindern. Ich werde immer wieder gefragt, wie man Depressionen am besten behandeln könne. Ich sage dann immer: »Rede darüber! Nicht, um dich in eine Hysterie hineinzusteigern, sondern einfach um die Gefühle zu artikulieren. Rede darüber mit deiner Familie, falls sie dir zuhört. Rede mit Freunden. Rede mit deinem Therapeuten.« Es kann gut sein, dass Davidson und Crow die Mechanismen erkannt haben, die das Sprechen zu einem therapeutischen Hilfsmittel machen. Möglicherweise aktiviert eine bestimmte Art des Sprechens dieselben Partien der linken Gehirnhälfte, deren Unterfunktion die psychische Erkrankung zur Folge hat. Die befreiende Wirkung, die das Artikulieren hat, ist für unsere Gesellschaft ganz fundamental. Schon Hamlet weiß davon: »... mit Worten nur / Wie eine Hure muss mein Herz entladen«. Wir haben zusammen mit der Fähigkeit, psychisch zu erkranken, auch die Fähigkeit erworben, unser Herz – oder vielleicht genauer: unseren linken Stirnlappen – mit Worten zu entladen.

Wenn es auch effektive Behandlungsmethoden für Krankheiten gibt, die wir noch nicht einmal ansatzweise verstehen, so ist es doch eine große Hilfe zu wissen, wie die einzelnen Elemente einer Krankheit zusammenspielen. Es hilft bei der Suche nach den unmittelbaren Auswirkungen und beim gezielten Vorgehen gegen sie. Es hilft uns auch, ganze Komplexe von Symptomen und das Zusammenwirken mehrerer Systeme zu verstehen. McGuire und Troisi zeigen, dass die meisten Erklärungsmuster für Krankheiten – biochemische, psychoanalytische, soziokulturelle und verhaltensbedingte – nur Stückwerk sind und vieles unerklärt lassen. Sie merken an, dass selbst die kombinierten und ganzheitlichen Ansätze, die derzeit Konjunktur haben, in hohem Maße irregulär und unsystematisch sind. Warum wirken bestimmte Gefühle und bestimmte Handlungen zusammen, wenn man krank ist – aber nicht, wenn man gesund ist? »Die Psychiatrie braucht dringend die Einbeziehung der Evolutionstheorie und muss damit beginnen, ihre wichtigsten Ergebnisse zu deuten und neue Erklärungsmuster für Störungen zu untersuchen. Versuche zur Erklärung des Verhaltens – sei es normal oder nicht – geben zu Fehlinterpretationen Anlass, wenn man nicht tief genug in das Verständnis der Art eindringt, die man untersucht«, stellen McGuire und Troisi fest.

Ich bin nicht davon überzeugt, dass es für die Behandlung von Depressionen notwendig und nützlich ist, ihre Herausbildung im Laufe der Evolution zu kennen. Dies spielt aber eine Rolle bei der Entscheidung, ob und wann eine Behandlung sinnvoll ist. Wir wissen, dass Rachenmandeln nur eine begrenzte Bedeutung haben. Wir wissen, welche Rolle sie im Körper spielen, und wir wissen, dass es besser ist, sie herauszunehmen, statt ihre Infektion zu bekämpfen, und wir wissen, dass die Operation nicht viel Ärger macht. Wir wissen auch, dass man den Blinddarm besser herausnimmt, statt ihn zu heilen, wenn er entzündet ist. Andererseits wissen wir, dass eine kranke Leber behandelt werden muss, weil sie lebensnotwendig ist. Wir wissen, dass man Hautkrebs wegoperieren sollte, während Pickel harmlos sind. Wir verstehen die Mechanismen dieser verschiedenen Teile unseres Körpers und wissen im Großen und Ganzen, welche Eingriffe bei einer Störung angemessen sind.

Es gibt dagegen überhaupt keine Übereinstimmung darüber, wann eine Depression behandelt werden sollte. Soll man eine Depression herausoperieren wie Rachenmandeln, soll man sie behandeln wie eine kranke Leber oder ignorieren wie Pickel? Spielt es dabei eine Rolle, ob die Depression leicht oder schwer ist? Um diese Fragen richtig beantworten zu können, müssen wir wissen, warum eine Depression auftritt. Wenn sie für den Sammler und Jäger der Vorzeit nützlich war, aber im modernen Leben bedeutungslos geworden ist, dann sollte man sie entfernen. Ist sie eine Fehlfunktion des Gehirns, die auch andere wichtige Mechanismen beeinflusst, dann sollte sie behandelt werden. Ist eine leichte Depression ein Selbstregelungsmechanismus ohne größere Folgen, dann sollte man sie ignorieren. Wie die Feldtheorie der Physiker eine einheitliche Darstellung der Welt zu geben versucht, könnte uns die Evolution die strukturelle Verwandtschaft der verschiedenen Denkrichtungen aufzeigen, die sich mit der Untersuchung von Depressionen befassen. Das kann uns Entscheidungen ermöglichen, ob, wann und wie die Beschwerden behandelt werden sollten.

12. Hoffnung

Angel Starkey hat schlimme Zeiten hinter sich. Als jüngstes von sieben Kindern wuchs sie in einer Familie auf, in der sie nur selten Zuwendung bekam. Später wurde sie sexuell missbraucht und mit dreizehn vergewaltigt. »Seit meinem dritten Lebensjahr bin ich depressiv«, berichtet sie. Ihr Vater starb an Krebs, als sie sieben war. Nachdem Angel die High School abgeschlossen hatte, war sie mehr oder weniger die ganze Zeit in Kliniken. Nur für eine kurze Zeit lebte sie in betreuten Wohnprojekten. Sie hat eine schizoid-affektive Störung, was bedeutet, dass sie zusätzlich zu ihrer tiefen Depression noch unter Halluzinationen leidet und Stimmen hört, die ihr befehlen, sich selbst zu zerstören. Panik verhindert normale Kontakte zu ihrer Umwelt. Keiner weiß genau, wie oft sie versucht hat, sich umzubringen, aber da sie während ihres Erwachsenenlebens fast ständig überwacht wurde, hat man sie immer wieder gerettet. Ihre Arme sind vernarbt durch die vielen Schnitte, die sie sich beigebracht hat. Ein Arzt hat ihr kürzlich mitgeteilt, dass sie schon keine richtige Haut mehr habe und die Wunden nicht mehr heilen werden, wenn sie sich weiterhin mit dem Messer verletze. Die Haut auf der Bauchoberfläche ist aus Stücken zusammengesetzt, weil sie sich schon so oft verbrennen wollte. Sie hat mehrfach versucht, sich zu erdrosseln, und ihre Augenlider sind an den Stellen verrunzelt, an die sie brennende Zigaretten gedrückt hat. Sie hat nur noch wenig Haar, weil sie es sich ausreißt, und ihre Zähne sind verfault: eine Nebenwirkung der vielen Medikamente, die den Mund austrocknen und chronische Zahnfleischentzündung verursachen. Derzeit nimmt sie fünfmal täglich 100 mg Clozaril, fünfmal täglich 25 mg Clozaril, einmal täglich 20 mg Prilosec, zweimal täglich 200 mg Seroquel, viermal täglich Ditropan, einmal täglich 20 mg Lescol, sechsmal täglich 10 mg BuSpar, viermal täglich 20 mg Prozac, dreimal täglich 300 mg Neurontin, einmal täglich 25 mg Topamax und zweimal täglich 2 mg Cogentin.

Ich habe Angel zum ersten Mal im Norristown Hospital getroffen, jener schon erwähnten staatlichen Einrichtung in Pennsylvania, als sie dort Patientin war. Ich wurde von ihrem durch die Medikamente aufgedunsenen Körper und ihrem starren Blick abgeschreckt. Aber für einen Ort, an dem viele Augen erloschen sind, schien sie noch eine Menge Leben in sich zu haben. Angel war auf bewegende Weise voll Hoffnung, was für jemand mit ihrer Vorgeschichte außergewöhnlich ist. Trotz all ihrem Leid war sie ein warmer, phantasievoller und großzügiger Mensch, der so anziehend war, dass man das abstoßende Äußere vergessen konnte. Ihre Persönlichkeit war durch die Krankheit verdeckt, aber nicht zerstört worden.

Ich lernte Angel näher kennen und erfuhr, was in ihr vorging, wenn sie sich selbst verstümmelte. Am liebsten zerschnitt sie sich die Haut mit einem scharfen Dosenrand. Sie hat einmal ihre Arme so schrecklich misshandelt, dass sie 400 Schnittwunden aufwiesen. »Mich selbst zu schneiden ist das Einzige, was mir Spaß macht«, sagte sie mir. Ohne körperliche Schmerzen konnte Angel nicht mehr existieren: »Ich sage ihnen immer, sie sollen mich nicht zusammenflicken und es mir damit leicht machen. Sie sollen es schlimmer machen. Wenn es weh tut, fühle ich mich besser. Ich habe lieber körperliche als seelische Schmerzen. Es ist wie eine Reinigung für mich, wenn ich so abgekämpft bin, dass ich kaum mehr atmen kann. Tackern ist besser als Schneiden, weil es größere Schmerzen verursacht, aber es hält nicht lang genug an. Wenn ich an mir herumschneide, will ich sterben. Wie du siehst, bin ich kein guter Mensch.« Während einer akuten Phase wurde Angel drei Jahre lang rund um die Uhr überwacht, selbst auf dem Klo war sie nicht allein. Es gab Zeiten, in denen man sie ans Bett fesseln musste. Sie wurde eingesperrt und verbrachte einige Zeit unter einem Netz, das gewalttätige Patienten völlig bewegungsunfähig macht. Sie beschreibt diese Erfahrung als unglaublich bedrohlich. Als wohlinformierte Patientin weiß sie alles über die Medikamente, die sie bekommt, und die Elektroschocktherapien, von denen sie schon mehrere hinter sich gebracht hat.

Bei einem meiner Besuche in Norristown erzählte mir Angel, dass sie jeden Tag ihre Mutter anruft und jeden Monat ein paar Wochenenden mit ihr verbringt. »Ich liebe meine Mutter mehr als alles sonst auf der Welt. Mehr als mich selbst. Für sie ist es schlimm, und sicherlich braucht sie meine Verrücktheiten nicht. Es tut ihr weh, dass ich so krank bin und all diese Schwierigkeiten habe. Ich hätte gern einen Job, um ihr Geld geben zu können. Sie sagen, ich würde mich zu sehr um meine Mutter kümmern, aber sie ist dreiundsiebzig. Ich besuche sie und mache sauber. Wenn ich nach Hause gehe, bin ich völlig verrückt und dann putze ich. Ich putze und putze und putze und kann kaum noch aufhören. Ich liebe es, Dinge zu waschen. Und meine Mutter hat das gern.«

Als wir uns zum ersten Mal trafen, war Angel sichtlich angespannt. Durch die ständigen Elektroschocks – sie hatte dreißig Behandlungen hinter sich – und die vielen Medikamente litt sie unter Gedächtnisstörungen, und man konnte nicht viel mit ihr anfangen. Sie hatte nach der Hälfte des Satzes den Anfang vergessen, aber ich erfuhr doch etwas von den kleinen Freuden in ihrer kleinen Welt: »Ich weiß gar nicht, warum die Leute so nett zu mir sind. Ich habe mich selbst so gehasst. Ich habe alles gehasst, was ich getan habe. Irgendwie muss Gott etwas mit mir vorhaben, da ich immer noch lebe. Mein Kopf ist so durcheinander, dass ich manchmal nicht mehr denken kann. Die Klinik – das ist mein Leben. Die Symptome, die werden nie aufhören, die Depressionen, das Gefühl, allein zu sein.«

Im darauffolgenden Jahr verließ Angel Norristown. Zuerst ging sie in eine Einrichtung mit intensiver Betreuung, bis sie dann in einem offeneren Wohnprojekt untergebracht wurde. Vierzehn Monate lang hat sie keinen Versuch gemacht, sich die Arme aufzuschneiden. Ihr Pillencocktail schien die gefürchteten Stimmen fernzuhalten. Bevor sie Norristown verließ, vertraute sie mir an: »Was mir wirklich Angst macht, ist, dass ich nicht in der Lage sein werde, die alltäglichen Dinge zu meistern, zum Beispiel einzukaufen. Und dann die Treppen: drei Stockwerke. Und die neuen Menschen um mich herum und all das.« Aber der Übergang gelang ihr erstaunlich gut. Nach ungefähr einem Monat konnte sie mir berichten, dass es ihr von Tag zu Tag ein wenig bessergehe, was tatsächlich so war. Sie gewann in einem Maß an Selbstvertrauen, wie sie es nie für möglich gehalten hätte. Sie hörte weiterhin eine Stimme, die ihren Namen rief, aber es war nicht mehr diese dämonische, quälende Stimme von früher. »Und vor allem verletze ich mich nicht mehr selbst. Das war früher wie eine Sucht. Ich denke noch daran, aber nicht so wie früher. Jetzt fühle ich mich so, dass ich leben möchte, voll Hoffnung für den Rest meines Lebens!«

Ich war erstaunt, dass Angel, ganz anders als viele Patienten, die darauf aus sind, sich selbst zu zerstören, niemals jemand anderen verletzen wollte. Sie hat in den vielen Jahren in der Klinik nie jemanden angegriffen. Einmal hat sie mir beschrieben, wie sie sich verbrennen wollte. Sie hatte den Schlafanzug angezündet, war dann aber in Panik geraten, dass dadurch das ganze Haus in Flammen aufgehen könnte: »Ich dachte an die Menschen, die umkommen würden, und habe ganz schnell meine brennende Kleidung gelöscht.« Angel arbeitete im Consumer Satisfaction Team von Norristown mit, einer klinikinternen Gruppe zur Verteidigung der Rechte der Patienten. Sie ging mit den Ärzten in Schulen, um über das Leben in einer Klinik für psychisch Kranke zu sprechen – sosehr ihr eine derartige Aktion auch Angst machte. Als ich sie in ihrem überwachten Zuhause besuchte, stellte ich fest, dass es sie war, die den anderen alles erklärte. »Ich habe es endlich geschafft, mein Leben in die Hand zu nehmen. Ich möchte so gern den Menschen helfen. Und, vielleicht in einiger Zeit, möchte ich auch etwas für mich tun.«

Nachdem ich Angel noch einmal dort besucht hatte, brach unser Kontakt für eine Weile ab. Als wir uns dann sechs Monate später in einem Lokal wieder trafen, fragte sie mich, was inzwischen passiert sei. Ich sagte ihr, dass ich einen kleinen Rückfall gehabt hätte. Das war kurz nach meinem dritten Nervenzusammenbruch. »Weißt du«, erwiderte sie nach einer Minute, »ich habe mir richtig Sorgen um dich gemacht. Ich dachte schon, du hättest dich umgebracht.« Ich versuchte, sie zu beruhigen, und erzählte ihr, dass es mir dank Zyprexa wieder gutgehe. Angel blickte auf und sagte: »Großartig, ich war so in Sorge; ich glaube, mir wird es nie gutgehen.« Ich erwiderte, es käme ein Schritt nach dem anderen, und dass sie doch alles ziemlich gut machen würde, ihr ginge es jetzt doch tausendmal besser als vor zwei Jahren, als ich sie zum ersten Mal getroffen hatte: »Noch vor einem Jahr konntest du dir gar nicht vorstellen, rauszugehen und so gut wie alleine in einer Wohnung zu leben.« »Ja«, antwortete sie, und für einen Moment war sie auf eine ganz schüchterne Weise stolz, »trotzdem hasse ich manchmal die Pillen. Aber sie helfen mir. Am liebsten würde ich den Menschen von mir erzählen, ihnen klarmachen, wie wichtig es ist, sich selbst und andere zu lieben.« Bei unserem Abschied umarmte ich Angel und wünschte ihr Glück. Als ich davonfuhr, winkte sie mir noch lange nach. Dies blieb mir als schönes Bild im Gedächtnis. Innerhalb der nächsten sechs Monate war Angel wieder in der Klinik in intensiver psychiatrischer Behandlung, da sie sich die Handgelenke und den Bauch aufgeschnitten hatte. Als ich wieder nach Norristown fuhr, um sie zu sehen, waren ihre Arme mit blutgefüllten Blasen übersät, weil sie sich kochenden Kaffee auf ihre Wunden gegossen hatte, um gegen eine Angstattacke anzugehen. Während wir sprachen, wippte sie dauernd mit ihrem Stuhl: »Ich will einfach nicht mehr leben«, sagte sie immer wieder. Ich versuchte, sie zu trösten, doch dachte ich dabei, dass es wohl für sie leider die meiste Zeit so bleiben würde. Heldenmut und Begeisterung in den Augen reichen nicht aus, um mit Depressionen fertig zu werden.

Nach sechs Monaten war dieser Schub vorbei, sie war wieder draußen, in ihrem schönen Apartment, und voller Zuversicht. Sie war ganz stolz,

denn sie hatte inzwischen auch einen Job in einem Supermarkt. Einige
Schritte nach vorn und einige Schritte zurück – das ist in wenigen Worten die Geschichte der meisten Menschen mit Depressionen.

Bekannte haben mich immer wieder gefragt, warum ich ein Buch über
Depressionen schreibe. Es war für sie unvorstellbar, dass ich mich mit so
einem unangenehmen Thema befassen wollte, und ich muss auch selbst
sagen, dass es mir bei meiner Arbeit oft nicht sehr klug vorkam, dieses
Thema gewählt zu haben. Ich hatte mir eine Reihe von Antworten auf
solche Fragen zurechtgelegt: Ich habe etwas zu sagen, das gesagt werden
müsse, das Schreiben sei ein Teil der sozialen Verantwortung, ich wolle
Menschen dabei helfen, Depressionen richtig einzuschätzen, und ihnen
sagen, wie man Depressiven am besten helfen kann. Ich gab auch zu,
einen ordentlichen Vorschuss bekommen zu haben und dass ich hoffe,
das Buch würde Aufsehen erregen und ich würde berühmt und beliebt
werden. Aber erst als ich drei Viertel des Buches geschrieben hatte, wurde mir selbst klar, wozu es gut war.

Mir ging es nicht darum, durch mein Buch jemand für das Thema zu
begeistern. Ich habe nicht vorausgeahnt, wie anstrengend es sein wird,
mit der besonderen Verletzlichkeit von Depressiven umzugehen, noch
auf welch komplizierte Art und Weise diese mit der Persönlichkeit verknüpft ist. Ich wollte über Menschen schreiben, die ich bewundere. Fast
alle Menschen, die in diesem Buch vorkommen, sind stark, klug oder
hartnäckig; auf jeden Fall etwas ganz Besonderes. Ich glaube nicht, dass
es so etwas wie den »Durchschnittsmenschen« gibt oder dass man mit
Berichten über eine »typische« Realität tiefere Wahrheiten vermitteln
kann. Das Elend vieler mittelmäßiger psychologischer Ratgeber ist ja
gerade dieses Trachten, vieles anhand eines generellen Menschenbildes
darzustellen. Wenn man sieht, wie viel Energie, Stärke und Vorstellungs-
vermögen man bei Depressiven finden kann, lernt man neben den
Schrecken dieser Krankheit auch die Vielfalt des Menschseins kennen.
Ein schwer depressiver alter Mann sagte mir, dass »depressive Menschen
keine Geschichten zu erzählen haben, sie haben nichts zu sagen«. Aber
wir alle haben Geschichten zu erzählen – und diejenigen, die Schlimmes
überlebt haben, können überwältigende Geschichten erzählen. Inmitten
des Wirrwarrs des alltäglichen Lebens ist kaum Platz für diese Stimmen.
Dieses Buch soll ihnen Gehör verschaffen, es soll den Geschichten dieser
Menschen Raum geben, damit diese anderen helfen können, wie sie mir
geholfen haben.

Manche Menschen leiden unter leichten Depression und sind völlig lebensunfähig, andere haben schwere Depressionen und können doch Beachtliches aus ihrem Leben machen. David McDowell, der an der Columbia University über Drogenmissbrauch arbeitet, meint dazu:»Einige Menschen funktionieren immer irgendwie. Das heißt aber nicht, dass sie weniger leiden.« Es ist schwierig, ein absolutes Maß für Leiden zu finden. Deborah Christie, eine Kinderpsychiaterin am University College in London, bedauert:»Leider gibt es kein Messgerät für Selbstmordgefahr oder Schmerz oder Traurigkeit. Man kann nicht objektiv messen, wie krank jemand ist oder wie die Symptome aussehen. Man kann nur den Kranken zuhören und akzeptieren, dass sie sich so fühlen, wie sie es berichten.« Es gibt eine Wechselwirkung zwischen Krankheit und Persönlichkeitsstruktur. Manche Menschen tolerieren Symptome, andere werden von ihnen zerstört. Manche Menschen können fast alles aushalten. Manche Menschen geben ihrer Depression nach, andere kämpfen dagegen an. Nachdem eine Depression in höchstem Maße demotiviert, ist ein starker Überlebenswille nötig, um sie auszuhalten und nicht von ihr gefangen zu werden. Ein Sinn für Humor ist das beste Anzeichen dafür, dass alles wieder gut werden kann. Wenn du Humor hast, werden dich auch die anderen lieben. Gib nicht auf – und du kannst hoffen!

Sicherlich ist das nicht ganz einfach in einer Situation, die alles andere als lustig ist, einen Sinn für Humor zu bewahren, doch es ist dringend nötig. Während einer Depression ist es äußerst wichtig, an eines zu denken: Man bekommt die verlorene Zeit niemals zurück. Jede Minute, die von der Depression aufgefressen wird, ist für immer verloren. Wie schlecht man sich auch fühlt – man muss doch alles tun, um lebendig zu bleiben, selbst wenn es im Augenblick nur darum geht, zu atmen. Warte ab und versuche, die Wartezeit so gut zu füllen, wie es geht! Das ist mein bester Rat für Depressive. Versuche den Depressionen Widerstand zu leisten! Selbst die Minuten, in denen du das Leid kaum erträgst, sind kostbare Lebenszeit.

Wir glauben mit erstaunlicher Besessenheit daran, dass Depressionen einen chemischen Hintergrund haben. Bei dem Versuch, die Depression von der Person zu trennen, sie zu bekämpfen, kommt es zwangsläufig zur uralten Diskussion über die Trennlinie zwischen dem Ursprünglichen, Natürlichen und dem Künstlichen, Hinzugefügten. Doch wenn man die Depression, ihre Behandlung und die guten Eigenschaften säuberlich voneinander trennt, degradiert man die Person zu einem Nichts. Thomas Nagel schreibt in seinem Buch *Die Möglichkeit des Altruismus*:»Menschliches *Leben* besteht nicht primär im passiven Rezipieren von Reizen, die angenehm oder unangenehm, befriedigend oder unbefriedigend sind, sondern in hohem Maße auch im Handeln und aktiven Verfolgen von Zielen. Fast immer muss eine Person ihr eigenes Leben führen: Andere sind gar nicht erst in der Lage, es an ihrer Stelle zu leben, wie auch wir nicht in der Lage sind, deren Leben zu führen.« Was ist natürlich, was ist authentisch? Man könnte genauso gut wie die chemischen Grundlagen der Gefühle, der Moral, des Glaubens und der Rechtschaffenheit den Stein der Weisen oder einen Jungbrunnen suchen. Dieses Problem ist nicht neu. In Shakespeares *Wintermärchen* diskutieren Perdita und Polyxenes in einem Garten die Grenze zwischen Wirklichem und Künstlichem, zwischen Authentischem und Geschaffenem. Perdita stellt das Züchten besonderer Pflanzen als Kunst dar, die »nächst der großen, schaffenden Natur« die Blüten bunt färbt. Polyxenes meint dazu:

> Doch wird Natur durch keine Art gebessert,
> Schafft nicht Natur die Art: so, ob der Kunst,
> Die, wie du sagst, Natur bestreitet, gibt es
> Noch eine Kunst, von der Natur erschaffen.
> Du siehst, mein holdes Kind … Dies ist 'ne Kunst,
> Die die Natur verbessert – mindestens ändert:
> Doch diese Kunst ist selbst Natur.

Ich bin froh darüber, dass wir alles getan haben, um mit unserer Kunst die Natur zu verbessern: Wir haben gelernt, unser Essen zu kochen und Gerichte aus Zutaten herzustellen, die von fünf Kontinenten stammen. Wir haben moderne Hunde- und Pferderassen gezüchtet. Wir können Erz schmieden. Wir haben aus Wildfrüchten verschiedene Obstsorten gezüchtet. Ich genieße es, die Errungenschaften der modernen Technik zur Verfügung zu haben, und die Möglichkeiten schneller Kommunikationsmittel faszinieren mich. Es ist mir fast peinlich, aber ich bin von Telefon, Fax und E-Mail abhängig. Ich freue mich, dass es etwas gibt, um unsere Zähne vor dem Verfall zu bewahren, unseren Körper vor bestimmten Krankheiten zu schützen und einem großen Teil unserer Mitmenschen ein hohes Alter zu gewährleisten. Ich streite gar nicht ab, dass dieser ganze Zauber auch negative Konsequenzen hat: Luftverschmutzung, Klimaänderung, Überbevölkerung, Kriege und Massenvernichtungswaffen. Aber wenn man eine Bilanz zieht, dann sind wir durch unser Geschick doch vorwärtsgekommen, und in dem Maß wie wir uns den neuen Entwicklungen angepasst haben, sind sie uns ganz selbstverständlich geworden. Wir haben inzwischen vergessen, dass die Rosen mit den tausend Blütenblättern, die wir so lieben, zunächst von den Gärtnern der Natur abgetrotzt werden mussten.

Wenn im 17. Jahrhundert hochgezüchtete Pflanzen als Beispiele für die Beherrschung der Natur dienen konnten, so sind dies im 20. Jahrhundert Antidepressiva und die Genmanipulation. Dieselben Prinzipien, die vor vierhundert Jahren aufgestellt wurden, gelten auch für die neuen Technologien, die in einer ähnlichen Weise die natürliche Ordnung der Dinge durcheinanderbringen. Wenn das Menschsein Teil der Natur ist, dann gehört dazu auch alles, was der Mensch erfunden hat. Welche ursprüngliche Lebenskraft auch immer zu den ersten Amöben geführt hat, sie hat auch das menschliche Gehirn geschaffen, das mit Chemikalien beeinflusst werden kann, und sie hat menschliche Wesen geschaffen, die in der Lage sind, Chemikalien herzustellen und diese zu nutzen. Wenn wir die Natur verbessern oder sie verändern, so verwenden wir dazu Techniken, die eine Kombination ganz bestimmter Ideen aus der Welt der Natur darstellen. Was ist mein wirkliches »Ich«? Es ist eine Person, die in einer Welt lebt, in der alle Arten von Manipulation möglich sind und einige von ihnen auch akzeptiert werden. Das ist es, was ich bin. Weder mein leidendes noch mein therapiertes Ich sind authentisch.

Gut zu sein bedeutet, fortwährend zu kämpfen. Ich meine, dass wir alle von Natur aus einen Willen haben. Ich lehne es ab, an eine chemische Vorbestimmung zu glauben, und ich lehne das moralische Hintertürchen ab, das diese Theorie eröffnen würde. Es gibt eine Einheit, die umschließt, wer wir sind, wie wir uns bemühen, gute Menschen zu sein, wie wir kaputtgehen und wie wir die Scherben wieder zusammensetzen. Dazu gehören auch Psychopharmaka, Elektroschocks, verliebt zu sein, die Anbetung Gottes und der Wissenschaften. Angel Starkey mit ihrem eisernen Optimismus ist an die Öffentlichkeit gegangen, um vom Leben in der Klinik zu berichten. Sie nahm sich die Zeit, um für mich ihre Gedanken aufzuschreiben, und hat mir auf diese Weise bei meinem Buch geholfen. Die Depression hat ihre Funktionsfähigkeit beeinträchtigt, aber nicht ihren Charakter.

Wir hätten gern deutliche Grenzen unseres Ichs. In dem Chaos aus Erfahrung und Chemie gibt es aber kein Ich, das man als das »eigentliche« Wesen bezeichnen könnte und das sich so rein präsentiert wie eine Goldader. Der menschliche Organismus ist eine ganze Folge von »Ichs«, die sich gegenseitig unterordnen oder zusammenschließen. Wir alle sind die Summe bestimmter Entscheidungen und bestimmter Umstände. Das Ich oder Selbst existiert in dem schmalen Raum, in dem die

Welt und unsere Entscheidungen zusammentreffen. Ich denke an meinen Vater oder die Freunde, die bei mir waren, als ich durch meine dritte Depression ging. Ist es vorstellbar, dass man zu so viel Großzügigkeit und Liebe gelangt, indem man in eine Arztpraxis geht und eine Therapie macht? Ich meine, dazu können nur Energie, Anstrengung und Willenskraft verhelfen.

Ich lese die Wissenschaftsseiten in der Zeitung immer voll Hoffnung. Auf die Antidepressiva wird ein anderer Zaubertrank folgen. Es ist nicht mehr unvorstellbar, die Chemie des Gehirns zu kartieren und durch eine Behandlung zu erreichen, dass man unter bestimmten Voraussetzungen in glühende Liebe zu jemand Bestimmtem verfällt. Es wird nicht mehr allzu lange dauern, dass man bei Eheproblemen zwischen einer Partnertherapie und einer Intervention des Apothekers wählen kann, die das wechselseitige Begehren auffrischt. Wie wird es sein, wenn wir das Geheimnis des Alterns aufgedeckt haben, die Ursachen all unserer Schwächen kennen und anstelle der jetzigen Menschen eine Rasse von Göttern züchten, die frei von Bosheit, Zorn und Eifersucht sind, die voll moralischer Inbrunst handeln und sich dem Ideal des universellen Friedens verpflichtet fühlen? Möglicherweise wird all das so werden, aber nach meiner Erfahrung kann alle Medizin der Welt nicht mehr tun, als dir einen Weg zu zeigen, wie du dich selber wiederherstellen kannst. Die Medizin selbst kann das nicht, sie kann uns Entscheidungen nicht abnehmen. Unser Leben hängt jeden Tag von Entscheidungen ab. *Ich* entscheide mich, zweimal am Tag meine Pillen zu nehmen. *Ich* entscheide mich dazu, mit meinem Vater zu reden. *Ich* entscheide mich, meinen Bruder anzurufen und aufzustehen, wenn der Wecker klingelt. *Ich* bin es, der manchmal grausam ist, sich manchmal nur mit sich selbst beschäftigt und oft alles vergisst. Hinter der Arbeit an diesem Buch steckt *auch* Chemie. Vielleicht könnte ich ein anderes Buch schreiben, wenn es mir gelänge, diese Chemie zu beherrschen und für das neue Projekt einzusetzen – aber auch das wäre *meine* Entscheidung. Ich denke, dass meine Existenz eher durch Entscheidungen als durch bloßes Denken bestimmt wird. Unser Leben als Mensch beruht weder auf Chemie noch auf den äußeren Umständen, sondern auf unserem Willen, mit den Mitteln, die uns jeweils zur Verfügung stehen, zu arbeiten: mit dem Charakter, den wir haben – den Umständen und unseren Erfahrungen gemäß.

Eine Depression überspitzt gleichsam den Charakter. Auf lange Sicht macht sie gute Menschen besser und böse Menschen unerträglicher. Sie kann den Sinn für das rechte Maß zerstören, paranoide Phantasien auslösen und ein falsches Gefühl der Hoffnungslosigkeit wecken, sie ist aber auch eine Tür zur Wahrheit. Manchmal würde ich gern mein Gehirn sehen. Ich würde gern wissen, welche Spuren darin eingegraben sind. Manchmal denke ich, dass es mich gibt und ich mein Leben lebe – und dann dieses seltsame Ding in meinem Kopf, das manchmal gut arbeitet und manchmal nicht. Das ist alles ganz sonderbar. *Das* bin ich. Und *das* ist mein Gehirn. Und das ist das Leid, das in meinem Gehirn wohnt. Wenn man genau hinsieht, kann man erkennen, wo das Leid und der Schmerz ihre Kratzer hinterlassen haben, welche Bereiche knotig und verklumpt sind und welche Bereiche aufleuchten.

Man kann darüber streiten, ob depressive Menschen eine genauere Vorstellung der sie umgebenden Welt haben als nicht depressive. Wer meint, nicht allzu sehr geliebt zu werden, ist vielleicht näher an der Wahrheit als jemand, der an die universelle Liebe glaubt. Ein Depressiver kann möglicherweise richtigere Urteile abgeben als ein Gesunder. Untersuchungen haben gezeigt, dass depressive und nicht depressive Menschen abstrakte Fragen gleich gut beantworten können. Wenn man aber wissen will, wie weit sie einen Vorgang unter Kontrolle haben, werden sich nicht depressive Menschen besser einschätzen, als sie in Wirklichkeit sind, während depressive ihre Lage richtig sehen. Bei einer Untersuchung zeigte sich, dass depressive Menschen bei einem Videospiel nach einer halben Stunde genau wussten, wie viele kleine Monster sie abgeschossen hatten, nicht depressive schätzten die Zahl sechsmal höher ein! Freud hat beobachtet, dass die Melancholiker »die Wahrheit … schärfer zu erfassen [scheinen] als andere, die nicht melancholisch sind«. Uns selbst und die Welt aufs genaueste zu verstehen war nie ein vordringliches Ziel der Evolution, denn es dient nicht der Arterhaltung. Eine zu optimistische Sicht der Dinge führt dazu, allzu hohe Risiken einzugehen, während ein gemäßigter Optimismus große Vorteile bei der Evolution bringt. Shelley E. Taylor hat in ihrem Buch *Positive Illusionen* geschrieben, »dass das normale menschliche Denken und Wahrnehmen nicht durch Genauigkeit, sondern durch positive, erhöhende Illusionen über das Selbst, die Welt und die Zukunft gekennzeichnet ist«. Sie stellt weiter fest, »dass diese Illusionen für das menschliche Denken nicht bloß charakteristisch sind; sie scheinen tatsächlich adaptiv zu sein und gute psychische Gesundheit eher zu fördern als zu untergraben … Die depressive Persönlichkeit entbehrt also unzweifelhaft der von den meisten Menschen aufrechterhaltenen positiven Illusionen. Selbst, Welt und Zukunft werden negativ gesehen … Leicht depressive Menschen scheinen Selbst, Welt und Zukunft sogar tatsächlich akkurater einschätzen zu können als ›normale‹ Menschen … Der ›depressive Realismus‹ stellt einen unter

Umständen nützlichen Kontrast zu den im Denken normaler Menschen angetroffenen Illusionen dar.«

Eine schwere Depression ist allerdings ein allzu strenger Lehrmeister: Man muss nicht in den Dschungel gehen, um Erfrierungen zu vermeiden. Die meisten seelischen Schmerzen sind unnötig, man sollte daher das Leiden schwer Depressiver zu begrenzen versuchen. Was wäre aber die Folge einer totalen Kontrolle über unser Gefühlsleben oder einer Methode, den Schmerz völlig auszulöschen und die seelischen Leiden so überflüssig zu machen wie Kopfschmerz? Ich glaube, es gibt eine Antwort auf diese Frage: Das Ende allen Leidens würde einen Freibrief für monströses Verhalten bedeuten. Wir würden die Folgen unseres Handelns nie mehr bedauern und in Kürze uns und unsere Welt zerstören. Eine Depression besteht aus Fehlzündungen in unserem Gehirn, und man sollte – wie John Greden von der University of Michigan gezeigt hat – den Kortisolhaushalt wieder in Ordnung bringen, wenn er außer Kontrolle geraten ist! Wenn man den Blick für die wesentliche Differenz zwischen unseren Handlungen und unseren Vorstellungen von diesen Handlungen verliert, wenn man die düsteren Stimmungen nicht mehr zulässt, die diese Differenz und diesen Konflikt widerspiegeln, dann würde das bedeuten, alles aufzugeben, was uns zu Menschen macht und was zu den guten Seiten unseres Menschseins zählt. Es gibt vermutlich Menschen, die zu *wenig* Angst und Traurigkeit haben, die sie vor größerem Ärger schützen könnten, und es scheint so, als wenn es ihnen damit *nicht* gutginge.

Menschen, die nach einer Depression wieder stabilisiert sind, leben oft bewusster, haben mehr Lebensfreude. Sie haben die Fähigkeit entwickelt, sich zu begeistern und sich über all das Schöne und Gute in ihrem Leben zu freuen. Ähnlich geht es auch Menschen, die schwere körperliche Krankheiten überstanden haben. Es ist eine Meta-Freude darüber, dass man überhaupt Freude empfinden kann. Diese Gedanken werden in Emmy Guts Buch *Productive and Unproductive Depression* entwickelt. Gut erklärt, wie das lange Pausieren, zu dem die Depression zwingt, die Verarbeitung der eigenen Geschichte und erlittene Verluste Menschen oft dazu bringen, ihr Leben in einer nutzbringenden Weise zu ändern. Für Gut resultiert daraus die Frage, welche Depressionen man »normalisieren« sollte und welche man besser unbehandelt lässt.

Die Realität stellt nicht die Norm für unser Menschsein dar. Was bedeutet es, Medikamente und Behandlungstechniken zu entwickeln, die eine Depression abschwächen und letzten Endes sogar Trauer beeinflussen können? Der Psychologe Randolph Nesse sagt dazu: »Wir haben heutzutage fast alle körperlichen Schmerzen im Griff – und wie viele dieser Schmerzen brauchen wir wirklich? Vielleicht fünf Prozent? Wir brauchen den Schmerz, der uns sagt, dass wir verletzt sind – aber wozu brauchen wir chronische Schmerzen? Es ist nur eine Analogie, aber wir können auch fragen, wie viele der psychischen Schmerzen wir wirklich brauchen. Mehr als fünf Prozent? Was würde es heißen, wenn du am Morgen nach dem Tod deiner Mutter eine Pille nehmen könntest und du dann frei von quälendem und unproduktivem Schmerz wärest?« Ich vermute, dass die wichtigste Funktion des Leidens ist, dass es Beziehungen fördert. Als Kind hat mir mein Heimweh gezeigt, wie gern ich meine Eltern hatte. Der Verlust meiner Mutter hat mich nicht nur deprimiert, sondern auch meine Liebe zu ihr (und zu anderen Menschen, die noch leben) verstärkt. Die französische Psychiaterin Julia Kristeva hat eine weitere sehr tiefgehende psychologische Funktion von Depressionen entdeckt: »Die Traurigkeit, die uns überwältigt, die Verlangsamung, die uns paralysiert, sind auch ein Schutzschild – manchmal der letzte – gegen den Wahnsinn.«

Existentialismus und Depressivität drücken dieselbe Wahrheit aus: Das Leben hat keinen Sinn, und es gibt keine Erkenntnis, die uns sagt, warum wir existieren. Die Liebe ist nie vollkommen, unsere Isolation als Individuen können wir nie ganz beheben, und was immer man auf der Welt anstellt: Man wird irgendwann sterben. Es ist ein großer Vorzug, diese Realitäten akzeptieren zu können und sich trotzdem anderen Dingen zuzuwenden: nach etwas streben, etwas suchen und finden, nicht aufgeben. Betrachtet man das tagtägliche Elend dieser Welt, so erkennt man trotz der Hoffnungslosigkeit einen unerschütterlichen Lebenswillen. Egal was Menschen widerfährt, wie viel Leid sie ertragen müssen – meist machen sie trotzdem weiter. Sie scheinen für die Realität so blind zu sein, dass sie weiterhin um ihre Existenz kämpfen – oder sie haben eine Vision, die jenseits meiner Vorstellungskraft liegt. Depressive haben die Welt zu klar gesehen, sie haben verlernt, bestimmte Dinge auszublenden.

Martha Manning, die sehr eindringlich über ihre schweren Depressionen geschrieben hat, konnte zeigen, wie der Verbrauch von Antidepressiva ansteigt, wenn die Menschen Dinge in Ordnung bringen wollen, die sie neuerdings als anormal einordnen. Die Einnahme von Pillen wird »popularisiert und trivialisiert«. 1998 wurden mehr als sechzig Millionen Rezepte für SSRIs ausgestellt, dazu kommt noch eine Unmenge anderer Antidepressiva. SSRIs werden heutzutage gegen Heimweh ebenso verschrieben wie gegen Essstörungen, prämenstruelles Syndrom, chronische Gelenkschmerzen und vor allem gegen Traurigkeit und ganz gewöhnlichen Kummer. Selbst Haustiere erhalten Antidepressiva. Die Pillen werden nicht nur von Psychiatern verschrieben, sondern auch vom Hausarzt und vom Gynäkologen. Als die TWA-Maschine Flug 800 abgestürzt war, gab man den auf Nachricht wartenden Angehörigen in der gleichen selbstverständlichen Weise Psycho-Pillen wie sonst ein Extrakissen oder Decken. Ich habe eigentlich kein Problem mit dieser weiten Verbreitung, aber ich meine, man sollte wohlüberlegt, abwägender und kenntnisreicher vorgehen.

Man sagt, dass jeder aus seinen Fehlern auch einen Nutzen zieht. Verschwindet dann auch der Nutzen, wenn man die Fehler beseitigt? Randolph Nesse weiß die Antwort: »Wir stehen erst am Anfang der pharmakologischen Überschwemmung. Es werden derzeit neue Medikamente entwickelt, die wahrscheinlich auf schnelle, leichte, sichere und billige Weise unwillkommene Emotionen unterdrücken können. Das sollte schon in der nächsten Generation möglich sein, und ich sage voraus, dass es auch so weit kommen wird, denn wenn die Menschen erreichen können, sich besser zu fühlen, dann werden sie es auch versuchen. Ich stelle mir die Welt in einigen Jahrzehnten als pharmakologisches Utopia vor. Die Menschen werden so weich und sanft sein, dass sie ihre soziale und persönliche Verantwortung vernachlässigen.« Robert Klitzman von der Columbia University ergänzt: »Wir stehen vor der dramatischsten Wende seit Kopernikus. In kommenden Jahrhunderten wird man auf uns zurückblicken als auf Lebewesen, die von ihren unkontrollierten Emotionen versklavt und verkrüppelt wurden.« Sollte dies Realität werden, haben wir viel verloren – aber zweifellos auch viel gewonnen.

Wenn man einmal depressiv war, verliert man einiges an Angst vor einer Krise. Ich habe immer noch Millionen von Fehlern, aber ich bin ein besserer Mensch geworden, als ich zuvor war, nachdem ich das alles durchgemacht habe. Ich musste zuvor depressiv gewesen sein, um dieses Buch schreiben zu können. Einige Freunde wollten mich davon abbringen, mit den Menschen, über die ich schrieb, zu enge Beziehungen einzugehen. Ich könnte dazu sagen, dass mich die Depression selbstloser gemacht hat und ich angefangen habe, mich um die Randgruppen unserer Gesellschaft zu kümmern – aber das ist es nicht. Wenn man so etwas durchgemacht hat, kann man es nicht in einer anderen Person wiederfinden, ohne zu erschrecken. In vieler Hinsicht ist es für mich leichter, mich auf die Probleme anderer einzulassen, als sie nur mit Distanz zu sehen. Ich hasse das Gefühl, an jemanden nicht heranzukommen. Gut zu sein ist schon Belohnung an sich, aber es gibt noch ein Gefühl von

Frieden, das sich einstellt, wenn man jemanden gern hat. Dieses Gefühl kann man nicht empfinden, wenn man die anderen auf Distanz hält. Wenn ich das Leiden depressiver Menschen sehe, will ich eingreifen und ihnen helfen. Nicht zu handeln ist wie zuschauen und nichts unternehmen, wenn jemand guten Wein über den ganzen Tisch verschüttet. Es ist einfacher, die Flasche wieder aufzustellen und den Tisch abzuwischen, als zu ignorieren, was passiert.

Ich lasse mich schneller auf etwas ein. Ich bin anderen gegenüber toleranter. Ich achte mehr darauf, meine kostbare Zeit nicht zu verschwenden. Mit meinem Ich ist etwas Schönes geschehen: Es will Dinge nicht mehr durchboxen wie früher. Es ist durchsichtiger geworden, dazu gibt es jetzt kleine Fenster, aber auch Durchgänge, die so fein, zerbrechlich und durchscheinend sind wie Eierschalen. Mich über meine Depression zu beklagen würde heißen, mich über einen ganz fundamentalen Teil meiner Persönlichkeit zu beklagen. Ich ärgere mich zu leicht, und ich lade viel zu schnell anderen meine Verletzlichkeit auf, aber ich denke, dass ich auch anderen Menschen gegenüber großzügiger geworden bin als früher.

Eine Depression bedeutet in ihrem schlimmsten Stadium schreckliche Einsamkeit. Dadurch habe ich den Wert von Vertrauen erkannt. Als meine Mutter mit ihrer Krebserkrankung kämpfte, sagte sie einmal: »Alles, was die anderen für mich tun, ist ganz wunderbar. Aber es ist trotzdem so schrecklich, in diesem Körper allein zu sein, der sich gegen mich gerichtet hat.« Es ist mindestens ebenso schrecklich, mit einer Seele allein zu sein, die sich gegen einen gerichtet hat. Was kann man tun, wenn man jemand anderen sieht, der in seiner Seele gefangen ist? Man kann einen Depressiven nicht mit Liebe aus seinem Elend retten – vielleicht kann man ihn manchmal damit ablenken. Man kann jemanden zu Hause aufsuchen. Es macht keinen Spaß, sich in die psychische Finsternis eines anderen zu begeben, wenn es auch meistens noch schlimmer ist, den seelischen Verfall nur von außen zu beobachten. Man kann sich aus der Distanz Sorgen machen – oder man kann jemandem nahe kommen, näher und immer näher. In erster Linie bedeutet Depression Einsamkeit – aber sie kann auch das genaue Gegenteil von Einsamkeit hervorbringen. Wegen meiner Depression liebe ich mehr und werde mehr geliebt. Ich kann dasselbe von vielen berichten, die ich bei der Vorbereitung dieses Buchs kennengelernt habe. Ich bin oft gefragt worden, was man für depressive Freunde oder Verwandte tun könne. Meine Antwort ist ganz einfach: Durchbreche ihre Isolation! Trinke mit ihnen Tee, oder führe lange Gespräche, oder bleibe irgendwo in der Nähe, oder sei still, oder mache, was immer die Situation erfordert, aber mach es.

Wer eine Depression überlebt hat, bekommt meist Medikamente – und wartet. Einige machen Psychotherapien, andere bekommen Elektroschocks oder werden operiert. Man kann sich nicht aussuchen, ob man depressiv wird. Man kann sich nicht aussuchen, wann man es wird und wann es einem wieder bessergeht, aber es gibt eine Art Wahl, was man mit der Depression anfängt – insbesondere, wenn man auf dem Weg der Genesung ist. Einige Menschen tauchen nur kurz aus ihrer Depression auf und wissen, dass sie wieder hineingeraten werden. Aber wenn sie es geschafft haben, versuchen sie, die Erfahrung der Depression dazu zu nützen, ihr Leben reicher und besser zu gestalten. Für andere ist die Depression das totale Elend, sie können ihr überhaupt nichts abgewinnen. Depressive sollten versuchen, aus ihren Erfahrungen klug zu werden. George Eliot beschreibt in *Daniel Deronda* den Augenblick, in dem die Depression eine Wende nimmt. Mirah war so weit, sich umzubringen, und hat sich von Daniel retten lassen. Sie erinnert sich am nächsten Tag: »Doch im letzten Moment – gestern, als ich mich danach sehnte, von den Fluten bedeckt zu werden, und ich dachte, der Tod sei die höchste Gnade – traf ich auf die Güte in Person, und ich erlangte wieder Vertrauen in die Lebenden.« Die Güte kommt nicht zu denen, deren Leben völlig friedlich verläuft.

Als ich meinen dritten Nervenzusammenbruch hatte, war ich im letzten Stadium der Arbeit an diesem Buch. Weil ich in dieser Phase mit keinerlei Art von Kommunikation umgehen konnte, programmierte ich mein E-Mailsystem und meinen Anrufbeantworter so, dass sie verkündeten, ich sei »vorübergehend« nicht erreichbar. Bekannte, die selbst einmal depressiv waren, wussten, was sie von einer solchen Nachricht zu halten hatten. Sie verloren keine Zeit. Ich erhielt Dutzende von Anrufen von Leuten, die mir voller Mitgefühl alles anboten, was sie nur anbieten konnten. So meldeten sich auch Laura Anderson, Claudia Weaver, Frank Rusakoff, Janet Benshoof und Tina Sonego sofort bei mir. Ich fühlte mich all diesen Freunden auf irgendeine Weise verbunden, aber ich war trotzdem überrascht über dieses Übermaß an Zuwendung. Das Verständnis all dieser Menschen war überwältigend.

Selbst in der allerverzweifeltsten Klage eines Depressiven – »Warum, warum gerade ich?« – steckt ein Ansatz von Selbstreflexion, einem Prozess, der in der Regel gute Folgen hat. »Jene bleiche Nahrung – / Verzweiflung –«, heißt es in einem Gedicht von Emily Dickinson – und Depressionen können in der Tat ein Leben rechtfertigen und ihm Nahrung geben. Für Depressive ist ein Leben ohne Prüfungen unerreichbar – aber ein Leben ohne Prüfungen ist auch kein wahres Leben. Die größte Entdeckung, die ich vielleicht gemacht habe, ist, dass Druck und Zwang nicht von der Depression ausgehen, sondern von denen, die unter ihr leiden. Ich kann nur hoffen, dass diese grundlegende Erkenntnis denen hilft, die leiden, und dass sie die Geduld und Liebe derer anregt, die Zeugen dieses Leidens sind. Ich verspüre fast so etwas wie einen Auftrag, denen zu Selbstachtung zu verhelfen, denen es daran noch fehlt. Ich wäre froh, wenn sie vielleicht nicht nur lernen zu hoffen, sondern durch die Geschichten in diesem Buch auch zu einer Liebe zu sich selbst finden.

Bestimmte Formen von Not können sich als sehr wertvoll erweisen. Niemand würde sich allerdings dazu *entschließen*, auf diese Weise zu lernen – Schwierigkeiten machen keinen Spaß. Ich sehne mich nach einem einfachen Leben und habe auf meinem Weg dahin viele Kompromisse gemacht (und werde das weiter tun). Aber ich habe auch erkannt, dass ich aus dem Los meines Lebens viel machen kann, dass ich viel Wertvolles darin entdecken kann, besonders dann, wenn ich gerade einmal nicht in einer tiefen Krise stecke.

John Milton spricht schon in seiner Streitschrift *Areopagitica* davon, dass man das Gute nicht schätzen kann, wenn man das Böse nicht kennt. Die tiefe Kenntnis des Leids wird zur Grundlage der Begeisterung für die Freude und verstärkt sie noch einmal. Dreißig Jahre später schrieb ein inzwischen weiser gewordener Milton in *Das verlorene Paradies* über die Erkenntnis, die Adam und Eva nach dem Sündenfall erlangten, als sie der vollen Fülle des Menschseins innewurden:

> Denn unsere Augen sind uns allerdings
> Nun aufgegangen, und wir sehen wohl,
> Was gut und bös; das Gute jetzt verloren,
> Gewonnen nur das Böse: üble Frucht
> Der Wissenschaft …

Es gibt eine Art Wissen, auf das man, bei allem, was es einen lehrt, lieber verzichten würde. Eine Depression lehrt uns nicht nur viel über die Freude, sie zerstört auch Freude. Das ist die üble Frucht der Erkenntnis, einer Erkenntnis, die man lieber nie gehabt hätte. Aber man kann nicht mehr in den Stand der Unschuld zurück, und selbst in einer ganz unwillkommenen Erkenntnis kann ein Keim von Rettung liegen. Adam und Eva zumindest fanden, dass die neue Kraft, die ihnen Gott auf dem Weg hinaus in die Welt mitgab, Freude bringen würde und aus der Verzweiflung helfen könnte:

… dieweil
Adam und Evas morgendlich Gebet
Beendet war und ihnen neue Kraft
Von oben gab und neue Hoffnung sandte
Aus der Verzweiflung; Freude, aber noch
Mit Furcht gepaart, …

Mit dieser neuen, anderen, »menschlichen« Art von Freude ausgestattet, brachen sie Hand in Hand in ihr kurzes, süßes Leben auf:

… Sie schauten hinter sich
Des Paradieses ganze Morgenseite
Erblickend, eben noch der schöne Sitz.
Noch rannen Tränen, balde abgewischt;
Vor ihnen offen lag die Welt, wo sich
Die feste Stätte ihres Bleibens fände
Und die Vorsehung ihre Schritte wies:
Sie gingen Hand in Hand, langsamen Ganges,
Durch Eden einsam wandernd ihren Weg.

So liegt auch vor uns die Welt offen, und in ähnlicher Weise gehen wir unseren einsamen Weg als Überlebende einer zugleich arm und reich machenden unschätzbaren Erkenntnis. Wir schreiten mit Mut und mit zu viel Wissen voran, aber bestimmt dazu, alles Schöne zu entdecken. Dostojewskij hat gesagt, »daß Schönheit die Welt erlösen werde«. Der Punkt der Umkehr auf dem Weg ins Reich der Finsternis erscheint immer wie ein Wunder und kann von betäubender Schönheit sein. Allein diese Umkehr ist es schon wert, den Weg in die Verzweiflung zu gehen. Niemand von uns würde sich aus dem Füllhorn der göttlichen Gaben eine Depression aussuchen, aber wenn man sie nun einmal bekommen und überlebt hat, kann man doch etwas an ihr finden: Es ist die Erkenntnis, wer wir sind. Nach Heidegger ist die »Sorge« das »Sein des Daseins«. Schelling hat Leiden für »das Wesen der menschlichen Freiheit« gehalten. Auch Julia Kristeva schuldet dem Leiden Dank: »Ich verdanke meiner Depression höchste metaphysische Klarheit … Verfeinerungen in der Art, sich zu sorgen oder zu trauern, sind der Ausdruck eines Menschseins, das gewiss nicht triumphierend auftritt, sondern subtil, bereit zu kämpfen und kreativ.«

Martha Manning erzählt: »Ich habe mich damit abgefunden, dass ich mein ganzes Leben lang Medikamente nehmen muss. Und ich bin dankbar dafür. Manchmal schaue ich die Pillen an und denke, ob das alles ist, was zwischen der Qual und mir steht. Ich erinnere mich, dass ich als Kind nicht unglücklich war, aber ich konnte nicht aufhören zu denken: Ich muss mein *ganzes* Leben leben, vielleicht volle achtzig Jahre. Es schien mir so eine Last zu sein. Ich habe mein soziales Leben eingeschränkt. Du kannst die Depression nicht besiegen. Du kannst sie regeln, und du kannst mit ihr Kompromisse schließen. Du kannst versuchen, dass die Besserung anhält. Man braucht so viel Entschlusskraft und muss so viel Zeit aufwenden, nicht aufzugeben. Wenn man einmal so nahe dran war, sich das Leben zu nehmen, dann hängt man mehr dran, wenn man es wieder geschenkt bekommt.«

Bei der Anstrengung, an unserem Leben festzuhalten, setzen wir darauf, dass eine Depression etwas Produktives hat und irgendwie ein Teil des Lebens ist. »Wenn ich es noch einmal machen könnte, würde ich es nicht auf diese Weise machen«, sagte mir Frank Rusakoff einige Monate nach einem Eingriff in sein Gehirn, der seine Heilung bewirken sollte. Ich war einen Nachmittag lang mit ihm, seinen Eltern und seinem Psychiater zusammen, und wir sprachen über die bittere Wahrheit: Die Zingulotomie schien nicht geholfen zu haben, möglicherweise würde man eine zweite Operation machen müssen. In seiner sanften, mutigen Art machte er trotzdem Pläne: »Aber ich glaube, ich habe eine Menge dadurch gewonnen und bin daran gewachsen. Ich stehe meinen Eltern, meinem Bruder und meinen Freunden viel näher. Und ich habe diese gute Erfahrung mit meinem Arzt gemacht.« Sein auf so harte Weise gewonnener Gleichmut klang glaubhaft. »Es gibt wirklich gute Seiten an einer Depression«, schrieb er mir später, nachdem die Operation geglückt war, »ich habe gesagt, ich würde es anders machen, wenn ich mich noch einmal entscheiden könnte. Aber jetzt, wo ich den Eindruck habe, dass das Schlimmste vorüber ist, bin ich ganz froh darüber, die Erfahrung gemacht zu haben.«

»Ich habe meine Unschuld dem Leben gegenüber verloren, als ich erkannte, dass meine Psyche und ich sich den Rest meines Lebens nicht gut vertragen würden«, erzählte mir Kay Jamison achselzuckend, »ich kann dir gar nicht sagen, wie müde ich all der charakterformenden Erfahrungen bin. Aber mir ist dieser Teil von mir sehr wertvoll. Und wer immer mich gern hat, hat mich mit all dem, was zu mir gehört, gern.«

Robert Boorstin erzählte mir von seiner Ehe: »Meine Frau, mit der ich seit einigen Jahren verheiratet bin, hat mich nie depressiv erlebt. Aber ich bin die ganze Geschichte mit ihr durchgegangen und habe andere gebeten, ihr zu erzählen, wie es ist. Ich habe getan, was ich konnte, um sie vorzubereiten, denn ich bin sicher, dass ich wieder eine Depression bekommen werde. Irgendwann in den nächsten vierzig Jahren. Ich werde wieder völlig zerstört sein, und ich habe Angst davor. Und doch: Bevor ich krank wurde, war ich maßlos intolerant, unglaublich arrogant und hatte keinerlei Verständnis für Schwächen. Ich bin ein besserer Mensch geworden, nachdem ich all das durchgemacht habe.«

»Die Depression hat mich auf den richtigen Weg gebracht«, sagte Bill Stein, »die Tatsache, dass ich eine derart katastrophale Krankheit durchgemacht habe, hat meine innere Landkarte für immer geändert. Ich habe mich immer zu Glauben und Güte hingezogen gefühlt, aber ohne meine Zusammenbrüche hätte ich nicht den moralischen Antrieb und die Energie dafür.«

An dem Glückstag, an dem unsere Depression sich auflöst, verlieren wir auch etwas Großes. Wenn die Erde ohne Regen auskäme und wir das Wetter fest im Griff hätten und ständigen Sonnenschein verordnet hätten – würden uns nicht die grauen Tage und die Herbststürme fehlen? So wie die Sonne noch strahlender erscheint, wenn nach Monaten mit trübem Himmel der Sommer beginnt, so erscheint auch das neue Glück gewaltig, ergreifend und jenseits von allem, was man sich jemals vorgestellt hat. Es mag seltsam klingen, aber ich mag meine Depression. Ich bin nicht davon begeistert, depressiv zu sein, aber die Depression selbst habe ich gern.

Schopenhauer hat über die Zufriedenheit gesagt: »Die Thiere sind viel mehr, als wir, durch das bloße Daseyn befriedigt; die Pflanze ist es ganz und gar; der Mensch je nach dem Grade seiner Stumpfheit.« Tennessee Williams antwortete auf die Frage nach einer Definition des Glücks mit »Unempfindlichkeit«. Ich bin nicht seiner Meinung. Seit ich überlebt habe, weiß ich, dass ich wieder überleben werde, wenn es mir noch einmal widerfährt. Ich bin auf eine eigenartige Weise zufriedener, als ich es mir je vorgestellt hatte. Das vor allem (aber nicht nur das) macht die Depression wertvoll. Ich glaube nicht, dass ich jemals wieder versuchen werde, mich umzubringen, ich glaube auch nicht, dass ich bereit wäre, mein Leben ohne weiteres herzuschenken. Ich würde mein Leben mit Zähnen und Klauen verteidigen. Es ist so, wie wenn mein Leben und ich, die immer in Opposition zueinander standen, die sich gehasst haben und die einander entkommen wollten, sich nun für immer verbündet hätten.

Das Gegenteil von Depression ist nicht Glück, sondern Lebensfähigkeit. Mein Leben ist, während ich dieses Buch schreibe, von Vitalität geprägt, wenn es auch traurig ist. Mag sein, dass ich irgendwann im nächsten Jahr ohne meinen Verstand aufwache, es ist unwahrscheinlich, dass es die ganze Zeit so gut geht wie jetzt. Inzwischen habe ich aber das entdeckt, was man Seele nennt, einen Teil von mir, den ich mir nie habe vorstellen können – bis zu einem Tag vor sieben Jahren, jenem Tag, als die Hölle zu mir kam. Es war eine kostbare Entdeckung. Fast jeden Tag habe ich kleine Anfälle von Hoffnungslosigkeit, und ich frage mich ständig, ob ich wieder abrutsche. Manchmal erschrecke ich wegen eines kurzen Moments, in dem ich mir wünsche, ein Auto solle mich überfahren. Dann muss ich meine Zähne zusammenbeißen, um auf dem Bürgersteig zu bleiben, bis die Ampel auf Grün schaltet. Oder ich stelle mir vor, wie leicht es wäre, die Pulsadern aufzuschlitzen oder einzuschlafen und nicht mehr aufzuwachen. Ich hasse diese Vorstellungen, aber ich weiß, dass sie mir geholfen haben, tiefer in mich hineinschauen zu können und die Gründe des Lebens zu begreifen. Ich finde in mir kein Bedauern darüber, wie mein Leben bisher verlaufen ist. Jeden Tag entschließe ich mich aufs Neue zu leben – manchmal ganz selbstverständlich, manchmal gegen alle Gründe. Ist das nicht ein Anlass zur Freude?

Epilog
Seither

für T. R. K.

Seit meiner ersten schweren Depression sind zwanzig Jahre vergangen. Ich leide nun schon fast mein halbes Leben an einer psychischen Erkrankung, und mein Selbstbild ist davon geprägt. Eher als etwas, was mir widerfahren ist, scheint sie ein Teil von mir zu sein. An manchen Tagen ist sie das, was mich ausmacht, immer jedoch ist sie zumindest *etwas*, was mich auch ausmacht. So wie ich nie darüber nachdenke, einmal nicht mehr zu essen oder zu schlafen, stelle ich mir inzwischen nicht mehr vor, irgendwann keine Behandlung mehr zu brauchen. Es ist eine Herausforderung auseinanderzuhalten, wie sehr die Depression mich einerseits aufgrund meiner Erfahrungen mit der Krankheit an sich definiert und andererseits deshalb meine Identität prägt, weil ich darüber spreche und mich damit ins Rampenlicht der Öffentlichkeit begeben habe. *Saturns Schatten* zu schreiben hat mich zu einem professionellen Depressiven gemacht – eine befremdliche Form der Existenz. In einem Seminar an meiner früheren Universität wurde mein Buch in den Semesterapparat aufgenommen und ich als Gastdozent eingeladen. Als Student hatte ich davon geträumt, einmal ein so bedeutender Autor zu sein, dass sich Studenten mit meinem Werk befassen. Doch als ich mir das ausmalte, hätte ich natürlich nicht gedacht, dass es sich um eine Biographie handeln würde, die in einem Seminar über psychische Störungen auf der Lektüreliste steht.

Jegliche Betrachtung meiner Depression ist zu einer dialektischen Angelegenheit geworden. Auf der einen Seite ist mein Leben von diesem Leiden inzwischen weit weniger eingeschränkt, als dies einst der Fall war, so dass die Düsternis dieser Episoden manchmal wie ein ferner Albtraum erscheint. Auf der anderen Seite ist der Gedanke, außer Gefahr zu sein, fast immer Auftakt zu einem meiner gelegentlichen Rückfälle, und wenn die Depression zuschlägt, habe ich stets aufs Neue das Gefühl, ich könne der Dunkelheit niemals wieder entrinnen. Einerseits sind mir solche Abstürze inzwischen vertrauter geworden; ich spüre eine sich anschleichende Depression wie ein an Arthritis Leidender den kommenden Regen. Andererseits ist es jedes Mal wieder ein Schock. Ich habe vergessen, wie unbarmherzig, wie körperlich sie zuschlägt: die Enge in meiner Brust, das Gefühl der Lähmung. Ich habe vergessen, wie mein Ego zerbröselt und was für ein Kampf es ist, nicht zu glauben, dass jeder schräge Gedanke eine tiefe Einsicht sei. Wenn ich nicht deprimiert bin, gewinne ich Kraft aus der Depression und sehe die schönen Dinge. Bin ich aber deprimiert, kann ich nichts dergleichen entdecken. Ich kann diesen Zustand besser verbergen als früher; ich kann überraschend gut funktionieren, selbst wenn ich das Gefühl habe zu sterben – oder am liebsten sterben würde. Doch die Angst bleibt mein schlimmster Feind, und ich wache in regelmäßigen Abständen mit dem Gefühl auf, den vor mir liegenden Tag nicht bewältigen zu können. Streng einen Therapie- und Medikationsplan einzuhalten scheint ein geringer Preis für relative Ausgeglichenheit zu sein, aber ich hasse den dafür nötigen Zeit- und Organisationsaufwand. Mir ist es zuwider, ein unzuverlässiges Gehirn zu haben und zu wissen, dass ich bei all meinen Plänen die Möglichkeit mit einbeziehen sollte, es könnte mich im letzten Moment im Stich lassen. Ich habe die Depression nicht überwunden, ich halte sie nur in Schach.

Ich hatte in diesen letzten zwanzig Jahren riesiges Glück. Ich habe John kennengelernt, den reizendsten Menschen, dem ich je begegnet bin, und ihn geheiratet; und ich habe Kinder bekommen, die sowohl Glück einfordern als auch schenken. Für gewisse Stabilitätsfaktoren können wir selbst sorgen, aber inneres Gleichgewicht verdanken wir auch anderen, und John gibt mir Halt. Wenn ich niedergeschlagen bin, reagiert er sanft und geduldig. Dass ich in einer Depression nicht mehr allein bin, hat meine Situation grundlegend geändert. Auch wenn ich subjektiv das Gefühl habe, dass das Leben unerträglich ist, sagt mir normalerweise mein Verstand, dass dies nicht stimmt: In Wahrheit habe ich ein schönes Leben. Auch habe ich einen brillanten Psychopharmakologen gefunden, dessen Medikation meist gut bei mir wirkt und relativ geringe Nebenwirkungen hat. Wir haben einen Plan ausgetüftelt, was genau zu tun ist, wenn sich etwas zusammenbraut. Meine Gesprächstherapie mache ich bei einem Psychoanalytiker, der klug und witzig ist, was beides unabdingbare Eigenschaften sind. Als ich einmal ziemlich nonchalant über einige frühe Warnzeichen einer Depression hinwegging, sagte er: »In diesem Zimmer, Andrew, vergessen wir nie, dass du mit dem Fahrstuhl blitzschnell in der Ramschabteilung der geistigen Gesundheit landen kannst.«

Ich führe ein geregeltes Leben. Nie lasse ich auch nur einen Tag meine Medikamente weg. Mit Hilfe meiner beiden Ärzte passe ich die Dosierungen an und versuche mein Verhalten zu ändern, sobald ich das kleinste Anzeichen eines Rückfalls erkenne. Wenn ich mich besonders

ängstlich fühle, kann ich mit Propranolol, einem Betablocker, den Herzschlag verlangsamen, so dass ich wieder Luft bekomme, wobei er nicht
sedierend wirkt wie Benzodiazepine. 2012 habe ich meine Zyprexa-Dosis
erhöht – ein Medikament, das seit fünfzehn Jahren hilft, meine Angststörungen zu lindern – und sie dann ein paar Monate später wieder etwas reduziert. Ich brauchte beinahe zwei Jahre, um es ganz abzusetzen;
es war so verflixt schwierig, den richtigen Moment abzupassen, sich der
Möglichkeit wachsender Unruhe zu stellen. Wann immer entsprechende
Symptome aufzutreten drohten, habe ich die Dosis wieder erhöht. Ich
bin fanatisch geworden, was Schlaf betrifft, und bereit, fast alles hint-
anzustellen, nur um sicherzugehen, dass ich genug davon bekomme. Bei
uns ist John derjenige, der nachts für die Kinder aufsteht, falls es nötig
ist. Und sowohl meiner geistigen als auch meiner körperlichen Gesundheit zuliebe treibe ich regelmäßig Sport. Ich trinke wenig Alkohol und
nehme noch weniger Koffein zu mir (allerdings habe ich eine Schwäche
für Schokolade, die ich bedauerlicherweise nicht essen darf, wenn mich
Ängste befallen).

Gleichzeitig gibt es einige Einschränkungen, zu denen ich nicht bereit
bin. Ich führe ein anstrengendes, faszinierendes Leben und werde nicht
kürzertreten. Ich reise überallhin und fühle mich viel zu vielen Menschen verbunden. Ich bin geradezu verliebt in meine Ideen und lechze
nach denen anderer. Tollpatschig, aber voller Begeisterung jongliere ich
mit meinen Verpflichtungen Familie, Freunden und Arbeit gegenüber.
Lieber nehme ich Medikamente und bin Teil der Welt, als weniger einzunehmen und mich abzuschotten. Wenn es mir gutgeht, bremse ich
mich bei nichts, was manchmal so aussieht, als litte ich an einer Bipolar-
II-Störung. Aber mein Verhalten ist nicht hypomanisch; eher spiegelt
es wider, dass ich nur zu gut weiß, wie ich die Fähigkeit zum Handeln
jederzeit wieder verlieren kann, so dass ich die Phasen, in denen ich
funktioniere, bestmöglich ausnutzen sollte.

Manchmal sind meine Kinder die reinsten Antidepressiva für mich.
Als ich Vater wurde, habe ich mir geschworen, niemals eine Selbsttötung
zu erwägen und in ihrer Gegenwart meinen depressiven Zustand nicht
zu erkennen zu geben, wenn ich es irgendwie vermeiden kann; und das
Zusammensein mit ihnen bestärkt mich in diesen konstruktiven Verpflichtungen. Wenn ich lediglich niedergeschlagen oder leicht deprimiert bin, hat der Klang ihrer Stimmen eine wundersame Wirkung auf
mich. Auch wenn sie mich natürlich wütend machen oder in Sorge versetzen können, stets erden sie mich. Trotzdem versuche ich nicht nur,
meine Depressionen vor ihnen zu verbergen, sondern ihnen auch zu ver-

heimlichen, dass sie sie lindern können, denn ich will nicht, dass sie sich dazu verpflichtet fühlen. John ist mir immer eine große Hilfe, wenn ich schlecht drauf bin. Zusammen mit ihm in einem Zimmer fühle ich mich sicherer, als ich mich je allein in einem Zimmer gefühlt habe, und ich schließe ihn aus meiner Realität auch kaum aus. Liebe hilft in den Anfangsstadien einer Depression. Aber wenn sich diese verschlimmert, verflüchtigt sich der Effekt. Ich erkenne, dass die Lage brenzlig wird, wenn die Angst mich taub gegenüber dem Gelächter meiner Kinder macht. An diesem Punkt ist es meine Aufgabe, sie von meinem aufgelösten Zustand abzuschirmen und vorzuspielen, ich würde mich fühlen, wie ich mich nur zu gern fühlen würde. Das ist das Anstrengendste überhaupt, doch es liegt eine gewisse grimmige Befriedigung darin, es hinzubekommen.

Mein Leben im 21. Jahrhundert war von regelmäßigen Rückfällen gekennzeichnet. 2002 habe ich wegen der libidinösen Nebenwirkungen eine Zeitlang versucht, ohne Zoloft auszukommen. Plötzlich strotzte ich vor sexueller Energie in geradezu lächerlichem Ausmaß und machte mir riesige Illusionen über meine Attraktivität. Es hat meine Beziehung mit John ziemlich aufgepeppt. Gleichzeitig hatte ich das Gefühl, als seien sogar meine Interaktionen mit dem Briefträger und dem Lebensmittelhändler erotisch aufgeladen. Selbst die Interaktionen mit dem Hundeausführer hatten eine sexuelle Komponente, und auch die mit dem Hund. Ziemlich bald nach dieser Entwicklung begann ich in dem Strom der Verzweiflung zu ertrinken, den ich so lange ferngehalten hatte. Ich brauchte sechs Wochen, um zu merken, dass ich komplett durchdrehte. Also nahm ich wieder mein Zoloft, und die Dinge normalisierten sich.

Weihnachten 2003 zog John von Minneapolis nach New York, um mit mir zusammenzuleben. Ich hatte ihm lange mit diesem Wunsch in den Ohren gelegen, doch als er jetzt tatsächlich kam, weckte das zahlreiche Ängste in mir. Der Mensch, der zuletzt bei mir eingezogen war, war auf besonders unschöne Weise aus meinem Leben verschwunden, und so konnte ich mit der Angst, die Johns Gegenwart in meiner Wohnung auslöste, einfach nicht umgehen. Zudem hatte ich etwa einen Monat vorher die unselige Entscheidung getroffen, Zyprexa abzusetzen, weil mich das fett und träge machte. Und so war ich sowohl chemisch als auch emotional aus dem Gleichgewicht. Zu bekommen, was man wollte, und dann Trübsal blasend herumzulaufen, kam mir ungehobelt vor, und ich hatte Angst, damit unsere Beziehung kaputtzumachen. Also musste ich herausfinden, wie ich meine schlechte Laune auf etwas anderes schieben konnte. Diese Depression schlug mit voller Gewalt zu, ich konnte bei-

nahe nicht mehr sprechen. Einen Monat zuvor hatte ich ein entzücken-
des, aber sehr schlichtes Musical gesehen, dessen Musik ich jetzt unablässig wieder und immer wieder hörte, als wären die süßlichen Klänge
der hohlen heiteren Songs mein Rettungsanker.

Direkt nach Weihnachten sollte ich mit einem Militärflugzeug für drei
Tage als Journalist in die Antarktis fliegen und darüber berichten. Ich
hatte schon immer, immer, immer in die Antarktis reisen wollen und
bereits die entsprechende Kleidung und notwendigen Vorräte gekauft.
Doch bald wurde mir klar, dass ich diese Reise nicht würde antreten
können und ich mich für nichts und wieder nichts in Unkosten gestürzt
hatte, die mir nicht erstattet werden würden – eine Torheit, die mich so
bestürzte, dass ich fast wahnsinnig wurde. Nun, da es mir gutgeht, kann
ich nicht erkennen, was an der Reise so schwierig gewesen wäre. Ich hätte
lediglich ein paar Klamotten in einen Koffer werfen und eine Zeitlang im
Flugzeug sitzen müssen, um dann mit der Absicht, dieses Erlebnis später
einmal zu schildern, in Begleitung freundlicher Experten wunderschöne
Dinge zu sehen. Keine zwei Jahre zuvor war ich mutig nach Afghanistan
gereist, um für die *New York Times* über den Krieg dort zu berichten.
Doch jetzt hatte ich das Gefühl, ich würde ersticken, ich bekam schier
keine Luft mehr. Und so enttäuschte ich meine Redakteure, und ich enttäuschte auch mich, denn ich hatte gedacht, solchen offensichtlichen Unsinn hinter mir zu haben. Wenn ich mich gut fühle, glaube ich, dass man
mit einer Depression einfach nur der Lethargie nachgibt, weil man sich
nicht mit schwierigen Dingen befassen will. Dann schlägt die Depression
zu und – wumm! – ich kann einfach nicht. Ich hätte in jenem Winter so
wenig in einem Militärflugzeug in die Antarktis fliegen können wie von
New York aus hinzuschwimmen. Also nahm ich wieder Zyprexa. John
und ich stellten uns auf unsere neue Intimität ein. Stückchen für Stückchen hangelte ich mich zurück in ein Leben mit ausreichend Luft zum
Atmen.

Der letzte große Vorfall ereignete sich Ende 2012, als mein Buch *Far
from the Tree: Parents, Children, and the Search for Identity* erschien.
Wieder spürte ich, wie sich diese erbarmungslose Verletzlichkeit entwickelte: Ich hatte mehr als ein Jahrzehnt investiert, um dieses Buch zu
schreiben, und der Gedanke an die Möglichkeit, dass es ein Misserfolg
wurde, fraß mich auf. Meine erste Depression hatte zugeschlagen, als
1994 mein Roman *A Stone Boat* herauskam, und diese Koinzidenz hat all
meine folgenden Publikationserfahrungen überschattet. Nun fürchtete
ich, dass niemand mein neues Buch zur Kenntnis nehmen würde. Und
dass sich Menschen, die ich interviewt hatte, in meinen Porträts nicht

wiedererkennen würden. Mich beunruhigte, dass ich grässliche Fehler
übersehen haben könnte oder es vielleicht Lücken in meiner Argumentation gab. Am meisten jedoch machte mir etwas Angst, das ich nicht
näher benennen konnte; ich war einfach beunruhigt. Die ganze Zeit
hatte ich das Gefühl, man hätte mich in eine Steckdose eingestöpselt, aus
der ich allein nicht mehr herauskam. Ständig hörte ich von Menschen,
wie begeistert ich doch sein müsse, und ich tat mein Bestes mitzuspielen.
Ich erklärte, dass ich mich riesig freute. Ich zeigte Begeisterung bei dem,
was ich tat. Wenn ich im Fernsehen oder im Radio auftrat, sprach ich
voller Elan. Doch die ganze Zeit hatte ich das Gefühl, als würde die Welt
untergehen; als würde ich die Menschen, die ich liebte, auf tragische
Weise verlieren; als würde ich vergessen, wie man schluckt oder atmet.
Bestimmt würde ich ungebremst fallen und sterben, wenn ich bei der
unbedeutendsten Verpflichtung einen Rückzieher machte; und gewiss
explodierte ich und starb, behielt ich mein halsbrecherisches Tempo bei.

Ich hielt die ersten Vorträge über mein Buch und wusste, dass sie nicht
gut genug waren. Meine Ideen waren ein großes Durcheinander. Plötzlich fühlte ich mich alt und hoffnungslos. Mein Stresspegel ging steil
nach oben, und ich spürte die altbekannte Panik, den Tag nicht überstehen zu können. Lag ich nachts schlaflos da, war ich überzeugt, aufgrund
der Erschöpfung nicht funktionieren zu können. Wenn ich jedoch endlich wegdämmerte, hatte ich Angst zu verschlafen und meine vormit-
täglichen Termine zu verpassen. Ich wachte in einem Hotelzimmer auf
und war nicht in der Lage, meine Kleidung zusammenzulegen, um sie
wieder in den Koffer zu packen. Ständig fürchtete ich, dass mein Gepäck
verlorengehen könnte oder ich vergessen würde, wo ich als Nächstes
erwartet wurde.

Trotzdem war es toll, ein Buch publiziert zu haben. Wenn mir nicht
gerade nach Heulen zumute war, gratulierte ich mir vergnügt dazu. Es
war eine bizarre Phase voller gemischter Emotionen; ich fühlte mich die
ganze Zeit überglücklich und grauenhaft zugleich. Das Einzige, was meine fieberhafte Erregung dämpfen konnte, waren meine Kinder; solange
ich mit ihnen zusammen war, fühlte ich mich geistig gesund und war
glücklich. Doch kaum hatten sie das Zimmer verlassen – oder ich, was
weit häufiger der Fall war, weil ich so viel zu erledigen versuchte – war
diese Wirkung dahin, und meine Verzweiflung wurde noch von Schuldgefühlen verstärkt, weil ich sie allein ließ.

Eins der Probleme bei psychischen Krankheiten ist, dass man die ganze Zeit unsicher ist, was »real« ist und was sich »nur im eigenen Kopf«
abspielt. Am ersten Tag meiner Lesereise bekam ich eine Art Ohrenent-

zündung. Ich fragte mich, ob ich wirklich fliegen sollte, aber bei einer Lesereise muss man fliegen, und gerade diese war exakt durchgeplant. Also stieg ich in ein Flugzeug nach dem anderen, während ich mich fragte, was ich wegen meines Ohrs unternehmen sollte. Ich konnte die Fragen aus dem Publikum nicht hören. Telefonisch riet mir mein Arzt, Afrin in hoher Dosis zu nehmen, ein rezeptfreies Nasenspray. Wahrscheinlich infolge des verstopften Gehörgangs litt mein Gleichgewichtssinn, und ich war wackelig auf den Beinen. Fast versäumte ich einmal einen Flug, weil ich die wiederholten Ansagen, dass sich das Abfluggate geändert hatte, nicht hörte. Ich bekam Tinnitus – ein Geräusch in meinem linken Ohr wie das ständig kreischender Bremsen.

Letztlich landete ich während der Miami Book Fair in einer Notfallklinik voll schreiender Kinder, wo mir eine junge Ärztin versicherte, dass mein Ohr gesund aussah, mir aber Antibiotika-Tropfen anbot. Ich begann zu vermuten, dass meine Symptome – die mich davon abhielten, obsessiv Rezensionen zu lesen – hysteriebedingt sein könnten. Ich fragte mich, ob mein Hörverlust Ursache oder Folge meiner Depression sein könnte. Abends war ich bei Freunden in ihrer Strandwohnung zum Essen eingeladen, und einer von ihnen – ein Psychiater – verschrieb mir stärkere Antibiotika, die ich eine Woche lang nahm.

Als ich zu Thanksgiving nach New York zurückkehrte, vereinbarte ich einen Termin bei einem HNO-Spezialisten, der nach seiner Untersuchung »sensorineurale Schwerhörigkeit« bei mir diagnostizierte. Er erklärte mir, eins meiner Ohren habe vermutlich viel von seinem Hörvermögen eingebüßt, und das wohl dauerhaft. Er verschrieb mir Steroide und sagte, ich solle in ein paar Wochen zu einem neuen Test wiederkommen. Und er warnte mich, dass auch bei dem anderen Ohr die Gefahr eines Hörverlusts groß sei. Möglicherweise hätte ich mir einen Virus eingefangen, der die Haarzellen im Innenohr geschädigt habe. Außerdem sollte ich meinen Gehörnerv auf einen Tumor untersuchen lassen.

An Thanksgiving konnte ich nicht hören, was am Festtagstisch vor sich ging. Es waren so viele Freunde und Angehörige da, und ich fühlte mich völlig allein. Ich beschloss, meine Lesereise abzubrechen. Ich begann, Termine abzusagen, und entschied mich dann wieder dazu, sie doch nicht abzusagen. Meine Verlegerin kannte einen Arzt in Seattle, der mein Ohr am Ende der Feiertagswoche untersuchen konnte. Ich landete in Seattle, gab ein paar Interviews, die für Radiosendungen aufgezeichnet wurden, und fuhr in eine Neurologische Klinik, wo man mir eine Reihe von Steroid-Injektionen direkt in mein Trommelfell verordnete. Damit veränderte sich meine Reiseroutine: Sobald ich in einer neuen

Stadt eintraf, fuhr ich in ein neues Krankenhaus, erledigte dort all den Papierkram und bekam Nadeln in mein Ohr gestochen, bevor ich meine Medienauftritte und Vorträge absolvierte. Immer wieder fragte ich mich, ob ich wirklich mein Hörvermögen verloren hatte. Ich konnte mich nicht von der Vorstellung lösen, dass ich das mit meiner Depression irgendwie selbst verschuldet hatte – als hätte ich mir auch die Depression selbst zugefügt. Schnell merkte ich, warum Menschen stereoskopisch hören. Mein Gleichgewichtssinn war inzwischen völlig hinüber, und ich stürzte mehrere Male. Auf der linken Seite hörte ich gar nichts mehr, es fühlte sich an, als hätte ich einen Tennisball im Gehörgang, auch wenn mir die Ärzte versicherten, dass nichts verstopft war.

Tatsächlich habe ich seitdem im linken Ohr ein leicht reduziertes Hörvermögen und einen offenbar nicht weichenden Tinnitus, und diese körperlichen Symptome sind außerordentlich lästig. Es ist bei weitem nicht mehr so schlimm wie anfangs, entweder weil sich ein Teil meines Hörvermögens auf natürliche Weise selbst wiederhergestellt hat oder weil meine Ängste nachgelassen haben. Ich kann die Ansagen in den Flughäfen wieder hören. Aber in lauten Restaurants habe ich manchmal Schwierigkeiten, doch die hatte ich, glaube ich, schon seit Jahren. Ein paar Monate lang habe ich ein Hörgerät getragen, dann aber festgestellt, dass ich ohne zurechtkomme – weil meine Haarzellen im Ohr wieder intakt sind, weil irgendeine Zweitinfektion abgeheilt oder weil meine düstere Stimmung verflogen ist. Jedenfalls war alles wieder in Ordnung. Ich fiel nicht mehr einfach so hin. Etwas Physisches war definitiv aus dem Lot geraten, und ebenso etwas Psychisches, und ich habe immer noch keine Ahnung, ob – und falls ja, wie – beides miteinander zusammenhing.

Das ist etwas, womit ich infolge der Depression leben muss: Ich weiß nur selten, wie meine geistige und meine körperliche Gesundheit zusammen- oder einander ausspielen. Zu gern hätte ich kartesianische Gewissheit hinsichtlich meines Verstandes und meines Körpers, doch ich habe sie nun einmal nicht. Nie habe ich Bauchschmerzen, ohne mich zu fragen, ob etwas Verdorbenes oder irrationale Angst meine Verdauung beeinträchtigt. Wenn ich nicht schlafen kann, überlege ich, ob mir einfach nur meine Gedanken wild im Kopf herumschwirren wie hin und wieder bei jedem anderen auch oder ob ich bereits an einer Angststörung leide. Ich wüsste gern mit Sicherheit, wann ich tatsächlich mit Feindseligkeit konfrontiert und wann ich lediglich unangemessen paranoid bin. Beflissen, nicht einer Depression zu erliegen, gestehe ich – außer in Mathematik, bei Volkstänzen und im Mannschaftssport – fast nie Niederlagen ein. Ich übe mich in Heldentaten wie Drachenfliegen oder reise in Kriegsgebiete, weil ich so wild entschlossen bin, nichts wegen einer depressiven Phase zu verpassen. Wenn ich eine Freundschaft gefährde, versuche ich immer, sie zu kitten. Ich schiebe einen Bruch eher auf meinen psychischen Zustand als auf normalen Verschleiß, den das Leben unweigerlich mit sich bringt. Meine Nostalgie äußert sich darin, dass ich die Vergangenheit reparieren möchte. Meine Depression führte zu einer Neurose, und ich bin neurotisch hinsichtlich meiner Depression.

Menschen fragen mich, ob es nicht entsetzlich belastend gewesen sei, so offen über die Herausforderungen zu sprechen, vor die mich meine Psyche stellt. Sie vermuten, dass ich deswegen verspottet werde. Glücklicherweise spielt sich das, wenn überhaupt, vorwiegend hinter meinem Rücken ab, auch wenn ich die gelegentlichen höhnischen Bemerkungen auf Twitter mitbekomme. Für mich als professionellen Depressiven am erstaunlichsten war die Erkenntnis, wie verbreitet Depressionen sind. Wenn ich Menschen erzähle, dass ich an einer Depression gelitten habe, lautet die häufigste Antwort: »Ich mache mir solche Sorgen um meine Schwester«, oder: »Mein bester Freund hat sich letztes Jahr umgebracht, und ich fühle mich so schuldig, weil ich es nicht verstehe«, oder: »Ich hatte jahrelang Depressionen.« Selten lerne ich jemanden kennen, der mir nicht das eine oder andere zu diesem Thema anvertraut. Manchmal fühlte es sich an, als sei mein Buch einer dieser Bodyscanner am Flughafen, die es dem Personal erlauben zu sehen, was die Menschen unter der Kleidung verbergen. Individuen mit perfekter Selbstbeherrschung, viele von ihnen Fremde, legen einem die Gefühlstaubheit oder die Qualen offen, mit denen sie oder ihre engsten Anverwandten tagtäglich zu kämpfen haben. Manchmal umarmen mich Menschen in aller Öffentlichkeit, die ich nie zuvor gesehen habe, weil sie sich durch die Geschichten in meinem Buch weniger allein fühlen. Ich fühle mich durch ihr Vertrauen und ihre Überschwänglichkeit geehrt, es kann aber auch hart sein, sich mit der labilen Situation eines anderen auseinandersetzen zu müssen, wenn ich selbst in gedrückter Stimmung bin.

Ständig erhalte ich Briefe von deprimierten Menschen, die meinen Rat suchen. Ich weiß nicht unbedingt mehr als das, was hier in diesem Buch steht, doch die Briefe sind sowohl wundervoll als auch erschreckend: wundervoll, wenn sie mir zeigen, dass etwas, was ich geschrieben oder gesagt habe, geholfen hat, wundervoll, weil sie eine Gemeinschaft begründen; erschreckend, weil sie mir täglich den Schmerz des Lebens vor Augen führen und die Qualen, denen Menschen ausgesetzt sind, die keine Therapie erhalten haben oder bei denen sie nicht angeschlagen hat oder die sich schlicht in der Mitte ihres Lebens in einem finsteren Wald verlaufen haben. An manchen Tagen komme ich mir vor wie ein Guru, der großzügig Weisheiten verbreitet; an anderen fühle ich mich wie der Depressive, der sich nicht einmal selbst helfen kann. Mein Lieblingsbrief stammt von jemandem, der keinen Absender darauf geschrieben hat: »Ich war drauf und dran, mich umzubringen, aber dann habe ich Ihr Buch gelesen und meine Meinung geändert.« Wenn ich niedergeschlagen bin, sage ich mir diesen Satz manchmal vor. Ich habe gelernt, dass ich nichts fühle und nichts denke, was nicht schon von vielen anderen gefühlt oder gedacht worden ist. Leid sucht sich gern Gefährten. Die Banalität der eigenen Qualen zu erkennen kann ein großer Trost sein.

An Depressionen leidende Menschen sollten bedenken, dass die Bonvivants, die ihre Gegenwart am wenigsten ertragen, vermutlich selbst depressiv sind und Angst vor Ansteckung haben. Diese Sandkasten-Grausamkeit, die Verletzlichkeit nicht toleriert, ist in Wirklichkeit ein Schutzschild gegen Verletzlichkeit. Doch in der Regel finde ich es heutzutage leicht, über Depressionen zu sprechen – solange es in der Vergangenheitsform geschieht. Wenn ich nicht deprimiert bin, kann ich in quälende Details gehen, wie ich es in diesem Buch und bei meinen öffentlichen Vorträgen gemacht habe. Stecke ich jedoch in einer Depression, kann ich den Leuten nichts davon erzählen. Dann erscheint es mir plötzlich zu beschämend.

Die Absurdität dieser Reaktion ist mir durchaus bewusst. Dieses Buch wurde in 24 Sprachen übersetzt. Es dürfte schwer sein, einer noch größeren Öffentlichkeit meinen Zustand zu offenbaren. Trotzdem erfinde ich eine ganze Litanei körperlicher Beschwerden, wenn ich wegen meiner psychischen Verfassung etwas absagen muss, und entschuldige mich mit ins Reich der Märchen gehörenden Grippeerkrankungen oder fiktiven Knöchelverstauchungen. Sechs Wochen später kann ich denen, die ich belogen habe, beichten, dass ich in Wahrheit eine Krise hatte, aber wenn ich mitten darin stecke, scheint es mir unmöglich, dies zuzugeben. Zum Teil ist dies der zugrundeliegenden Tatsache geschuldet, dass man in robuster Geistesverfassung sein muss, um das Stigma einer Depression einfach abzuschütteln. Ich leide an einer Art verinnerlichter Phobie vor psychischen Erkrankungen, an einem Vorurteil voller Selbsthass. Wenn ich deprimiert bin, schätze ich mich gering und sehe die Depression als eigenes Versagen; geht es mir gut, weiß ich, dass das Unsinn ist. Außerdem bedrückt mich das Mitgefühl anderer Menschen. Depression ist eine einsame Krankheit, und wenn man mittendrin steckt, ist diese Einsamkeit nicht zu durchbrechen. Menschen, die einen trösten wollen, kommen vermutlich nicht gut damit zurecht, wenn sie keinen echten Trost spenden können. Man fühlt sich dann schuldig, dass man sie dem aussetzt, aber alleingelassen zu werden wäre noch schlimmer.

Bei einer Konferenz der American Psychatric Association 2014 erzählte der US-Vizepräsident Joe Biden von einem Freund, dessen Sohn an schweren Depressionen litt und der sein Kind so beschrieben hatte: »Er treibt am Ende einer Schnur in den unendlichen Raum.« Er halte das andere Ende der Schnur, habe der Vater gesagt, und würde seinen Sohn am liebsten damit zurückholen, aber er wisse, dass die Schnur reiße, wenn er zu fest daran ziehe, so dass sein Sohn dann für immer verloren sei. Also halte er die Schnur nur gut fest. Biden brachte damit die Verpflichtung zum Ausdruck, die Verbindung zu stärken und es somit für uns alle gefahrloser und leichter zu machen, psychisch Kranken zu helfen. Eine bessere psychiatrische Versorgung würde die Schnur nicht so leicht reißen lassen, sagte er. Als ich ihn später traf, betonte er, das Vorurteil gegenüber psychischen Erkrankungen abzubauen sei einer der Bürgerrechtskämpfe unserer Generation, und er lobte die Leute, die an vorderster Front ständen. Ich erwähnte, dass ich als Betroffener mit entsprechender Diagnose ihm dankbar sei und es bemerkenswert mutig fände, dass sich ein amtierender Politiker für eine so stigmatisierte Sache einsetze. »*Sie* alle sind es, die Mut haben«, entgegnete er.

Das prekäre Halten der Schnur ist eine schwere Belastung für Freunde und Verwandte von Depressiven, die mich oft fragen, was sie tun sollen. Ich kläre sie dann darüber auf, dass Depressionen normalerweise therapierbar sind und sie denen, die ihnen nahestehen, zureden müssen, sich in Behandlung zu begeben. Und ich sage ihnen, sie dürften nicht zulassen, dass der Depressive vereinsamt. Manche Depressive schätzen zwar lebhafte Gespräche als Bestätigung des Verbundenseins. Ein größerer Teil hingegen empfindet sie als Bürde; in diesem Fall ist es am besten, sich einfach still neben sie zu setzen. Etliche ertragen es nicht, jemand anderen im selben Zimmer zu wissen. Dann setzen Sie sich einfach vor die Tür. Aber gehen Sie nicht fort. Wenn wir uns an unseren Tiefpunkten in unseren Kokon einspinnen, verschlimmert sich die Depression nur. Auch sollten es depressive Menschen vermeiden, allein zu sein, so weit es ihnen möglich ist. Mein anderer Ratschlag für Freunde und Verwandte von Depressiven lautet, nicht zu viel Angst davor zu zeigen. Die Angst anderer kann schrecklichen Tribut von denen fordern, die sie auslösen. Und wir sind ja gar nicht so furchteinflößend. Ich bin, ob deprimiert oder nicht, immer derselbe. Gemütslage und Charakter sind verschiedene Dinge.

Es mag bedrückend sein, jemanden zu kennen, der an Depressionen leidet, aber noch niederschmetternder kann es sein, keinen Depressiven zu kennen. Wir machen uns gern vor, eine Depression bei geliebten Menschen erkennen und ihnen, falls nötig, Hilfe zukommen lassen zu können, aber häufig ist Depression ein streng gehütetes Geheimnis und bleibt auch dem geschulten Auge verborgen. Am 17. Oktober 2009 nahm sich mein Zimmerkamerad am College und Freund seit Kindertagen Terry Rossi Kirk das Leben. Seither trauere ich um den Verlust dieser Freundschaft und hadere mit meiner Naivität, denn ich ließ mich von Terrys stets fröhlichem Auftreten täuschen. Selbst ich selbsterklärter Depressionsexperte habe die Anzeichen bei Terry falsch gedeutet. Jede und jeder, der oder die einen geliebten Menschen durch Selbsttötung verloren hat, kämpft mit anhaltenden Schuldgefühlen. Man scheint versagt zu haben, wo es doch tausend Möglichkeiten zu helfen gab und man den Menschen, der gestorben ist, hätte retten können.

Terrys andere Freunde und ich sind uns einig, dass wir nichts gegen seine Traurigkeit hätten ausrichten können. Aber ich stelle mir gern vor, wir hätten vielleicht über die Freude gesprochen, die aus der Traurigkeit geboren werden kann – eine Erfahrung, die ihm wegen seiner zwanghaften Fröhlichkeit versagt blieb. Und wir alle hätten ihn vielleicht daran erinnern können, dass man von Kummer überwältigt sein und dennoch einen Sinn darin finden kann, einen Grund, am Leben zu bleiben. Das Eigenartige ist, dass Terry zu den Menschen zählt, die mich genau das gelehrt haben; unsere Freundschaft war eine ausgiebige Lektion in psychischer Widerstandskraft. In meinen dunklen Phasen war er Teil des Gerüsts, das mich in der Welt hielt. Und so frage ich mich, was für eine biologische Laune dafür gesorgt hat, dass Terry es nicht schaffte, während ich noch immer da bin. Gab es einen grundlegenden Unterschied zwischen unseren Depressionen? Oder in unserer Einstellung dazu? Lag es an den verschiedenen Therapien? Manchen von uns gelingt es weiterzumachen, anderen nicht. Keiner von uns darf annehmen, eines natürlichen Todes zu sterben. Terry glaubte, er habe niemanden, der wahrhaft um ihn trauern würde, obgleich er einen am Boden zerstörten Lebensgefährten hinterließ und einen riesigen Kreis untröstlicher Freunde, Verwandter, Studenten und Kollegen, die alle wünschten, sie hätten Terry noch zu seinen Lebzeiten vermitteln können, wie sehr er geliebt wurde. Depression ist der einsamste Kampf, den es gibt.

Seit der Erstveröffentlichung dieses Buchs 2001 habe ich Tausende depressive Menschen kennengelernt. Manche erhalten hervorragende Behandlungen und kommen gut zurecht; eine kleine Zahl von ihnen leidet unter einer schweren therapieresistenten Depression, und man kann ihnen nicht helfen; manche suchen keine Unterstützung, weil sie schon den Gedanken an Hilfe verabscheuen. Viele aber haben den quälenden Schritt getan, sich ihre psychische Erkrankung einzugestehen und sich auf die Suche nach einer Therapie begeben – aber sie werden immer noch nicht adäquat versorgt. »Ich habe mir sehr viel Mühe gegeben«, vertraute mir ein Betroffener nach einem Vortrag in Denver an. »Wenn ich mich jetzt umbringe, kann niemand sagen, ich hätte es nicht versucht.« Er folgte einem ungeeigneten Therapieplan und nahm bei einer (von Hyperaktivität gekennzeichneten) agitierten Depression aktivierende (aufputschende) Medikamente. Bei derselben Veranstaltung klagte ein anderer, er habe den Willen verloren, auch nur irgendetwas zu tun, eröffnete mir dann aber, er nehme Sedativa in hoher Dosis. Zahlreiche Menschen bekommen von ihren Hausärzten Antidepressiva verschrieben, und während viele gut mit einer raschen Zoloft- oder Prozac-Verordnung zurechtkommen, ist dies längst nicht bei allen der Fall; bei ihnen sind längere Folgebehandlungen, eine Neujustierung der Dosierungen und Vielfachmedikamentierung vonnöten.

Kompetentes Vorgehen erfordert eine einzigartige Mischung aus Wissenschaft und Kunst. Unsere Kenntnisse vom Gehirn sind bestenfalls immer noch rudimentär, und auch die Spitzenpsychopharmakologen arbeiten bis heute mittels Intuition und hoffen notgedrungen auf Inspiration. Bisher sind unsere Therapien für psychische Krankheiten nicht sehr effektiv, verursachen hohe Kosten und haben unzählige Nebenwirkungen. Nichtsdestotrotz sind die jüngsten Fortschritte bei der Erforschung des Gehirns und im Kampf gegen psychische Erkrankungen überwältigend. Es ist ein wenig wie in der Raumforschung: Wir wissen heute unendlich viel mehr als vor unserem ersten gelungenen Ausflug ins All, aber unsere Fortschritte haben vor allem deutlich gemacht, wie viel wir noch lernen müssen. Der Kongressabgeordnete Patrick Kennedy spricht von »der Erforschung des inneren Raums, so wie John F. Kennedy Astronauten losschickte, um den Weltraum zu erforschen«. Als jemand, der unter Depressionen leidet, bin ich dankbar, in der heutigen Zeit zu leben und nicht vor fünfzig Jahren, als die Behandlungen, die mir geholfen haben, noch nicht verfügbar waren. Ich hoffe jedoch, dass in fünfzig Jahren Menschen mit meinem psychologischen Profil beim Rückblick auf die bei mir angewandten Methoden erschauern angesichts dessen, dass jemand solche primitiven Eingriffe über sich ergehen lassen musste.

Ich wünschte, ich hätte Ermutigenderes über die Erkenntnisse der
letzten fünfzehn Jahre zu berichten. Nach der sogenannten Neurotrophin-Hypothese führen Depressionen und Stress zu einer Störung
der Neuroplastizität, und Therapien zur Behandlung von Depressionen – Psychotherapie, Medikamente, die Elektrokonvulsionstherapie,
die tiefe Hirnstimulation (THS) und sogar Schlafentzug – erhöhen allesamt den Spiegel des Wachstumsfaktors BDNF, der die Bildung neuer
Neuronen und die Entstehung von Synapsen fördert. Das ist ein wichtiger Gedanke, der hilft, gegenwärtige Therapien zu erklären. Er hat aber
bislang noch nicht zu neuen Behandlungsmethoden geführt.

Allerdings wurden ein paar weitere Medikamente entwickelt, die
manchen Menschen im Gegensatz zu bislang verfügbaren Mitteln helfen. Zu diesen neuen Medikamenten gehören Lexapro, ein starker Selektiver Serotonin-Wiederaufnahmehemmer (gehört zur selben Klasse
der Antidepressiva wie Prozac, Zoloft und Celexa, Savella, ein Selektiver Serotonin-Noradrenalin-Wiederaufnahmehemmer, ähnlich wie
Effexor, das für die Behandlung der Fibromyalgie zugelassen ist; sowie
Brintellix, ein Selektiver Serotonin-Wiederaufnahmehemmer, der auf
neue Art auf die Serotonin-Rezeptoren einwirkt und ebenso effektiv
wie andere Serotonin-Medikamente zu sein scheint. Außerdem gibt es
noch Symbyax, eine Kombination aus Prozac und Zyprexa für therapie-
resistente Depressionen; Viibryd, das ähnlich wie die Selektiven Serotonin-Wiederaufnahmehemmer wirkt, obwohl es angeblich besonders
zur Stimulierung bestimmter wichtiger Serotoninrezeptoren geeignet
ist; und schließlich Intuniv, das vornehmlich bei Aufmerksamkeitsdefi-
zit- / Hyperaktivitätsstörung (ADHS) von Kindern eingesetzt wird und
mit dem sich möglicherweise Angstzustände behandeln lassen, vor allem bei posttraumatischen Belastungsstörungen (PTBS). Latuda ist ein
atypisches Antipsychotikum, das bei Menschen mit bipolarer Störung in
der depressiven Phase hilfreich ist. Einige öffentliche Aufmerksamkeit
erregte 5-HTP (5-Hydroxytryptophan), das als Nahrungsergänzungsmittel rezeptfrei verkauft wird. Es fehlen zwar belastbare Studien, doch
ich habe mit Menschen korrespondiert, denen das Mittel, eine Vorläu-
fersubstanz von Serotonin, laut eigener Auskunft geholfen hat.

Eine Depression, die sich nach mindestens zwei Durchläufen einer
evidenzbasierten antidepressiven Behandlung von angemessener Dauer
nicht gebessert hat, wird als »behandlungsresistent« eingestuft. Das U.S.
National Institute of Mental Health (NIMH) hat eine Initiative zur Bestimmung »rasch wirkender Methoden für die behandlungsresistente
Depression« angekündigt. Der aufregendste Hoffnungsträger ist Keta-

min, ein Anästhetikum und veterinärmedizinisches Beruhigungsmittel, das lange unter dem Namen Special K. auf der Straße verkauft wurde. Diese Droge blockiert den N-Methyl-D-Aspartat-(NMDA)-Rezeptor im Gehirn, was bislang mit keinem anderen Mittel erreicht werden kann. Alle bisherigen Antidepressiva wirken auf den Dopamin-, Noredralin- oder Serotoninhaushalt ein; Ketamin hingegen beeinflusst den Gluta- mat-NMDA-Rezeptorkomplex, wobei Glutamat der bekannteste Neuro- transmitter im menschlichen Nervensystem ist. Ketamin scheint noch weitere Wirkungen zu haben, und es ist nicht klar, welche von ihnen Depressionen lindern. Manche Wissenschaftler sind der Ansicht, die antidepressive Wirkung habe mit dem μ-Opioid-Rezeptor zu tun – mit anderen Worten, sie beruhe auf der Ähnlichkeit mit Morphin. Ketamin ist ein Stimulans und ein Opiat und hat zum Teil denselben Effekt wie Kokain und Amphetamine.

Wie sich gezeigt hat, ist Ketamin bei Menschen, die auf andere Me- dikamente nicht reagieren, hochwirksam und verschafft 70 Prozent von ihnen Erleichterung. Während traditionelle Antidepressiva erst nach mehreren Wochen anschlagen, ist dies bei Ketamin innerhalb von Stun- den der Fall, es entfaltet bereits nach einem Tag seine volle Wirkung, die bei manchen Patienten mindestens einige Tage anhält. Einer von vier Pa- tienten spürt auch nach einem Monat noch eine gewisse Linderung. Der durchschnittliche Zeitpunkt eines Rezidivs liegt jedoch bei weniger als zwei Wochen. Durch eine Anwendung alle paar Tage kann die Wirkung eine Weile aufrechterhalten werden, und Suizidgedanken verflüchtigen sich schnell. Die Substanz wird in der Regel intravenös verabreicht oder in Form eines feinen Nebels, den der Patient inhaliert. Die orale Ein- nahme hat sich bei Depressionen als nicht effektiv erwiesen. Die erfor- derliche Dosis ist hier erheblich geringer als in der Anästhesie oder beim Gebrauch als Rauschmittel. In höheren Dosen wird es als zusätzliches Anästhetikum bei der Elektrokonvulsionstherapie (EKT) eingesetzt.

Doch leider kommt Ketamin für einen größeren Bevölkerungskreis nicht in Frage. Im Falle einer zu geringen Glutamatbildung am NMDA- Rezeptor kann es eine Psychose auslösen, im Falle einer zu starken Glutamatbildung werden unter Umständen entscheidende Neuro- nen zerstört. Und da Glutamat die Lernfähigkeit, das Gedächtnis, die Wahrnehmung und die Emotionen beeinflusst, müssen Eingriffe in die Glutamatbildung sorgfältig abgewogen werden, denn die Möglichkeit unerwünschter Nebenwirkungen ist groß. Bisweilen schädigt Ketamin auch Nieren und Leber. Außerdem besteht bei allen Medikamenten, die auch als Rauschmittel verwendet werden, die Gefahr des Missbrauchs.

Bislang wurde bei Menschen mit Depressionen keine langfristige Besserung durch Stimulantien und Opiate erzielt, so dass die Frage, wann, wie und wer mit Ketamin behandelt wird, hochkomplex ist. Da es von der FDA als Anästhetikum zugelassen wurde, ist es leicht erhältlich, und es gibt Ärzte, die Apotheken beauftragen, Nasensprays nach eigener Rezeptur zusammenzumischen. Die kontrollierten Ketaminstudien sind vielversprechend, belegen aber auch die begrenzten Anwendungsmöglichkeiten der Substanz. Alan F. Schatzberg, ehemals Vorsitzender der psychiatrischen Fakultät in Stanford, hat bereits vor einem »dammbruchartigen Gebrauch von Ketamin« gewarnt.

Unterdessen halten Wissenschaftler nach Substanzen Ausschau, die im Gehirn dieselben Pfade nehmen wie Ketamin. Dazu gehört Rilutek, ein Mittel, das bei ALS (Amyotrophe Lateralsklerose) zugelassen ist. Einige Studien sprechen für Scopolamin, eine Substanz, die in der Regel gegen Reisekrankheit verschrieben wird. Weitere Forschungen konzentrieren sich auf GLYX-13, das ähnlich wirkt wie Ketamin, und das möglicherweise ohne die Gefahr halluzinatorischer und psychotischer Nebenwirkungen; die FDA hat bereits einem Antrag auf Schnellzulassung stattgegeben.

Im Großen und Ganzen aber hat die Pharmaindustrie die Entwicklung neuer Psychopharmaka aufgegeben. Manche vielversprechend aussehenden Mittel haben die klinische Prüfung nicht bestanden, und die Komplexität des Gehirns erweist sich als zunehmend abschreckend. Der Optimismus in der Pharmaindustrie nach der Freigabe von Prozac ist abgeflaut, auch wenn die FDA kürzlich der Firma Johnson & Johnson einen Durchbruch mit der Entwicklung von Ketamin als patentiertem Nasenspray gegen Depressionen bescheinigt hat. Das bedeutet, dass die Zulassung signifikant beschleunigt wird und Patienten Zugang zu der Substanz bekommen (und das Unternehmen Profite machen kann), bevor es die großen Studien durchlaufen hat, die normalerweise für neue Pharmazeutika vorgeschrieben sind. Ungeachtet dieser Ausnahme sind – nach den vor dreißig Jahren gewonnenen – keine grundlegenden neuen Erkenntnisse über bestimmte Neurotransmitter mehr zu erwarten. Wir brauchen eine weitere große Entdeckung, bevor wir alternative Methoden entwickeln können. In der Hoffnung, dies zu erreichen, arbeiten mittlerweile Forscher aus dem Bereich der Genomik, der Epigenetik und Elektrophysiologie mit klinischen Psychiatern zusammen.Die Gründung des Psychiatric Genomics Consortium im Jahr 2007 weist auf einen beträchtlichen Optimismus außerhalb des kommerziellen Bereichs hin; die Gruppe arbeitet daran, die genetischen

Ursachen psychischer Erkrankungen zu bestimmen, und trägt enorme Mengen von Forschungsergebnissen für Metaanalysen zusammen, die möglicherweise auf Zusammenhänge zwischen bestimmten genetischen Abweichungen und schweren psychischen Erkrankungen wie der Depression verweisen.

Während die Entwicklung von Medikamenten einen Stillstand erreicht hat, sind in der Forschung auf dem Gebiet der Elektrizität, des Lichts und des Magnetismus Fortschritte zu verzeichnen, und alte wie neue Methoden finden zunehmend Anwendung. Dieser Widerspruch spiegelt sowohl den Mangel an Innovationen in der Pharmazeutik als auch die negative öffentliche Meinung zu Psychopharmaka wider. Laut Thomas Insel, Direktor des National Institute of Mental Health, wird die Depression als »Störung des neuronalen Schaltkreises, nicht einfach als chemisches Ungleichgewicht« betrachtet. Dies wiederum beruht darauf, dass die Depression immer mehr als eine komplexe Störung im Gehirn gilt. Für Thomas Insel ist die Betrachtung der »Depression als Arrhythmie« zur Zeit der wichtigste Fortschritt auf diesem Gebiet.

Die Elektrokonvulsionstherapie hat den Menschen lange Zeit Angst eingeflößt, weil sie in grober Weise angewendet wurde und bisweilen zu Gedächtnisverlust führte. Doch mittlerweile hat eine neue Schockart mit ultrakurzen Impulsen diese Nebenwirkungen verringert. Die fortgesetzte Arbeit an dieser Methode zielt darauf ab, der EKT – die effektivste Therapie bei schwerer Depression, die uns gegenwärtig zur Verfügung steht – ihren Schrecken zu nehmen. Profit aus der Wiederbelebung einer Methode mit einer so problematischen Vorgeschichte zu schlagen scheidet als Motiv eher aus. Die Wirksamkeit liegt immer noch bei lediglich gut 50 Prozent, und die Nebeneffekte sind nicht unbedeutend: Ich habe Leute kennengelernt, die es bereuen, sich für eine EKT entschieden zu haben, aber auch solche, denen sie das Leben gerettet hat. Gegenwärtig weigern sich zu viele Depressive, für die sie hilfreich sein könnte, die EKT auch nur in Erwägung zu ziehen. »Die EKT ist weiterhin die effektivste Behandlungsmethode bei schwerer Depression, daran besteht kein Zweifel«, schrieb mir Insel. »Doch sie wird immer seltener statt häufiger angewendet. Modifizierungen in jüngerer Zeit haben zwar manche Nebenwirkungen abgeschwächt, aber das hat an dem ›Stigma‹, das dieser Behandlungsmethode anhaftet, nichts geändert.«

Die Magnetkonvulsionstherapie (MKT) ist eine Variante der EKT. Wie bei letzterer werden auch hier Krämpfe ausgelöst, doch da der Schädel die magnetischen Strahlen nicht so stark abschirmt wie den Strom, ist die Wirkung meist präziser. Während die EKT oft große Gehirnareale trifft, kann die MKT auf einen genauer umrissenen Bereich einwirken und somit fokale Krämpfe auslösen statt einen Krampf des gesamten Gehirns. Es besteht jedoch kein Zweifel, dass sich das Auslösen eines Krampfs in einem Gehirnareal auf viele andere auswirkt, und selbst wenn ein Krampf kontrolliert verläuft, können die nachgelagerten Auswirkungen umfassend sein. Erste Vergleichsstudien legen nahe, dass die Effektivität der MKT mit der der EKT vergleichbar ist.

Bei alledem handelt es sich um stationäre Behandlungen, die eine Narkose erfordern und Nebenwirkungen nach sich ziehen. Im Zuge ihrer Weiterentwicklung erfuhr auch die Transkraniale Magnetstimulation (TMS) ein Comeback. Dies ist eine ambulant durchgeführte Methode, bei der Hirngewebe depolarisiert wird, indem man es starken magnetischen Kräften aussetzt. Der Patient trägt dabei eine Art Helm, in dem sich zahlreiche Magnete befinden und der mit einer TMS-Maschine verbunden ist. Diese Prozedur findet in der Regel in einer Reihe von täglichen Sitzungen über mehrere Wochen statt. Wenn der Patient aus seiner Depression heraus ist, kann es notwendig sein, die Behandlung zu wiederholen, um den Zustand zu erhalten. TMS-Geräte werden ständig weiterentwickelt, damit die Ärzte die Impulsfrequenz und -intensität anpassen können, was sich als wichtige Variable bei der EKT erwiesen hat. Wie diese Behandlungen am besten mit pharmazeutischen oder Gesprächstherapien zu kombinieren sind, muss erst noch erforscht werden.

Menschen mit einer bipolaren Störung, die sich für die Diagnose einer körperlichen Krankheit einer Magnetresonanztomographie unterzogen haben, berichten, sie seien anschließend besserer Stimmung gewesen – ein Glücksfund, der Ärzte dazu bewog, die Möglichkeit der Anwendung weitaus schwächerer Magnetfelder als bei der TMS zu erforschen. Eine einfache Variante ist die niederfrequente Magnetstimulation (Low-field Magnetic Stimulation – LFMS), die nach Ansicht mancher Forscher das Potential hat, depressive Stimmungen schon mit einer einzigen Behandlung aufzuhellen. Diese Stimulationsform wurde mit mäßigem Erfolg bei Arthritis und anderen physischen Leiden sowie zur Wundheilung angewendet. Der betroffene Patient steckt dabei den Kopf für zwanzig Minuten in ein Gerät, das ein wenig wie ein Mikrowellenherd aussieht. Mit der LFMS ist keine Veränderung des körperlichen Empfindens verbunden, doch nach den Standardskalen der Depression verspürten die Patienten nach der Behandlung eine Besserung. Kleine Doppelblindstudien haben im Vergleich zu Placebos bei LFMS durchgängig eine Zustandsverbesserung belegt. Allerdings sind die Ergebnisse verwirrend, da sie je nach verwendeter Depressionsskala und auch danach variieren, ob eine unipolare oder eine bipolare Depression diagnostiziert wurde. Dabei ist die Methode nichtinvasiv und scheint keine Nebenwirkungen nach sich zu ziehen. Und während sich die TMS auf bestimmte Hirnareale fokussiert, ist das Magnetfeld hier sehr breit. Zudem erfordert die TMS Ladungen von über hundert Volt pro Meter (Volt pro Meter ist das Standardmaß eines elektromagnetischen Feldes), während die Stimulation bei der LFMS mit weniger als einem Volt pro Meter erfolgt. Kritiker wenden ein, dass die bislang noch sehr kleinen Studien umfassendere Fragestellungen verfolgen müssten; so wurde noch nicht untersucht, wie anhaltend die Besserung ist. Dennoch ist das Konzept hochinteressant.

Ausgedehnte Experimente werden hingegen im Bereich der Cranialen Elektrostimulation (CES) durchgeführt, eine Methode, die zur Klasse der sogenannten Elektrozeutika gehört. Bei dieser Therapie senden am Kopf befestigte Elektroden Strom geringer Stärke durch das Gehirn. Die Behandlung wird bei Depressionen, Angstzuständen, Schlaflosigkeit, chronischen Schmerzen, Fibromyalgie, Sucht, kognitiver Dysfunktion und einer Reihe anderer Erkrankungen verordnet, von denen viele auch gleichzeitig auftreten können. Die der CES zugrundeliegende Theorie ist über zweihundert Jahre alt. Bereits 1804 wurde die Niedervoltstimulation zur Behandlung der Melancholie eingesetzt. Doch die Ergebnisse waren gemischt, und in den 1930er Jahren gab man die Niedervoltmethode zugunsten der EKT auf, die wiederum durch die Psychopharmakologie in den Hintergrund gedrängt wurde. Sowjetische Forscher aber interessierten sich weiterhin für die Niedervoltmethode und untersuchten ihre Anwendungsmöglichkeiten. 1953 gelangten solche Techniken nach Westeuropa und wurden gelegentlich zu klinischen Zwecken eingesetzt; 1963 wurden sie in den Vereinigten Staaten zugelassen, blieben aber unbedeutend, bis aufgrund der jüngsten Fortschritte in der Bildgebung des zentralen Nervensystems und der computergestützten Modellbildung Daten zur Verfügung standen, die Auskunft darüber gaben, wo die Elektroden angebracht werden mussten, wie stark die Ladung sein und wie lange die Behandlung dauern sollte, um signifikante Veränderungen in der Gehirnaktivität zu erreichen. Ziel ist es, Vorteile des EKT ohne seine Risiken und Nebenwirkungen zu nutzen oder die Ergebnisse der TMS ohne die komplizierten Geräte zu erreichen (indem man ein elektromagnetisches Feld erzeugt, das hundert- bis tausendmal schwächer ist als das bei TMS und EKT entstehende).

Die CES wurde in der Literatur vielfach besprochen. Einerseits wird behauptet, sie sei unter bestimmten Bedingungen unwirksam, andererseits beschreiben ebenso viele Artikel ihre positiven Folgen. Sowohl die Studien der einen wie auch der anderen Seite wurden von bedeutenden Wissenschaftlern veröffentlicht, die namhaften Organisationen angeschlossen sind. Im Jahr 2015 produzierten in den Vereinigten Staaten vier Unternehmen zugelassene CES-Geräte für den häuslichen Gebrauch, weitere Patente sind beantragt. Ein solches Gerät muss verordnet werden, was aber jeder tun kann, der einen Heilberuf ausübt, etwa auch ein medizinischer Masseur. Allerdings übernehmen die meisten Krankenversicherungen nicht die Kosten, mit der Begründung, die Geräte befänden sich noch im »Experimentier- und Forschungsstadium«.

Die Geräte unterscheiden sich zwar ein wenig, aber die meisten sind batteriebetrieben und übertragen den Strom entweder über Clips, die an den Ohrläppchen befestigt werden, oder über feuchte, durch Kopfbügel gehaltene Schwämme. Sie lösen keine Krämpfe aus. Es gibt eine anhaltende Debatte darüber, wo genau die Elektroden angebracht werden sollen, über die Dauer der Stimulation, die Größe der Elektroden und die Stromdichte. Der Großteil des Stroms wird vom Schädel absorbiert, dennoch entsteht der Eindruck, dass ein wenig davon zum Gehirn vordringt – aber die Wirkung im Gehirn ist wohl eher eine Reaktion auf den elektrifizierten Schädel und nicht auf eine direkte Stromeinwirkung.

Es gibt zwei Arten von CES. Die Transkraniale Gleichstromstimulation (tDCS, von englisch »transcranial direct current stimulation«) zielt darauf ab, das Gehirn durch Polarisierung wieder auf Touren zu bringen. Es ist die einzige elektrozeutische Technik, die nicht auf Impulsstrom beruht. Wie es heißt, steigern anodische Ladungen, die positiv sind, die Signalgebung im Gehirn; Kathodenladungen, die negativ sind, reduzieren sie. Die Stimulation erfolgt am direktesten in den Gehirnarealen, die sich in der Nähe der Elektroden befinden, hat aber womöglich Folgewirkungen in anderen. Wenn man also beispielsweise den prämotorischen Cortex direkt stimuliert, so wird dieser den motorischen Cortex aktivieren. Bildgebende Verfahren zeigen, dass diese Effekte im Gehirn anhalten und sich weit ausbreiten.

Bei der Transkranialen Wechselstromstimulation (tACS, von engl. Transcranial Alternating Current Stimulation) wird offenbar kein Gehirngewebe polarisiert, stattdessen werden die kortikalen Schaltkreise rhythmisch stimuliert, was angeblich die normalen Funktionen des Gehirns verbessert. Ein Teil des Wechselstroms wird in auf- und absteigenden Wellen ins Gehirn geleitet, ein anderer in pulsierenden Ladungen. Die Aktivierung mit solchen periodischen Ladungen wird in der Regel bei der tiefen Hirnstimulation und bei der EKT angewendet. Eine Variante – der sogenannte Limoge's Current – wird eingesetzt, um die Wirkung von Anästhetika zu verstärken, so dass die Dosis des Narkotikums bei dem betroffenen Chirurgiepatienten reduziert werden kann. Studien lassen vermuten, dass die tACS die mit einem EEG gemessenen Alpha-Wellen verstärkt, was auf größere Entspanntheit hinweist, doch sind die Beweise dafür, dass diese Veränderungen auch nach der Stimulation anhalten, dürftig. Manches deutet darauf hin, dass die Stimulation zur Freisetzung von Neurotransmittern und sogar von Endorphinen führt. Sie könnte womöglich auch die Blutzufuhr zum Hirnstamm und zum Thalamus anregen.

Diese Behandlungsformen werden für ein irritierendes Spektrum von Diagnosen verschrieben, ohne dass es eine kohärente Theorie gäbe, wie sie wirken. Das gilt jedoch allgemein für Therapien gegen Depressionen; schließlich gibt es für die EKT ebenfalls keine kohärente Theorie und kaum eine für Antidepressiva. Die wichtigste Theorie zur CES lautet, dass die elektrischen Ladungen die Produktion von Serotonin, Noredralin, Beta-Endorphin und anderen Neurotransmittern verstärken und, laut einiger Wissenschaftler, den Spiegel des Stresshormons Cortisol senken. EEG- und MRI-Studien weisen darauf hin, dass die CES das Muster der neuronalen Feuerung verändert. Sie scheint auch weniger schädlich als viele andere experimentelle Therapien zu sein, aber ungeachtet einiger hervorragender Beurteilungen ist die Frage, ob sie effektiv ist, nach wie vor umstritten. Sollte die Antwort positiv ausfallen, wäre die CES für Menschen mit einer Depression eine hilfreiche Alternative. Ein TMS-Gerät kostet 60 000 Dollar und kann nur von einem geschulten Techniker bedient werden; bei einer Latuda-Therapie muss man unter Umständen mit bis zu 2000 Dollar pro Monat rechnen. Ein CES-Gerät hingegen ist schon für 600 Dollar zu haben und kann zeitlich unbegrenzt zu Hause genutzt werden. Des Weiteren hat diese Behandlung keine Auswirkungen auf die Libido oder das Gewicht, unerwünschte Begleiterscheinungen, die viele Konsumenten von Psychopharmaka plagen.

Igor Galynker, Direktor des Family Center for Bipolar Disorder und stellvertretender Vorsitzender des Department of Psychiatry and Behavioral Sciences am Krankenhaus Mount Sinai Beth Israel in New York, kam bei einer kleinen CES-Blindstudie zur bipolaren Depression zu dem Ergebnis, dass die Behandlung etwa zwei Drittel seiner Patienten half. »Das ist kein Wunderwerk, sondern eine wirksame Therapie«, erklärte er. »Es finden tatsächlich Veränderungen im Gehirn statt.« Galynker stellte eine starke anfängliche Placebo-Reaktion auf ein Pseudogerät fest, doch nach mehr als zwei Wochen blieb diese aus, während bei den Patienten, die an die echte CES-Maschine angeschlossen waren, die positive Veränderung anhielt. Zwei der sechzehn Probanden mussten die Versuchsreihe abbrechen, weil sie eine Hypomanie entwickelten. »Meiner persönlichen Einschätzung nach ist die Behandlung für Angstzustände wahrscheinlich geeigneter als für Depressionen«, sagte Galynker. »Ich habe ein paar Mal einen Selbstversuch damit gemacht und fühlte mich nach dreißig Minuten, als hätte ich eine Xanax genommen; ich war ein bisschen benommen und entspannter als sonst, und ich konnte, glaube ich, nicht ganz klar denken.« Galynker ist überzeugt, dass diese Geräte nicht hinreichend erforscht werden, weil damit verhältnismäßig wenig Profit erzielt werden kann; er hofft, dass jemand eine große Vergleichsstudie zu CES und Antidepressiva durchführen wird.

Für seine Studie verwendete Galynker den Fisher-Wallace-Stimulator, ein tACS-CES-Gerät, das zu Hause zweimal täglich zum Einsatz kommt. Der Benutzer steckt zwei kleine kreisförmige Schwämme in Elektroden, befeuchtet sie und platziert sie mit einem Stirnband unmittelbar über den Schläfen. Dann schaltet er leichten Gleichstrom ein. Um die CES besser kennenzulernen, besorgte ich mir einen solchen Fisher-Wallace-Stimulator und wendete ihn mehrere Wochen lang zweimal täglich an. Das Gerät besteht aus beigefarbenem Kunststoff und ähnelt der Fernbedienung für eine Klimaanlage; man kann es während der Behandlung am Gürtel befestigen. Als ich mir die Elektroden umschnallte, fühlte ich mich wie ein Statist in *Einer flog über das Kuckucksnest*, und mein fünfjähriger Sohn fand, ich sähe aus wie ein böser Marsianer. Während der zwanzig Betriebsminuten leuchten Lämpchen an dem Gerät auf, danach stellt es sich automatisch ab. Ich habe eine neue Frisur, die ich »CES-Tolle« nenne – verursacht durch die nassen Luffaschwämme, die man am Kopf befestigt. Gewiss gibt es Menschen, bei denen diese Frisur attraktiver wirkt als bei mir. Man kann sich kaum des Gefühls erwehren, dass man auf eine neue Orgonkammer hereingefallen ist oder auf ein Ouija-Brett. Wenn das Gerät eingeschaltet und der Strom aufgedreht wird, kommt es zu einem leichten Flimmern im peripheren Gesichtsfeld, als würde jemand etwa dreißig Meter hinter einem ein Stroboskoplicht aufblitzen lassen, und ich dachte die ganze Zeit, jeden Moment würde Diana Ross die Disco betreten. Außerdem kribbelt es an den Schläfen, als wären die Elektroden aus Stahlwolle.

Die FDA hält die Geräte schlimmstenfalls für unschädlich. Doch Therapien zum Hausgebrauch sind häufig hochproblematisch. Roland Nadler vom Stanford's Center for Law and the Biosciences sowie Kodirektor der Stanford Interdisciplinary Group on Neuroscience and

Law (SIGNAL), erwähnt eine Studie, bei der sich zeigte, dass ein tDCS-Gerät, das die mathematischen Fähigkeiten der Probanden bei korrekter Anwendung erhöhte, diese Fähigkeiten tatsächlich vermindern konnte, wenn es falsch angewendet wurde. »Strom durch das Gehirn eines Menschen zu jagen ist wahrscheinlich nichts für Amateure. Zweifellos gibt es eine Menge Dinge, mit denen sich Menschen verletzen können und für die es unsererseits nur minimale oder gar keine Vorschriften gibt. Aber Elektrozeutika sind wahrscheinlich eher mit verschreibungspflichtigen Medikamenten zu vergleichen, insofern ihre sachgemäße Anwendung Fachkenntnisse erfordert.«

Ich bin mir unsicher, was die Wirksamkeit des Fisher-Wallace-Stimulators betrifft. Als ich mit der Anwendung begann, war ich nicht schwer deprimiert, aber ich denke, sie hat meine Stimmung gehoben. Auch wenn ich nicht das Gefühl hatte, ich wäre plötzlich ein anderer, so versetzte sie mich immerhin in einen angenehm hypomanischen Zustand, in den ich manchmal ohnehin gerate (vielleicht fiel beides auch nur zufällig zusammen). Es gab definitiv keine dämpfende Wirkung, vielmehr fühlte ich mich danach energiegeladen. Auch schien sie gegen mein morgendliches Tief zu helfen. Der Morgen ist die Tageszeit, in der ich mich am meisten überfordert fühle. Ich war nicht mehr ganz so ängstlich, fast ein wenig forsch. Mir ist bewusst, dass psychiatrische Interventionen einen großen Placebo-Effekt haben, weshalb es besonders schwierig ist zu quantifizieren, inwiefern meine Reaktion auf die Behandlung selbst zurückzuführen war und inwiefern auf meine optimistische Erwartung. Ich setzte die Behandlung noch eine Weile fort, dann nahm der Apparat den gleichen Gang wie mein Hörgerät, verschiedene Gymnastikübungen, die mir für meinen Rücken verordnet wurden, und bestimmte extreme Zahnhygienemittel. Vielleicht ist es verrückt, das Gehirn unter Strom zu setzen, aber für diejenigen, die unter einer schweren Depression leiden, ist jede nichtinvasive Lösung ohne größere Nebenwirkungen einen Versuch wert. Ich behalte mir immer noch vor, zu meinem Simulator zurückzukehren, und werde es vielleicht irgendwann tatsächlich tun.

Eine Elektrotherapie, die stärker in das Gehirn eingreift, ist die ursprünglich bei Epilepsie angewendete Vagusnerv-Simulation (VNS). Sie wurde 2005 von der FDA für die Behandlung von Depressionen zugelassen. Der Vagusnerv, einer der zwölf Hirnnerven, verläuft durch den Nacken und verbindet das Gehirn mit vielen anderen Organen und Systemen. Bei der VNS wird ein feiner Draht um den Vagusnerv gelegt und mit einem Batteriepack verbunden, der in der Nähe des Schlüsselbeins dauerhaft unter der Haut implantiert ist. Es ist nicht klar, wie dies auf die Depression wirkt, allerdings soll es den Noradrenalin- und den GA-BA-Spiegel beeinflussen. Die Studienergebnisse für VNS sind gemischt, doch manchen Patienten mit therapieresistenter Depression scheint diese Form der Stimulation zu helfen. Wie alle chirurgischen Eingriffe sind jedoch Risiken damit verbunden. Zu den möglichen Nebenwirkungen gehören Heiserkeit, Husten, Nacken- oder Kieferschmerzen, Schwindel und Schlafapnoe.

Ein noch massiverer Eingriff, aber auch effektiver und in mancher Hinsicht revolutionärer, ist die tiefe Hirnstimulation (THS) gegen Depressionen, der Helen Mayberg, seit 2004 an der Emory University tätig, den Weg bahnte. Mayberg arbeitete viele Jahre lang im Bereich der funktionalen Hirntomographie. Anfang der 2000er Jahre entdeckte sie bei Depressiven repetitive Unregelmäßigkeiten im Brodman-Areal 25, der Area subcallosa des Gehirns. Bis dahin hatte niemand eine solche Korrelation festgestellt, in der Tat war Areal 25 zu diesem Zeitpunkt noch kaum untersucht. Als Mayberg neue bildgebende Verfahren entwickelte, gewann sie die Überzeugung, dass zwischen Depressionen und diesem Gehirnareal eine Verbindung bestand. Zugleich bemerkte sie, dass bei Menschen, die gut auf Antidepressiva ansprachen, die Unregelmäßigkeiten in dieser Region verschwanden, und schloss daraus, dass die Dysregulation, die sie festgestellt hatte, zentral für die Stimmung ihrer Patienten war.

Daraufhin wandte sie sich an einen Kollegen in Toronto, Andres Lozano, Neurochirurg und Experte für die Anwendung der tiefen Hirnstimulation bei Parkinson-Patienten. Mit ihm entwarf sie eine neue Testreihe in der Hoffnung, ihre Erkenntnisse könnten zur Grundlage einer effektiven Therapie werden. Sie vermutete, dass die für Parkinson-Patienten entwickelten elektronischen Gehirnimplantate auch zur Stimulierung des Areals 25 eingesetzt werden und dessen Hyperaktivität regulieren könnten. Eine völlig neue neurochirurgische Vorgehensweise zu konzipieren ist nicht einfach, weil die Neuroanatomie sehr komplex und bei jedem Eingriff höchste Vorsicht geboten ist. Eine solche Methode durch institutionelle Prüfungskommissionen zu bringen ist unter Umständen langwierig und damit entmutigend. Mayberg aber gelang es, in nur zwei Jahren die Voraussetzungen für die Behandlung von depressiven Patienten mit der THS zu schaffen. Das Gerät, das sie verwendet, gleicht einem Gehirnschrittmacher. Mit Hilfe stereotaktischer Überwachung führt der Chirurg die THS-Elektrode durch eine Öffnung im Schädel ein. Auf der Basis von Magnetresonanz-Scans lenkt er sie dann in die weiße Substanz, die an Areal 25 angrenzt, und verbindet sie mit einem Batteriepack, der zuvor in der Nähe des Schlüsselbeins unter der Haut implantiert wurde. Die Batterie sendet einen konstanten Impuls ans Gehirn und hält, je nach erforderlicher Stromstärke, zwei bis vier Jahre, bis sie ersetzt werden muss. Im Gegensatz zu CES und TMS, bei denen das Ziel im präfrontalen Kortex nur relativ weiträumig getroffen wird, beruht die THS auf einer absolut präzisen Platzierung der Elektrode.

Mayberg arbeitet ausschließlich mit Patienten, die aufgrund ihrer Erkrankung dauerhaft behindert sind und weder auf Psychotherapie noch auf Medikamente oder die Elektrokonvulsionstherapie ansprechen, und hat viele ihrer Probanden wieder ins Leben zurückgeführt. Die Studienteilnehmer müssen während des Eingriffs bei Bewusstsein bleiben, und Mayberg sagt ihnen nicht, wann sie die Verbindung zum Batteriepack herstellt, doch die Reaktion ist oft unmittelbar. So fragte ein Patient bereits nach Sekunden: »Was haben Sie da gerade gemacht?« »Wieso?«, erwiderte sie. Daraufhin erklärte er: »Es ist, als wäre ich mit zehn schreienden Kindern in einem Raum eingeschlossen gewesen. Ständiger Lärm, keine Ruhe, kein Entkommen. Was auch immer gerade passiert ist, die Kinder haben das Gebäude verlassen.« Im Rahmen der von Mayberg und ihren Kollegen veröffentlichten Studien sowie weiterer Studien anderer Forschungsteams war bei annähernd zwei Dritteln der Implantat-Empfänger eine Besserung und bei einem Drittel ein signifikantes Abklingen der Depression festzustellen. Die ersten Patienten, denen das Implantat eingesetzt wurde, tragen es seit über zehn Jahren. Laut veröffentlichten Daten geht es etwa zwei Dritteln derjenigen, die von Anfang an darauf ansprachen, weiterhin gut. Wurde aus experimentellen Gründen der Strom abgeschaltet, kam es nach wenigen Wochen zu einer neuerlichen Depression. Natürlich werden sich die meisten Menschen, die unter Depressionen leiden, nicht für eine Gehirnoperation entscheiden; diese Methode wird immer nur in wenigen Fällen angewendet werden. Aber Maybergs Neuerung ist aus zwei Gründen von Bedeutung. Zum einen hilft sie damit Menschen, die sich zuvor jenseits aller Hoffnung befanden. Von allen Therapien scheint diese die beste Wirkung bei behandlungsresistenten Patienten zu haben. Zweitens hat Maybergs Fund Forscher auf die entscheidende Rolle von Areal 25 aufmerksam gemacht, und manche werden nach weniger invasiven Möglichkeiten suchen, dessen Aktivität zu regulieren.

Mayberg erzählte mir, sie werde mit Briefen von Depressiven überhäuft, die an ihren Versuchen teilnehmen möchten. Die Möglichkeit einer Besserung durch diese Methode scheint eine Art Rettungsanker für

Menschen zu sein, die schier aussichtslos in Verzweiflung gefangen sind. Aber ein Eingriff in das menschliche Gehirn ist stets risikobehaftet und kann, wie andere neurochirurgische Operationen auch, schiefgehen. Bei manchen Patienten verbessert sich der Zustand nicht, andere leiden unter schwerwiegenden Komplikationen. Eine Multicenter-Studie mit dem Titel BROADEN (*BRO*dmann *A*rea 25 *DE*ep brain *N*euromodulation) unter der Leitung des THS-Geräte-Herstellers St. Jude Medical, an der Mayberg nicht beteiligt war, wurde von der FDA abgebrochen, nachdem die Zwischenanalyse, eine sogenannte »futility analysis«, negativ ausgefallen war. Damit wird überprüft, ob Patienten in Behandlung hinsichtlich der vor der Studie gesetzten Ziele deutlich besser abschneiden als die Kontrollgruppe. Der Abbruch einer solcher Studie bemisst sich an der Zweck-Nutzen-Relation hinsichtlich der gesetzten Ziele und hat nichts mit der Sicherheit des Verfahrens zu tun. St. Jude Medical hat keine öffentliche Erklärung dazu abgegeben, aber der Abbruch weist darauf hin, dass die Versuche mit Scheingeräten besser ausfielen als angenommen oder die mit den echten Elektroden weniger gute Ergebnisse brachten als erhofft. Ein Abbruch nach einer Zwischenanalyse kann auch bedeuten, dass lediglich die falschen Messmethoden angewendet wurden.

Nichtsdestotrotz ist es eine beunruhigende Entwicklung für eine Studie zu einer Methode mit möglicherweise schädlichen Folgen. Mayberg nahm an, dass BROADEN wahrscheinlich eine zu umfassende Fragestellung hatte. »Man sieht nicht gern, wenn so ein Versuch aufgegeben wird, nur weil man nicht über die Technologie verfügt hat, um ihn so gut wie nötig durchzuführen«, fügte sie hinzu. »Leider besteht die einzige Möglichkeit, Fortschritte zu machen, darin, die chirurgischen Eingriffe fortzusetzen.« In einem in der Zeitschrift *Nature* erschienenen Artikel wurde allerdings betont, dass die THS chirurgische Risiken wie Blutungen mit sich bringt und unter Umständen psychische Komplikationen wie Suizidgedanken und Hypomanie auslöst; zudem ist diese Technik teuer. John Horgan, der für einen Blog von *Scientific American* schreibt, hat Zweifel an Maybergs Arbeit zum Ausdruck gebracht, aber seine Einwände sind vage, außer dass er die positive Presse, die die Wissenschaftlerin erhält, für zu naiv hält, auch hätten ihre Studien eine zu kleine Basis. Sie selbst war an fünfzig Implantationen beteiligt – ein zu geringer Stichprobenumfang für jede Studie, der jedoch der Zurückhaltung entspricht, mit der eine für eine relativ kleine Bevölkerungsgruppe gedachte Methode untersucht wird. Horgan findet, die Berichterstattung über Maybergs Arbeit konzentriere sich auf jene Patienten, die davon profitierten, und widme sich zu wenig den anderen, schließlich sei das Scheitern eines invasiven Eingriffs ins Gehirn eine sehr unschöne Erfahrung. Die Journalistin Alison Bass stößt sich an Maybergs finanziellen Verbindungen zu Unternehmen, die THS-Geräte herstellen. Obwohl die meisten innovativen Forscher für ihre Erfindungen belohnt werden, kritisiert Bass, dass Mayberg ihre wirtschaftlichen Beziehungen zum Hersteller nicht öffentlich macht. Inzwischen haben THS-Forscher ethische Leitlinien für ihre Arbeit aufgestellt.

Es ist harte Arbeit, sich durch den Mist zu wühlen. Einige an BROAD-EN beteiligte Chirurgen nahmen den Eingriff zum ersten Mal vor – und das erste Mal zählt. Auch die Chirurgen, die mit Mayberg zusammenarbeiten, wurden mit jeder Operation besser. Ein Proband der BROAD-EN-Studie namens Steve Ogburn schrieb mir: »Ich war Patient Nummer drei an der Stanford University, einer der letzten, die im Rahmen der Studie das Implantat erhielten. Wegen vielfacher Komplikationen, starken chronischen Kopfschmerzen, Bildung von Narbengewebe, das als ›Bowstringing‹ bezeichnet wird, weil es sich unter der Haut abhebt und die Beweglichkeit erheblich einschränkt, sowie einer Schädigung des spinalen Akzessorius und des Hinterhauptnervs durch den Eingriff oder Narben wurde das Implantat am 4. Dezember 2013 entfernt. Momentan bin ich ein Kollateralschaden der Studie. Ich habe immer noch schwere Kopfschmerzen und Schmerzen in der Brust, meine rechte Schulter und mein rechter Arm sind atrophiert, und dabei habe ich jede Unterstützung gesucht, die mir nur eingefallen ist.« Später fügte er noch hinzu: »Vor kurzem habe ich mich mit einem anderen Teilnehmer an BROAD-EN von einer anderen großen Universität in Kalifornien getroffen, und auch er hat dieses ›Bowstringing‹, zum Glück bisher ohne Schmerzen. Aber für ihn ist das psychische Trauma aufgrund der Teilnahme lebensbedrohlich.« Es ist unklar, inwiefern diese Probleme Folgen einer misslungenen Operation an sich sind und inwiefern sie die zugrundeliegende, weiter anhaltende Störung widerspiegeln. Doch ein chirurgischer Eingriff ins Gehirn darf nie auf die leichte Schulter genommen werden, und diese Methode wurde nur bei einer kleinen Gruppe getestet. Mayberg räumte mir gegenüber ein: »Wenn man die Elektrode einführt, kann sich Narbengewebe bilden, und wenn man einen zentralen Nerv trifft, kann es zu einem Schmerzsyndrom kommen.«

Mayberg weist darauf hin, dass eine Reaktion auf die THS-Implantate »abgesehen von der Elektrodenplatzierung durch viele Faktoren [abgeschwächt werden kann]: unerkannte psychische Begleiterkrankungen, bestimmte Persönlichkeitsmerkmale und psychische oder Umweltfaktoren, die nach der Implantation zutage treten«. Die Auswahl der richtigen Probanden sei enorm wichtig, betont sie; so bringt die THS bei Menschen mit der Primärdiagnose Angstzustände keinen Nutzen. »Wir verändern das Gehirn der Menschen, nicht ihr Leben«, meinte sie. »Selbst wenn es funktioniert, nach vier oder sechs Monaten ist die Schonzeit vorbei: Man erwartet, dass der Patient aktiv wird. Er versucht, einen Job zu finden, aber es läuft nicht gut. Wie bei jedem Menschen wird auch sein emotionaler Zustand durch den Stress des Lebens beeinflusst.« Mit anderen Worten, der chirurgische Eingriff löst nur eins von vielen Problemen. »Der Arzt, der Ihre Hüfte ersetzt, kann sich freuen, wenn Sie danach Marathon laufen, aber er kann es sich nicht zum Verdienst anrechnen«, meinte Mayberg, »und man sollte sich nicht über seinen Arzt ärgern, wenn man nicht Marathon laufen kann; viele können es nicht. Die THS kann die Bremse bei Menschen lösen, die bewegungsunfähig sind, aber den Gang einlegen und aufs Gas treten müssen die Menschen selbst. Sie müssen alle schlechten emotionalen Gewohnheiten aufgeben und sich gute zu eigen machen.«

Berücksichtigen muss man auch ein Phänomen, das oft als Gartner-Hype-Zyklus bezeichnet wird: Jede neue Technologie weckt anfangs überzogene Erwartungen, sinkt dann auf einen Tiefpunkt der Desillusionierung und taucht schließlich auf dem Plateau der Produktivität wieder auf. Mayberg selbst beklagte sich einmal, dass manche »mich für den Messias gehalten haben«. Und sie fügte hinzu: »Die Wissenschaft ist nie schnell genug, um die klinischen Bedürfnisse zu erfüllen. Ich glaube an die Behandlungsmethode, aber erst die Zeit wird zeigen, welchen Nutzen genau sie hat.« Die THS ist neu. Maybergs erste Ergebnisse waren erstaunlich, doch wir dürfen nicht vergessen, wie vielversprechend andere Techniken zunächst erschienen. Während sich die Elektrokonvulsionstherapie geradezu als ein Wunder erwies, gerieten Insulinschock und Lobotomie letztlich wegen der häufig schädlichen Folgen in Verruf. Selbst die weicheren Depressionstherapien – von Medikamenten bis zur Psychoanalyse – haben oft Nebenwirkungen, die für manche unerträglich sein können. Es hat noch niemand etwas entdeckt, das bei schweren psychischen Krankheiten wirkt, ohne gelegentlich auch Schaden anzurichten. Die gegenwärtigen Befunde verweisen auf die Notwendigkeit fortgesetzter behutsamer Erforschung aussichtsreicher Technik.

Nach dem Abbruch der BROADEN-Studie veröffentlichten Mayberg und ihre Kollegen 2014 einen Artikel über weitere Versuche bei den Menschen, die gut auf die THS angesprochen hatten, und jenen, bei denen dies nicht der Fall war. Dabei zeigte sich, dass sich im Gehirn Ersterer

Verbindungen gebildet hatten, die es im Gehirn Letzterer nicht gab – Verbindungen, die weit über Areal 25 und sogar noch über den cingulären Cortex in der Area subcallosa hinausreichten. Das Team identifizierte einen »Fingerabdruck« dreier Verbindungen, die entstanden sein müssen, damit die Technik optimal funktioniert. Diese Erkenntnis wird Ärzten helfen, die Elektroden genauer zu platzieren. Vielleicht kann sie genutzt werden, um mittels Scans vor dem chirurgischen Eingriff exakt zu bestimmen, wo die Elektrode bei einer bestimmten Person platziert werden sollte, um auch in den weiteren Bereich gewünschter Verbindungen vorzustoßen. Außerdem kann mit dieser Methode festgestellt werden, wie stark die Stimulation bei dem jeweiligen Patienten sein sollte. Möglicherweise bietet sie auch einen neuen Algorithmus für die Zielauswahl im Gehirn – der vielleicht für die Vorläufer der BROADEN-Studie nützlich gewesen wäre. Thomas Insel äußerte Vorbehalte gegenüber dem Verfahren von St. Jude: »Soweit ich weiß, wurden weder der Ort noch die Wirkung der Stimulation so aufgezeichnet, dass man Rückschlüsse aus einem negativen Ergebnis hätte ziehen können. Genauso gut hätte man einen Versuch mit Medikamenten in einer unzureichenden Dosis machen können. Der Fingerabdruck ist genau der richtige Ansatz – man identifiziert ein zu veränderndes Ziel, um zu wissen, dass man eine ausreichende Dosis für eine antidepressive Wirkung hat.«

Es wurden auch einige Versuche mit der tiefen Hirnstimulation der ventralen Capsula gemacht, allerdings nicht mit demselben Erfolg wie Maybergs Arbeit am Areal 25. In Deutschland haben Forscher die tiefe Hirnstimulation in einem anderen Gehirnbereich, der Habenula, angewendet, und die vorläufigen Ergebnisse sind vielversprechend. In einem Bericht über ihre erste Probandin heißt es, dass ihre Symptome nach neun Jahren der Therapieresistenz und sechsundvierzig Jahren verschiedener Depressionsformen vollständig abgeklungen waren. Als die Stimulation versehentlich abgebrochen wurde, erlitt sie einen schweren Rückfall. Die spätere Implantierung der Elektroden bei zwei anderen Probanden führte zu ähnlichen Ergebnissen.

Die Versuche an der Habenula zeigen eine zunehmende Fokussierung auf das Belohnungssystem von Depressionen. Ein Psychologenteam aus Harvard führt Experimente durch, bei denen den Probanden zwei Optionen angeboten werden: Sie können entweder eine einfache Aufgabe für wenig Geld erledigen oder eine schwierigere für mehr Geld. Jedes Mal, wenn die Anforderungen erhöht werden, dürfen sich die Teilnehmer neu entscheiden. Dass nichtdepressive Menschen die schwierigere Aufgabe im Verlauf des fortschreitenden Experiments weitaus länger wählen als depressive, lässt vermuten, dass Depressive weniger Freude an dem Geld haben als heitere Menschen. Ihr Verhalten scheint in geringerem Maße von der Aussicht auf eine Belohnung beeinflusst zu werden. Dies konnte auch bei anderen Spezies gezeigt werden. Mäuse, die so behandelt wurden, dass sie depressionsartige Symptome zeigen, geben die mit einer Belohnung verbundene Option viel früher auf als Kontrollmäuse. Es ist nicht leicht, die Transformation einer Depression von ihrem vermuteten genetischen oder epigenetischen Ursprung in Gefühle und Verhalten zu verstehen, aber die Antwort könnte sein, dass bei einer Depression das Belohnungszentrum kaum und das Bestrafungszentrum hyperaktiv ist.

Die Belohnungsschaltkreise sind höchst kompliziert und erstrecken sich auf viele Gehirnregionen. Es sind verschiedene Neurotransmitter daran beteiligt. Jahrzehnte der Erforschung, wie die Belohnungsschaltkreise durch Rauschmittel aktiviert werden, haben nur zu gemischten Ergebnissen geführt. Obwohl sowohl Sucht als auch Depression mit den Belohnungsschaltkreisen in Beziehung stehen, sind die Wirkmechanismen völlig unterschiedlich. Neue Bildgebungsverfahren, Genetik, virale Vektoren und optogenetische Verfahren helfen, die Wirkung der Habenulae auf diese Schaltkreise präziser zu beschreiben. Die aufgrund der genannten Studien gewonnenen Erkenntnisse sind Grundlage für die Entwicklung von Behandlungsformen, die auf bestimmte Gehirnregionen gerichtet sind. Belege dafür, dass die Depression bei manchen Menschen von der Habenula ausgeht und bei anderen vom Areal 25, würden es uns ermöglichen, Unterarten der Depression zu identifizieren und damit fokussiertere, individuellere und effektivere Therapien zu entwickeln.

Eine direkte Stimulation der Habenulae bei Mäusen scheint eine regulierende Wirkung zu haben, den Belohnungsschaltkreis zu aktivieren und den Bestrafungsschaltkreis zu deaktivieren. Die Mäuse zeigen kein depressives Verhalten mehr. Eine Forschergruppe schrieb, die Habenula »fungiert als Knotenpunkt emotionaler Informationen«. Das Gebilde ist womöglich »zentral positioniert, um emotionale Informationen in das entsprechende Verhalten zu übertragen«, und seine Hyperaktivität »trägt vermutlich zur Depression bei, seine Unterdrückung könnte depressive Symptome abschwächen«. Wayne Goodman, Fritz Henn und ihre Kollegen am Mount Sinai Hospital in New York haben inzwischen die erste amerikanische Studie über eine auf die Habenula gerichtete tiefe Hirnstimulation aufgelegt.

Andere in der Entwicklung befindliche nicht-pharmazeutische Behandlungsverfahren sind unter anderem die fokussierte Ultraschall-, die nahe Infrarot- und die Lichttherapie sowie die optogenetische Stimulation (bisher nur bei Mäusen erfolgreich). Ultraschall könnte eingesetzt werden, um ohne operativen Eingriff Ablationen herbeizuführen oder auch, um eine Stimulation zu bewirken wie durch die Magnetstimulation. Infrarotlicht kann Nervenzellen depolarisieren und ihr Wachstum beeinflussen; die Anwendungsmöglichkeiten dieser Methode müssen noch erforscht werden. Bei Nagetieren haben Opsine, also die Proteinanteile in den Sehpigmenten unter Lichteinfluss Ionenkanäle geöffnet. Diese Lichtempfindlichkeit könnte eine Variante der tiefen Hirnstimulation (THS) ermöglichen, bei der anstatt Strom Licht die tiefen Bereiche des Gehirns stimuliert. Hier ist weitere Forschung vonnöten, um genauer zu bestimmen, wohin ein Chirurg das Licht richten, was er gezielt stimulieren oder wo er mit Ultraschall Ablationen provozieren muss. Wie bei der tiefen Hirnstimulation erfordern alle diese Behandlungen eine bessere Kenntnis der Schaltkreise einer Depression. Wir haben gelernt, dass die Depression eine Arrhytmie ist, aber wir müssen noch herausfinden, wie wir sie in den Griff bekommen.

Für diejenigen, die Elektrozeutika oder der Gehirnchirurgie nicht viel abgewinnen können, sind inzwischen mehrere quasi-verhaltenssteuernde Therapien im Einsatz. Botox wird in beträchtlichem Ausmaß für kosmetische Zwecke eingesetzt; es lähmt Muskeln und glättet dabei Falten. Norman Rosenthal, der als Erster die jahreszeitlich bedingte Depression (Winterdepression) identifizierte, behandelte an Depressionen leidende Patienten mit Botox, um bei ihnen die Muskeln zu lähmen, die die Stirn furchen. Und er stellte fest, dass sie danach signifikant weniger depressiv waren. Zusammen mit einem kosmetischen Dermatologen führte er eine Studie durch, bei der einem Teil der Probanden Botox, den anderen eine Kochsalzlösung injiziert wurde. Sechs Wochen später ging es 52 Prozent der mit Botox Behandelten besser, in der Gruppe mit dem injizierten Placebo waren es nur 15 Prozent. Diese Untersuchung war reproduzierbar; Studien in Brasilien und in der Schweiz führten zu ähnlichen Resultaten. Dass der Gesichtsausdruck nicht nur eine Stimmung widerspiegelt, sondern sie erst schafft oder verstärkt, ist kein neuer Gedanke. Darwin postulierte, dass ein Gesichtsausdruck den Zustand des Gemüts beeinflusst, und der im 19. Jahrhundert lebende Psychologe und Philosoph William James schrieb: »Die Vernunft legt die Behauptung nahe, wir seien traurig, weil wir weinen, zornig, weil wir schlagen, ängstlich, weil wir zittern, und nicht, dass wir weinen, schlagen oder zittern, weil wir traurig, zornig oder ängstlich sind, wie es der Fall sein könnte.«

Eine andere Reihe von Untersuchungen legt nahe, dass eine Depressionsbehandlung um vieles wirksamer wird, wenn das Problem der Schlaflosigkeit behoben werden kann. In einer kleinen Studie reagierten 87 Prozent der Probanden, deren Schlaflosigkeit geheilt werden konnte, positiv auf Antidepressiva – doppelt so viele wie in der Gruppe, die weiterhin an Schlaflosigkeit litt. Es sieht so aus, als würden wir nicht nur schlecht schlafen, weil wir depressiv sind, sondern auch depressiv, weil uns Schlaf versagt bleibt. In den meisten relevanten Schlafstudien unterzogen sich die Teilnehmer einer kognitiven Verhaltenstherapie. Sie lernten, zu einer festen Zeit schlafen zu gehen und aufzustehen, sich tagsüber nicht hinzulegen, im Bett weder Fernsehen zu schauen noch zu lesen und keinen Mittagsschlaf zu halten. Ein großer Teil dieser Forschung wurde von Andrew Krystal von der Duke University durchgeführt. Er beschreibt Schlaf als einen »riesigen, noch unerforschten Grenzbereich der Psychiatrie« und setzt hinzu: »Der Körper hat komplexe Tagesrhythmen, die wir in der Psychiatrie weitgehend ignoriert haben. Unsere Therapien sind von Bequemlichkeit bestimmt. Wir behandeln tagsüber und unternehmen wenig Anstrengungen herauszufinden, was nachts passiert.«

Schließlich haben einige Forscher vorgeschlagen, eine Depression als Hinweis auf ein außerhalb des Gehirns liegendes körperliches Problem zu sehen. Dafür spricht ihrer Meinung nach, dass man sich bei einer Depression fühlt, als wäre man krank: dieselbe Mattigkeit, Antriebslosigkeit und Erschöpfung. Daher könnte es sich, so argumentieren einige, um eine ansonsten asymptomatische körperliche Erkrankung handeln. So sagt Georg Slavic, klinischer Psychologe an der University of California in Los Angeles: »Ich spreche darüber nicht einmal mehr als ein psychisches Leiden. Die Psyche spielt eine Rolle dabei, aber ebenso biologische Faktoren und die physische Gesundheit.« Da Infektionen Entzündungen verursachen, hält es Turhan Canli von der Stony Brook University für unabdingbar, die schwere Depression nicht weiterhin in die Kategorie Gemütskrankheit einzuordnen, sondern als eine Infektionskrankheit zu betrachten. Andere haben darauf aufmerksam gemacht, dass die Entzündung eine allergische Reaktion widerspiegelt. Ein sogenannter Experte, der ikonoklastische Psychiater Kelly Brogan, hat die These aufgestellt, dass Depression keineswegs eine Gehirnerkrankung sei, sondern eine des Verdauungsapparats. Eine aus dem Gleichgewicht geratene Darmflora verursache Entzündungen, die (zusammen mit der Depression) durch eine glutenfreie Ernährung und natürliche Nahrungsergänzungsmittel geheilt werden könnten. »Wie sich herausstellt, ist es vielleicht gar keine Sache des Kopfes«, schreibt Brogan, »sondern eher eine der Vernetzung von Verdauungs-, Immun- und Hormonsystem.«

Entzündungen werden von Zytokinen hervorgerufen, Proteinen, die eine Immunreaktion im Blutkreislauf auslösen. Bei manchen an Depression Erkrankten lässt sich ein erhöhter Wert an Zytokinen messen, und Impfstoffe, die Zytokine und Entzündungen sprunghaft ansteigen lassen, können eine Depression erzeugen. Menschen mit entzündlichen Erkrankungen wie rheumatoide Arthritis sind oft depressiv (wobei natürlich chronische Schmerzen bereits als solche deprimieren). Einige Ärzte haben versucht, ihre Antidepressiva-Therapie mit entzündungshemmenden Medikamenten zu kombinieren und damit die Wirkung zu erhöhen. In einer Studie wurde festgestellt, dass das entzündungshemmende Celebrex die Wirksamkeit des Antidepressivums Reboxetin verstärkt.

Natürlich kann sich schlechte Ernährung nachteilig auf den Geisteszustand auswirken; jeder, der an Depressionen leidet, sollte es sich zum Ziel setzen, regelmäßig und ausgewogen zu essen. Und ja, Entzündungen erschöpfen, und ihre Symptome überlagern sich mit denen einer Depression. Doch es gibt einen schwachen Hinweis auf eine tatsächliche Kausalität, und vorläufig ist es wohl bestmögliche Praxis, Depressionen mit entzündungshemmenden Mitteln – ob pharmakologische oder mittels Ernährung – zu behandeln.

Viele neuere Therapien sind für behandlungsresistente Depressionen entwickelt worden. Aus der Distanz betrachtet, scheint dies ein vielleicht eher marginales Gebiet zu sein: Entweder sie sind von zweifelhafter Wirksamkeit oder so traumatisierend, dass sie nur bei einem sehr geringen Prozentsatz der Leidenden anwendbar erscheinen. Doch man muss nur einmal einen Betroffenen kennenlernen, um zu erkennen, wie dringlich dieses Problem ist. Kurz nach der Veröffentlichung dieses Buches ließ ich eine Bekanntschaft wiederaufleben. Rob Frankel hatte lange Zeit gegen eine archetypische behandlungsresistente Depression gekämpft, und im Lauf der vergangenen fünfzehn Jahre hatte sein Leben verschiedene Wendungen genommen, indem er einfach alles Neue ausprobiert hatte, was es auf diesem Gebiet gab. Seine Geschichte illustriert die teuflische Komplexität dieser Erkrankung und die ebenso verwirrende Komplexität ihrer Behandlung.

Man hatte bei Rob Frankel als Kind eine Gedeihstörung diagnostiziert. Schon sein ganzes Leben litt er in der dritten oder vierten März-

woche an einer jahreszeitlich bedingten Depression. »Ich merke es immer, weil dann alles anders schmeckt. Ich kann mich erinnern, dass das
mindestens seit der zweiten oder dritten Klasse so war. Ich weiß noch,
dass man mich gezwungen hat, hinauszugehen und zu spielen – zu jeder
anderen Jahreszeit war ich, ganz unabhängig davon, wie heiß oder kalt
es war, nicht ins Haus zu kriegen.« Dieses Muster setzte sich durch seine ganze Highschool-Zeit fort und wurde am College noch stärker, da
dauerten die Episoden über den März hinaus. Doch noch wusste Rob
nicht, mit welchem Wort er sein Leiden beschreiben sollte. »Vorwiegend
fühlte es sich wie Versagen an. Ich mühte mich ab. ›Warum komme ich
einfach nicht in die Gänge? Warum schweifen meine Gedanken ständig
ab? Warum sind mir andere Menschen oder Dinge oder ich selbst egal?
Warum kann ich mich nicht auf die Welt einlassen? Warum spreche ich
mit niemandem?‹«

Nach seinem Abschluss zog er an die Westküste und bekam eine
Stelle als Lehrer an einem Zentrum für verhaltensgestörte Kinder, heiratete seine Freundin aus Collegetagen und wurde Vater eines Sohnes. Er
hatte weiterhin schlechte Tage, aber anfangs konnte er damit umgehen.
Doch dann wurden es immer mehr, die Phasen dauerten länger, und sie
machten ihn immer handlungsunfähiger. Schon bald lebte er in nahezu
ständiger Verzweiflung. Ein Psychiater diagnostizierte ADS bei ihm und
verschrieb ihm Stimulanzien, Dexedrine und Tegretol. Die Diagnose
schien seine Unfähigkeit, sich auf irgendetwas zu konzentrieren, zu erklären. Bei dieser Medikation verlor er eine Menge Gewicht und wurde
fitter, bekam aber Selbstmordgedanken. Dann nahm seine Frau eine
Stelle in Washington, D.C., an, und sie zogen dorthin. Rob suchte einen
neuen Spezialisten auf, der ihm sagte, er leide nicht an ADS, sondern an
Schläfenlappenepilepsie. Also wurden die ADS-Medikament abgesetzt,
und er bekam eine Epilepsie-Medikation. Doch sein Leiden verstärkte
sich immer mehr, also konsultierte er einen weiteren Arzt, der schließlich eine Depression bei ihm diagnostizierte und ihn in eine Klinik ein-
wies. Rob fing an, Imipramin zu nehmen (was bei ihm nichts nützte),
dann Lithium-Salze (die ihm den Appetit nahmen), danach Prozac (was
half) und daraufhin Zoloft (was noch hilfreicher war). »Sechs Wochen,
nachdem ich angefangen hatte, Zoloft zu nehmen, wachte ich eines Tages
auf und sagte: ›He, das ist großartig!‹«, erinnerte er sich. Wir schrieben
das Jahr 1996, und er dachte, er hätte es geschafft.

Mit einem Unterton, den Rob als »leise Ironie« beschrieb, bemerkte
sein Arzt: »Angesichts all der Fortschritte, die wir machen, ist es direkt
aufregend, zurzeit Depressionen zu haben.« Doch die Wirkung von

Zoloft ließ bald nach, und Rob wurde wieder schwer depressiv. Sein Arzt stellte ihm einen Medikamentenmix zusammen: Er fügte Trevilor hinzu, dann Wellbutrin. Beunruhigt stellte Rob fest, dass er nicht einmal Nebenwirkungen spürte, die »wenigstens den Nachweis geliefert hätten, dass die Medikamente *irgendetwas* bewirkten.« Zwar nahm er die Medikamente weiter, versuchte es aber auch mit Gesprächstherapie jeglicher Couleur. Inzwischen fand seine Frau immer bessere Jobs, und sie zogen erneut um, zuerst nach Albuquerque und dann nach New York. Er bekam kaum noch etwas auf die Reihe, und schließlich reichte sie die Scheidung ein.

Allein zu leben war in mancherlei Hinsicht eine Erleichterung, doch die Isolation verschlimmerte seine Depression. Er sprang von Medikation zu Medikation. Die MAOIs (Monoaminooxidase-Inhibitoren, eine ältere Klasse von Antidepressiva) änderten nichts an seiner Depression, doch seine zwanghaften Suizidgedanken wurde schwächer. Dennoch dachte er ständig: »Kann ich mich auf diese Art so lange dahinschleppen, bis mein Sohn alt genug ist, dass ich mich umbringen kann?«, erinnerte er sich. Seine Vaterschaft hielt Rob letztlich am Leben. »Es ist immer besser, wenn ich mit meinem Sohn zusammen bin«, fuhr er fort. »Sogar jetzt, obwohl er vierzehn und lieber bei seinen Freunden ist als bei seinen Eltern. Sogar jetzt hilft es.«

Seit einigen Jahren will sein Arzt, dass er es mit Ketamin probiert, konnte ihn aber nicht in der Versuchsreihe unterbringen. »Er hat es mit allem versucht«, erzählte Rob. »Zum Beispiel mit einem Ionisator. Dinge fern jeglicher Zulassung, die bei irgendjemandem ein bisschen geholfen haben. Und je mehr er ausprobierte, umso weniger sprach ich darauf an.« Rob stand eine Elektrokonvulsionstherapie durch, verlor etwa acht Monate seines vorherigen Gedächtnisses und durchlebte drei Wochen »in dichtem Nebel«. Aber er fühlte sich kaum besser. Rob interessierte sich auch für tiefe Hirnstimulation, die er sich so vorstellte, als würde eine elektrisch geladene Münze durch einen Schlitz in seinen Schädel geworfen. Doch wegen seiner Schlafapnoe, aufgrund derer der chirurgische Eingriff zu Komplikationen führen konnte, kam diese Behandlung für ihn nicht in Frage.

»Ich weiß, wie man aufsteht. Ich weiß, wie man Arbeit findet. Ich weiß, was eine Familie und was ein Beruf ist. Aber ich kam einfach nicht aus dem Bett. Oder ich kam aus dem Bett, aber nicht mehr aus dem Sessel oder von der Couch hoch. Oder ich verbrachte den Tag auf dem Fußboden. Aufstehen und aus dem Haus gehen waren einmal eins für mich gewesen. Jetzt brauchte ich sogar für die Dusche ein Dutzend Einzelschritte, und auch wenn der erste der schwierigste war, konnte ich an jedem Punkt ins Stocken kommen. Ich gehe durch die Wohnung. Und bleibe am Tisch hängen. Dann am Kühlschrank. Dann im Bad. Ich habe das Wasser aufgedreht und fünfzehn Minuten später wieder abgedreht. Ich bin nass geworden, aber nicht in der Lage, mich mit dem Abtrocknen zu befassen.«

Aufgrund seiner derart eingeschränkten Bewegungsfähigkeit nahm er enorm zu. Er beschrieb, wie er immer und immer wieder ins Krankenhaus ging und dort gebeten wurde, seine Stimmung auf einer Skala zwischen eins und zehn einzustufen. »Ich gab ihr eine 0,001«, sagte er. »Meine Depression war, als ginge ich auf dem Grund eines Sees aus Erdnussbutter. Ich wusste nicht, wo das Ufer war. Ich wusste nicht, wie weit es nach oben zur Luft war.«

Obwohl es schwierig war, räumte Rob ein: »Es gab auch gute Tage. Gute Stunden. Selbst wenn es ganz schlecht stand, gab es gute Minuten. Ich habe nie länger als ein, zwei Tage keine Lust auf Sex gehabt. Egal, wie deprimiert ich bin, ich kann auf jemanden eingehen, wenn ich mit ihm oder ihr spreche. Und wie stark meine Selbstmordgedanken auch sind, ich kann immer noch Witze reißen.« Wenn er bei der Aufnahme in die Klinik gefragt wurde, ob er garantieren könne, dass er keinen Suizidversuch unternehmen würde, war er immer ehrlich. »Und so kam ich in die Zimmer, in denen nichts außer einer Matratze lag, und weinte, und alles war schrecklich. Und dann las ich ein Buch von David Rakoff und lachte. Sie dachten, ich spiele ihnen etwas vor.« Menschen, die nicht sämtliche äußerlichen Anzeichen zeigen, ernten stets weniger Mitleid, aber beinahe niemand mit einer Depression hat die ganze Zeit alle ihre Symptome. Und die Fähigkeit zum Lachen ist zwar eine wundervolle Sache, bedeutet jedoch nicht, dass es jemandem, der Suizidgedanken hat und wie gelähmt ist, eigentlich gar nicht so schlechtgeht. In ihrem Streben, sich als eine Wissenschaft zu beweisen, klammert sich die Psychologie an Messtabellen und Listen von Symptomen, aber die Depression kommt nicht klar definiert daher. Obwohl Rob schon jahrelang arbeitsunfähig war, schien sein Auftreten manchmal die Schwere seiner Krankheit Lügen zu strafen. »Ich habe *alle* diese Symptome«, beharrt er, »aber nicht immer alle gleichzeitig. Sie sind mal da und mal nicht. Ab und zu habe ich Appetit, ab und zu kann ich lachen, ab und zu kann ich schlafen, und dann …«

Robs gegenwärtiger Arzt fand die TMS einen Versuch wert. Bei der ersten Behandlungseinheit wurde seine linke Hirnseite stimuliert. Es tat weh und half nicht, und so wechselte der Arzt nach ein paar Monaten zur rechten Seite über. »Das fühlte sich an, als würden Tischtennisbälle an meinen Kopf abprallen«, schilderte Rob, »aber ohne Ergebnis.« Ein Jahr später teilte ihm sein Arzt mit, dass die Apparatur weiterentwickelt worden sei, und schlug vor, es erneut zu probieren. Doch es nutzte wieder nichts. »Ich wurde blöde. Ich konnte Unterhaltungen kaum mehr folgen. Beim Gedächtnisteil des IQ-Tests rutschte ich zehn Standardabweichungen nach unten. Ich konnte keinen Satz mehr verstehen. Ich konnte keinen Satz mehr bilden.«

Sein Arzt nahm Kontakt zu Forschern in Harvard auf, die sich mit TMS beschäftigt hatten. Zögerlich schlugen sie vor, es vielleicht einmal mit dem bilateralen Einsatz der Magnete zu versuchen. »Also wurde die rechte Hälfte stimuliert und dann, wenige Minuten später, die linke«, erinnerte sich Rob. »Ich konnte auf der Stelle sagen, dass das funktionierte.« Als ich das letzte Mal mit Rob sprach, war er dank bilateraler TMS seit vierzehn Monaten im Stadium einer halben Remission. Zum ersten Mal hatte er im März einen nur ganz kleinen Durchhänger gehabt. »Ich konnte am Montag fühlen, wie der Schatten aufzog, und am Donnerstag war er wieder weg«, erzählte er. Die letzten zehn Jahre hatte Robs Vorsatz an Silvester gelautet, in einem Jahr noch am Leben zu sein. »Mein Vorsatz dieses Jahr war es, mir nächstes Jahr etwas Besseres vornehmen zu können.«

Er erhielt sechs Tage pro Woche lediglich vier Minuten auf jeder Hirnseite eine Behandlungseinheit TMS. Nun aß er regelmäßiger, ging in einen Fitnessclub und verlor fünfzehn Kilo Gewicht. Dabei nahm er weiterhin seinen Medikamentencocktail ein: Nardil (Phenelzin, ein Monoaminooxidase-Hemmer), Lamictal (Lamotrigin, ein Antiepileptikum mit antidepressivem Effekt) und Synthroid (Levothyroxin, synthetisch hergestelltes Thyroxin, Hauptbestandteil des Schilddrüsenhormons), außerdem Fischöl, Folsäure und Vitamin D. Schließlich bekam er auch Zugang zu Ketamin, das ihm sein Arzt intramuskulär injizierte. Doch die einzige Wirkung war, dass es ihn müde machte, also setzte er es wieder ab. Ich fragte ihn, ob er wieder als Lehrer arbeiten würde, aber er konnte es nicht ertragen, noch mehr Kinder im Stich zu lassen. Und er wollte nicht aus seinem Viertel weg. »Ich kann nicht einmal nach Brooklyn fahren«, gab er zu. »Ich habe Angst, in die Innenstadt zu gehen.« Während ich ihm zuhörte, fiel mir die Antarktis ein. »In den letzten zwölf Jahren hatte ich immer, egal wie gut es mir anfangs ging, einen Zusammenbruch und landete in der Klinik«, ergänzte er. »Diesmal rechne ich nicht damit. Tatsächlich fühle ich mich hin und wieder ein paar Stunden lang, als ob ich gar nicht depressiv wäre. Dann denke ich: ›Oh, es ist an der Zeit, alte Freunde anzurufen.‹ Ich habe immer noch diese Gedeihstörung, aber ich nehme einfach meine Pillen und gehe zur TMS und tue mein Bestes. Und ich bin auch nicht mehr auf dem Grund dieses Erdnussbutter-Sees. Eher fühlt es sich an, als wäre ich auf die Absprung-plattform von einem Trapez geklettert. Das Leben ist dieses Trapez, und ich bin drauf und dran zu springen und die Stange zu fassen. Vielleicht verfehle ich sie und stürze wieder ab. Aber zumindest habe ich es bis auf die Plattform geschafft.«

Während es bei neuen Ansätzen einige Erfolge gibt, ist bei älteren The-rapien ein beunruhigender Rückschritt zu erkennen. In den 1990ern kam es in Mode, Psychoanalyse insgesamt und Freud im Besonderen zu diskreditieren. Wir hatten verstanden, dass psychische Störungen Erkrankungen des Gehirns waren, und dachten, dass wir nicht mehr auf den mythologisierenden Hokuspokus von Ödipuskomplex und Ob-jektbeziehungen angewiesen seien. Wie jede Theorie oder Sichtweise müssen auch die Freud'schen Paradigmen im Lauf der Zeit zweifellos einer Revision unterzogen werden, doch hier wurde der Fehler began-gen, seine Erkenntnisse komplett über Bord zu werfen. Das Verständnis des Gehirns sollte niemals das Verständnis des komplexen menschlichen Denkens ausschließen. Bei der Interpretation menschlichen Bewusst-seins ist Psychodynamik eine von vielen nützlichen Vokabeln.

Die klinische Schwerpunktsetzung auf andere Formen der Gesprächs-therapie ist ebenfalls zurückgegangen.

Versicherungsunternehmen erklären, dass die nach einem einzigen Arztbesuch, dem nur gelegentlich weitere folgen, verschriebenen Medi-kamente eine bessere Investition seien. Die Gesprächstherapien seien zu ergebnisoffen und zu subjektiv. Diese Sichtweise ist auf vielen Ebenen töricht. Erstens reagieren manche Menschen besser auf Arzneimittel als andere, und Tabletten als Allerweltsheilmethode zu propagieren ist naiv. Depression ist eine Krankheit der Einsamkeit, und es gibt hinrei-chende Beweise, dass kundiger menschlicher Kontakt eine der besten Behandlungsmethoden ist. Die Wahrnehmung, dass jemand dem, was man durchmacht, Aufmerksamkeit schenkt, ist sehr beruhigend. Dass sie Medikamente brauchen, vermittelt Menschen oft den Eindruck, sie seien defekt; eine Therapie gibt ihnen das Gefühl, ein Ganzes zu sein. Zudem unterstützen handfeste Beweise die These, dass die Kombination einer Therapie mit Medikamenten im Durchschnitt besser wirkt als eine Methode allein. Psychotherapien können helfen, schwere Rückfälle zu vermeiden; das ist (sogar für die Versicherer) ökonomisch sinnvoller, als

wenn jemand immer wieder in die Klinik muss. Kognitive Verhaltenstherapie hat bei leichter bis mittelschwerer Depression eine solide Er-
folgsbilanz, wird aber wie andere, ähnlich wirksame Strategien zu wenig
angewendet. Gleichzeitig eröffnen unqualifizierte Scharlatane Praxen
und versprechen Wunderheilungen. Die davon ausgehenden Gefahren
sind nicht ganz so gravierend wie bei unsachgemäßer Gehirnchirurgie,
aber wo Vertrauen missbraucht und schlechter Rat gegeben wird, können die Dinge leicht aus dem Ruder laufen, so dass sich die Krankheit
verschlimmert.

Kaum war das Kind Gesprächstherapie mit dem Bade ausgeschüttet,
richteten sich die Angriffe mit voller Wucht gegen die biologische
Psychiatrie. Während man den Gesprächstherapien aus Verachtung das
Wasser abgegraben hat, wurde den biologischen Methoden oft aus Angst
der Kampf angesagt. Antidepressiva wurden zum Sündenbock für quasi
alles, was in der Welt schiefläuft. Die Tatsache, dass Eric Harris, einer der
Amokläufer beim Massaker an der Columbine High School, Antidepressiva genommen hat, führte zu Beschuldigungen von Antipsychiatrie-Aktivisten, die nahelegten, es gäbe da einen ursächlichen Zusammenhang.
Ein Opfer führte aus: »Warum machen wir uns wegen der Terroristen
in anderen Ländern Sorgen, wenn doch Pharmaunternehmen unsere
größten Terroristen sind, indem sie solche Medikamente an eine arg-
lose Öffentlichkeit ausgeben? Wie sollen wir uns denn sicher fühlen,
wenn wir nicht darauf vertrauen können, dass die FDA tut, wofür wir sie
bezahlen?« In einem Artikel, der kurz nach der Tragödie erschien, wird
ein Arzt mit den Worten zitiert: »Ich schäme mich sehr, wie schlecht wir
der Nation hinsichtlich der Aufklärung über die gefährlichen Nebenwirkungen von Antidepressiva gedient haben«, und entschuldigte sich
dann persönlich »bei jedem, dessen Kind von den negativen Folgen der
Antidepressiva betroffen ist«. In Büchern wie *Legally Drugged*, *Pharmageddon*, *Mad Science* und *Prozac: Panacea or Pandora*? werden diese Medikamente nicht nur bezichtigt, uns unseres Lebendigseins zu berauben,
sondern auch zu Massakern anzustacheln.

In einer öffentlichen Anhörung der FDA führte eine selbsternannte
Expertin eine unglaubliche Liste von Krankheiten auf, an denen Antidepressiva schuld seien. »Seit Jahrzehnten belegen Forschungen, dass die
Beeinträchtigung des Serotoninstoffwechsels Albträume, Hitzewallungen, Migräne, Herzschmerzen, Atembeschwerden, Verschlimmerung
von Bronchialbeschwerden, Verspannungen und aus dem Nichts geborene Ängste hervorruft und zu Depressionen führt, zu Suizid, insbeson-

dere sehr gewalttätigem Suizid und wiederholten Selbstmordversuchen, Feindseligkeit, Gewaltverbrechen, Brandstiftung, Drogenmissbrauch einschließlich des heftigen Verlangens nach Alkohol und anderen Drogen, Psychosen, Manien, organischen Gehirnerkrankungen, Autismus, Magersucht, rücksichtslosem Fahren, Alzheimer, impulsivem Verhalten ohne Rücksicht auf eine mögliche Bestrafung und Streitlust. Wie jemals jemand auf den Gedanken verfallen konnte, diese Reaktionen zu therapeutischen Zwecken chemisch herbeizuführen, ist mir ein Rätsel, doch diese Reaktionen sind genau das, was wir in unserer Gesellschaft in den letzten fünfzehn Jahren erlebt haben und was eine Folge der weitverbreitete Anwendung dieser Medikamente ist.« Die Folgerung, dass Antidepressiva der Ursprung gesellschaftlicher Leiden von Autismus bis Alzheimer sind, mag lächerlich erscheinen, aber indem die Medien von solchen Anschuldigungen berichten, können sie die öffentliche Wahrnehmung und dadurch wiederum die Gesetzgebung beeinflussen.

Substantielle Kritik an Antidepressiva konzentriert sich vor allem auf zwei Punkte. Erstens, so argumentiert eine Reihe von Wissenschaftlern, beruhe ihre Wirksamkeit ausschließlich auf dem Placebo-Effekt. Zweitens behaupten viele, dass sie Menschen in den Suizid trieben. Weiterhin werden Thesen aufgestellt, wonach die psychiatrische Medikalisierung normaler Zustände die Verzweiflung schüre, die zu bekämpfen sie vorgibt; dass der unterstellte weitverbreitete Einsatz von Antidepressiva beinahe ausschließlich von einer habgierigen Pharmaindustrie gesteuert sei und dass unsere Unfähigkeit, psychische Erkrankungen im Gehirn zu lokalisieren, das Fehlen jeder Basis für eine Entwicklung pharmakologisch wirksamer Stoffe belege. Vor allem finden sich diese Argumente in *The Emperor's New Drugs* von Irving Kirsch, *Anatomy of an Epidemic* von Robert Whitaker, *Unhinged* von Daniel Carlat, in mehreren Büchern von Peter Breggin und in einflussreichen Essays der früheren Chefredakteurin des *New England Journal of Medicine*, Marcia Angell. Einige ihrer Schriften haben den akademischen Diskurs beeinflusst. Andere haben ein größeres Publikum gefunden; das Argument, dass Placebos genauso gut wirken wie die Medikamente, war Thema eines Beitrags in *60 Minutes*.

Die meisten Hauptargumente dieser Autoren wurden widerlegt. Man hat Kirschs Arbeit, in der er zeigt, dass Placebos bei Depression genauso wirksam sein können wie Medikamente, von verschiedenen Seiten her auseinandergenommen. Forschungsergebnisse deuten darauf hin, dass die von ihm dokumentierte hohe Rate der Reaktion auf Placebos zum großen Teil dem Aufbau der Studie, ihrer Dauer und der

Auswahl der Probanden geschuldet ist. Eine Analyse von Pim Cuijpers et al. mit umfangreicherem Datenmaterial als bei Kirsch zeigt, dass Placebos hochwirksam sind, aber Antidepressiva durchgängig noch wirksamer. Konstantinos Fountoulakis fand heraus, dass Kirsch sich beim mittleren Placebo-Antidepressivum-Unterschied verrechnet hat. Selbst nach Carlats Beobachtung gibt es, so seine eigenen Worte: »… eine eindeutige, wenn auch verwirrende Wahrheit über Psychopharmaka – im Großen und Ganzen *wirken* sie.« Kirsch behauptet, dass Antidepressiva zwar Menschen mit einer akuten Depression ein bisschen helfen können, bei Menschen mit einer leichteren Depression jedoch nahezu wirkungslos sind. Im *Journal of the American Medical Association* weisen Robert Gibbons und Kollegen von der University of Chicago auf die methodischen Fehler solcher Studien wie die von Kirsch hin, analysieren noch einmal die Daten von fast fünftausend Patienten und kommen zu dem Schluss: »Patienten aller Alters- und Medikamentengruppen ging es in Relation zu den Kontrollpatienten, die Placebos bekamen, signifikant besser.« Auch zeigen Studien, dass zwar viele Menschen anfangs stark auf Placebos ansprechen – was zum Teil an der hohen Aufmerksamkeit liegt, die ihnen bei klinischen Versuchen geschenkt wird –, mehr als 40 Prozent aber bald einen Rückfall haben, wohingegen das bei weniger als 20 Prozent der mit Antidepressiva Behandelten der Fall ist. Entzugsstudien sind da noch eindeutiger. In Doppelblindstudien wurden bei einem Teil der Probanden, deren Zustand sich durch die Einnahme von Antidepressiva verbessert hatte, die Medikamente durch Placebos ersetzt, während der andere Teil weiterhin Antidepressiva bekam – quasi in jeder Studie waren die Rückfälle in der Placebo-Gruppe häufiger. Insgesamt sprechen die Patienten ungefähr ein Drittel der Zeit auf Placebos an und auf eine medikamentöse Behandlung etwa die Hälfte der Zeit – ein beträchtlicher Unterschied.

In einer eloquenten Antwort auf Angells Artikel, in denen die Wirksamkeit psychiatrischer Behandlung unberücksichtigt bleibt, schrieb John Krystal, Inhaber des Lehrstuhls für Psychiatrie an der Yale University und Präsident des American College of Neuropsychopharmacology: »Indem Angell die Herausforderungen der realen Welt herunterspielt, mit denen sich Psychiater und ihre Patienten konfrontiert sehen, selektiv den wissenschaftlichen Fortschritt ignoriert, der ihre Behauptungen in Frage stellt, und tendentiöse sowie quasi ausgewählte Informationen über den Stand der psychiatrischen Neurowissenschaften gibt, missbraucht sie ihren Status als ehemalige Chefredakteurin des *New England Journal of Medicine*, um das Fachgebiet der Psychiatrie und Patienten mit psychischen Störungen weiter zu stigmatisieren. Angell hat einen Artikel voller Halbwahrheiten geschrieben, der wie eine Aufforderung klingt, die Gesellschaft solle auf psychiatrische Diagnosen, Antidepressiva und psychiatrische Neurowissenschaften verzichten. Mit großer Gleichgültigkeit geht Angell über die negativen Auswirkungen hinweg, die dies auf Individuen mit psychischen Störungen sowie auf die Gesamtgesellschaft hätte. Sie bietet keine Alternativen zum Status quo und auch keinen konstruktiven Handlungsrahmen an, der die Linderung menschlichen Leids vielleicht letztendlich beschleunigen könnte. Stattdessen attackiert sie den einen klaren Weg zu besseren Diagnosen und effektiveren Pharmakotherapien, die Translationalen Neurowissenschaften.«

Ich fühle mich qualifiziert, die Placebo-Reaktion anekdotisch zu kommentieren, denn ich habe sie selbst bei mir erlebt. In mehreren Fällen habe ich mit der Einnahme von Medikamenten begonnen, die zuerst genau die richtigen zu sein schienen, sich letztlich aber für mich als nicht hilfreich erwiesen. Jedes Mal ließ mich ein Fünkchen Optimismus glauben, ich befände mich mitten in der Genesung, und schrieb jeden hellen Moment dem neuen Medikament zu. Doch nach ein, zwei Monaten musste ich einräumen, dass nicht die jeweilige Medikation meinen psychischen Zustand änderte; mir half nur der immanente neue Schwung. Also kenne ich die bei jedem Neubeginn aufkeimende Hoffnung, und ich weiß, dass sie auch wieder schwinden kann. Der Placebo-Effekt spiegelt die belebende Erleichterung darüber wider, endlich etwas probiert zu haben, die Offenbarung, die mit proaktivem Handeln einhergeht, den Rausch positiver Erwartungen. Eine Studie, bei der man der einen Hälfte der Teilnehmer sagt, dass sie definitiv ein Antidepressivum bekommen, und die andere Hälfte hört, dass sie nur eine fünfzigprozentige Chance hat, mit Antidepressiva und nicht mit Placebos behandelt zu werden, ergab, dass die Reaktion auf das echte Medikament von der individuellen Erwartung beeinflusst war. Die Gruppe, die wusste, dass sie das Medikament bekam, wies eine fast doppelt so hohe Besserungsquote auf wie die mit der 50:50-Chance. Aber das heißt nicht, dass das Medikament als solches nicht wirkt. Bei dem falschen Medikament hatte ich eine Placebo-Reaktion und stürzte anschließend ab; bei dem richtigen hatte ich eine Reaktion, die sowohl ein Placebo-Effekt als auch authentisch sein konnte, und es ging mir danach gut.

In *Psychiatric News* erwähnte John M. Oldham, der damalige Präsident der American Psychiatric Association, dass Placebos in der Öffentlichkeit weitgehend mit einer »Zuckerpille« und falschem Zauber gleichgesetzt werden, wohingegen Probanden in sorgfältig durchdachten Studien

Placebos im Kontext eines »Behandlungsprogramms [einnehmen], das die Visite einfühlsamer Fachleute beinhaltet und in einem Gefüge aus Unterstützung und Hoffnung stattfindet«. Der fürsorgliche, zugewandte Kontext ist ein wichtiger und allzu oft fehlender Bestandteil der Debatte. Mit einem aufmerksamen, interessierten Arzt seine Stimmungen und Handlungen besprechen zu können lindert Gefühle wie Hilflosigkeit und Niedergeschlagenheit und ist somit substantieller Bestandteil der sogenannten Placebo-Reaktion. Wir müssen die Placebo-Reaktion verstehen, so ein 2013 im *American Journal of Psychiatry* erschienener Artikel, damit wir den Placebo-Effekt bei klinischen Studien minimieren und damit sicherstellen können, dass er nicht die Anzeichen der wirksamen Medikation verfälscht – und damit wir ihn in der klinischen Praxis maximieren können, wo ein genaueres Wissen darüber, wie und warum er funktioniert, genutzt werden kann, um depressiven Menschen zu helfen. Studien, die mit Placebos arbeiten, sollten menschlichen Kontakt und hoffnungsvolle Botschaften, die eine Placebo-Reaktion hervorrufen, begrenzen und kontrollieren. Diejenigen, die klinische Studien durchführen, müssen erkennen, wie wichtig es ist, hoffnungsvolle Botschaften und menschlichen Kontakt in all ihren vielen Erscheinungsformen zu erforschen. Der geradezu dafür prädestinierte Ort, dem Patienten beides zu geben, ist die Psychotherapie: Der Bezug zu einem ausgebildeten, engagierten Begleiter kann viele Menschen mit affektiven Störungen stabilisieren, ganz unabhängig davon, welche Methode angewendet wird.

Eiferer gegen eine medikamentöse Behandlung wappnen sich manchmal mit dem Argument, dass wir den durch Psychopharmaka ausgelösten Mechanismus nicht ganz verstehen. Ihr Einwand zielt noch immer auf die Theorie des »chemischen Ungleichgewichts«, nämlich dass Menschen mit eingeschränkter psychischer Gesundheit ein Neurotransmitter-Defizit hätten – eine Theorie, die ansonsten seit einem Jahrzehnt nicht mehr in Umlauf ist. Dass ein höherer Serotoninspiegel in den Synapsen hilft, Depressionen zu lindern, verweist nicht darauf, dass die Depression durch einen zu niedrigen Serotoninspiegel verursacht wurde – ebenso wenig, wie die Remission eines Kopfschmerzes nach Aspirin-Einnahme beweist, dass er durch einen Mangel an Aspirin verursacht wurde, wie es der deutsche Wissenschaftler Werner Wöhlbier trocken formulierte. Außerdem ignorieren diejenigen, die gegen Psychopharmaka argumentieren, häufig die Neurotrophin-Hypothese und neuere Belege, die sie stützen: Sie lassen darauf schließen, dass einige Antidepressiva mit dem Wachstum von Neuronen in Zusammenhang stehen, was ihre Wirksamkeit möglicherweise erklärt.

Diese Kritiker führen an, dass wir eine Behandlung nicht verstehen können, wenn wir den Zustand nicht verstehen, für den sie gedacht ist, und das ist ein echtes Dilemma. Bisher verstehen wir weder die biologischen Abläufe bei psychischen Erkrankungen noch wirklich die der Medikamente, die ihnen entgegenwirken. Aber das trifft nicht nur auf die Psychiatrie zu. Auch die ursächlichen Zusammenhänge bei der Entstehung der meisten Krebsarten verstehen wir nicht ganz, und wir fangen gerade erst an, sie neu nach Genotypen zu klassifizieren anstatt wie bisher nach den Organen oder Systemen, von denen sie ihren Ausgang nahmen. Psychiater verlassen sich in erster Linie auf die Berichte ihrer Patienten zu ihrem Befinden und nicht auf Biomarker, doch am National Institute of Mental Health gibt es eine starke Tendenz, gegen das Vage dieser erdrückenden Subjektivität vorzugehen. Ein neues NIMH-Programm, das Research Domain Criteria Projekt (RDoC), zielt darauf ab, »über mehrere Analyseeinheiten hinweg Grunddimensionen des Funktionierens (wie den Schaltkreis der Angst oder das Arbeitsgedächtnis) zu definieren, von Genen über neuronale Kreisläufe bis hin zu Verhaltensweisen, und damit Erkrankungen weiter zu fassen als traditionell definiert«. Dies würde »verlässliche, valide und den Menschen in den Mittelpunkt stellende« Zugänge eröffnen, die Depression zu bekämpfen. Mit anderen Worten, die Wissenschaftler müssen die Schatzkiste der Symptombiologie aufsperren, ohne sich in die vertraute Klassifikation psychischer Erkrankungen zu flüchten, damit wir Risiken und potentielle Belastbarkeit erkennen, die neuronale Plastizität nutzen und akuten Symptomen vorbeugen können, anstatt zu versuchen, sie nachträglich rückgängig zu machen. Die Störungen haben ihren Ursprung in Genen, die in Form von Molekülen die Zellen angreifen, was Schaltkreise und schließlich die Physiologie verändert und so zu dem Verhalten führt, das wir behandeln. In einem von Eric Nestler, einem der führenden Forscher auf diesem Gebiet, mitverfassten Aufsatz heißt es: »Die Psychiatrie braucht dringend ein Diagnosesystem, das auf den zugrundeliegenden genetischen und neurobiologischen Faktoren basiert, um auf diese Weise Subtypen dieser weit gefassten Krankheitsbilder zu definieren. Ein Zwischenschritt könnte womöglich sein, Biomarkersignaturen zu identifizieren, die mit bestimmten Verhaltensauffälligkeiten einhergehen und gewisse Behandlungsreaktionen vorhersagen.«

Thomas Insel stellte fest, dass »Symptome späte Manifestationen von Störungen im Gehirn sind«. Dennoch werden Genanalysen, Gehirnscans und andere Modellierungstechnologien selten zur Früherkennung, Diagnose oder Problemlösung herangezogen. Depressionen sind der gemeinsame Endpunkt vieler verschiedener Prozesse. Außerdem werden sie häufig durch die Veränderung der Lebensumstände oder auch bloß durch das Verstreichen der Zeit gelindert. Insel vergleicht die Depression mit einem Fieber: »Es verwundert nicht, dass wir bei den meisten Interventionen eine fünfzigprozentige Reaktionsrate sehen. Ungefähr diesen Wert würden wir auch erreichen, wenn wir jedem, der Fieber hat, Antibiotika verabreichen würden.« Manche würden dadurch gesunden, bei anderen würde das eigene Immunsystem eine Besserung herbeiführen, ohne dass sie groß von dem Medikament profitieren, und bei manchen würde gar keine Besserung eintreten. Das wäre kein Hinweis darauf, dass Antibiotika wirkungslos sind. Vielmehr würde die Zahl der Todesfälle durch Erkrankungen, die mit Antibiotika behandelbar sind, in die Höhe schnellen.

Behauptungen, Antidepressiva könnten unter bestimmten Umständen Selbstmordgedanken hervorrufen und gefährdete Menschen tatsächlich in den Suizid treiben, haben in der Öffentlichkeit große Besorgnis ausgelöst. Diese Folgen scheinen vor allem bei Kindern und Jugendlichen häufig einzutreten, insbesondere in den ersten Stadien der Behandlung. Laut Aussagen des Centers for Disease Control (CDC) unternehmen jährlich zwei Millionen amerikanische Jugendliche, fast einer von zwölf, einen Selbstmordversuch, das ist etwa ein Drittel der unter Depressionen leidenden Highschool-Schüler. Ihre Gehirnbiologie unterscheidet sich auf vielfältige Weise von der älterer Menschen. Eine neuere Studie kam zu dem Schluss: »Die Anwendung von SSRIs bei Erwachsenen, die unter Depressionen leiden, ist möglicherweise mit einem verminderten Suizidrisiko verbunden. Bei Heranwachsenden kann die Anwendung von SSRIs die Suizidalität erhöhen.« Bei einer Metaanalyse der FDA wurden 372 Studien mit fast 100 000 Teilnehmern durchgesehen und die Ergebnisse zusammengestellt. Aus dieser Analyse, die allerdings ihrer Methodik wegen von Anfang an in der Kritik stand, geht hervor, dass Antidepressiva die Zahl der Suizidversuche zwar bei erwachsenen und alten Menschen reduzieren, in der Gruppe der Achtzehn- bis Vierundzwanzigjährigen aber eine zweiprozentige Zunahme von Suizidgedanken und -versuchen verursachen könnten (tatsächliche Selbsttötungen gab es in den von der FDA geprüften klinischen Versuchen nicht). Ich möchte jedoch darauf hinweisen, dass bei Autopsien von Heranwachsenden, die sich umgebracht haben, selten Rückstände von Antidepressiva im Blut gefunden werden. Daher ist anzunehmen, dass die meisten jungen Menschen entweder keine Antidepressiva verschrieben bekommen oder die Medikamente, die ihnen verschrieben werden, nicht einnehmen. Zudem sind diese Studien Beleg für einen starken Placebo-Effekt: Die Rate der Selbstmordversuche bei unter Depressionen leidenden jungen Erwachsenen, die nicht mit Antidepressiva behandelt wurden, ist fünfmal so hoch wie die von der FDA ermittelten bei jenen, die Placebos erhielten, und im realen Leben besteht die Wahl zwischen Behandlung und Nichtbehandlung, nicht zwischen Medikamenten und Placebos.

Im Jahr 2004 verfügte die FDA, dass SSRIs mit einer sogenannten Black-Box auf dem Beipackzettel umrahmt werden müssen; in den USA die stärkste Warnung vor möglichen schädlichen Nebenwirkungen, mit der ein zugelassenes Medikament versehen werden kann und die in diesem Fall lautete, die Antidepressiva könnten bei Kindern Selbstmordgedanken auslösen. Die Warnung wurde 2007 auf Heranwachsende ausgeweitet. Die Maßnahme hatte zur Folge, dass viele Ärzte Antidepressiva nur sehr zurückhaltend verschrieben: Ein Jahr später war die Zahl der SSRIs-Rezepte für Kinder um 20 Prozent gesunken, und die der Suizide unter Jugendlichen um 12 Prozent gestiegen – der höchste Anstieg seit dem Beginn der Sammlung entsprechender Daten im Jahr 1979. Die Zahl der Verschreibungen für Erwachsene ging ebenfalls zurück, auch schon, als die Black-Box-Vorschrift noch nicht für Erwachsene galt und obwohl die Forschung einhellig zu dem Ergebnis gekommen war, dass diese Medikamente Erwachsene vor Suizid schützten. Sogar die Diagnose Depression wurde seltener gestellt; die Warnungen scheinen eine stark abschreckende Wirkung gehabt zu haben. Seither ist die Zahl der SSRIs-Verschreibungen wieder gestiegen, aber sie liegt weiterhin unter dem Niveau von 2004. Auch in Kanada und den Niederlanden fiel der Anstieg der Suizide Jugendlicher mit dem Rückgang der Verschreibung von Antidepressiva zusammen. Untersuchungen an der Yale University legen nahe, dass die rückläufigen SSRI-Verschreibungen mit einer höheren Jugendkriminalität, häufigerem Schulversagen und stärkerem Drogenmissbrauch einhergehen, doch der kausale Zusammenhang ist nicht eindeutig nachgewiesen.

Insgesamt, schrieb Robert Gibbons in der Zeitschrift Archives of General Psychiatry, »besteht ein Zusammenhang zwischen der Zunahme von SSRI-Verschreibungen und dem Rückgang von Suiziden bei Kindern«, und dasselbe gelte für »sehr junge Heranwachsende … Die Daten legen daher nahe, dass die kürzlich erfolgte Ausweitung der Black-Box-Warnung hinsichtlich der Gefahr von Suizidgedanken und Suizidverhalten bei Patienten im Kindesalter auf junge Erwachsene die Zahl der Behandlungen mit Antidepressiva weiter reduzieren und somit die Suizidalität bei Menschen mit Depressionen in den Vereinigten Staaten steigen könnte«. In einer anderen Studie überprüfte er die in verschiedenen Countys ermittelten Daten und entdeckte dabei, dass es in den Countys mit einer höheren SSRI-Verschreibungsrate weniger Suizide unter Jugendlichen gab. Die Kausalität ist allerdings nicht immer so offensichtlich, wie es diese Korrelationen nahelegen: Höhere SSRI-Verschreibungsraten bedeuten wahrscheinlich, dass auch mehr Eltern sie gegen Depressionen einnehmen, was die psychische Gesundheit von Kindern weiter erhöht. Aber Gibbons' Studie zeigt deutlich, dass Kinder und Erwachsene gleichermaßen von diesen Medikamenten profitieren. Richard A. Friedman, Leiter der Fakultät für Psychopharmakologie am Weill Cornell Medical College, schrieb im *New England Journal of Medicine*: »Es ist für Hausärzte, die einen maßgeblichen Anteil der depressiven Patienten sehen und behandeln, von entscheidender Bedeutung zu wissen, dass das Risiko einer unbehandelten Depression – hinsichtlich von Morbidität und Mortalität – weitaus größer ist als bei einer Behandlung mit Antidepressiva.« Und er schlussfolgerte: »Deshalb würde ich dafür plädieren, dass die FDA über eine vollständige Rücknahme der Warnung nachdenkt ... Meiner Meinung nach können wir das Gewicht dieser epidemiologischen Daten und die sehr reale Möglichkeit nicht ignorieren, dass die Empfehlung der FDA unwillentlich unter Depressionen leidende Patienten daran hindert, sich einer Behandlung mit Antidepressiva zu unterziehen, und Ärzte, diese Medikamente zu verschreiben.«

Die nicht ganz so brennende Frage, ob Erwachsene durch Antidepressiva in den Selbstmord getrieben werden, ist ebenfalls Gegenstand umfassender Studien. Laut Gibbons' Metaanalyse von Untersuchungen des amerikanischen Kriegsveteranenministeriums, bei der fast eine Viertelmillion Fälle überprüft wurden, war das Risiko eines Suizidversuchs bei jenen Menschen, die SSRIs nahmen, nur ein Drittel so hoch wie bei denen, die keine nahmen – und das, obwohl Erstere höchstwahrscheinlich diejenigen waren, die unter schwereren Depressionen litten. Die Regionen in den Vereinigten Staaten mit dem größten Anstieg von SSRI-Verschreibungen (meist städtische Zentren) haben den stärksten Rückgang von Suiziden zu verzeichnen. Nur ein Viertel aller in New York City gemeldeten Suizide – hier ist die Rate der Verschreibung von Antidepressiva extrem hoch – wird von Menschen begangen, die Psychopharmaka nehmen, woraus sich schließen lässt, dass eine nicht behandelte Depression bei weitem eine der erheblichsten Ursachen für einen Suizid ist. Insgesamt stieg die Suizidrate in den USA bis zur Zulassung der SSRIs und ist seither gesunken. Studien in Dänemark, Ungarn, Schweden, Italien, Japan und Australien zeigen, dass auch in diesen Ländern die Suizide in den vergangenen Jahrzehnten zurückgegangen sind.

Die Aufmerksamkeit der Medien richtet sich vorwiegend auf Behauptungen, dass manche Menschen kurz nach Beginn der Behandlung mit Antidepressiva Suizid begehen oder einen Suizidversuch unternehmen. Allem Anschein nach trifft dies zu, aber es ist bisher nicht geklärt, dass die Medikamente die Ursache hierfür sind. Die meisten Menschen, denen Antidepressiva verschrieben werden, fangen mit der Einnahme an, wenn sie unter extremen Depressionen leiden. In der Regel dauert es ein paar Wochen, bis diese Medikamente Wirkung zeigen. In dieser Zeitspanne, also wenn die Depression am heftigsten und noch keine Linderung zu bemerken ist, besteht das höchste Suizid- oder Suizidversuchsrisiko. Häufig sind Suizidgedanken sogar der Impuls, sich einer Behandlung zu unterziehen. Gregory Simon vom Group Health Research Institute in Seattle stellte fest, dass statistisch gesehen das Risiko einen Monat vor Beginn der Medikamenteneinnahme am größten ist, und dann – kurz bevor die Wirkung eintritt – sogar geringer, weil die Erwartung einer Besserung die anhaltenden Symptome etwas erträglicher macht. Derselbe Verlauf ist bei der Psychotherapie zu beobachten: Die größte Suizidgefahr besteht in dem Monat, bevor die Sitzungen beginnen, sie nimmt im ersten Monat ein wenig ab und sinkt später signifikant.

Viele Medikamente haben bei einer geringen Zahl von Menschen, denen sie eigentlich helfen sollen, eine gegenteilige, paradoxe Wirkung – so kommt es vor, dass Patienten von Schlaftabletten Schlafstörungen bekommen oder durch Schmerzmittel Schmerzattacken erleiden. Selbst wenn ein genereller Zusammenhang zwischen SSRIs und Suiziden nach wie vor nicht erwiesen ist, gibt es Anhaltspunkte für die These, dass für eine geringe Zahl von Menschen ein hohes Risiko besteht. Eine unsachgerechte Medikation kann katastrophale Folgen haben; so katapultieren Antidepressiva beispielsweise manche Menschen mit einer bipolaren Störung in eine Psychose. Es geht darum, Vor- und Nachteile gegeneinander abzuwägen, und nicht um die Wahl zwischen durchgängig gefahrlosen und durchgängig tückischen Medikamenten. Zweifellos bestehen so oder so Risiken. Wenn wir uns nicht klarmachen, welches Risiko Medikamente beinhalten, gefährden wir die Menschen, die sie einnehmen. Überschätzen wir hingegen ihr Risiko, halten wir womöglich Menschen von potentiell lebensrettendem Handeln ab. Die Wahrscheinlichkeit eines Suizids zu Beginn der Einnahme von Antidepressiva ist bei jenen am größten, die bereits vor der Medikation Selbstmordgedanken hatten. Dies unterstreicht, wie wichtig es ist, dem depressiven Patienten die richtigen Fragen zu stellen.

Die ganze Debatte ist nur ein Ausdruck einer inzwischen quälend gewordenen Spaltung, in der es viele Personen des öffentlichen Lebens für opportun halten, die Risiken der Verabreichung von Medikamenten entweder zu bestreiten oder sie für alles verantwortlich zu machen, was im modernen Leben falsch läuft. Das Problem ist, dass manche unter Depressionen leidende Menschen von Medikamenten am meisten profitieren, manche von einer Psychotherapie, andere wiederum von Elektrozeutika oder chirurgischen Eingriffen ins Gehirn, viele auch von Veränderungen ihrer Lebensweise oder von alternativen Therapien; und die meisten von einer komplexen und genau auf sie zugeschnittenen Mischung mehrerer Strategien, die einzeln jeweils furchtbar schieflaufen können. Die Menschen fühlen sich oft entmutigt, wenn sie hören, dass sich jede Depression von allen anderen unterscheidet und dass, was dem einen hilft, beim anderen erfolglos ist. Aber diese unangenehme Wahrheit gilt es zu akzeptieren. Einerseits ist eine gute psychiatrische Versorgung erst dann möglich, wenn sie den Stand der wissenschaftlichen Entwicklung miteinbezieht. Andererseits muss ein behandelnder Arzt vor allem differenzieren, statt sich an Schulweisheiten zu halten.

Eine gründliche Anamnese offenbart zweifellos mehr als nur die gegenwärtige Stimmung eines Menschen. In zwei semistrukturierten Frageleitfäden – dem Columbia Classification Algorithm for Suicide Assessment (C-CASA) für eine retrospektive und die Columbia Suicide Severity Rating Scale (C-SSRS) für eine prospektive Analyse – werden Suizidgedanken und suizidales Verhalten gemessen. Sowohl Fachleute als auch Laien wissen häufig nicht genau, was unter einem Suizidversuch zu verstehen ist. In den Columbia-Dokumenten wird ein solcher definiert als selbstschädigender Akt mit der Absicht, sein Leben zu beenden. Sich zu ritzen, ohne sterben zu wollen, wird nicht als solcher gewertet. Auch Selbstverletzungen in der Absicht, Aufmerksamkeit zu erregen (also Manipulationsversuche) oder einen inneren Schmerz zu lindern (eine sogenannte suizidale Geste), fallen nicht darunter. Wohl aber gilt die Definition, falls jemand fälschlicherweise glaubt, sich mit einer Überdosis Vitamintabletten umbringen zu können, und zwölf Stück auf einmal schluckt. Die Leitfäden verlangen einen Nachweis für einen Zusammenhang zwischen Absicht und Handeln.

Manche Handlungen, bei denen es sich nicht um Suizidversuche handelt, werden als solche eingeordnet, während andere, wirklich suizidale

Handlungen nicht als solche gesehen werden. Auch besteht keine Einigkeit darüber, was Suizidgedanken konstituiert; manche Ärzte bestehen darauf, dass jemand, der erklärt, es wäre besser, wenn er tot wäre, suizidgefährdet sei; andere betonen, dass es keinen unmittelbaren Zusammenhang zwischen einer derartigen Verzweiflung und einer Suizidabsicht gebe. Diese Unstimmigkeiten führen natürlich zu Verzerrungen bei der Zusammenstellung quantitativer Daten. Bei der C-SSRS-Bewertungsskala wird eine Standardisierung angestrebt, und man bezieht vorbereitende Maßnahmen (wie etwa das Sammeln von Tabletten oder das Bereitlegen einer geladenen Waffe), abgebrochene Versuche (beispielsweise wenn jemand kurz vor dem Suizid steht, den Plan aber nicht ausführt) und frühere Versuche mit ein.

Bis in die ersten Jahre des 21. Jahrhunderts wurde in den klinischen Versuchen zur Zulassung von Medikamenten Suizidalität nicht geprüft. Mit anderen Worten, Gutachten über Suizidalität wurden willkürlich und nicht systematisch erstellt, so dass viele Fälle von Suizidgedanken nicht erfasst wurden. Da Suizidalität als Nebenwirkung bei Medikamententests nicht geprüft wurde, tauchen entsprechende Befunde bei diesen Tests auch nur vereinzelt auf. Kelly Posner, die die C-SSRS entwickelt hat, glaubt, dass in den an die FDA übermittelten Daten Suizidgedanken überrepräsentiert und suizidales Handeln unterrepräsentiert sind. Sie will dafür sorgen, dass die Skalen klarer und aussagekräftiger werden. Seit 2008 empfiehlt die FDA, diesen Leitfaden bei der Prüfung neuer Medikamente mit zu verwenden. Das AVERT-System, das mittlerweile bei manchen klinischen Tests eingesetzt wird, bietet diese Instrumente Patienten mit hohem Risiko online und mit automatischem Zugang zu Beratern an.

Die CDC haben die Columbia-Frageleitfäden in ihr Schulungsmaterial für die sogenannte Self-Directed Violence Surveillance (Kontrolle gegen sich selbst gerichteter Gewalt) aufgenommen. Sie haben auch Eingang in Highschools gefunden, denn vielerorts berichten Lehrer von Kindern, die sie als gefährdet einschätzen; außerdem in Notaufnahmen von Krankenhäusern bei der Erstbefragung sowie in Zentren für Drogenabhängige. Suizid ist ein verbreitetes Phänomen bei Menschen, die in ihrer täglichen Arbeit mit Gewalt konfrontiert sind: Pfleger in der Psychiatrie berichten von einer Zunahme von Suiziden bei Polizisten, und im letzten Irakkrieg starben mehr Soldaten durch Suizid als im Kampf. Die US-Armee hat die Ratingskala in ihr Datenportal zur psychischen Gesundheit und in das Erfassungssystem der stationären Behandlungen implementiert. Die Marines nutzen sie auf allen Ebenen und schulen sämtliche ihrer Lebens- und Krisenberater im Umgang damit: Bevor sich ein Anwalt oder ein Seelsorger mit einem Angehörigen der Marines unterhält, muss er den Fragenkatalog zur Einschätzung der Suizidgefahr mit ihm durcharbeiten. Auch bei der Luftwaffe, der Marine, der Nationalgarde und im Kriegsveteranenministerium bedient man sich dieses Instruments. Der Fragebogen könnte auch für Hausärzte nützlich sein und ihnen dabei helfen zu erkennen, wann ein Patient dringend einer psychiatrischen Behandlung bedarf; viele Bundesstaaten schreiben sie für Schulen, Justizvollzugsanstalten und Krankenhäuser vor.

Suizid ist ein Dauerproblem. In der Liste der Haupttodesarten bei Erwachsenen steht er an vierter Stelle, und fast die Hälfte derjenigen, die sich umbringen, haben in dem Monat vor der Selbsttötung einen Arzt aufgesucht. Meist wurden diese Ärzte vom Tod ihres Patienten überrascht. Metaanalysen legen die Vermutung nahe, dass die erwähnten Gesprächsleitfäden die Suizidrate womöglich signifikant senken könnten, da mit ihrer Hilfe identifiziert werden kann, welche Menschen am stärksten gefährdet sind.

13. Schwangerschaftsdepression

Etwa 13 Prozent der werdenden Mütter leiden unter Depressionen, und der Einsatz von Antidepressiva bei Schwangeren ist im Anstieg begriffen. Eine Studie zeigt, dass sich die Rate bei schwangeren Frauen, deren Behandlungskosten Medicaid (das amerikanische Gesundheitsprogramm für Bedürftige) übernimmt, zwischen 1999 und 2003 verdoppelt hat; gegenwärtig nehmen circa acht Prozent der Schwangeren solche Medikamente. Bei denen, die bereits vorher unter Depressionen litten, ist der Prozentsatz noch weitaus höher. Eine Schwangerschaft löst oft einen Rückfall aus, wobei die Wahrscheinlichkeit bei jenen, die in dieser Zeit die Einnahme von Antidepressiva aussetzen, beinahe dreimal so hoch ist wie bei jenen, die die Mittel weiter einnehmen.

Proben von Nabelschnurblut bei der Geburt zeigen, dass der Spiegel von Antidepressiva im Blutkreislauf des Fötus mehr als halb so hoch ist wie bei der Mutter; Spuren der Medikamente findet man auch im Fruchtwasser. Manche Studien lassen auf einen Zusammenhang zwischen SSRIs und bestimmten Herzfehlern des Neugeborenen schließen, andere nicht. Auch die Daten zu einem möglichen kausalen Verhältnis von Antidepressiva zu Fehlgeburten, Frühgeburten und niedrigem Geburtsgewicht sind ganz und gar nicht eindeutig, allerdings spricht einiges für ein leicht erhöhtes Risiko einer Lungenstörung bei Neugeborenen, dem anhaltenden Lungenhochdruck. In etwa einem Drittel der Fälle entwickeln Säuglinge von Müttern, die SSRIs nehmen, ein neonatales Anpassungssyndrom mit Hibbeligkeit, Reflux und Niesen, aber diese Symptome sind in der Regel harmlos und verschwinden innerhalb von 48 Stunden wieder. Doch gelegentlich wird über epileptische Anfälle bei Neugeborenen berichtet. Es ist nicht klar, ob diese eine Folge dessen sind, dass der Fötus den Medikamenten ausgesetzt war oder dass sie dem Baby entzogen wurden, sobald man die Nabelschnur durchschnitt. In einer Studie mit einem kleinen Stichprobenumfang zeigte sich ein Zusammenhang mit der Chiari-Malformation, eine Fehlbildung der Gehirnstruktur. In einer anderen wurden Veränderungen in der Architektur der REM- und der Non-REM-Schlafphasen beobachtet, allerdings weiß man nicht, welche Bedeutung oder Folgen diese

Veränderungen haben. Ausgewachsene Mäuse, die im Frühstadium ihrer Entwicklung hohe SSRIs-Dosen erhalten hatten, zeigten eine verminderte sexuelle Aktivität, gehemmtes Erkundungsverhalten und einen veränderten REM-Schlaf. Laut einer Studie können viele dieser Probleme selbst bei Frauen auftreten, die SSRIs genommen, aber vor der Schwangerschaft damit aufgehört haben. Natürlich klingt das alles beängstigend für künftige Mütter, und viele von ihnen vermeiden wegen dieser vagen, nicht quantifizierbaren, aber unleugbaren Risiken die Einnahme von SSRIs.

Einige Studien weisen darauf hin, dass der Konsum von Antidepressiva während der Schwangerschaft zur Entstehung von Autismus beim Kind führen kann. Da es jedoch einen umfassenden Literaturkatalog gibt, der die Annahme stützt, dass Depressionen und andere psychiatrische Erkrankungen bei den Eltern oder im weiteren Familienkreis ein Risikofaktor für Autismus sind, lässt sich schwer entscheiden, ob eine Mutter ein autistisches Kind zur Welt gebracht hat, weil sie während der Schwangerschaft Medikamente genommen oder weil sie die Gene für eine psychische Fragilität weitergegeben hat. Die größte Studie zu diesem Thema, eine Bevölkerungsbefragung in Dänemark im Jahr 2013 mit dem Ziel, Depressionen bei werdenden Müttern in den Griff zu bekommen, zeigt keinen Zusammenhang zwischen SSRIs und Autismus.

Der Konsum von Antidepressiva ist zwar risikobehaftet, aber Depressionen während der Schwangerschaft sind mindestens genauso problematisch. So heißt es in einem kritischen Überblick: »Die Vorstellung, dass Stimmungsbeeinträchtigungen oder Stress in der Schwangerschaft das Kind in seiner Entwicklung beeinflussen, hält sich seit langem hartnäckig in allen Kulturen und ist tief in der Volkspsychologie verankert.« Tierstudien legen nahe, dass während der Trächtigkeit gestresste Säugetiermütter mit einiger Wahrscheinlichkeit Nachkommen mit einer mangelhaften Neuroentwicklung bekommen. Stressbedingte neurobiologische Veränderungen bei schwangeren Frauen mit Depressionen oder Angststörungen könnten die Entwicklung des Fötus über die Gebärmutter beeinträchtigen. Tatsächlich gehen Depressionen während der Schwangerschaft mit einer erhöhten Zahl an Fehlgeburten, Frühgeburten und geringem Geburtsgewicht einher – also genau den Problemen, die dem mütterlichen Konsum von SSRIs zugeschrieben werden. Unter Depressionen leidende Mütter sind auch einem erhöhten Präeklampsie-Risiko ausgesetzt. Neuere Forschungsergebnisse zeigen, dass der von einer unter Depressionen leidenden Frau ausgetragene Fötus Veränderungen in der Mikrostruktur der rechten Amygdala aufweist.

Es gibt sogar Belege dafür, dass Kinder von Müttern, die während der
ersten drei Schwangerschaftsmonate extremem Stress ausgesetzt sind,
mit hoher Wahrscheinlichkeit später eine Schizophrenie entwickeln. In
einem Überblicksartikel heißt es, dass Stress bei schwangeren Frauen
mit einem erhöhten Vorkommen von Gemischthändigkeit, affektiven
Störungen und verminderten kognitiven Fähigkeiten der Kinder in Zusammenhang gebracht wird. Übertriebene Ängste und Depressionen in
der Schwangerschaft erhöhen zudem die Wahrscheinlichkeit zukünftiger
psychischer Erkrankungen bei den Nachkommen. Eine Langzeitstudie
mit in Stadtzentren lebenden Frauen zeigt, dass die Kinder von Müttern,
die in der Schwangerschaft unter Depressionen litten, mit fünfmal höherer Wahrscheinlichkeit selbst eine Depression entwickelten als jene,
die im Uterus keiner Depression ausgesetzt waren. Andere Forschungsergebnisse lassen vermuten, dass die Neugeborenen deprimierter Mütter »in ihrer Motorik eingeschränkt sind, weniger Ausdauer haben,
und nicht so aktiv und widerstandsfähig sowie leichter irritierbar und
schwer zu beruhigen sind«. Eine andere Studie aus jüngerer Zeit ergab
allerdings, dass Kinder von Müttern, die mit Antidepressiva behandelt
wurden, über normale sprachliche und kognitive Fähigkeiten verfügten,
hingegen waren diese Fähigkeiten bei Kindern von depressiven Müttern
vermindert, die nicht in Behandlung waren. Depressionen gehen aber
noch mit vielen weiteren gesundheitlichen Problemen einher: Unter
Depressionen leidende Frauen neigen meist zu Übergewicht, treiben in
der Regel wenig Sport, konsumieren in der Schwangerschaft mit höherer Wahrscheinlichkeit Alkohol und andere Rauschmittel und nehmen
meist auch nicht an Geburtsvorbereitungskursen teil.

Elizabeth Fitelson, Psychiaterin an der Columbia University, die vorwiegend mit schwangeren Frauen arbeitet, schrieb mir: »Bei manchen
(aber natürlich nicht bei allen) Babys führt die Aufnahme von SSRIs
im Uterus zu Störungen in der neuronalen Entwicklung, doch darüber,
welche langfristigen Folgen dies hat, wenn es sie denn geben sollte, ist
das letzte Wort noch nicht gesprochen. Wir wissen nicht, ob die relativ dezenten neurologischen Entwicklungsstörungen, die man bei den
betroffenen Babys beobachtet hat, später in der Kindheit signifikant
werden; und welche Babys mit größerer Wahrscheinlichkeit von den
Medikamenten im Uterus oder von der Gemütslage der Mutter beeinträchtigt werden, und wie man die jeweiligen Auswirkungen voneinander unterscheiden kann. Ob Frauen während der Schwangerschaft und
auch darüber hinaus Antidepressiva nehmen ›müssen‹, darüber herrscht
nach wie vor Uneinigkeit. Wenn ich mit Frauen darüber spreche, dann

stelle ich es als eine Frage der Abwägung bekannter und unbekannter Risiken dar.«

Mary Guest war ein ausgelassenes, selbstbewusstes Mädchen, bis sie 1979 eines Tages, kurz vor ihrem vierten Geburtstag, morgens aufstehen wollte und vor Entsetzen schrie wie am Spieß. Als ihre Mutter Kristin zu ihr lief, sagte sie unter Tränen:»Mama, ich kann nicht gehen.« Sobald sie zu stehen versuchte, fiel sie zu Boden. Bald darauf wurde die Diagnose Juvenile idiopathische Arthritis gestellt. Von da an steckten ihre Eltern sie jeden Morgen in ein heißes Bad, um für den Tag ihre Gelenke zu lockern. »Aus dem sehr selbständigen Vorschulkind war ein schrecklich ängstliches Mädchen geworden«, erinnerte sich Kristin, »weil sie zu jung war zu verstehen, was mit ihr passiert war.« In der Vorschule rannten die anderen, wenn Pause war, die Treppe hinunter, während sich Mary am Geländer festklammerte und, weit hinter allen anderen, mit kleinen Schritten vorwärtskämpfte. »Ich habe es so bewundert, wie sie damit umging«, sagte Kristin. »Sie hatte einen ausgesprochen robusten Kern. Auch wenn sie immer die Letzte war, wann immer Schnelligkeit eine Rolle spielte, sagte mir ihre Sportlehrerin, Mary habe nie darum gebeten, von einer Übung befreit zu werden.«

Als Mary in die Pubertät kam, verschlimmerte sich ihr Zustand, und sie musste sich zusätzlich zu ihrer Physiotherapie jede Woche eine Spritze geben lassen. »Sie war voller Wut auf die Welt«, erzählte mir ihre Mutter. Dann aber nahm sie an einem medizinischen Versuch teil und fand Kontakt zu anderen Mädchen, die ebenfalls mit dieser Form der Arthritis zu kämpfen hatten und von denen viele noch eingeschränkter waren als sie. Das war ein Wendepunkt, und sie beschloss, ihr Leben neu anzugehen. Da sie keine Kontaktsportart oder etwas betreiben konnte, bei dem man schnell laufen musste, wurde sie Wettschwimmerin, und obwohl sie nie auf den ersten Platz kam, wurde sie sowohl auf der Highschool als auch im College Vize-Kapitänin ihrer Mannschaft. Nach dem College besserte sich ihre Arthritis spontan, und 2008 stand sie nach monatelangem Training trotz geschwollener Knie und Knöchel einen Triathlon durch. »Sie war unheimlich zielstrebig«, meinte Kristin.

Mary leistete nach dem College Freiwilligendienst beim AmeriCorps und wurde Assistentin in einer Klasse für Kinder mit schweren Verhaltensstörungen. So entdeckte sie ihre Berufung und schrieb sich schon bald an der Columbia University für den Master in Sonderpädagogik ein. Nach ihrem Abschluss begann sie, mit kleinen autistischen Kindern zu arbeiten, zuerst in New York, dann im Bundesstaat Washington und schließlich in Oregon, wo ihre Eltern lebten. Ihr Vorgesetzter hob hervor, dass er in seinen vielen Jahren als Sonderpädagoge selten einen Lehrer oder eine Lehrerin mit einer solchen Gabe gesehen habe, die Bedürfnisse ihrer Schüler intuitiv zu erfassen. »Mary war eine starke Persönlichkeit«, erklärte er. »Nicht, dass sie solch eine Rolle angestrebt hätte, aber sie hatte eine starke Wirkung auf das übrige Lehrpersonal und die Schüler. Mary strahlte Mitgefühl, Energie, Ruhe und Hilfsbereitschaft aus.« Ihre Freunde erinnerten sich außerdem an ihren exzentrischen Humor und die einnehmende Schlagfertigkeit. Doch Mary litt unter Depressionen und Angstzuständen – vielleicht Spuren ihres frühkindlichen Traumas, das die Arthritis ausgelöst hatte. Sie arbeitete unaufhörlich daran, ihre Stimmungsschwankungen unter Kontrolle zu halten, und ihre Kolleginnen und Kollegen betonten, sie hätten nie etwas an ihrer Arbeit auszusetzen gehabt; aber nur wenige wussten, womit sie zu kämpfen hatte. Sie nahm Medikamente, die ihre Symptome abschwächten, und machte Achtsamkeitsübungen, was ihr half, ihre Angstzustände in den Griff zu bekommen. Zwar hatte sie stets einen großen Freundeskreis, vertraute aber nur wenigen an, dass sie unter Depressionen litt. »Mit mir hat sie im Lauf der Jahre oft darüber gesprochen und auch mit ihrer Therapeutin, aber sonst behielt sie es für sich, glaube ich«, meinte Kristin. Mary gestand ihrer Mutter mehrmals, dass sie einfach nur sterben wolle. »Als sie es das erste Mal sagte, lief es mir kalt den Rücken runter, und ich dachte: ›Ich ertrage nicht, dass mein Kind so etwas sagt‹«, erinnerte sich Kristin. »Doch sie sagte es. Wobei sie immer hinzusetzte: ›Aber du musst dir keine Sorgen machen, Mama. Ich habe nicht vor, mich umzubringen, nichts in dieser Richtung.‹ Sie machte mir klar, dass ihre Gefühle für sie fast unerträglich waren. Und ich habe nie versucht, es zu bagatellisieren.« Da Kristin beobachtet hatte, dass Mary stets wieder aus diesen Zuständen herausfand, rief sie ihr in einer solchen Situation in Erinnerung: »Auch wenn du das jetzt nicht so empfindest, es wird wieder besser werden. Das war immer so, und so wird es auch diesmal sein.«

Wie viele Menschen mit akuter Angst entdeckte auch Mary, dass Alkohol ihre Symptome linderte. »Am Anfang«, erklärte Mary ihrer Mutter, »hat es mir gefallen; dann hat es mir gefallen und zugleich Probleme bereitet; und am Ende hat es mir nur noch Probleme bereitet.« Der Alkoholkonsum war eine Folge der Depression, »ein Versuch, ihrer Traurigkeit zu entfliehen«, wie Kristin sich ausdrückte. Lange Zeit hielt sie die Sache sogar vor denen geheim, die ihr am nächsten standen, aber letztlich schaute sie auch diesem Dämon ins Gesicht und begab sich für Monate in eine Entzugsklinik; danach blieb sie weitgehend trocken, wenn auch nicht ganz. Gelegentlich durchlebte sie Verzweiflungsschübe und rief einmal die Hotline der Suizidprävention an, was ihr, wie sie sagte, half. Später erzählten mehrere Freunde, Mary habe sie vor dem Selbstmord bewahrt, doch keiner von ihnen wusste, dass auch sie schon daran gedacht hatte. Aber ihre Mutter wusste es. Einmal in der Woche trafen sich die beiden in einem Park in der Nähe der Schule, in der Mary unterrichtete, und machten einen langen Spaziergang, bei dem Mary über ihre Schwierigkeiten sprach. Sie hatte mit ihrer Therapeutin eine Strategie ausgearbeitet, wie sie mit Suizidgedanken umgehen sollte, falls sie zurückkehrten. Größtenteils hielten die Medikamente sie in der Spur, und sie war nur traurig, weil sie noch nicht die große Liebe gefunden und eine Familie gegründet hatte. »Ich glaube, ich wäre wirklich eine gute Mutter«, klagte sie Kristin gegenüber. Und Kristin erwiderte: »Oh, Liebling, du wärst eine wunderbare Mutter.«

Mary hatte durchaus Verabredungen mit Männern und ein paar Mal länger mit einem Partner zusammengelebt, aber diese Beziehungen hatten in ihren Augen nicht funktioniert. Im Frühjahr 2013 verliebte sie sich wieder einmal, wurde schwanger und heiratete kurze Zeit darauf den Vater des Kindes. Da sie gelesen hatte, dass die Einnahme von Antidepressiva während der Schwangerschaft riskant sei, entschied sie sich, ihre Medikamente abzusetzen. Wegen ihrer Vorgeschichte hatte sie jedoch in der Schwangerschaft eine psychiatrische Pflegefachkraft als feste Ansprechpartnerin, die ihr erklärte, dass sie sofort ein Rezept für ihre Medikamente bekäme, sobald sie sie irgendwann wieder nehmen wollte. Ein Anruf genüge.

»Schon bald bemerkten wir, dass sie sich in einer Abwärtsspirale befand«, erinnerte sich Kristin. Mary hatte sorgfältig im Internet recherchiert und beharrte darauf, dass sie die richtige Entscheidung getroffen habe. Aber ihre Depressionen und Angstzustände verstärkten sich, und es dauerte nicht lange, bis sie der Gedanke nicht mehr losließ, dass mit dem Baby etwas nicht stimmte. Sie und ihr Mann beschlossen, Gentests und Mehrfach-Ultraschalluntersuchungen vornehmen zu lassen, und es stellte sich heraus, dass der Embryo völlig gesund war und einen kräftigen Herzschlag hatte. Doch Mary verbrachte Abend für Abend Stunden vor dem Computer und durchforstete Websites, auf denen geschildert wurde, was alles schiefgehen konnte. »Diese völlig irrationale Besessenheit von der Vorstellung, dass etwas mit dem Baby nicht stimmte, die Unfähigkeit anzuerkennen, dass das Gegenteil zutraf, quälte sie; es quälte sie furchtbar«, schilderte Kristin. »Ihr Arzt versuchte, sie zu beruhigen. Ich sagte zu ihr: ›Liebling, mir scheint, es wäre viel besser, wenn du nicht

mehr online gingest. Das sind alles ausgesprochen seltene Fälle, über die
du dort gelesen hast.‹ Aber das war natürlich ein rationales Argument,
und sie war alles andere als rational.« Ihr Mann war außer sich wegen ihres Zustands und telefonierte täglich mit Kristin. Im Herbst 2013, als sie
ein paar Monate schwanger war, sagte Mary zu ihrer Mutter: »Ich kann
mir einfach nicht vorstellen, Mutter zu sein.« Kristin brach es das Herz
angesichts dieses Gegensatzes zwischen Marys Zuversicht zwei Jahre zuvor und ihrer jetzigen Verzweiflung. Als sie ihre Tochter fragte, ob die
Psychotherapie ihr helfe, antwortete Mary, sie helfe, solange sie bei ihrer
Therapeutin sei, doch die Wirkung halte nicht lange an.

Zu Thanksgiving war nicht mehr zu übersehen, dass es mit ihr immer
mehr bergab ging. Zwar gelang es ihr, in der Arbeit zu funktionieren,
doch an den Wochenenden war sie zu erschöpft, um irgendetwas zu tun.
In der Regel besuchte sie ihre Eltern und saß einfach nur stumm da.
Kristin versuchte stets, sie zu einem Spaziergang zu überreden, doch als
auch das immer schwieriger wurde, massierte sie ihrer Tochter nur noch
den Rücken. Manchmal redete Mary, manchmal nicht. »Sie litt außerdem
unter riesigem Schlafmangel, denn sie schlief immer nur wenige Stunden, bis sie voller Panik aufwachte, weil sie beunruhigte, was alles mit
dem Baby nicht stimmen könnte«, erzählte Kristin. »Dann ging sie in die
Schule und unterrichtete den ganzen Tag lang diese äußerst bedürftigen
und fordernden Kinder, und danach erwartete sie zu Hause erneut eine
qualvolle Nacht. Ich konnte an ihren Augen und ihrem Gesicht ablesen,
dass sie furchtbar litt, ganz furchtbar litt.«

Kristin drängte Mary, wieder ihre Medikamente zu nehmen, aber ihre
Tochter sah sich außerstande, eine Entscheidung zu treffen. Kurz nach
Thanksgiving begann sie widerstrebend mit der Einnahme eines Antidepressivums und erklärte sich einverstanden, nach ein paar Wochen noch
ein Medikament gegen Angstzustände hinzuzufügen. Die Weihnachtsferien nahten, und alle hofften, es würde ihr bis dahin bessergehen,
und noch deutlich besser bis zur Geburt des Babys Ende Februar. »Das
Schwimmen hatte ihr immer gutgetan, und sie traf sich einmal in der
Woche mit einer Freundin, die ebenfalls Lehrerin war, um mit ihr in
ein nahes Schwimmbad zu gehen«, erzählte Kristin. »Auf einmal hörte
sie damit auf. Das war kein gutes Zeichen.« Als Mary eine Woche nach
Thanksgiving ihre Eltern besuchte, hatten sich ihre Angstzustände deutlich verschlimmert, und sie sprach kein Wort. Kristin kam es vor, als
befände sie sich »auf einem anderen Planeten«. Als Mary am 9. Dezember kam, setzte sie sich eine Weile zu ihrer Mutter. Dann verließ Kristin
das Haus, um zu einer Chorprobe zu gehen; die Einladung von ihrem

Vater zum Abendessen lehnte Mary ab. Später erzählte ihr Mann, sie sei an jenem Abend erst spät nach Hause gekommen, und als er sie gefragt habe, wodurch sie aufgehalten worden sei, habe sie gestanden, lange vor dem Haus im Auto gesessen zu haben.

Am 10. Dezember unterrichtete sie ganztags in der Schule. Um fünf Uhr am Nachmittag stand ein Termin bei ihrer Therapeutin an, doch sie hinterließ ihr auf der Mailbox nur die Nachricht: »Ich schaffe es nicht.« Ihre Therapeutin nahm an, sie habe die Sitzung gemeint, und sprach nun ihrerseits auf Marys Mailbox: »Keine Sorge wegen des Termins, aber ich mache mir Sorgen um Sie; rufen Sie bitte zurück.« Doch Mary erhielt die Nachricht nicht mehr, denn sie war inzwischen in den sechzehnten Stock des Gebäudes gefahren, in dem ihre Eltern wohnten. Im siebten Monat schwanger, sprang sie in den Tod.

»Ich wollte nicht glauben, dass es passieren würde«, sagte Kristin, »aber tief in mir hatte ich immer Angst davor. Ich habe mir deswegen ständig Sorgen gemacht, als sie schwanger war, mehr als je zuvor in ihrem Leben. Wir spüren ganz stark und sind absolut davon überzeugt, dass das, was Mary getan hat, in ihren Augen ein Akt der Liebe war. Das war das Einzige, was ihr jemals etwas bedeutete. Sie wollte für niemanden eine Last sein. Es quälte sie, dass das Kind schrecklich krank oder behindert sein könnte, und glaubte daher, es sei besser, es nicht zur Welt zu bringen, als es auszutragen und nicht für es sorgen zu können.«

Nach Marys Suizid hatte ihre Therapeutin das Gefühl, sich nicht genügend auf ihre anderen Patienten einlassen zu können, und schloss für beinahe einen Monat ihre Praxis. Kristin gegenüber betonte sie, sie habe nie geglaubt, dass es so enden werde. »Marys Therapeutin wusste von ihren Suizidgedanken«, erklärte mir Kristin, »schließlich hatte sie in ihrer Niedergeschlagenheit mehrfach gesagt, dass sie sterben wolle. Aber auch die Therapeutin konnte sich nicht vorstellen, dass Mary sich das Leben nehmen würde. Und genauso erging es der psychiatrischen Betreuerin. Mary hatte sie ungefähr einen Monat vor ihrem Tod das letzte Mal getroffen, und bevor sie zu ihr ging, sagte ich zu ihr: ›Liebling, du musst dieser Frau sagen, wie deprimiert du bist, sonst kann sie dir nicht helfen.‹ Als ich sie hinterher fragte, ob sie mit ihr darüber habe sprechen können, zögerte sie ein wenig und meinte dann: ›Also, ich hab's versucht.‹ Ich glaube, sie hat niemandem erzählt, wie verzweifelt sie tatsächlich war.«

Später las Kristin in einer Broschüre der American Association of Suicidology die Geschichte von zwei Familien mit Töchtern, die schwer depressiv waren. Die eine Familie ließ ihr Kind in eine psychiatrische Klinik einweisen, und am Ende erhängte sich das Mädchen mit ihren

Bettlaken. Die andere entschied sich gegen eine stationäre Behandlung für ihre Tochter, und sie brachte sich mit einer Überdosis um. Die erste Familie glaubte hinterher, wenn sie ihre Tochter nicht in die Psychiatrie hätte einweisen lassen, wäre nichts passiert. Die andere Familie war überzeugt, dass sich ihre Tochter nicht umgebracht hätte, wenn sie sie in eine psychiatrische Klinik hätte einweisen lassen. »Ich hatte die ganze Zeit Bedenken, dass sich der Druck, der auf ihr lastete, auf den Embryo auswirken könnte«, erzählte Kristin. »Ob zu Recht oder nicht, wir haben jedenfalls den Eindruck, dass Mary wahrscheinlich überlebt hätte, wenn sie ihre Medikamente ununterbrochen oder zumindest früher wieder eingenommen hätte. Ich weiß, es gibt Mütter kranker Kinder, die während der Schwangerschaft Medikamente genommen haben und zu Recht oder Unrecht meinen, wenn sie nur die Medikamente abgesetzt hätten, ginge es ihrem Kind gut. Aber das weiß man nicht, und man macht doch immer das, was man für das Beste hält.«

Woher soll man wissen, inwiefern das Kindheitstrauma der Arthritis für Marys affektive Störung verantwortlich war? Wer kann sagen, warum die Widerstandskraft, die sie so lange ihre Qualen hatte durchstehen lassen, am Ende versiegte? Wissen wir, ob nicht gerade ihre Fähigkeit, trotz allem ihren beruflichen Pflichten nachzukommen – und noch an ihrem letzten Lebenstag eine Klasse autistischer Kinder zu unterrichten – sie von der Therapiesitzung abhielt, die sie vielleicht vor dem Tod bewahrt hätte? Wer weiß, was geschehen wäre, wenn sie weiterhin ihre Medikamente genommen hätte, ohne sich Gedanken darüber zu machen, welche Folgen das für ihr ungeborenes Kind hatte? »Ich bin bereit zu erzählen, was Mary widerfahren ist, weil es vielleicht anderen hilft, eine solche Tragödie zu vermeiden«, meinte Kristin. »Aber es geht dabei nicht um ein Rätsel, das zu lösen ist. Es ist etwas, was man akzeptieren muss.«

In einem im September 2014 in der *New York Times* erschienenen Artikel widmete sich Roni Caryn Rabin den negativen Aspekten der Einnahme von Antidepressiva während der Schwangerschaft und postulierte einen Zusammenhang zwischen SSRIs und einem ganzen Arsenal von Leiden wie etwa Autismus, ADHS, geringere Sprachkompetenz im Alter von drei Jahren, Frühgeburten, Herzfehlern, Klumpfuß, dauerhafte pulmonale Hypertonie, niedrige Apgarwerte und geringes Geburtsgewicht. »Andere Fachleute sind der Meinung, es sei an der Zeit, die weitverbreitete Anwendung dieser Medikamente bei schwangeren Frauen insgesamt zu überdenken«, schrieb Rabin und zitierte einen dieser Experten mit den Worten: »Das hören die Leute nicht gern. Alle sind glücklicher mit der Vorstellung, dass das mit den Medikamenten schon seine Richtigkeit hat.«

Die medizinischen Mitarbeiter der Gruppe Postpartum Support International, einer führenden Organisation für Fragen der psychischen Gesundheit schwangerer Frauen und Mütter Neugeborener, reagierten mit Empörung auf Rabins Artikel. Er werde »wahrscheinlich unnötige Ängste schüren«. Und »die Unterstellung, Frauen würden in der Schwangerschaft gedankenlos zu Antidepressiva oder anderen Medikamenten greifen oder deren Einnahme fortsetzen, ist beleidigend und entwürdigend. Die Autorin hat sich Studien herausgepickt, die ihre irreführende, unrichtige Hypothese stützen, und Untersuchungen, in denen keine erhöhten Risiken im Zusammenhang mit der Anwendung von SSRIs während der Schwangerschaft festgestellt wurden, nicht berücksichtigt. Die bekannten und mehrfach dokumentierten echten Risiken für den Fötus in Zusammenhang mit unbehandelten Depressionen und Angstzuständen der Mutter wurden systematisch unter den Teppich gekehrt.« Ihre Schlussfolgerung lautete: »Eine solche Darstellung, die zweifellos verhindern soll, dass Frauen die Behandlung bekommen, die sie benötigen, ist unverantwortlich. Es ist an der Zeit, dass die Gesellschaft die betroffenen Frauen unterstützt und Mitgefühl für das quälende Martyrium zeigt, das sie erleiden, statt ihre Entscheidung zu verurteilen.«

Das Center für Women's Mental Health am Massachusetts General Hospital postete eine nicht minder empörte Erwiderung auf den *Times*-Artikel. Darin hieß es: »Ms Rabin banalisiert die Depression und lässt sie als ein Problem wie Akne oder Fußpilz erscheinen. Zweifellos würden es alle Frauen vorziehen, während der Schwangerschaft keine Medikamente zu nehmen, wenn sie denn die Wahl hätten. Die oberflächliche Darstellung der komplexen Entscheidungsfindung im Hinblick auf die Einnahme von Antidepressiva während der Schwangerschaft könnte Patientinnen wirklich in Gefahr bringen. Ein solcher Artikel ist bestenfalls unvollständig; schlimmstenfalls ist er unverantwortlich.«

Der Experte, auf den sich Rabin berief, Adam Urato, war 2012 gegen die Gefahren der Einnahme von Medikamenten in der Schwangerschaft zu Felde gezogen und hatte geschrieben: »Stellen Sie sich einen Augenblick lang vor, ein Virus befalle stets etwa 5 % aller schwangeren Frauen – also in den USA 200 000 pro Jahr. Stellen Sie sich weiter vor, dies führe zu signifikanten Schwangerschaftskomplikationen über das übliche Maß hinaus. Über 10 % der mit dem Virus Infizierten hätten dann eine Fehlgeburt, bis zu 20 % oder sogar mehr hätten eine Frühgeburt, und 30 % der Neugeborenen würden in den Tagen nach der Geburt unter den Folgen der Belastung durch das Virus leiden – in manchen Fällen schwer, mit epileptischen Anfällen und Atemnot. Man würde sofort den Gesundheitsnotstand ausrufen und erhebliche Anstrengungen unternehmen, das Problem in den Griff zu bekommen. Eine solche Epidemie haben wir bereits – sie bleibt nur in vielerlei Hinsicht unerkannt. Schwangere Frauen und die Öffentlichkeit sind sich darüber nicht im Klaren. Es handelt sich um die Epidemie der Belastung durch Antidepressiva während der Schwangerschaft.« Als ich mit Urato sprach, verglich er die SSRIs mit Contergan und behauptete, deren weitverbreitete Anwendung spiegele dieselbe Hörigkeit einer Wissenschaftsgemeinde gegenüber der Pharmaindustrie wider wie einst die der Lungenspezialisten gegenüber den Zigarettenherstellern. Er beharrte darauf, dass nicht erwiesen sei, ob eine Depression zu niedrigem Geburtsgewicht, Fehl- oder Frühgeburt führe, wohl aber, dass SSRIs fraglos mit all diesen Problemen in Zusammenhang stünden.

»Er verwechselt offenbar Ursache und Wirkung«, schrieb mir Elizabeth Fitelson zu Uratos Veröffentlichungen. »Tatsächlich werden sowohl Depressionen als auch die Aufnahme von SSRIs mit diesen negativen Folgen einer Schwangerschaft in Verbindung gebracht. Die kausalen Zusammenhänge sind jedoch nicht eindeutig. Ist der Zusammenhang zwischen einer unbehandelten Depression und geringem Geburtsgewicht oder einer Frühgeburt der Krankheit selbst, Störfaktoren durch falsches Verhalten oder einer tieferliegenden biologischen (genetischen, physiologischen oder entzündungsbedingten) Verbindung zwischen Depressionen und negativen Schwangerschaftsfolgen geschuldet?« Fitelson weist darauf hin, dass die Depression an sich schon mit hoher Morbidität und Mortalität einhergeht und die Besserung dieses Zustands das Leiden von Mutter und Familie, das Suizidrisiko und die Wahrscheinlichkeit einer postpartalen Depression verringert. Sie räumt ein, dass die Behandlung der Depression nicht unbedingt das Risiko anderer mit dieser Erkrankung verbundener negativer Schwangerschaftsfolgen wie Frühgeburt und niedrigem Geburtsgewicht verringert. »Bedauerlicherweise wirkt sich eine Behandlung mit Antidepressiva nicht auf die Häufigkeit ihres Auftretens aus«, schrieb sie, »aber das ist kein Grund, eine leidende Frau nicht zu behandeln. Die Schwangerschaft von Frauen, die unter Depressionen leiden, sollte – ob behandelt oder nicht – als Hochrisiko-Schwangerschaft betrachtet werden, weil manche dieser Zusammenhänge unabhängig von einer Behandlung existieren. Die Behandlung der Depression versetzt eine Frau und oft auch deren Familie jedoch in die Lage, den Alltag zu bewältigen, und hebt vielleicht sogar deren

Stimmung, womit sich das postnatale Umfeld des Babys signifikant verbessert. Dieser schützende Effekt ist schwerer zu messen, aber ebenfalls sehr wichtig für die langfristige emotionale und kognitive Entwicklung der Kinder.« Das heißt, dass Depressionen *während der Schwangerschaft* bekannte Risiken bergen, Depressionen *nach der Geburt* hingegen noch eine ganze Latte weiterer Probleme nach sich ziehen. Depressive frischgebackene Mütter sind überfordert und entkräftet, und ihre Kinder entwickeln sich in vielerlei Hinsicht weniger gut als die gesunder Mütter. Wenn eine werdende Mutter während der Schwangerschaft zutiefst depressiv wird, kann die Gesundung Monate dauern – Monate, in denen ihre Fähigkeit, den Bedürfnissen ihres Kindes gerecht zu werden, möglicherweise schwer beeinträchtigt ist.

Jay Gingrich, Professor für Psychobiologie an der Columbia University, hat dargelegt, dass die Auswirkungen von Antidepressiva, die Urato Sorgen bereiten, kurzfristig und in der Regel unbedeutend sind, es aber lange dauert, Auswirkungen zu erkennen, die vielleicht später zutage treten. Die embryonale Entwicklung ist durch eine rasante Neuroplastizität und eine erste Phase der Spezialisierung gekennzeichnet. Die Pubertät ist dann eine weitere Episode signifikanter Veränderungen, charakterisiert durch die Reifung des Cortex und des präfrontalen Cortex. Gingrich verabreichte Mäusen in der Zeit, die man mit dem dritten Trimester der menschlichen Schwangerschaft vergleichen kann, SSRIs und entdeckte, dass ihre Nachkommen in der Adoleszenz neuronale Auffälligkeiten entwickelten. Sie hatten ein vermindertes Arbeitsgedächtnis, was ihre Leistung bei auf das räumliche Orientierungsvermögen bezogenen Aufgaben beeinträchtigte, welche die nicht mit den Medikamenten behandelten Mäuse leicht lösen konnten. Natürlich unterscheiden sich die Reaktionen von Tieren oft von denen der Menschen. Aber die Biologie des Serotonins ist in allen Teilen des phylogenetischen Baums, von Mollusken bis hin zum Menschen, hochkonserviert. Serotonin spielt im embryonalen Gehirn von Menschen wie von Mäusen in vielen Arealen eine Rolle. Beim Menschen steigt der Spiegel in den ersten beiden Lebensjahren, sinkt dann wieder ab und erreicht im Lauf der folgenden drei Jahre das Erwachsenenniveau, das heißt den Punkt, an dem der Botenstoff nur noch in Hunderttausenden serotonergen Zellen zu finden ist.

Die emotionalen Schaltkreise sind zwar das ganze Leben hindurch Moderationen unterworfen, doch sie werden vor der Geburt und im Säuglingsalter festgelegt. Die gleichen Dinge, die die *Funktion* eines festgefügten Systems verändern können (ein erhöhter Serotoninspiegel lindert offenbar Depressionen bei Erwachsenen), kann auch die *Struktur* eines noch im Wandel befindlichen Systems verändern (eine Erhöhung des Serotoninspiegels in der Zeit der Entwicklung kann die Bildung der elementaren emotionalen Zentren des Gehirns stören). »Interessanterweise und entgegen der üblichen Intuition«, heißt es in dem Überblicksartikel, »scheint ein zu hohes Maß an Monoamin-Transporten die normale Entwicklung mehr zu stören als ein zu geringes.« Doch andere Tierstudien haben gezeigt, dass eine unzureichende mütterliche Fürsorge zu einer »anhaltenden Zunahme angst- und depressionsbedingter Verhaltensweise, zu verminderter Kognitionsfähigkeit und zu einer Fehlsteuerung neuroendokriner Reaktion auf adulte Stressoren« führen. Mit anderen Worten, die Medikamente und die Erkrankungen, gegen die sie verabreicht werden, können nahezu identische Wirkungen hervorrufen.

Eine noch laufende Langzeitstudie in Finnland scheint diese Bedenken zu bestärken. Kindern von Müttern, die während der Schwangerschaft SSRIs genommen haben, scheint es im Säuglings- und Kindesalter gutzugehen. Vierzehnjährige hingegen, die vor der Geburt SSRIs aufgenommen haben, leiden häufiger an Depressionen als Gleichaltrige, deren Mütter ebenfalls depressiv waren, in der Schwangerschaft aber keine SSRIs eingenommen haben. In der klinischen Praxis hat Gingrich die Medikamentendosis variiert, bei einigen Schwangeren die SSRIs im dritten Trimester ganz ausgeschlichen und wenn möglich nichtpharmazeutische Methoden angewendet. Dennoch, sagte er, »lasse ich eine Frau in der Schwangerschaft nicht depressiv werden. Ich stelle stets die Gesundheit der Mutter an die erste Stelle. Was wird denn ein Kind ohne seine Mutter machen?«

Es besteht also kaum Zweifel daran, dass manche Schwangerschaften durch Antidepressiva beeinträchtigt werden. Die Zahl der Mütter mit signifikanten und dauerhaften Problemen ist aber wahrscheinlich gering. Die kognitive Verhaltenstherapie oder andere nichtpharmazeutische Behandlungsformen sind für diejenigen, die ihre Depressionen damit in den Griff bekommen, häufig die beste Option. Die meisten Frauen werden sich bemühen, einen Weg ohne Medikamente zu finden. Aber bei vielen depressiven Menschen reicht eine Gesprächstherapie allein nicht aus, und die Literatur insgesamt legt nahe, dass die mit schweren Depressionen verbundenen Gefahren häufig die mit einer Medikation einhergehenden übersteigen. Außerdem erhalten manche Frauen nur eine unzureichende Versorgung und stehen dann am Ende mit dem Schlimmsten beider Optionen da: Sie sind in der Schwangerschaft depressiv *und* bekommen Medikamente verschrieben. Es wird ein erbitterter Streit darum geführt, und die Wahl fällt nicht leicht: während der Schwangerschaft unter Depressionen leiden und auf diese Weise negative Folgen vermeiden oder Medikamente nehmen, wobei die Auswirkungen unklar sind.

Es erscheint mir wichtig, dass man Mütter nicht für die neurologischen Probleme ihrer Kinder verantwortlich macht. Die »Kühlschrankmutter«, die man bezichtigt, Autismus und Schizophrenie zu verursachen, indem sie gegenüber ihren Kindern Kälte zeigt, wirft einen langen Schatten auf diese Untersuchung. Es kann kontraproduktiv sein, Frauen, die unter unvermeidlichem Druck stehen, zu sagen, sie fügten ihren Kindern durch ihr Unglücklichsein – oder indem sie ihre Leiden behandeln lassen – Schaden zu. Die einen zu beschuldigen, sie würden ihre Kinder traumatisieren, indem sie Antidepressiva einnehmen, und die anderen, sie würden ihre Kinder durch ihre Depressionen schädigen, führt zu einer aussichtslosen Situation, die selbst deprimierend ist. Hier gibt es keine allgemeingültige richtige Antwort, und unter diesen Umständen mag das Zitieren von Studien nicht gerade sinnvoll erscheinen. Aber Frauen benötigen das Instrumentarium, um ihre eigene Entscheidung zu treffen – die Möglichkeit, sich wie in vielen anderen medizinischen Bereichen auch zwei unbefriedigende Optionen zu betrachten und zwischen ihnen zu wählen, und sollten dazu möglichst viele Informationen bekommen. Bei manchen mag die Depression so stark sein, dass Medikamente eindeutig die beste Wahl sind; bei anderen ist das Schreckgespenst negativer Auswirkungen zu beängstigend, als dass sie auch nur daran denken würden. Die meisten werden sich irgendwo in der trügerischen Mitte befinden und den Rat von Ärzten und Psychiatern benötigen, um sich zu entscheiden. Die einen oder anderen, die gegen psychiatrische Medikamente eingestellt sind, müssen vielleicht für die Zeit der Schwangerschaft ihre Haltung ändern. Es ist eine Situation, die angesichts von Ungewissheit Flexibilität verlangt. Jede falsche Vereinfachung prellt die Frauen um ihr Recht auf Selbstbestimmung.

Viele Frauen, die während der Schwangerschaft aufblühen, leiden nach der Geburt unter Depressionen. Es gibt drei unterschiedlich schwere negative psychische Reaktionen, von denen frischgebackene Mütter betroffen sein können: den *Babyblues*, die *Postpartale Depression* (auch Postnatale Depression oder PND) und die *Postpartale Psychose*. Den Babyblues haben 50 bis 80 Prozent der Wöchnerinnen, er äußert sich in Niedergeschlagenheit, Ängstlichkeit, Tränenausbrüchen, Schlafstörungen und Reizbarkeit und scheint mit der Hormonumstellung zusammenzuhängen.

Von der Postpartalen Depression sind weniger Mütter betroffen. Zu ihren Symptomen gehören Traurigkeit, Erschöpfung, mangelndes Selbstwertgefühl, Antriebslosigkeit, Schlafstörungen, Freudlosigkeit und allgemeines Desinteresse, Weinkrämpfe, Ängste und Reizbarkeit. Statistische Schätzungen über die Zahl der Betroffenen schwanken stark, insbesondere weil es unterschiedliche Definitionen der Postpartalen Depression gibt. Es scheinen etwa zehn bis 30 Prozent der jungen Mütter, bei denen die Geburt noch nicht lange zurückliegt, davon betroffen zu sein. Vom Babyblues und von einer normalen Depression unterscheidet sie sich vor allem durch den Zeitpunkt des Auftretens und die Dauer der Symptome. Traditionell wird eine Postpartale Depression diagnostiziert, wenn die Symptome innerhalb eines Monats nach der Geburt auftreten und bis zu zwei Jahren andauern, obwohl die meisten spontan innerhalb eines Jahres abklingen. Frauen bekommen bis zu einem Monat nach der Geburt ungefähr dreimal so häufig eine leichte bis mittlere Depression wie Frauen, die nicht entbunden haben. Von den Symptomen her ist die Postpartale Depression nur schwer von anderen Formen der Depression zu unterscheiden, außer dass sich die Traurigkeit der Betroffenen oft auf das Neugeborene konzentriert.

Die Postpartale Psychose ist eine extreme Form der Postpartalen Depression und normalerweise mit einer bipolaren Störung verbunden. Frauen, die daran leiden, haben eventuell Suizidgedanken oder Wahnvorstellungen davon, ihrem Kind etwas anzutun. Auch hier schwanken die Schätzungen über ihre Häufigkeit, aber sie kommt selten vor. Das Risiko, dass Frauen nach einer Geburt an einer schweren Depression oder an einer Psychose erkranken, ist laut einer Studie im ersten Monat um das 35fache erhöht. Eine andere Untersuchung zitiert die Confidential Enquiry into Maternal Deaths (CEMD) der University of Oxford zur Sterberate von Müttern in Großbritannien und Irland bei und kurz nach der Geburt, die psychische Probleme und Suizid als Hauptgrund aufführt – obwohl in weniger entwickelten Ländern natürlich weiterhin die Geburt selbst die größte Gefahr für das Leben der Mutter darstellt. Im Allgemeinen bringen Mütter, die einen Mord begehen, am häufigsten ihre eigenen Babys um. »In dieser Hinsicht unterscheiden sich Frauen gravierend von anderen Primaten, die wie wir nur ein Baby pro Tragezeit bekommen«, schreibt die Primatologin Sarah Blaffer Hrdy. »Es wurde noch nie beobachtet, dass etwa eine Affenmutter ihrem eigenen Nachwuchs bewusst Schaden zufügt.«

Niemand ist sich sicher, ob sich diese unterschiedlichen Grade psychischer Beeinträchtigung in einem Kontinuum herausbilden oder eigenständige Einheiten darstellen, ob sich die Depression nach einer Geburt von Depressionen zu anderen Zeitpunkten im Leben einer Frau unterscheidet und in welchem Ausmaß die Postpartale Depression einer Frau etwas anderes ist als die Depression eines Vater nach der Geburt seines Kindes. Außerdem befasst sich die medizinische Literatur zur Postpartalen Depression weiterhin vorwiegend mit den Auswirkungen auf das Kind. Zwar können diese schrecklich sein und sind aller Aufmerksamkeit wert, doch die verhältnismäßig geringe Anteilnahme am Schicksal der Mutter fällt auf, etwa wie hier in einer großen Studie: »Das ultimative Ziel einer Behandlung von PPD ist es, die Symptome und Folgen der Depression zu dezimieren, damit das Kind so wenig wie möglich der mütterlichen Depression wie auch einer Medikation mit psychotropen Substanzen ausgesetzt wird.« Das Leiden der Mutter spielt offenbar keine Rolle.

Die Haltung zur Postpartalen Depression und ihren Varianten ändert sich rapide. Im *Diagnostic and Statistical Manual of Mental Disorders* (DSM-V) und in der *International Classification of Diseases* (ICD) wird sie erst seit 1992 als eigenständige Form aufgeführt, da sie von den Symptomen her anderen Depressionen gleicht. Arbeiten über die Postpartale Depression beziehen sich bei der Einordnung ihrer Schwere entweder auf die *Edinburgh Postnatal Depression Scale*, die auf zehn Fragen an die Mütter basiert oder auf die kürzere *Postpartum Depression Screening Scale*. Trotzdem glauben viele Experten immer noch nicht, dass die Postpartale Depression überhaupt existiert. In einem Artikel der *British Medical Bulletin* heißt es: »Es fehlt ein tragfähiger Beweis, dass leichte und mittlere Depressionen nach einer Geburt häufiger vorkommen als in der übrigen Bevölkerung. Auch gibt es keinen Beleg dafür, dass sich ihre klinischen Merkmale oder die Behandlung unterscheiden.« In einer Literaturübersicht schlussfolgert Ian Jones von der Cardiff University, dass sich Depressionen und Psychosen, die nach einer Geburt auftreten, nicht wesentlich von Depressionen und Psychosen in anderen Lebensphasen unterscheiden, auch wenn er einräumt, dass die Diagnose sinnvoll sein kann, um festzustellen, welche Frauen beobachtet werden sollten, wenn sie weitere Kinder gebären.

Lange galt allgemein die Theorie, dass depressive Mütter Opfer ihrer Hormone sind. Sozialwissenschaftler haben diese Rolle der Hormone jedoch hinterfragt, die offenbar bestenfalls als zusätzlicher Faktor im vielschichtigen Prozess einer Postpartalen Depression mitspielen. Häufig wird argumentiert, dass die Depressionen Folge der praktischen Anforderungen an eine junge Mutter sind. Andere behaupten, was man als

Postpartale Depression bezeichne, sei nur ein Ausdruck dessen, dass die Frauen von sich selbst enttäuscht sind, weil sie entgegen der allgemeinen Erwartung nicht höchst euphorisch gestimmt sind. Das Thema ist teilweise ein medizinisches, teilweise ein politisches. Feministinnen haben die Diagnose als patriarchalischen Versuch verurteilt, die Auflehnung gegen eine konservativ determinierte Geschlechterrolle als pathologisch zu brandmarken. Eine Wissenschaftlerin kommt zu dem Schluss, es sei »Müttern nicht erlaubt, sich zu grämen oder zu trauern wie bei anderen einschneidenden Veränderungen. Wenn sie es tun, erklärt man sie für krank.« Andere behaupten, dass der westliche Fokus auf die glückselige Erfahrung, Mutter zu werden, jede negative Erfahrung dieses Rollenwechsels zu einer Auflehnung gegen die soziale Ordnung macht. Diese Kritikerinnen argumentieren, das Problem der Postpartalen Depression könne nicht durch die Behandlung des betroffenen Individuums, sondern müsse durch die Therapie der Gesellschaft gelöst werden.

Will man die Postpartale Depression verstehen, muss man den vorübergehenden hormonellen Einfluss konstatieren, aber auch ausloten, welche sozialen Erfahrungen mit einer Mutterschaft einhergehen, und einräumen, dass bestimmte Erlebnisse zur Depression einer Mutter beitragen können. Das beinhaltet, all die Herausforderungen zu untersuchen, die sich aus der veränderten Beziehung der Mutter zu Ehemann, Familie und Gesellschaft ergeben. Denn je geringer die Unterstützung durch Partner, Familie und Institutionen ist, desto häufiger treten Postpartale Depressionen auf. Wenn die Mutter mit dem Stress fertig werden muss, ein kleines Kind zu versorgen, ist die elterliche Erschöpfung groß, und die Zufriedenheit mit der Beziehung rutscht plötzlich in den Keller. Fast immer geht einer Postpartalen Depression mangelnde Erfahrung mit Kindern voraus. Ein anderer Grund ist die fehlende Unterstützung durch Partner oder Freunde. Eine junge Mutterschaft kann isolieren, und häufig ist es sowohl für die Mutter wie auch für das Kind medizinisch dringend erforderlich, diese Isolation zu durchbrechen.

Auch die Sorgen und Nöte durch die Veränderungen im Selbstbild einer frischgebackenen Mutter haben ihren Anteil an einer solchen Depression. Viel von der nichtpathologischen Traurigkeit hängt mit der neuen Mutterschaft zusammen. Denn Letztere ist immer von einem gewissen Maß an Bedauern begleitet, weil eine Geburt zwangsläufig eine Trennung bedeutet, die für die Mutter und für das Kind schwierig ist. Viele depressive Mütter fühlen sich schuldig, der vor ihnen liegenden Aufgabe nicht gewachsen und in ihrer Elternrolle inkompetent zu sein.

Dabei entwickelt sich das Gefühl der Frauen, tüchtig zu sein, mit der Zeit und ist eine sich selbst erfüllende Prophezeiung – Selbstvertrauen führt zu Kompetenz, und Kompetenz schafft Selbstvertrauen. Cheryl Beck von der weltweiten Hilfsorganisation Postpartum Support International beschreibt in einer Übersicht der Arbeiten zu diesem Thema, wie Frauen in eine Abwärtsspirale aus »Wut, Schuldgefühlen, Überforderung, Angst und Einsamkeit« geraten. Gefühle von Verlust und Kummer gehörten aber zur Mutterschaft dazu, wobei beidem in der üblichen Vorstellung von Elternschaft nicht der angemessene Raum zugestanden werde. Beck erläutert, dass Frauen oft mit falschen Erwartungen an die Mutterschaft herangehen und depressiv werden, wenn sie ihrem zu hehren Ideal nicht gerecht werden – sie fühlen sich schrecklich, weil sie an einer gewissen normalen Grundtraurigkeit leiden, und dass sie sich schrecklich fühlen, ist dann Kern ihrer Postpartalen Depression. Wären sich Frauen darüber im Klaren, dass solche Gedanken gang und gäbe sind, wäre das Problem sehr viel geringer. Das Wissen, dass sie damit nicht allein sind, könnte ihre Nöte lindern.

Ich interviewte eine Reihe von Frauen, die mehr oder weniger stark an einer Postpartalen Depression gelitten hatten. Im Rückblick auf ihre Schwangerschaft erinnerte sich eine: »Ich fühlte mich miserabel, und es fiel mir immer schwerer, mich gut um mich selbst zu kümmern. So aß ich viel weniger, als ich essen wollte, dabei wusste ich, dass ich essen sollte, wenn ich depressiv war. Ich kann mir vorstellen, wie stark das den Embryo beeinträchtigt hat.« Eine andere erzählte von den ersten Wochen zu Hause. »Es war immer knapp an der Grenze von ›Alles ist so großartig, so erstaunlich‹, dass ich mich geradezu überwältigt der Depression hingegeben habe. Die Tränen flossen in Strömen.« Der abrupte Übergang in die Selbstlosigkeit ist nicht für jeden attraktiv, und mehrere Frauen, mit denen ich gesprochen habe, klagten über den Verlust an Autonomie, den die Verantwortung als Mutter mit sich brachte. Sie fühlten sich von gesellschaftlichen Erwartungen und den Bedürfnissen ihres Kindes eingeschränkt. Ein Großteil der mütterlichen Zuneigung kommt im Gewand der Angst daher, und Angst kann sehr hinderlich sein. Der Beschützerinstinkt sieht überall Bedrohungen. Die Befürchtungen hinsichtlich der zahllosen Gefahren für das Baby können alle anderen Gefühle überdecken und dabei empfunden werden wie ein Liebesbeweis. Natürlich ist der Beschützerinstinkt ein Imperativ unserer Spezies, aber er kann auch quälend sein. »Was eine Mutterschaft zu einer freudigen Erfahrung macht, macht sie zugleich schrecklich«, stellte eine Frau fest.

Im Gegensatz zur allgemeinen Annahme, wir würden negative mütterliche Gefühle stigmatisieren, indem wir sie mit dem Begriff *Postpartale Depression* wissenschaftlich kategorisieren, fühlten sich viele Frauen, mit denen ich gesprochen habe, gerade dadurch getröstet. Die meisten, die mit solchen Zuständen zu kämpfen hatten, empfanden das Wissen, dass sie es mit einem alltäglichen Problem zu tun hatten, als entlastend. Je mehr sie eine biologische Erklärung für ihren Zustand akzeptierten, umso bereitwilliger zeigten sie Nachsicht mit sich. Für viele war die medizinische Erklärung der Postpartalen Depression ein Befreiungsschlag. Auch wenn ihre Depression zum Teil durch soziale Faktoren bedingt war, fanden sie es hilfreich, sie als medizinischen Befund zu sehen. Die größte Angst der Frauen war, dass ihre Depression ihren Kindern schaden könnte. Während die meisten Depressionen grundsätzlich eine private Angelegenheit sind, ist diese Form zu einer öffentlichen geworden, weil sie implizit andere bedroht.

Die Frauen, die ich kennengelernt habe und die sich selbst eine schwere Postpartale Depression bescheinigten, hatten alle das Gefühl, nichts mehr unter Kontrolle zu haben, weder – verständlicherweise – ihre Kinder noch sich selbst. Eine von ihnen fing schließlich an, ein »Wut-Tagebuch« zu führen, in das sie jedes Mal, wenn sie die Beherrschung verlor, eintrug, was ihren Wutanfall verursacht hatte. Sie hoffte, mit Hilfe eines Blicks auf sich und ihr jeweiliges Verhalten in den verschiedenen Stimmungslagen ausgeglichener zu werden. Sie schilderte, wie sie voller Selbstzweifel war, ob sie überhaupt ein Baby wollte. Später sei sie dann erschöpft gewesen und verärgert, dass ihre Tochter so geklammert hatte.

Bei einer dieser Frauen, Nada Hafiz, wurde vor der Schwangerschaft eine bipolare Störung diagnostiziert. Sie erinnert sich: »Als ich aus dem Krankenhaus kam, weinte ich viel. Ich sprach mit dem Baby und weinte. Ich sah etwas im Fernsehen und weinte. Ich stritt mit meinem Mann und weinte. Ich unterhielt mich mit meiner Mutter und weinte. Aber ich weiß nicht, ob das nicht an den Hormonen lag und an der Erschöpfung. Denn ich bin eigentlich keine Heulsuse. Und nicht sehr gefühlsbetont, schon gar nicht in der Öffentlichkeit. Doch ich hatte eine schlimme Postpartale Depression. Mir ging es bereits sehr, sehr schlecht. Also bekam ich Medikamente und hatte alle zwei Tage einen Termin beim Psychiater. Man betrachtete mich als Notfall.« Als ihr klarwurde, welche Wirkung ihre Niedergeschlagenheit auf ihre Kinder haben konnte, fing sie schließlich an, regelmäßig ihre Antidepressiva zu nehmen. Sie schaffte es nicht, sich selbst zuliebe auf sich zu achten, wohl aber ihren Kindern zuliebe.

Eine andere Frau, Jill Franum, fühlte sich jedes Mal, wenn ihr Baby schrie, persönlich angegriffen. Ihre Depression zog einen endlosen Strom der Selbstkritik nach sich. Als ich sie beispielsweise fragte, wie es um das Sprechvermögen ihres Sohnes bestellt sei, zählte sie all die Dinge auf, die sie getan und womit sie seine Sprachentwicklung vielleicht verlangsamt hatte. Manchmal war sie in ihren Selbstbezichtigungen so vorauseilend, dass es schien, als wollte sie sich selbst die Schuld geben, bevor ein anderer es tat. Sie entwickelte beinahe eine Phobie davor, ihrem Sohn in Anwesenheit von Fremden die Windeln zu wechseln, weil er das nicht mochte und sie sich schämte, wenn andere sahen, dass sie etwas tat, was ihm unangenehm war. Jill gab zu, dass sie am Tiefpunkt ihrer Depression den Sohn nicht hochnahm, wenn er schrie, sondern aus dem Zimmer ging. Dabei war es nicht sein Kummer, den sie nicht ertragen konnte, sondern das Gefühl ihrer Unzulänglichkeit angesichts dieses Kummers. Sie glaubte, dass es für jedes Problem eine Lösung gäbe, die alle anderen Menschen kannten, nur sie nicht.

Am radikalsten unterscheidet sich eine Postpartale Depression von anderen Formen vielleicht darin, dass sich die Betroffenen nicht in eine stille Ecke zurückziehen können, sondern ständig für eine hilflose Kreatur sorgen müssen. Die junge Mutterschaft fühlte sich für diese Frauen oft wie unerwiderte Liebe an. In ihrem übrigen Leben begegneten sie Menschen, die Zuneigung erwidern konnten, doch hier stieß ihre Liebe ausschließlich auf Bedürfnisse. Mit einem Neugeborenen zu Hause zu sein war für diese Frauen eine schlimmere Erfahrung von Einsamkeit, als allein zu Hause zu sein. Allein kann eine Frau Fernsehen schauen oder lesen; mit einem Neugeborenen im Haus hat sie eine endlose Kette von Aufgaben für jemanden zu erledigen, der außer einem Rülpser oder leisem Schnarchen wenig positives Feedback geben kann.

Doch so zu tun, als ob, kann dazu führen, dass es wahr wird. Viele Frauen mimen Zuneigung, was es leichter für sie macht. Nada sprach von Zuneigung als lästiger Verpflichtung, bis sie sich regelrecht in ihre Kinder verliebte; aus Pflicht wurde schließlich Vergnügen. Bei den von mir interviewten Frauen verlangsamte und beeinträchtigte die Depression manchmal das Herausbilden einer mütterlichen Identität und die Entstehung einer zärtlichen Bindung, doch nie hat sie dies völlig verhindert. Ja, manchmal war die Depression sogar Motor einer besonders ergreifenden, unverstellten und bewussten Intimität. Depressionen bedeuten keinen Mangel an Liebe, können allerdings mit einem solchen Mangel einhergehen. Für die Mütter, mit denen ich zu tun hatte, war sie ein Ansporn, aktiv zu werden. Manchmal sprachen sie von Liebe, als müssten sie eine hohe Treppe zu ihr erklimmen und hätten alle Mühe, oben anzukommen – aber immer klang es so, als könne man es mit genügend Anstrengung schaffen. Und indem sie sich diese Mühe machten, bekannten sie sich zutiefst zu ihren Kindern und ihren mütterlichen Gefühlen.

Das Gehirn und das Ich sind viel zu kompliziert, als dass man sie mit einem einzigen Vokabular erfassen könnte. »Erkenne dich selbst« ist die verzwickteste Aufgabe überhaupt. Die Psychiatrie steckt noch in den Kinderschuhen. Sie ist längst noch nicht am Ende ihrer Forschung, ja, sie ist noch höchst mangelhaft. Doch *mangelhaft* heißt nicht *wertlos*. Viele Menschen werden therapiert, die es nicht brauchen. Aber noch viel mehr erhalten keine Therapie, obwohl sie vermutlich davon profitieren würden. Die nur besorgten Gesunden vergeuden manchmal Zeit und Geld an Therapeuten, die sich an dem Unwohlsein gesundstoßen, das sie angeblich bekämpfen. Pharmaunternehmen beeinflussen Ärzte mit Geld und knüpfen damit ein Netz widersprüchlicher Loyalitäten, was bei ihren Therapieentscheidungen dann oft eine Rolle spielt. Doch noch vor hundert Jahren wäre wenig dabei herausgekommen, wenn man nach einer Diagnose für seine psychischen Leiden gesucht hätte. Vermutlich hätte man lediglich gesagt bekommen, Leiden gehöre nun einmal zum Menschsein dazu. Heutzutage verschaffen uns innere Turbulenzen – vorausgesetzt, man ist bereit, sich ihnen zu stellen – Zugang zu Methoden, die sie vielleicht besänftigen können. Weil Diagnosen in Handlung umgesetzt werden können, gibt es immer mehr. Und während viele Stellung gegen die weite Verbreitung des diagnostischen und statistischen Handbuchs für psychische Störungen (*DSM*, für Diagnostic and Statistical Manual of Mental Disorders) beziehen, expandiert die Internationale statistische Klassifikation der Krankheiten (*ICD*, für International Classification of Diseases), in der ständig neue psychische Krankheiten präzise geschildert werden.

Zunehmend wird klar, dass Depressionen Myriaden von Ursachen haben, unter anderem genetische Schwachstellen (auf die wiederum äußere Einflüsse und epigenetische Vorgänge einwirken), Stress, endokrine Erkrankungen, Schädeltraumata, Entzündungen (einschließlich Gehirnentzündungen), Hirndegeneration (wie bei Parkinson oder Alzheimer), Nährstoffmängel (insbesondere von Folsäure oder Vitamin D), Diabetes und bestimmte Krebsarten. Unterschiedliche Menschen reagieren auf unterschiedliche Therapien, doch Ärzte kämpfen weiterhin damit, zu entscheiden, wer wohl auf was anspricht. In einer Studie, die 2013 in *JAMA Psychiatry* veröffentlicht wurde, identifizieren Callie McGrath, Helen Mayberg und Kolleginnen einen Biomarker, der die Betroffenen in solche unterteilt, die vermutlich gut auf Medikamente reagieren, und andere, die besser für eine kognitive Verhaltenstherapie geeignet sind. Bei denjenigen, die auf Arzneimittel reagieren, zeigt die rechte vordere Inselrinde eine überdurchschnittliche Aktivität; die Patienten mit einer unterdurchschnittlichen Aktivität sprechen besser auf die kognitive Verhaltenstherapie an. Funktionelle und strukturelle Bildgebungsverfahren haben zu Algorithmen geführt, die Klinikern helfen werden, ihre depressiven Patienten in Untergruppen einzuteilen. Im Idealfall erlauben es diese Einblicke den Ärzten, Depressionen je nach Typus zu behandeln und jedem Einzelnen die vielversprechendste Therapie zu empfehlen. Andere mögliche Biomarker sind die Länge der Telomere, der Fibroblasten-Wachstumsfaktor, das (aus 36 Aminosäuren bestehende) Neuropeptid Y und die Hormone Cortisol, Ghrelin, Leptin und Dehydroepiandrosteron (DHEA).

Obgleich die medizinischen Fortschritte der letzten zwanzig Jahre unsere Fähigkeit, den Leidenden zu helfen, um ein Vielfaches erhöht hat, gibt es weiterhin fünf gravierende Probleme. Erstens erhält nur ein kleiner Prozentsatz derer, die Hilfe suchen, eine optimale Therapie. Professor Simon Wessely wies bei seiner Wahl zum Präsidenten des Royal College of Psychiatrists 2014 darauf hin, dass in Großbritannien nur ein Drittel der Menschen mit psychischen Problemen *irgendeine* Behandlung bekommt – was heißt, dass der Anteil derer, die eine wirksame Behandlung erhalten, noch sehr viel geringer sein muss. In den USA machen neuropsychiatrische Störungen gegenwärtig fast ein Fünftel der Krankheitslast aus; sie sind in allen Altersgruppen bis zu 65 Jahren die häufigste gesundheitliche Einschränkung. Sechzig Millionen Menschen in den USA leiden an einer psychischen Erkrankung. Mehr Kinder als vor zwanzig Jahren erhalten psychische Unterstützung; mehr psychisch erkrankte Erwachsene erhalten Behindertenhilfe; bei Medicaid fallen höhere Kosten im Bereich der psychischen Fürsorge an. Und trotzdem erhalten weniger als die Hälfte der betroffenen Amerikaner irgendeine Hilfe. Von denen wiederum bekommt nicht einmal die Hälfte wenigstens eine Therapie auf unterstem Niveau. Und nicht einmal ein Drittel derer wiederum erhalten Leistungen in vollem Umfang. Das heißt, dass von zwölf an einer psychischen Krankheit Leidenden nur einer die bestmögliche Behandlung erhält.

Zweitens ist die Forschergemeinde breit gestreut, und häufig werden die Forschungsergebnisse nicht in nützliches Handeln umgesetzt. Thomas Insel weist darauf hin, dass die Wirksamkeit kognitiver Verhaltenstherapie bei leichter und mittlerer Depression nunmehr schon seit drei Jahrzehnten belegt ist; bildgebende Verfahren haben die Auswirkungen auf die Hirnaktivität gezeigt. Dennoch erhalten weniger als zwanzig Prozent der Sozialarbeiter (in den USA die größte Gruppe von Therapeuten) eine Schulung für diese Therapieform, obwohl die Methode in Seminararbeiten oft erwähnt wird. Und obwohl es ein akademisches Interesse an Ketamin gab, wurde sein Einsatz aus kommerziellen Gründen verzögert, bis die FDA einschritt. »Wir hatten aufgrund kleiner klinischer Studien seit mindestens fünf Jahren den Wirksamkeitsnachweis für Ketamin«, schrieb mir Insel. »Stellen Sie sich nur den bahnbrechenden Wechsel von einer sechswöchigen zu einer sechsstündigen Behandlung vor. Aber für das Medikament kann kein Patent angemeldet werden, also besteht für die pharmazeutischen Unternehmen kein Anreiz, es weiterzuentwickeln. Das Ergebnis war, dass es in Studien dahinvegetierte.« Es gab enorme Durchbrüche beim Verständnis genetischer Faktoren bei psychischen Erkrankungen, mit mehr als hundert bestätigten Gen-Funden, doch wir haben daraufhin so gut wie keine Therapien entwickelt. Insel fügt hinzu, dass wir uns nicht nur um »Zugangsmöglichkeiten und Quantität« kümmern müssen, sondern auch um »die Optionen und die Qualität«.

Drittens ist eine depressive Erkrankung immer noch ein Stigma für die Betroffenen, das ihnen das Leben mehr erschwert und sie stärker vereinsamen lässt als die Krankheit selbst – was es weniger wahrscheinlich macht, dass sie Hilfe suchen, insbesondere da auch die Therapien stigmatisiert sind. Die soziale Wahrnehmung ist bekanntlich nur schwer aufzubrechen, aber es scheint Grund zur Hoffnung zu geben, dass sich die Fortschritte in der Wissenschaft und das Engagement von Bürgern gegenseitig befeuern, so dass ein gesellschaftliches Klima entsteht, in dem es leichter ist, gesund zu werden, und weniger gefährlich, nicht gesund zu sein. Nichtsdestoweniger wird in Einstellungsfragebögen weiterhin gefragt: »Wurde bei Ihnen je Krebs oder eine Herzkrankheit diagnostiziert?«; »Wurden Sie bereits einmal wegen einer psychischen Krankheit behandelt?« Die unterschiedliche Wortwahl zeigt die dahintersteckende verbreitete Vermutung, dass selbst jemand, der erfolgreich behandelt wurde, immer noch ominös an der Krankheit leidet.

Viertens werden viele Menschen, die an einer Depression leiden, ohne Unterstützung in eine Spirale der Verzweiflung getrieben, wenn das Prinzip der Gleichbehandlung nicht greift, nach dem die Behandlung einer psychischen Erkrankung vergleichbar finanziert werden muss wie die Behandlung einer sogenannten physischen Krankheit. In den USA liegt das Problem bei den Versicherungsunternehmen, in Großbritannien beim staatlichen Gesundheitsdienst, aber in beiden Fällen spiegeln die Unterschiede in der Kostenübernahme die Auffassung wider, dass es sich bei den ersteren um weniger wichtige Krankheiten handelt, so dass Hilfen hier von untergeordneter Priorität und die Kosten dafür ein Ärgernis sind. Doch seit der Verabschiedung des Affordable Care Act (also der Einführung von »Obamacare«) suchen mehr Jugendliche mit einem hohen Risiko, die nun bei ihren Eltern mitversichert sind, Hilfe und erhalten sie auch.

Und fünftens sind deprimierte Menschen nicht gut darin, sich auch nur ansatzweise gut um sich zu kümmern. Eine Depression geht laut Thomas Insel »mit Hoffnungslosigkeit, Hilflosigkeit und erheblichen Gebrechen [einher]. Es ist heutzutage sowieso nicht leicht, kompetente Hilfe zu finden, doch jemand in den Fängen dieser Krankheit ist besonders wenig dazu in der Lage, die erforderliche Recherche zu leisten. Ich sage häufig, dass die Schwierigkeit bei einer Depression darin liegt, dass sie ihre Behandlung verhindert – etwas, was für Krebs oder Herzerkrankungen nicht gilt.«

Ein Bestandteil einer Strategie zur Verbesserung dieser Situation ist die Entwicklung von Depressionskliniken nach dem Vorbild der in den 1970er Jahren in den USA entstandenen Krebszentren und den später folgenden Herz- und Diabeteszentren. Das erste amerikanische Depressionszentrum wurde 2006 an der University of Michigan eröffnet und verfügt über 135 Experten für Depressionen und bipolare Störungen von zehn Fakultäten und Instituten in Michigan. Das Zentrum bietet umfassende klinische Dienste, betreibt Initiativen zur Aufklärung der Öffentlichkeit und unterstützt eine Reihe sozialer und biologischer Forschungsprojekte. Daher eignete es sich hervorragend, eine Datenbank mit genetischem Material von Zehntausenden Personen mit Depressionen oder einer bipolaren Störung anzulegen, die größte Datenbank dieser Art, die bislang existiert. Ein aussagekräftiger und breitgefächerter Probenquerschnitt ist die notwendige Voraussetzung für eine sinnvolle Genforschung – die zuvor nur rudimentär betrieben wurde. Das Zentrum fördert auch langfristigere Studien als die, die in der Pharmaindustrie üblich sind. So bemerkt John Greden, der Direktor des Zentrums: »Bei Krebs werden Fünf-Jahres-Studien durchgeführt, bei Depressionen dauern sie zwölf Wochen.«

Das University of Michigan Comprehensive Depression Center wurde unter der Führung Gredens gegründet. Er stellte sich unter anderem ein landesweites Netzwerk von Depressionszentren vor, um die Dienstleistungen zu verbessern, den Zugang zu Ärzten zu erleichtern und die Forschung zu koordinieren. Im Jahr 2007 kamen Vertreter von sechzehn medizinischen Zentren in Ann Arbor zusammen, um die Gründung des National Network of Depression Centers (NNDC) vorzubereiten. 2008 wurde die Gründungsurkunde für ein gemeinsames nationales Bündnis offiziell unterzeichnet, 2015 gab es bereits einundzwanzig solcher Zentren. Die Mitglieder der NNDC bündeln ihre Kräfte, um breitere Kreise an den medizinischen Fortschritten teilhaben zu lassen. Ihr Ziel ist, dass »jeder Amerikaner in einer maximalen Entfernung von etwa 300 Kilometern Zugang zu Fachberatung und zur Behandlung von Depressionen hat«. Die Organisation hält jährliche Versammlungen ab und plant die Herausgabe einer wissenschaftlichen Zeitschrift. Mit dem neuen Canadian Depression Research and Intervention Network, dem bislang drei nach dem Vorbild der NNDC operierende Zentren angehören, entstand kürzlich ein weiteres Bündnis. Greden hofft, sein Modell weltweit etablieren zu können.

Institutionen, die dafür sorgen, dass Depressionen in der Öffentlichkeit als medizinische Krankheit begriffen werden, tragen dazu bei, das mit Depressionen einhergehende Schamgefühl der Leidenden zu vermindern. Krebszentren sind stark frequentierte Orte, an denen Menschen mit einem gemeinsamen Problem aufeinandertreffen, miteinander ins Gespräch kommen und sehen, dass sie auf ihrer schwierigen Reise nicht allein sind. Die Warteräume der Depressionszentren mildern das Leid, weil sie zeigen, wie verbreitet die Erkrankung ist, und brechen die Isolation auf, die eine Begleiterscheinung des Stigmas ist.

Im Jahr 2014 führte ich ein überraschendes Gespräch mit einer angesehenen Kulturkritikerin, die meinte: »Es war damals mutig von Ihnen, so offen über Ihre Depressionen zu schreiben. Heute bedürfte es nicht mehr einer solchen Courage.« Mit ihren freundlichen Worten unterstellte sie, dass die Stigmatisierung auf dem Rückzug sei und die Menschen zunehmend in der Lage seien, offen über ihre Depressionen zu sprechen. Das trifft aber nur bedingt zu. Der Gedanke, dass sich Menschen mit einer psychischen Erkrankung dazu bekennen sollten, hat mittlerweile Verbreitung gefunden. Der Wandel zeichnete sich mit der Zulassung von Prozac im Jahr 1987 ab und wurde seither durch viele Aufklärungskampagnen beschleunigt. Projekte wie »Love is Louder« von der Jed Foundation, das von MTV unterstützt wurde und Außenseitern jeglicher Art eine Stimme geben sollte, haben die offene Diskussion über psychische Erkrankungen in die Schulen getragen. Immer wieder bekennen sich Prominente zu ihrer psychischen Erkrankung, und Fernsehserien wie *In Treatment / Der Therapeut* haben der Öffentlichkeit das Vokabular an die Hand gegeben, um über diese Herausforderungen zu debattieren. Die von der Schauspielerin Glenn Close gegründete Gruppe namens Bring Change 2 Mind produziert originelle Fernsehspots, die darauf abzielen, die Akzeptanz psychischer Erkrankungen zu fördern und sie zu destigmatisieren. Close erklärte mir, wenn die Menschen wüssten, wie häufig sie mit Männern und Frauen zu tun hätten, die unter einer psychischen Krankheit leiden, hätten sie weniger Angst davor. »Stigmatisierung ist eine Folge von Unkenntnis … Man kann nicht etwas fürchten, was einen von vier Menschen betrifft.«

Dennoch tauchen in der Boulevardpresse regelmäßig verblüffende Anfeindungen gegenüber Menschen auf, die unter Depressionen leiden. Im Frühjahr 2014 schrieb ein irischer Journalist: »Ich glaube nicht, dass es so etwas wie Depressionen gibt. Das ist eine Erfindung. Es ist Unsinn. Die reinste Ausrede.« Kann man sich vorstellen, dass eine Persönlichkeit des öffentlichen Lebens etwas in dieser Art über Krebs, Herzerkrankungen oder Aids sagt? Nachdem sich der Schauspieler Robin Williams 2014 umgebracht hatte, wurde seine Tochter Zelda auf Twitter von Internet-Trollen schikaniert, die ihr die Schuld am Tod ihres Vaters gaben und grauenhaft verzerrte Fotos posteten, die vorgeblich seine Leiche zeigten. Offenbar rufen Depressionen immer noch feindselige Hysterien hervor.

Noch beunruhigender als jede Attacke Einzelner sind die fest verankerten Vorurteile gegen unter Depressionen Leidende im amerikanischen Gesundheitssystem und der Bundespolitik. Im Jahr 2013 wurde einer kanadischen Touristin die Einreise in die Vereinigten Staaten mit der Begründung verweigert, sie sei eineinhalb Jahre zuvor wegen Depressionen stationär behandelt worden. Ellen Richardson wurde mitgeteilt, sie dürfe das Land erst betreten, wenn ihr einer der drei vom amerikanischen Heimatschutzministerium bestimmten Ärzte eine medizinische Unbedenklichkeitsbescheinigung ausgestellt habe. Eine entsprechende Erklärung ihres Psychiaters »reicht nicht«. Richardson war auf dem Weg nach New York, wo sie ein Kreuzfahrtschiff in die Karibik besteigen wollte.

Der Grenzbeamte behauptete, in Übereinstimmung mit dem U.S. Immmigration and Nationality Act, Absatz 212, zu handeln, der vorsieht, dass Reisenden mit einer Störung, die »den Besitz, die Sicherheit

oder das Wohlergehen« von US-Bürgern gefährden könnte, der Grenz-
übertritt verweigert werden darf. Außerdem erhielt Richardson ein Mit-
teilungsblatt, auf dem ihr geraten wurde, sich wegen ihrer »psychischen
Krankheitsepisode« einer medizinischen Untersuchung zu unterziehen,
wenn sie einreisen wolle. Richardson war nicht das erste Opfer derartiger Maßnahmen, über das berichtet wurde. Lois Kamenitz, eine Lehrerin und Bibliothekarin aus Kanada, durfte mit der Begründung nicht in
die Vereinigten Staaten einreisen, sie habe einmal einen Suizidversuch
unternommen. Ryan Fritsch, stellvertretender Vorsitzender der Onta-
rio Mental Health Police Record Check Coalition, berichtete, er habe
von acht ähnlichen Fällen im selben Jahr erfahren. Nach dem Vorfall
mit Richardson schrieb er mir: »Ich vermute, dass sehr viele Menschen
abgewiesen werden. Ich habe auch gehört, dass Mitglieder verschiedener
kanadischer und anderer Organisationen, die sich für psychisch Kranke
einsetzen und Bewusstseinsbildung betreiben, auf dem Weg zu einer
Konferenz, einem offiziellen Treffen oder einem öffentlichen Auftritt an
der Grenze zurückgewiesen wurden« – vermutlich, weil sie selbst einmal
in psychiatrischer Behandlung waren.

Depressionen an den Pranger zu stellen stellt einen Rückfall in eine
eugenische Philosophie dar, nach der jedes Anzeichen einer psychischen
Erkrankung soziale Ausschließung begründet. Der Americans with
Disabilities Act von 1990 verbietet die Diskriminierung psychisch Er-
krankter durch Arbeitgeber. Wir verteidigen das Recht von Bürgern, die
unter Depressionen leiden, eine Stelle anzunehmen, wo es ihnen beliebt.
Sollten wir nicht auch das Recht von unter Depressionen leidenden
Reisenden verteidigen, in unser Land einzureisen? Vorurteile in einem
Teil der Bevölkerung zuzulassen fördert sie auch in anderen. Die meisten
Schwulen, die für das Recht Homosexueller kämpften, in der Armee zu
dienen, haben das nicht getan, weil sie hofften, als Schwule Soldat werden zu können, sondern weil jedes staatlich sanktionierte Vorurteil die
Würde aller Schwulen verletzte. So ist die Grenzpolitik, die dazu führte,
dass Ellen Richardson zurückgewiesen wurde, nicht nur eine Ungerech-
tigkeit gegenüber Ausländern, sondern stellt auch einen Affront gegen
Millionen Amerikaner dar, die mit einer psychischen Erkrankung zu
kämpfen haben.

Die Stigmatisierung einer Behinderung ist an sich schon schlimm,
deren Behandlung ist noch schlimer. Richardson wurde nicht wegen
ihrer Depressionen abgewiesen, sondern weil die Polizei sie nach einem
Suizidversuch ins Krankenhaus gebracht und einen Bericht über diesen
Vorgang geschrieben hatte, zu dem die US-Behörden Zugang erhielten.

Menschen, die Hilfe suchen, gewinnen eher Kontrolle über ihre Dämonen als diejenigen, die sich nicht in Behandlung begeben. Doch der Fall Richardson ist dazu geeignet, Menschen mit psychischen Störungen vor einer Behandlung abzuschrecken. Wenn wir andere von Therapien abhalten, weil sie ihnen später zum Nachteil gereichen könnten, fördern wir Verleugnung, medizinisch unzulängliche Vorgehensweisen und Betrug und schaffen eine kränkere Gesellschaft, nicht eine gesündere. 1993 verabschiedete der amerikanische Kongress ein Gesetz, das es HIV-Infizierten untersagt, das Land zu betreten. Damit reihten sich die Vereinigten Staaten in die Reihe der wenigen Länder mit einer solch bigotten Haltung ein. Die einzigen anderen waren Armenien, Brunei, Irak, Libyen, Moldawien, Oman, Katar, Russland, Saudi-Arabien, Südkorea und Sudan. Eine Aktivistenlobby kämpfte gegen das Verbot an, das schließlich 2009 aufgehoben wurde. Präsident Obama brachte seine Überzeugung zum Ausdruck, das Gesetz habe zur Voreingenommenheit gegen Menschen mit HIV / Aids geführt, die wiederum Leute daran hinderten, einen Test zu machen, und indirekt zur Ausbreitung der Krankheit geführt hätten.

Ellen Richardson, die 2001 einen Suizidversuch unternahm und seither querschnittsgelähmt ist, konnte von einer effektiven Therapie profitieren und verfolgt heute entschlossen ihre Ziele. Wir sollten Menschen, die versuchen, ihren Zustand zu verbessern, und denen es gelingt, trotz ihrer Schwierigkeiten ein erfülltes Leben zu führen, Beifall spenden. Das ist nicht nur ein Akt der Humanität, sondern es liegt auch in unserem eigenen Interesse, dafür zu sorgen, dass so viele Menschen wie möglich das Spektrum verfügbarer Formen der Unterstützung nutzen, ohne dass sie deswegen staatliche Missbilligung erfahren.

Mit den meisten Menschen, die ich für dieses Buch befragt habe, stehe ich bis heute in Kontakt. Einigen geht es seit 2001 gut, andere haben immer noch zu kämpfen. Bei den meisten ist der Zustand schwankend. Mehrere haben in letzter Zeit Verluste erlitten – vor allem den der Eltern, der so häufig mit dem mittleren Lebensalter verbunden ist. Manche sind selbst Eltern geworden. Ich fragte meine früheren Gesprächspartner nach dem weiteren Verlauf ihrer Depressionen und inwiefern sie ihr Leben seit meinen Interviews um die Jahrtausendwende beeinträchtigt hätten.

Angel Starkey strahlt fast unablässig Mut aus. Seit dem Tod ihrer Mutter – sie war ihr wichtigster Kontakt zur Außenwelt – musste sie unabhängiger werden. Anfang 2014 verließ sie für drei Jahre das Krankenhaus – die längste Zeitspanne in ihrem Leben. Sie bereitete sich darauf vor, vom betreuten Wohnen in ein Umfeld mit mehr Eigenständigkeit zu ziehen, und war deshalb verständlicherweise nervös. Keinesfalls frei von den dunklen Schatten führte sie ein für ihre Begriffe erfülltes Leben. Vor kurzem hatte man bei ihr eine Lungenfunktionsstörung diagnostiziert, und man hatte ihr dringend geraten, sofort mit dem Rauchen aufzuhören. Rauchen war eine ihrer wenigen Freuden gewesen. Nikotinabhängigkeit ist eine Form der Selbstmedikation, die unter Menschen mit einer Tendenz zur Psychose sehr weit verbreitet ist. Doch mit ihrer gewohnten Entschlossenheit tat Angel ihr Bestes.

Bill Stein bezeichnete sein Leben in den dreizehn Jahren seit unserem letzten Gespräch als »überraschend beständig«, obwohl er seine Mutter verloren hatte und seine lange Liebesbeziehung zu Ende gegangen war. »Den Tod meiner Mutter, die ein Fels in der Brandung der Familie und eine wahre Naturkraft war, hatte ich jahrelang gefürchtet«, schrieb er mir. »Aber ich konnte mit den Beileidsbekundungen und rechtlichen Fragen, die mit ihrem Tod verbunden waren, umgehen. Es ist ein seltsames Gefühl, besonders für eine alleinstehende Person, plötzlich ohne Bindungen zu sein und keine Eltern mehr zu haben. Trotzdem war ich der Situation gewachsen und konnte meine aufrichtige intensive Trauer bewältigen, obwohl ich mich völlig einsam fühlte.« Ich fragte ihn, ob das sein Selbstvertrauen gestärkt habe. »Nur wer unter einer solchen behindernden psychischen Erkrankung gelitten hat, kann erahnen, wie kostbar Gesundheit ist oder auch nur die Tatsache, dass man funktioniert«, antwortete er mir. »Ich bin seit Ende 1987 im Wesentlichen störungsfrei, nachdem ich für fast zwei Jahre in den Abgrund gestürzt worden war. Dennoch habe ich Angst, dass wieder ein schwerer Schub kommt; solche Gedanken geistern ständig dicht unter der Oberfläche des Alltagsbewusstseins herum.« Er fragte sich, ob Leute, die eine Krebserkrankung überlebt hatten, auch mit einer solchen Angst zu kämpfen hatten. »Ich bin stolz darauf, dass ich ein ganz guter Mittelstreckenläufer geworden bin. Die Wirkung von Bewegung auf den Gemütszustand kann nicht genügend betont werden. Jetzt, wo ich mit Riesenschritten auf die sechzig zugehe, erinnere ich mich noch genau daran, dass mein Vater, der in seiner Jugend und während der Pubertät depressiv war, mit dreiundachtzig einen Rückfall hatte und sich in den letzten sieben Lebensjahren nicht mehr davon erholte. Deshalb kommt mir von Zeit zu Zeit der Gedanke, dass ältere Menschen besonders anfällig sind. Aber ich sehe mich nicht mehr in demselben Licht wie zu Beginn dieses Jahrhunderts, als ich mich zu den Gesprächen bereit erklärt habe.«

Frank Rusakoff ist verheiratet, hat zwei Kinder und arbeitet erfolgreich als Wissenschaftsjournalist. Er hat einen Großteil der zehn Jahre nach der Erstveröffentlichung dieses Buchs für seine Mutter, die an Krebs im Endstadium litt, und seinen an Alzheimer erkrankten Vater gesorgt. »Als meine Mutter noch in der Lage dazu war, unternahmen wir oft zusammen Spaziergänge«, schrieb er. »Eines Tages fragte ich sie, wie es ihr und Vater gelungen sei, dass ich in all jenen Jahren meiner Krankheit durchhielt. Sie hatte eigentlich keine Antwort darauf, aber sie erklärte mir, dass mein Vater bestimmte Dinge gut konnte, etwa mich ins Krankenhaus bringen, und sie selbst eben andere. Zum ersten Mal erzählte sie mir, dass meine Ärzte, als es mir eine Weile ganz gutging, Dad und sie gebeten hätten, bei den Grand Rounds im Johns Hopkins Hospital darüber zu sprechen, wie sie für mich sorgten. Mama sagte darauf: ›Wir haben nur getan, was alle Eltern tun würden.‹ Aber die Ärzte waren anderer Meinung. ›Was Sie getan haben, war überragend, und die meisten Eltern wären dazu nicht in der Lage gewesen‹, beharrten sie. Meine Eltern nahmen nicht an dem runden Tisch teil, aber ich freute mich, so viele Jahre später von diesem Gespräch zu erfahren. Als meine Mutter mir die Geschichte behutsam erzählte, schwang, fand ich, ein Hauch von Stolz in ihrer Stimme mit.«

Sich nach dem Tod der Mutter um seinen Vater zu kümmern bestimmt heute Franks Leben sehr stark. »Heute bin ich nach der Arbeit gleich nach Baltimore zu meinem Vater gefahren«, sagte er. »Dad schlief, aber ich habe eine Weile seine Hand gehalten. In der Pflegeeinrichtung für Demenzkranke, in der mein Vater lebt, verbringt er seine Tage fast ausschließlich auf einem Stockwerk mit verschlossenen Türen. So war es auch bei mir, wenn ich im Krankenhaus war. Für mich war die Tatsache, dass die Station so klein war, und die Sicherheit, die sie bot, tröstlich. Ich hoffe, dass mein Vater ähnlich empfindet, und ich glaube auch, dass es so ist. Wenn ich mich im Krankenhaus aufhielt, brachten meine Eltern mir bei jedem Besuch eine Packung Ben & Jerry's-Eis mit. Heute bringe ich meinem Vater immer einen Milchshake von McDonald's mit.«

Ich wollte wissen, wie Frank die Jahre, in denen seine Depressionen akut und übermächtig waren, im Rückblick sah. »Danach ist vieles besser geworden«, meinte er darauf. Ich fragte ihn, ob er noch Medikamente brauche. »Ich nehme immer noch die drei, die ich in der Zeit der Zingulotomie bekommen habe«, erklärte er mir. »Mein Arzt wollte nichts an dem verändern, was so gut zu funktionieren schien. Die Tabletten erinnern mich jeden Morgen und Abend an die Krankheit, aber es ist eher wie Zähneputzen. Ich nehme sie einfach.«

Die Einsicht hatte bei weitem nicht allen, mit denen ich damals gesprochen hatte, einen solchen Frieden gebracht. Tina Sonego schrieb mir, dass die Fluggesellschaft, für die sie gearbeitet hatte, den Betrieb eingestellt habe und sie keine Stelle mehr als Stewardess gefunden habe. »Ich wünschte, ich könnte allen erzählen, ich sei glücklich verheiratet, hätte einen Hund, einen Superjob und einen Doktortitel; stattdessen muss ich kapieren, wie ich damit umgehe, wenn ich verrückt werde«, erklärte sie. »Ich habe eine Ausbildung gemacht, um Englisch als Fremdsprache zu unterrichten, was mir sehr gefällt, und ich arbeite hier im Obdachlosenasyl. Halte immer noch nach dem idealen Mann Ausschau. Die Leute sagen, es passiert, wenn man es am wenigsten erwartet. Tja, ich erwarte es schon seit 18 Jahren nicht mehr, vielleicht sollte ich es lieber damit versuchen, es zu erwarten.« Tina hatte die Diagnose Bipolar II und war gerade dabei, sich aus ihrer jüngsten Depression zu befreien. »Ich hatte mich großartig geschlagen«, schrieb sie, »und dann, Peng, ging es wieder abwärts mit mir. Aber zum Glück hatte ich diesmal Freunde um mich und musste nicht wieder in die Psychiatrie. Ich verstehe meine Krankheit jetzt besser und bekomme neue Medikamente. Aber ich lebe nur von einem Tag auf den anderen.« Ich war gerührt von ihrer Tapferkeit, spürte aber auch, wie allein sie war. Tinas aufgeschlossene, freundliche Art und ihr innerer Aufruhr waren schon immer seltsame Zwillinge gewesen. Seit dem Verlust ihrer Arbeitsstelle, die vor allem ihre kommunikative Seite zum Vorschein gebracht hatte, kämpfte sie die meiste Zeit des Tages mit ihren psychischen Qualen.

Maggie Robbins hatte einen brillanten, polemischen Roman über ihre bipolare Reise mit dem Titel *Suzy Zeus Gets Organized* veröffentlicht. In geistreichen, oft umwerfenden Reimen erzählt sie Suzys Geschichte, die deutliche Parallelen zu ihrer eigenen aufweist: von geistiger Gesundheit über Zusammenbrüche zu einem klügeren Selbst. Ich empfehle diesen Versroman jedem, der mit einer bipolaren Störung zu kämpfen hat (und auch allen anderen). Ein paar Jahre nach seiner Veröffentlichung schloss sie ihre Ausbildung zur Psychiaterin ab und eröffnete in Manhattan eine Privatpraxis. Einer ihrer Patienten, ein Freund von mir, sagt, Maggie habe ihm das Leben gerettet.

Ich fragte Maggie nach ihren anhaltenden Schwierigkeiten. »Ich habe Glück. Bei mir wirken Wellbutrin und Depakote weiterhin – allerdings mit einem Schuss Psychotherapie. Um fair zu sein, vielleicht ist es die Therapie, die – mit einem Schuss Antidepressiva – wirkt. Bei mir folgt die Depression immer auf einen manischen Schub, und mein Arzt und ich wissen, wie man eine manische Episode aufknacken und sie mit der

Einnahme von Zyprexa in wenigen Tagen beenden kann. Ich brauche es nicht mehr oft, und wenn doch, dann ist es für meine psychische Gesundheit sehr wichtig, den manischen Schub zu beenden. In den Achtzigern war das leichter gesagt als getan: Die Manie ist sehr aufregend, und ich fühlte mich unheimlich ›zu Hause‹. Ich weiß nicht, ob ich sagen würde, dass ich es, wenn es anfing, jemals als ›falsch‹ empfand, aber heute bin ich mir sicher, dass ich absolut nicht mehr damit umgehen könnte, egal wie. Es ist, als würde man die Gelegenheit bekommen, einen Blitz zu fassen zu kriegen. Eine ziemlich erstaunliche Wahlmöglichkeit – und eine ziemlich schlechte Idee.«

Maggies Erfahrung mit einer psychischen Erkrankung wirkt sich auch auf ihre Arbeit als Psychoanalytikerin aus. Bei ihrem Bewerbungsgespräch für ein Weiterbildungsproramm wurde sie gefragt, ob sie glaube, ihre »›ursprüngliche Veranlagung‹/›ursprüngliches Material‹ in den Griff zu bekommen, wo doch oft das ›ursprüngliche Material‹ meiner Patienten aufgewühlt sei. Was die Fähigkeit betrifft, anderen zu helfen, gibt es nichts Besseres als die eigene Erfahrung, dass das eigene ursprüngliche Material verrücktspielt und man es dann wieder unter Kontrolle bekommt. Es baut die emotionalen Muskeln auf. Ich muss nicht meine eigene Erfahrung in die Sitzungen einbringen. Ich weiß einfach – es ist in meinen Knochen, in meinem Blut –, dass es mir irgendwie auch einmal so gegangen ist wie der Person, die mir gegenübersitzt, und ich da rausgekommen bin. Ich glaube, die Menschen spüren das, wenn sie bei mir sind.« Anderen zu helfen verstärkt Maggies Fähigkeit, sich selbst zu helfen, und zugleich schöpft sie aus diesen Erfahrungen. »Aber in meinem Leben gibt es immer noch diese Traurigkeit und furchtbare Wut, und oft schäme ich mich für Dinge, für die ich mich nicht schämen müsste«, räumte sie ein. »Sie haben ja mal gesagt, das Gegenteil von Depression sei nicht Glück, sondern Vitalität, und das stimmt. Das Gegenteil von Depression ist Leben.«

Claudia Weaver begann Anfang 2014 ein neues Leben. »Seit 2001 nehme ich keine Medikamente mehr«, teilte sie mir mit. »Ich habe mich nicht mit alternativen Therapien abgegeben, die entweder nicht funktionieren oder zu subtil sind, als dass ich eine Veränderung in meinen Gefühlen spüren würde. 2014, kurz nach der Geburt meines ersten Kindes, brachte sich mein bester Freund um. Ich machte eine zweijährige Trauerzeit durch, doch dann konnte ich es akzeptieren, weil ich mehr über seine Lebensgeschichte erfuhr.« Claudias Mann war acht Jahre lang arbeitslos, was für die Ehe eine beträchtliche Belastung bedeutete, und bei Claudia war Stress der Auslöser für ihre Depressionen. »Nach der

Geburt meines dritten Kindes sagte ich mir, dass wir in Therapie gehen müssten; ich hatte das Gefühl, mich unter dem Stress genauso aufzulösen wie als Jugendliche im Internat. Er hat zehn Monate durchgehalten, dann ist er aus der Therapie ausgestiegen und hat gesagt, sie helfe ihm nicht.«

Obwohl Claudia bald darauf die Scheidung einreichte, setzte sie die Therapie fort. »Ich verstehe jetzt so viel mehr, warum ich mich so lange deprimiert gefühlt habe. Ich habe Ängste und alle in meiner Familie auch; ich habe mir nie darüber Gedanken gemacht, weil es mir normal erschien, schließlich ging es ja allen in meiner Umgebung so. Jetzt sehe ich, was die Depressionen auslöst, und ich spüre, wenn sie kommen. Auch die Ängste verstehe ich jetzt besser und kann besser damit umgehen. Die Gesprächstherapie war von unschätzbarem Wert für mich. Sie wirkt nicht so schnell wie die Medikamente, aber ich habe Veränderungen vorgenommen, die sich auf alle Menschen in meiner Umgebung positiv auswirken. Es ist für mich, als bekäme ich eine zweite Chance im Leben.« Eine Scheidung kann einen katastrophalen Zusammenbruch auslösen, aber für Claudia war sie eine Befreiung, und ihr wurde klar, dass es gut wäre, all ihre emotionalen Beziehungen zu überprüfen. Ein sauberer Neuanfang schuf Klarheit und machte diese Veränderungen konkret.

Da Laura Anderson Antidepressiva nicht vertrug, konzentrierte sie sich auf ihre Ernährung und fand dabei heraus, dass es ihr am besten ging, wenn sie viel hochwertiges Protein und hochwertige Fette zu sich nahm. In den Jahren nach der Erstveröffentlichung dieses Buchs stabilisierte sie sich zunehmend. Als sie mit fünfunddreißig feststellte, dass sie schwanger war, heiratete sie. »Mein Mann war ein dynamischer und starker Mensch und wünschte sich unbedingt eine Familie, und so war ich glücklich darüber«, schrieb sie. Etwa in der achten Woche erfuhr sie, dass sie Zwillinge bekommen würde. »Zu diesem Zeitpunkt fühlte ich mich an sich noch nicht depressiv – nicht wie früher in Austin: Mein Leben füllte mich aus, ich hatte einen großen Freundeskreis, viele Kontakte, Hunde und eine gute Stelle, also eigentlich alles, was man sich nur wünschen kann. Mein Mann war wegen der Zwillinge begeistert, und ich auch – wer wäre das nicht gewesen? –, aber dann kam die Angst – und die Schuldgefühle.«

Lauras Mann war zwar ein guter Vater, aber er hatte wenig Verständnis für ihre Freundschaften. Das und die Belastung, mit Zwillingen schwanger zu sein, erzeugte in der Ehe einen unerträglichen Druck, und schließlich hatte Laura wieder das Gefühl, sich aufzulösen. Aber dieses Mal verlief es wie in Zeitlupe. Anfangs glaubte sie, damit umgehen zu können, doch dann türmte es sich zu einer ungeheuren Verzweiflung auf, bis sie das Gefühl hatte zu ersticken. »Ich stelle jedem, der gerade große Probleme hat, eine ganz einfache Frage. Sie ist so einfach, dass ich selbst kaum glauben kann, es so lange ignoriert zu haben«, sagte sie zu mir. »›Woraus besteht‹, frage ich, ›deine seelische Nahrung‹, ›was sind die Dinge, die du brauchst, um dich gut zu fühlen, bereichert, lebendig und verbunden?‹ Das sind für mich die eigentlichen Dämme gegen Depressionen. Freunde, Musik, ein Hund, Kontakte. Wobei Freunde und Kontakte natürlich das Wichtigste sind. Ein reizender alter Freund von mir sagte, als er damals von meiner Traurigkeit erfuhr: ›Für Leute wie dich und mich gibt es immer Nächte, die voller schlechter Sterne sind, Schätzchen. Das ist unser Schicksal. Die Kunst besteht darin, zu wissen, wie man weitermacht.‹«

Laura ergriff die Flucht und ließ ihre fünfjährigen Töchter bei ihrem Mann. »Ich konnte nicht mit ansehen, wie meine Töchter mit meinen Depressionen zu kämpfen hatten«, sagte sie. »Als ich allein war, schöpfte ich allmählich wieder Atem. Es war eine schwere Zeit, als würde ich aus dem Wasser auftauchen, um Luft zu holen, ohne zu wissen, wie es weitergehen sollte, und dann wieder in unbekannten Gewässern versinken. Aber meine Töchter überraschten mich. Sobald ich aus der Ehe raus war, konnte ich wieder rückhaltlos und ohne Zögern mit ihnen lachen, und wir amüsierten uns auf unsere eigene Weise, taten Dinge, die uns gefielen. ›Mama, du weinst ja nicht mehr die ganze Zeit!‹, sagte eine von den beiden – was mich natürlich zum Weinen brachte. Man merkt erst, dass die eigene Vitalität zurückkehrt, wenn die Kinder es merken. Es dauerte ungefähr ein Jahr, bis ich spürte, dass etwas von der alten Laura – etwas Lebendigkeit – zurückgekehrt war. Ich glaube, dass die Trauer und die Trugbilder der Depression darauf zurückzuführen sind, dass wir nicht den schleichenden Selbstverlust bemerken.« Laura verliert sich ständig und findet sich wieder, und dann fühlt sie sich jedes Mal ein wenig lebendiger als bei ihrem Selbstverlust, es ist ein wiederkehrender Kreislauf von Verzweiflung und Klarheit. Sie hasste diesen sich ständig wiederholenden Zyklus, aber er bewahrte ihre ausgreifende, nachhallende Freundlichkeit, ihre Gabe, emotionale Nähe herzustellen, die verloren ging, wenn der Kummer sie erdrückte, an die sie aber in freudigeren Phasen immer wieder anknüpfen konnte. Für Menschen, die unter Depressionen leiden, ist es nicht leicht, anhaltend Nähe zu ertragen. Laura aber ermöglichte der Verlust ihrer Ehe, ihre Beziehung zu ihren Kindern ebenso wiederherzustellen wie die zu ihrem Selbst.

Durch meine Depressionen habe ich eine Gemeinschaft gefunden. Die Menschen, die öffentlich über ihre psychische Erkrankung sprechen, tauchen meist irgendwann auf denselben Symposien auf, und mit vielen von ihnen habe ich mich angefreundet – sie sind meine Depressionsgenossen. Sie wären überrascht, wenn Sie sehen würden, wie viel Spaß ich mit ihnen habe. Einen meiner lustigsten und klügsten Freunde habe ich bei einer Konferenz über Depressionen in St. Louis kennengelernt, bei der wir beide die Hauptreferenten waren. Ich unterhalte eine herzliche Beziehung zu meinem Psychopharmakologen und seinem Ehemann. Und meinem eigenen Ehemann begegnete ich erstmals, als er mich während der Lesereise für *The Noonday Demon* (*Saturns Schatten*) interviewte. Ein Gespräch über Depressionen in St. Paul, Minnesota – das klingt vielleicht nicht danach, als könnte so eine große Liebesgeschichte beginnen, aber für uns fing damals alles an.

Es ist erstaunlich, dass man sich von Menschen, die einen gut verstehen, geliebt und sich dennoch von Zeit zu Zeit durch die Depression völlig isoliert fühlen kann. Die Einsamkeit, die damit einhergeht, ist offenbar nicht durch Freundlichkeit aufzubrechen. Ich habe an einer Stelle geschrieben, dass ich dankbar bin für meine Depressionen, und das bleibe ich auch – solange sie für mich historisch sind. Ich hasse sie, wenn sie wiederaufflammen, und ich hasse es, dass das jederzeit eintreten kann. Es ist eine Herausforderung, über Depressionen zu schreiben, ohne sie zu beschönigen oder zu dämonisieren, und in mancher Hinsicht habe ich das eine oder andere getan. Aber das ist vielleicht die ehrlichste Herangehensweise. Es ist aber nicht so, dass ich etwas zwischen Dankbarkeit und Schrecken empfinde, vielmehr fühle ich beides, und das in extremer Weise. Ich bin meine Depression. Ich bin ich selbst, und die Depression ist ein Eindringling, der gelegentlich sein Unwesen treibt. Beides trifft zu. Ich lebe mit der ewigen Frage, wie die Depression Einfluss ausübt auf zukünftige Zeiten der Trauer. Wenn mein Vater stirbt, wenn meine Ehe in raue Gewässer gerät, wenn einem meiner Kinder etwas Schlimmes zustößt – ich kann mir nicht vorstellen, wie ich solche Entwicklungen durchstehen soll, und ich fürchte, dass sich die Depressionen über meine Trauer legen könnten, dass ich es mit der Hamilton-Depressionsskala, mit Ärzten und Medikamentendosierungen zu tun bekomme, anstatt mich mit meiner Trauer und meinem Verlust zu beschäftigen. Ich möchte mich nicht elend fühlen, wenn das Leben schön ist – aber ich möchte auch nicht, dass Depressionen das Wasser trüben, wenn das Leben es gerade nicht gut mit mir meint.

Oft glaubt man, dass der gegenwärtige Zustand von ewiger Dauer ist.

Ich finde es schwierig, im August einen dicken Mantel zu kaufen, und genauso scheint es mir, wenn ich mich gut fühle – wie jetzt, da ich dies schreibe –, unwahrscheinlich, dass ich mich jemals wieder so miserabel fühlen könnte wie einmal zuvor. Aber die Depression ist eine Jahreszeit, und sie kommt so sicher wie der Winter, wieder und wieder. Heute zwinge ich mich, meinen Vorrat an Schals und Thermounterwäsche aufzufrischen, wenn alle am Pool liegen. Ich rechne in jeder Stunde mit dem Dämon, der von Zeit zu Zeit auftaucht. Was sich für mich verändert hat? Ich bereite mich nicht nur im Sommer auf den Winter vor, ich habe auch gelernt, mir den Frühling vorzustellen, wenn ich friere. Mein Kampf darum, stets bereit für das Wiederauftauchen der Depression zu sein – mir auch in meinen besten Zeiten ins Gedächtnis zu rufen, wie schlimm die Dinge werden können –, hilft mir, meine Aufmerksamkeit auch auf das Gegenstück, ihr Schwinden, zu richten. Es wird wieder Sommer werden, so sicher, wie es Winter wird. Ich habe gelernt, mir selbst in den dunkelsten Augenblicken auszumalen, wie es ist, wenn es mir gutgeht – und diese mühsam erlernte Fähigkeit dringt in die dämonische Schwärze ein wie das Mittagslicht.

Anmerkungen

In meine Arbeit sind viele ausgezeichnete Beiträge über Grundprobleme der Depression eingeflossen. Davon empfehle ich besonders Peter Whybrows würdige, gut verständliche Studie A Mood Apart, Kay Redfield Jamisons bewegende Stimmungsbilder Meine ruhelose Seele und Wenn es dunkel wird, Julia Kristevas ebenso hermetisches wie streckenweise brillantes Buch Soleil noir, Rudolph und Margot Wittkowers Born Under Saturn sowie Stanley Jacksons strenge Ausführungen in Melancholia and Depression. Im Folgenden weise ich sowohl die wörtlichen Zitate aus Druckwerken als auch Exzerpte aus persönlichen Gesprächen nach, die ich in den Jahren 1995 bis 2001 geführt habe. (Die Ziffern beziehen sich auf die Seitenzahlen im Text.)

9 Das Motto stammt aus dem Schlussabschnitt von Michail Bulgakovs Roman *Die weiße Garde* (S. 397).

Vorbemerkung

11 Mein Artikel in *The New Yorker* erschien in der Ausgabe vom 12. Januar 1998.
11 Das Zitat von Graham Greene stammt aus *Fluchtwege* (S. 245).
13 Das Unternehmen meines Vaters sind die Forest Laboratories; diese waren zwar nicht an der Entwicklung von Celexa beteiligt, haben aber bei der Produktion eines Enantiomers mitgewirkt.
13 Kay Redfield Jamison, Martha Manning und Meri Danquah gehören zu jenen Autoren, die sich mit der Giftigkeit dieses Themas befasst haben.

1. Depression

16 Die Geschichte über den heiligen Antonius in der Wüste stammt aus einem Vortrag von Elaine Pagels.
16 Die Begriffe »Depression« und »Melancholie« sind sehr allgemein und trotz der Bemühungen mancher Autoren, sie voneinander abzugrenzen, im Grunde synonym, doch der Terminus »schwere oder major Depression« bezeichnet den psychiatrischen Zustand, der im *DSM-IV* (S. 339–345) unter der Rubrik »Major Depressive Disorder« abgehandelt ist. Vgl. dazu auch *die Internationale Klassifikation psychischer Störungen* (*ICD-10*, S. 143 f.).
16 Das erste Zitat aus *Jacobs Zimmer* steht auf S. 167, das zweite auf S. 176.
19 In seinem Buch *Depression: The Mood Disease* (S. 22) definiert Francis Mondimore die *Anhedonia* als »Genussunfähigkeit«.
21 Angesichts dessen ist die Sprache der Schulmedizin seltsam pervers. Im Standardwerk

Comprehensive Textbook of Psychiatry zum Beispiel findet man in der Ausgabe von 1989 folgende hilfreiche Formel: Depressionsverdächtige Werte ergeben sich aus dem Spiegel des 3-Methoxy-4-Hydroxyphenylglycols (einer Verbindung, die im Urin aller Menschen vorkommt und offenkundig nicht durch Depressionen beeinflusst wird), minus dem Spiegel der 3-Methoxy-4-Hydroxy-Mandelsäure, plus dem Spiegel des Noradrenalins, minus dem Spiegel des Normetanephrins, plus dem Spiegel des Metanephrins, und der Summe aller, geteilt durch den Spiegel der 3-Methoxy-4-Hydroxy-Mandelsäure, plus einer nicht näher spezifizierten Konversionsvariablen oder wie es in dem Buch heißt: »Wert des Typs D = C1 (MHPG) – C2 (VMA) + C3 (NE) – C4 (NMN + MN) / VMA + Co.« Der Wert soll zwischen eins bei der unipolaren, und null bei der bipolaren Depression liegen, ansonsten müsste etwas nicht stimmen. Wie viel Einsicht kann eine solche Formel bieten? Sollte sie *wirklich* auf etwas so Nebulöses wie Stimmungen anwendbar sein? Die zitierte Depressionsformel steht im *Comprehensive Textbook of Psychiatry* (Ausgabe 1989, S. 870).

25 Alle drei Schopenhauer-Zitate stammen aus dem Text »Nachträge zur Lehre vom Leiden der Welt« (in: *Parerga und Paralipomena*, II/1, S. 316, 318 und 320).

25 Die Zahl von neunzehn Millionen steht auf der Webseite des National Institute of Mental Health unter www.nimh.nih.gov/depression/indexl.htm. Dass annähernd 2,5 Millionen Kinder unter Depressionen leiden, lässt sich aus der Kompilation einer Reihe von Statistiken ermitteln. D. Shaffer *et al.* haben in »The MECA Study« (in: *Journal of the American Academy of Child and Adolescent Psychiatry* 35, Nr. 7, 1996) herausgefunden, dass fast 6,2 Prozent der Neun- bis Siebzehnjährigen in einem Zeitraum von sechs Monaten Stimmungstiefs und 4,9 Prozent schwere Depressionen hatten. Der zweite Wert ergibt, bezogen auf die Volkszählungsstatistik von 1990 für die Gruppe der (etwa 45 Millionen) Fünf- bis Siebzehnjährigen, eine Anzahl von rund 2,5 Millionen. Ich danke Faith Bitterolf und den Mitarbeitern der Sewickley Academic Library für ihre Hilfe bei dieser Recherche.

25 Die Zahl von 2,3 Millionen steht auf der Webseite des National Institute of Mental Health unter www.nimh.nih.gov/publicat/manic.cfm.

25 Dass die unipolare Depression in den Vereinigten Staaten und weltweit bei Personen ab dem fünften Lebensjahr die Hauptursache für Behinderung ist, ergibt sich aus der Webseite des National Institute of Mental Health unter www.nimh.nih.gov/publicat/invisible. cfm, und unter /burden.cfm steht die Statistik, derzufolge die schwere Depression unter den Krankheiten der Industrieländer die zweitgrößte Belastung darstellt.

25 Dass die Depression mehr Lebensjahre fordert als Kriege, Krebs und HIV / Aids zusammengenommen, steht im *World Health Report 2000* der WHO, im Netz unter www.who. int/whr/2000/index.htm. Die Angaben stammen aus der Annex Table 4 und gelten bei Lungen- und Hautkrebs für die Mortalität einiger Schichten Amerikas und des östlichen Mittelmeerraumes sowie aller Bevölkerungsgruppen Europas, Südostasiens und des Westlichen Pazifik. Speziell zu Annex Table 4 siehe www.who.int/whr/2000/en/statistics.htm.

25 Dass sich Depressionen hinter somatischen Krankheiten verbergen können, ist allgemein anerkannt. In dem Artikel »Recognizing and treating the patient with somatic manifestations of depression« (in: *Journal of Familiy Practice* 43, Suppl. 6, 1996) schreibt Jefferey De Wester, »auch wenn geschätzt wurde, dass psychisch Kranke in den USA in siebenundsiebzig Prozent der Fälle zuerst zum praktischen Arzt gehen ... klagen weniger als zwanzig Prozent der Patienten über psychische Symptome oder Beschwerden« (S. 4). Wie Elizabeth McCauley *et al.* in »The role of somatic complaints in the diagnosis of depression in children and adolescents« (in: *Journal of the American Academy of Child and Adolescent Psychiatry* 30, Nr. 4, 1991) feststellen, »ist die Somatisierung als eine Ausdrucksform der Depression gut dokumentiert, insbesondere bei solchen Personen und / oder Kulturen, die eine offene Anerkennung von Affekten nicht zulassen« (S. 631). Siehe dazu auch Remi Cadoret *et al.*, »Somatic complaints«, in: *Journal of Affective Disorders* 2, 1980.
Die hier angegebenen Prozentsätze finden sich in D. A. Regier *et al.*, »Epi-26 demiologic Catchment Area prospective 1-year prevalence rates of disorders and services« (in:

Archives of General Psychiatry 50, Nr. 2, 1993). Dort heißt es (S. 91): »Die Patienten mit schweren unipolaren Depressionen zeigten eine mittlere Rate der Inanspruchnahme von Gesundheitsdiensten, wobei fast die Hälfte (49 %) zu Ärzten gingen, davon 8 Prozent zu Spezialisten und 25,3 Prozent zu Allgemeinmedizinern.

25 Jogin Thakore und David John behaupten in »Prescriptions of antidepres-26 sants by general practitioners: Recommendations by FHSAs and health boards« (in: *British Journal of General Practice* 46, 1996), dass fünfundneunzig Prozent der unter Depressionen leidenden Personen von Allgemeinmedizinern behandelt werden.

25 Dass Depressionen bei Erwachsenen nur in vierzig und bei Kindern sogar nur in zwanzig Prozent der Fälle erkannt werden, berichtete mir der NIMH-Direktor Steven Hyman am 29. Januar 1997 in einem persönlichen Gespräch.

25 Die geschätzte Zahl derer, die Prozac oder andere selektive Serotonin-Wiederaufnahmehemmer (SSRIs) einnehmen, stammt aus Joseph Glenmullens *Prozac Backlash* (S. 15).

25 Obwohl die depressionsbedingten Sterberaten ausführlich erforscht wurden, liegen bisher keine schlüssigen Ergebnisse vor. S. B. Guze und E. Robbins kamen in »Suicide and affective disorders« (in: *British Journal of Psychiatry* 117, 1970) ursprünglich auf eine Zahl von fünfzehn Prozent, die Frederick Goodwin und Kay Jamison in einer gründlichen Prüfung von dreißig Studien bestätigten (siehe dazu ihr Buch *Manic-Depressive Illness*, insbesondere den Überblick auf S. 152 f.). Die geringeren Werte beruhen auf der Arbeit von G. W. Blair-West, G. W. Mellsop und M. L. Eyeson-Annan, »Downrating lifetime suicide risk in major depression« (in: *Acta Psychiatrica Scandinavica* 95, 1997). Diese Studie zeigte, dass sich bei 15 Prozent der gegenwärtig geschätzten Depressionsquoten eine mindestens um das Vierfache überhöhte Suizidrate ergäbe. Einige Forscher schlagen deshalb vor, von nur sechs Prozent auszugehen, aber daraus würde sich wiederum eine viel zu hohe Anzahl stationärer Patienten errechnen (vgl. dazu H. M. Inskip, E. Clare Harris und Brian Barraclough, »Lifetime risk of suicide for affective disorder, alcoholism, and schizophrenia«, in: British Journal of Psychiatry 172, 1998). Die jüngste Arbeit stammt von J. M. Bostwick und S. Pancratz, »Affective disorders and suicide risk: A re-examination« (in: *American Journal of Psychiatry*, im Satz). Die Autoren kommen auf einen Wert von sechs Prozent bei hospitalisierten, 4,1 Prozent bei stationären und zwei Prozent bei sonstigen depressiven Patienten. Ich möchte betonen, dass diese Berechnungen extrem schwierige statistische Probleme enthalten und unterschiedliche Rechenmethoden zu verschiedenen Ergebnissen führen – meist höheren als den von Bostwick und Pancratz ermittelten.

25 Die Vergleichswerte über kumulative Depressionen stammen aus The Cross-National Collaborative Group, »The changing rate of major depression«, in: Journal of the American Medical Association 268, Nr. 21, 1992 (siehe Abb. 1 auf S. 3100).

26 Die Annahme, dass Depressionen bei einer immer jüngeren Population auftreten, erörtern D. A. Regier *et al.* in »Comparing age of onset of major depression and other psychiatric disorders by birth cohorts in five U.S. community populations« (in: *Archives of General Psychiatry* 48, Nr. 9, 1991).

26 Eine besonders überzeugende Exegese der negativen Auswirkungen von Supermodellen auf Frauen bietet Naomi R. Wolf in *The Beauty Myth*.

27 Herman Spitz schreibt in *The Raising of Intelligence*: »Auf den Wechsler-Intelligenzskalen rangiert die leichte Unterentwickeltheit bei einem IQ zwischen 55 und 69, auf denen von Stanford-Binet zwischen 52 und 67« (S. 4).

30 In diesen Farben sehe ich die Tabletten BuSpar und Zyprexa (Weiß), Effexor / Sofortwirkung (Rosa), Effexor / Langzeitwirkung (Dunkelrot) und Wellbutrin (Türkis).

31 Zahlreiche Studien belegen, dass die Hautkrebsraten steigen. H. Irene Ball *et al.* erklären in »Update an the incidence and mortality from melanoma in the United States« (in: *Journal of the American Academy of Dermatology* 40, 1999): »Die Melanome nehmen seit Jahrzehnten zu; ihre Steigerung, was Aufkommen und Sterblichkeit angeht, gehört zu den stärksten aller Krebsarten« (S. 35).

31 Die Ansichten des Hippokrates über Depressionen werden im 8. Kapitel ausführlich erörtert.
33 Die Gräueltaten der Roten Khmer sind umfassend dokumentiert. Ich empfehle dazu besonders den Film *The Killing Fields*.
    Das Aperçu Ovids zitiere ich nach Kay Jamison, *Wenn es dunkel wird* (S. 69).

2. Zusammenbrüche

44 Mein Leben bei den Russen schildere ich ausführlich in meinem ersten *Buch The Irony Tower* und in den folgenden Artikeln in The New York Times Magazine: »Three days in August«, 29. September 1991; »Artist of the Soviet wreckage«, 20. September 1992; und »Young Russia's defiant decadence«, 18. Juli 1993.
44 Die erwähnte Rockgruppe hieß Middle Russian Elevation.
46 Das Zitat von Gerhart Richter findet sich in dem Band *Text. Schriften und Interviews* (S. 114).
48 Die Annahme des Zusammenwirkens von Hypothalamus und Kortex wurde schon vielfach vorgetragen und ist dargestellt in Peter Whybrow, *A Mood Apart* (S. 153–165).
48 Die Prozentsätze beruhen meiner Ansicht nach auf problematischen und noch unsicheren Erkenntnissen, weshalb sie erhebliche Diskrepanzen aufweisen. Dennoch verwende ich die Statistiken aus Eric Fombonnes Essay »Depressive disorders: Time trends and possible explanatory mechanisms« (in: Michael Rutter und David J. Smith, *Psychosocial Disorders in Young People*, S. 576).
48 Auf die manisch-depressive Erkrankung gehe ich nicht sehr ausführlich ein, denn dieses Thema würde ein eigenes Buch erfordern. Eine gründliche Darstellung der Besonderheiten dieser Krankheit geben Fred Goodwin und Kay Jamison in *Manic-Depressive Illness*.
52 Die Bemerkungen von Julia Kristeva stammen aus *Soleil noir* (S. 57).
53 Das Gedicht von Emily Dickinson, eines meiner liebsten überhaupt, steht in *The Complete Poems of Emily Dickinson* (S. 128 f.).
54 Zum Zitat von Daphne Merkin siehe *The New Yorker* vom 8. Januar 2001 (S. 37).
54 Das Gedicht von Elizabeth Prince ist unveröffentlicht.
55 Das Zitat von Leonard Woolf findet sich in seinem Buch *Beginning Again* (S. 163 f.).
55 Der Katalog dessen, was in der Depression passiert, stammt aus vielfältigen Quellen, die zu zahlreich sind, um hier alle anführen zu können, sowie aus Gesprächen mit Ärzten, Klinikern und Spezialisten. Eine vorzügliche, lebhafte Beschreibung der Grundelemente eines Großteils dieser Vorgänge bietet Peter Whybrow in *A Mood Apart* (S. 150–167). Das April-Heft 1999 von *Psychology Today* bietet ebenfalls einen Überblick über die biologischen Mechanismen der Depression. Charles Nemeroffs Artikel im *Scientific American* vom Juni 1998 über die Neurobiologie der Depression stellt die komplexe Thematik sehr ausführlich und in allgemeinverständlicher Form dar.
55 Die These, dass ein steigender TRH-Spiegel die Depression zumindest zeitweise günstig beeinflussen kann, erörtern Fred Goodwin und Kay Jamison in *Manic-Depressive Illness* (S. 465).
55 Heute unterstützen viele Autoren die Vorstellung, dass sich Depressionen im Lauf des Lebens verschlimmern. Ich habe die Frage ausgiebig mit Robert Post vom NIMH und John Greden von der University of Michigan diskutiert.
55 Das Zitat von Kay Jamison stammt aus Wenn es dunkel wird (S. 192).
55 Die Einsicht über Anfälle im tierischen Gehirn beruht weitgehend auf der Arbeit von Robert Post und Suzanne Weiss. Nähere Angaben über das Phänomen des »Entfachens« und seine Verwendung als Modell für Gemütsstörungen finden sich in ihrem gemeinsamen Artikel »Kindling: Seperate vs. shared mechanisms in affective disorder and epilepsy« (in: *Neuropsychology* 38, Nr. 3, 1998).
55 Die Angaben über krankhafte Veränderungen der Monoaminsysteme in Tiergehirnen

stehen bei Juan López *et al.*, »Regulation of 5-HAT Receptors and the Hypothalamic-Pituitary-Adrenal Axis: Implications for the neurobiology of suicide« (in: *Annals of the New York Academy of Science* 836, 1997). Zur Depression, dem Monoaminsystem und dem Kortisol siehe Juan López *et al.*, »Neural circuits mediating stress« (in: *Biological Psychiatry* 46, 1999).

56 Diese Erklärung von Stressreaktionen in der Depression basiert auf der Arbeit von Juan López und Elizabeth Young an der University of Michigan sowie Ken Kendler am Medical College of Virginia in Richmond. Für die Depression gibt es so viele Erklärungen wie Sand am Meer; ich halte das stressbezogene Modell der Forscher in Michigan für besonders überzeugend.

57 Zu der Studie mit Ketoconazol als Versuchsgrundlage siehe O.M. Wolkowitz *et al.*, »Antiglucocorticoid treatment of depression: double-blind ketoconazole«, in: *Biological Psychiatry* 45, Nr. 8, 1999.

57 Die Studien über Paviane hat Robert Sapolsky durchgeführt und mir im persönlichen Gespräch zusammen mit Elizabeth Young erläutert. Ergebnisse der Untersuchungen über Fluglotsen finden sich in R.M. Rose *et al.*, »Endocrine activity in air traffic controllers at work. II. Biological, psychological and work correlates«, in: *Psychoneuroendocrinology* 7, 1982.

58 Bekanntlich ist das Herz nach einem Infarkt geschwächt. Die Schwere des Schadens hängt jedoch vom Umfang des nekrotischen Gewebes ab. Während die vorliegenden Daten zeigen, dass isolierte Läsionen nicht unbedingt ein erhöhtes Rückfallrisiko bedeuten, ist dieses bei diffusen Koronarerkrankungen fast sicher gegeben. Dennoch muss man das Herz von Infarktpatienten ständig überwachen und Rückfällen durch geeignete Therapien vorbeugen. Ich danke Joseph Hayes von der Cornell University für seine Beratung in dieser Frage.

58 Die Ergebnisse der Arbeit Juan López' über die Stresssysteme bei Ratten finden sich in Juan López *et al.*, »Regulation of 5-HTIA receptor, glucocorticoid and mineralocorticoid receptor in rat and human hippocampus: Implications for the neurobiology of depression« (in: *Biological Psychiatry* 43, 1998). Die Studie über Kortisolspiegel und die postsuizidale Erweiterung der Nebenniere ist von Juan López *et al.*, »Regulation of 5-HT receptors and the hypothalamic-pituitary-adrenal axis: Implications for the neurobiology of suicide«, (in: *Annals of the New York Academy of Science* 836, 1997).

59 Die Folgen von anhaltendem Stress im Gehirn sind in einer Reihe von Artikeln dargestellt, zum großen Teil unter Federführung Robert Sapolskys. Zu den Reaktionen des Gehirns auf Stress siehe Robert Sapolsky *et al.*, »Hippocampal damage associated with prolonged glucocorticoid exposure in primates« (in: Journal of Neuroscience 10, Nr. 9, 1990). Zu den Wechselwirkungen zwischen biologischem Stress und Sozialstatus siehe Robert Sapolsky, »Stress in the wild« (in: Scientific American 262, Nr. 1, 1990), und ders., »Social subordinance as a marker of hypercortisolism« (in: Annals of the New York Academy of Science 771, 1995). Gredens Ausführungen zur Epidemiologie der schweren Depression finden sich in Barbara Burns *et al.*, »General medical and specialty mental health service use for major depression« (in: International Journal of Psychiatry in Medicine 30, Nr. 2, 2000).

60 Die Literatur über Antidepressiva basiert hauptsächlich auf Kurzzeitstudien und zeigt, dass die Mittel nach zwei bis vier Wochen zu wirken beginnen und ihre optimale Wirkung nach sechs Wochen erzielen. Bei mir hat die volle Wirkung erst nach vielen Monaten eingesetzt.

60 Da ich Zoloft nicht vertrug, stellte mich mein Arzt nach ein paar Wochen auf Paxil um; ich war nicht wild darauf, doch es schien zu wirken. Erst viel später erfuhr ich, dass zwar gut vier Fünftel der Depressiven auf Medikamente ansprechen, aber nur etwa die Hälfte auf das jeweils erste. Siehe zu diesen statistischen Angaben den Artikel von Mary Whooley und Gregory Simon, »Managing depression in medical outpatients« (in: *The New England Journal of Medicine* 343, Nr. 26, 2000).

60 George Browns Erkenntnisse über den Zusammenhang zwischen Depression und Verlust sind in einer Vielzahl von Fachzeitschriften publiziert, und ich habe einen Teil davon in meine Bibliographie aufgenommen. Eine besonders gute Einführung in seine Arbeit bietet der Essay »Loss and depressive disorders« (in: B. P. Dohrenwend, Hg., *Stress and Psychopathology*).

62 Diese bedeutende Einsicht hat Kay Jamison in einer Zeile ihres Buches über den Selbstmord, *Wenn es dunkel wird*, treffend zusammengefasst: »Die absolute Hoffnungslosigkeit der suizidalen Depression ist ansteckend, sie macht diejenigen, die helfen möchten, selber hilflos« (S. 286).

62 Dass der erste depressive Schub viel stärker durch Erlebnisse beeinflusst sei als die Rückfälle, ist eine Annahme, die schon Emil Kraepelin in seiner *Einführung in die psychiatrische Klinik* gemacht hat. Sie wurde ziemlich eingehend und mit sehr schlüssigen Ergebnissen überprüft. In einer der neueren Studien – Ken Kendler *et al.*, »Stressful life events and previous episodes in the etiology of major depression in women: An evaluation of the ›kindling‹ hypothesis« (in: *American Journal of Psychiatry* 157, Nr. 8, 2000) – wird die Literatur zum Thema kritisch gewürdigt. Zu den eigenen Recherchen heißt es, sie böten »starke und schlüssige Belege für negative Wechselwirkungen. Das heißt, mit jedem weiteren vorausgegangenen depressiven Schub wird der Zusammenhang zwischen biographischen Stressfaktoren und dem Auftreten schwerer Depressionen immer schwächer.«

64 Thomas von Aquins Bemerkungen über die Furcht stehen in seiner *Summe der Theologie* (Bd. II, S. 178). Ich danke John F. Wippet und Kevin White von der Catholic University of America für diesen Hinweis und ihre Kommentare dazu.

64 Die Überschneidungen von Gemütskrankheiten, Alkoholismus und Genetik sind überaus kompliziert. Eine ausgezeichnete Zusammenfassung der gegenwärtigen Positionen, Studien und Schlussfolgerungen bieten Frederick Goodwin und Kay Jamison in dem Kapitel »Alcohol and drug abuse in manic-depressive illness« ihres Buches *Manic-Depressive Disease*. Sehr empfehlenswert sind auch David McDowell und Henry Spitz, *Substance Abuse* und Marc Galanter und Herbert Kleber, *Textbook of Substance Abuse, Treatment*.

64 Diese Statistik über Angstzustände stammt aus Stephen Hall, »Fear itself«, in: *The New York Times Magazine* vom 28. Februar 1999 (S. 45).

64 Näheres über Angst und Schlaf siehe bei T. A. Mellman und T. W. Uhde, »Sleep and panic and generalized anxiety disorders«, in: James Ballenger (Hg.), *The Neurobiology of Panic Disorder*.

65 Das Zitat von Sylvia Plath stammt aus *Die Glasglocke* (S. 8).

65 Das Zitat von Jane Kenyon steht in »Having it out with melancholy« aus *Constance* (S. 25).

75 Das Zitat von Daniil Charms findet sich in *Incidences* (S. 4).

75 Das Artaud-Zitat ist dem Titel einer seiner Zeichnungen entnommen. Siehe dazu den Ausstellungskatalog des Museum of Modern Art, *Antonin Artaud: Works an Paper*, New York 1996.

75 Das Zitat aus F. Scott Fitzgeralds *Der große Gatsby* steht auf S. 59.

76 Das Gedicht von Jane Kenyon stammt aus »Back« in ihrem Band *Constance* (S. 32).
Das Standardlehrbuch über Notfallmedizin trägt den Titel *Emergency Medicine: Concepts and Clinical Practice*, hg. von Peter Rosen *et al.*, 4. Aufl., 3 Bde.

3. Therapien

94 Das Zitat von T. M. Luhrman steht in ihrem bemerkenswerten Buch *Of Two Minds* (S. 7).

95 Luhrman-Zitat: *Op. cit.* (S. 290).

96 Das Woolf-Zitat aus *Die Jahre* steht auf S. 322.

97 Russ Newman, der für die Berufspraxis zuständige Direktor der American Psychological Association, schreibt in einem Leserbrief an den *U.S. News & World Report* (26. April 1999): »Die Forschung hat ziemlich klar ergeben, dass die bei Depressionen gebotene Behandlung in den meisten Fällen möglichst eine Kombination aus Psychotherapie und Medikation sein sollte« (S. 8). Eine neuere Studie kam zu ähnlichen Ergebnissen. Siehe Martin Keller *et al.*, »A comparison of nefazodone, the cognitive behavioral-analysis system of psychotherapy, and their combination for the treatment of chronic depression« (in: *New England Journal of Medicine* 342, Nr. 20, 2000). Eine allgemeinverständliche Zusammenfassung dieser Studie bietet Erica Goode, »Chronic-depression study backs the pairing of therapy and drugs« (in: *The New York Times*, 18. Mai 2000). Ellen Frank hat in einer Reihe von Erhebungen in verschiedenen Gruppen Psychotherapien und Medikationen miteinander verglichen. Ihre geriatrische Untersuchung mit dem Titel »Nortryptiline and interpersonal psychotherapy as maintenance therapies for recurrent major depression« (in: *Journal of the American Medical Association* 281, Nr. 1, 1999) kommt zu dem Schluss: »Die Kombination beider Behandlungsstrategien scheint klinisch optimal zu sein, um Patienten stabil zu halten.« Auch frühere Studien in diesem Bereich, wie Gerald Klerman *et al.*, »Treatment of depression by drugs and psychotherapy« (in: *American Journal of Psychiatry* 131, 1994) und Myrna Weissman und Eugene Paykel, *The Depressed Woman: A Study of Social Relationships*, verweisen auf die zunehmenden Erfolge der Kombinationstherapie.

100 Eine grundlegende methodologische Darstellung der kognitiven Verhaltenstherapie findet sich in Becks anregendem Buch *Depression*. Unter den neueren Publikationen siehe vor allem Mark Williams, *The Psychological Treatment of Depression* (2. Aufl.).

101 Der Ausdruck erlernter *Optimismus* stammt von Martin Seligman und ist der Titel seines Buches von 1990.

103 Die methodologischen Grundlagen der interpersonellen Psychotherapie beschreiben Myrna Weissman, John Markowitz und Gerald Klerman ausführlich in ihrem *Comprehensive Guide to Interpersonal Psychotherapy*.

104 Die Studie über Professoren und Therapeuten ist von Hans Strupp und Suzanne Hadley, »Specific versus nonspecific factors in psychotherapy: A controlled study of outcome« (in: *Archives of General Psychiatry* 36, Nr. 10, 1979). Dort heißt es: »Die Ergebnisse dieser Untersuchung waren schlüssig und eindeutig. Patienten, die eine Psychotherapie bei Professoren machten, zeigten im Durchschnitt eine quantitativ ebenso große Besserung wie solche, die zu erfahrenen Psychotherapeuten gingen« (S. 1134).

105 Meine Erörterung der Neurotransmitterspiegel von Depressiven stützt sich auf eine Vielzahl von Büchern, Artikeln und Gesprächen. Viele der einschlägigen Konzepte sind in Peter Whybrows A *Mood Apart* anschaulich dargestellt.

105 Zu Tryptophan und Depressionen siehe T. Delgado *et al.*, »Serotonin function and the mechanism of antidepressant action: Reversal of antidepressant by rapid depletion of plasma tryptophan« (in: *Archives of General Psychiatry* 47, 1990), und K. Smith *et al.*, »Relapse of depression after rapid depletion of tryptophan« (in: *Lancet* 349, 1997).

105 Peter Whybrow bietet in A *Mood Apart* (S. 224–227) eine ausgezeichnete, kenntnisreiche Abhandlung zur Funktion der Serotoninsynthese.

106 David Healy erklärt die Rezeptortheorie sehr ausführlich in seinem außergewöhnlichen Buch *The Antidepressant Era* (S. 161–163 und 173–177).

106 Peter Whybrow erörtert in A *Mood Apart* (S. 150–167) auf etwas provokative Weise die These, dass die Medikamente zur Beeinflussung der Neurotransmitter indirekt wirken, und das Problem der Homöostase.

107 Die Auswirkungen der SSRIs auf den Schlaf hat Michael Thase in seinem Referat zum Thema »Sleep and depression« am 14. Mai 2000 bei der APA 2000 in Chicago geschildert.

107 Die Auswirkungen der SSRIs auf die Gehirntemperatur gehören zur allgemeinen Biochemie der Depressionen, bei denen die Körpertemperatur besonders nachts oft erhöht ist, allerdings wiederum nur vergleichsweise, da sie nachts weniger stark absinkt als im

Normalzustand. Die erhöhte Temperatur geht mit anderen Anzeichen der Übererregtheit wie Schlaflosigkeit einher. Dass Antidepressiva die erhöhte Temperatur absenken, ist wahrscheinlich gut – gleichsam eine Normalisierung. Einige dieser Aspekte sind erörtert in dem Kapitel »Biological processes in depression: An updated review and Integration« aus Michael Thases und Robert Howlands *The Handbook of Depression* (hg. von E. Edward Beckham und William Leber, S. 213–279).

107 Die meisten dieser Daten über Tierstudien, Trennung von der Mutter, Aggressivität und veränderte Neurobiologie stammen aus dem vom NIMH veranstalteten »Suicide research workshop« vom 15./16. November 1996. Doch es gibt auch viele allgemeine Publikationen zu diesem Thema. Besonders empfehlenswert als Einführung ist Gary Kraemer et al., »Rearing experience and biogenic amine activity *in* infant rhesus monkeys« (*in: Biological Psychiatry* 40, Nr. 5, 1996).

107 Über den Zusammenhang zwischen Trennung von der Mutter und Kortisol gibt es viele Studien. Siehe Gayle Byrne und Stephen Suomi, »Social separation in infant *Cebus Apella:* Patterns of behavioral and cortisol response« (in: *International Journal of Developmental Neuroscience* 17, Nr. 3, 1999), und David Lyons et al., »Separation induced changes in squirrel monkey hypothalamic-pituitary-adrenal physiology resemble aspects of hypercortisolism in humans« (in: *Psychoneuroendocrinology* 24, 1999). Dass Antidepressiva diesen Zustand lindern können, erklären Pavel Hrdina et al., »Pharmacological modification of experimental depression in infant macaques« (in: *Psychopharmacology* 64, 1979).

107 Die Angaben über dominante Meerkatzen finden sich in Michael Raleigh et al., »Social and environmental influences an blood serotonin concentrations in monkeys« (in: *Archives of General Psychiatry* 41, 1984). Die Linderung der Beschwerden durch steigende Serotoninwerte erörtern Michael Raleigh und Michael McGuire in »Bidirectional relationships between tryptophan and social behavior in vervet monkeys« (in: *Advances in Experimental Medicine and Biology* 294, 1991), und Michael Raleigh et al., »Serotonergic mechanisms promote dominance acquisition in adult male vervet monkeys« (in: *Brain Research* 559, 1991).

107 Zum Thema Risikoverhalten von Tieren, Aggression und Serotonin siehe P. T. Mehlman et al., »Low CSF 5-HIAA concentrations and severe aggression and impaired impulse control in nonhuman primates« (in: *American Journal of Psychiatry* 151, 1994).

107 Zu den Studien über die Rangordnung von Affen und Serotonin siehe Michael McGuire und Alfonso Troisi, *Darwinian Psychiatry* (S. 93 f. und 172174).

107 Den Nachweis, dass SSRIs die Aggressionsmuster umkehren können, führen C. Sanchez et al. in »The rote of serotonergic mechanisms in inhibition of isolation-induced aggression in male mice« (in: *Psychopharmacology* 110, Nrn. 1–2, 1993).

108 Die Häufigkeit der Nebenwirkungen vieler SSRIs, besonders von Prozac, ist umstritten. Viele Ärzte und Kliniker meinen, dass sie – allen voran der verminderte Geschlechtstrieb und die schweren Orgasmusstörungen – bei den anfänglichen Tests von den Pharmakonzernen stark unterschätzt wurden.

109 Die Daten Anita Claytons stammen aus ihrem Referat »Epidemiology, Classification, and assessment of sexual dysfunction«, das sie am 13. Mai 2000 bei der APA in Chicago gehalten hat.

109 Die Statistik über das Absetzen von Antidepressiva nach sechs Monaten stammt aus einem Vortrag zum Thema »Management of antidepressant-associated sexual dysfunction«, den H. George Nurnberg am 13. Mai 2000 bei der APA in Chicago gehalten hat.

110 Zu dieser Liste der sexualfördernden Medikamente siehe Nurnberg, *op. cit.*

110 Ebenso zur Auswirkung von Viagra auf nächtliche Erektionen.

110 Ebenso zu dem Vorschlag, täglich Viagra zu nehmen.

110 Andrew Nierenberg sprach über »Prevalence and assessment of antidepressant-associated dysfunction«, Julia Warnock über »Hormonal aspects of sexual dysfunction in

women: Improvement with hormone replacement therapy«. Beide Vorträge am 13. Mai 2000 bei der APA in Chicago.

111   Bei der Verschreibung von Antidepressiva jeder Art an manisch-depressive Patienten muss man große Vorsicht walten lassen. Im Allgemeinen brauchen sie neben den Antidepressiva stabilisierende Mittel wie Lithium oder ein Antikonvulsivum.

112   Ich danke David McDowell von der Columbia University für seinen Beitrag zum Problem der Abhängigkeit bei Benzodiazepinen.

114   Die Angaben über den Erfolg der Elektrokrampftherapie schwanken. Peter Whybrow nennt in seinem Buch A *Mood Apart* eine Rate von 85 bis 90 Prozent (S. 216); Francis Mondimore schätzt in *Depression: The Mood Disease* sogar mehr als 90 Prozent (S. 65). Ich habe einen Durchschnitt aus den vielen publizierten Zahlen gebildet.

114   Harold Sackein *et al.* berichten in »A prospective, randomized, double-blind comparison of bilateral and right unilateral electroconvulsive therapy at different stimulus intensities« (in: *Archives of General Psychiatry* 57, Nr. 5, 2000), dass die nur rechtsseitige Elektrokrampftherapie ebenso wirkungsvoll, aber weniger schädigend ist als die beidseitige. Beim Fünffachen der Krampfschwelle habe sie nur ein Sechstel der kognitiven Nebenwirkungen jener.

115   Zur allgemeinen Methodik der Elektrokrampftherapie siehe Francis Mondimore, *Depression: The Mood Disease*, und Elliot Valenstein, *Great and Desperate Cures.*

116   Die Statistiken über Sterbefälle durch Komplikationen nach Elektrokrampftherapie stammen aus Stacey Pamela Pattons »Electrogirl« in der *Washington Post* vom 19. September 1999.

116   Das Zitat von Richard Abrams stammt aus seinem Buch *Electroconvulsive Therapy*, S. 75.

116   Diese Demonstrationen hat Manning mir beschrieben, darunter organisierte Gruppen, die Flugblätter gegen »elektronische Gehirnwäsche« verteilten. Opposition dieser Art gab es bei einer Veranstaltung, die ein Buchhändler aus Northampton (Massachusetts) in der Bibliothek des Smith College durchführte.

127   Der Ausspruch Charlotte Brontës ist zitiert nach Juliet Barker, *The Brontës* (S. 599). Ich danke der Künstlerin Elaine Reichek für den Hinweis auf diese Stelle.

127   Das Brontë-Zitat aus *Villette* steht auf S. 384.

4. Alternativen

128   Der Ausspruch Cechoys ist zitiert nach Jane Kenyons Gedichtband *Constance* (S. 21), wo er als Motto zu dem Poem »Having it out with melancholy« dient.

130   Zum Thema Sport und Depressionen gibt es viele Studien. Eine der rigorosesten ist J. A. Blumenthal *et al.*, »Effects of exercise training on older patients with major depression«, (in: *Archives of Internal Medicine* 159, 1999).

130   Eine sehr aufschlussreiche Abhandlung über die Rolle der Ernährung beim Kampf gegen die Depression findet sich in Vicki Edgson und Ian Marber, *The Food Doctor* (S. 62–65).

131   Den Einfluss von Fischöl und Omega-3-Fettsäuren auf depressive Symptome beschreiben J. R. Calabrese *et al.* in »Fish Oils and Bipolar Disorder« (in: *Archives of General Psychiatry* 56, 1999).

131   TMS und rTMS werden sowohl geringe Erfolgs- als auch hohe Rückfallquoten nachgesagt. Eine allgemeine Einführung in Verfahren, Theorie und Methodik von TMS bietet Eric Hollander in »TMS« (in: *CNS Spectrums* 2, Nr. 1, 1997). Strenger wissenschaftlich und forschungsorientierte Daten bringen W. J. Triggs *et al.*, »Effects of left frontal transcranial magnetic stimulation on depressed mood, cognition, and corticomotor threshold« (in: *Biological Psychiatry* 45, Nr. 11, 1999), und Alvaro Pascual-Leone *et al.*, »Rapid-rate transcranial magnetic stimulation of left dorsolateral prefrontal cortex in drug-resistant depression« (in: *Lancet* 348, 1996).

132 Norman Rosenthal entfaltet seine Ansichten über die jahreszeitlich bedingte Depression (SAD) in seinem Buch *Winter Blues*.

132 Die Zahlen über die Helligkeitsgrade bei künstlichem und bei Tageslicht lassen sich ableiten aus Michael J. Nordens *Beyond Prozac: Brain Toxic Lifestyles, Natural Antidotes and New Generation Antidepressants* (S. 36). Seine Berechnungen beruhten auf 300 Lux Innenbeleuchtung, 10000 Lux bei neuen Sonnenbanken und 100000 Lux für einen klaren Sommertag.

133 Die Literatur über EMDR ist uneinheitlich. Das beste Buch im Hinblick auf Depressionen hat Philip Manfield herausgegeben: *Extending EMDR*.

134 Meine Anwendungen in Sedona erhielt ich im Enchantment Resort.

134 Die interessanten Ideen Callahans finden sich zusammengefasst in Fred Gallos *Energy Psychology. Field Therapy and Trauma: Treatment and Theory*.
Ich bin allerdings nicht davon überzeugt, dass diesem Werk wirklich klinische Bedeutung zukommt, auch wenn seine Denkweisen für jene nützlich sein mögen, die eher konventionelle Therapien anwenden.

135 Die Ausführungen von Kurt Hahn stammen aus *Readings from the Hurricane Island Outward Bound School* (S. 71), einem wunderbar eingängigen Buch, das die Organisation selbst verlegt hat und vertreibt.

136 Michael Yapko hat eine eindrucksvolle und hilfreiche Monographie zum Thema Hypnose und Gemütskrankheiten geschrieben: *Hypnosis and the Treatment of Depression*.

136 Zu Theorien über Schlaf und Depression siehe die Arbeit von Michael Thase an der University of Pittsburgh und David Dingle an der University of Pennsylvania. Auch Thomas Wehr vom NIMH gehört zu den Experten auf diesem Gebiet. Die Darstellung veränderter Schlafphasen stammt aus mehreren schriftlichen und mündlichen Quellen. Siehe dazu Thomas Wehr, »Phase advance of the circadian sleep-wake cycle as an antidepressant« (in: *Science* 206, 1979); ders., »Reply to Healy, D., Waterhouse, J. M.: The circadian system and affective disorders: Clocks or rhythms« (in: *Chronobiology International* 7, 1990); ders., »Improvement of depression and triggering of mania by sleep deprivation« (in: *Journal of the American Medical Association* 267, Nr. 4, 1992); und M. Berger *et al.*, »Sleep deprivation combined with consecutive sleep phase advance as fast-acting therapy in depression« (in: *American Journal of Psychiatry* 154, Nr. 6, 1997). Siehe zu diesem Thema auch das Kapitel »Biological processes *in* depression: An updated review and integration« aus Michael Thases und Robert Howlands *The Handbook of Depression* (S. 213–279).

136 Das Zitat von F. Scott Fitzgerald stammt aus *Der Knacks* (S. 22). Ich danke der immer wachsamen Claudia Swan für den Hinweis.

138 Zum Johanniskraut gibt es Unmengen von Literatur, die teils redundant, teils reißerisch, teils dummdreist ist. Ich stütze mich hier auf Norman Rosenthals solides Buch *St. John's Wort*. Die Daten über Hypericin und Interleukin-6 stammen von einer Webseite des NIMH über Alternativmedizin: nccam.nih.gov/nccam/fcp/factsheets/stjohnswort/stjohnswort.htm.

138 Ich finde die Schriften Andrew Weils höchst ärgerlich und kann nichts davon empfehlen. Seine Ansichten zu diesen Themen sind zusammengefasst in Jonathan Zuess, *The Natural Prozac Program* (S. 66 f.).

138 Thomas Brown von der Tulane University hat eingewandt, dass Johanniskraut »von vielen auf etwas unlogische Weise als natürlich und daher sicher angepriesen wird«. Vgl. dazu Thomas Brown, »Acute St. John's Wort Toxicity« (in: *American Journal of Emergency Medicine* 18, Nr. 2, 2000, S. 231). Wie andere Antidepressiva hat die Pflanze Anfälle von akuter Manie ausgelöst. Siehe Andrew Nierenberg *et al.*, »Mania associated with St. John's Wort« (in: *Biological Psychiatry* 46, 1999).
Es ist erwiesen, dass hohe Dosen des Krautes bei Rindern und Schafen Überempfindlichkeiten der Haut mit sich bringen können. Siehe O. S. Araya und E. J. Ford, »An investigation of the type of photosensitization caused by the ingestion of St. John's Wort

(Hypericum perforaturn) by calves« (in: *Journal of Comprehensive Pathology* 91, Nr. 1, 1981).

138   Zu Wechselwirkungen zwischen Johanniskraut und Medikamenten siehe die Webseite des NIMH, www.nimh.nih.gov/events/stjohnswort.cfm. Weitere Daten zum Thema finden sich in einem neueren Artikel von A. Fugh-Berman, »Herb-drug interactions« (in: *Lancet* 355, 2000).
        Die Liste der Medikamente, deren Wirkung durch Johanniskraut vermindert wird, stammt aus »Emotional ›aspirin‹?« in den *Consumer Reports* (Dezember 2000).

139   Zu systematischen Studien über SAMe siehe G. M. Bressa, »S-adenosylmethionine (SAMe) as antidepressant: Meta-analysis of clinical studies« (in: *Acta Neurologica Scandinavica* 89, Suppl. 154, 1994).

139   Die Tendenz der SAMe, Manien auszulösen, ist beschrieben in »Emotional ›aspirin‹?«, dem schon zitierten Artikel aus den *Consumer Reports* (Dezember 2000).

139   Die Daten über SAMe und Neurotransmitterspiegel bei Tieren finden sich in Richard Brown *et al.*, *Stop Depression Now* (S. 74 f.).

139   Den Zusammenhang zwischen SAMe und der Methylierung postulieren Joseph Lipinski *et al.*, »Open trial of S-adenosylmethionine for treatment of depression« (in: *American Journal of Psychiatry* 143, Nr. 3, 1984).

139   Die Zahlen über die jährlichen Ausgaben von Amerikanern für Akupunktur stehen auf der Webseite des NIMH, nccam.nih.gov/nccam/fcp/factsheets/acupuncture/acupuncture.htm.

140   Die homöopathischen Mittel Claudia Weavers hat Pami Sing verordnet und verschrieben.

147   Hellingers anregendes Buch trägt den Titel *Zweierlei Glück* (siehe auch *Ordnung der Liebe*). Reinhard Lier leitet das Linderhof Therapiezentrum in Bayern, wo er die meisten seiner Seminare veranstaltet. Nach Amerika hatte ihn Regine Olsen eingeladen.

152   Die Zitate von Frank Rusakoff stammen aus unveröffentlichten Manuskripten.

154   Zur Tradition der Zauberei bei den Senegalesen vgl. William Simmons, *Eyes of the Night.*

160   Reboxetine hat inzwischen alle Tests durchlaufen und muss nur noch von den Gesundheitsbehörden zugelassen werden. In einer neueren E-Mail schreibt Pharmacia: »Was Reboxetine angeht, so haben wir die Zulassung der Food and Drug Administration (FDA) für die Vereinigten Staaten noch nicht erhalten und können daher nur spekulieren, wann das Medikament auf den Markt kommen wird. Gestützt auf den Bescheid, den Pharmacia am 23. Februar 2000 von der FDA erhalten hat, müssen vor einer Zulassung in den USA weitere klinische Tests durchgeführt werden.« Weitere Angaben über die Webseite von Pharmacia: www2.pnu.com.

160   Näheres zur Substanz P auf der Webseite von Merck, www.dupontmerck. com. Einführendes zur Erforschung der Substanz P als Antidepressivum bietet David Nutt in »Substance-P-antagonists: A new treatment for depression?« (in: *Lancet* 352, 1998).

161   Die Zahl von »etwa dreißigtausend Genen« übernehme ich aus einem Artikel in *Science* vom 16. Februar 2001, in dem es heißt: »Die Analyse der Genomsequenz ergab 26 588 stark erhärtete Proteinkodes und zusätzlich 12 000 rechnerisch abgeleitete Gene mit Entsprechungen bei Mäusen und anderen schwach stützenden Belegen.« Ich danke Polly Shulman Näheres für ihren mathematischen Nachhilfeunterricht. Siehe im Netz zum Human Genome Project www.ornl.gov/hgmis.

5. Populationen

162   In der allgemeinen Literatur heißt es durch die Bank, dass doppelt so viele Frauen wie Männer unter Depressionen leiden. Die statistischen Erhebungen zur Untermauerung dieser These hat Myrna Weissman von der Columbia University auf internationaler Ebene zusammengetragen und publiziert als »Cross-national epidemiology of major

depression and bipolar disorder« (in: *Journal of the American Medical Association* 276, Nr. 4, 1996).

162 Es ist eine allgemein anerkannte und in der Literatur zum Thema vorherrschende Annahme, dass sich der Geschlechtsunterschied ab der Pubertät im Hinblick auf Depressionen bemerkbar macht. Siehe dazu Susan Nolen-Hoeksema, *Sex Differences in Depression.*

162 Auch wenn Hypothesen über die biologischen Anteile der weiblichen Depression nicht sehr überzeugend sind, trifft unbestreitbar zu, dass sich schwankende Östrogen- und Progesteronwerte in den Hormonsystemen des Hypothalamus und der Hypophyse auf die Stimmungslage auswirken. Diese Phänomene erörtert Susan Nolen-Hoeksema in *Sex Differences in Depression* (S. 64–76).

162 Die Selbstmordstatistiken über Schwangere und Wöchnerinnen finden sich bei E. C. Harris und Brian Barraclough, »Suicide as an outcome for medical disorders« (in: *Medicine* 73, 1994).

162 In dieser Zahl über Wochenbettdepressionen spiegeln sich überaus vielfältige Statistiken zum Thema wider, und sie ist aus zwei Gründen problematisch. Erstens hängt die Häufigkeit direkt davon ab, wie streng man das Phänomen definiert, und zweitens können viele Symptome, die denen der Depression ähneln, auch zu den physiologischen Auswirkungen der Geburt gehören. Susan Nolen-Hoeksema schreibt über eine Studie, in der »die scheinbar hohen Raten der Wochenbettdepression eher auf die Beschwerden, Schmerzen und Schlafstörungen der Schwangerschaft und Entbindung zurückgehen, als von ausgewachsenen Symptomen der Depression zu zeugen. Die Schätzungen über das Vorliegen nichtpsychotischer Depressionen bei Wöchnerinnen«, fährt sie fort, »reichen von drei bis dreiunddreißig Prozent.« Sie selbst kommt auf durchschnittlich 8,2 Prozent. Siehe dazu ihr Buch *Sex Differences in Depression* (S. 62–65). Verta Taylor berichtet in *Rock-A-By Baby*, ihrer Studie über Wochenbettdepressionen, dass zehn bis sechsundzwanzig Prozent der Wöchnerinnen unter diesen leiden.

163 Die Statistik über schwere und leichte Wochenbettdepressionen stammt aus Susan Nolen-Hoeksemas *Sex Differences in Depression* (S. 62–64). Depressionen in der Menopause beschreibt sie auf S. 70 f.

163 Die Statistik über die Rate der Serotoninsynthese findet sich in einem Abriss zum Thema »Sex differentes in brain serotonin production« in den *Johns Hopkins White Papers 1998* (S. 14).

163 Die Frage der Benachteiligung als Quelle weiblicher Depressionen wird in einer Reihe von Büchern und Artikeln ausgiebig erörtert, darunter Susan Nolen-Hoeksema, *Sex Differences in Depression*, Jill Astbury, *Crazy for You* und Dana Crowley Jack, *Silencing the Self.*

163 Die Statistik über Wochenbettdepressionen bei gestressten Frauen findet sich in Susan Nolen-Hoeksema, *Sex Differences in Depression* (S. 68; Zitat S. 60 f.).

163 Zur Parität der Depressionsraten bei Studenten und Studentinnen und den vorgeschlagenen Erklärungen dafür siehe Nolen-Hoeksema, *op. cit.* (S. 26–28).

164 Die Gesamtstatistik über Depressionen bei Männern und Frauen stammt aus »Crossnational epidemiology of major depression and bipolar disorder« (in: *Journal of the American Medical Association* 276, Nr. 4, 1966), einer Erhebung auf der Basis der epidemiologischen Studien Myrna Weissmans (s. o.). Im persönlichen Gespräch mit Steven Hyman ergab sich, dass Frauen höhere Quoten von Angstzuständen und Essstörungen haben, Männer dagegen ein erhöhtes Aufkommen von Autismus, durch Hyperaktivität bedingte Aufmerksamkeitsschwäche und Alkoholismus.

164 Niemand nimmt die Daten über die Natur der weiblichen Entrechtung für bare Münze, denn zahlreiche Autoren haben diese vielfältigen Phänomene ganz verschiedenartig beschrieben und erklärt. Meine Liste soll weder endgültig noch erschöpfend sein. Näheres zu diesem Thema findet sich bei Susan Nolen-Hoeksema, *Sex Differences in Depression*, Jill Astbury, *Crazy for You* und Dana Crowley Jack, *Silencing the Self.*

164 Die beiden feministischen Erklärungen der Depression und verschiedene Hypothesen über den Zusammenhang zwischen Depression und Familienstand finden sich in Susan Nolen-Hoeksema, *Sex Differences in Depression* (S. 96–101).

164 George Brown hat viele interessante Beiträge zur »Bedeutung von Erlebnissen für das Einsetzen depressiver Verstimmungen« geleistet. In verschiedenen Studien stellten er und seine Kollegen fest, dass Frauen depressive Entwicklungen hauptsächlich als Folge von Demütigungen und Verführungen darstellen. Siehe dazu »Loss, humiliation and entrapment among women developing depression: A patient and non-patient comparison« (in: *Psychological Medicine* 25, 1995). Andere Forscher heben in zahlreichen Artikeln die Bedeutung von Rollen für die Definition depressiver Zustände hervor. Dass die weibliche Sorge um den Nachwuchs mit der Entstehung von Depressionen zusammenhängen kann, stimmt mit den traditionellen Geschlechterrollen überein. Allerdings heißt es in einem Beitrag: »Wenn sich in der Praxis auch der Mann stark in der Familie engagierte, spielte der Geschlechtsunterschied dabei keine Rolle.« Näheres zu diesem Thema siehe bei J. Y. Nazroo *et al.*, »Gender differences in the onset of depression following a shared life event: A study of couples«, in: *Psychological Medicine* 27, 1997 (Zitat S. 9).

164 Die Evolutionstheorien Myrna Weissmans über Depressionen bei Frauen hat sie mir im persönlichen Gespräch mitgeteilt.

165 Näheres über Depressionen bei Erwachsenen, die in der Kindheit sexuell missbraucht wurden, findet sich in Gemma Gladstone *et al.*, »Characteristics of depressed patients who report childhood sexual abuse (in: *American Journal of Psychiatry* 156, Nr. 3, 1999, S. 431–437).

165 Zum Verhältnis von Anorexie und Depression siehe Christine Pollice *et al.*, »Relationship of depression, anxiety, and obsessionality to state of illness in anorexia nervosa« (in: *International Journal of Eating Disorders* 21, 1997), und Kenneth Altshuler *et al.*, »Anorexia nervosa and depression: A dissenting view« (in: *American Journal of Psychiatry* 142, Nr. 3, 1985).

Freuds Darstellung des Falles Dora findet sich in seinem Aufsatz »Bruchstück einer Hysterie-Analyse«, in: *Gesammelte Werke*, Bd. V, S. 163–315. Jill Astbury beleuchtet den Fall Dora in *Crazy for You* (S. 109–132) aus feministischer Sicht.

165 Zur Beziehung zwischen Weiblichkeit und Depression siehe Susan Nolen-Hoeksema, *Sex Differences in Depression*. Den Einfluss von Mutterschaftserwartungen auf Wochenbettdepressionen untersucht Verta Taylor in *Rock-A-By Baby* (S. 35–58).

166 Die Zitate von Dana Crowley Jack stammen aus *Silencing the Self* (S. 32–48).

166 Die Analysen Jill Astburys finden sich in *Crazy for You* (Zitat S. 2 f.).

167 Zum Verhältnis zwischen Selbstmord bei Männern und bei Frauen siehe Eric Marcus, *Why Suicide?*, worin er schreibt: »Von den annähernd dreißigtausend Menschen, die sich jährlich das Leben nehmen, sind vierundzwanzigtausend Männer und sechstausend Frauen« (S. 15).

167 Zu den Depressionsquoten bei alleinstehenden, geschiedenen und verwitweten Männern siehe Myrna Weissman *et al.*, »Cross-national epidemiology of major depression and bipolar disorder« (in: *Journal of the American Medical Association* 276, Nr. 4, 1996).

169 Die Statistik über Depressionen bei jüdischen Männern findet sich in Bruce Bower, »Depression: Rates in women, men … and stress effects around the sexes« (in: *Science News*, 3. Juni 1995, S. 346).

169 Zu den Eigenschaften von Kindern mit depressiven Müttern siehe Marian Radke-Yarrow *et al.*, »Affective interactions of depressed and nondepressed mothers and their children« (in: *Journal of Abnormal Child Psychology* 21, Nr. 6, 1993). Vgl. auch den Stipendienantrag Anne Rileys beim NIMH mit dem Titel »Effects on children of treating maternal depression« (S. 32).

170 Bruce Brower berichtet in »Depressive aftermath for new mothers« (in: *Science News*,

25. August 1990) über eine Vielzahl von Studien, die schon ab dem Alter von drei Monaten kindliche Depressionen feststellten.

170 Mütterliche Depressionen wirken sich unmittelbar und nachhaltig auf die Kinder aus. Tiffany Field, eine Expertin, die schon seit mehr als zwei Jahrzehnten auf diesem Gebiet arbeitet, schreibt über eine fast »neonatale« Depression: »Kinder zeigen verhaltensmäßige, physiologische und biochemische ›Unregelmäßigkeiten‹, die wahrscheinlich auf ein pränatales biochemisches Ungleichgewicht der Mutter zurückgehen« (S. 200). Vgl. Tiffany Field, »Maternal depression effects on infants and early interventions« (in: *Preventive Medicine* 27, 1998). Leider scheinen diese schädlichen Folgen dauerhaft zu sein. Nancy Aaron Jones *et al.* berichten in »EEG stability in infants / children of depressed mothers« (in: *Child Psychiatry and Human Development* 28, Nr. 2, 1997) von einer Studie, in der man Kinder depressiver Mütter vom dritten Monat bis zum dritten Lebensjahr begleitet hat. Sieben der acht, bei denen sich schon früh Asymmetrien im EEG gezeigt hatten, wiesen diese auch noch mit drei Jahren auf. Allerdings ist nachgewiesen, dass ein Mindestmaß an mütterlicher Zuwendung und Interaktion das Problem weitgehend beheben kann. Martha Peláez-Nogueras *et al.* behaupten in »Depressed mothers' touching increases infants' positive affect and attention in still-face interaction« (in: *Child Development* 67, 1996), dass die Interaktion einer Mutter, die ihr Kind ruhig und zärtlich berührt, einen drastisch positiven Einfluss auf dessen Stimmung und Offenheit haben kann. Weitere Studien, wie Sybil Hart *et al.*, »Depressed mothers' neonates improve following the MABI and Brazelton demonstration« (in: *Journal of Pediatric Psychology* 23, Nr. 6, 1998), oder Tiffany Field *et al.*, »Effects of parent training on teenage mothers and their infants« (in: *Pediatrics* 69, Nr. 6, 1982), machen deutlich, dass Elternschulung die durch mütterliche Depressionen angerichteten Schäden erheblich vermindern kann.

170 Die Studie über Kinder depressiver Mütter fast ein Jahr nach deren Erholung stammt von Catherine Lee und Jan Gotlib, »Adjustment of children of depressed mothers: A 10-month follow-up« (in: *Journal of Abnormal Psychology* 100, Nr. 4, 1991).

170 Daten aus einer Zehnjahresstudie über soziale Benachteiligung, Depression, panische Angstanfälle und Alkoholsucht finden sich bei Myrna Weissman *et al.*, »Offspring of depressed parents« (in: *Archives of General Psychiatry* 54, 1997).

170 Der Vergleich zwischen Kindern depressiver und solchen schizophrener Mütter findet sich in Anne Rileys Stipendienantrag beim NIMH, »Effects on children of treating maternal depression« (S. 32).

170 Aufmerksamkeitsschwäche, Trennungsangst, Verhaltensstörungen und zunehmende somatische Beschwerden schildern Leonard Milling und Barbara Martin in ihrem Aufsatz »Depression and suicidal behavior in preadolescent children« (in: Walker und Roberts, *Handbook of Clinical Child Psychology*, S. 319–339). Siehe auch David Fasslers und Lynne Dumas' Monographie über kindliche Depressionen, *Help Me, I'm Sad: Recognizing, Treating, and Preventing Childhood Depression.*

171 Sameroffs Arbeit über zwei- bis vierjährige Kinder depressiver Mütter ist dargestellt in Sameroff *et al.*, »Early development of children at risk for emotional disorder« (in: *Monographs of the Society for Research in Child Development* 47, Nr. 7, 1982).

171 Zum Bluthochdruck siehe A. C. Guyton *et al.*, »Circulation: Overall regulation« (in: J. M. Luck und V. E. Hall, Hg., *Annual Review of Physiology* 34, 1972; Tabelle auf S. 12).

172 Die anaklitische Depression umreißt René A. Spitz, »Anaclitic depression« (in: *Psychoanalytic Study of the Child* 2, 1946). Ein Fallbeispiel bieten René A. Spitz *et al.*, »Anaclitic depression in an infant raised in an institution« (in: *Journal of the American Academy of Child Psychiatry* 4, Nr. 4, 1965).

172 Der Ausdruck »Gedeihstörung« stammt aus einem persönlichen Gespräch mit Paramijt T. Joshi von Johns Hopkins und Deborah Christie von der Adolescent Medical Unit des University College London und des Middlesex Hospital.

172 Die Zahl von einem Prozent steht in der Studie von E. Poznanski *et al.*, »Childhood de-

pression: Clinical characteristics of overtly depressed children« (in: *Archives of General Psychiatry* 23, 1970). Den statistischen Wert von sechzig Prozent ermittelte T. A. Petti, »Depression in hospitalized child psychiatry patients: Approaches to measuring depression« (in: *Journal of the American Academy of Child Psychiatry* 22, 1978).

173 Die Zahlen über Kinderselbstmorde stammen aus Leonard Milling und Barbara Martin, »Depression and suicidal behavior in preadolescent children« (in: Walker und Roberts, *Handbook of Clinical Child Psychology*, S. 328). Den Statistiken der NIMH-Webseite zufolge war Selbstmord im Jahr 1997 bei Kindern im Alter zwischen zehn und vierzehn die dritthäufigste Todesursache.

176 Myrna Weissman *et al.* beschreiben in »Depressed adolescents grown up« (in: *Journal of the American Medical Association* 281, Nr. 18, 1999, S. 17071713) die Lebensläufe von Erwachsenen, die in der Kindheit depressiv waren.

176 Erst nach Freud wurden schließlich viele der Fragen im Zusammenhang mit kindlichen Depressionen gestellt. Während diese als eine klinische Tatsache heute gut dokumentiert sind, scheinen die Zahlen während der Adoleszenz noch weiter zu steigen. Myrna Weissman *et al.* schreiben in dem bereits zitierten Aufsatz »Depressed adolescents grown up«: »Damit liegt jetzt auf der Hand, dass schwere Depressionen oft schon in der Adoleszenz einsetzen.« Patricia Meisol bestätigt in »The dark cloud« (in: *The Sun* vom 1. Mai 1999) die häufig zitierte statistische Tatsache, dass fast fünf Prozent der Heranwachsenden unter Depressionen leiden.

176 Sehr zu empfehlen ist das von der Depression and Related Affective Disorders Association (DRADA) in Zusammenarbeit mit der Johns Hopkins University School of Medicine hergestellte Video *Day for Night: Recognizing Teenage Depression*. Es stellt die Depressionen, mit denen Jugendliche heute zu kämpfen haben, ebenso einfühlsam wie eindrucksvoll dar.

176 Dass Eltern die Depressionen ihrer Kinder oft unterschätzen, lässt sich aus einer Reihe von Studien und Statistiken ableiten. Eine davon, aus Howard Chua-Eoan, »How to spot a troubled kid« (in: *Time* 153, Nr. 21, 1999), besagt, dass »57 Prozent der Jugendlichen, die Selbstmordversuche unternommen hatten, unter schweren Depressionen litten, während nur 13 Prozent der betreffenden Eltern annahmen, dass ihre Kinder depressiv waren« (S. 46 f.).

176 Die Statistik über Selbstmordgedanken bei Gymnasiasten stammt aus George Colts *The Enigma of Suicide* (S. 39).

176 Die bahnbrechende Arbeit von Myrna Weissman *et al.* wirft Licht auf die klinische Tatsache von Depressionen in der Kindheit und Adoleszenz. Viele Forscher kümmern sich jetzt um die langfristigen Auswirkungen einer frühen Diagnose. In dem bereits zitierten Artikel »Depressed adolescents grown up« von Weissman *et al.* heißt es: »Die Hauptbefunde sind schlechte Ergebnisse beim Ausbruch schwerer Depressionen in der Adoleszenz und ihrem spezifischen Anhalten bis ins Erwachsenenalter hinein« (S. 1171).

176 Der Multiplikator für die Korrelation zwischen frühen und erwachsenen Depressionen findet sich in Eric Fombonnes Aufsatz »Depressive disorders: Time trends and possible explanatory mechanisms« (in: Michael Rutter und David J. Smith, *Psychosocial Disorders in Young People*, S. 573).

176 Die Zahl von siebzig Prozent stammt aus Leonard Millings und Barbara Martins Aufsatz »Depression and suicidal behavior in preadolescent children« (in: Walker und Roberts, *Handbook of Clinical Child Psychology*, S. 325).

177 Dass Trizyklika bei Kindern und Heranwachsenden nicht wirken, davon berichten N. D. Ryan *et al.*, »Imipramine in adolescent major depression: Plasma level and clinical response« (in: *Acta Psychiatrica Scandinavica* 73, 1986). Weniger Studien gibt es über die Wirkung von MAO-Hemmern bei dieser Gruppe, und zwar weitgehend deshalb, wie Christopher Kye und Neal Ryan schreiben, »Pharmacologic treatment of child and adolescent depression« (in: *Child and Adolescent Psychiatric Clinics of North America* 4,

Nr. 2, 1995), weil diese Medikamente »eine besonders hohe Sensibilität für das impulsive Wesen, die Folgsamkeit und die Reife des depressiven Heranwachsenden erfordern« (S. 276). Paul Ambrosini fasst in »A review of the pharmacotherapy of major depression in children and adolescents« (in: *Psychiatric Services* 51, Nr. 5, 2000) sehr treffend die heute bei den meisten Klinikern herrschende Grundeinstellung zusammen. In seinen Augen »lassen die bisherigen Studien vermuten, dass Gemütskrankheiten bei Kindern und Heranwachsenden ein eigenständiges biologisches Gebilde darstellen, das ganz speziell auf die Pharmakotherapie reagiert« (S. 632).

177 Die Annahme, dass sexueller Missbrauch zu Depressionen führt, erörtert Jill Astbury in *Crazy for You* (S. 159–191). Gemma Gladstone *et al.*, »Characteristics of depressed patients who report childhood sexual abuse« (in: *American Journal of Psychiatry* 156, Nr. 3, 1999), betrachten den sexuellen Missbrauch als eine indirekte Ursache von Depressionen (S. 431–437).

178 Eine Reihe sowohl wissenschaftlicher als auch allgemeinverständlicher Studien und Artikel belegen, dass depressive alte Menschen zu wenig behandelt werden. Sara Rimer erkundet die verschiedenen Ursachen und Folgen in »Gaps Seen in Treatment of Depression« (in: *The New York Times* vom 5. September 1999). In dem Artikel wird Ira Katz, die Leiterin der geriatrischen Psychiatrie an der University of Pennsylvania School of Medicine, mit der Aussage zitiert: »Mehr als ein Sechstel der älteren Patienten, die einen Allgemeinmediziner aufsuchen, zeigen einen klinisch signifikanten Grad von Depressivität, aber wiederum nur ein Sechstel von diesen werden angemessen behandelt.« George Zubenko *et al.*, »Impact of acute psychiatric inpatient treatment an major depression in late life and prediction of response« (in: *American Journal of Psychiatry* 151, Nr. 7, 1994) erklären: »Man hat beobachtet, wie die Anerkennung von Depressionen bei Alten dadurch gehemmt wird, dass depressive Stimmungen bei älteren Patienten weniger auffällig zu sein scheinen als bei jüngeren Erwachsenen. Überdies kompliziert die mit wachsendem Alter zunehmende Last körperlicher Gebrechen die Differenzialdiagnose der schweren Depression bei Alten, besonders wenn man Querschnittuntersuchungen durchführt.«

178 Emil Kraepelins Bemerkungen über die Altersdepressionen stehen in seinem *Lehrbuch der Psychiatrie* (S. 456 f.); vgl. dazu auch C. G. Gottfries *et al.*, »Treatment of depression in elderly patients with and without disorders« (in: *International Clinical Psychopharmacology*, Suppl. 6, Nr. 5, 1992).

178 Zu der Vorstellung, dass Menschen in Alten- und Pflegeheimen doppelt so anfällig für Depressionen sind als solche, die in ihren eigenen Gemeinschaften leben, siehe *op. cit.*

178 Siehe ebenfalls *op. cit.* zu der Annahme, dass ein Drittel der Bewohner von Alten- und Pflegeheimen depressiv sind.

178 Zu den gesellschaftlichen Dimensionen der Altersdepressionen und der großen Bedeutung, gute Freunde zu haben, siehe Judith Hays *et al.*, »Social correlates of the dimensions of depression in the elderly« (in: *Journal of Gerontology* 53B, Nr. 1, 1998).

178 Die niedrigen Neurotransmitterspiegel der Alten bestätigen C. G. Gottfries *et al.*, »Treatment of depression in elderly patients with and without dementia disorders« (in: *International Clinical Psychopharmacology*, Suppl. 6, Nr. 5, 1992).

178 Zu Vergleichen mit den Serotoninspiegeln der sehr Alten siehe *op. cit.*

178 Eine Reihe von Studien besagen, dass sich die Verminderung des Serotonins durch natürliche Alterung nicht unmittelbar schädlich auswirkt. B. A. Lawlor *et al.*, »Evidence for a decline with age in behavioral responsivity to the serotonin agonist, m-chlorophenylpiperazine, in healthy human subjects« (in: *Psychiatry Research* 29, Nr. 1, 1989), stellen ausdrücklich fest: »Die funktionelle Bedeutung von Veränderungen des Gehirnserotonins (5HT) in Verbindung mit der natürlichen Alterung ist sowohl bei Tieren als auch bei Menschen noch weitgehend unerforscht.«

179 Daten über die verzögerten Reaktionen der Alten auf Antidepressiva finden sich in George Zubenko *et al.*, »Impact of acute psychiatric inpatient treatment an major de-

pression in late life and prediction of response« (in: *American Journal of Psychiatry* 151, Nr. 7, 1994).

179 Zur Erfolgsrate der Behandlung von Altersdepressionen siehe *op. cit.*

179 Zur kurzfristigen Einweisung von Altersdepressiven siehe ebenfalls *op. cit.*

179 Die Symptome der Altersdepression beschreiben Diego de Leo und Rene F. W. Diekstra in *Depression and Suicide in Late Life* (S. 21–38).

Den Ausdruck *emotionale Inkontinenz* verwenden Nathan Herrmann *et al.* in »Behavioral disorders in demented elderly patients« (in: CNS Drugs 6, Nr. 4, 1996).

180 Die Rolle der Depression für die Prognose von Alzheimer und Senilität erörtern Myron Weiner *et al.*, »Prevalence and incidence of major depression in Alzheimer's disease« (in: American Journal of Psychiatry 151, Nr. 7, 1994).

180 Zu den Serotoninwerten bei Alzheimer-Patienten siehe *op. cit.*

180 Zur Frage, ob niedrige Serotoninwerte zur Demenz führen können, siehe Man Cross *et al.*, »Serotonin receptor changes in dementia of the Alzheimer type« (in: *Journal of Neurochemistry* 43, 1984), und ders., »Serotonin in Alzheimer-type dementia and other dementing illnesses« (in: *Annals of the New York Academy of Sciences* 600, 1990).

180 Zu den Auswirkungen der SSRIs auf die geistigen und motorischen Fähigkeiten siehe C. G. Gottfries *et al.*, »Treatment of depression in elderly patients with and without dementia disorders« (in: *International Clinical Psychopharmacology*, Suppl. 6, Nr. 5, 1992).

180 M. Jackuelyn Harris *et al.*, »Recognition and treatment of depression in Alzheimer's disease« (in: *Geriatrics* 44, Nr. 12, 1989) beschreiben die Langzeitwirkung von SSRIs in niedrigen Dosen. Sie führen aus: »Im Allgemeinen brauchen Alzheimer-Patienten geringere Medikamentendosen und längere Einnahmezeiten als jüngere mit Depressionen« (S. 26).

180 Den Einsatz von Trazodone und Benzodiazepinen bei Alterdepressionen beschreiben Nathan Herrmann *et al.*, »Behavioral disorders in demented elderly patients« (in: *CNS Drugs* 6, Nr. 4, 1996).

180 Zum Vorschlag von Hormontherapien bei sexueller Aggressivität von Alzheimer-Patienten siehe *op. cit.*

180 Zu den Statistiken über Depression und Schlaganfall siehe Allan House *et al.*, »Depression associated with stroke« (in: *Journal of Neuropsychiatry* 8, Nr. 4, 1996).

180 Zu Schlaganfällen im linken Stirnlappen siehe *op. cit.*

181 Die Anekdote über den weinerlichen Mann steht in Grethe Andersen, »Treatment of uncontrolled crying after stroke« (in: *Drugs & Aging* 6, Nr. 2, 1995).

181 Die Anekdote über den Mann, der erst spät wieder zu arbeiten anfing, findet sich in *op. cit.*

181 Das Zitat aus *Mad Travelers* stammt aus der Einführung zu dem Buch (S. 1–5).

182 Das Zitat aus *Willow Weep* for Me steht auf S. 18 f.

187 Das in Singapur erscheinende Magazin heißt *Brave*, und der Artikel von Shawn Tan erschien in der letzten Ausgabe des Jahres 1999.

188 Zu Depressionen bei homosexuellen Männern siehe besonders Richard C. Friedman und Jennifer Downey, »Internalized homophobia and the negative therapeutic reaction« (in: *Journal of the American Academy of Psychoanalysis* 23, Nr. 1, 1995) und »Internal homophobia and gender-valued selfesteem in the psychoanalysis of gay patients« (in: *Psychoanalytic Review* 86, Nr. 3, 1999). Aus diesen Studien soll ein Buch hervorgehen mit dem Titel: *Psychoanalysis and Sexual Orientation: Sexual Science and Clinical Practice.*

188 Die Studie von 1999 über männliche Zwillinge ist R. Herrel *et al.*, »Sexual orientation and suicidality: A co-twin control study in adult men« (in: *Archives of General Psychiatry* 56, 1999). Die Autoren benutzten ein im Vietnamkrieg entwickeltes Verfahren und verglichen die rein heterosexuellen Männer mit solchen, die auch homosexuelle Neigungen hatten. Neben erschreckend hohen Raten von Suizidversuchen ergab die Studie

im Hinblick auf Selbstmordphantasien bei heterosexuellen Männern einen Anteil von
25,5 Prozent, im Unterschied zu 55,3 bei homosexuellen.

188 Die Studie über Selbstmordversuche von Männern im Alter zwischen 17 und 39 Jahren
haben Cochran und Mays im Jahr 2000 an 3648 Stichproben durchgeführt. Sie erschien
unter dem Titel »Lifetime prevalence of suicide symptoms and affective disorders
among men reporting same-sex sexual partners: Results from NHANES III« (in: *American Journal of Public Health* 90, Nr. 4, 2000). Die Autoren untersuchten auch panische
Angstfälle bei heterosexuellen und bisexuellen Männern, wobei sie 9908 Stichproben
zugrunde legten, später veröffentlicht als: »Relation between psychiatric syndromes and
behaviorally defined sexual orientation in a sample of the U.S. population« (in: *American
Journal of Epidemiology* 151, Nr. 5, 2000). Von den darin befragten Männern mussten
2479 unberücksichtigt bleiben, da sie (wahrscheinlich depressionsbedingt) während des
vergangenen Jahres keine Sexualkontakte hatten.

188 Bei der in Neuseeland durchgeführten Langzeitstudie wurden Männer, die Risikofaktoren für verschiedene Krankheiten aufwiesen, nach ihrer sexuellen Orientierung und
ihren Sexualkontakten ab dem sechzehnten Lebensjahr gefragt; vgl. dazu D. M. Fergusson *et al.*, »Is sexual orientation related to mental health problems and suicidality in
young people?« (in: Archives of General Psychiatry 56, Nr. 10, 1999).

188 Die 1999 in Holland durchgeführte Studie stützte sich auf 5998 Stichproben, darunter
homosexuelle Männer und Frauen, bei denen zumindest eine der in *DSM-III-R* genannten psychiatrischen Diagnosen häufiger auftrat als bei Heterosexuellen: Die Männer hatten eine erhöhte Depressions- und Angstquote, während die Frauen stärker zu schweren
Depressionen und Alkoholismus neigten. Vgl. dazu T. G. Sandfort *et al.*, »Same-sex sexual behavior and psychiatric disorders: Findings from the Netherlands Mental Health
Survey and Incidence Study (NEMESIS)« (in: *Archives of General Psychiatry* 58, Nr. 1,
2001).

188 Die Studie über Jugendliche in Minnesota bezog 36254 Schüler von der siebten bis zur
zwölften Klasse ein; siehe dazu G. Remafedi *et al.*, »The relationship between suicide risk
and sexual orientation: Results from a population-based study« (in: *American Journal
of Public Health* 88, Nr. 1, 1998). Bei den Selbstmordphantasien der homo- und heterosexuellen Frauen zeigte sie keine messbaren Abweichungen, doch bei den Männern
ergab sich ein Verhältnis von 28,1 zu 4,2 Prozent.

188 Zu dem um das 6,5fache erhöhten Selbstmordrisiko homosexueller Männer vgl. die an
3365 Stichproben durchgeführte Studie von R. Garfalo *et al.*, »Sexual orientation and
risk of suicide attempts among a representative sample of youth« (in: *Archives of Pediatrics and Adolescent Medicine*, 1999).

188 Die Angabe, dass 7,3 Prozent der Homosexuellen mindestens vier Selbstmordversuche
unternommen haben – im Unterschied zu nur einem der Heterosexuellen –, stützt sich
auf 1563 Stichproben. Bei der Suizidneigung ergab sich in dieser Studie ein Verhältnis
von 12 zu 2,3 Prozent auf die reinen Versuche, und von 7,7 zu 1,3 Prozent auf solche mit anschließender ärztlicher Behandlung bezogen. Vgl. dazu A. H. Faulkner und
K. Cranston, »Correlates of same-sex sexual behavior in a random sample of Massachusetts high school students« (in: *American Journal of Public Health* 88, Nr. 2, 1998). Die
Studie ergab auch, dass homosexuelle Schüler ein erhöhtes Risiko tragen, was Verletzungen, Krankheiten, gewaltsame Todesarten, Drogenmissbrauch und Suizidneigung
angeht.

188 Der Befund, dass zehn Prozent aller Selbstmorde von San Diego County auf homosexuelle Männer entfielen, stammt aus C. L. Rich *et al.*, »San Diego Suicide Study I: Young vs.
old subjects« (in: *Archives of General Psychiatry* 43, Nr. 6, 1986). Dabei handelte es sich
allerdings nicht um eine kontrollierte Studie. D. Shaffer *et al.* haben die Ergebnisse 1995
in New York City überprüft (»Sexual orientation in adolescents who commit suicide«,
in: *Suicide and Life Threatening Behaviors* 25, Suppl. 4, 1995), konnten sie dort jedoch
nicht verifizieren. Allerdings beschränkten sie sich auf Jugendliche und bezogen ihre

Informationen über die sexuelle Orientierung von Angehörigen und Freunden, die teils nicht darüber Bescheid wissen, teils flunkern.

189 Zur Sozialisation homosexueller Männer siehe A. K. Maylon, »Biphasic aspects of homosexual identity formation« (in: *Psychotherapy: Theory, Research and Practice* 19, 1982).

190 Zu Diebstahl und Sachbeschädigung am Eigentum von Homosexuellen siehe R. Garofalo *et al.*, »The association between health risk behaviors and sexual orientation among a school-based sample of adolescents« (in: *Pediatrics* 101, 1998), mit weiteren Hinweisen zur Drogensucht sowie hochriskantem Sexual- und sonstigem Verhalten.

191 Der Fragebogen des *New Yorker*, wonach Eltern unglückliche heterosexuelle vor glücklichen homosexuellen Kindern bevorzugen würden, findet sich in Hendrik Hertzberg, »The Narcissus Survey« (in: *The New Yorker* vom 5. Januar 1998).

194 Jean Malauries *Die letzten Könige von Thule* wurde zwar in den letzten Jahren heftig kritisiert, gibt aber einen besonders aufwühlenden und leidenschaftlichen Bericht über das traditionelle Leben der Eskimos auf Grönland.

194 Die Selbstmordrate in Grönland haben Tine Curtis und Peter Bjerregaard veröffentlicht in ihrem Health Research in Greenland (S. 31).

194 Das Alvarez-Zitat stammt aus *Der grausame Gott* (S. 85).

199 Die Beschreibung der Polarhysterie, des Abwanderersyndroms und der Kajakangst stammen von Inge Lynge, »Mental disorders in Greenland« (in: *Man & Society* 21, 1997). Ich danke John Hart, der mich auf die Parallele zum »Amoklaufen« hingewiesen hat.

199 Dieses Zitat Malauries stammt aus *Die letzten Könige von Thule* (S. 170 f.).

6. Sucht

203 Die etwa fünfundzwanzig gebräuchlichen Suchtmittel sind aufgeführt auf 216 der Webseite des National Institute of Drug Abuse, www.nida.gov/DrugsofAbuse.
Das Drei-Phasen-Modell des Drogenmissbrauchs beschreiben David McDowell und Henry Spitz in *Substance Abuse* (S. 19).

203 Peter Whybrow fasst die Wechselwirkungen von Kokain und Dopamin in *A Mood Apart* (S. 213) sehr anschaulich zusammen. Eine sehr gründliche Analyse bieten Marc Galanter und Herbert Kleber in ihrem *Textbook of Substance Abuse Treatment* (S. 21–32).

203 Galanter und Kleber stellen in *op. cit.* (S. 11–19) auch die Wirkung von Morphium und Dopamin dar.

203 Zur Auswirkung von Alkohol auf das Serotonin siehe *op. cit.*, S. 6 f. und 130 f.
Craig Lambert zeigt in »Deep Cravings« (in: *Harvard Magazine* 102, Nr. 4, 2000), dass viele Suchtmittel auch den Spiegel des Neurotransmitters Enkephalin beeinträchtigen.

203 Die Reaktion des Gehirns auf erhöhte Dopaminwerte erklärt Nora Volkow in »Imaging studies on the role of dopamine in cocaine reinforcement and addiction in humans« (in: *Journal of Psychopharmacology* 13, Nr. 4, 1999).

204 Die Entstehung der Abhängigkeit von Suchtmitteln erörtern Nora Volkow *et al.* ausführlich in »Addiction, a disease of compulsion and drive: Involvement of the orbitofrontal cortex« (in: *Cerebra! Cortex 10*, 2000).

204 Die Statistiken über Sucht im Verhältnis zu spezifischen Substanzen stammen aus James Anthony *et al.*, »Comparative epidemiology of dependence on tobacco, alcohol, controlled substances, and inhalants: Basic findings from the National Comorbidity Survey« (in: *Experimental and Clinical Psychopharmacology* 2, Nr. 3, 1994).

204 Zu Suchtmitteln im Verhältnis zur Blut-Hirn-Schranke siehe David McDowell und Henry Spitz, *Substances Abuse* (S. 22–24).

204 H. D. Abraham *et al.* beschreiben in »Order of onset of substance abuse and depression in a sample of depressed outpatients« (in: *Comprehensive Psychiatry* 40, Nr. 1, 1999), wie viele Jahre es dauert, bis man von Alkohol respektive Kokain abhängig ist.

205 Zur Arbeit mit PET-Aufnahmen, die auch nach drei Monaten nur eine begrenzte Erholung zeigen, siehe zum Beispiel Nora Volkow, »Long-term frontal brain metabolic changes in cocaine abusers« (in: *Synapse* 11, 1992). Alvaro Pascual-Leone *et al.*, »Cerebral atrophy in habitual cocaine abusers: A planimetric CT study« (in: *Neurology* 41, 1991), und Roy Mathew und William Wilson, »Substance abuse and cerebral blood flow« (in: *American Journal of Psychiatry* 148, Nr. 3, 1991), veranschaulichen, dass chronischer Drogenmissbrauch dauerhafte neurologische Folgen hat. Zur kognitiven Schwächung, insbesondere in den Bereichen Gedächtnis, Aufmerksamkeit und Abstraktion, siehe Alfredo Ardila *et al.*, »Neuropsychological deficits in chronic cocaine abusers« (in: *International Journal of Neuroscience* 57, 1991), und William Beatty *et al.*, »Neuropsychological performance of recently abstinent alcoholics and cocaine abusers« (in: *Drug and Alcohol Dependence* 37, 1995).

205 Eine gründliche Zusammenfassung der vielfältigen Ursachen von Läsionen bei Alkoholikern bietet Michael Charness, »Brain lesions in alcoholics« (in: *Alcoholism: Clinical and Experimental Research* 17, Nr. 1, 1993). Zum neuesten Forschungsstand siehe Marcia Baringa, »A new clue to how alcohol damages brains« (in: *Science* vom 11. Februar 2000). Das Problem des Gedächtnisschwundes in dieser Population untersucht Andrey Ryabinin in »Role of hippocampus in alcohol-induced memory impairment: Implications from behavioral and immediate early gene studies« (in: *Psychopharmacology* 139, 1998).

206 Den Einsatz von SSRIs zur Entwöhnung von Alkoholikern beschreiben David McDowell und Henry Spitz *in Substance Abuse* (S. 220). Diesem Standpunkt widersprechen Mark Gold und Andrew Slaby in ihrem Buch *Dual Diagnosis in Substance Abuse*, wo sie schreiben: »Antidepressiva sollte man bei aktiven Alkoholikern nicht verordnen, da die angemessene Therapie vielmehr in einer Phase der Nüchternheit besteht« (S. 210 f.).

206 Die gesteigerte REM-Latenz gilt seit langem als ein sicheres Kennzeichen der Depression. Zum Verhältnis zwischen Depression und Schlaf siehe Francis Mondimore, *Depression: The Mood Disease* (S. 174–178). Zum Verhältnis von REM-Schlaf, Alkoholismus und Depression siehe D. H. Overstreet *et al.*, »Alcoholism and depressive disorder« (in: *Alcohol er Alcoholism* 24, 1989), und P. Shiromani *et al.*, »Acetylcholine and the regulation of REM sleep« (in: *Annual Review of Pharmacological Toxicology* 27, 1987).

206 Die These über frühen Alkoholismus und Depression stammt aus Mark Gold und Andrew Slaby, *Dual Diagnosis in Substance Abuse* (S. 7–10).

207 Zur Arbeit mit Tests, um primäre von sekundären Depressionen zu unterscheiden, siehe *op. cit.*, S. 108 f.

207 Die Zahlen über den Anteil der Depressiven, die an sekundärem Alkoholismus leiden, und umgekehrt, stammen aus Barbara Powell *et al.*, »Primary and secondary depression in alcoholic men: An important distinction?« (in: *Journal of Clinical Psychiatry* 48, Nr. 3, 1987). Näheres zu diesem komplizierten Thema siehe bei Bridget Grant *et al.*, »The relationship between *DSM-IV* alcohol use disorders and *DSM-IV* major depression: Examination of the primary-secondary distinction in a general population sample« (in: *Journal of Affective Disorders* 38, 1996).

207 Dass Drogenmissbrauch schon oft in der Adoleszenz beginnt, erörtern Boris Segal und Jacqueline Stewart, »Substance use and abuse in adolescence: An overview« (in: *Child Psychiatry and Human Development* 26, Nr. 4, 1996). Sie führen aus: »Bei näherer Betrachtung der epidemiologischen Faktoren muss die Adoleszenz als die für den Beginn des Missbrauchs riskanteste Phase gelten; wer bis zum einundzwanzigsten Lebensjahr nicht mit erlaubten oder verbotenen Drogen experimentiert hat, wird dies danach kaum mehr tun« (S. 196).

207 Die Wahrscheinlichkeit von Rückfällen bei Drogensüchtigen im depressiven Zustand erörtern Mark Gold und Andrew Slaby in *Dual Diagnosis in Substance Abuse*: »Alkoholiker, die in trockenen Phasen von Depressionen heimgesucht werden, greifen häufiger wieder zur Flasche als solche mit normalem Stimmungsbild« (S. 18).

207 Die hier zitierten Ansichten von R. E. Meyer stehen in *Psychopathology and Addictive Disorder* (S. 3–16).

207 Das Nachlassen offenkundig schizophrener Symptome (wie Paranoia, Wahnvorstellungen, Halluzinationen etc.) bei Patienten mit Depressionen, die Stimulantien missbrauchen, wird darauf zurückgeführt, dass ein Dopaminüberschuss oft Manien auslösen kann. Daher mag der Verzicht auf stimulierende Mittel helfen, den Pegel zu steuern. Zum Verhältnis zwischen Stimulanzien, Manie und Psychosen siehe Robert Post *et al.*, »Cocaine, kindling, and psychosis« (in: *American Journal of Psychiatry* 3, Nr. 6, 1976), und John Griffith *et al.*, »Dextroamphetamine: Evaluation of psychomimetic properties in man« (in: *Archives of General Psychiatry* 26, 1972).

207 Zur Schwere der jeweiligen Krankheit bei Doppeldiagnosen siehe Mark Gold und Andrew Slaby, *Dual Diagnosis in Substance Abuse.*

207 Zur depressionsfördernden Wirkung des Entzugs von Kokain, Sedativa, Hypnotika und Anxiolytika siehe *op. cit.*, S. 105–115.

207 Den Forschungsstand zum Einfluss von Drogen, besonders Alkohol, auf die Suizidalität resümieren Ghardirian und Lehmann in *Environment and Psychopathology* (S. 112). Mark Gold und Andrew Slaby schreiben in *Dual Diagnosis in Substance Abuse*, »die Rate der von selbst berichteten Selbstmordversuche steigt proportional zum Missbrauch erlaubter und verbotener Drogen« (S. 14).

208 Dass Depressionen oft infolge von Abstinenz nachlassen, ist aus einer Reihe von Studien abzuleiten. Gold und Slaby behaupten in *Dual Diagnosis in Substance Abuse*: »Bei der Mehrzahl dieser Primäralkoholiker lassen die depressiven Symptome meist in der zweiten Behandlungswoche nach und schwächen sich nach drei bis vier Wochen der Abstinenz allmählich weiter ab« (S. 107 f.).

208 Alkohol bewirkt in der Tat, dass alle Medikamente schneller absorbiert werden; und dabei ist es ein Grundsatz der Depressionstherapie, dass sich die Nebenwirkungen bei Absorptionsspitzen verschärfen.

209 Zum Verhältnis von Endorphinspiegel und Alkoholkonsum siehe J. C. Aguirre *et al.*, »Plasma beta-endorphin levels in chronic alcoholics« (in: *Alcohol 7*, Nr. 5, 1990).

209 Die vier Ursachen der Sucht übernehme ich aus David McDowell und Henry Spitz, *Substance Abuse.*

210 Die Statistiken über Abstinenzler in Irland und Israel verdanke ich einer persönlichen Mitteilung Herbert Klebers vom 9. März 2000.

210 Das Eliot-Zitat stammt aus seinem Gedicht »Gerontion« (in: *The Complete Poems and Plays*, S. 22).

210 Diese Bemerkungen über Substitution finden sich in Mark Gold und Andrew Slaby, *Dual Diagnosis in Substance Abuse* (S. 199).

210 Die Geschichte über den roten Pfeffer im Elefantenauge habe ich von Sue Macartney, die lange in Nepal gelebt und zahlreiche Gespräche mit Howdah-Treibern geführt hat.

211 Zum niedrigen Sauerstoffgehalt im Blut von Rauchern siehe Marc Galanter und Herbert Kleber, *Textbook of Substance Abuse Treatment* (S. 216). Den Zusammenhang von Rauchen und Serotonin erörtert David Gilbert in *Smoking* (S. 49–59).

211 Zum verstärkten Alkoholkonsum durch Serotonin siehe R. J. M. Niesink *et al.*, *Drugs of Abuse and Addiction* (S. 134–137).

212 Näheres zu meinem Leben bei den russischen Künstlern findet sich in *The Irony Tower: Soviet Artists in a Time of Glasnost.*

212 Über die segensreiche Wirkung der skandinavischen Alkoholsteuer, die Selbstmordrate zu senken, habe ich mit Hakan Leifman und Mats Ramstedt vom Schwedischen Institut für Sozialforschung über Alkohol und Drogen (SoRAD) diskutiert. Statistische Daten finden sich in einer Studie von Mats Ramstedt des Titels »Alcohol and suicide in 14 European countries«, die demnächst in einem Supplement von *Addiction* erscheinen wird. Weiteres Material über das Verhältnis von Alkoholkonsum und Selbstmord bietet

George Murphy, *Suicide in Alcoholism*, und I. Rossow, »Alcohol and suicide – beyond the link at the individual level« (in: *Addiction* 91, 1996).

212 Zu schwerem Alkoholismus und kognitiven Ausfällen siehe David McDowell und Henry Spitz, *Substance Abuse* (S. 45 f.).

212 Zu den toxischen Auswirkungen des Alkohols auf die Leber, den Magen und das Immunsystem vgl. *op. cit.* (S. 46 f.).

212 Angaben über die erhöhte Sterberate von Alkoholikern finden sich bei Donald Goodwin, *Alcoholism, the Facts* (S. 52).

213 Die Statistik, derzufolge neunzig Prozent der Amerikaner schon einmal Alkohol getrunken haben, und die Zahlen über die physiologische Alkoholsucht in den Vereinigten Staaten stammen aus David McDowell und Henry Spitz, *Substance Abuse*, S. 41 f.

213 Galanter und Kleber erörtern in ihrem *Textbook of Substance Abuse Treatment* (S. 6 f. und 130 f.) auch den Einfluss von Serotonin und Kortisol auf den Widerstand gegen Alkoholkonsum.

213 Meine Daten über die GABA-Rezeptoren stammen aus einer persönlichen Mitteilung von Steven Hyman und David McDowell. Näheres zum Verhältnis von Alkohol, GABA und anderen Neurotransmittern im Gehirn findet sich in Marc Galanter und Herbert Kleber, *Textbook of Substance Abuse Treatment* (S. 3–8). Zur Verstärkung des Alkoholkonsums durch Serotonin siehe R. J. M. Niesink *et al.*, *Drugs of Abuse and Addiction* (S. 134–137).

213 Die Vorteile von Psychotherapien für Patienten mit Doppeldiagnose scheinen eher eine klinische als eine wissenschaftlich erwiesene Tatsache zu sein. Die meisten Kliniker, mit denen ich sprach, äußerten die Überzeugung, dass Patienten mit Doppeldiagnose nur dann wirklich genesen können, wenn sie verstehen, wie der Missbrauch die Depression beeinflusst und umgekehrt. Galanter und Kleber schreiben in ihrem *Textbook of Substance Abuse Treatment*, »bei Patienten, die Probleme mit der Affektsteuerung haben, kann eine Psychotherapie besonders wirkungsvoll sein« (S. 312).

213 An der Columbia University wendet man das Programm S.T.A.R.S. an (Substance Treatment and Research Service).

213 Über Antabuse ist viel geschrieben worden. Näheres über seine Wirkungsweise findet sich bei David McDowell und Henry Spitz, *Substance Abuse* (S. 217–219).

213 Ebenso über den Nutzen von Naltrexone für den Alkohol- und Heroinentzug (S. 48–51).

214 Zur Geschichte des Marihuana siehe *op. cit.*, S. 68.

214 Die toxische Wirkung des Marihuana auf die Lungen erörtern Marc Galanter und Herbert Kleber in ihrem *Textbook of Substance Abuse Treatment* (S. 172 f.).

214 Zu Depressionen bei Angehörigen von Personen, die Stimulantien missbrauchen, siehe Mark Gold und Andrew Slaby, *Dual Diagnosis in Substance Abuse* (S. 18).

214 Zum Anteil der Kokainkonsumenten, die abhängig werden, siehe David McDowell und Henry Spitz, *Substance Abuse* (S. 93).

215 Zu Laborratten, die Stimulantien gegenüber Futter und Sexualreizen bevorzugen, siehe R. A. Yokel *et al.*, »Amphetamine-type reinforcement by dopaminergic agonists in the rat« (in: *Psychopharmacology* 58, 1978). Zahlreiche Versuche an Rhesusaffen führten zu den gleichen Ergebnissen. Siehe zum Beispiel T. G. Aigner *et al.*, »Choice behavior in rhesus monkeys: Cocaine versus food« (in: *Science* 201, 1978).

215 Die Neurophysiologie des Kokainabsturzes erörtern Mark Gold und Andrew Slaby in *Dual Diagnosis in Substance Abuse* (S. 109 f.).

215 Zu den allgemeinen Auswirkungen von Amphetaminen und Kokain auf die Neurotransmitter siehe R. J. M. Niesink *et al.*, *Drugs of Abuse and Addiction* (S. 159–165).

215 Dass die akute Sucht jahrzehntelang anhalten kann, beschreiben Mark Gold und Andrew Slaby in *Dual Diagnosis in Substance Abuse* (S. 110).

215 Den Nutzen einer zehnwöchigen Einnahme von Antidepressiva, um den drogenbedingten Absturz aufzufangen, schildern Bruce Rounsaville *et al.* in »Psychiatric diagnosis of treatment-seeking cocaine abusers« (in: *Archives of General Psychiatry* 48, 1991).

215 Die Langzeitwirkung von Amphetaminen und Kokain auf das Dopaminsystem beschreiben Mark Gold und Andrew Slaby in *Dual Diagnosis in Substance Abuse* (S. 110): »Durch Tierversuche wurde dokumentiert, dass die chronische Einnahme von Stimulantien manchmal zu einer Degeneration der dopamingesteuerten Neuronen führen kann.«

215 Zum Verhältnis von Kokain und CRF siehe Thomas Kosten *et al.*, »Depression and stimulant dependence« (in: *Journal of Nervous and Mental Disease* 186, Nr. 12, 1988).

216 Die Zahlen über Depressionen bei Opiatmissbrauch finden sich in Ghadirian und Lehmann, *Environment and Psychopathology* (S. 110 f.).

217 Zur hohen Depressionsrate unter Methadonbenutzern siehe Mark Gold und Andrew Slaby, *Dual Diagnosis in Substance Abuse* (S. 110).

217 Die Statistiken über Vietnamveteranen und Heroinsucht stammen aus Craig Lambert, »Deep cravings« (in: *Harvard Magazine* 102, Nr. 4, 2000, S. 67).

218 Zur Wirkung von Ecstasy auf die Serotonin-Axone siehe R. J. M. Niesink *et al., Drugs of Abuse and Addiction* (S. 164 f.). Dass Ecstasy den Serotoninspiegel um dreißig bis fünfunddreißig Prozent senkt, zeigen U. McCann *et al.*, »Serotonin neurotoxicity after 3,4-methylenedioxymetamphetamine: A controlled study in humans« (in: Neuropsychopharmacology 10, 1994). Näheres über Ecstasy und Monoamine in R. White *et al.*, »The effects of methylenedioxymetamphetamine an monoaminergic neurotransmission in the central nervous system« (in: *Progress in Neurobiology* 49, 1996). Eine lebhafte und farbige Auseinandersetzung über die Neurotoxizität von Ecstasy bieten J. J. D. Turner und A. C. Parrott, »Is MDMA a human neurotoxin?«: Diverse views from the discutants« (in: *Neuropsychobiology* 42, 2000).

218 Bei meinen Ausführungen über die Benzodiazepine stütze ich mich auf die Arbeit von Richard A. Friedman (Cornell University), besonders auf seine persönlichen Mitteilungen im Frühjahr 2000.

218 Die Gefahren eines übermäßigen Konsums von »Benzos« erörtern Mark Gold und Andrew Slaby in *Dual Diagnosis in Substance Abuse* (S. 20 f.).

220 Die Wurzeln des Heroins bei Bayer erörtert Craig Lambert in »Deep cravings« (in: *Harvard Magazine* 102, Nr. 4, 2000, S. 60).

220 David McDowell und Henry Spitz geben in *Substance Abuse* einen kurzen historischen Abriss zum Thema Ecstasy.

220 Der Text Michael Pollans erschien unter dem Titel »A very fine line« in *The New York Times Magazine* vom 12. September 1999.

222 Die Bemerkung Keith Richards' findet sich in Dave Hickeys glänzendem Buch *Air Guitar*, dem sie als Motto dient. Ich danke Stephen Bitterolf für *den* Hinweis.

7. Selbstmord

Die Annahme, dass oft kein klarer Kausalzusammenhang zwischen Depression und Suizidalität besteht, machen eine Reihe von Autoren, die mit beiden Phänomenen wohl vertraut sind. Wie George Colt in *The Enigma of Suicide* schreibt, gilt der Selbstmord heute nicht mehr als »die Endstation der Depression« (S. 43).

226 Das Zitat von George Colt stammt aus *The Enigma of Suicide* (S. 312).

226 Dass mehr als vierzig Prozent der Menschen, die Selbstmord begehen, eine stationäre psychiatrische Behandlung hinter sich haben, steht bei Jane Pirkis und Philip Burgess, »Suicide and recency of health care contacts: A systematic review« (in: *British Journal of Psychiatry* 173, 1998, S. 463).

227 Die Bemerkung von A. Alvarez über exorzistische Bestrebungen stammt aus seinem Buch *Der grausame Gott* (S. 109). Seine Ausführungen über Selbstmord und Ehrgeiz stehen auf S. 88 f.

228 Albert Camus' These, dass der Selbstmord das einzige wirklich ernste philosophische Problem ist, findet sich in *Der Mythos von Sisyphos* (S. 10).

228 Diese berühmten Zeilen aus dem *Hamlet* stehen im Dritten Aufzug, Erste Szene, Zeilen 79–80; das zweite Zitat sind die Zeilen 83–85. Selbstverständlich gibt es keine eindeutige und verbindliche Interpretation für diesen Monolog Hamlets. Dennoch verweise ich zum Beispiel auf C. S. Lewis, *Studies in Words*, worin ein ganzes Kapitel dem Verhältnis zwischen »Gewissen« und »Bewusstsein« gewidmet ist. Sehr empfehlenswert ist auch die glänzend klarsichtige Interpretation von Harold Bloom in *Shakespeare: The Invention of the Human*.

229 Das Schopenhauer-Zitat steht in »Ueber den Selbstmord« (in: *Parerga und Paralipomena, II/1*, S. 337 f.).

229 Die Aussage Santayanas ist zitiert nach Glen Evans, *The Encyclopedia of Suicide* (S. ii).

230 Freuds Hinweis, für das Problem des Selbstmords keinen Ansatz zu haben, stammt aus einer Wortmeldung bei der Wiener Psychoanalytischen Gesellschaft (Tagung vom 20. und 27. April 1910): »Freud selbst war nicht bereit, Durkheims Deutung zu akzeptieren. Er verhielt sich bis zum Ende der Diskussion still und gab sodann zu verstehen, dass der Selbstmord nicht erklärt werden könne, bevor mehr über den komplizierten Prozess von Trauer und Melancholie bekannt sei.« (Alvarez, *Der grausame Gott*, S. 103.) Siehe dazu auch Litmans Essay »Sigmund Freud on suicide« (in: Edwin Shneidman, Hg., *Essays in Self-Destruction*, S. 330).

230 In *Der Mythos von Sisyphos* erklärt Albert Camus es für unlogisch, den Tod aufzuschieben (S. 10).

230 Das Plinius-Zitat findet sich in Schopenhauers Essay »Ueber den Selbstmord« (in: *Parerga und Paralipomena II/1*, S. 332).

230 Diese Zeilen stehen in John Donnes *Biathanatos* (S. 39).

230 Das Gryphius-Zitat stammt aus dem Gedicht »An die Welt« (S. 10).

230 Das Schopenhauer-Zitat ist entnommen aus A. Alvarez, *Der grausame Gott* (S. 134).

231 Die Zitate von Thomas Szasz stammen aus seinem Buch *The Second Sin* (S. 67).

231 Die Harvard-Studie beschreibt Herbert Hendin in *Suicide in America* (S. 216).

231 Das Zitat von Edwin Shneidman über die Spaltung findet sich in seinem Buch *The Suicidal Mind* (S. 58 f.).

232 Edwin Shneidmans Spruch über das Recht auf Selbstmord ist zitiert nach George Colt, *The Enigma of Suicide* (S. 341).

232 Die Angabe, dass alle siebzehn Minuten jemand Selbstmord begeht, beruht auf statistischem Material des NIMH für das Jahr 1996 (31 000 Suizide). Die Berechnung: Ein Jahr hat 524 160 Minuten, geteilt durch 31 000 ergibt 16,9.

232 Dass Selbstmord bei den Todesursachen junger Leute auf Platz drei rangiert, steht auf den Webseiten des NIMH über »Suicide Facts« (Statistiken für 1996). Platz zwei unter Studenten stammt aus Kay Jamison, *Wenn es dunkel wird* (S. 17); zu den vergleichenden Statistiken über Selbstmord und Aids und die Zahl der Hospitalisierungen wegen Suizidversuchen siehe *op. cit.* (S. 23 f.).

232 Die Suizidstatistik der WHO steht in *The World Health Report* 1999. Die Angabe, dass die Suizidrate in einem Gebiet um zweihundertsechzig Prozent gestiegen ist, stammt aus U. Asgard et al., »Birth cohort analysis of changing suicide risk by sex and age in Sweden 1952 to 1981« (in: *Acta Psychiatrica Scandinavica* 76, 1987).

232 Die Statistiken über Selbstmord und manische beziehungsweise schwere Depression stehen in Kay Jamison, *Wenn es dunkel wird* (S. 117).

232 Den Zusammenhang zwischen Suizidalität und erstem Schub erörtern M. Oquendo et al., »Suicide: Risk factors and prevention in refractory major depression« (in: *Depression and Anxiety* 5, 1977, S. 203).

232 Die Zahlen über Selbstmordversuche und vollendete Suizide bringt George Colt in *The Enigma of Suicide* (S. 311).

232 Das Dokument mit den scheinbar widersprüchlichen Statistiken ist Aaron Becks *Depression*. In einem Resümee der Suizidforschung zitiert Beck (auf S. 57) zwei Studien, die zu ganz verschiedenen Befunden kommen. Der ersten zufolge »ist das Selbstmord-

risiko von Patienten, die wegen Depressionen hospitalisiert sind, um fünfhundert Prozent höher als der Landesdurchschnitt«. In der zweiten heißt es: »Die Selbstmordrate depressiver Patienten war daher fünfundzwanzigmal höher als zu erwarten stand ...«

232 Der Hinweis des NIMH auf die Forschung, »die ergeben hat, dass neunzig Prozent der Personen, die sich umbringen, unter Depressionen oder anderen diagnostizierbaren geistigen oder Suchtstörungen leiden«, steht auf der Webseite bei www.nimh.nih.gov/publicat/harmaway.cfm.

Dass die meisten Selbstmorde montags und freitags begangen werden, berichtet Eric Marcus in Why Suicide? (S. 23).

233 Die Suizidrate bezogen auf Tageszeiten errechnen M. Gallerani et al., »The time for suicide« (in: Psychological Medicine 26, 1996).

233 Die Zunahme der Selbstmorde im Frühjahr erwähnt David Lester in Making Sense of Suicide (S. 153).

233 Die erhöhte Suizidrate von Frauen in der ersten Woche (Menstrualphase) ihres Zyklus erörtern Richard Wetzel und James McClure Jr., »Suicide and menstrual cycle: A review« (in: Comprehensive Psychiatry 13, Nr. 4, 1972). Darin verweisen sie außerdem auf Studien, denen zufolge die Rate der Selbstmordversuche in der letzten Woche (Lutealphase) des Zyklus erhöht ist. Allerdings ist die methodologische Gültigkeit vieler dieser Studien umstritten. Einen kritischen Literaturüberblick bieten Enrique Barca-Garcia et al., »The relationship between menstrual cycle phases and suicide attempts« (in: Psychosomatic Medicine 62, 2000). Die Auswirkungen von Schwangerschaft und Entbindung auf die Suizidalität der Frauen erörtern E. C. Harris und Brian Barraclough, »Suicide as an outcome for medical disorders« (in: Medicine 73, 1994).

233 Émile Durkheims wegweisendes Buch erschien 1897 unter dem Titel Le Suicide. Bei den Klassifikationen des Franzosen stütze ich mich auf Steve Taylors strenge Studie Durkheim and the Study of Suicide.

Das Zitat von Charles Bukowski habe ich von einem Plakat auf dem Sunset Boulevard, konnte die Stelle in seinem Werk aber bisher nicht finden.

234 Das Zitat von Alexis de Tocqueville stammt aus seinem zu Recht berühmten Buch Über die Demokratie in Amerika (S. 361 f.).

234 Émile Durkheims Mutmaßungen über die gesellschaftlichen Ursprünge des Selbstmords erörtert Steve Taylor in Durkheim and the Study of Suicide (S. 21). Das Zitat steht in Der Selbstmord (S. 289).

234 Die Annahme, dass Erwachsene, Kinder und Geisteskranke, die Selbstmord begehen, mindesten zwei- bis dreimal so häufig eine familiale Vorgeschichte des Suizids haben als andere, ergibt sich aus mehr als dreißig Studien, über die Kay Jamison in Wenn es dunkel wird berichtet (S. 169).

234 Paul Wender et al., »Psychiatric disorders in the biological and adoptive families of adopted individuals with affective disorder« (in: Archives of General Psychiatry 43, 1986) berichten über höhere Suizidraten in den biologischen als in den Adoptivfamilien. Über Suizid bei eineiigen Zwillingen schreibt Alec Roy et al., »Genetics of suicide in depression« (in: Journal of Clinical Psychiatry, Suppl. 2, 1999).

235 Die Angaben über Suizidhäufungen finden sich in Kay Jamisons Wenn es dunkel wird (S. 147–156 über Regionen, S. 274–278 über neuere Epidemien). Leider vergessen Selbstmörder, die sich vor Züge werfen, in der Regel, dass diese Lokomotivführer haben.

235 Die Suizidepidemie im Anschluss an Die Leiden des jungen Werthers beschreibt Paolo Bernardini in seinem unveröffentlichten Manuskript »Melancholia gravis: Robert Burton's Anatomy (1621) and the links between suicide and melancholy«.

235 George Colt dokumentiert in The Enigma of Suicide (S. 90 f.), dass die Suizidraten steigen, wenn die Massenmedien über Selbstmorde berichten, und seinerzeit speziell über den Marilyn Monroes.

235 Kay Jamison zeigt in Wenn es dunkel wird (S. 271–273), dass Programme zur Verhinderung von Selbstmorden faktisch zu solchen anregen können.

235 Dass Selbstmordversuche als Prognosen dienen können, zeigen Rise Goldstein *et al.*, »The prediction of suicide« (in: *Archives of General Psychiatry* 48, 1991). Sie schreiben: »Wir konnten nachweisen, dass nicht nur eine Vorgeschichte von Suizidversuchen, sondern auch die *Anzahl* der Versuche entscheidend ist, da das Selbstmordrisiko mit jedem weiteren Versuch steigt« (S. 421).

235 Das Zitat von Maria Oquendo *et al.* steht in »Inadequacy of antidepressant treatment for patients with major depression who are at risk for suicidal behavior« (in: *American Journal of Psychiatry* 156, Nr. 2, 1999, S. 193). Kay Jamison berichtet in *Wenn es dunkel wird* (S. 236–239), dass Lithium von allen Medikamenten am besten im Hinblick auf suizidale Wirkungen getestet wurde.

236 Dass die Suizidrate bei bipolaren Patienten, die Lithium absetzen, um das Sechzehnfache steigt, schreiben Leonardo Tondo *et al.*, »Lithium maintenance treatment reduces risk of suicidal behavior in Bipolar Disorder patients« (in: Vincent Gallicchio und Nicholas Birch, Hg., *Lithium Biochemical and Clinical Advances*, S. 161–171).

236 Die Statistik über die Suizidalität im ersten Jahr nach einer Elektrokrampftherapie stammt aus Jerome Mottos Essay, »Clinical considerations of biological correlates of suicide« (in: Ronald Maris, Hg., *The Biology of suicide*).

236 Freud stellt den Selbstmord wiederholt als einen Mordimpuls gegenüber sich selbst dar. In »Trauer und Melancholie« schreibt er: »Wir wussten zwar längst, dass kein Neurotiker Selbstmordabsichten verspürt, der solche nicht von einem Mordimpuls gegen andere auf sich zurückwendet ...« (*Gesammelte Werke*, Band X, S. 438 f.).

236 Edwin Shneidmans Darstellung des Suizids als um hundertachtzig Grad gedrehter Mord ist hier zitiert nach George Colt, *The Enigma of Suicide* (S. 196).

236 Freuds Begründung des Todestriebes ist dargestellt in Robert Litmans Essay »Sigmund Freud on Suicide« (in: Edwin Shneidman, Hg., *Essays in Self-Destruction*, S. 336). Das Freud-Zitat steht in *Gesammelte Schriften* Bd. XVII (S. 71).

236 Die Formulierung Karl Menningers ist zitiert nach A. Alvarez, *Der grausame Gott* (S. 106).

236 Chestertons Zeilen sind zitiert nach Glen Evans, *The Encyclopedia of Suicide* (S. ii).

237 Die Erschöpfung der Neurotransmitter durch chronischen Stress ist vielfach erforscht. Eine ausgezeichnete Zusammenfassung des Materials bietet Kay Jamison in *Wenn es dunkel wird* (S. 186 f.). Näheres zu den Reaktionen des Gehirns auf Stress steht bei Robert Sapolsky *et al.*, »Hippocampal damage associated with prolonged glucocorticoid exposure in primates« (in: Journal of Neuroscience 10, Nr. 9, 1990).

237 Der Forschungsstand zum Thema Suizidalität und Kortisol ist schön zusammengefasst in Kay Jamison, *Wenn es dunkel wird* (S. 187 f.).

237 Zu niedrigen Serotoninwerten, großen Mengen von Serotoninrezeptoren, Hemmung und Suizidalität siehe John Mann (einer der Pioniere auf diesem Gebiet), »The neurobiology of suicide« (in: *Lifesavers* 10, Nr. 4, 1998). Hermann van Praags Essay, »Affective disorders and aggression disorders: Evidence for a common biological mechanism« (in: Ronald Maris, Hg., *The Biology of Suicide*), ist ebenfalls eine glänzende Zusammenfassung des Forschungsstandes. Siehe zu diesem Thema auch Alec Roy, »Possible biologic determinants of suicide« (in: David Lester, Hg., *Current Concepts of Suicide*).

237 Die Angaben über niedrige Serotoninwerte bei Mördern und Brandstiftern finden sich in M. Virkkunen *et al.*, »Personality profiles and state aggressiveness in Finnish alcoholics, violent offenders, fire setters, and healthy volunteers« (in: *Archives of General Psychiatry* 51, 1994).

237 Es gibt zahllose Studien über den Zusammenhang zwischen niedrigen Serotoninwerten und Risikoverhalten von Tieren. Ein besonders interessanter und lesenswerter Aufsatz ist P. T. Mehlman *et al.*, »Low CSF 5-HIAA concentrations and severe aggression and impaired impulse control in nonhuman primates« (in: *American Journal of Psychiatry* 151, 1994). Ich greife auch auf Material zurück, das in einer Reihe von Artikeln der ASCAP-Zirkulare veröffentlicht ist.

237 Die Konzentration von Noradrenalin in Selbstmördergehirnen haben viele Forscher untersucht. Eine ausgezeichnete Zusammenfassung gibt Kay Jamison in *Wenn es dunkel wird* (S. 186 f.).

237 Weitere Einzelheiten zu niedrigen Pegeln der wesentlichen Neurotransmitter bei John Mann, »The neurobiology of suicide« (in: *Lifesavers* 10, Nr. 4, 1998).

237 Zu den Ergebnissen Marie Äsbergs siehe ihren Artikel »Neurotransmitters and suicidal behavior: The evidence from cerebrospinal fluid studies« (in: *Annals of the New York Academy of Science* 836, 1997).

238 Zur Tryptophan-Hydroxylase siehe D. Nielsen *et al.*, »Suicidality and 5-hydroxindoleacetic acid concentration associated with tryptophan hydroxylase polymorphism« (in: *Archives of General Psychiatry* 51, 1994).

238 Gary Kraemer hat mutterlos aufgewachsene Affen erforscht. Siehe dazu besonders »The behavioral neurobiology of self-injurious behavior in rhesus monkeys«, Referat für den Suicide Research Workshop des NIMH am 14./15. November 1996.

238 Zum Verhältnis von frühem Missbrauch und gesenkten Serotoninwerten siehe John Kaufman *et al.*, »Serotonergic functioning in depressed abused children: Clinical and familial correlates« (in: *Biological Psychiatry* 44, Nr. 10, 1998).

238 Näheres zum Zusammenhang zwischen neurologischer Schädigung des Fötus und Suizidalität bei Kay Jamison, *Wenn es dunkel wird* (S. 177).

238 Vergleiche zwischen männlichen und weiblichen Serotoninwerten sind erörtert in »Sex differences in brain serotonin production« (in: *The Johns Hopkins White Papers, Depression and Anxiety* 1998, S. 14). Näheres zum Verhältnis von Geschlecht und Monoaminsystemen des Gehirns bei Uriel Halbreich und Lucille Lumley, »The multiple interactional biological processes that might lead to depression and gender differences in appearance« (in: *Journal of Affective Disorders* 29, Nr. 2–3, 1993).

238 Das Zitat von Kay Jamison steht in *op. cit.* (S. 178 f.).

239 Viele Autoren weisen auf den engen Zusammenhang zwischen freier Verfügbarkeit von Waffen und Selbstmord hin. Siehe dazu insbesondere M. Boor *et al.*, »Suicide rates, handgun control laws, and sociodemographic variables« (in: *Psychological Reports* 66, 1990).

239 Zu den mit Gas verübten Selbstmorden in England siehe George Colt, *The Enigma of Suicide* (S. 335).

239 Dass in Amerika jedes Jahr mehr Selbstmorde als Morde mit Schusswaffen durchgeführt werden, steht in Kay Jamisons *Wenn es dunkel wird* (S. 275). Die Selbstmordraten der Einzelstaaten je nach Strenge der Waffengesetze und das Zitat von David Oppenheim finden sich bei George Colt, *The Enigma of Suicide* (S. 336).

239 Die Statistik über die Anzahl der Amerikaner, die sich alljährlich mit Schusswaffen umbringen, stammt von den Centers for Disease Control. Ein Online-Magazin brachte folgende Gesamtzahlen, deren Quelle ich auf der CDC-Webseite jedoch nicht finden konnte: »Die am 18. November von den CDC veröffentlichten Zahlen ergeben, dass sich 1997 insgesamt 17 767 Personen mit Schusswaffen umgebracht haben« (vgl. www. stats.org/statswork/gunsuicide.htm). Auch aus den Daten der CDC-Webseite lassen sich grobe Schätzungen ermitteln. Von den 30 535 Personen, die 1997 Selbstmord begingen, benutzten demnach »fast drei Fünftel« Schusswaffen. Berechnungen auf dieser Basis ergeben eine Zahl von 18 321 Menschen, die sich erschossen, washalb ich von etwa 18 000 als dem Mittelwert ausgehe (siehe die Webseite www.cdc.gov/ncipc/factsheets/suifacts. htm).

239 Zu den Selbstmordmethoden in China siehe *op. cit.* (S. 135).

239 Zu den Selbstmordmethoden in Punjab siehe *op. cit.* (S. 132).

239 Zu den Suizidraten unter Künstlern, Wissenschaftlern, Geschäftsleuten, Dichtern und Komponisten siehe Kay Jamison, *Wenn es dunkel wird* (S. 176).

239 Die Selbstmordrate unter Alkoholikern stammt aus George Colt, *The Enigma of Suicide* (S. 266).

239 Zu Alkoholismus und Depression im Allgemeinen siehe Mark Gold und Andrew Slaby, *Dual Diagnosis in Substance Abuse.*

240 Das Zitat von Karl Menninger stammt aus *Selbstzerstörung* (S. 172).

240 Die Versuche mit zusammengepferchten Ratten haben Juan López, Delia Vásquez, Derek Chalmers und Stanley Watson durchgeführt und am 14./15. November 1996 beim Suicide Research Workshop des NIMH vorgestellt.

240 Zu den mutterlos aufgewachsenen Rhesusaffen siehe besonders Gary Kraemer, »The behavioral neurobiology of self-injurious behavior in rhesus monkeys«, referiert am 14./15. November 1996 beim Suicide Research Workshop des NIMH.

240 Völlig fasziniert (und etwas ungläubig) hörte ich vom »Selbstmord« einer Zirkuskrake, die darauf abgerichtet war, gegen Belohnung Tricks vorzuführen. Nach der Auflösung des Zirkus hielt man sie in einem Becken, und niemand achtete mehr auf ihre Kunststücke. Allmählich entfärbte sie sich (die Gemütsverfassung der Krake zeigte sich in den wechselnden Farben), durchlief schließlich letztmalig alle ihre Tricks, erhielt jedoch keine Belohnung und stach sich dann mit ihrem Schnabel so heftig, dass sie starb. Diese Fabel von der suizidalen Krake stammt von Marie Åsberg (persönliche Mitteilung).

240 Zu Selbstmord und Trauma durch frühen Elterntod siehe L. Moss und D. Hamilton, »The psychotherapy of the suicidal patient« (in: *American Journal of Psychiatry* 122, 1956).

240 Die Zahlen über Selbstmordversuche und Suizid als die dritthäufigste Todesursache bei den Fünfzehn- bis Vierundzwanzigjährigen der USA stammen aus D. L. Hoyert *et al.*, »Deaths: Final data for 1997. National Vital Statistics Report«, veröffentlicht für das National Center for Health Statistics (vgl. www.cdc.gov/ncipc/osp/states/101c97.htm). Selbstmordversuche wurden geschätzt anhand der NIMH-Statistik, »dass auf jeden vollendeten Selbstmord etwa acht bis fünfundzwanzig Versuche kommen«. Die Zahl von achtzigtausend Versuchen ist daher leider nur eine sehr vorsichtige Schätzung. Der NIMH-Bericht findet sich unter www.nimh.nih.gov/publicat/harmaway.cfm.

240 Die möglichen Gründe für eine erhöhte Suizidalität übernehme ich aus George Colt, *The Enigma of Suicide* (S. 49).
Zu hochbegabten Heranwachsenden und Selbstmord siehe Herbert Hendin, *Suicide in America* (S. 55).

241 Die Annahme, dass eine geschönte, verharmlosende Sicht des Todes zu frühen Suiziden führen kann, erörtern Philip Patros und Tonia Shamoo in *Depression and Suicide in Children and Adolescents* (S. 41).

241 Daten über Suizidraten bei Männern ab dem 65. Lebensjahr finden sich bei Diego de Leo und Rene F. W. Diekstra, *Depression and Suicide in Later Life* (S. 188).

242 In *op. cit.* steht auch zu lesen, dass ältere Menschen besonders letale Selbstmordtechniken einsetzen und ihre Pläne geheim halten.

242 Die höheren Suizidraten unter geschiedenen oder verwitweten Männern gehen ebenfalls aus *op. cit.* hervor.

242 Zu motorischen Problemen, Hypochondrie und Paranoia bei Altersdepressionen siehe *op. cit.* (S. 24).

242 Zur Somatisierung bei Altersdepressiven siehe Laura Musetti *et al.*, »Depression before and after the age of 65: A reexamination« (in: *British Journal of Psychiatry* 155, 1989, S. 330).

242 Zum internationalen Vergleich der Suizidraten, mit Ungarn an der Spitze, bei vierzig, und Jamaica am Ende, bei 0,4 pro hunderttausend Einwohner, siehe Eric Marcus, *Why Suicide?* (S. 25 f.).

242 Kay Jamisons Katalog der Selbstmordmethoden findet sich in *Wenn es dunkel wird* (S. 131 f.).

246 Die Definition der WHO, wonach der Selbstmord »ein suizidaler Akt mit tödlichem Ausgang« ist, findet sich auf der Webseite www.who.int/violence_injury_prevention/pages/definitions.htm#Suicide.

246 Das Zitat von Kay Jamison steht in *Wenn es dunkel wird* (S. 44).
246 Das Zitat von A. Alvarez steht in *Der grausame Gott* (S. 101).
246 Das Zitat von Albert Camus steht in *Der Mythos von Sisyphos* (S. 12).
246 Das Zitat von Julia Kristeva steht in *Soleil noir* (S. 7).
246 Edwin Shneidmans Formulierung der fünf Selbstmordgründe stammt aus seinem Buch *The Suicidal Mind* (Zitat auf S. 58 f.).
247 Das Zitat von Kay Jamison steht in *Wenn es dunkel wird* (S. 76).
248 Zu Kay Jamisons Darstellung ihrer Geistesverfassung beim eigenen Suizidversuch siehe *op. cit.* (S. 283). Unter dem Titel *Meine ruhelose Seele* hat sie bewegend auch ihre Kämpfe mit der manisch-depressiven Erkrankung beschrieben.
248 Der Abschiedsbrief ist zitiert nach Kay Jamisons *Wenn es dunkel wird* (S. 284).
249 Das Zitat von Edna St. Vincent Millay habe ich ihrem »Sonnet in Dialectic« entnommen (in: *Collected Sonnets*, S. 159).
250 Den Tod meiner Mutter habe ich bereits ausführlich dargestellt, zum einen in einem Artikel des *New Yorker* über Sterbehilfe, und zum anderen bildete er die Basis für das elfte Kapitel meines Romans A *Stone Boat*. Ich habe mich hier entschlossen, zum hoffentlich letzten Mal darüber zu schreiben, weil er zu meiner in diesem Buch verarbeiteten Geschichte gehört. Die Leser meiner früheren Texte mögen mir verzeihen, dass ich ihre Langmut erneut strapaziere.
250 Das Dostojewski-Zitat stammt aus *Die Dämonen* (S. 153).
252 Das Zitat aus Alfred Lord Tennysons »Tithonus« steht in *Tennyson's Poetry* (S. 72, Zeilen 66 bis 71).
252 Das Eliot-Zitat stammt aus dem Motto zu seiner Dichtung »The waste land«. In *The Complete Poems and Plays* findet sich die lateinische Version: »Nam Sibyllam quidem Cumis ego ipse oculis meis vidi in ampulla pendere, et cum illi pueri dicerent: Σίβυλλοζ τί θελειζ; respondebat illa: ölroOcmetv OcXe,« (S. 37).
252 Dieses Gedicht von Emily Dickinson stammt aus *The Complete Poems of Emily Dickinson* (S. 262).
254 Das Zitat von E. M. Cioran steht in *Lehre vom Zerfall* (S. 49).
255 Virginia Woolfs Abschiedsbrief ist zitiert nach Kay Jamisons *Wenn es dunkel wird* (S. 86 f.).
255 Das Woolf-Zitat stammt aus *The Diary of Virginia Woolf* (S. 110 f.).
258 Die Bemerkungen Ronald Dworkins stehen in *Die Grenzen des Lebens* (S. 274 f.).
258 Das Rilke-Zitat ist aus »Requiem für eine Freundin« (in: *Gesammmelte Werke*, Bd. I/1, S. 410).
260 Das Zitat von A. Alvarez steht in *Der grausame Gott* (S. 88).
261 Nadeschda Mandelstam ist zitiert nach *op. cit.* (S. 125).
261 Das Zitat von Primo Levi steht in *Die Untergegangenen und die Geretteten* (S. 69).
262 Dass der Selbstmord Primo Levis durch Medikamente ausgelöst worden sein könnte, mutmaßt Peter Bailey in seiner Einführung zur britischen Ausgabe, *The Drowned and the Saved* (S. 70 f.).
263 Nietzsche schreibt in *Jenseits von Gut und Böse* (Aphorismus 157, S. 637): »Der Gedanke an den Selbstmord ist ein starkes Trostmittel: mit ihm kommt man gut über manche böse Nacht hinweg.«

8. Historisches

264 Auch wenn ich keine Sekundärliteratur gefunden habe, in der die Geschichte der Depression wirklich überzeugend abgehandelt ist, stütze ich mich weitgehend auf Stanley Jackson, *Melancholia and Depression*.
264 Zur Etymologie des Begriffs »Depression« siehe *The Oxford English Dictionary* (Bd. 3, S. 220).

265 Das Beckett-Zitat stammt aus *Warten auf Godot* (S. 87).

265 Zur Säftelehre der alten Griechen und zu den Ansichten des Empedokles über die Melancholie siehe Stanley Jackson, *Melancholia and Depression* (S. 7–12).

265 Die Stellen aus dem Hippokratischen *Corpus*, die ich der Einfachheit halber mit Hippokrates zitiere, finden sich in H. Diller (Übers. und Hg.), *Hippokrates: Ausgewählte Schriften* (S. 180). Zu seiner Heilung des Königs Perdikkas II. siehe Guiseppe Roccatagliata, *A History of Ancient Psychiatry* (S. 164).

266 Die Annahme, dass *chole* mit *cholos* verschmolz, vertritt Bennett Simon in *Mind and Madness in Ancient Greece* (S. 235).

266 Siehe *op. cit.* zu den schwarzen Stimmungen bei Homer.

266 Das Homer-Zitat aus der *Ilias* steht im Sechsten Gesang, Zeilen 200–203 (S. 205).

266 Hippokrates' Angriffe auf die Vertreter einer religiösen Heilkunst sind dargestellt in Guiseppe Roccatagliata, *A History of Ancient Psychiatry* (S. 162). Dass »alles, was Philosophen über die Naturwissenschaften geschrieben haben, auf die Medizin ebenso wenig anzuwenden ist wie auf die Malerei«, zitiert Iago Galdston in *Historic Derivations of Modern Psychiatry* (S. 12).

266 Die ablehnende Haltung Sokrates' und Platons gegen Hippokrates sowie Platons Modell der menschlichen Psyche beschreibt Bennett Simon in *Mind and Madness in Ancient Greece* (S. 224–227). Einen guten Vergleich der Ideen Platons und Freuds bietet auch Iago Galdston, *Historie Derivations of Modern Psychiatry* (S. 14–16). Platons Vorstellungen über die Bedeutung von Kindheit und Familie für die Entwicklung des Menschen erörtert Simon in *op. cit.* (S. 171 f.).

267 Zur Verordnung eines Bleihelms durch Philotimus siehe Guiseppe Roccatagliata, *A History of Ancient Psychiatry* (S. 101).

267 Siehe auch *op. cit.* zu den genannten Beispielen, dem Blumenkohl des Chrysippos von Kilikien, der Basilikummischung Philistions und Plistonicus' und der Vorstellung des Philagrius, dass übermäßiger Spermaverlust zu depressiven Symptomen führt (S. 102 f.).

267 Aristoteles' Formulierung über das Verhältnis von Geist und Körper, seine Lehre, dass die Körpersäfte aus dem Herzen stammen, und seine Herabsetzung des Gehirns sind zitiert nach *op. cit.* (S. 106–112).

268 Die berühmten Worte des Aristoteles über die Inspiriertheit des Melancholikers stehen in seinen »Problemata« (Buch XXX, Rdnr. 953 a). Das folgende Zitat steht ebenda (Rdnr. 954 a und b). Beide Stellen sind hier zitiert nach Klibansky *et al.*, *Saturn und Melancholie* (S. 59 und 70–72).

268 Das Vergil-Zitat über Herakles und Ajax stammt aus der *Aeneis*, VIII, 219 f. (S. 269).

268 Das Seneca-Zitat entnehme ich aus Rudolph und Margot Wittkower, *Born under Saturn* (S. 99).

268 Die bissige Bemerkung Menanders stammt aus *Comicorum Atticorum fragmenta* (Fragment 18).

268 Näheres über die Skeptiker und Medius, Aristogen und Metrodorus bei Guiseppe Roccatagliata, *A History of Ancient Psychiatry* (S. 133–135).

268 Näheres über Erasistratus von Julis in *op. cit.* (S. 137 f.).

269 Die Zeile des Herophilos von Chalkedon und die Strategie des Menodotus von Nikomachien sind zitiert nach *op. cit.* (S. 138–140).

269 In Stanley Jacksons *Melancholia and Depression* findet sich ein schönes Kapitel über Rufus von Ephesos (S. 35–39). Daraus stammen auch die verstreuten Zitate und das Rezept für die »heilige Medizin«.

270 Zu den tropfenden Leitungen und den Hängematten siehe *op. cit.* (S. 35).

270 Die Verordnung von hellem Fleisch und Muttermilch zitiere ich nach der unveröffentlichten Dissertation Barbara Tolleys, »The languages of melancholy in Le Philosophe Anglais« (S. 17).

270 Die Ansichten des Aretaios von Kappadokien beschreibt Guiseppe Roccatagliata in *A History of Ancient Psychiatry* (S. 223–232).

270 Über Galen gibt es sehr viel Literatur, sowohl in allgemeinen Geschichten der Medizin als auch in Monographien über die Anfänge der Psychiatrie. Ich stütze mich hier besonders auf Stanley Jacksons *Melancholia and Depression* und Guiseppe Roccagliatas *A History of Ancient Psychiatry* (Zitate dort auf S. 193–209).

271 Zur Heilkunst der Azteken siehe Tzvetan Todorovs *Die Eroberung Amerikas* (S. 74 f.). Ich danke Elena Phipps für den Hinweis.

272 Den Beitrag der Stoa zur Heilkunst beschreibt Guiseppe Roccagliata in *A History of Ancient Psychiatry* (S. 133–143).

272 Zu Augustinus und den Folgen seines Denkens siehe Judith Neuman, *Suggestion of the Devil* (besonders S. 51–65).

272 Der Hinweis auf Nebukadnezar stammt aus Daniel 4, 33. Der Ausdruck »noonday demon« findet sich in vielen Abhandlungen zum Thema und scheint aus einer Synthese mehrerer Bibelstellen hervorgegangen zu sein. Die betreffende Passage aus den Psalmen (91, 6) beschwört in enger Anlehnung an das hebräische Original (hier verdeutscht von Martin Buber) die Angst »vorm Fieber, das im Sonnenglast gewaltigt«. In der Vulgata, die dem heiligen Hieronymus zugeschrieben wird, ist (in Psalm 90, 6) die Rede vom »daemonio meriano«, was sich wiederum in der altgriechischen Septuaginta auf »daimoniou mesembrinou« bezieht. Das mag die Grundlage für Cassians Übersetzung als »Dämon des Mittags« gebildet haben (die Stanley Jackson in *Melancholia and Depression* auf dessen *Institutes of the Conobia* zurückführt; auch Jackson selbst verwendet den Ausdruck »Dämon des Mittags« in seiner Darstellung Cassians). Ich danke Kevin White von der Catholic University of America für seine Hilfe in dieser Frage.

273 Reinhard Kuhn schreibt in *The Demon of Noontide* (S. 43) über die Verwendung des Ausdrucks »Dämon des Mittags« bei Evagrius: »Unter den Vergehen, die Evagrius in ›Von den acht Hauptsünden‹ erörtert, nimmt die *acidia* den breitesten Raum ein … Wie viele seiner Vorgänger bezeichnete er die *acidia* als den ›daemon qui etiam meridianus vocatur‹, das heißt den ›Dämon des Mittags‹ aus den Psalmen …« Kuhn scheint sowohl *Dämon des Mittags* als auch *Mittagsdämon* eingeführt zu haben. Der Ausdruck lässt sich jedoch auch als *Mittagsdämon* übersetzen. Stanley Jackson schreibt *in Melancholia and Depression* (S. 66), dass die *acidia*, wie von Evagrius beschrieben, »durch Erschöpfung, Lustlosigkeit, Traurigkeit oder Niedergeschlagenheit, Rastlosigkeit, Abneigung gegen die Klosterzelle und das asketische Leben sowie Sehnsucht nach dem früheren Familienleben geprägt war«.

273 Zum »Wahnsinn« unter der Inquisition siehe Iago Galdston, *Historic Derivations of Modern Psychiatry* (S. 19–22).

273 Näheres zu diesem Thema bei Thomas von Aquin siehe in *op. cit.* (S. 31–34). Über Thomas und den Dualismus ist sehr viel geschrieben worden – manche meinen sogar, mehr als nötig.

274 Die »Erzählung des Pfarrers« stammt aus Geoffrey Chaucer, *Die Canterbury Tales* (S. 623–627).

274 Zur Unterscheidung zwischen *acidia* und *tristia* siehe Stanley Jackson, Melancholia and Depression (S. 65–77).

275 Hildegard von Bingens lebhafte Äußerung stammt aus »Ursachen und Heilungen« (in den *Schriften*, hier zitiert nach Klibansky *et al.*, *Saturn und Melancholie*, S. 141).

275 Über den Künstler Hugo van der Goes siehe Rudolf und Margot Wittkower, *Born Under Saturn* (S. 108–113).

276 Näheres über Marsilio Ficino siehe bei Paul Kristeller, *Die Philosophie des Marsilio Ficino*; aus diesem Buch stammen viele der hier abgedruckten Zitate (S. 191–199, insbesondere S. 191, 194 und 198). Weitere Angaben und Zitate sind aus Winfried Schleiner, *Melancholy, Genius, and Utopia in the Renaissance* (S. 24–26), sowie aus Klibansky *et al.*, *Saturn und Melancholie* (S. 368 f.), Barbara Tolleys unveröffentlichter Dissertation, »The languages of melancholy in Le Philosophe Anglais« (S. 20–23), und Lawrence Babbs *The Elizabethan Malady* (S. 60 f.).

277 Zu Agrippa von Nettelsheim siehe Winfried Schleiners *Melancholy, Genius, and Utopia in the Renaissance* (S. 26 f.), und Klibansky *et al.*, *Saturn und Melancholie* (S. 499).

277 Vasaris Äußerungen über Depressionen bei Künstlern finden sich über die beiden Bände seines *Life of the Artists* verstreut. Im Ersten Band befasst sich Vasari mit Paolo Uccello, der »einsam, exzentrisch, melancholisch und arm« geendet sei, weil er »seinen Geist mit zu schwierigen Problemen erstickt« habe (S. 95). Correggio sei »in der Ausübung seiner Kunst, an der er unaufhörlich arbeitete, sehr melancholisch« gewesen (S. 278). Ein ausgezeichnetes, wahrhaft inspiriertes Buch über die Tradition der Melancholie und das künstlerische Genie, insbesondere über den größten, Albrecht Dürer, und die deutsche Renaissance, ist Raymond Klibansky, Erwin Panofsky und Fritz Saxl, *Saturn und Melancholie. Studien zur Geschichte der Naturphilosophie und Medizin, der Religion und der Kunst*.

277 Der »Eingriff oder die Einmischung böser Engel« stammt aus Andreas Du Laurens' *Discourse*, zitiert nach Lawrence Babb, *The Elizabethan Malady* (S. 53).

278 Siehe auch *op. cit.* (S. 53) zu dem Mann, der spürte, wie ihm der böse Geist in die Grundfeste fuhr.

278 Die Ansichten George Giffords sind dargestellt in Winfried Schleiner, *Melancholy, Genius, and Utopia in the Renaissance* (S. 182).

278 Siehe *op. cit.* (S. 181–187) zu Jan Wier, der auch unter dem Namen Johann Weyer (oder Weier) erscheint; ebenso Lawrence Babb, *The Elizabethan Malady* (S. 54–56).

278 Freuds Bemerkungen über Johann Weier stehen in »Antwort auf eine Rundfrage *Vom Lesen und von guten Büchern*«, in: *Nachtragsband. Texte aus den Jahren 1885–1938* (S. 662 f.).

278 Näheres zu Reginald Scots Ansichten über die Hexerei und die Forderung von King James, dessen Bücher zu verbrennen, findet sich bei Lawrence Babb, *The Elizabethan Malady* (S. 55 f.), und Winfried Schleiner, *Melancholy, Genius, and Utopia in the Renaissance* (S. 183–187).

278 Schleiner (*op. cit.*, S. 189) schildert auch den französischen Fall des Folterns unter den kurzen Rippen.

278 Zum Text der Synode von 1583 siehe *op. cit.* (S. 190).

279 Montaignes Äußerungen zur Melancholie sind ein wundervolles Thema, das eine eigene Abhandlung verdient hätte. Zu den Zitaten siehe *op. cit.* (S. 179 und 184). Näheres zu diesem Komplex bei M. A. Screech, *Montaigne er Melancholy*.

279 Andreas Du Laurens ist auch unter dem Namen Laurentius bekannt. Der Einfachheit halber bleibe ich bei der französischen Form. Näheres zum Thema, einschließlich der Zitate, bei Stanley Jackson, *Melancholia and Depression* (S. 86–91), und T. H. Jobe, »Medical theories of melancholia in the seventeenth and early eighteenth centuries« (in: *Clio Medica 11*, Nr. 4, 1976, S. 217–221).

280 Der erwähnte Arzt aus dem frühen 17. Jahrhundert ist Richard Napier; seine Bemerkungen sind abgedruckt in Michael MacDonald, *Mystical Bedlam* (S. 159 f.). John Archer schrieb in seinem Manuskript von 1673, die Melancholie sei »der größte Feind der Natur« (zitiert nach MacDonald, *op. cit.*, S. 160).

280 Näheres zu Levinus Lemnius, Huarte, Luis Mercado und Joannes Baptista Silvaticus bei Lawrence Babb, *The Elizabethan Malady* (S. 62).

281 Der melancholische Friseur kommt in dem Theaterstück *Midas* von Lyly vor. Ich zitiere seinen Text nach Michael MacDonald, *Mystical Bedlam* (S. 151).

281 Der Arzt, dessen melancholische Patienten überwiegend Aristokraten waren, ist Richard Napier. Die Statistiken stammen aus *op. cit.* (S. 151). Napier stellt seine Praktiken sehr gründlich dar, was ihn zu einer der besten Quellen jener Zeit macht. Er scheint sehr feinfühlig für Geisteskrankheiten gewesen zu sein, die er beredt schildert.

282 Die Schriften des Timothy Rogers bezeugen, wie viel Mitleid und Respekt man den Unglücklichen zollte, die wirklich schwer an der Melancholie erkrankt waren. In seinem *Discourse* von 1691 begründet er ausführlich, warum man gerade auch den Schwermüti-

gen mit Besonnenheit und Verständnis begegnen sollte. »Dränge niemals deine Freunde, die unter dem Übel der Melancholie leiden, Dinge zu tun, die ihre Kräfte übersteigen«, mahnt er. »Ähnlich wie im Fall von Knochenbrüchen plagen sie große Schmerzen und Qualen, so dass sie sich kaum rühren können … Wer sie mit irgendwelchen harmlosen Mitteln ablenken kann, der wird ihnen einen großen Liebesdienst erweisen.« Vgl. *A Discourse Concerning Trouble of the Mind and the Disease of Melancholly* (auszugsweise wiederabgedruckt in Richard Hunter und Ida Macalpine, *300 Years of Psychiatry*, S. 248–251).

282 Die Zitate aus »Il Penseroso« finden sich in John Miltons *Complete Poems and Major Prose* (S. 72 und 76, Zeilen 11–14, 168–169 und 173–176).

283 Robert Burtons *Anatomy of Melancholy* ist eine sehr anregende Lektüre und enthält viele Einsichten, die ich hier nicht wiedergeben konnte. Es gibt zahlreiche Kommentare zu Burton. Eine kurze und prägnante Darstellung von Leben und Werk bietet Stanley Jacksons *Melancholia and Depression* (S. 95– 99). Ausführlicher sind Lawrence Babb, *The Elizabethan Malady*, Eleanor Vicari, *The View from Minerva's Tower*, Vieda Skultan, *English Madness*, und Rudolph und Margot Wittkower, *Born Under Saturn*. Ich stütze mich auch weitgehend auf Paolo Bernardinis unveröffentlichtes Manuskript »*Melancholia gravis*: Robert Burton's *Anatomy* and the links between suicide and melancholy«. Die Textzitate stammen aus der von Ulrich Horstmann besorgten Ausgabe Robert Burton, *Anatomie der Melancholie* (S. 142–152, 310 und 325–328); die Zitate in der Diskussion über Burton und den Selbstmord entnehme ich direkt aus dem Manuskript Bernardinis.

287 Zu Caspar Barlaeus und dem Mann, der sich in Stroh packen ließ, Ludovicus a Casanova über den Buttermann, Charles VI. und das jüngste Beispiel eines Glaswahns in Holland siehe F. F. Bloks, *Caspar Barlaeus* (S. 105–121).

288 Über Descartes und den klaren Verstand siehe Theodore Browns Essay »Descartes, dualism, and psychosomatic medicine« (in: W. F. Bynum, Roy Porter und Michael Shepherd, *The Anatomy of Madness*, Bd. 1, S. 40–62). Zu Descartes' *Die Leidenschaften der Seele* siehe auch Richard Hunter und Ida Macalpine, *300 Years of Psychiatry* (S. 133 f.).

289 Die Zitate von Willis stehen in seinen *Two Discourses Concerning the Soul of Brutes* (S. 179, 188–201 und 209). T. H. Jobes »Medical theories of melancholia in the seventeenth and early eighteenth centuries« (in: *Clio Medica 11*, Nr. 4, 1976), und Allan Ingrams *The Madhouse of Language* sind hilfreiche Sekundärquellen zum Thema.

289 Die Passagen von Nicholas Robinson finden sich in Allan Ingram, *The Madhouse of Language* (S. 24 f.).

290 Boerhaave lehnte insbesondere die Säftelehre ab und hegte eine Vorstellung vom Körper als einer faserigen, durch die Pumptätigkeit des Herzens mit Blut versorgten Masse. Als Hauptursache der Melancholie galt in Boerhaaves Augen »alles, was die Nervensekrete aus dem Gehirn verfestigt, erschöpft oder vermengt; wie zum Beispiel große und unerwartete furchterregende Vorfälle, große Anstrengungen jedweder Art; heftige Liebe, Tageseinsamkeit, Furcht und hysterische Affekte«. Andere zu erwägende Ursachen waren »maßloser Geschlechtsverkehr; Trinken; geräuchertes, an der Luft getrocknetes oder gepökeltes Fleisch; unreifes Obst; unfermentierte Mehlspeisen«. Wer sein Blut durch Ausschweifungen oder zügellosen Verzehr aus dem Gleichgewicht bringen ließ, erzeugte auf diese Weise wahrscheinlich säurehaltige Stoffe, die Boerhaave als »ätzend« bezeichnete, so dass seine Galle der »Zersetzung« anheimfiel und eine schlimm brennende Flüssigkeit erzeugte, die überall im Körper Unheil anrichtete. Im Gehirn würde eine »gerinnende Säure« das Blut derart verfestigen, dass es entscheidende Gebiete nicht mehr erreichte.

290 Zu Boerhaaves Theorien gibt es reichlich Sekundärliteratur. Empfehlenswert sind darunter besonders Stanley Jacksons Resümee in *Melancholia and Depression* (S. 119–121), und T. H. Jobe, »Medical theories of melancholia in the seventeenth and early eighteenth centuries« (in: *Clio Medica 11*, Nr. 4, 1976, S. 224–227). Die Zitate stammen aus Boerhaaves *Aphorisms* und zum Teil aus dem Artikel T. H. Jobes (S. 226 f.).

290 Boerhaave hatte viele Anhänger und Schüler. Interessant ist, wie er zum Beispiel Richard Mead beeinflusste. In seinem 1751 veröffentlichten *Opus magnum* war Mead noch dem Programm des Mechanismus verhaftet, übertrug es aber vom Blutsystem auf die entlang der Nerven wandernden »Lebensgeister«. »Nichts«, stellte er fest, »bringt den Geist so sehr durcheinander wie Glaube und Liebe.« Mead wie Boerhaave hielten das Gehirn offenkundig für »eine große Drüse« und die Nerven für »Ausscheidungskanäle«, durch die »ein sehr kräftiger und elastischer dünnflüssiger Stoff« ströme. Auch hier deuten sich moderne Einsichten an: Etwas kommt aus dem Gehirn und wandert in gewissem Sinne die Nerven entlang, namentlich die Neurotransmitter. Die ersten beiden Zitate von Richard Mead stehen in seinen *Medical Precepts and Cautions* (S. 76 und 78), die letzten drei in seinen gesammelten Werken mit dem Titel *The Medical Works of Richard Mead, M. D.* (S. xxi).
    Näheres zu Julien Offray de La Mettrie findet sich in Aram Vartanian, *La 310 Mettrie's L'Homme Machine* (Zitat S. 22).

290 Friedrich Hoffman schrieb 1721 »derowegen, wenn ein schweres, dickes, auch vieles Geblüthe nicht wohl durch die Gefässe des *cerebri* getrieben wird, sondern allda stocket, so entstehet dadurch im Gemüthe leicht eine Furcht, Betrübnis, Angst und Sorge und zwar ohn alle Noth und genugsame *raison*«. Ferner nahm er an, dass Manie und Melancholie, die man lange Zeit als voneinander unabhängig betrachtet hatte, eng zusammengehören und nur verschiedene Phasen ein und derselben Krankheit bilden. An Boerhaaves Ideen anknüpfend, führte Hoffman die Melancholie auf eine »Stockung des Geblüths« zurück, die Manie dagegen auf eine übermäßige Beschleunigung beim »freyen Umlauf des Geblüths«. Die Zitate Friedrich Hoffmans, auch im Text, finden sich in seinem umfangreichen Werk Medicina Consultatoria (Teil I, S. 21, Teil V, S. 3 f. und Teil VII, S. 646 f.).

291 Die Zitate von Spinoza stammen aus *Die Ethik* (S. 274 f.).

291 Näheres zu Bedlam siehe bei Marlene Arieno, *Victorian Lunatics*, besonders S. 16–19. Zu Philippe Pinel und Bicäre vgl. Dora Weiner, »›Le geste de Pinel‹: The history of a psychiatric myth«, veröffentlicht als das 12. Kapitel von Mark Micale und Roy Porter (Hg.), *Discovering the History of Psychiatry*.

292 Die Beschwerden Blakes sind zitiert nach Roy Porter, *Mind-Forg'd Manacles* (S. 73).

292 Zum Thema Wahnsinn im 18. Jahrhundert gibt es zahlreiche Monographien. Meine Darstellung wurde vor allem beeinflusst durch Andrew Scull, *Social Order / Mental Disorder*, Michel Foucault, *Wahnsinn und Gesellschaft*, und Roy Porter, *Mind-Forg'd Manacles*.

292 Die Aussage John Monroes ist zitiert nach Andrew Scull, *Social Order / Mental Disorder* (S. 59).

292 In *op. cit.* (S. 69–72) sind auch einige der übelsten Folterwerkzeuge des frühen 18. Jahrhunderts abgebildet.

292 Boswells Bemerkungen über die psychische Krankheit sowie seine Tagebücher und Briefwechsel erörtert Allan Ingram in *The Madhouse of Language* (S. 146–149).

293 Zu Samuel Johnson über Burton siehe Roy Porter, *Mind-Forg'd Manacles* (S. 75–77). Zu Johnson über »den schwarzen Hund« siehe Max Byrd, *Visits to Bedlam* (S. 127).

293 Näheres über Cowper und seine Depression, inklusive der zitierten Stellen, bei Allen Ingram, *The Madhouse of Language* (S. 149 f.). Die Gedichtzeilen stammen aus seinem »Lines written during a period of insanity« (in: *The Poetical Works of William Cowper,* S. 290).

294 Die Zeilen von Edward Young stammen aus *The Complaint, or Night Thoughts* (Bd. 1, S. 11).

294 Tobias Smollets Selbstbeschreibung als ein Hospital ist zitiert nach Roy Porter, *Mind-Forg'd Manacles* (Endnote S. 345).

294 Das Zitat der Marquise du Deffand stammt aus Jerome Zerbe und Cyril Connolly, *Les Pavillons of the Eighteenth Century* (S. 21).

294 Zu Johnson über Schottland siehe Max Byrd, Visits to Bedlam (S. 126).

294 John Browns zu Recht verächtliche Bemerkungen über das britische Klima sind ebenso wie die Äußerungen Edmund Burkes zitiert nach *op. cit.* (S. 126). Die Kommentare des 18. Jahrhunderts über die Melancholie würden Bände füllen. Jonathan Swift, seinerseits ein Hypochonder, war demgegenüber sehr ungnädig eingestellt. Er vertrat ganz die Mentalität des »Hilf dir selbst!«: »Er sagte, ein Yahoo habe oft die Laune, sich in einen Winkel zurückzuziehen, sich auf den Boden zu legen, zu heulen und zu seufzen, alle, die ihm näher kämen, zurückzustoßen, obgleich er jung und fett wäre und weder an Essen noch an Trinken Mangel litte. Auch seine Bedienten hätten nicht recht begreifen können, was dem Yahoo denn eigentlich fehle. Das einzige Mittel, wodurch diesem Übel abgeholfen werde, bestehe darin, dass man den Yahoo schwer arbeiten ließe. Dann käme er jedes Mal unfehlbar wieder zur Besinnung« (*Gullivers Reisen*, S. 347).

294 Das Zitat von Voltaire stammt aus *Candide* (S. 170).

295 Die zauberhafte Verordnung Horace Walpoles steht in Roy Porters *Mind-Forg'd Manacles* (S. 241). Der feine Sinn für das Verhältnis von Lebensraum und Melancholie kam in jener Zeit auf. William Rowley schrieb dazu: »England bringt, seiner Größe und Einwohnerzahl entsprechend, mehr Geisteskranke hervor als jedes andere Land Europas, und auch der Selbstmord ist hier verbreiteter. Die Aufwallung der Leidenschaften, die Freiheit des Denkens und Handelns, bei weniger Beschränkungen als in anderen Ländern, treiben große Mengen Blut ins Gehirn und erzeugen daher hierzulande eine größere Vielfalt des Irreseins, als man sie in anderen kennt. Religiöse und politische Duldsamkeit ziehen eben solchen Wahnsinn nach sich; doch wo es keine derartige Toleranz gibt, bleibt auch der Wahn aus« (zitiert nach Max Byrd, *Visits to Bedlam*, S. 129).

295 Das Zitat aus Thomas Grays »Elegy written in a country churchyard« findet sich in *The Complete Poems of Thomas Gray* (S. 38, Zeile 36). Die Verse aus »On a distant prospect of Eton College« stehen auf S. 9 f. desselben Bandes.

295 Zu Coleridges Bemerkungen siehe Earl Leslie Griggs (Hg.), *The Collected Letters of Samuel Taylor Coleridge* (Bd. 1, Brief 68, S. 123).

295 Kants Aphorismen stehen in seinen »Beobachtungen über das Gefühl des Schönen und Erhabenen« (in: *Werke*, Bd. I, S. 839 f.).

296 Zur psychischen Gesundheit in den amerikanischen Kolonien siehe Mary Ann Jimenez, *Changing Faces of Madness*.

296 William Thompson, ein Pfarrer im Massachusetts des 17. Jahrhunderts, wurde so depressiv, dass er seinen Beruf aufgeben musste und »das lebendige Abbild des Todes wurde / Eine wandelnde Gruft, ein lebendes Grab / In dem die schwarze Melancholie ruhte«. Und es war der Teufel selbst, der »seinen Geist mit diabolischen Angriffen und grässlichen, höllischen Pfeilen belästigte«. Das Gedicht über William Thompson, verfasst von »Angehörigen und Freunden«, findet sich in *op. cit.* (S. 13).

296 Zu Cotton Mather über die Schwermut seiner Frau siehe *op. cit.* (S. 13–15).

296 Die Zitate aus *The Angel of Bathseda* stehen auf S. 130–133.

297 Die Bemerkungen Henry Roses stehen in *An Inaugural Dissertation on the Effects of the Passions upon the Body* (S. 12). Andere prominente Amerikaner, die Abhandlungen über das Thema der Depression veröffentlicht haben, waren zum Beispiel Nicholas Robinson, William Cullen und Edward Cutbush. Nicholas Robinson wurde in den Kolonien viel gelesen, und seine mechanische Erklärung der Melancholie herrschte dort um die Mitte des 18. Jahrhunderts vor. Näheres über Nicholas Robinson siehe bei Mary Ann Jimenez, *Changing Faces of Madness* (S. 18–20). William Cullen, der 1790 in Philadelphia publizierte, war ein von manchen religiösen Zwängen befreiter Humanist und meinte, »dass ein trockeneres und festeres Gewebe in der Marksubstanz des Gehirns« zu einem »gewissen Flüssigkeitsmangel in dieser Substanz« führt und so die Melancholie verursacht (siehe dazu Cullens *The First Lines of the Practice of Physic*, Bd. 3, S. 217). Edward Cutbush sprach in den Kolonien von der Melancholie als einem »atonischen Wahnsinn«, in dem sich »der Geist im Allgemeinen auf einen Gegenstand fixiert; viele

Patienten sind grüblerisch, still, mürrisch und starr wie Statuen; andere verlassen ihre Wohnstätten auf der Suche nach einsamen Orten, vernachlässigen ihre Reinlichkeit, sind gewöhnlich am ganzen Leibe kalt, wechseln die Farbe und haben eine trockene Haut; all ihre unterschiedlichen Sekrete sind stark vermindert, der Puls ist langsam und träge«. Er meinte, das Gehirn sei ständig in Bewegung (ähnlich wie das Herz oder die Lungen), und aller Wahn komme von »einem Übermaß oder Fehler der Bewegung in einem oder mehreren Teilen des Gehirns«. Dann fragte er sich, ob solche Bewegungsfehler aus dem Blut und dem Nervensekret herrühren, wie Boerhaave annahm, aus chemischen Substanzen, wie Willis erklärte, oder »aus einer elektrischen oder elektroiden Flüssigkeit«, die »wiederkehrende Anfälle des Irreseins« auslösen könne, wenn sich »diese Elektrizität im Gehirn ansammelt«. Cutbush zufolge konnte eine Übererregung des Gehirns dieses ruinieren: »Der erste Eindruck verursacht eine so große Erschütterung des Gehirns, dass jede andere Regung ausgeschlossen ist oder in einen gewaltigen Strudel hineingezogen und der Wahnsinn mit seinen temperamentvollen Begleiterscheinungen die souveräne Vernunft überwältigen wird.« Die Ansichten Edward Cutbushs sind dargelegt in *An Inaugural Dissertation on Insanity* (S. 18,24 und 32 f.).

297 Zur »evangelischen Anorexia nervosa« siehe Julius Rubin, *Religious Melancholy and Protestant Experience in America* (S. 82–124 und 156–176; der Ausdruck »Hungerkünstler« steht auf S. 158).

297 Die Aussage Kants über das Erhabene steht in den »Beobachtungen über das Gefühl des Schönen und Erhabenen« (in: *Werke*, Bd. I, S. 840).

298 Der berühmte Vers von Johann Wolfgang von Goethes *Faust* steht in Der Tragödie Erster Teil, »Studierzimmer«, Vers 1699 f. (S. 194).

298 Die Verse Wordsworths stammen aus »Resolution and independence« (in: *The Prelude. Selected Poems and Sonnets*, (S. 138).

298 Zu Keats über den leichten Tod siehe »Ode to a nightingale« (in: *The Poems*, S. 202, Vers 52). Das Zitat aus »Ode an melancholy« findet sich ebenda (S. 214, Verse 21–25).

298 Die Shelley-Zitate sind aus seinem Gedicht »Mutability« (in: *The Complete Poems of Percy Bysshe Shelley*, S. 679, Verse 1–4 und 19–21).

298 Die Verse von Giacomo Leopardi sind aus »An sich selbst / A se stesso« in dem Band *Canti / Gesänge* (S. 201 f.).

299 »Alles ist eitel« steht in *Prediger Salomo 11*, 8.

299 Die Zitate aus *Die Leiden des jungen Werthers* stehen auf S. 453 und 457.

299 Die Verse von Baudelaire sind aus *Die Blumen des Bösen* (S. 78).

300 Das Hegel-Zitat steht in den *Vorlesungen zur Philosophie der Geschichte* (S. 42). Siehe dazu auch Wolf Lepenies, *Melancholie und Gesellschaft* (S. 104).

300 Selbstverständlich scheint alles, was Kierkegaard schrieb, auf der einen oder anderen Ebene von Depression zu handeln. Zu den hier zitierten Stellen siehe Georg Lukács, *Die Seele und die Formen* (S. 51 f.), und Sören Kierkegaard, *Die Krankheit zum Tode* (S. 24).

300 Schopenhauers Bemerkungen zur Melancholie stehen meist in den kürzeren Texten und nicht in den großen Werken. Ich verweise besonders auf »Nachträge zur Lehre von der Nichtigkeit des Daseyns«, »Ueber den Selbstmord« und »Nachträge zur Lehre vom Leiden der Welt« (alle in: *Parerga und Paralipomena II/1*, Zitate S. 318 und 326). Die hier zitierten Passagen stammen allerdings zum Teil aus Die Welt als Wille und Vorstellung (Ergänzungen zum zweiten Buch, Kap. 28, »Charakteristik des Willens zum Leben«, S. 928, 930 und 935).

301 Nietzsches Äußerungen über Gesundheit und Krankheit finden sich in: *Aus dem Nachlass der Achtzigerjahre* (S. 781).

302 Die Passagen von Philippe Pinel stammen aus *Philosophisch-medizinische Abhandlung über Geistesverwirrungen oder Manie* (S. 109.).

302 Die Aussage Samuel Tukes ist zitiert nach Andrew Scull, *Social Order / Mental Disorder* (S. 75).

302 Der Leiter einer anderen Anstalt, auf den ich hier anspiele, kommt ebenfalls in *op. cit.* zu Wort (S. 77).

302 Die Statistiken über die Geisteskranken finden sich in Marlene Arieno, *Victorian Lunatics* (S. 11). Siehe auch *op. cit.* (S. 15–17) zur Geschichte der Lunatics Acts.

303 Zur Bevölkerung Bedlams im Jahr 1850 siehe *op. cit.* (S. 17).

303 Das sehr einsichtsvolle Zitat von Thomas Beddoe findet sich in Stanley Jackson, *Melancholia and Depression* (S. 186).

303 Die Ansichten und Reden Benjamin Rushs sind dargestellt in seinen *Medical Inquiries and Observations* (S. 61 f., 78 und 104–108).

304 J. E. D. Esquirol gehörte zu den engeren Freunden Pinels. Er trat schon ganz zu Beginn des 19. Jahrhunderts für humane Irrenanstalten ein und forderte, man müsse die Patienten in einem »trockenen und gemäßigten Klima, unter freiem Himmel, bei angenehmen Temperaturen in einem freundlichen Umfeld und einer abwechslungsreichen Landschaft« behandeln; außerdem müssten sie sich körperlich bewegen, reisen und Abführmittel einnehmen. Was die Ursachen der Melancholie angeht, so stellt er eine buntscheckige Liste auf, darunter häuslicher Ärger, Masturbation, verletzte Eigenliebe, hartes Aufschlagen des Kopfes, erbliche Veranlagung und Lotterleben. Zu den Symptomen schrieb er, »dies ist kein Gebrechen, das zu Erregung, Klagen, Schreien und Schluchzen führt; vielmehr macht es still und unbeweglich, kennt keine Tränen«. Die Zitate von Esquirol stammen aus seinem Werk *Mental Maladies* (S. 226), und aus Barbara Tolleys unveröffentlichter Dissertation »The languages of melancholy in *Le Philosophe Anglais*« (S. 11). Während sich manche auf humane Behandlungsformen konzentrierten, nahmen andere die Natur der Krankheit selbst aufs Korn. James Cowles Pritchard rückte das Pathologische ganz im Sinne Nietzsches sehr nahe an das Normale heran und begründete so das moderne Verständnis der Depression. »Vielleicht ist es unmöglich«, schrieb er, »eine klare Grenzlinie zwischen Veranlagung und Krankheit zu ziehen, aber es gibt ein Maß dieser Gemütserregung, das zweifellos eine Geisteskrankheit darstellt, und dieses Leiden besteht, ohne dass sich dem Verständnis der Vernunft irgendeine Illusion aufdrängt. Die Kraft der Vernunft wird nicht manifest geschwächt, doch alle Lebensaussichten sind durch ein beständiges Empfinden der Düsternis und Traurigkeit umwölkt. Diese Tendenz zu morbiden Sorgen und zur Melancholie, die den Verstand nicht zerstört, lässt sich anfangs oft noch steuern und erhält ihren besonderen Charakter wahrscheinlich durch den vorausgegangenen Geisteszustand des Individuums.«, *Treatise* (S. 18).

304 Die Ideen Griesingers sind in einer Vielzahl von Primär- und Sekundärquellen dargestellt, besonders in seinem Hauptwerk *Pathologie und Therapie der psychischen Krankheiten*. Siehe dazu erläuternd und zusammenfassend auch Stanley Jackson, *Melancholia and Depression*.

304 Zu den Ansichten Foucaults siehe vor allem seine Studie *Wahnsinn und Gesellschaft*, deren ausschweifend trügerischer Schein der Sache der psychisch Kranken gegen Ende des 20. Jahrhundert erheblichen Schaden zugefügt hat.

305 Die meisten Werke von Charles Dickens schreien regelrecht nach Sozialreformen. Siehe zum Beispiel sein *Nicholas Nickleby*.

305 Zu den Ansichten Victor Hugos über gesellschaftliches Unrecht und Entfremdung siehe seinen Roman *Les Misérables (Die Elenden)*.

305 Oscar Wilde bringt das in seinem Zeitalter herrschenden Geist der Entfremdung treffend zum Ausdruck in »The ballad of reading gaol« (in: *Complete Poetry*, S. 152–172).

305 Joris-Karl Huysmans fängt die Atmosphäre der Entfremdung und Dekadenz ein in seinem berühmten Roman *A Rebours (Gegen den Strich)*.

305 Die Zitate aus *Sartor Resartus* stehen auf S. 224 und 226; siehe dazu auch den Essay von William James, »Is life worth living?« (in: *Essays über Glaube und Ethik*, S. 42).

306 Die Ansichten William James' über die Melancholie ziehen sich durch sein gesamtes Werk. Ich zitiere hier aus »Is life worth living?« (in: *Essays über Glaube und Ethik*, S. 43, 39 und 49). Siehe auch *Die Vielfalt religiöser Erfahrung*.

306 Die Verse von Matthew Arnold stammen aus »Dover Beach« (in: *The Poems of Matthew Arnold*, S. 239–243).

307 Die Zitate von Maudsley stammen aus seinem Buch *The Pathology of the Mind* (S. 164–168).

307 John Charles Bucknill und Daniel T. Tuke griffen das Thema Maudsleys in den Vereinigten Staaten auf – und schrieben, »die geistige Störung ist kein wesentlicher Bestandteil der Symptome«. Ferner erwähnten sie größtenteils schon uralte äußerliche Maßnahmen gegen die Melancholie mit angeblich direkter Wirkung auf das Gehirn. »Bei allen körperlichen Organen mit Ausnahme des Gehirns sind große Fortschritte zur Erkenntnis ihrer physiologischen Gesetzmäßigkeiten gelungen. Ganz anders verhält es sich jedoch mit dem edlen Organ, das über den Rest des Körpers herrscht. Das physiologische Prinzip, auf das wir ein System der zerebralen Pathologie stützen müssen, lautet, dass die mentale Gesundheit von der richtigen Ernährung, Anregung und Erholung des Gehirns abhängt; das heißt davon, dass die Verhältnisse der Erschöpfung und Wiederherstellung seiner Nervensubstanz in einem gesunden und geregelten Zustand erhalten werden.« Und sie treten begeistert dafür ein, dass Opium gut geeignet sein könnte, um das Gehirn zu entspannen. Die Passagen von John Charles Bucknill und Daniel H. Tuke stammen aus *A Manual of Psychological Medicine* (S. 152 und 341 f.). Auch Richard von Krafft-Ebing kannte diese eher harmlose Variante der Erkrankung: »Die Prognose [der Melancholie] ist, wenn man die unzähligen leichteren Fälle außerhalb der Irrenanstalten berücksichtigt, eine günstige. Zahlreiche derartige Fälle bleiben auf der Entwicklungsstufe einer Mel. sine delirio oder praecordialis stehen, gehen dann in Genesung über, ohne dass je Wahnideen oder Sinnestäuschungen auftreten.« Das Zitat stammt aus seinem *Lehrbuch der Psychiatrie auf klinischer Grundlage* (S. 359).

307 George H. Savages Bemerkungen stammen aus seinem *Insanity and Allied Neuroses* (S. 130 und 151 f.).

308 Diese Bemerkungen Freuds stammen aus *Sigmund Freud: Briefe an Wilhelm Fliess 1887–1904* (S. 101 f.).

308 Der erwähnte Grundtext Freuds, »Über die Berechtigung von der *Neura*sthenie einen bestimmten Symptomenkomplex als ›Angstneurose‹ abzutrennen«, entstand bereits 1895 (in: *Gesammelte Werke*, Bd. I, S. 313 f.).

308 Karl Abrahams Aufsatz von 1911 trägt den Titel »Ansätze zur psychoanalytischen Erforschung und Behandlung des manisch-depressiven Irreseins und verwandter Zustände« (in: *Psychoanalytische Studien*, Band II; Zitate auf S. 146, 153 und 162).

309 Die zitierten Passagen aus »Trauer und Melancholie« finden sich in: *Gesammelte Schriften* (Bd. X, S. 429, 431, 438 und 445).

309 Hier spiele ich auf folgenden Artikel an: »Managing depression in medical outpatients« (in: *The New England Journal of Medicine* 343, Nr. 26, 2000).

310 Zu Abrahams Erwiderung auf »Trauer und Melancholie« siehe seinen späteren Essay, »Versuch einer Entwicklungsgeschichte der Libido auf Grund der Psychoanalyse seelischer Störungen« (in: *Psychoanalytische Studien*, Band 1; Zitate auf S. 145 und 157).

310 Zu diesen Ansichten Melanie Kleins siehe ihren Essay »The psychogenesis of manic-depressive states« (in: *The Selected Melanie Klein*, S. 145). Unter den Psychoanalytikern hat sich auch der große Freud-Revisionist Sandor Rado zu diesem Thema geäußert und ein Persönlichkeitsprofil des potentiellen Melancholikers erstellt. Dieser fühle sich »am glücklichsten, wenn er in einer von Libido durchdrungenen Atmosphäre lebt«, neige aber auch dazu, übertriebene Anforderungen an die geliebten Menschen zu stellen. Rado zufolge ist die Depression »ein lauter, verzweifelter Schrei nach Liebe«. Daher beschwöre sie erneut das frühe Verlangen nach der Mutterbrust herauf, dessen Einlösung Rado ziemlich betörend als »den Stillorgasmus« bezeichnet. Der depressive Mensch brauche von Kindheit an Liebe aller Art – ob erotische, Mutter- oder Eigenliebe. »Die Entwicklung der Melancholie«, so Rado, »stellt einen groß angelegten Versuch der Wiederherstellung (Heilung) dar, der mit eiserner psychischer Zähigkeit betrieben wird.«

Die Zitate von Sandor Rado stammen aus seinem Essay »The problem of melancholia« (in: *Psychoanalysis of Behavior*, S. 49–60).

311 Hassouns Ausführungen über die Depression finden sich in seinem Buch *La cruauti maancolique (passim)*.

312 Obwohl Kraepelin eine ziemlich langweilige Lektüre ist, habe ich ihn hier ausführlich zitiert, um einen Eindruck von seinem Denken zu vermitteln; vgl. zu den Textstellen seine *Einführung in die psychiatrische Klinik* (S. 2 f., 6 f. und 359 f. Die stark ausgeprägte eugenische Orientierung, im *Lehrbuch der Psychiatrie*, 1. Aufl. 1883, noch kaum zu ahnen und in den ersten beiden Auflagen der zitierten *Einführung* von 1901 und 1905 allenfalls angedeutet, kam erst in der 3. Auflage von 1916, also während des Ersten Weltkriegs, voll zum Durchbruch).

312 Die Zeile von Sir William Osler stammt aus seinem *Aequanimitas*, hier zitiert nach Peter Adam, *The Soul of Medicine* (S. 67).

312 Adolf Meyer bereitet ein köstliches Lesevergnügen. Näheres zu seinem Werk findet sich bei Stanley Jackson, *Melancholia and Depression*, Myer Mendelson, *Psychoanalytic Concepts of Depression* sowie Jacques Quen und Eric Carlson, *American Psychoanalysis*. Die aufgeführten Textstellen sind in dieser Reihenfolge zitiert nach Mendelson, *op. cit.* (S. 6), Quen / Carlson, *op. cit.* (S. 24), Mendelson, *ibid.*, Adolf Meyer, *Psychobiology* (S. 172), ders., *The Problems of Mental Reaction Types, Mental Causes and Diseases*, Bd. 2 (S. 598 f.), Theodore Lidz, »Adolf Meyer and the Development of American Psychiatry« (in: *American Journal of Psychiatry* 123, 1966, S. 326), und Adolf Meyer, *Psychobiology* (S. 158).

313 Näheres zu Mary Brooks Meyer siehe bei Theodore Lidz, *op. cit.* (S. 328).

314 Das Zitat stammt aus Adolf Meyers posthumem Essay »The ›complaint‹ as the center of genetic-dynamic and nosological thinking in psychiatry« (in: *New England Journal of Medicine* 199, 1928).

314 Die Sartre-Zitate stammen aus seinem Roman Der Ekel (S. 13, 111, 140 und 190).

314 Die Beckett-Zitate stehen in *Malone stirbt* (S. 302) und *Der Namenlose* (S. 389 f.).

316 Über die Entdeckung der Antidepressiva ist immer wieder berichtet worden. Eine hübsche Version der Anekdote bringt Peter Kramer in *Listening to Prozac*, eine eher formale Peter Whybrow in A *Mood Apart*. Ich stütze mich auf beide und dazu auf die nüchternen Einzelheiten in David Healy, *The Antidepressant Era* sowie auf viele persönliche Mitteilungen.

316 Näheres zur Debatte Kline / Lurie versus Salzer / Kuhn in Healy, *op. cit.* (S. 43–77).

316 Zur Entwicklung der Neurotransmittertheorie und den frühen Arbeiten über Acetylcholine, die Entdeckung des Serotonins und des Zusammenhanges zwischen Substanzen und Gefühlsfunktionen siehe bei Healy, *op. cit.* (S. 145–147).

316 Der besagte Artikel von 1955 ist A. Pletscher *et al.*, »Serotonin release as a possible mechanism of reserpine action« (in: *Science* 122, 1955).

316 Zur Senkung des Serotoninspiegels siehe David Healy, *The Antidepressant Era* (S. 148).

317 Siehe auch Healy, *op. cit.* (S. 152–155) zur Entwicklung der Monoaminooxidase-Hemmer.

317 Zu den Forschungen Axelrods im Bereich der Wiederaufnahme siehe op. cit. (S. 155–161).

317 Der ursprüngliche Artikel Joseph Schildkrauts ist »The catecholamine hypothesis of affective disorders: A review of supporting evidence« (in: *American Journal of Psychiatry* 122, 1965, S. 509–522).

317 Bei der Kritik an Schildkraut stütze ich mich auf David Healy, *op. cit.*

318 Die schottischen Forscher im Bereich der Rezeptortheorie sind, wie in David Healys *The Antidepressant Era* (S. 162) ausgeführt, George Ashcroft, Donald Eccleston und Mitarbeiter.

318 Zu Carlsson und Wong und dem Serotonin siehe *op. cit.* (S. 165–169).

318 Über die Entwicklung einzelner Medikamente informieren die Webseiten der verschie-

denen Hersteller. Näheres zu Prozac siehe auf der Webseite von Lilly, www.prozac.com; zu Zoloft die von Pfizer, www.pfizer.com; zu Entwicklungsprojekten von Du Pont www. dupontmerck.com; zu Luvox die Webseite von Solvay, www.solvay.com; zu Parke-Davis www.parke-davis.com; zu Reboxetine und Xanax die Webseite von Pharmacia/Upjohn www2.pnu.com; zu Celexa der Forest Laboratories www.forestlabs.com.

9. Armut

320   Dass die Armutsdepressiven meistens immer ärmer und depressiver werden, ergibt sich aus einer Reihe von Studien. Die Auswirkungen der Depression auf die Erwerbsfähigkeit beschreiben Sandra Danziger et al., »Barriers to the employment of welfare recipients«, publiziert vom Poverty Research and Training Center in Ann Arbor, Michigan. Diese Studie belegt, dass arme Menschen mit schweren Depressionen im Allgemeinen höchstens zwanzig Stunden wöchentlich arbeiten können. Dass sie zunehmend depressiver werden, lässt sich aus Befunden ableiten, die schlechte Therapieergebnisse bei Armen und Obachlosen feststellen, wie etwa Bonnie Zima et al., »Mental health problems among homeless mothers« (in: Archives of General Psychiatry 53, 1966), und Emily Hauenstein, »A nursing practice paradigm for depressed rural women: Theoretical basis« (in: Archives of Psychiatric Nursing 10, Nr. 5, 1966). Zum Verhältnis zwischen Armut und psychischer Gesundheit siehe die gründliche Studie von John Lanch et al., »Cumulative impact of sustained economic hardship an physical, cognitive, psychological, and social functioning« (in: New England Journal of Medicine 337, 1997).

321   Zu Depressionen bei Frauen siehe das 5. Kapitel.

321   Zu Depressionen bei Künstlern siehe Kay Jamison, Touched With Fire (passim).

321   Ein Beispiel für Depressionen bei Sportlern findet sich in Buster Olney, »Harnisch says he is being treated for depression« (in: New York Times, 26. April 1997).

321   Zu Depressionen bei Alkoholikern siehe das 6. Kapitel.

321   Die hohe Depressionsrate der Armen lässt sich aus einer Statistik ableiten, derzufolge Sozialhilfeempfänger dreimal so häufig betroffen sind wie andere Schichten; dargestellt in K. Olsen und L. Pavetti, »Personal and familiy challenges to the successful transition from welfare to work« (publiziert 1996 von Urban Institute). Sandra Danziger et al., »Barriers to the employment of welfare recipients« (publiziert vom Poverty Research and Training Center in Ann Arbor, Michigan), zeigen, dass depressive Fürsorgeempfänger in der Regel ihren Arbeitsplatz nicht halten können und dadurch in den Teufelskreis von Armut und Depression geraten. Robert DuRant et al., »Factors associated with the use of violence among urban black adolescents (in: American Journal of Public Health 84, 1994), belegen einen Zusammenhang zwischen Depression und Gewalt. Ellen Bassuk et al., »Prevalence of mental health and substance abuse disorders among homeless and low-income housed mothers« (in: American Journal of Psychiatry 155, Nr. 11, 1998), resümieren eine Reihe von Studien, aus denen sich ein erhöhter Drogenkonsum unter Depressiven ergibt.

322   Die meisten Therapieformen scheinen, ungeachtet ihrer Ausrichtung, quer durch alle Bevölkerungsschichten etwa gleich wirksam zu sein, was auch im Fall von Depressionen gelten dürfte. Bei den Armen liegt die Schwierigkeit im bestehenden System allein darin, die Behandlung »an den Mann« zu bringen.

322   Die Statistiken, denen zufolge in den Vereinigten Staaten 85 bis 95 Prozent der Personen mit schweren psychischen Krankheiten arbeitslos sind, stammen aus zwei Studien von W.A. Anthony et al.: »Predicting the vocational capacity of the chronically mentally ill: Research and implications« (in: American Psychologist 39, 1984), und »Supported employment for persons with psychiatric disabilities: A historical and conceptual perspective« (in: Psychosocial Rehabilitation Journal 11, Nr. 2, 1982).

322   Zur Frühpubertät von Kindern depressiver Mütter siehe Bruce Ellis und Judy Garber,

»Psychosocial antecedents of variation in girls' pubertal timing: Maternal depression, stepfather presence, and marital and familiy stress« (in: *Child Development* 71, Nr. 2, 2000).

322 Zum charakteristischen Verhalten von Mädchen in der Frühpubertät siehe Lora Dorn *et al.*, »Biopsychological and cognitive differentes in children with premature vs. ontime adrenarche« (in: *Archives of Pediatric Adolescent Medicine* 153, Nr. 2, 1999). Eine breit angelegte Literaturübersicht zu den Themen Frühpubertät, Promiskuität und Sexualverhalten bieten Jay Belsky *et al.*, »Childhood experience, interpersonal development, and reproductive strategy: An evolutionary theory of socialization« (in: *Child Development* 62, 1991).

Zum staatlichen Gesundheitswesen und den psychisch Kranken siehe Lillian Cain, »Obtaining social welfare benefits for persons with serious mental illness« (in: *Hospital and Community Psychiatry* 44, Nr. 10, 1993); Ellen Hollingsworth, »Use of Medicaid for mental health care by clients of community support programs« (in: *Community Mental Health Journal* 30, Nr. 6, 1994); Catherine Melfi *et al.*, »Access to treatment for depression in a Medicaid population« (in: *Journal of Health Care for the Poor and Undeserved* 10, Nr. 2, 1999); Donna McAlpine und David Mechanic, »Utilization of specialty mental health care among persons with severe mental illness: The roles of demographics, need, insurance, and risk« (in: *Health Services Research* 35, Nr. 1, 2000).

323 Beispiele für erfolgreiche offensive Programme bieten Carol Bush *et al.*, »Operation outreach: Intensive case management for severely psychiatrically *disabled adults« (in: Hospital and Community Psychiatry* 41, Nr. 6, 1990), und Jose Arana *et al.*, »Continuous care teams in intensive outpatient treatment of chronic mentally ill patients« (in: *Hospital and Community Psychiatry* 42, Nr. 5, 1991). Näheres zu offensiven Programmen für Obdachlose siehe bei Gary Morse *et al.*, »Experimental comparison of the effects of three treatment programs for homeless mentally ill people« (in: *Hospital and Community Psychiatry* 43, Nr. 10, 1992).

323 Aus L. Lamison-White, *U.S. Bureau of the Census: Current Populations Report*, ergibt sich, dass 13,7 Prozent der Amerikaner unterhalb der Armutsgrenze leben; siehe dazu auch Jeanne Miranda und Bonnie L. Green, »Poverty and mental health services research« (S. 4).

323 Die Studie, derzufolge 42 Prozent der Sozialhilfeempfänger die klinischen Kriterien der Depression erfüllen, ist K. Moore *et al.*, »The JOBS evaluation: How well are they faring? AFDC families with preschool-aged children in Atlanta at the outset of the JOBS evaluation« (publiziert vom U.S. Department of Health and Human Services 1995).

323 Die Studie, derzufolge 53 Prozent der schwangeren Fürsorgeempfängerinnen die Kriterien der schweren Depression erfüllen, ist J. C. Quint *et al.*, »New chance: Interim findings on a comprehensive program for disadvantaged young mothers and their children« (publiziert von der Manpower Demonstration Research Corporation 1994).

323 Menschen mit psychiatrischen Störungen stellen einen gegenüber der Norm um 38 Prozent erhöhten Anteil von Sozialhilfeempfängern, wie R. Jayakody und H. Pollack zeigen: »Barriers to self-sufficiency among low-income, single mothers: Substance use, mental health problems, and welfare reform« (Referat, gehalten im November 1997 bei der Association for Public Policy Analysis and Management in Washington, D.C.).

324 Die Geld- und Sachaufwendungen der öffentlichen Hand in Höhe von je zwanzig Milliarden Dollar für arme Familien sind dokumentiert im *Green Book* 1998 des Committee on Ways and Means des Repräsentantenhauses. Dort sind auf S. 411 Zuschüsse des Bundes in Höhe von 11,1 und solche der Einzelstaaten von 9,3 Milliarden Dollar genannt. Hinzu kamen Verwaltungskosten von jeweils 1,6 Milliarden. An einstweiligen Nahrungsbeihilfen wandte der Bund 23,5 plus zwei Milliarden Dollar an Verwaltungskosten auf. Einzelstaaten und Kommunen hatten einen Verwaltungsaufwand in Höhe von 1,8 Milliarden Dollar (S. 927).

324 Zu den Nöten der Kinderfürsorge siehe Alvin Rosenfeld *et al.*, »Psychiatry and chil-

dren in the child welfare system« (in: *Child and Adolescent Psychiatric Clinics of North America* 7, Nr. 3, 1998). Sie schreiben: »Im Gegensatz zur allgemeinen Psychiatrie ist für die Kinder im Rahmen der Fürsorge meist kein medizinisch geschultes Personal zuständig ... Sehr wahrscheinlich bedürfen die meisten Pflegekinder einer psychiatrischen Begutachtung; aber nur die wenigsten erhalten eine solche« (S. 527).

324 Jeanne Miranda ist eine echte Wegbereiterin auf diesem Gebiet. Zu ihren bekanntesten Publikationen gehören »Impact of disseminating quality improvement programs for depression in managed primary care: A randomized controlled trial« (in: *Journal of the American Medical Association* 2000); »Unmet mental health needs of women in public-sector gynecologic clinics« (in: *American Journal of Obstetric Gynecology* 178, Nr. 2, 1998); »Introduction to the special section on recruiting and retaining minorities in psychotherapy research« (in: *Journal of Consulting Clinical Psychologists* 64, Nr. 5, 1996) und »Recruiting and retaining low-income Latinos in psychotherapy research« (in: *Journal of Consulting Clinical Psychologists* 64, Nr. 5, 1996).

325 Wie die beteiligten Forscher bestätigten, liegen die Behandlungskosten bei all den erwähnten Programmen pro Patient und Jahr unter tausend Dollar.
Die genauen Beträge sind allerdings wegen der Differenzen im Detail sehr schwer zu errechnen und miteinander zu vergleichen. Jeanne Miranda schätzte ihre Kosten je Patient auf weniger als hundert Dollar; Emily Hauenstein veranschlagte Gesamtkosten von 638 Dollar pro Kopf bei annähernd sechsunddreißig Therapiestunden. Die Kosten der Arbeit Glenn Treismans beruhen auf Zahlen, die er mir in einer E-Mail vom 30. Oktober 2000 aufführte. Er veranschlagt seine Betriebskosten mit jährlich zwischen 250 000 und 350 000 Dollar, bei einer offensiven Betreuung von 2500 bis 3000 Patienten (was Durchschnittskosten von etwa 109 Dollar ergebe).

328 Dass sich Depressionen bei Armen gewöhnlich nicht im kognitiven Bereich der Versagens- und Schuldgefühle äußern, sondern eher somatisiert werden, belegen Marvin Opler und S. Mouchly Small in »Cultural variables affecting somatic complaints and depression« (in: *Psychosomatics* 9, Nr. 5, 1968).

333 Der Artikel in *The New England Journal of Medicine* über ökonomische Härten und Depressionen stammt von John Lynch et al., »Cumulative Impact of sustained economic hardship an physical, cognitive, psychological, and social functioning« (Bd. 337, 1997).

333 Zum Phänomen der erlernten Hilflosigkeit siehe Martin Seligman, *Learned Optimism*.

337 Zur Quote der Schizophrenie in Populationen mit geringem Einkommen siehe Carl Cohen, »Poverty and the course of schizophrenia: Implications for research and policy« (in: *Hospital and Community Psychology* 44, Nr. 10, 1993).

10. Politik

345 Einen allgemeinen Überblick über den Wandel der Politik auf dem Gebiet der psychischen Gesundheit gibt eine Reihe informativer Webseiten. Hier sei insbesondere auf das Angebot des National Institute of Mental Health (www.nimh.nih.gov), der National Alliance for the Mentally Ill (www.nami.org), des Treatment Advocacy Center (www.psychlaw.org) und der National Depressive & Manic-Depressive Association (www.psych.org) verwiesen. Zu Tipper Gores Bekenntnissen über ihre Depression vgl. das Interview in *USA Today* vom 7. Mai 1999 »Strip Stigma from mental illness«.

346 Über Mike Wallace und seine Depression gibt es eine Unzahl von Veröffentlichungen, vgl. Jolie Solomon, »Breaking the silence« (in: *Newsweek* vom 20. Mai 1996); Walter Goodman, »In confronting depression the first target is shame« (in: *The New York Times* vom 6. Januar 1998); Jane Brody, »Despite the despair of depression, few men seek treatment« (in: *The New York Times* vom 30. Dezember 1997). Zu William Styrons Depression vgl. sein autobiographisches Buch *Sturz in die Nacht*, das eine der ersten offenen Darstellungen einer depressiven Erkrankung enthält.

346 Die NAMI hat hervorragende Informationen über den *Americans with Disabilities Act* zur Verfügung gestellt (Zusammenfassungen, Informationen für Klienten und Anwälte, Kontaktadressen), vgl. www.nami.org/helpline/ada.htm.

350 Die sechs hier erwähnten Nobelpreisträger sprachen bei einem der jährlichen Hearings des House Subcommittee on Labor, Health and Human Services, and Education. Über das Hearing hat u. a. der Abgeordnete John Porter in einigen Radiointerviews berichtet.

350 Dass mehr als 75 Prozent der amerikanischen Versicherungspolicen für psychische Erkrankungen eine geringere Kostendeckung bieten als für körperliche steht in Jeffrey Buck *et al.*, »Behavioral health benefits in employer-sponsored health plans, 1997« (in: *Health Affairs* 18, Nr. 2, 1999, S. 67–78).

351 Die Kosten meiner Krankheit errechnen sich wie folgt: 16 Besuche beim Psychopharmakologen zu je 250 $, 50 Besuche beim Psychiater (wöchentlich etwa drei Stunden) zu 200 $ pro Stunde und Medikamentenkosten in Höhe von jährlich mindestens 3500 $.

351 Die Statistik über den Finanzaufwand für Depressionen am Arbeitsplatz findet sich bei Robert Hirschfeld *et al.*, »The National Depressive and ManicDepressive Association Consensus Statement on undertreatment of depression« (in: *Journal of the American Medical Association* 277, Nr. 4, 1977, S. 335).

352 Die Anmerkungen zur Versicherungsstatistik stammen aus einem Brief von John F. Shells, dem Vizepräsidenten der Lewin Group, Inc., an Richard Smith, den Vizepräsidenten von Public Policy and Research, American Association of Health Plans, vom 17. November 1997. Eine solche Schätzung hängt natürlich sehr davon ab, *wie* man die Gesundheitspolitik analysiert. (Den Brief hat mir die Lewin Group, Inc., dankenswerterweise zur Verfügung gestellt.)

352 Die ökonomischen Konsequenzen der versicherungstechnischen Gleichstellung sind äußerst kompliziert und hängen von vielfältigen Variablen ab. Während fast alle Experten darin übereinstimmen, dass eine Gleichstellung den Gesamtbetrag der Versicherungskosten um weniger als ein Prozent erhöhen würde – diese Zahl geistert immer wieder durch die Fachpresse und auch populäre Artikel –, kamen verschiedene Untersuchungen zu ganz anderen Zahlen. Eine Studie der Rand Corporation ergab, dass »die Kosten für jeden Versicherten nur um etwa einen Dollar steigen würden«. Ein Bericht des National Advisory Mental Health Council zu diesem Problem sah verschiedene Möglichkeiten, von einer Abnahme der Kosten um 0,2 bis zu ihrer Zunahme um weniger als ein Prozent. Eine Erhebung der Lewin Group über Versicherungsanbieter von New Hampshire konnte keinerlei Kostensteigerungen feststellen. Mehr dazu auf der Webseite der NAMI: www.nami.org/pressroom/costfact.html.

353 Zur Höhe des zusätzlichen Kostenaufwandes der Gleichstellung im ersten Jahr vgl. Robert Pear, »Insurance plans skirt requirement an mental health«, in: *The New York Times* vom 26. Dezember 1998.

353 Dass 1998 rund tausend Morde auf das Konto psychisch Kranker gingen, behaupten E. Fuller Torrey und Mary Zdanowicz in »Why deinstitutionalization turned deadly« (in: *The Wall Street Journal* vom 4. August 1998).

353 Über die Diskrepanz zwischen der Zahl gefährlicher psychisch Kranker und dem entsprechenden Medienrummel berichtete *The Economist* am 19. Dezember 1998 (S. 116) unter dem Titel »Depression: The Spirit of the Age«.

354 Zur Untersuchung des MIT vgl. Ernst Berndt *et al.*, »Workplace performance effects from chronic depression and its treatment« (in: *Journal of Health Economics* 17, Nr. 5, 1998, S. 511–535).

354 Die beiden anderen genannten Studien sind E. S. Rogers *et al.*, »A benefit-cost analysis of a supported employment model for persons with psychiatric disabilities« (in: *Evaluation and Program Planning* 18, Nr. 2, 1995, S. 105-115), und R. E. Clark *et al.*, »A cost-effectiveness comparison of supported employment and rehabilitation day treatment« (in: *Administration and Policy in Mental Health* 24, Nr. 1, 1996, S. 63–77).

355 Der McCarran-Ferguson Act legt fest, dass die einzelnen Bundesstaaten für das Kranken-

versicherungswesen zuständig sind, und dem Kongress wird untersagt, diese alleinige Zuständigkeit durch Gesetze zu untergraben. Vgl. dazu Scott Harrington, »The history of federal involvement in insurance regulation: An historical overview« (in: Peter Wallison, Hg., *Optional Federal Chartering of Insurance*, Washington, D. C.: AEI Press 2000).

356   Die amerikanischen Gesundheitsbehörden schlagen eine Zwangsbehandlung der Tuberkulose vor, zu der Sozialarbeiter im Rahmen wöchentlicher Sitzungen beitragen sollen. Näheres dazu siehe unter www.cdc.gov/nachstp/tb/faqs/qua.htm. Zwar haben alle fünfzig Einzelstaaten dem Programm zugestimmt, setzen es aber nur nach Bedarf auf kommunaler Ebene durch. Im Staat New York zum Beispiel arbeitet der Magistrat dabei mit den Stadt- und Gemeinderäten zusammen und sorgt auf diese Weise für eine »amtlich kontrollierte Tuberkulosebehandlung bei Kranken, die nicht willens oder in der Lage sind, die vorgeschriebenen Medikamente einzunehmen«. Siehe dazu www.health.state. ny.us/nysdoh/search/index.htm. Im Staat New York werden so mehr als achtzig Prozent der Tuberkulosekranken erfasst. Ähnliches gilt für New York City. Drohen die Maßnahmen allerdings zu scheitern, so sind die Behörden ermächtigt, verschärfte Zwangsmaßnahmen zu ergreifen. Vgl. hierzu die Webseite des New Yorker Gesundheitsamtes www.ci.nyc.ny.us/html/doh/html/tb/tb5a.html. Zur Erfolgsstatistik der Maßnahmen siehe Rose Gasner et al., »The use of legal action in New York City to ensure treatment of tuberculosis« (in: *New England Journal of Medicine* 340, Nr. 5, 1999).

357   Die Position der ACLU zur Zwangsbehandlung psychisch Kranker findet sich bei Robert M. Levy und Leonard S. Rubinstein, *The Rights of People with Mental Disabilities* (S. 25).

359   Zu den Gesamtausgaben der Veterans Administration für psychisch Kranke vgl. eine Mitteilung der APA an das Department of Veterans Affairs vom 13. April 2000, nachzulesen auf der Website der APA (www.psych.org) unter »Public Policy Advocacy« und dann »APA Testimony«.

360   Dass Veteranen vor allem unter psychischen Störungen leiden, hat mir die Abgeordnete Marcy Kaptur im persönlichen Gespräch mitgeteilt.

360   Zu den Angaben über die Häufigkeit psychischer Störungen bei Veteranen vgl. die Mitteilung der APA an das Department of Veterans Affairs, wiederum nachzulesen auf der Website der APA (www.psych.org) unter »Public Policy Advocacy« und dann »APA Testimony«.

363   Weitere Angaben über die ärztliche Ausbildung finden sich auf der Website der Veterans Administration (www.va.gov/About_va/orgs/index.htm), wo es heißt: »Der VA sind derzeit 105 Ausbildungsstätten für Medizin, 54 für Zahnmedizin und 1140 weitere Ausbildungsstätten angeschlossen. Mehr als die Hälfte aller praktischen Ärzte der USA haben ihre Berufsausbildung zum Teil innerhalb des VA-Systems erworben, und jährlich lassen sich etwa 100 000 weitere Mediziner in Einrichtungen der VA fortbilden.«

365   Die Zitate von Kevin Heldman stammen aus »7 ½ days« (in: City Limits, Juni / Juli 1998).

365   Die Angaben über den Anteil der in staatlichen Kliniken befindlichen Patienten mit affektiven Störungen finden sich in Joanne Atay et al., »Additions and resident patients at end of year, state and county mental hospitals, by age and diagnosis, by state, United States, 1998« (Washington, D. C.: U.S. Department of Health and Human Services, Mai 2000). Diesem Bericht zufolge sind affektive Störungen bei den Patienten mit 12,7 Prozent am zweithäufigsten (S. 53), außerhalb der medizinischen Einrichtungen beträgt dieser Anteil 22,7 Prozent (S. 3).

365   Bedlam, eigentlich St. Mary of Bethlehem, ist eine berühmte Klinik für psychisch Kranke bei London, die seit dem 14. Jahrhundert besteht. »Bedlam« bedeutet Chaos und dient als Metapher für eine klassische »Irrenanstalt« wie »Bonnies Ranch« in Berlin oder »Steinhof« in Wien. Ein »Bedlamite« ist ein »Tollhäusler«. (A. d. Ü., CF)

368   Die Budget-Zahlen beruhen auf Mitteilungen der Mental Health Association of Southeastern Pennsylvania. Ich danke Susan Rogers für die Bereitstellung und Auswertung der Statistiken.

370 Die Angaben über die Effizienz kommunaler Einrichtungen finden sich in einem vom National Mental Health Consumer's Self-Help Clearinghouse et al. unter dem Titel *Amici Curiae Brief for the October 1998 Supreme Court Case of Tommy Olmstead, Commissioner of the Department of Human Resources of the State of Georgia, et al., vs. L. C. and E. W., Each by Jonathing Zimring, as Guardian and Litern and Next Friend* veröffentlichten Bericht (S. 24) mit Hinweisen auf A. Kiesler, »Mental hospitals and alternative care: Noninstitutionalization as potential public policy for mental patients« (in: *American Psychologist* 37, 1982, S. 349–360) und Paul Carling, »Major mental illness, housing, and supports« (in: American Psychologist 45, 1990, S. 969–975).

371 Einen guten ersten Einblick in das Denken Thomas Szasz' geben seine Bücher *Grausames Mitleid* und *Primary Values and Major Contentions.*

371 Über den Prozess gegen Szasz berichtet Kay Jamison in ihrem Buch *Wenn es dunkel wird,* S. 245 f.

372 Zur Weigerung, leichte Fälle von psychischen Krankheiten zu behandeln, siehe Sally L. Satel, »Mentally ill or just feeling sad?« (in: *New York Times* vom 15. Dezember 1999).

372 Die Fortbildungsprogramme der Pharmaindustrie sind breit gefächert. Bei der Jahrestagung der American Psychiatric Association (APA) nehmen einige der prominentesten Psychiater der USA, die zum Teil auch unabhängige Forschungsstipendien von Pharmakonzernen erhalten, an den von der Branche veranstalteten Foren teil.
Oft geben Pharmavertreter ihre laufende Fortbildung an die Ärzte weiter; damit halten sie diese zwar auf dem Laufenden, aber ihre Ansichten sind selbstverständlich gefärbt.

373 Zum Thema »Forschung und geistiges Eigentum« vgl. Jonathan Rees, »Patents and intellectual property: A salvation for patient-oriented research?« (in: *Lancet* 356, 2000, S. 849 f.).

375 Das Zitat von David Healy steht in seinem Buch *The Antidepressant Era* (S. 169).

375 Zu den Annahmen über die Häufigkeit von Depressionen vgl. Myrna Weissman *et al.,* »Cross-national epidemiology of major depression and bipolar disorder« (in: *Journal of the American Medical Association* 276, 4, 1996, S. 293–299).

375 Das Zitat von David Healy steht in *The Antidepressant Era, S. 163.* Zur Diskussion der Frage »Antidepressiva ohne Rezeptpflicht« vgl. *ibid.* (S. 256 – 265).

377 Zur »Harmlosigkeit« der SSRIs vgl. J. T. Barbey und S. P. Roose, »SSRI safety in overdose« (in: *Journal of Clinical Psychiatry* 59, Suppl. 15, 1998, S. 42–48). Dort heißt es: »Geringe Überdosierungen – das Dreißigfache des Üblichen – sind mit keinen oder nur geringen Nebenwirkungen verbunden.« Lediglich »hohe Überdosierungen – das Fünfundsiebzigfache des Üblichen« führten zu ernsthafteren Komplikationen wie »Schlaganfällen, Veränderungen im EKG und Bewusstseinsstörungen«.

11. Evolution

379 Die Zitate von Michael McGuire und Alfonso Troisi stammen aus dem Buch *Darwinian Psychiatry* (S. 150 und S. 157).

381 Das Zitat von Charles S. Sherrington steht in seinem Buch *The Integrative Action of the Nervous System* (S. 22).

381 Zum Erklärungsversuch von Emotionen und Stimmungen vgl. Christopher U. M. Smith, »Evolutionary biology and psychiatry« (in: *British Journal of Psychiatry* 162, 1993, S. 149–153).

382 Das Zitat von Jack Kahn steht in John Price, »Job's battle with god« (in: ASCAP 10, Nr. 12, 1997). Vgl. auch Kahns Buch *Job's Illness: Loss, Grief and Integration: A Psychological Interpretation.*

383 Zu dem Ansatz von Anthony Stevens und John Price vgl. ihr Buch *Evolutionary Psychiatry.*

383 Zum Orang-Utan als Einzelgänger vgl. Nancy Collinge, *Introduction to Primate Behavior*
     (S. 102–104), zum »Alphatier« vgl. ebd. (S. 143–157).

383 Zum Thema »Depression und hierarchisch strukturierte Gemeinschaften« gibt es eine
     umfangreiche Literatur. Eine der ersten Formulierungen einer schlüssigen Theorie bie-
     ten Leon Sloman *et al.*, »Adaptive function of depression: Psychotherapeutic implicati-
     ons« (in: *American Journal of Psychotherapy* 48, Nr. 3, 1994).

383 Zu John Birtchnell vgl. sein Buch *How Humans Relate.*

384 Russell Gardner hat seine Überlegungen in einer Vielzahl von Arbeiten veröffentlicht.
     Eine umfassende Darstellung der Theorien über Depression und soziale Interaktion
     geben John Price, Leon Sloman, Paul Gilbert, Russell Gardner und Peter Rhode in »The
     social competition hypothesis of depression« (in: *British Journal of Psychiatry* 164, 1994).
     Vgl. auch Gardners Artikel »Psychiatric syndromes as infrastructure for intra-specific
     communication« (in: M. R. A. Chance, Hg., *Social Fabrics of the Mind*) und »Mecha-
     nisms in manic-depressive disorder. An evolutionary model« (in: *Archives of General
     Psychiatry* 39, 1982, S. 1436–1441).

384 Man sollte dazu noch anmerken, dass selbst diejenigen, die einen solchen untergeord-
     neten Rang nicht akzeptieren, nicht völlig aus der Gesellschaft ausgeschlossen werden –
     einige von ihnen werden zu Revolutionären.

385 Die Zitate von Thomas Wehr stehen in »Reply to Healy, D., Waterhouse, J. M. The cir-
     cadian system and affective disorders: Clocks or rhythms« (in: *Chronobiology Interna-
     tional* 7, 1990, S. 11–14).

385 Zum »Genom-Lag« vgl. Michael McGuire und Alfonso Roisi, *Darwinian Psychiatry*
     (S. 41).

386 Das Buch von J. H. van den Berg, auf das ich mich hier beziehe, erschien ursprünglich
     unter dem in meinen Augen gelungeneren Titel *Metabletica.*

386 Zu den Schwierigkeiten der Freiheit siehe Erich Fromms Klassiker, *Die Furcht vor der
     Freiheit.* Ernest Becker diskutiert dieses Problem in seinem Buch *Dynamik des Todes*
     (S. 309 f.).

387 Der Schriftsteller George Colt hat sich mit diesem Problem auseinandergesetzt und er-
     zählt in seinem Buch *The Enigma of Suicide* die Geschichte von einem Jungen, der wäh-
     rend kurzer Zeit fünfmal umziehen musste. Er hat sich dann an einer Eiche im Garten
     aufgehängt und als Abschiedsbrief hinterlassen: »Dieser Baum ist das Einzige weit und
     breit, das irgendwelche Wurzeln hat.«
     Zu den statistischen Angaben über das Warenangebot in Supermärkten vgl. Regina
     Schrambling, »Attention supermarket shoppers!« (in: *Food and Wine*, Oktober 1995,
     S. 93).

388 Paul J. Watson und Paul W. Andrews entfalten ihre Theorie über das Verhältnis von De-
     pression und Kommunikation in ihrem Manuskript »An evolutionary theory of uni-
     polar depression as an adaptation for overcoming constraints of the social niche«. Eine
     Kurzfassung dieses Textes ist veröffentlicht unter dem Titel »Niche change model of de-
     pression« (in: *ASCAP 11*, Nr. 5, 1998, S. 17 f.).

389 Das Zitat von Randolph Nesse über Stimmungstiefs und reduzierte Handlungsmotiva-
     tion steht in »Evolutionary explanations of emotions« (in: *Human Nature* 1, Nr. 3, 1990,
     S. 281–289). Zum Zusammenhang zwischen Depression und Evolution vgl. seinen
     Artikel »Is depression an adaption?« (in: *Archives of General Psychiatry* 57, Nr. 1, 2000,
     S. 14–20).

389 Über die Musikerin berichtet Erica Goode in ihrem Artikel »Viewing depression as tool
     for survival« (in: *The New York Times* vom 1. Februar 2000).

389 Zur Depression als Einladung zum Altruismus siehe die Arbeiten von Paul J. Watson
     und Paul Andrews. Ich beziehe mich hier auf ihre unveröffentlichten Manuskripte »An
     evolutionary theory of unipolar depression as an adaptation for overcoming constraints
     of the social niche« und »Unipolar depression and human social life: An evolutionary
     analysis«.

390 Zu Edward Hagen vgl. seinen Artikel »The defection hypothesis of depression: A case study« (in: *ASCAP 11*, Nr. 4, 1998, S. 13–17).

391 Zum Zusammenhang zwischen Depression und interpersonellem Empfindungsvermögen vgl. K. Sakado *et al.*, »The association between the high interpersonal sensitivity type of personality and a lifetime history of depression in a sample of employed Japanese adults« (in: *Psychological Medicine* 29, Nr. 5, 1999, S. 1243–1248). Zum Verhältnis von Depression und Ängstlichkeit vgl. Steven Taylor *et al.*, »Anxiety sensitivity and depression: How are they related?« (in: *Journal of Abnormal Psychology* 105, Nr. 3, 1996, S. 474–479).

394 Zur »Dreifaltigkeit« des Gehirns vgl. Paul MacLean, *The Triune Brain in Evolution*.

395 Timothy Crow hat seine Erkenntnisse in einer Vielzahl von Arbeiten veröffentlicht. Eine gute Zusammenfassung seiner Theorien zur Linguistik und zur Asymmetrie des Gehirns bietet seine Arbeit »A Darwinian approach to the origins of psychosis« (in: *British Journal of Psychiatry* 167, 1995, S. 1225). Erwähnt sei noch die Ansicht anderer Evolutionsforscher, dass die Asymmetrie auch aus einfachen Mutationen der Wachstumsfaktoren beider Gehirnhälften resultieren könnte.

395 Zum Verhältnis von Sprache und Asymmetrie des Gehirns vgl. auch Marian Annett, *Left, Right, Hand and Brain: The Right Shift Theory* und Michael Corballis, *The Lopsided Ape: Evolution of the Generative Mind*.

395 Zur Taubheit bei linksseitigen Schlaganfällen vgl. Oliver Sacks, *Stumme Stimmen*.

395 Zu Fragen der Grammatik vgl. Noam Chomsky, *Reflexionen über die Sprache*.

395 Zu rechtsseitigen Schlaganfällen vgl. Susan Egelko *et al.*, »Relationship among CT scans, neurological exam, and neuropsychological test performance in right-brain-damaged stroke patients« (in: *Journal of Clinical and Experimental Neuropsychology* 10, Nr. 5, 1988, S. 539–564).

396 Timothy Crows linguistische Einsichten in die Natur der Schizophrenie sind veröffentlicht in seinem Artikel »Schizophrenia as failure of hemispheric dominance for language« (in: *Trends in Neuroscience* 20, 1997, S. 339–343). Die Zitate über Schizophrenie und affektive Störungen stammen aus dem Aufsatz »Is schizophrenia the price that *Homo sapiens* pays for language?« (in: *Schizophrenia Research* 28, 1997, S. 127–141).

397 Zu Asymmetrien des Stirnlappens und Depressionen vgl. Carrie Schaffer *et al.*, »Frontal and parietal electroencephalogram asymmetry in depressed and nondepressed subjects« (in: *Biological Psychiatry* 18, Nr. 7, 1983, S. 753–762). Zu Anomalien der Blutversorgung im Stirnlappen vgl. J. Soares und J. Mann, »The functional neuroanatomy of mood disorders« (in: *Journal of Psychiatric Research* 31, 1997, S. 393–432), sowie M. George *et al.*, »SPECT and PET imaging in mood disorders« (in: *Journal of Clinical Psychiatry* 54, 1993, S. 6–13).

397 Zur Neurogenese vgl. P. S. Eriksson *et al.*, »Neurogenesis in the adult human hippocampus« (in: *Nature Medicine* 4, 1998, S. 1313–1317).

398 Eine ausführliche Diskussion von TMS findet sich in der von Eric Hollander herausgegebenen Arbeit »TMS« (in: *CNS Spectrums* 2, Nr. 1, 1997). Mit »Resilienz« bezeichnet man die Fähigkeit, körperliche und/oder seelische Krisen (schwere Krankheiten, »Schicksalsschläge«) flexibel zu verarbeiten und aus ihnen für die Zukunft zu lernen. (A. d. Ü., CF)

398 Vgl. Richard Davidson, »Affective style, psychopathology and resiliance: Brain mechanisms and plasticity« (in: *American Psychologist* 2001, im Druck).

398 Zur Aktivierung und Deaktivierung der linken Cortexhälfte vgl. Richard Davidson *et al.*, »Approach-withdrawal and cerebral asymmetry: Emotional expression and brain physiology I.« (in: *Journal of Personality and Social Psychology* 58, Nr. 2, 1990, S. 330–341). Zum Verhältnis von Gehirnasymmetrie und Immunsystem siehe Duck-Hee Kang *et al.*, »Frontal brain asymmetry and immune function« (in: *Behavioral Neuroscience* 105, Nr. 6, 1991). Über das Verhalten von Babys bei der Trennung von der Mutter vgl. Richard Davidson und Nathan Fox, »Frontal brain asymmetry predicts

infant's response to maternal separation« (in: *Journal of Abnormal Psychology* 98, Nr. 2, 1989, S. 127–131).

398 Zu der These, dass die Mehrzahl der Menschen linksseitig aktiviert sind, siehe A. J. Tomarken, »Psychometric properties of resting anterior EEG asymmetry: Temporal stability and internal consistency« (in: *Psychophysiology* 29, 1992, S. 576–592).

398 Zur Verknüpfung der rechtsseitigen Aktivität mit einem hohen Kortisolspiegel vgl. N. H. Katen *et al.*, »Asymmetric frontal brain activity, cortisol, and behavior associated with fearful temperament in Rhesus monkeys« (in: *Behavioral Neuroscience* 112, 1998, S. 286–292).

399 Timothy Crow beleuchtet dieses Problem u.a. in »Location of the handedness gene on the X and Y chromosomes« (in: *American Journal of Medical Genetics* 67, 1996, S. 50–52), und in »Evidence for linkage to psychosis and cerebral assymmetry (relative hand skill) on the X chromosome« (in: *American Journal of Medical Genetics* 81, 1998, S. 420–427).

399 Das Zitat aus Shakespeares *Hamlet* steht im Zweiten Aufzug, Zweite Szene (S. 153).

400 Zu Michael McGuires und Alfonso Troisis wichtigsten Aussagen in ihrem Buch *Darwinian Psychiatry* zählt, dass die Evolutionstheorie Licht in das Dunkel der modernen Psychiatrie bringen wird (das Zitat steht auf S. 12).

12. Hoffnung

402 Angel zog vom Norristown Hospital, einer psychiatrischen Klinik, zunächst in das »intensiv betreute« Wohnprojekt Pottstown Community Residential Rehab (CRR) und dann in die South Keim Street, eine für Absolventen des CRR-Programms vorgesehene Einrichtung (vgl. dazu www.cstmont.com/resources.htm).

408 Das Zitat von Tom Nagel steht in seinem Buch *Die Möglichkeit des Altruismus*, S. 177.

408 Das Zitat aus Shakespeares *Wintermärchen* findet sich im 4. Aufzug, 3. Szene (S. 176).

411 Zur Kontrolle Depressiver über ihr Umfeld vgl. Shelley E. Taylors Buch *Positive Illusionen*. Ich beziehe mich zusätzlich auf eine Reihe von Versuchen, von denen mir der Dokumentarist Roberto Guerra berichtet hat.

411 Das Zitat von Sigmund Freud steht in seinem 1917 verfassten Text »Trauer und Melancholie« (in: *Gesammelte Schriften*, Bd. X, S. 432).

411 Die Zitate von Shelley E. Taylor stehen in *Positive Illusionen* (S. 26, 313 f. und 318).

412 Emmy Guts Überlegungen stehen in ihrem Buch *Productive and Unproductive Depression*, besonders im 3. Kapitel.

413 Das Zitat von Julia Kristeva steht in *Soleil noir* (S. 53).

413 Die Zahlen über die Verschreibungen von SSRIs stehen in Joseph Glenmullen, Prozac Backlash (S. 15).

414 Die Angaben über den Absturz des TWA-Fluges 800 im Juli 1996 habe ich von einem Freund, der bei dem Unglück einen Verwandten verloren hat.

416 Das Zitat von George Eliot stammt aus Daniel Deronda (S. 267).

416 Das Zitat von Emily Dickinson findet sich in *Gedichte: englisch und deutsch* (S. 103). Das Gedicht beginnt mit »Ich darf nicht mit dir leben …«.

417 Zum Guten und Bösen vgl. John Miltons Areopagitica (S. 12 f.). Die Zitate von John Milton stehen in Das verlorene Paradies, Buch IX, Zeilen 1351–1355 (S. 288), Buch XI, Zeilen 177–181 (S. 339) und Buch XII, Zeilen 785–787 u. 791–796 (S. 389).

418 Das Zitat von Fjodor Dostojewski steht in *Der Idiot* (S. 588).

418 Zu Martin Heidegger vgl. sein Hauptwerk *Sein und Zeit.*

418 Zu Friedrich Wilhelm Joseph von Schelling vgl. seine Schrift *Philosophische Untersuchungen über das Wesen der menschlichen Freiheit.* Ich danke Andrew Bowie für die Hilfe bei der Interpretation dieses Textes. Vgl. dazu auch Andrew Bowie, *Schelling and Modern European Philosophy.*

418 Die Zitate von Julia Kristeva stehen in Soleil noir (S. 14 und 32).
420 Das Zitat von Arthur Schopenhauer steht in dem Text »Nachträge zur Lehre vom Leiden der Welt« (in: *Parerga und Paralipomena*, II/1 S. 321).
420 Tennessee Williams' flapsige Definition steht in *Five O'Clock Angel* (S. 154). Ich danke Emma Lukic für den Nachweis dieses Zitats.
421 Der *Große Brockhaus* (16. Aufl. 1954, Band 4, S. 289) definiert »Freude« als »ein gehobenes Lebensgefühl, das in einem besonderen Anlass oder in einer besonderen Lage begründet ist. Von bloßem Lustgefühl ist die Freude deutlich unterschieden durch eine geistige Komponente, die bis ins Vitale, die reine ›Lebensfreude‹ hineinreicht. Als notwendiges Gegengewicht zu Angst, Überdruß, Verzweiflung bewahrt die Freude den Menschen vor seelischer und geistiger Verkümmerung. Ihrem Gefühlsgehalt nach kann die Freude sich vom Heiteren und Fröhlichen bis zum beglückenden Ernst abwandeln (›res serva verum gaudium‹).«

Epilog: Seither (Teil 1)

429 Der Artikel über meine Reise nach Afghanistan erschien am 10. März 2002 unter dem Titel »An awakening from the nightmare of the Taliban« im *New York Times Magazine*, https://www.nytimes.com/2002/03/10/arts/an-awakening-from-the-nightmare-of-the-taliban.html (aufgerufen am 15. 8. 2018); die deutsche Fassung »Ein Erwachen nach den Taliban« findet sich in dem Buch *Weit und weg: Reisen durch sieben Kontinente*, Frankfurt 2018.
429 New York: Simon & Schuster 2012, http://www.simonandschuster.com/books/Far-From-the-Tree/Andrew-Solomon/9781476773063 (aufgerufen 15. 8. 2018). Deutsche Ausgabe: Andrew Solomon, *Weit vom Stamm: Wenn Kinder ganz anders als ihre Eltern sind*, Frankfurt am Main 2013.
429 Andrew Solomon, *A Stone Boat*, London: Faber & Faber, 1994, http://www.simonandschuster.com/books/A-Stone-Boat/Andrew-Solomon/9781476710914 (aufgerufen am 15. 8. 2018).
434 Mein Vortrag »Depression, the secret we share« wurde im Oktober 2013 bei TEDxMet aufgezeichnet und ist zu sehen unter http://www.ted.com/talks/andrew_solomon_depression_the_secret_we_share (aufgerufen am 15. 8. 2018).
435 Siehe David Levine, »Vice President Joe Biden addresses American Psychiatric Association Annual Meeting«, American Psychiatric Association, 8. Mai 2014, http://www.elsevier.com/connect/vp-joe-biden-addresses-the-american-psychiatric-association (aufgerufen am 09. 08. 2018).
435 Interview mit Joe Biden.
436 Mein Nachruf auf Terry Kirk ist zu finden im *Yale Alumni Magazine* vom Juli 2010, »To an aesthete dying young«, http://www.yalealumnimagazine.com/articles/2920 (aufgerufen am 09. 08. 2018)
437 Als der ehemalige Kongressabgeordnete von Rhode Island und engagierte Verfechter einer Politik für psychische Gesundheit Patrick Kennedy auf dem Jahrestreffen der American Psychiatric Association im Mai 2014 Vizepräsident Joe Biden begrüßte, verglich er die Erforschung psychischer Krankheiten mit der Erforschung des Alls. Ähnliche Gedanken hatte er bereits früher geäußert, siehe Kathleen Kenna, »Patrick Kennedy aims for the moon – a cure for ›brain disease‹«, *Toronto Star*, 4. Oktober 2012. http://www.thestar.com/news/world/2012/10/04/patrick_kennedy_aims_for_the_moon_a_cure_for_brain_disease.html (aufgerufen am 14. 08. 2018)
438 Die Neurotrophin-Hypothese zur Depression und die Wirkung verschiedener Behandlungen auf die Neurogenese werden besprochen in Heath D. Schmidt, Richard C. Shelton und Ronald S. Duma, »Functional biomarkers of depression: Diagnosis, treatment, and pathophysiology«, *Neuropsychopharmacology* 36, Nr. 12, November

2011, S. 2375–2394; http://www.ncbi.nlm.nih.gov/pubmed/21814182 (aufgerufen am 12.08.2018); Nicola D. Hanson, Michael J. Owens und Charles B. Nemeroff, »Depression, antidepressants, and neurogenesis: A critical reappraisal«, *Neuropsychopharmacology* 36, Nr. 13, Dezember 2011, S. 2589–2602; http://www.ncbi.nlm.nih.gov/pubmed/21937982 (aufgerufen am 12.08. 2018); Indira Mendez-David *et al.*, »Adult hippocampal neurogenesis: An actor in the antidepressant-like action«, *Annales Pharmaceutiques Françaises* 71, Nr. 3, Mai 2013, S. 143–149, http://www.ncbi.nlm.nih.gov/pubmed/23622692 (aufgerufen am 12.08.2018); sowie Scott J. Russo und Eric J. Nestler, »The brain reward circuitry in mood disorders«, *Nature Reviews: Neuroscience* 14, Nr. 9, September 2013, S. 609–625; http://www.ncbi.nlm.nih.gov/pmc/articles/PMC3867253 (aufgerufen am 12.08.2018).

438 Detaillierte Informationen über diese Medikamente finden sich in »General information about specific medications«, National Alliance on Mental Illness.
Als wissenschaftliche Überblicksartikel zu hier aufgelisteten Medikamenten empfehlenswert sind Karly Garnock-Jones und Paul McCormack, »Escitalopram: A review of its use in the management of major depressive disorder in adults«, *CNS Drugs* 24, Nr. 9, September 2010, S. 769–796, http://www.ncbi.nlm.nih.gov/pubmed/20806989 (aufgerufen am 12.08. 2018); Chi-Un Pae *et al.*, »Milnacipran: Beyond a role of antidepressant«, *Clinical Neuropharmacology* 32, Nr. 6, November / Dezember 2009, S. 355–363, http://www.ncbi.nlm.nih.gov/pubmed/19620845 (aufgerufen am 12.08.2018); Erica Pearce und Julie Murphy, »Vortioxetine for the treatment of depression«, *Annals of Pharmacotherapy* 48, Nr. 5, Juni 2014, S. 758–765, http://www.ncbi.nlm.nih.gov/pubmed/24676550 (aufgerufen am 12.08.2018); Marcus Silva *et al.*, »Olanzapine plus fluoxetine for bipolar disorder: A systematic review and meta-analysis«, *Journal of Affective Disorders* 146, Nr. 3, 25. April 2013, S. 310–318, http://www.ncbi.nlm.nih.gov/pubmed/23218251 (aufgerufen am 12.08.2018); Sheng-Min Wang *et al.*, »A review of current evidence for vilazodone in major depressive disorder«, *International Journal of Psychiatry in Clinical Practice* 17, Nr. 3, August 2013, S. 160–169, https://www.ncbi.nlm.nih.gov/pubmed/23578403 (aufgerufen am 16.08.2018); Suzanne M. Clerkin *et al.*, »Guanfacine potentiates the activation of prefrontal cortex evoked by warning signals«, *Biological Psychiatry* 66, Nr. 4, 15. August 2009, S. 307–312, http://www.ncbi.nlm.nih.gov/pubmed/19520360 (aufgerufen am 12.08.2018); Young Sup Woo, Hee Ryung Wang und Won-Myong Bahk, »Lurasidone as a potential therapy for bipolar disorder«, *Neuropsychiatric Disease and Treatment* 9, 8. Oktober 2013, S. 1521–1529, http://www.ncbi.nlm.nih.gov/pubmed/24143101; und Nadia Iovieno *et al.*, »Second-tier natural antidepressants: review and critique«, *Journal of Affective Disorders* 130, Nr. 3, Mai 2011, S. 343–57, http://www.ncbi.nlm.nih.gov/pubmed/20579741 (aufgerufen am 12.08.2018).

438 Das NIMH-Programm wird beschrieben in Bruce Cuthbert, »Rapidly-acting treatments for treatment-resistant depression (RAPID)«, National Institute of Mental Health, 14. Mai 2010.

440 Zwei hilfreiche Überblicksartikel zum Einsatz von Ketamin bei der Behandlung von Depressionen finden sich in Gerard Sanacora, »Ketamine-induced optimism: New hope for the development of rapid-acting antidepressants«, *Psychiatric Times*, 13. Juli 2012, http://www.psychiatrictimes.com/bipolar-disorder/ketamine-induced-optimism-new-hope-development-rapid-acting-antidepressants (aufgerufen am 18. August 2018); und Marie Naughton *et al.*, »A review of ketamine in affective disorders: Current evidence of clinical efficacy, limitations of use and pre-clinical evidence on proposed mechanisms of action«, *Journal of Affective Disorders* 156, Nr. 3, März 2014, S. 24–35, http://www.ncbi.nlm.nih.gov/pubmed/24388038 (aufgerufen am 12.08.2018).

440 Alan F. Schatzberg, »A word to the wise about ketamine«, *American Journal of Psychiatry* 171, Nr. 3, 1. März 2014, S. 262 ff., http://www.ncbi.nlm.nih.gov/pubmed/24585328 (aufgerufen am 12.08.2018).

441 Rilutek (Riluzol) wird erörtert in Kyle Lapidus, Laili Soleimani und James Murrough, »Novel glutamatergic drugs for the treatment of mood disorders«, *Neuropsychiatric Disease and Treatment* 9, 7. August 2013, S. 1101–1112, http://www.ncbi.nlm.nih.gov/pubmed/23976856 (aufgerufen am 14.08.2018); Scopolamin in Robert J. Jaffe, Vladan Novakovic und Eric D. Peselow, »Scopolamine as an antidepressant: A systematic review«, *Clinical Neuropharmacology* 36, Nr. 1, Januar/Februar 2013, S. 24ff; und GLYX-13 in Kenji Hashimoto *et al.*, »Glutamate modulators as potential therapeutic drugs in schizophrenia and affective disorders«, *European Archives of Psychiatry and Clinical Neuroscience* 263, Nr. 4, August 2013, S. 367–377, http://www.ncbi.nlm.nih.gov/pubmed/23455590 (aufgerufen am 14.08.2018).
Die Schnellzulassung zur Erforschung von GLYX-13 – auch bekannt als (S)-N-[(2-S,3R)-1-amino-3-hydroxy-1-oxobutan-2-yl]-1-[(S)-1-((2S,3R)-2-amino-3-hydroxybu-tanoyl)pyrrolidine-2-arbonyl]pyrrolidine-2-carboxamide – wurde in einer Presseerklärung von Naurex Inc. bekanntgegeben. »FDA grants fast track designation to Naurex's rapid-acting novel antidepressant GLYX-13«, *PR Newswire*, 3. März 2014, http://www.prnewswire.com/news-releases/fda-grants-fast-track-designation-to-naurexs-rapid-acting-novel-antidepressant-glyx-13-248174561.html (aufgerufen am 18.08.2018).

441 Siehe Matthew Herper, »Johnson & Johnson is reinventing the party drug Ketamine to treat depression«, *Forbes*, 23. Mai 2013, http://www.forbes.com/sites/matthewherper/2013/05/23/johnson-johnson-is-reinventing-the-party-drug-ketamine-to-treat-depression (aufgerufen am 14.08.2018).

441 Zur weiteren Debatte über die verlangsamte Entwicklung von Psychopharmaka und der interdisziplinären Zusammenarbeit in der Forschung siehe Richard A. Friedmans Kommentare »A dry pipeline for psychiatric drugs«, *New York Times*, 19. August 2013, http://www.nytimes.com/2013/08/20/health/a-dry-pipeline-for-psychiatric-drugs.html (aufgerufen am 14.08.2014) und »A new focus on depression«, *New York Times*, 23. Dezember 2013, http://well.blogs.nytimes.com/2013/12/23/a-new-focus-on-depression (aufgerufen am 14.08.2018).

441 Ein Beispiel für die Arbeit des Psychiatric Genomics Consortium findet sich in Seung-Hwan Lee *et al.*, »Genetic relationship between five psychiatric disorders estimated from genome-wide SNPs«, *Nature Genetics* 45, Nr. 9, September 2013, S. 984–994, http://www.ncbi.nlm.nih.gov/pubmed/23933821 (aufgerufen am 14.08.2018).

441 Persönliche Korrespondenz mit Thomas Insel. Siehe auch seinen Artikel »Faulty circuits«, *Scientific American* 302, Nr. 4, April 2010, S. 44–51, http://www.nature.com/scientificamerican/journal/v302/n4/full/scientificamerican0410-44.html (aufgerufen am 18.08.2018).

441 Einen Überblick über die Fortschritte in der EKT geben Colleen K. Loo *et al.*, »A review of ultrabrief pulse with electroconvulsive therapy«, *Therapeutic Advances in Chronic Disease* 3, Nr. 2, März 2012, S. 69–85, http://www.ncbi.nlm.nih.gov/pubmed/23251770 (aufgerufen am 18.08.2018); und Esmee Verwijk *et al.*, »Neurocognitive effects after brief pulse and ultrabrief pulse unilateral electroconvulsive therapy for major depression«, *Journal of Affective Disorders* 140, Nr. 3, November 2012, S. 233–243.

441 E-Mail von Thomas Insel, 16. August 2014.

442 Evaluiert und mit der EKT verglichen wird die Magnetkonvulsionstherapie in Sarah H. Lisanby *et al.*, »Safety and feasibility of magnetic seizure therapy (MST) in major depression: Randomized within-subject comparison with electroconvulsive therapy«, *Neuropsychopharmacology* 28, Nr. 10 (k2003), S. 1852–1865, http://www.ncbi.nlm.nih.gov/pubmed/12865903 (aufgerufen am 14.08.2018); und Sarah Kayser *et al.*, »Comparable seizure characteristics in magnetic seizure therapy and electroconvulsive therapy for major depression«, *European Neuropsychopharmacology* 23, Nr. 11, November 2013, S. 1541–1550, http://www.ncbi.nlm.nih.gov/pubmed/23820052 (aufgerufen am 14.08.2018).

442 Weitere Informationen über die Transkraniale Magnetstimulation finden sich in

Moacyr Rosa und Sarah Lisanby, »Somatic treatments for mood disorders«, *Neuropsychopharmacology Reviews* 37, Nr. 1, Januar 2012, S. 102–116, http://www.ncbi.nlm.nih.gov/pubmed/21976043 (aufgerufen am 14. 08. 2018); David H. Avery *et al.*, »Transcranial magnetic stimulation in acute treatment of major depressive disorder: Clinical response in an open-label extension trial«, *Journal of Clinical Psychiatry* 69, Nr. 3, März 2008, S. 441–451, http://www.ncbi.nlm.nih.gov/pubmed/18294022 (aufgerufen am 14. 08. 2018); und Angel V. Peterchev, D. L. Murphy, und Sarah H. Lisanby, »Repetitive transcranial magnetic stimulator with controllable pulse parameters (cTMS)«, *Proceedings of the 2010 Annual International Conference of the IEEE Engineering in Medicine and Biology Society*, 1.–4. September 2010, S. 2922–2926, http://www.ncbi.nlm.nih.gov/pubmed/21095986 (aufgerufen am 14. 08. 2018).

442 Über die zufällige Entdeckung eines Zusammenhangs zwischen MRT-Scans und einer Besserung bei Leuten mit bipolarer Störung berichten Michael Rohan *et al.*, »Lowfield magnetic stimulation in bipolar depression using an MRI-based stimulator«, *American Journal of Psychiatry* 161, Nr. 1, Januar 2004, S. 93–98, http://www.ncbi.nlm.nih.gov/pubmed/14702256 (aufgerufen am 14. 08. 2018).

443 Neuere Berichte über die Erforschung der niederfrequenten Magnetstimulation geben Michael L. Rohan *et al.*, »Rapid mood-elevating effects of low field magnetic stimulation in depression«, *Biological Psychiatry* 76, Nr. 3, 1. August 2014, S. 186–193, http://www.ncbi.nlm.nih.gov/pubmed/24331545 (aufgerufen am 14. 08. 2018); und Mouhsin Shafi, Adam Philip Stern und Alvaro Pascual-Leone, »Adding low-field magnetic stimulation to noninvasive electromagnetic neuromodulatory therapies«, *Biological Psychiatry* 76, Nr. 3, 1. August 2014, S. 170 f., http://www.ncbi.nlm.nih.gov/pubmed/25012043 (aufgerufen am 14. 08. 2014).

443 Zur allgemeinen Theorie der Elektrozeutika siehe Sara Reardon, »Electroceuticals spark interest«, *Nature* 511, Nr. 7507, 3. Juli 2014, S. 18, http://www.ncbi.nlm.nih.gov/pubmed/24990725 (aufgerufen am 14. 08. 2018).

444 Zu den aufschlussreichen Artikeln über die CES gehören Mary Gunther und Kenneth D. Phillips, »Cranial electrotherapy stimulation for the treatment of depression«, *Journal of Psychosocial Nursing and Mental Health Services* 48, Nr. 11, November 2010, S. 37–42, http://www.ncbi.nlm.nih.gov/pubmed/20669869 (aufgerufen am 14. 08. 2018); Daniel L. Kirsch und Francine Nichols, »Cranial electrotherapy stimulation for treatment of anxiety, depression, and insomnia«, *Psychiatric Clinics of North America* 36, Nr. 1, März 2013, S. 169–176, http://www.ncbi.nlm.nih.gov/pubmed/23538086 (aufgerufen am 12. 08. 2018); und Eugene A. DeFelice, »Cranial electrotherapy stimulation (CES) in the treatment of anxiety and other stress-related disorders«, *Stress Medicine* 13, Nr. 1, Januar 1997, S. 31–42, http://onlinelibrary.wiley.com/doi/10.1002/(SICI)1099-1700(199701)13:1%3C31::AID-SMI715%3E3.0.CO;2-G/abstract (aufgerufen am 18. 08. 2018).

Die Niedervoltstimulation des Cortex wurde erstmals beschrieben in Giovanni Aldini, *Essai Theorique et Experimental sur le Galvanisme* (1804), zitiert in Souroush Zaghi *et al.*, »Noninvasive brain stimulation with low-intensity electrical currents«, *Neuroscientist* 16, Nr. 3, Juni 2010, S. 285–307, http://www.ncbi.nlm.nih.gov/pubmed/20040569. (aufgerufen am 14. 08. 2018).

444 Zu den Studien, die zu dem Ergebnis kommen, dass die CES bei der Behandlung von Angst und Depressionen wirksam ist, gehören Alexander Bystritsky, Lauren Kerwin und Jamie Feusner, »A pilot study of cranial electrotherapy stimulation for generalized anxiety disorder«, *Journal of Clinical Psychiatry* 69, Nr. 3, März 2008, S. 412–417, http://www.ncbi.nlm.nih.gov/pubmed/18348596 (aufgerufen am 14. 08. 2018) und David H. Avery *et al.*, »Transcranial magnetic stimulation in the acute treatment of major depressive disorder: Clinical response in an open-label extension trial«, *Journal of Clinical Psychiatry* 69, Nr. 3, März 2008, S. 441–51, http://www.ncbi.nlm.nih.gov/pubmed/18294022 (aufgerufen am 19. 08. 2018).

Bedenken, dass die Studie tendentiös sei, bringen Sidney Klawansky *et al.* zum Ausdruck, »Meta-analysis of randomized controlled trials of cranial electrostimulation: Efficacy in treating selected psychological and physiological conditions«, *Journal of Nervous and Mental Disease* 183, Nr. 7, Juli 1995, S. 478–484, http://www.ncbi.nlm.nih.gov/pubmed/7623022 (aufgerufen am 14. 08. 2018).

CES-Geräte werden unter den Markennamen Alpha-Stim, CES Ultra, Fisher Wallace und Sota BioTuner verkauft.

444 Ein Beispiel für den Status von TMS oder von CES-Geräten in typischen US-Krankenversicherungspolicen gibt Aetna, »Clinical policy bulletin: Transcranial magnetic stimulation and cranial electrical stimulation«, Policy Bulletin 0469, 11. Oktober 2013, http://www.aetna.com/cpb/medical/data/400_499/0469.html (aufgerufen am 14. 08. 2018).

444 Die mutmaßlichen Wirkmechanismen von CES erörtern Souroush Zaghi *et al.*, »Noninvasive brain stimulation with low-intensity electrical currents«, *Neuroscientist* 16, Nr. 3, Juni 2010, S. 285–307, http://www.ncbi.nlm.nih.gov/pubmed/20040569 (aufgerufen am 19. 08. 2018).

444 Ein Vergleich von tDCS und tACS findet sich in Laura Tadini *et al.*, »Cognitive, mood, and electroencephalographic effects of noninvasive cortical stimulation with weak electrical currents«, *Journal of ECT* 27, Nr. 2, Juni 2011, S. 134–140, http://www.ncbi.nlm.nih.gov/pubmed/20938352 (aufgerufen am 14. 08. 2018); und Abhishek Datta *et al.*, »Cranial electrotherapy stimulation and transcranial pulsed current stimulation: A computer based high-resolution modeling study«, *NeuroImage* 65, 15. Januar 2013, S. 280–287, http://www.ncbi.nlm.nih.gov/pubmed/23041337 (aufgerufen am 14. 08. 2018).

445 Eine Zunahme von Alpha-Gehirnwellen durch tACS wird dokumentiert in Randolph F. Helfrich *et al.*, »Entrainment of brain oscillations by transcranial alternating current stimulation«, *Current Biology* 24, Nr. 3, Februar 2014, S. 333–339, http://www.ncbi.nlm.nih.gov/pubmed/24461998 (aufgerufen am 19. 08. 2018).

445 Weitere Informationen über die Wirkungen von tACS auf die Gehirnfunktionen finden sich in Souroush Zaghi *et al.*, »Noninvasive brain stimulation with low-intensity electrical currents«, *Neuroscientist* 16, Nr. 3, Juni 2010, S. 285–307, http://www.ncbi.nlm.nih.gov/pubmed/20040569 (aufgerufen am 14. 08. 2018); sowie bei Lidia Gabis, Bentzion Shklar und Daniel Geva, »Immediate influence of transcranial electrostimulation on pain and beta-endorphin blood levels: An active placebo-controlled study«, American Journal of Physical Medicine and Rehabilitation 82, Nr. 2, Februar 2003, S. 81–85, http://www.ncbi.nlm.nih.gov/pubmed/12544752 (aufgerufen am 14. 08. 2018). Die Auswirkung auf den Cortisolspiegel ist wenig beeindruckend; C. Norman Shealy erwähnt sie zwar in seinen Veröffentlichungen von 1989 and 1998 im *Journal of Neurological and Orthopaedic Medicine and Surgery*, jedoch ohne plausible Begründung.

445 Genauere CES-Protokolle finden sich in Harish C. Kavirajan, Kristin Lueck und Kenneth Chuang, »Alternating current cranial electrotherapy stimulation (CES) for depression«, *Cochrane Library*, Ausgabe 5, 31. Mai 2013, S. CD010521, http://www.ncbi.nlm.nih.gov/pubmed/25000907 (aufgerufen am 14. 08. 2018).

445 Einige unhaltbare Behauptungen von CES-Befürwortern werden beschrieben in Stephen Barrett, »Dubious claims made for NutriPax and cranial electrotherapy stimulation«, *Quackwatch*, 28. Januar 2008, http://www.quackwatch.org/01QuackeryRelatedTopics/ces.html (aufgerufen am 14. 08. 2018).

446 Interview mit Igor Galynker. Seine Studie wird beschrieben in in Samantha Greenman *et al.*, »A single blind, randomized, sham controlled study of cranial electrical stimulation in bipolar II disorder« (die graphische Darstellung wurde beim 167. Jahrestreffen der American Psychiatric Association in New York vorgestellt, das vom 4.–6. Mai 2014 stattfand) http://www.ensrmedical.com/wp-content/uploads/2014/01/Poster-A-Single-Blind-Randomized-Sham-Controlled-Study-of-Cranial-Electrical-Stimulation-in-Bipolar-II-Disorder-Beth-Israel.pdf (aufgerufen am 14. 08. 2018). Zu einer weiteren Stu-

die mit dem Fisher-Wallace-Stimulator siehe U.S. Department of Health and Human Services, National Institutes of Health, »Efficacy and safety of cranial electrical stimulation (CES) for major depressive disorder (MDD)«, Studiennummer NCT01325532 (verantwortlicher Leiter: David Mischoulon, Massachusetts General Hospital, Beginn der Studie: November 2010), http://clinicaltrials.gov/show/NCT01325532 (aufgerufen am 14.08.2018).

446 Die Begründung der FDA für die Kategorisierung von CES-Geräten in die Klasse 3, so dass sie einer Zulassung bedürfen, bevor sie auf den Markt kommen, sowie für die Entscheidung, dass die stichhaltigen wissenschaftlichen Beweise keine plausible Wirksamkeitsgewähr der CES für die Indikationen Schlaflosigkeit, Depression oder Angst bieten, finden sich in »Executive summary prepared for the February 10, 2012, meeting of the Neurological Devices Panel und werden zusammengefasst in Kenneth Bender, »FDA panel votes to curtail cranial electrotherapy stimulators«, Psychiatric Times, Juli 2012.

447 Roland Nadlers Bedenken wegen der möglicherweise schädlichen Folgen einer nicht korrekt durchgeführten elektrischen Stimulation wurden hervorgerufen durch die Ergebnisse von Rütsche et al., »Modulating arithmetic performance: A tDCS / EEG study«, Clinical Neurophysiology 124, Nr. 10 (Oktober 2013), S. e91, http://dx.doi.org/10.1016/j.clinph.2013.04.134 (aufgerufen am 14.08.2018).

447 Roland Nadler, »›Electroceutical‹ ads are here: What will regulators say?«, Stanford Center for Law and the Biosciences, 24. Oktober 2013, https://law.stanford.edu/2013/10/24/lawandbiosciences-2013-10-24-electroceutical-ads-are-here-what-will-regulators-say/ (aufgerufen am 14.08.2018).

448 Zu einer weiteren Erörterung der VNS-Forschung siehe Pilar Cristancho et al., »Effectiveness and safety of vagus nerve stimulation for severe treatment-resistant major depression in clinical practice after FDA approval: Outcomes at 1 year«, Journal of Clinical Psychiatry 72, Nr. 10, Oktober 2011, S. 1376–1382, http://www.ncbi.nlm.nih.gov/pubmed/21295002 (aufgerufen am 14.08.2018).

448 Gespräch mit Helen Mayberg. Neuere Studien zur tiefen Hirnstimulation, an denen Mayberg beteiligt war, siehe Paul E. Holtzheimer und Helen S. Mayberg, »Deep brain stimulation for psychiatric disorders«, Annual Review of Neuroscience 34, 2011, S. 289–307, http://www.ncbi.nlm.nih.gov/pubmed/21692660 (aufgerufen am 14.08.2018) und Patricio Riva-Posse et al., »Practical considerations in the development and refinement of subcallosal cingulate white matter deep brain stimulation for treatment-resistant depression«, World Neurosurgery 80, Nr. 3–4, September–Oktober 2013, S. e25–34, http://www.ncbi.nlm.nih.gov/pubmed/23246630 (aufgerufen am 14.08.2018). Überlegungen zur Entwicklung ethischer Richtlinien für die DBS-Forschung werden beschrieben in Peter Rabins et al., »Scientific and ethical issues related to deep brain stimulation for disorders of mood, behavior, and thought«, Archives of General Psychiatry 66, Nr. 9, September 2009, S. 931–937, http://www.ncbi.nlm.nih.gov/pubmed/19736349 (aufgerufen am 20.08.2018).

449 Helen Maybergs Patient wird zitiert in Robin L. Carhart-Harris et al., »Mourning and melancholia revisited: Correspondences between principles of Freudian metapsychology and empirical findings in neuropsychiatry«, Annals of General Psychiatry 7, Nr. 9, 24. Juli 2008, S. 1–23, http://www.ncbi.nlm.nih.gov/pubmed/18652673 (aufgerufen am 14.08.2018).

449 Siehe Andres M. Lozano et al., »Subcallosal cingulate gyrus deep brain stimulation for treatment-resistant depression«, Biological Psychiatry 64, Nr. 6, 15. September 2008, S. 461–67, http://www.ncbi.nlm.nih.gov/pubmed/18639234 (aufgerufen am 14.08.2018); auf anhaltende Besserung wird hingewiesen in Sidney H. Kennedy et al., »Deep brain stimulation for treatment-resistant depression: Follow-up after 3 to 6 years«, American Journal of Psychiatry 168, Nr. 5, Mai 2011, S. 502–510, http://www.ncbi.nlm.nih.gov/pubmed/21285143 (aufgerufen am 15.08.2018). Zu einer europäischen

Studie mit ähnlichen positiven Ergebnissen siehe Thomas E. Schlaepfer *et al.*, »Rapid effects of deep brain stimulation for treatment resistant major depression«, *Biological Psychiatry* 73, Nr. 12, 15. Juni 2013, S. 1204–1212, http://www.ncbi.nlm.nih.gov/pubmed/23562618 (aufgerufen am 15.08.2018). Ein Überblick über THS-Studien im Jahr 2011 mit 117 Probanden findet sich in Rodney J. Anderson *et al.*, »Deep brain stimulation for treatment-resistant depression: Efficacy, safety and mechanisms of action«, *Neuroscience and Biobehavioral Reviews* 36, Nr. 8, September 2012, S.: 1920–1933, http://www.ncbi.nlm.nih.gov/pubmed/22721950 (aufgerufen am 15.08.2018). Bemühungen um eine weitere Präzisierung der THS-Positionierung werden beschrieben von Patricio Riva-Posse *et al.*, »Defining critical white matter pathways mediating successful subcallosal cingulate deep brain stimulation for treatment-resistant depression«, *Biological Psychiatry* 76, Nr. 12, 15. Dezember 2014, S. 963–969, http://www.ncbi.nlm.nih.gov/pubmed/24832866 (aufgerufen am 15.08.2018).

450 Der Abbruch der BROADEN-Studie von St. Jude Medical ist Thema der Berichte von James Cavuoto, »Depressing innovation«, *Neurotech Business Report*, 13. Dezember 2013, http://www.neurotechreports.com/pages/publishersletterDec13.html (aufgerufen am 15.08.2018) und »St. Jude Medical struggles to regain traction in neuromodulation market«, *Neurotech Business Report*, 13. Dezember 2013, http://www.neurotechreports.com/pages/St_Jude_Medical_profile.html. Hierbei handelt es sich um inoffizielle Äußerungen zu den Gründen für den Abbruch der Studie. Das Unternehmen gab keine offizielle öffentliche Stellungnahme ab.

450 Zu diesen Zwischenanalysen siehe Boris Freidlin, »Futility analysis«, in: *Encyclopedia of Statistical Sciences*, Wiley, 2013, https://onlinelibrary.wiley.com/action/doSearch?AllField=Futility+analysis.

450 Risiken und Kosten der DBS werden dargelegt in Thomas E. Schlaepfer *et al.*, »Deep brain stimulation of the human reward system for major depression: Rationale, outcomes and outlook«, *Neuropsychopharmacology* 39, Nr. 6, 11. Februar 2014, S. 1303–1314, http://www.ncbi.nlm.nih.gov/pubmed/24513970 (aufgerufen am 15.08.2018).

450 Siehe John Horgan, »Much-hyped brain-implant treatment for depression suffers setback«, *Cross-Check*, 11. März 2014, http://blogs.scientificamerican.com/crosscheck/2014/03/11/much-hyped-brain-implant-treatment-for-depression-suffers-setback (aufgerufen am 15.08.2018).

451 Siehe Alison Bass, »Helen Mayberg: A case study in why we need greater transparency about conflicts of interest«, *Alison Bass*, 17. Mai 2011, http://alison-bass.blogspot.com/2011/05/helen-mayberg-case-study-in-why-we-need.html (aufgerufen am 15.08.2018).

451 Weitere Informationen zur Entwicklung verfahrenstechnischer und ethischer Richtlinien für die THS finden sich in Bart Nuttin *et al.*, »Consensus on guidelines for stereotactic neurosurgery for psychiatric disorders«, *Journal of Neurology, Neurosurgery and Psychiatry* 85, Nr. 9, September 2014, S. 1003–1008, http://www.ncbi.nlm.nih.gov/pubmed/24444853 (aufgerufen am 15.08.2018).

451 E-Mails von Steve Ogburn, April bis Juli 2014.

452 Die verschiedenen Reaktionen auf die THS werden erörtert in Jared L. Moreines *et al.*, »Neuropsychological function before and after subcallosal cingulate deep brain stimulation in patients with treatment-resistant depression«, *Depression and Anxiety* 31, Nr. 8, August 2014, S. 690–698, http://www.ncbi.nlm.nih.gov/pubmed/24753183 (aufgerufen am 15.08.2018).

452 Siehe Gartner, 2014, http://www.gartner.com/technology/research/methodologies/hype-cycle.jsp (aufgerufen 20.08.2018).

453 Persönlicher Austausch mit Thomas Insel.

453 Über erfolgreiche THS der ventralen Capsula / des ventralen Striatums berichten Alexander Sartorius *et al.*, »Remission of major depression under deep brain stimulation

of the lateral habenula in a therapy-refractory patient«, *Biological Psychiatry* 67, Nr. 2, 15. Januar 2010, S. e9–e11, http://www.ncbi.nlm.nih.gov/pubmed/19846068 (aufgerufen am 20. 08. 2019).

453 Die Stimulation der Habenula wird auch besprochen in Karl Kiening und Alexander Sartorius, »A new translational target for deep brain stimulation to treat depression«, *EMBO Molecular Medicine* 5, Nr. 8, August 2013, S. 1151–1153, http://www.ncbi.nlm. nih.gov/pubmed/23828711 (aufgerufen am 20. 08. 2019).

454 Berichte über die Harvard-Experimente zum Belohnungssystem bei Depressionen finden sich in Diego A. Pizzagalli, Allison L. Jahn und James P. O'Shea, »Toward an objective characterization of an anhedonic phenotype: A signal-detection approach«, *Biological Psychiatry* 57, Nr. 4, 15. Februar 2005, S. 319–27, http://www.ncbi.nlm.nih.gov/pmc/articles/PMC2447922 (aufgerufen am 15. 08. 2018) und Diego A. Pizzagalli *et al.*, »Reduced hedonic capacity in major depressive disorder: Evidence from a probabilistic reward task«, *Journal of Psychiatric Research* 43, Nr. 1, November 2008, S. 76–87, http://www.ncbi.nlm.nih.gov/pmc/articles/PMC2637997 (aufgerufen am 15. 08. 2018).

454 Die Mäuse-Studie zum Belohnungssystem wird beschrieben in Yun-Wei A. Hsu *et al.*, »Role of the dorsal medial habenula in the regulation of voluntary activity, motor function, hedonic state, and primary reinforcement«, *Journal of Neuroscience* 34, Nr. 34, 20. August 2014, S. 11366–11384, http://www.ncbi.nlm.nih.gov/pubmed/25143617 (aufgerufen am 15. 08. 2018).

454 Christophe D. Proulx, Okihide Hikosaka und Roberto Malinow, »Reward processing by the lateral habenula in normal and depressive behaviors«, *Nature Neuroscience* 17, Nr. 9, September 2014, S. 1146–52, http://www.ncbi.nlm.nih.gov/pubmed/25157511 (aufgerufen am 15. 08. 2018).

454 Die noch laufende Studie zur THS am Mount Sinai Hospital wird beschrieben in U.S. Department of Health and Human Services, National Institutes of Health, »A pilot study of deep brain stimulation to the lateral habenulae in treatment-resistant depression«, Studiennummer NCT01798407 (Studienleiter: Wayne Goodman, Mount Sinai School of Medicine; Beginn der Studie: 21. Februar 2013), http://clinicaltrials.gov/show/NCT01798407 (aufgerufen am 15. 08. 2018)

455 Fokussierte Ultraschall-, nahe Infrarot-Lichttherapie, niederfrequente Magnetstimulation und optogenetische Stimulation beschreiben Moacyr Rosa und Sarah Lisanby in »Somatic treatments for mood disorders«, *Neuropsychopharmacology Reviews 37*, Nr. 1, Januar 2012, S. 101–116, http://www.ncbi.nlm.nih.gov/pubmed/21976043 (aufgerufen am 24. 08. 2018). Eine neuere Studie zum Zusammenhang zwischen Photorezeptoren und der Ängstlichkeit von Mäusen stammt von Olivia A. Masseck *et al.*, »Vertebrate cone opsins enable sustained and highly sensitive rapid control of Gi/o signaling in anxiety circuitry«, *Neuron 81*, Nr. 6, 19. März 2014, S. 1263–1273, http://www.ncbi.nlm. nih.gov/pubmed/24656249 (aufgerufen am 23. 08. 2018).

455 Den Einsatz von Botox bei der Behandlung von Depressionen untersuchen Eric Finzi und Norma E. Rosenthal, »Treatment of depression with onabotulinumtoxinA: A randomized, double-blind, placebo controlled trial«, *Journal of Psychiatric Research 52*, Mai 2014, S. 1–6, http://www.ncbi.nlm.nih.gov/pubmed/24345483 (aufgerufen am 25. 08. 2018); Marc Axel Wollmer *et al.*, »Facing depression with botulinum toxin: A randomized controlled trial«, *Journal of Psychiatric Research 46*, Nr. 5, Mai 2012, S. 574–581, http://www.ncbi.nlm.nih.gov/pubmed/22364892 (aufgerufen am 25. 08. 2018), und Doris Hexsel *et al.*, »Evaluation of self-esteem and depression symptoms in depressed and nondepressed subjects treated with onabotulinumtoxinA for glabellar lines«, *Dermatological Surgery 39*, Nr. 7, Juli 2013, S. 1088–1096, http://www.ncbi.nlm.nih.gov/pubmed/23465042 (aufgerufen am 25. 08. 2018). Eine populärwissenschaftliche Einführung in das Thema gibt Richard A. Friedman, »Don't worry, get Botox«, *New York Times*, 23. März 2014, http://www.nytimes.com/2014/03/23/opinion/sunday/dont-worry-get-botox.html (aufgerufen am 25. 08. 2018).

455 Siehe Charles Darwin, *The Expression of the Emotions in Man and Animals*, London 1872, http://darwin-online.org.uk/content/frameset?itemID=F1142&viewtype=side&pageseq=1 (dt. Der Ausdruck der Gemütsbewegungen bei dem Menschen und den Tieren); und Paul Ekman, »Darwin's contributions to our understanding of emotional expressions«, *Philosophical Transactions of the Royal Society B 364*, Nr. 1535, 12. Dezember 2009, S. 3449–3451, http://www.ncbi.nlm.nih.gov/pubmed/19884139 (aufgerufen am 25.08.2018).

456 William James, »What is an emotion?« *Mind 9*, Nr. 34, April 1884, S. 188–205, http://psychclassics.yorku.ca/James/emotion.htm (aufgerufen am 25.08.2018).

456 Dies beschreibt Benedict Carey, »Sleep therapy seen as an aid for depression«, *New York Times*, 18. November 2013, http://www.nytimes.com/2013/11/19/health/treating-insomnia-to-heal-depression.html (aufgerufen am 25.08.2018). Zwei neuere Untersuchungen zu Schlaflosigkeit und Depression wurden vom NIMH gefördert, siehe U.S. Department of Health and Human Services, National Institutes of Health, »Behavioral insomnia therapy for those with insomnia and depression«, Projekt Nr. 5R01MH076856-05 (Projektleiterin Colleen E. Carney, Ryerson University; Beginn der Studie im März 2008), http://clinicaltrials.gov/show/NCT00620789 (aufgerufen am 25.08.2018); und U.S. Department of Health and Human Services, National Institutes of Health, »Improving depression outcome by adding CBT for insomnia to antidepressants«, Projekt Nr. 5R01MH079256-05 (Projektleiter Andrew D. Krystal, Duke University; Beginn der Studie im Juni 2008), http://projectreporter.nih.gov/project_info_description.cfm?aid=8311829&icde=18398621 (aufgerufen am 25.08.2018).

456 Benedict Carey, »Sleep therapy seen as an aid for depression«, *New York Times*, 18. November 2013, http://www.nytimes.com/2013/11/19/health/treating-insomnia-to-heal-depression.html (aufgerufen am 25.08.2018).

456 George Slavich wird von Caroline Williams zitiert: »Is depression a kind of allergic reaction?«, *Guardian*, 4. Januar 2015, http://www.theguardian.com/lifeandstyle/2015/jan/04/depression-allergic-reaction-inflammation-immune-system (aufgerufen am 25.08.2018).

456 Turhan Canli, »Reconceptualizing major depressive disorder as an infectious disease«, *Biology of Mood & Anxiety Disorders 4*, 2014, S. 10, http://www.ncbi.nlm.nih.gov/pubmed/25364500 (aufgerufen am 25.08.2018).

457 Siehe Kelly Brogan, »Have you been told it's all in your head? The new biology of mental illness«, *Kelly Brogan, M.D.*, 25. September 2014. http://kellybroganmd.com/article/told-head-new-biology-mental-illness (aufgerufen am 25.08.2018).

457 Die Rolle von Zytokinen bei Depressionen untersuchen Elisa Brietzke *et al.*, »Comparison of cytokine levels in depressed, manic and euthymic patients with bipolar disorder«, *Journal of Affective Disorders 116*, Nr. 3, August 2009, S. 214–217, http://www.ncbi.nlm.nih.gov/pubmed/19251324 (aufgerufen am 25.08.2018) und Neil A. Harrison *et al.*, »Neural origins of human sickness in interoceptive responses to inflammation«, *Biological Psychiatry 66*, Nr. 5, 1. September 2009, S. 415–422, http://www.ncbi.nlm.nih.gov/pubmed/19409533 (aufgerufen am 25.08.2018).

457 Den Effekt entzündungshemmender Medikamente auf die Wirksamkeit von Antidepressiva haben Norbert Müller *et al.* untersucht, »The cyclooxygenase-2 inhibitor celecoxib has therapeutic effects in major depression: Results of a double-blind, randomized, placebo-controlled, add-on pilot study to reboxetine«, *Molecular Psychiatry 11*, 2006, S. 680–684, http://www.ncbi.nlm.nih.gov/pubmed/16491133 (aufgerufen am 25.08.2018).

462 Interview mit Rob Frankel.

462 Einen Einblick in die Kontroversen um die Psychoanalyse gibt John Forrester in »Dispatches from the Freud wars«, *Dispatches from the Freud Wars: Psychoanalysis and Its Passions*, Harvard University Press 1997, http://books.google.com/books?id=xQDZe2HyFCEC&pg=PA208 (aufgerufen am 25.08.2018).

462 Mark Olfson und Steven C. Marcus dokumentieren den Rückgang der Gesprächstherapie in der klinischen Behandlung in »National trends in outpatient psychotherapy«, *American Journal of Psychiatry* 167, Nr. 12, Dezember 2010, S. 1456–1463, http://www.ncbi.nlm.nih.gov/pubmed/20686187 (aufgerufen am 25.08.2018).

462 Die Richtlinien der Versicherungsunternehmen hinsichtlich einer Gesprächstherapie erwähnen Brandon A. Gaudiano und Ivan W. Miller in »The evidence-based practice of psychotherapy: Facing the challenges that lie ahead«, *Clinical Psychology Review* 33, Nr. 7, November 2013, S. 813–824; und Brandon Gaudiano in »Psychotherapy's image problem«, *New York Times*, 29. September 2013, http://www.nytimes.com/2013/09/30/opinion/psychotherapys-image-problem.html (aufgerufen am 25.08.2018).

463 Zwei Beispiele für die Spekulationen von Antipsychiatrie-Aktivisten über einen ursächlichen Zusammenhang von Antidepressiva und dem Massaker an der Columbine High School sind Kelly Patricia O'Meara, »Doping kids«, *Insight on the News*, 28. Juni 1999; und Ed Soule, »Deadly prescriptions«, *Bangor Daily News*, 10. November 1999.

463 Aussage von Mark Taylor und Dr. Alen J. Salerian bei der U.S. Food and Drug Administration (FDA), »Joint meeting of the CDER Psychopharmacologic Drugs Advisory Committee and the FDA Pediatric Advisory Committee, Bethesda, Maryland, 13. September 2004.

463 Richard Schneeberg, *Legally Drugged: Ten Nuthouse Hospital Stays to $10 Million*, Pittsburgh, Pa., Dorrance 2006, http://books.google.com/books/?id=YDek75oVWw0C (aufgerufen am 25.08.2018); David Healy, *Pharmageddon*, Berkeley, Calif., University of California 2012, http://books.google.com/books?id=U0ZV4VIiMuAC (aufgerufen am 25.08.2018); Stuart A. Kirk, Tomi Gomory und David Cohen, *Mad Science: Psychiatric Coercion, Diagnosis, and Drugs*, New Brunswick, N.J., Transaction Publishers, 2013, http://books.google.com/books?id=0ydro0gSAJMC (aufgerufen am 25.08.2018); Ann Blake Tracy, *Prozac: Panacea or Pandora?*, West Jordan, Utah, Cassia Publications 1994, http://books.google.com/books?id=aEbqNK-_F2AC (aufgerufen am 25.08.2018).

464 Aussage von Anne Blake Tracy bei der U.S. Food and Drug Administration (FDA), »Joint meeting of the CDER Psychopharmacologic Drugs Advisory Committee and the FDA Pediatric Advisory Committee, Bethesda, Maryland, September 13, 2004. Eine interne Untersuchung des Kuratoriums der George Wythe University kam zu dem Schluss, dass der Doktortitel unzulässig an Ms Tracy vergeben wurde, er wurde ihr daher wieder aberkannt; siehe George Wythe University, »Final steps in the administrative transformation of George Wythe University«, *GWU Newsroom*, 10. Oktober 2012, http://news.gw.edu/?p=393 (aufgerufen am 25.08.2018).

464 Irving Kirsch, *The Emperor's New Drugs: Exploding the Antidepressant Myth*, New York: Basic Books 2011, http://books.google.com/books?id=wk-OxcTKyi4C (aufgerufen am 25.08.2018); Robert Whitaker, *Anatomy of an Epidemic: Magic Bullets, Psychiatric Drugs, and the Astonishing Rise of Mental Illness in America*, New York: Broadway Books 2010, http://books.google.com/books?id=XhPp_o6bB3EC (aufgerufen am 25.08.2018); Daniel Carlat, *Unhinged: The Trouble with Psychiatry*, New York, Simon & Schuster 2010, http://books.google.com/books?id=A5wqhgo0ghcC (aufgerufen am 25.08.2018); Peter Breggin, *Toxic Psychiatry*, New York, St. Martin's Press 1994, http://books.google.com/books?id=s51J66Y0CeYC (aufgerufen am 25.08.2018); Peter Breggin, *Brain Disabling Treatments in Psychiatry*, New York, Springer 2007, http://books.google.com/books?id=hBd0V7Ex8PUC (aufgerufen am 25.08.2018); Peter Breggin, *Your Drug May Be Your Problem*, New York, Da Capo 2007; Peter Breggin, *Medication Madness*, New York: Macmillan 2009, http://books.google.com/books?id=X0A01ZFPBgYC (aufgerufen am 25.08.2018); Marcia Angell, »The epidemic of mental illness: Why?«, *New York Review of Books*, 23. Juni 2011, http://www.nybooks.com/articles/archives/2011/jun/23/epidemic-mental-illness-why (aufgerufen am 25.08.2018) und Marcia Angell, »The illusions of psychiatry«, *New York Review of Books*, 14. Juli 2011, http://www.nybooks.com/articles/archives/2011/jul/14/illusions-of-psychiatry (aufgerufen am 25.08.2018).

464 Siehe CBS News, »Treating depression: Is there a placebo effect?«, *60 Minutes*, 19. Februar 2012, http://www.cbsnews.com/news/treating-depression-is-there-a-placebo-effect (aufgerufen am 25.08.2018).

464 Irving Kirschs Untersuchung des Placebo-Effekts in der Depressionsbehandlung findet sich in Irving Kirsch *et al.*, »Initial severity and antidepressant benefits: A meta-analysis of data submitted to the Food and Drug Administration«, *PLoS Medicine* 5, Nr. 2, Februar 2008, e45, http://www.ncbi.nlm.nih.gov/pubmed/18303940 (aufgerufen am 25.08.2018) und bei Arif Khan *et al.*, »A systematic review of comparative efficacy of treatments and controls for depression«, *PLoS One* 7, Nr. 7, 30. Juli 2012, e41778, http://www.ncbi.nlm.nih.gov/pubmed/22860015 (aufgerufen am 25.08.2018).

465 Richard A. Friedman erörtert die Bedeutung von Einschlusskriterien bei den Ergebnissen der Studien zur Placebo-Reaktion in »Before you quit antidepressants«, *New York Times*, 11. Januar 2010, http://www.nytimes.com/2010/01/12/health/12mind.html (aufgerufen am 25.08.2018).

465 Siehe Pim Cuijpers *et al.*, »Comparison of psychotherapies for adult depression to pill placebo control groups: A meta-analysis«, *Psychological Medicine* 44, Nr. 4, März 2014, S. 685–695, http://www.ncbi.nlm.nih.gov/pubmed/23552610 (aufgerufen am 25.08.2018).

465 Kirschs Methode wird kritisch beleuchtet von Konstantinos N. Fountoulakis und Hans-Jürgen Möller in »Efficacy of antidepressants: A re-analysis and re-interpretation of the Kirsch data«, *International Journal of Psychopharmacology* 14, Nr. 3, April 2011, S. 405–412, http://www.ncbi.nlm.nih.gov/pubmed/20800012 (aufgerufen am 25.08.2018); Hans-Jürgen Möller und Konstantinos N. Fountoulakis in »Problems in determining efficacy and effectiveness of antidepressants«, *Psychiatriki* 22, Nr. 4, Oktober–Dezember 2011, S. 298–306, http://www.ncbi.nlm.nih.gov/pubmed/22271842 (aufgerufen am 25.08.2018); Konstantinos N. Fountoulakis und Hans-Jürgen Möller in »Antidepressant drugs and the response in the placebo group: The real problem lies in our understanding of the issue«, *Journal of Psychopharmacology* 26, Nr. 5, Mai 2012, S. 74450, http://www.ncbi.nlm.nih.gov/pubmed/21926425 (aufgerufen am 25.08.2018) und Konstantinos N. Fountoulakis, Myrto T. Samara und Melina Siamouli in »Burning issues in the meta-analysis of pharmaceutical trials for depression«, *Journal of Psychopharmacology* 28, Nr. 2, Februar 2014, S. 106–117, http://www.ncbi.nlm.nih.gov/pubmed/24043723 (aufgerufen am 25.08.2018).

465 Daniel Carlat, »›The illusions of psychiatry‹: An exchange«, *New York Review of Books*, 18. August 2011, http://www.nybooks.com/articles/archives/2011/aug/18/illusions-psychiatry-exchange (aufgerufen am 25.08.2018).

465 Robert D. Gibbons *et al.*, »Benefits from antidepressants: Synthesis of 6-week patient-level outcomes from double-blind placebo-controlled randomized trials of fluoxetine and venlafaxine«, *Archives of General Psychiatry* 69, Nr. 6, Juni 2012, S. 572–579, http://www.ncbi.nlm.nih.gov/pubmed/22393205 (aufgerufen am 25.08.2018).

465 Siehe John R. Geddes *et al.*, »Relapse prevention with antidepressant drug treatment in depressive disorders: A systematic review«, *Lancet* 361, Nr. 9358, 22. Februar 2003, S. 653–661, http://www.ncbi.nlm.nih.gov/pubmed/12606176 (aufgerufen am 25.08.2018).

465 Die Zahlen stützen sich auf Bret R. Rutherford und Stephen P. Roose, »A model of placebo response in antidepressant clinical trials«, *American Journal of Psychiatry* 170, Nr. 7, Juli 2013, S. 723–733, http://www.ncbi.nlm.nih.gov/pubmed/23318413 (aufgerufen am 25.08.2018). Siehe auch B. Timothy Walsh *et al.*, »Placebo response in studies of major depression: Variable, substantial, and growing«, *Journal of the American Medical Association* 287, Nr. 14, 10. April 2002, S. 1840–1847, http://www.ncbi.nlm.nih.gov/pubmed/11939870 (aufgerufen am 25.08.2018). Rückfallstudien schildern John R. Geddes *et al.*, »Relapse prevention with antidepressant drug treatment in depressive disorders: A systematic review«, *Lancet* 361, 22. Februar 2003, S. 653–661, http://www.

ncbi.nlm.nih.gov/pubmed/12606176 (aufgerufen am 25.08.2018); Bruce Arroll *et al.*, »Antidepressants versus placebo for depression in primary care«, *Cochrane Database of Systematic Reviews* 8, Nr. 3, 9. Juli 2009, CD007954, http://www.ncbi.nlm.nih.gov/pubmed/19588448 (aufgerufen am 25.08.2018) und Keith F. Dobson *et al.*, »Randomized trial of behavioral activation, cognitive therapy, and antidepressant medication in the prevention of relapse and recurrence in major depression«, *Journal of Consulting and Clinical Psychology* 76, Nr. 3, Juni 2008, S. 468–477, http://www.ncbi.nlm.nih.gov/pubmed/18540740 (aufgerufen am 25.08.2018). Ein Beispiel für eine Entzugsstudie ist Kunitoshi Kamijima *et al.*, »A placebo-controlled, randomized withdrawal study of sertraline for major depressive disorder in Japan«, *International Clinical Psychopharmacology* 21, Nr. 1, Februar 2006, S. 1–9, http://www.ncbi.nlm.nih.gov/pubmed/16317311 (aufgerufen am 25.08.2018).

466   John Krystal, »Dr. Marcia Angell and the illusions of anti-psychiatry«, *Psychiatric Times*, 13. August 2012.

466   Siehe Bret R. Rutherford *et al.*, »A randomized, prospective pilot study of patient expectancy and antidepressant outcome«, *Psychological Medicine* 43, Nr. 5, April 2013, S. 975–982, http://www.ncbi.nlm.nih.gov/pmc/articles/PMC3594112 (aufgerufen am 25.08.2018) sowie George I. Papakostas und Maurizio Fava, »Does the probability of receiving placebo influence clinical trial outcome? A meta-regression of double-blind, randomized clinical trials in MDD«, *European Neuropsychopharmacology* 19, Nr. 1, Januar 2009, S. 34–40, http://www.ncbi.nlm.nih.gov/pubmed/18823760 (aufgerufen am 25.08.2018).

467   John M. Oldham, »Antidepressants and the placebo effect, revisited«, *Psychiatric News*, 16. März 2012.

467   Möglichkeiten, die Placebo-Reaktion bei Studien zu minimieren, werden von Bret R. Rutherford und Stephen P. Roose aufgezeigt, »A model of placebo response in antidepressant clinical trials«, *American Journal of Psychiatry* 170, Nr. 7, Juli 2013, S. 723–33, http://www.ncbi.nlm.nih.gov/pubmed/23318413 (aufgerufen am 25.08.2018).

467   Zur falschen Interpretation, was den Stand der wissenschaftlichen Forschung zur Depression angeht, siehe Jonathan Leo und Jeffrey R. Lacasse, »The media and the chemical imbalance theory of depression«, *Society* 45, Nr. 1, Februar 2008, S. 35–45, http://link.springer.com/article/10.1007%2Fs12115-007-9047-3 (aufgerufen am 25.08.2018).

467   Die Witzelei des deutschen Agrikulturchemikers und Fütterungsexperten Werner Wöhlbier zum Aspirinmangel wird von seinen Studenten häufig zitiert; siehe z. B. Hans-Georg Classen, Heimo Franz Schimatschek und Konrad Wink, »Magnesium in human therapy«, in: *Metal Ions in Biological Systems*, Boca Raton, Fla., CRC Press 2005, S. 43: »›If headache is relieved by aspirin, this is no proof for the correction of a preexisting deficit of aspirin‹ was a theorem of W. Woehlbier (1899–1984, http://books.google.com/books?id=jS-9CEIFQtwC&pg=PA30 (aufgerufen am 25.08.2018).

467   Welche Rolle Antidepressiva beim Stimulieren eines Neuronenwachstums spielen, untersuchen Christoph Anacker *et al.*, »Antidepressants increase human hippocampal neurogenesis by activating the glucocorticoid receptor«, *Molecular Psychiatry* 16, Nr. 7, Juli 2011, S. 738–750, http://www.ncbi.nlm.nih.gov/pubmed/21483429 (aufgerufen am 25.08.2018); Nicola D. Hanson, Michael J. Owens und Charles B. Nemeroff, »Depression, antidepressants, and neurogenesis: A critical reappraisal«, *Neuropsychopharmacology* 36, Nr. 13, Dezember 2011, S. 2589–2602, http://www.ncbi.nlm.nih.gov/pubmed/21937982 (aufgerufen am 25.08.2018) und Indira Mendez-David *et al.*, »Adult hippocampal neurogenesis: An actor in the antidepressant-like action«, *Annales Pharmaceutiques Françaises* 71, Nr. 3, Mai 2013, S. 143–149, http://www.ncbi.nlm.nih.gov/pubmed/23622692 (aufgerufen am 25.08.2018).

468   Fortschritte in der Krebsgenomik stehen bei Levi A. Garraway und Eric S. Lander im Mittelpunkt, »Lessons from the cancer genome«, *Cell* 153, Nr. 1, 28. März 2013, S. 17–37, http://www.ncbi.nlm.nih.gov/pubmed/23540688 (aufgerufen am 25.08.2018).

468 U.S. Department of Health and Human Services, National Institute of Mental Health, »Research domain criteria (RDoC),« http://www.nimh.nih.gov/research-priorities/rdoc/index.shtml (aufgerufen am 25.08.2018).

468 Scott J. Russo und Eric J. Nestler, »The brain reward circuitry in mood disorders«, *Nature Reviews: Neuroscience* 14, Nr. 9, September 2013, 609–625, http://www.ncbi.nlm.nih.gov/pubmed/23942470 (aufgerufen 25.08.2018).

469 Die statistischen Angaben zum Suizid bei Heranwachsenden beruhen auf David Brent, »Suicide in youth«, National Alliance on Mental Illness, Juni 2003; U.S. Department of Health and Human Services, Centers for Disease Control, »Suicide: Facts at a glance, 24. Oktober 2012; und Alex E. Crosby *et al.*, »Suicidal thoughts and behaviors among adults aged ≥18 years: United States, 2008–2009«, *Morbidity and Mortality Weekly Report Surveillance Summaries* 60, Nr. SS-13, 21. Oktober 2011), S. 1–22, http://www.ncbi.nlm.nih.gov/pubmed/22012169 (aufgerufen am 25.08.2018).

469 Corrado Barbui, Eleonora Esposito und Andrea Cipriani, »Selective serotonin reuptake inhibitors and risk of suicide: A systematic review of observational studies«, *Canadian Medical Association Journal* 180, Nr. 3 (3. Februar 2009), S 291–297, http://www.ncbi.nlm.nih.gov/pubmed/19188627 (aufgerufen am 25.08.2018).

469 Siehe Tarek A. Hammad, »Relationship between psychotropic drugs and pediatric suicidality: Review and evaluation of clinical data«, U.S. Food and Drug Administration, 16. August 2004; und Tarek A. Hammad, Thomas Laughren und Judith Racoosin, »Suicidality in pediatric patients treated with antidepressant drugs«, *Archives of General Psychiatry* 63, Nr. 3, März 2006, S. 332–339, http://www.ncbi.nlm.nih.gov/pubmed/16520440 (aufgerufen am 25.08.2018). Zur Zahl der Studien und der Probanden siehe Richard A. Friedman und Andrew C. Leon, »Expanding the black box: Depression, antidepressants, and the risk of suicide«, *New England Journal of Medicine* 356, Nr. 23. 7. Juni 2007, S. 2343–2346, http://www.ncbi.nlm.nih.gov/pubmed/17485726 (aufgerufen am 25.08.2018).

469 Andrew C. Leon *et al.*, »Antidepressants and youth suicide in New York City, 1999–2002«, *Journal of the American Academy of Child and Adolescent Psychiatry* 45, Nr. 9, September 2006, S. 1054–1058, http://www.ncbi.nlm.nih.gov/pubmed/16926612 (aufgerufen am 25.08.2018); und Doug Gray *et al.*, »Utah Youth Suicide Study, Phase I: Government agency contact before death«, *Journal of the American Academy of Child and Adolescent Psychiatry* 41, Nr. 4, April 2002, S. 427–434, http://www.ncbi.nlm.nih.gov/pubmed/11931599 (aufgerufen am 25.08.2018).

470 Siehe die Studie von Robert D. Gibbons *et al.*, »Relationship between antidepressants and suicide attempts: An analysis of the Veterans Health Administration data sets«, *American Journal of Psychiatry* 164, Nr. 7, Juli 2007, S. 1044–1049, http://www.ncbi.nlm.nih.gov/pubmed/17606656 (aufgerufen am 25.08.2018).

470 »FDA statement on recommendations of the psychopharmacologic drugs and pediatric advisory committees«, 16. September 2004 und »Antidepressant use in children, adolescents, and adults«, 2. Mai 2007.

470 Robert J. Valuck *et al.*, »Spillover effects on treatment of adult depression in primary care after FDA advisory on risk of pediatric suicidality with SSRIs«, *American Journal of Psychiatry* 164, Nr. 8, August 2007, S. 1198–1205, http://www.ncbi.nlm.nih.gov/pubmed/17671282 (aufgerufen am 25.08.2018).

470 Anne M. Libby *et al.*, »Decline in treatment of pediatric depression after FDA advisory on risk of suicidality with SSRIs«, *American Journal of Psychiatry* 164, Nr. 6, Juni 2007, S. 633–639, http://www.ncbi.nlm.nih.gov/pubmed/17541047 (aufgerufen am 26.08.2018). Über eine Zunahme der Suizidrate unter Heranwachsenden in den Niederlanden nach der Einführung des Warnhinweises berichten Robert D. Gibbons *et al.*, »Early evidence on the effects of regulators' suicidality warnings on SSRI prescriptions and suicide in children and adolescents«, *American Journal of Psychiatry* 164, Nr. 9, September 2007, S. 1356–1363, http://www.ncbi.nlm.nih.gov/pubmed/17728420 (aufgeru-

fen am 26.08.2018). Zu den Befunden in Kanada siehe Laurence Y. Katz *et al.*, »Effect of regulatory warnings on antidepressant prescription rates, use of health services and outcomes among children, adolescents and young adults«, *CMAJ: Journal of the Canadian Medical Association* 178, Nr. 8, 8. April 2008, S. 1005–1011, http://www.ncbi.nlm.nih.gov/pubmed/18390943 (aufgerufen am 26.08.2018).

470 Anne M. Libby, Heather D. Orton und Robert J. Valuck, »Persisting decline in depression treatment after FDA warnings«, *Archives of General Psychiatry* 66, Nr. 6, Juni 2009, S. 633–639, http://www.ncbi.nlm.nih.gov/pubmed/19487628 (aufgerufen am 26.08.2018).

470 Siehe Susan Busch, Ezra Golberstein und Ellen Meara, »The FDA and ABCs: The unintended consequences of antidepressant warnings on human capital«, NBER Working Paper Nr. 17426, National Bureau of Economic Research, September 2011, http://www.nber.org/papers/w17426 (aufgerufen am 26.08.2018).

471 Robert D. Gibbons *et al.*, »The relationship between antidepressant prescription rates and rate of early adolescent suicide«, *American Journal of Psychiatry* 163, Nr. 11. November 2006, S. 1898–1904, http://www.ncbi.nlm.nih.gov/pubmed/17074941 (aufgerufen am 26.08.2018).

471 Ebd.

471 Richard A. Friedman, »Antidepressants' black-box warning – 10 years later«, *New England Journal of Medicine* 371, Nr. 18, 30. Oktober 2014, S. 1666 ff., http://www.ncbi.nlm.nih.gov/pubmed/25354101 (aufgerufen am 26.08.2018).

471 Siehe Robert D. Gibbons *et al.*, »Relationship between antidepressants and suicide attempts: An analysis of the Veterans Health Administration data sets2, *American Journal of Psychiatry* 164, Nr. 7, Juli 2007, S. 1044–1049, http://www.ncbi.nlm.nih.gov/pubmed/17606656 (aufgerufen am 26.08.2018).

471 Siehe Robert D. Gibbons *et al.*, »The relationship between antidepressant medication use and rate of suicide«, *Archives of General Psychiatry* 62, Nr. 2, Februar 2005, S. 165–172, http://www.ncbi.nlm.nih.gov/pubmed/15699293 (aufgerufen am 26.08.2018); Robert D. Gibbons *et al.*, »The relationship between antidepressant prescription rates and rate of early adolescent suicide«, *American Journal of Psychiatry* 163, Nr. 11, November 2006, S. 1898–1904, http://www.ncbi.nlm.nih.gov/pubmed/17074941 (aufgerufen am 26.08.2018) und Michael F. Grunebaum *et al.*, »Antidepressants and suicide risk in the United States, 1985–1999«, *Journal of Clinical Psychiatry* 65, Nr. 11, November 2004, S. 1456–1462, http://www.ncbi.nlm.nih.gov/pubmed/15554756 (aufgerufen am 26.08.2018).

471 Andrew C. Leon *et al.*, »Antidepressants in adult suicides in New York City: 2001–2004«, *Journal of Clinical Psychiatry* 68, Nr. 9, September 2007, S. 1399–1403, http://www.ncbi.nlm.nih.gov/pubmed/17915979 (aufgerufen am 26.08.2018).

472 Robert D. Gibbons *et al.*, »The relationship between antidepressant medication use and rate of suicide«, *Archives of General Psychiatry* 62, Nr. 2, Februar 2005, S. 165–172, http://www.ncbi.nlm.nih.gov/pubmed/15699293 (aufgerufen am 26.08.2018).

472 Siehe Lars Sondergard *et al.*, »Do antidepressants prevent suicide?«, *International Clinical Psychopharmacology* 21, Nr. 4, Juli 2006, S. 211–218, http://www.ncbi.nlm.nih.gov/pubmed/16687992 (aufgerufen am 26.08.2018); Zoltan Rihmer *et al.*, »Suicide in Hungary: Epidemiological and clinical perspectives«, *Annals of General Psychiatry* 12, Nr. 21, 26. Juni 2013, S. 21, http://www.ncbi.nlm.nih.gov/pubmed/23803500 (aufgerufen am 26.08.2018); Anders Carlsten *et al.*, »Antidepressant medication and suicide in Sweden«, *Pharmacoepidemiology and Drug Safety* 10, Nr. 6, Oktober–November 2001, S. 525–530, http://www.ncbi.nlm.nih.gov/pubmed/11828835; Giulio Castelpietra *et al.*, »Antidepressant use and suicide prevention: A prescription database study in the region Friuli Venezia Giulia, Italy«, *Acta Psychiatrica Scandinavica* 118, Nr. 5, November 2008, S. 382–388, http://www.ncbi.nlm.nih.gov/pubmed/18754835; Atsuo Nakagawa *et al.*, »Association of suicide and antidepressant prescription rates in Japan, 1999–2003«,

Journal of Clinical Psychiatry 68, Nr. 6, Juni 2007, S. 908–916, http://www.ncbi.nlm.nih. gov/pubmed/17592916 (aufgerufen am 26.08.2018) und Wayne D. Hall *et al.*, »Association between antidepressant prescribing and suicide in Australia, 1991–2000: Trend analysis«, *British Medical Journal* 326, Nr. 7397 (10. Mai 2003), S. 1008, http://www.ncbi. nlm.nih.gov/pubmed/12742921 (aufgerufen am 26.08.2018).
Zu den in mehreren Ländern durchgeführten Studien und Metastudien mit ähnlichen Ergebnissen gehören Goran Isacsson, »Suicide prevention: A medical breakthrough?«, *Acta Psychiatrica Scandinavica* 102, Nr. 2, August 2000, S. 1113–1117, http://www. ncbi.nlm.nih.gov/pubmed/10937783 (aufgerufen am 26.08.2018); Jens Ludwig, David E. Marcotte und Karen Norberg, »Antidepressants and suicide«, *Journal of Health Economics* 28, Nr. 3, Mai 2009, S. 659–676, http://www.ncbi.nlm.nih.gov/pubmed/19324439; Ricardo Gusmao *et al.*, »Antidepressant utilization and suicide in Europe: An ecological multi-national study«, *PLoS One*, 19. Juni 2013, S. e66455, http://www.ncbi.nlm.nih.gov/ pubmed/23840475 (aufgerufen am 26.08.2018) und Marc Olfson *et al.*, »Relationship between antidepressant medication treatment and suicide in adolescents«, *Archives of General Psychiatry* 60, Nr. 10, Oktober 2003, S. 978–82, http://www.ncbi.nlm.nih.gov/ pubmed/14557142 (aufgerufen am 26.08.2018).

472   Siehe u. a. Herschel Jick, James A. Jaye und Susan S. Jick, »Antidepressants and the risk of suicidal behaviors«, *Journal of the American Medical Association* 292, Nr. 3, 21. Juli 2004, S. 338–343, http://www.ncbi.nlm.nih.gov/pubmed/15265848 (aufgerufen am 26.08.2018) und Charlotte Bjorkenstam *et al.*, »An association between initiation of selective serotonin reuptake inhibitors and suicide: A nationwide register-based case-crossover study«, *PLoS One* 8, Nr. 9, 9. September 2013, S. e73973, http://www.ncbi.nlm. nih.gov/pubmed/24040131 (aufgerufen am 26.08.2018).

472   Siehe Gregory E. Simon *et al.*, »Suicide risk during antidepressant treatment«, *American Journal of Psychiatry* 163, Nr. 1, Januar 2006, S. 41–47, http://www.ncbi.nlm.nih.gov/ pubmed/16390887 (aufgerufen am 26.08.2018).

472   Gregory E. Simon und James Savarino, »Suicide attempts among patients starting depression treatment with medications or psychotherapy«, *American Journal of Psychiatry* 164, Nr. 7, Juli 2007, S. 1029–34, http://www.ncbi.nlm.nih.gov/pubmed/17606654 (aufgerufen am 26.08.2018).

472   Siehe z. B. Silas W. Smith, Manfred Hauben und Jeffrey K. Aronson, »Paradoxical and bidirectional drug effects«, *Drug Safety* 35, Nr. 3, März 2012, S. 173–189, http://www. ncbi.nlm.nih.gov/pubmed/22272687 (aufgerufen am 26.08.2018).

472   Siehe Kemal Dumlu *et al.*, »Treatment-induced manic switch in the course of unipolar depression can predict bipolarity: Cluster analysis based evidence«, *Journal of Affective Disorders* 134, Nr. 1–3, November 2011, S. 91–101, http://www.ncbi.nlm.nih.gov/pub-med/21742381 (aufgerufen am 26.08.2018); und R. J. Baldessarini *et al.*, »Antidepressant-associated mood-switching and transition from unipolar major depression to bipolar disorder: A review«, *Journal of Affective Disorders* 148, Nr. 1, 15. Mai 2013, S. 129–135, http://www.ncbi.nlm.nih.gov/pubmed/23219059 (aufgerufen am 26.08.2018). Bei den Patienten in diesen Studien hatte man Schwere Depressionen (MDD – Major depressive disorder) diagnostiziert; die Diagnose einer bipolaren Störung wurde erst erwogen bzw. gestellt, als eine durch Antidepressiva ausgelöste Manie auftrat. Baldessarini *et al.* stellten fest, dass »bei 8,18 % der Patienten mit einer diagnostizierten unipolaren MDD neue manieähnliche Reaktionen auf eine Antidepressiva-Medikation zurückgeführt werden können.«

473   Siehe Susan S. Jick, Alan D. Dean und Hershel Jick, »Antidepressants and suicide«, *British Medical Journal* 310, Nr. 6974, 28. Januar 1995, S. 215–218, http://www.ncbi.nlm. nih.gov/pubmed/7677826 (aufgerufen am 05.09.2018).

473   Die beiden Frageleitfäden werden beschrieben in Kelly Posner *et al.*, »Columbia Classification Algorithm of Suicide Assessment (C-CASA): Classification of suicidal events in the FDA's pediatric suicidal risk analysis of antidepressants«, *American Journal*

of Psychiatry 164, Nr. 7, Juli 2007, S. 1035–1043, http://www.ncbi.nlm.nih.gov/pub-med/17606655 (aufgerufen am 26.08.2018) und Kelly Posner et al., »The Columbia-Suicide Severity Rating Scale: Initial validity and internal consistency findings from three multisite studies with adolescents and adults«, *American Journal of Psychiatry* 168, Nr. 12, Dezember 2011, S. 1266–1277, http://www.ncbi.nlm.nih.gov/pubmed/22193671 (aufgerufen am 26.08.2018).

473 Zur Abgrenzung zwischen Suizid und anderen Formen der Selbstschädigung sie-he K. Knock und Ronald Kessler, »Prevalence of and risk factors for suicide attempts versus suicide gestures: Analysis of the National Comorbidity Survey«, *Journal of Ab-normal Psychology* 115, Nr. 3, August 2006, S. 616–623, http://www.ncbi.nlm.nih.gov/ pubmed/16866602 (aufgerufen am 26.08.2018); und Diego de Leo et al., »Definitions of suicidal behavior: Lessons learned from the WHO/EURO Multicentre Study«, *Crisis* 27, Nr. 1, Januar 2006, S. 4–15, http://www.ncbi.nlm.nih.gov/pubmed/16642910 (aufgeru-fen am 26.08.2018).

474 Eine Analyse durch die FDA ergab, dass Suizidgedanken und -versuche »retrospektiv identifiziert und klassifiziert wurden; das heißt, die Tests waren nicht darauf ausgelegt, solche Ereignisse prospektiv zu identifizieren«; siehe U.S. Food and Drug Administra-tion, »Guidance for industry: Suicidal ideation and behavior: Prospective assessment of occurrence in clinical trials«, August 2012, http://www.fda.gov/drugs/guidancecom-plianceregulatoryinformation/guidances/ucm315156.htm (aufgerufen am 26.08.2018).

474 Gespräch mit Kelly Posner.

474 Die FDA empfahl C-CASA und ähnliche Evaluierungsinstrumente in klinischen Tests in ihren Branchenrichtlinien »Suicidality: Prospective assessment of occurrence in clinical trials«, September 2010; und »Suicidal ideation and behavior: Prospective assessment of occurrence in clinical trials«, August 2012, http://www.fda.gov/Drugs/ GuidanceComplianceRegulatoryInformation/Guidances/ucm315156.htm (aufgerufen am 26.08.2018).

474 Informationen zum AVERT-System finden sich in eResearchTechnology, Inc., »Suicide risk assessment in healthcare«, 2014.

474 Alex E. Crosby, LaVonne Ortega und Cindi Melanson, »Self-directed violence surveil-lance: Uniform definitions and recommended data elements«, U.S. Centers for Disease Control and Prevention, Februar 2011, http://www.cdc.gov/violenceprevention/pdf/self-directed-violence-a.pdf (aufgerufen am 26.08.2018).

474 Ein Viertel der befragten Highschool-Lehrer berichteten, es kämen oft depressive, potentiell suizidale Schüler auf sie zu; siehe Wendy Leane und Rosalyn Shute, »Youth suicide: The knowledge and attitudes of Australian teachers and clergy«, *Suicide and Life-Threatening Behavior* 28, Nr. 2, Sommer 1998, S. 165–173, http://ncbi.nlm.nih.gov/ pubmed/9674076 (aufgerufen am 05.09.2018).

474 Neu entwickelte Instrumente zur Einschätzung von Suizidalität werden beschrieben in »New suicide prevention initiatives in Rhode Island«, *GoLocalProv*, 20. März 2012, http://www.golocalprov.com/health/new-suicide-prevention-initiatives-in-rhode-is-land (aufgerufen am 26.08.2018); eResearchTechnology Inc., »State of Oklahoma se-lects ERT's assessment system«, *Applied Clinical Trials Online*, 1. Juli 2014, http://www. appliedclinicaltrialsonline.com/appliedclinicaltrials/article/articleDetail.jsp?id=847809 &sk=80cb3518dac68c23ccfcfbbfb5c66f1a (aufgerufen am 26.08.2018) und Oswego Hospital, »Community service plan 2014–2016«, 2013.

474 Zu Suiziden unter Polizisten siehe Andrew F. O'Hara et al., »National police suicide es-timates: Web surveillance study III«, *International Journal of Emergency Mental Health and Human Resilience* 15, Nr. 1, Januar 2013, S. 31–38, http://www.ncbi.nlm.nih.gov/ pubmed/24187885 (aufgerufen am 26.08.2018). Zur hohen Suizidrate unter Kriegs-veteranen siehe Timothy Williams, »Suicides outpacing war deaths for troops«, *New York Times*, 8. Juni 2012, http://www.nytimes.com/2012/06/09/us/suicides-eclipse-war-deaths-for-us-troops.html (aufgerufen am 26.08.2018).

474 U.S. Army Medical Command, »Inpatient and emergency department (ED) aftercare«, OTSG/MEDCOM Policy Memo 14-019, http://www.cssrs.columbia.edu/documents/ MEDCOMPOLICY14-019InpatientEDAftercare.pdf.

475 J. G. Baker, »Identifying and responding to clients at-risk for suicide«, CDC Policy Memo 5-12, Department of the Navy, Office of the Chief Defense Counsel of the Marine Corps, 28. September 2012, http://www.hqmc.marines.mil/Portals/135/Docs/DSO/CDC_Policy _Memo_5-12_with_Encl_1-3_-_Identifying_and_Responding_to_Clients_at_Risk_ for_Suicide.PDF (aufgerufen am 26.08.2018).

475 Siehe U.S. Department of Veterans Affairs, Eastern Colorado Health Care System, »Assessment tools«, 29. August 2014, http://www.mirecc.va.gov/visn19/research/assess ment_tools.asp (aufgerufen am 26.08.2018); und U.S. Department of Veterans Affairs, »VA/DoD clinical practice guideline for assessment and management of patients at risk for suicide«, Juni 2013, http://www.healthquality.va.gov/guidelines/MH/srb/VASuicide AssessmentSummaryPRINT.pdf (aufgerufen am 26.08.2018). Was die Verwendung in anderen Gattungen der Armee betrifft, habe ich auf ein Gespräch mit Kelly Posner zurückgegriffen.

475 Laut einer Studie waren 45 Prozent derjenigen, die Suizid begangen hatten, im Monat davor bei einem Arzt; siehe Jason B. Luoma, Catherine E. Martin und Jane L. Pearson, »Contact with mental health and primary care providers before suicide: A review of the evidence«, American Journal of Psychiatry 159, Nr. 6, Juni 2002, S. 909–916, http://www. ncbi.nlm.nih.gov/pubmed/12042175 (aufgerufen am 26.08.2018).

475 Eine allgemeine Darstellung der Suizid-Risikobeurteilung in der Psychiatrie liefert Morton M. Silverman, »Suicide risk assessment and suicide risk formulation: Essential components of the therapeutic risk management model«, Journal of Psychiatric Practice 20, Nr. 5, September 2014, S. 373–378, http://www.ncbi.nlm.nih.gov/pubmed/25226200 (aufgerufen am 26.08.2018).

13. Schwangerschaftsdepression

476 Siehe U.S. Department of Health and Human Services, Centers for Disease Control, »Depression during and after pregnancy fact sheet«, 16. Juli 2012, http://www.womens-health.gov/publications/our-publications/fact-sheet/depression-pregnancy.html.

476 Siehe William O. Cooper et al., »Increasing use of antidepressants in pregnancy«, American Journal of Obstetrics and Gynecology 196, Nr. 6, Juni 2007, S. 544.e1–5, http://www. ncbi.nlm.nih.gov/pubmed/17547888.

476 Zu den statistischen Daten siehe Susan E. Andrade et al., »Use of antidepressant medications during pregnancy: A multisite study«, American Journal of Obstetrics and Gynecology 198, Nr. 2, Februar 2008, S. 194.e1–194.e5, http://www.ncbi.nlm.nih.gov/ pubmed/17905176 (aufgerufen am 05.09.2018); Allen A. Mitchell et al., »Medication use during pregnancy, with particular focus on prescription drugs: 1976–2008«, American Journal of Obstetrics and Gynecology 205, Nr. 1, Juli 2011, S. 51.e1–51.e8, http:// www.ncbi.nlm.nih.gov/pubmed/21514558 (aufgerufen am 05.09.2018) sowie Krista F. Huybrechts et al., »National trends in antidepressant medication treatment among publicly insured pregnant women« General Hospital Psychiatry 35, Nr. 3, Mai–Juni 2013, S. 265–271, http://www.ncbi.nlm.nih.gov/pubmed/23374897 (aufgerufen am 05.09.2018).

476 Zu den Rückfallraten siehe Lee S. Cohen et al., »Relapse of major depression during pregnancy in women who maintain or discontinue antidepressant treatment«, Journal of the American Medical Association 295, Nr. 5, Februar 2006, S. 499–507, http://www.ncbi. nlm.nih.gov/pubmed/16449615 (aufgerufen am 26.08.2018).

476 Siehe Victoria Hendrick et al., »Placental passage of antidepressant medications«, American Journal of Psychiatry 160, Nr. 5, Mai 2003, S. 993–996, http://www.ncbi.

nlm.nih.gov/pubmed/12727706 (aufgerufen am 26.08.2018) und Ada M. Loughead *et al.*, »Antidepressants in amniotic fluid: Another route of fetal exposure«, *American Journal of Psychiatry* 163, Nr. 1, Januar 2006, S. 145–147, http://www.ncbi.nlm.nih.gov/pubmed/16390902 (aufgerufen am 26.08.2018).

476 Siehe z. B. folgende Studien: Carol Louik, Stephen Kerr und Allen A. Mitchell, »First-trimester exposure to bupropion and risk of cardiac malformations«, *Pharmacoepidemiology and Drug Safety* 23, Nr. 10, Oktober 2014, S. 1066–1075 (epub 12. Juni 2014), http://www.ncbi.nlm.nih.gov/pubmed/24920293 (aufgerufen am 26.08.2018); Heli Malm *et al.*, »Selective serotonin reuptake inhibitors and risk for major congenital anomalies«, *Obstetrics and Gynecology* 118, Nr. 1, Juli 2011, S. 111–120, http://www.ncbi.nlm.nih.gov/pubmed/21646927 (aufgerufen am 28.08.2018); Jette B. Kornum *et al.*, »Use of selective serotonin-reuptake inhibitors during early pregnancy and risk of congenital malformations: Updated analysis«, *Clinical Epidemiology*, Nr. 2, 9. August 2010, S. 29–36, http://www.ncbi.nlm.nih.gov/pubmed/20865100 (aufgerufen am 28.08.2018); Marian K. Bakker *et al.*, »First-trimester use of paroxetine and congenital heart defects: A population-based case-control study«, *Birth Defects Research Part A: Clinical and Molecular Teratology* 88, Nr. 2, Februar 2010, S. 94–100, http://www.ncbi.nlm.nih.gov/pubmed/19937603 (aufgerufen am 26.08.2018); Lars Henning Pedersen *et al.*, »Selective serotonin reuptake inhibitors in pregnancy and congenital malformations: Population based cohort study«, *British Medical Journal* 339, 23. September 2009, S. b3569, http://www.ncbi.nlm.nih.gov/pubmed/19776103 (aufgerufen am 26.08.2018); Carol Louik *et al.*, »First-trimester use of selective serotonin-reuptake inhibitors and the risk of birth defects«, *New England Journal of Medicine* 356, Nr. 26, 28. Juni 2007, S. 2675–2683, http://www.ncbi.nlm.nih.gov/pubmed/17596601 (aufgerufen am 26.08.2018) und Sura Alwan *et al.*, »Use of selective serotonin-reuptake inhibitors in pregnancy and the risk of birth defects,« *New England Journal of Medicine* 356, Nr. 26, 28. Juni 2007, S. 2684–2692, http://www.ncbi.nlm.nih.gov/pubmed/17596602 (aufgerufen am 26.08.2018).
Studien, in denen kein Zusammenhang zwischen der Anwendung von Antidepressiva während der Schwangerschaft und Herzfehlern festgestellt wurde, sind u. a. Krista F. Huybrechts, »Antidepressant use in pregnancy and the risk of cardiac defects«, *New England Journal of Medicine* 370, Nr. 25, 19. Juni 2014, S. 2397–2407, http://www.ncbi.nlm.nih.gov/pubmed/24941178 (aufgerufen am 26.08.2018); Andrea V. Margulis *et al.*, »Use of selective serotonin reuptake inhibitors in pregnancy and cardiac malformations: A propensity-score matched cohort in CPRD«, *Pharmacoepidemiology and Drug Safety* 22, Nr. 9, September 2013, S. 942–951, http://www.ncbi.nlm.nih.gov/pubmed/23733623 (aufgerufen am 26.08.2018); Christina L. Wichman *et al.*, »Congenital heart disease associated with selective serotonin reuptake inhibitor use during pregnancy«, *Mayo Clinic Proceedings* 84, Nr. 1, 2009, S. 23–27, http://www.ncbi.nlm.nih.gov/pmc/articles/pmid/19121250 (aufgerufen am 26.08.2018); Adrienne Einarson *et al.*, »Evaluation of the risk of congenital cardiovascular defects associated with use of paroxetine during pregnancy«, *American Journal of Psychiatry* 165, Nr. 6, Juni 2008, S. 749–752, http://www.ncbi.nlm.nih.gov/pubmed/18381907 (aufgerufen am 26.08.2018) und J. Alexander Cole *et al.*, »Bupropion in pregnancy and the prevalence of congenital malformations«, *Pharmacoepidemiology and Drug Safety* 16, Nr. 5, Mai 2007, S. 474–484, http://www.ncbi.nlm.nih.gov/pubmed/16897811 (aufgerufen am 26.08.2018).

476 Siehe Kimberly A. Yonkers *et al.*, »The management of depression during pregnancy: A report from the American Psychiatric Association and the American College of Obstetricians and Gynecologists«, *General Hospital Psychiatry* 31, Nr. 5, September 2009, S. 403–413, http://www.ncbi.nlm.nih.gov/pmc/articles/PMC3103063 (aufgerufen am 26.08.2018).

476 Siehe Rebecca C. Knickmeyer *et al.*, »Rate of Chiari I malformation in children of mothers with depression with and without prenatal SSRI exposure«, *Neuropsychopharma-*

cology 39, Nr. 11, Oktober 2014, S. 2611–2621, http://www.ncbi.nlm.nih.gov/pubmed/24837031 (aufgerufen am 26.08.2018).

477 Siehe dazu Eduard J.H.Mulder *et al.*, »Selective serotonin reuptake inhibitors affect neurobehavioral development in the human fetus«, *Neuropsychopharmacology* 36, 2011, S. 1961–71, http://www.ncbi.nlm.nih.gov/pubmed/21525859 (aufgerufen am 28.08.2018).

477 Zu den Auswirkungen von Antidepressiva auf den sich entwickelnden Fötus siehe Catherine Monk, Elizabeth M.Fitelson und Elizabeth Werner, »Mood disorders and their pharmacological treatment during pregnancy: Is the future child affected?«, *Pediatric Research* 69, Nr. 5, Teil 2, Mai 2011, S. 3R–10R, http://www.ncbi.nlm.nih.gov/pubmed/21289532 (aufgerufen am 26.08.2018) sowie Shona Ray und Zachary N.Stowe, »The use of antidepressant medication in pregnancy«, *Best Practice and Research Clinical Obstetrics and Gynaecology* 28, Nr. 1, Januar 2014, S. 71–83, http://www.ncbi.nlm.nih.gov/pubmed/24211026 (aufgerufen am 26.08.2018). Zum Anstieg des Konsums von Antidepressiva durch schwangere Frauen, zum neonatalen Anpassungssyndrom und der Epilepsie sowie zu den Studien mit Mäusen siehe Monk, Fitelson und Werner, 2011; zum Thema Antidepressiva im Nabelschnurblut und im Fruchtwasser, zum Risiko von Herzfehlern und zu möglichen Folgen der Einnahme von Antidepressiva auch bei Absetzung vor der Schwangerschaft siehe ferner Ray und Stowe, 2014.

477 Siehe u.a. Lisa A.Croen *et al.*, »Antidepressant use during pregnancy and childhood autism spectrum disorders«, *Archives of General Psychiatry* 68, Nr. 11, November 2011, S. 1104–1112, http://www.ncbi.nlm.nih.gov/pubmed/21727247 (aufgerufen am 26.08.2018); Dheeraj Rai *et al.*, »Parental depression, maternal antidepressant use during pregnancy, and risk of autism spectrum disorders: Population based case-control study«, *British Medical Journal* 346, 19. April 2013, S. f2059, http://www.ncbi.nlm.nih.gov/pubmed/23604083 (aufgerufen am 26.08.2018) sowie Rebecca A.Harrington *et al.*, »Prenatal SSRI use and offspring with autism spectrum disorder or developmental delay«, *Pediatrics* 133, Nr. 5 (Mai 2014), S. e1241–e1248, http://www.ncbi.nlm.nih.gov/pubmed/24733881 (aufgerufen 26.08.2018).

477 Siehe Anders Hviid, Mads Melbye und Bjorn Pasternak, »Use of selective serotonin reuptake inhibitors during pregnancy and risk of autism«, *New England Journal of Medicine* 369, Nr. 25, 19. Dezember 2013, S. 2406–2415, http://www.ncbi.nlm.nih.gov/pubmed/24350950 (aufgerufen am 26.08.2018) sowie M.J.Sorensen *et al.*, »Antidepressant exposure in pregnancy and risk of autism spectrum disorders«, *Clinical Epidemiology* 5, 15. November 2013, S. 449–459, http://www.ncbi.nlm.nih.gov/pubmed/24255601 (aufgerufen am 26.08.2018).

477 Thomas G.O'Connor, Catherine Monk und Elizabeth M.Fitelson, »Practitioner review: Maternal mood in pregnancy and child development: Implications for child psychology and psychiatry«, *Journal of Child Psychology and Psychiatry* 55, Nr. 2, Februar 2014, S. 99–111, http://www.ncbi.nlm.nih.gov/pubmed/24127722 (aufgerufen am 26.08.2018).

477 Jayson J.Paris *et al.*, »Immune stress in late pregnant rats decreases length of gestation and fecundity, and alters later cognitive and affective behaviour of surviving pre-adolescent offspring«, *Stress* 14, Nr. 6, November 2011, S. 652–664, http://www.ncbi.nlm.nih.gov/pubmed/21995525 (aufgerufen am 26.08.2018).

477 Lori Bonari *et al.*, »Perinatal risks of untreated depression during pregnancy«, *Canadian Journal of Psychiatry* 49, Nr. 11, November 2004, S. 726–735, http://www.ncbi.nlm.nih.gov/pubmed/15633850 (aufgerufen am 26.08.2018) sowie Tiffany Field *et al.*, »Prenatal depression effects on the fetus and the newborn«, *Infant Behavior and Development* 27, Mai 2004, S. 445–455, http://www.ncbi.nlm.nih.gov/pubmed/17138297 (aufgerufen am 26.08.2018).

477 Mehr dazu bei Tapio Kurki *et al.*, »Depression and anxiety in early pregnancy and risk for preeclampsia«, *Obstetrics and Gynecology* 95, Nr. 4, April 2000, S. 487–490, http://

www.ncbi.nlm.nih.gov/pubmed/10725477 sowie Shanchun Zhang *et al.*, »Association between mental stress and gestational hypertension / preeclampsia: A meta-analysis«, *Obstetrical and Gynecological Survey* 68, Nr. 12, Dezember 2013, S. 825–834, http:// www.ncbi.nlm.nih.gov/pubmed/25102019 (aufgerufen am 26.08.2018).

477 Siehe Anna Rifkin-Graboi *et al.*, »Prenatal maternal depression associates with microstructure of right amygdala in neonates at birth«, *Biological Psychiatry* 74, Nr. 11, Dezember 2013, S. 837–844, http://www.ncbi.nlm.nih.gov/pubmed/23968960 (aufgerufen am 26.08.2018).

478 Siehe Ali S. Khashan, »Higher risk of offspring schizophrenia following antenatal maternal exposure to severe adverse life events«, *Archives of General Psychiatry* 65, Nr. 2, Februar 2008, S. 146–152, http://www.ncbi.nlm.nih.gov/pubmed/18250252 (aufgerufen am 26.08.2018).

478 Siehe Thomas G. O'Connor, Catherine Monk und Elizabeth M. Fitelson, »Practitioner review: Maternal mood in pregnancy and child development: Implications for child psychology and psychiatry«, *Journal of Child Psychology and Psychiatry* 55, Nr. 2, Februar 2014, S. 99–111, http://www.ncbi.nlm.nih.gov/pubmed/24127722 (aufgerufen am 26.08.2018).

478 Susan Pawlby *et al.*, »Antenatal depression predicts depression in adolescent offspring: Prospective longitudinal community-based study«, *Journal of Affective Disorders* 113, Nr. 3, März 2009, S. 236–243, http://www.ncbi.nlm.nih.gov/pubmed/18602698 (aufgerufen am 26.08.2018).

478 Sonya M. Abrams *et al.*, »Newborns of depressed mothers«, *Infant Mental Health Journal* 16, Nr. 3, Herbst 1995, http://psycnet.apa.org/psycinfo/1996-26797-001 (aufgerufen am 26.08.2018).

478 Irena Nulman *et al.*, »Child development following exposure to tricyclic antidepressants or fluoxetine throughout fetal life: A prospective, controlled study«, *American Journal of Psychiatry* 159, Nr. 11, November 2002, S. 1889–1895, http://www.ncbi.nlm.nih.gov/ pubmed/12411224 (aufgerufen am 26.08.2018); siehe auch Tim F. Oberlander *et al.*, »Externalizing and attentional behaviors in children of depressed mothers treated with a selective serotonin reuptake inhibitor antidepressant during pregnancy«, *Archives of Pediatric and Adolescent Medicine* 161, Nr. 1. Januar 2007, S. 22–29, http://www.ncbi.nlm. nih.gov/pubmed/17199063 (aufgerufen am 26.08.2018).

479 Persönliche Korrespondenz mit Elizabeth Fitelson.

479 Gespräch mit Kristin Guest.

483 Siehe Jeffrey Jackson, »SOS: A handbook for survivors of suicide«, American Association of Suicidology 2003, http://www.suicidology.org/Portals/14/docs/Survivors/Loss%20 Survivors/SOS_handbook.pdf (aufgerufen am 30.08.2018).

485 Roni Caryn Rabin, »Are antidepressants safe during pregnancy?«, *New York Times Blogs*, 1. September 2014, http://well.blogs.nytimes.com/2014/09/01/possible-risks-of-s-s-r-i-antidepressants-to-newborns (aufgerufen am 30.08.2018).

485 Ann D. S. Smith *et al.*, »PSI response to well.blog.nytimes: Antidepressants and pregnancy«, Postpartum Support International, 3. September 2014.

485 Ruta Nonacs, Lee S. Cohen und Marlene Freeman, »Response to the *New York Times* article on SSRIs and pregnancy: Moving toward a more balanced view of risk«, MGH Center for Women's Mental Health, Massachusetts General Hospital, 5. September 2014, http:// womensmentalhealth.org/posts/response-new-york-times-article-ssris-pregnancy-moving-toward-balanced-view-risk (aufgerufen am 30.08.2018).

486 Adam Urato, »Commentary: More bad news on antidepressants and pregnancy«, *Common Health*, 12. Juni 2014.

486 Gespräch mit Adam Urato.

487 E-Mail von Elizabeth Fitelson.

487 E-Mail von Jay Gingrich.

487 Siehe Tahilia J. Rebello *et al.*, »Postnatal day 2 to 11 constitutes a 5-HT-sensitive period

impacting adult mPFC function«, *Journal of Neuroscience* 34, Nr. 37, September 2014, S. 12379–12393, http://www.ncbi.nlm.nih.gov/pubmed/25209278 (aufgerufen am 30.08.2018).

488 Deepika Suri *et al.*, »Monoamine-sensitive developmental periods impacting adult emotionaland cognitive behaviors«, *Neuropsychopharmacology*, 40, Nr. 1, Januar 2015, S. 88–112, http://www.ncbi.nlm.nih.gov/pubmed/25178408 (aufgerufen am 30.08.2018).

488 Ebd.

488 Die Informationen über die finnische Studie stammen von Jay Gingrich, der selbst daran beteiligt ist; die Veröffentlichung steht noch aus, da sie noch nicht beendet ist.

489 Der Mythos der »Kühlschrankmutter« fand in den 1950er Jahren durch Kliniker Verbreitung und wurde für das allgemeine Lesepublikum am ausführlichsten dargelegt in Bruno Bettelheim, *The Empty Fortress: Infantile Autism and the Birth of the Self*, New York: Free Press 1967, http://books.google.com/books?id=IBsEAQAAIAAJ.(Auszüge aus dem Buch; aufgerufen am 30.08.2018; dt. *Die Geburt des Selbst. The Empty Fortress. Erfolgreiche Therapie autistischer Kinder*, Frankfurt: Fischer 1989).

489 Den Babyblues erörtern Lisa S. Seyfried und Sheila M. Marcus in »Postpartum mood disorder«, *International Review of Psychiatry* 15, Nr. 3, August 2003, S. 231–242, http://www.ncbi.nlm.nih.gov/pubmed/15276962 (aufgerufen am 19.08.2018); Katherine E. Williams und Regina C. Casper, »Reproduction and its psychopathology«, in: Regina C. Casper (Hg.), *Women's Health: Hormones, Emotions and Behavior*, Cambridge: Cambridge University Press 1998, S. 14–35, http://books.google.com/books?id=_46cwofXYIsC (aufgerufen am 19.08.2018) sowie Susan H. Friedman und Phillip J. Resnick, »Postpartum depression: An update«, *Women's Health* 5, Nr. 3. Mai 2009, S. 287–295, http://www.ncbi.nlm.nih.gov/pubmed/19392614 (aufgerufen am 19.08.2018). Zu Schätzungen, wie viel Prozent der Frauen an einer Depression leiden, siehe Jennifer Barrett und Alison S. Fleming, »All mothers are not created equal: Neural and psychobiological perspectives on mothering and the importance of individual differences«, *Journal of Child Psychology and Psychiatry* 52, Nr. 4, April 2011, S. 368–397, http://www.ncbi.nlm.nih.gov/pubmed/20925656 (aufgerufen am 19.08.2018); sowie Alison S. Fleming, Carl Corter und Meir Steiner, »Sensory and hormonal control of maternal behavior in rat and human mothers«, in: Christopher R. Pryce, Robert D. Martin und David Skuse (Hg.), *Motherhood in Human and Nonhuman Primates*, Basel 1995, S. 106–114, http://books.google.com/books?id=RpdFAQAAIAAJ (aufgerufen am 19.08.2018).

489 Zum hormonellen Aspekt der affektiven Störungen siehe Melissa Page und Mari S. Wilhelm, »Postpartum daily stress, relationship quality and depressive symptoms«, *Contemporary Family Therapy* 29, Nr. 4, Dezember 2007, S. 237–251, http://link.springer.com/article/10.1007%2Fs10591-007-9043-1 (aufgerufen am 19.08.2018).

490 Zu den Diagnosekriterien und der Häufigkeit einer Postpartalen Depression siehe Michael W. O'Hara und Annette M. Swain, »Rates and risk of postpartum depression: A meta-analysis«, *International Review of Psychiatry* 8, Nr. 1, März 1996, S. 37–54, http://psycnet.apa.org/psycinfo/1996-94115-005 (aufgerufen am 19.08.2018); Susan C. Crockenberg und Esther M. Leerkes, »Infant negative emotionality, caregiving, and family relationships«, in: A. C. Crouter und A. Booth (Hg.), *Children's Influence on Family Dynamics: The Neglected Side of Family Relationships*, Mahwah, N. J.: Erlbaum 2003, S. 57–78; Norma I. Gavin *et al.*, »Perinatal depression: A systematic review of prevalence and incidence«, *Obstetrics and Gynecology* 106, Nr. 5, Teil 1, November 2005, S. 1071–1083, http://www.ncbi.nlm.nih.gov/pubmed/16260528 (aufgerufen am 19.08.2018) und Sheila M. Marcus, »Depression during pregnancy: Rates, risks and consequences: Motherisk update 2008«, *Canadian Journal of Clinical Pharmacology* 16, Nr. 1, Winter 2009, S. e15–22, http://www.ncbi.nlm.nih.gov/pubmed/19164843 (aufgerufen am 19.08.2018).

490 Weitere Informationen zur Dauer einer Postpartalen Depression siehe Peter J. Cooper und Lynne Murray, »Course and recurrence of postnatal depression: Evidence for the specificity of the diagnostic concept«, *British Journal of Psychiatry* 166, Nr. 2, Februar

1995, S. 191–195, http://www.ncbi.nlm.nih.gov/pubmed/7728362 (aufgerufen am 19.08.2018) sowie J. L. Cox, D. Murray und G. Chapman, »A controlled study of the onset, duration and prevalence of postnatal depression«, *British Journal of Psychiatry* 163, Juli 1993, S. 27–31, http://www.ncbi.nlm.nih.gov/pubmed/8353695 (aufgerufen am 19.08.2018).

490 Ein erhöhtes Risiko für Frauen nach einer Geburt im Vergleich zu einer Kontrollgruppe erwähnen J. Galen Buckwalter *et al.*, »Pregnancy, the postpartum, and steroid hormones: Effects on cognition and mood«, *Psychoneuroendocrinology* 24, Nr. 1, Januar 1999, S. 69–84, http://www.ncbi.nlm.nih.gov/pubmed/10098220 (aufgerufen am 21.08.2018).

490 Zu der Schwierigkeit, zwischen einer Postpartalen und anderen Formen der Depression zu unterscheiden, siehe Elizabeth Boath und Carol Henshaw, »The treatment of postnatal depression: A comprehensive literature review«, *Journal of Reproductive and Infant Psychology* 19, Nr. 3, 2001, S. 215–248, http://www.tandfonline.com/doi/abs/10.1080/02646830120073224 (aufgerufen am 21.08.2018); Peter J. Cooper *et al.*, »Non-psychotic psychiatric disorder after childbirth: A prospective study of prevalence, incidence, course and nature«, *British Journal of Psychiatry* 152, Nr. 6, Juni 1988, S. 799–806, http://www.ncbi.nlm.nih.gov/pubmed/3167466 (aufgerufen am 21.08.2018); und Brice Pitt, »›Atypical‹ depression. following childbirth«, *British Journal of Psychiatry* 114, Nr. 516, November 1968, S. 1325–1335, http://www.ncbi.nlm.nih.gov/pubmed/5750402 (aufgerufen am 21.08.2018).

490 Weitere Informationen über die Postpartale Depression geben Susan H. Friedman und Phillip J. Resnick, »Postpartum depression: An update«, *Women's Health* 5, Nr. 3, Mai 2009. S. 287–295, http://www.ncbi.nlm.nih.gov/pubmed/19392614 (aufgerufen am 21.08.2018). Zu einer Studie, in der es heißt, dass die Postpartale Psychose bei 1000 Geburten ein- bis zweimal auftritt, siehe Lisa S. Seyfried und Sheila M. Marcus, »Postpartum mood disorder«, *International Review of Psychiatry* 15, Nr. 3, August 2003, S. 231–42, http://www.ncbi.nlm.nih.gov/pubmed/15276962 (aufgerufen am 21.08.2018). Auch anderen Schätzungen zufolge liegt das Auftreten bei 0,1 bis 0,2 Prozent, siehe Elizabeth Boath und Carol Henshaw, »The treatment of postnatal depression: A comprehensive literature review«, *Journal of Reproductive and Infant Psychology* 19, Nr. 3, 2001, S. 215–248, http://www.tandfonline.com/doi/abs/10.1080/02646830120073224 (aufgerufen am 21.08.2018).

490 Das erhöhte Risiko einer Depression innerhalb von dreißig Tagen nach einer Geburt erwähnt Margaret R. Oates, »Postnatal depression and screening: Too broad a sweep?«, *British Journal of General Practice* 53, Nr. 493, August 2003, S. 596–597, http://www.ncbi.nlm.nih.gov/pubmed/14601333 (aufgerufen am 21.08.2018). Zum hohen Risiko eines Suizids von Müttern siehe Margaret Oates, »Suicide: The leading cause of maternal death«, *British Journal of Psychiatry* 183, Nr. 4, 2003, S. 279–281, http://www.ncbi.nlm.nih.gov/pubmed/14519602 (aufgerufen am 21.08.2018). Die Gründe für die Müttersterblichkeit weltweit werden von der World Health Organization aufgeführt, »Maternal mortality«, Informationsblatt Nr. 348, Mai 2014, http://www.who.int/mediacentre/factsheets/fs348/en (aufgerufen am 21.08.2018).

490 Zur allgemeinen aktuellen Debatte über Kindesmord durch Mütter siehe Susan Hatters Friedman und Phillip J. Resnick, »Child murder by mothers: Patterns and prevention«, *World Psychiatry* 6, Nr. 3, Oktober 2007, S. 137–141, http://www.ncbi.nlm.nih.gov/pubmed/18188430 (aufgerufen am 21.08.2018). Statistiken zum Kindesmord durch Mütter finden sich bei Robbin S. Ogle, Daniel Maier-Katkin und Thomas J. Bernard, »A theory of homicidal behavior among women«, *Criminology* 33, Nr. 2, 1995, S. 173–193, http://onlinelibrary.wiley.com/doi/10.1111/j.1745-9125.1995.tb01175.x/abstract (aufgerufen am 21.08.2018); Lawrence A. Greenfeld und Tracy L. Snell, »Women offenders«, NCJ 175688, U.S. Department of Justice, Dezember 1999, überarbeitet am 3. Oktober 2000, http://www.bjs.gov/index.cfm?ty=pbdetail&iid=568 (aufgerufen am 21.08.2018); sowie

Alexia Cooper und Erica L. Smith, »Homicide trends in the United States, 1980–2008«, NCJ 236018, U.S. Department of Justice, Office of Justice Programs, Bureau of Justice Statistics, November 2011, http://www.bjs.gov/index.cfm?ty=pbdetail&iid=2221 (aufgerufen am 21.08.2018).

490 Sarah Blaffer Hrdy, *Mother Nature: Maternal Instincts and How They Shape the Human Species*, New York: Ballantine 2000, S. 178–179 (dt.: *Mutter Natur, die weibliche Seite der Evolution*, Berlin: Berlin Verlag 2000) http://books.google.com/books?id=DMqOAAAAIAAJ (aufgerufen am 21.08.2018).

491 Als Teil eines Kontinuums schildert Paula Nicolson die Postpartale Depression, »Loss, happiness and postpartum depression: The ultimate paradox«, *Canadian Psychology* 40, Nr. 2, Mai 1999, S. 162–178, http://psycnet.apa.org/record/1999-13790-007 (aufgerufen am 21.08.2018); als eine eigenständige Einheit hingegen M. Louis Appleby, »The aetiology of postpartum psychosis: Why are there no answers?«, *Journal of Reproductive and Infant Psychology* 8, Nr. 2, April–Juni 1990, S. 109–118, http://psycnet.apa.org/psycinfo/1992-05632-001 (aufgerufen am 24.08.2018).

491 Die Unterschiede zwischen einer Postpartalen Depression und einer Depression zu anderen Zeitpunkten im Leben erörtern Janet M. Stoppard, »Dis-ordering depression in women: Toward a materialist-discursive account«, *Theory and Psychology* 8, Nr. 1, Februar 1998, S. 79–99, http://tap.sagepub.com/content/8/1/79.abstract (aufgerufen am 21.08.2018) und Josephine M. Green, »Postnatal depression or perinatal dysphoria? Findings from a longitudinal community-based study using the Edinburgh Postnatal Depression Scale«, *Journal of Reproductive and Infant Psychology* 16, Nr. 2 und 3, 1998, S. 143–155, http://psycnet.apa.org/record/1998-10164-004 (aufgerufen am 21.08.2018). Zum Vergleich Postpartaler Depressionen bei Müttern und Vätern siehe Judith A. Richman, Valerie D. Raskin und Cheryl Gaines, »Gender roles, social support and postpartum depressive symptomatology: The benefits of caring«, *Journal of Nervous and Mental Disease* 179, Nr. 3, März 1991. S. 139–147, http://www.ncbi.nlm.nih.gov/pubmed/1997661 (aufgerufen am 21.08.2018).

491 Siehe Susan H. Friedman und Phillip J. Resnick, »Postpartum depression: An update«, *Women's Health* 5, Nr. 3, Mai 2009, S. 287–295, http://www.ncbi.nlm.nih.gov/pubmed/19392614 (aufgerufen am 21.08.2018).

491 www.fresno.ucsf.edu/pediatrics/downloads/edinburghscale.pdf

491 Näheres zur Edinburgh Postnatal Depression Scale findet sich in J. L. Cox, J. M. Holden und R. Sagovsky, »Detection of postnatal depression: Development of the 10-item Edinburgh Postnatal Depression Scale«, *British Journal of Psychiatry* 150, Juni 1987, S. 782–786, http://www.ncbi.nlm.nih.gov/pubmed/3651732 (aufgerufen am 21.08.2018); zur Postpartum Depression Screening Scale siehe Cheryl Tatano Beck und Robert K. Gable, »Postpartum Depression Screening Scale: Development and psychometric testing«, *Nursing Research* 49, Nr. 5, September–Oktober 2000, S. 272–282, http://www.ncbi.nlm.nih.gov/pubmed/11009122 (aufgerufen am 21.08.2018) sowie Cheryl Tatano Beck und Robert K. Gable, »Further validation of the Postpartum Depression Screening Scale«, *Nursing Research* 50, Nr. 3, Mai–Juni 2001, S. 155–164, http://www.ncbi.nlm.nih.gov/pubmed/11393637 (aufgerufen am 21.08.2018).

491 Margaret R. Oates, »Postnatal depression and screening: Too broad a sweep?«, *British Journal of General Practice* 53, Nr. 493, August 2003, S. 596–597, http://www.ncbi.nlm.nih.gov/pubmed/14601333 (aufgerufen am 21.08.2018).

491 Siehe Ian Jones, »*DSM-V*: The perinatal onset specifier for mood disorders«, Memorandum für die American Psychiatric Association Mood Disorders Work Group, 2010, https://web.archive.org/web/20121031103603/http://www.dsm5.org/Documents/Mood%20Disorders%20Work%20Group/Ian%20Jones%20memo-post-partum.pdf (aufgerufen am 21.08.2018).

491 Siehe Katharina Dalton, »Prospective study into puerperal depression«, *British Journal of Psychiatry* 118, Nr. 547, Juni 1971, S. 689–692, http://www.ncbi.nlm.nih.gov/pub-

med/5104005 (aufgerufen am 21.08.2018); sowie Katharina Dalton und Wendy M. Holton, *Depression After Childbirth*, Oxford: Oxford University Press 2001, http://books.google.com/books/?id=l5RsAAAAMAAJ (aufgerufen am 21.08.2018).

492   Mit der Depression als Folge neuer Herausforderungen befassen sich Laura S. Abrams und Laura Curran, »Not just a middle class affliction: Crafting a social work research agenda on postpartum depression«, *Health and Social Work* 32, Nr. 4, November 2007, S. 289–296, http://www.ncbi.nlm.nih.gov/pubmed/18038730 (aufgerufen am 21.08.2018); als Ausdruck der Enttäuschung und des Aufbegehrens gegen die soziale Ordnung begreifen die Diagnose Melissa Buultjens und Pranee Liamputtong, »When giving life starts to take the life out of you: Women's experiences of depression after childbirth«, *Midwifery* 23, Nr. 1, März 2007, S.77–91, http://www.ncbi.nlm.nih.gov/pubmed/16934378 (aufgerufen am 21.08.2018); und als Reaktion auf repressive soziale Prioritätensetzung Natasha S. Mauthner, »Feeling low and feeling really bad about feeling low: Women's experiences of motherhood and postpartum depression«, *Canadian Psychology* 40, Nr. 2, Mai 1999, S. 143–161, http://psycnet.apa.org/psycinfo/1999-13790-006 (aufgerufen am 21.08.2018). Die Behauptung, dass es Müttern verwehrt sei zu trauern, stammt von Paula Nicolson, »Loss, happiness and postpartum depression: The ultimate paradox«, *Canadian Psychology* 40, Nr. 2, Mai 1999, S. 162–178, http://psycnet.apa.org/psycinfo/1999-13790-007 (aufgerufen am 21.08.2018).

492   Siehe Patricia Leahy-Warren, Geraldine McCarthy und Paul Corcoran, »First-time mothers: Social support, maternal parental self-efficacy and postnatal depression«, *Journal of Clinical Nursing* 21, Nr. 3 und 4, Februar 2012, S. 388–397, http://www.ncbi.nlm.nih.gov/pubmed/21435059 (aufgerufen am 21.08.2018). Dass Erschöpfung zu einer Postpartalen Depression beiträgt, belegen Jemima Petch und W. Kim Halford, »Psycho-education to enhance couples' transition to parenthood«, *Clinical Psychology Review* 28, Nr. 7, Oktober 2008, S. 1125–1137, http://www.ncbi.nlm.nih.gov/pubmed/18472200 (aufgerufen am 21.08.2018). Dass die Zufriedenheit mit der Beziehung nach der Geburt abnimmt, schildern Brian D. Doss et al., »Marital therapy, retreats, and books: The who, what, when and why of relationship help-seeking«, *Journal of Marital and Family Therapy* 35, Nr. 1, Januar 2009, S. 18–29, http://www.ncbi.nlm.nih.gov/pubmed/19161581 (aufgerufen am 21.08.2018). Zur Frage, wie wichtig persönliche Unterstützung für Mütter ist, siehe Carl M. Corter und Alison S. Fleming, »Psychobiology of maternal behavior in human beings«, in Marc H. Bornstein (Hg.), *Handbook of Parenting, Bd. 2: Biology and Ecology of Parenting*, 2. Auflage, Mahwah, N. J.: Erlbaum 2002, S. 141–181.

492   Bedauern und Trennungsschmerz untersuchen Dinora Pines, »The relevance of early psychic development to pregnancy and abortion«, *International Journal of Psycho-Analysis* 63, Teil 3, 1982, S. 311–319, http://psycnet.apa.org/psycinfo/1983-10847-001 (aufgerufen am 21.08.2018); Nachdruck 1997 in: Joan Raphael-Leff und Rosine Jozef Perelberg (Hg.), *Female Experience: Three Generations of British Women Psychoanalysts on Work with Women*, London: Routledge 1997, S. 131–143, http://books.google.com/books?id=0TZoxDSqIoAC (aufgerufen am 21.08.2018); Deborah Steiner, »Mutual admiration between mother and baby: A ›folie a deux‹?«, ebd. S. 163–176; und Janna Malamud Smith, *A Potent Spell: Mother Love and the Power of Fear*, New York: Houghton Mifflin 2004, http://books.google.com/books?id=ZwqH-yUve7kC (aufgerufen am 21.08.2018).

492   Zur Diskussion über das Gefühl der Inkompetenz als Mitauslöser der Depression siehe Eileen R. Fowles, »The relationship between maternal role attainment and postpartum depression«, *Health Care for Women International* 19, Nr. 1, Januar und Februar 1998, S. 83–94, http://www.ncbi.nlm.nih.gov/pubmed/9479097 (aufgerufen am 21.08.2018); und Lysanne Gauthier et al., »Women's depressive symptoms during the transition to motherhood: The role of competence, relatedness, and autonomy«, *Journal of Health Psychology* 15, Nr. 8, November 2010, S. 1145–1156, http://www.ncbi.nlm.nih.gov/pubmed/20453050 (aufgerufen am 21.08.2018).

493 Siehe Cheryl Tatano Beck, »Postpartum depression: A metasynthesis«, *Qualitative Health Research* 12, Nr. 4, April 2002, S. 453–472, http://www.ncbi.nlm.nih.gov/pubmed/11939248 (aufgerufen am 21.08.2018).
494 Interview mit Nada Hafiz (Pseudonym).
495 Interview mit Jill Farnum (Pseudonym).

Epilog: Seither (Teil 2)

497 Kurz und unterhaltsam widmet sich Sarah Kliff der starken Zunahme von Diagnosen in der *International Classification of Diseases* in ihrem Artikel »Parrot injuries and other tales from the annals of medical billing«, *Washington Post*, 17. Februar 2012, http://www.washingtonpost.com/blogs/wonkblog/post/parrot-injuries-and-other-tales-from-the-annals-of-medical-billing/2012/02/17/gIQAHUa0JR_blog.html.
498 Über die Identifikation dieses für eine Behandlung spezifischen Biomarkers berichten Helen Mayberg und Kollegen in Callie L. McGrath *et al.*, »Toward a neuroimaging treatment selection biomarker for major depressive disorder«, *JAMA Psychiatry* 70, Nr. 8, August 2013, S. 821–829, http://www.ncbi.nlm.nih.gov/pubmed/23760393 (aufgerufen am 23.08.2018).
498 Weiteres zu Biomarkern findet sich bei Heath D. Schmidt, Richard C. Shelton und Ronald S. Duma, »Functional biomarkers of depression: Diagnosis, treatment, and pathophysiology«, *Neuropsychopharmacology* 36, Nr. 12, November 2011, S. 2375–2394, http://www.ncbi.nlm.nih.gov/pubmed/21814182 (aufgerufen am 24.08.2018).
498 Professor Simon Wessely wird in einem Artikel von Sarah Boseley zitiert, »Two-thirds of Britons with depression get no treatment«, *Guardian*, http://www.theguardian.com/society/2014/aug/13/two-thirds-britons-not-treated-depression (aufgerufen am 23.08.2018).
498 Den beklagenswerten Zustand der psychischen Gesundheitsversorgung für Sozialhilfeempfänger in den USA schilderte Thomas R. Insel, »The quest for the cure: The science of mental illness (+ four inconvenient truths)« beim Jahrestreffen der National Association for Mental Health in Washington, D.C., am 5. Mai 2014, https://ncc.expoplanner.com/files/7/SessionFilesHandouts/MGS2_Insel_1.pdf
499 Diese Untersuchung ergab, dass bei 21 Prozent der Ausbildungsgänge zum Sozialarbeiter eine klinische Supervision zu kognitiver Verhaltenstherapie erforderlich ist: Myrna M. Weissman *et al.*, »National survey of psychotherapy training in psychiatry, psychology, and social work«, *Archives of General Psychiatry* 63, Nr. 8, August 2006, S. 925–934, http://www.ncbi.nlm.nih.gov/pubmed/16894069 (aufgerufen am 24.08.2018).
499 Zur Diskussion, welche Gene einen Zusammenhang mit psychischen Krankheiten aufweisen, siehe Jacob Gratten *et al.*, »Large-scale genomics unveils the genetic architecture of psychiatric disorders«, *Nature Neuroscience* 17, Nr. 6, Juni 2014, S. 782–90, http://www.ncbi.nlm.nih.gov/pubmed/24866044 (aufgerufen am 24.08.2018); Schizophrenia Working Group of the Psychiatric Genomics Consortium, »Biological insights from 108 schizophrenia-associated genetic loci«, *Nature* 511, 24. Juli 2014, S. 421–427, http://www.ncbi.nlm.nih.gov/pubmed/25056061 (aufgerufen am 24.08.2018) und Cross-Disorder Group of the Psychiatric Genomics Consortium, »Identification of risk loci with shared effects on five major psychiatric disorders: A genome-wide analysis«, *Lancet* 381, Nr. 9875, April 2013, S. 1371–1379, http://www.ncbi.nlm.nih.gov/pubmed/23453885 (aufgerufen am 24.08.2018).
499 Thomas Insel im persönlichen Gespräch.
499 Jobsuchende sollten sich darüber im Klaren sein, dass solche Fragen in den USA durch den Americans with Disabilities Act verboten sind; siehe U.S. Equal Employment Opportunity Commission, »Questions and answers about cancer in the workplace and the Americans with Disabilities Act (ADA)«, Januar 2013, http://www1.eeoc.gov//laws/

types/cancer.cfm (aufgerufen am 24.08.2018); und U.S. Equal Employment Opportunity Commission, »Job applicants and the Americans with Disabilities Act«, 21. März 2005, http://www.eeoc.gov/facts/jobapplicant.html (aufgerufen am 24.08.2018).

500 Eine leichte Zunahme bei der Inanspruchnahme von Angeboten zur psychiatrischen Versorgung nach der Verabschiedung des Affordable Care Act weisen Brendan Saloner und Benjamin Le Cook nach, »An ACA provision increased treatment for young adults with possible mental illnesses relative to comparison group«; Health Affairs 33, Nr. 8, August 2014, S. 1425–1434, http://www.ncbi.nlm.nih.gov/pubmed/25092845 (aufgerufen am 24.08.2018).

500 Thomas Insel im persönlichen Gespräch. Siehe auch seinen Artikel »Faulty circuits«, Scientific American 302, Nr. 4, April 2010, S. 44–51, http://www.ncbi.nlm.nih.gov/pubmed/20349573 (aufgerufen am 24.08.2018).

500 Gespräch mit John Greden.

501 Für weitere Informationen siehe die Websites http://www.nndc.org (aufgerufen am 04.09.2018); University of Michigan Depression Center, http://www.depressioncenter.org; und Prechter Bipolar Genetics Repository, http://prechterfund.org/bipolar-research/repository (alle aufgerufen am 04.09.2018).

501 John Greden, zitiert in University of Michigan Depression Center, »Member profiles: John Greden, MD«, University of Michigan Depression Center, 2012.

502 Weitere Informationen zu »Love is Louder« sind zu finden unter http://www.loveislouder.com (aufgerufen am 04.09.2018).

502 Die Ziele von Bring Change 2 Mind (http://bringchange2mind.org; aufgerufen am 04.09.2018)) werden beschrieben in Korina Lopez, »Glenn Close, family work to end stigma of mental illness«, USA Today, 21. Mai 2013, http://www.usatoday.com/story/news/health/2013/05/19/bringchange2mind-schizo-mental-illness-stigma-glenn-close/2157925 (aufgerufen am 04.08.2018).

502 Gespräch mit Glenn Close.

502 John Waters, »›I've been put on trial over my beliefs‹«, Independent, 13. April 2014, http://www.independent.ie/irish-news/ive-been-put-on-trial-over-my-beliefs-30180643.html (aufgerufen am 04.09.2018).

502 Siehe Caitlin Dewey, »Robin Williams's daughter Zelda driven off Twitter by vicious trolls«, Washington Post, http://www.washingtonpost.com/news/the-intersect/wp/2014/08/13/robin-williamss-daughter-zelda-driven-off-twitter-by-vicious-trolls.

503 Siehe Valerie Hauch, »Disabled woman denied entry to U.S. after agent cites supposedly private medical details«, Toronto Star, 28. November 2013, http://www.thestar.com/news/gta/2013/11/28/disabled_woman_denied_entry_to_us_after_agent_cites_supposedly_private_medical_details.html (aufgerufen am 04.09.2018). Ich habe eine Kolumne über diesen Vorfall geschrieben: »Shameful profiling of the mentally ill«, New York Times, 8. Dezember 2013, http://www.nytimes.com/2013/12/08/opinion/sunday/shameful-profiling-of-the-mentally-ill.html (aufgerufen am 04.09.2018).

503 Siehe Isabel Teotonio, »Canadian woman denied entry to U.S. because of suicide attempt«, Toronto Star, 29. Januar 2011, http://www.thestar.com/news/gta/2011/01/29/canadian_woman_denied_entry_to_us_because_of_suicide_attempt.html (aufgerufen am 04.09.2018).

503 Persönliche Korrespondenz mit Ryan Fritsch.

503 Ausführlich diskutiert wird das Gesetz in Abigail J. Schopick, »The Americans with Disabilities Act: Should the amendments to the Act help individuals with mental illness?«, Legislation and Policy Brief 4, Nr. 1 (27. April 2012), S. 7–33, http://digitalcommons.wcl.american.edu/lpb/vol4/iss1/1 (aufgerufen am 04.09.2018).

504 Siehe Darlene Superville, »US to overturn entry ban on travelers with HIV«, Boston Globe, 31. Oktober 2009, http://www.boston.com/news/nation/washington/articles/2009/10/31/us_to_lift_hiv_travel_and_immigration_ban.

505 Gespräch mit Angel Starkey.

505 Gespräch mit Bill Stein (Pseudonym).
506 Gespräch mit Frank Rusakoff (Pseudonym).
507 Gespräch mit Tina Sonego.
508 Gespräch mit Maggie Robbins.
509 Gespräch mit Claudia Weaver (Pseudonym).
510 Gespräch mit Laura Anderson.
511 Unsere Liebesgeschichte begann mit diesem Artikel: John Habich, »Writing out the demons«, *Star Tribune*, 4. August 2001.

Medikamentenliste

Name in den USA	INN*	°+
Amantadine	Amantadin	PK Merz, Amantadin Stada
Ambien	Zolpidem	Bikalm, Stilnox
Anafranil	Clomipramin	Anafranil
Antabuse	Disulfiram	Antabus
Asendin	Amoxapin	–
Ativan	Lorazepam	Tavor
Bethanechol	Betanechol	Myocholine Glenwood
Brintellix	Vortioxetin	Trintellix
Bromocriptine	Bromocriptin	Pravidel
Bupropion	Amfebutamon	Zyban
BuSpar	Buspiron	Bespar
Buspirone	Buspiron	Bespar
Celebrex	Celexoxib	Celebrex, Celecoxib
Celexa	Citalopram	Cipramil, Sepram
Citalopram	Citalopram	Cipramil, Sepram
Clonidine	Clonidin	Catapresan
Cyproheptadine	Cyproheptadin	Peritol
Cytomel	Liothyronin	Novothyral, Prothyrid, Thyron
Demerol	Pethidin	Dolantin
Depakote	Divalproex Sodium	Convulex, Convulsofin, Depakine, Ergenyl, Leptilan, Orfiril, Valproat, diverse Generika

Name in den USA	INN*	°+
Dexamphetamine	Dexamfetamin	–
Dexedrine	Dexamfetamin	–
Dilaudid	Hydromorphon	Dilaudid
Doxepine	Doxepin	Aponal, Sinquan
Effexor	Venlafaxin	Trevilor
Elavil	Amitriptylin	Amineurin, Novoprotect, Saroten
Fluoxetine	Fluoxetin	Fluctin, Prozac
Ginkgo Biloba	– –	Ginkgobaum, Tebonin u. a.
Granisetrone	Granisetron	Kevatril
Halcion	Triazolam	Halcion
Imipramine	Imipramin	Tofranil
Intuniv	Guanfacin	Estulic, Intuniv, Tenex
Iproniazid	Iproniazid	–
Isoniazid	Isoniazid	Isozid, Tebesi
Ketamin	Esketamin, Ketamin	Ketalar, Ketanest S, diverse Generika
Ketoconazol	Ketoconazol	Nizoral, Terzolin
Klonopin	Clonazepam	Rivotril
Lamictal	Lamotrigin	Elemendos, Gerolamic, Lamictal, Lamotribene
L-Arginine	Arginin	L-Arginin
Latuda	Lurasidon	Latuda (in Deutschland vom Markt genommen)
Lexapro	Escitalopram	Cipralex, Seroplex, diverse Generika
Librium	Chlordiazepoxid	Librium
Lithium	Lithium-Salze	Lithium-Duriles, Quilonum Ret.
Luvox	Fluvoxamin	Desiflu, Fevarin

Name in den USA	INN*	*+
Naltrexone	Naltrexon	Nemexin
Nardil	Phenelzin	Nardelzine
Navane	Tiotixen	–
Neurontin	Gabapentin	Neurontin
Norpramin	Desipramin	Pertofran, Petylyl
Nortriptyline	Nortriptylin	Nortrilen
Pamelor	Nortriptylin	Nortrilen
Parnate	Tranylcypromin	Iatrosom
Paxil	Paroxetin	Seroxat, Tagonis
Pindolol	Pindolol	Visken
Propranolol	Propranolol	Beta-Tablinen, Dociton, Inderal, Obsidan, Prophylux
Prozac	Fluoxetin	Fluctin, Prozac
Reboxetine	Reboxetin	Edronax
Restoril	Temazepam	Norkotral, Planum, Pronervon
Rilutek	Riluzol	Rilutek
Risperdal	Risperidon	Risperdal
S-adenosylmethionine	Ademetionin	Gumbaral
Salvella	Milnacipran	Dalcipran, Ixel, Joncia, Milnaneurax, Tivanyl, Toledomin
Seconal	Secobarbital	–
Serzone	Nefazodon	Nefadar
Sonata	Zaleplon	Sonata
Synthroid	Levothyroxin	Eltroxin, Euthyrox, Tirosint
Tegretol	Carbamazepin	Tegretal
Tofranil	Imipramin	Tofranil
Trazodone	Trazodon	Thombran

Name in den USA	INN*	°+
Tylenol	Paracetamol	Benuron
Valium	Diazepam	Valium
Viibryd	Vilazodon	(in der EU noch nicht zugelassen)
Wellbutrin	Bupropion, Amfebutamon	Elontril, Wellbutrin, Zyban
Xanax	Alprazolam	Xanax
Yohimbine	Yohimbin	Pluriviron Mono
Zoloft	Sertralin	Zoloft
Zyprexa	Olanzapin	Zyprexa
5-HTP (5-Hydroxytryp-tophan)	–	Levothym (in Deutschland vom Markt genommen)

* INN = International Nonproprietary Name
  + ° = Registriertes Warenzeichen
Die Medikamentenliste wurde von Manfred Schul erstellt.

Bibliographie

Abraham, H. D. *et al.*, »Order of onset of substance abuse and depression in a sample of depressed outpatients«, in: Comprehensive Psychiatry 40, Nr. 1, 1999, S. 44–50.

Abraham, Karl, Gesammelte Schriften in zwei Bänden, Frankfurt am Main 1982.

Abrams, Laura S. und Laura Curran, »Not just a middle class affliction: Crafting a social work research agenda on postpartum depression«, *Health and Social Work* 32, Nr. 4, November 2007, S. 289–296.

Abrams, Richard, Electroconvulsive Therapy, 2. Aufl., New York: Oxford University Press 1992.

Abrams, Sonya M. et al., »Newborns of depressed mothers«, in: *Infant Mental Health Journal* 16, Nr. 3, Herbst 1995.

Adams, Peter, The Soul of Medicine. An Anthology of Illness and Healing, London: Penguin Books 1999.

Aetna, »Clinical policy bulletin: Transcranial magnetic stimulation and cranial electrical stimulation«, Policy Bulletin 0469, 11. Oktober 2013.

Aguirre, J. C. *et al.*, »Plasma beta-endorphin levels in chronic alcoholics«, in: Alcohol 7, Nr. 5, 1990, S. 409–412.

Aigner, T. G. *et al.*, »Choice behavior in rhesus monkeys: Cocaine versus food«, in: Science 201, 1978, S. 534 f.

Albert, R., »Sleep deprivation and subsequent sleep phase advance stabilizes the positive effect of sleep deprivation in depressive episodes«, in: Nervenarzt 69, Nr. 1, 1998, S. 66–69.

Aldini, Giovanni, *Essai Theorique et Experimental sur le Galvanisme* (1804), zitiert in Souroush Zaghi et al., »Noninvasive brain stimulation with low-intensity electrical currents«, in: *Neuroscientist* 16, Nr. 3, Juni 2010, S. 285–307.

Aldridge, David, Suicide. The Tragedy of Hopelessness, London und Philadelphia: Jessica Kingsley Publishers 1998.

Allen, Hannah, »A narrative of god's gracious dealings with that choice christian Mrs Hannah Allen«, in: Allan Ingram (Hg.), Voices of Madness, Thrupp: Sutton Publishing Limited 1997.

Allen, Nick, »Towards a computational theory of depression«, in: ASCAP 8, Nr. 7, 1995.

Altshuler, Kenneth Z. *et al.*, »Anorexia nervosa and depression: A dissenting view«, in: American Journal of Psychiatry 142, Nr. 3, 1985, S. 328–332.

Alvarez, A., The Savage God. A Study of Suicide, London: Weidenfeld and Nicolson 1971. Deutsche Ausgabe: Der grausame Gott, Frankfurt am Main 1980.

Alwan, Sura et al., »Use of selective serotonin-reuptake inhibitors in pregnancy and the risk of birth defects«, *New England Journal of Medicine* 356, Nr. 26, 28. Juni 2007, S. 2684–2692.

Ambrose, Stephen E., Undaunted Courage, New York: A Touchstone Book 1996.

Ambrosini, Paul, »A review of pharmacotherapy of major depression in children and adolescents«, in: Psychiatric Services 51, Nr. 5, 2000, S. 627–633.

American Psychiatric Association (Hg.), Diagnostic and Statistical Manual of Mental Disorders, 4. Aufl., Washington, D. C., 1994.

Anacker, Christoph *et al.*, »Antidepressants increase human hippocampal neurogenesis by activating the glucocorticoid receptor«, *Molecular Psychiatry* 16, Nr. 7, Juli 2011, S. 738–750.

Andersen, Grethe, »Treatment of uncontrolled crying after stroke«, in: Drugs & Aging 6, Nr. 2, 1995, S. 105–111.

— Dies. et al., »Citalopram for poststroke pathological crying«, in: Lancet 342, 1993, S. 837–839

Anderson, Rodney J. et al., »Deep brain stimulation for treatment-resistant depression: Efficacy, safety and mechanisms of action«, Neuroscience and Biobehavioral Reviews 36, Nr. 8, September 2012, S. 1920–1933.

Andrade, Susan E. et al., »Use of antidepressant medications during pregnancy: A multisite study«, American Journal of Obstetrics and Gynecology 198, Nr. 2, Februar 2008, S. 194. e1–194.e5.

Andrew F. O'Hara et al., »National police suicide estimates: Web surveillance study III«, International Journal of Emergency Mental Health and Human Resilience 15, Nr. 1, Januar 2013.

Andrews, Bernice und George W. Brown, »Stability and change in low selfesteem: The role of psychosocial factors«, in: Psychological Medicine 25, 1995, S. 23–31.

Angell, Marcia, »The epidemic of mental illness: Why?«, New York Review of Books, 23. Juni 2011.

Angell, Marcia, »The illusions of psychiatry«, New York Review of Books, 14. Juli 2011.

Annett, Marian, Left, Right, Hand and Brain: The Right Shift Theory, New Jersey: Lawrence Erlbaum Associates 1985.

Anthony, James et al., »Comparative epidemiology of dependence on tobacco, alcohol, controlled substances, and inhalants: Basic findings from the National Comorbidity Survey«, in: Experimental and Clinical Psychopharmacology 2, Nr. 3, 1994, S. 244–268.

Anthony W. A. et al., »Supported employment for persons with psychiatric disabilities: An historical and conceptual perspective«, in: Psychosocial Rehabilitation Journal 11, Nr. 2, 1982, S. 55–24.

Dies., »Predicting the vocational capacity of the chronically mentally Research and implications«, in: American Psychologist 39, 1984, S. 537–544.

Appleby, M. Louis, »The aetiology of postpartum psychosis: Why are there no answers?«, Journal of Reproductive and Infant Psychology 8, Nr. 2, April–Juni 1990, S. 109–118.

Aquin, Thomas von, Summe der Theologie, 3 Bde., hg. von Joseph Bernhart, Stuttgart 1985.

Arana, José et al., »Continuous care teams in intensive outpatient treatment of chronic mentally ill patients«, in: Hospital and Community Psychiatry 42, Nr. 5, 1991, S. 503–507.

Araya, O. S. und E. J. Ford, »An investigation of the type of photosensitization caused by the ingestion of St. John's Wort (Hypericum perforatum) by calves«, in: Journal of Comprehensive Pathology 91, Nr. 1, 1981, S. 135–141.

Archer, John, The Nature of Grief, London: Routledge 1999.

Ardila, Alfredo et al., »Neuropsychological deficits in chronic cocaine abusers«, in: International Journal of Neuroscience 57, 1991, S. 73–79.

Arieno, Marlene A., Victorian Lunatics. A Social Epidemiology of Mental Illness in Mid-Nineteenth-Century England, Selinsgrove, Pa.: Susquehanna University Press 1989.

Aristoteles, Problemata physica, 4. Aufl., Darmstadt 1991.

Arnold, Matthew, The Poems of Matthew Arnold, hg. von Kenneth Allott, London: Longman's 1965.

Arroll, Bruce et al., »Antidepressants versus placebo for depression in primary care«, Cochrane Database of Systematic Reviews 8, Nr. 3, 9. Juli 2009, CD007954.

Artaud, Antonin, Antonin Artaud: Works on Paper, hg. von Margit Rowell, New York: Museum of Modern Art 1996.

Äsberg, Marie, »Neurotransmitters and suicidal behavior: The evidence from cerebrospinal fluid studies«, in: Annals of the New York Academy of Science 836, 1997, S. 158–181.

Aseltine, R. H. et al., »The co-occurence of depression and substance abuse in late adolescence«, in: Developmental Psychopathology 10, Nr. 3, 1998, S. 549–570.

Asgard, U. et al., »Birth cohort analysis of changing suicide risk by sex and age in Sweden 1952 to 1981«, in: Acta Psychiatrica Scandinavica 76, 1987, S. 456–463.

Astbury, Jill, Crazy for You. The Making of Women's Madness, Oxford: Oxford University Press 1996.

Atay, Joanne et al., »Addition and resident patients at end of year, state and county mental hospitals, by age and diagnosis, by state, United States, 1998«, Washington, D. C.: U.S. Department of Health and Human Services, Mai 2000.

Avery, David H. et al., »Transcranial magnetic stimulation in acute treatment of major depressive disorder: Clinical response in an open-label extension trial«, Journal of Clinical Psychiatry 69, Nr. 3, März 2008, S. 441–451.

Axline, Virginia M., Dibs in Search of Self, New York: Ballantine Books 1964. Deutsche Ausgabe: Dibs, Bern 1970.

Babb, Lawrence, The Elizabethan Malady. A Study of Melancholia in English Literature from 1580 to 1642, East Lansing: Michigan State College Press 1951.

Baca-Garcia, Enrique et al., »The relationship between menstrual cycle phases and suicide attempts«, in: Psychosomatic Medicine 62, 2000, S. 5060.

Baker, J. G., »Identifying and responding to clients at-risk for suicide«, CDC Policy Memo 5-12, Department of the Navy, Office of the Chief Defense Counsel of the Marine Corps, 28. September 2012.

Bakker, Marian K. et al., »First-trimester use of paroxetine and congenital heart defects: A population-based case-control study«, Birth Defects Research Part A: Clinical and Molecular Teratology 88, Nr. 2, Februar 2010, S. 94–100.

Baldessarini, Ross (1987), »Neuropharmacology of S-Adenosyl-L-Methio-nine«, in: The American Journal of Medicine 83, Suppl. 5A, S. 95–103.

Baldessarini, R. J. et al., »Antidepressant-associated mood-switching and transition from unipolar major depression to bipolar disorder: A review«, Journal of Affective Disorders 148, Nr. 1, 15. Mai 2013, S. 129–135.

Ball, H. Irene et al., »Update an the incidence and mortality from melanoma in the United States«, in: Journal of the American Academy of Dermatology 40, 1999, S. 35–42.

Ball, J. R. et al., »A controlled trial of imipramine in treatment of depressive states«, in: British Medical Journal 21, 1959, S. 1052–1055.

Barbey, J. T. und S. P. Rose, »SSRI safety in overdose«, in: Journal of Clinical Psychiatry 59, Suppl. 15, 1998, S. 42–48.

Barbui, Corrado, Eleonora Esposito und Andrea Cipriani, »Selective serotonin reuptake inhibitors and risk of suicide: A systematic review of observational studies«, Canadian Medical Association Journal 180, Nr. 3 (3. Februar 2009), S 291–297.

Barinaga, Marcia, »A new clue to how alcohol damages brains«, in: Science vom 11. Februar 2000, S. 947 f.

Barker, Juliet, The Bronis, New York: St. Martin's Press 1994.

Barlaeus, Caspar, Caspar Barlaeus. From the Correspondence of a Melancholie, übers. von H. S. Lake und D. A. S. Reids, The Netherlands: van Goreum & Comp. B. V. 1976.

Barlow, D. H. und M. G. Craske, Mastery of Your Anxiety and Panic: Client Workbook for Anxiety and Panic, San Antonio, Tex.: Graywind Publications Incoporated / The Psychological Corporation 2000.

Ders. et al., »Cognitive-behavioral therapy, imipramine, or their combination for Panic disorder: A randomized controlled trial«, in: Journal of the American Medical Association 283, 2000, S. 2529–2536.

Baron, Richard, »Employment programs for persons with serious mental illness: Drawing the fine line between providing necessary financial support and promoting lifetime economic dependence«, unveröffentlichtes Manuskript.

Ders., The Past and Future Career Patterns of People with Serious Mental Illness: A Qualitative Inquiry, gefördert durch ein Schweizer Stipendium des National Institute on Disability and Rehablitation Research, Grant Award H133F980011.

Ders., »Employment policy: Financial support versus promoting economic independence«, in: International Journal of Law and Psychiatry 23, Nr. 3–4, 2000, S. 375–391.

Barondes, Samuel H., Mood Genes, New York: W. H. Freeman and Company 1998.

Ders., Moleküle und Psychosen: Der biologische Ansatz in der Psychiatrie, Heidelberg 1995.

Barrett, Jennifer und Alison S. Fleming, »All mothers are not created equal: Neural and psychobiological perspectives on mothering and the importance of individual differences«, *Journal of Child Psychology and Psychiatry* 52, Nr. 4, April 2011, S. 368–397.

Barrett, Stephen, »Dubious claims made for NutriPax and cranial electrotherapy stimulation«, *Quackwatch*, 28. Januar 2008.

Barthelme, Donald, Sadness, New York: Farrar, Straus and Giroux 1972. Deutsche Ausgabe: Am Boden zerstört, Stuttgart 1986.

Bass, Alison, »Helen Mayberg: A case study in why we need greater transparency about conflicts of interest«, *Alison Bass*, 17. Mai 2011.

Bassuk, Ellen et al., »Prevalence of mental health and substance use disorders among homeless and low-income housed mothers«, in: American Journal of Psychiatry 155, Nr. 11, 1998, S. 1561–1564.

Bateson, Gregory, Steps to an Ecology of Mind, Chicago: University of Chicago Press 1972. Deutsche Ausgabe: Ökologie des Geistes, Frankfurt am Main 1981.

Batten, Guinn, The Orphaned Imagination. Melancholy and Commodity Culture in English Romanticism, Durham und London: Duke University Press 1998.

Baudelaire, Charles, Les Fleurs du Mal, Paris: Editions Garnier Freres 1961. Deutsche Ausgabe: Die Blumen des Bösen, Stuttgart 1982.

Beatty, William et al., »Neurophysiological performance of recently abstinent alcoholics and cocaine abusers«, in: Drug and Alcohol Dependence 37, 1995, S. 247–253.

Beck, Aaron T., Depression. Causes and Treatment, Philadelphia: University of Pennsylvania Press 1967.

Ders. und Marjorie Weishaar, »Cognitive Therapy«, in: Arthur Freeman, Karen M. Simon, Larry E. Beutler und Hal Arkowitz (Hg.), Comprehensive Handbook of Cognitive Theory, New York: Plenum Press 1989.

Beck, Cheryl Tatano und Robert K. Gable, »Postpartum Depression Screening Scale: Development and psychometric testing«, *Nursing Research* 49, Nr. 5, September–Oktober 2000, S. 272–282.

Beck, Cheryl Tatano, »Postpartum depression: A metasynthesis«, *Qualitative Health Research* 12, Nr. 4, April 2002, S. 453–472.

Beck, Cheryl Tatano, »Further validation of the Postpartum Depression Screening Scale«, *Nursing Research* 50, Nr. 3, Mai–Juni 2001, S. 155–164.

Becker, Ernst, The Denial of Death, New York: The Free Press 1973. Deutsche Ausgabe: Dynamik des Todes, Olten 1976.

Beckett, Samuel, Warten auf Godot, Frankfurt am Main 1971.

Ders., Drei Romane: Molloy. Malone stirbt. Der Namenlose, Frankfurt am Main 1969.

Beckham, E. Edward und William Leber (Hg.), The Handbook of Depression, 2. Aufl., New York: Guilford Press 1995.

Bell, Kate M. et al., »S-adenosylmethionine treatment of depression: A controlled clinical trial«, in: American Journal of Psychiatry 145, Nr. 9, 1988, S. 1110–1114.

Dies., »S-adenosylmethionine blood levels in major depression: changes with drug treatment«, in: Acta Neurologica Scandinavica 89, Suppl. 154, 1994, S. 15–18.

Belsky, Jay, Laurence Steinberg und Patricia Draper, »Childhood experience, interpersonal development, and reproductive strategy: An evolutionary theory of socialization«, in: Child Development 62, 1991, S. 647–670.

Bemmel, A. L. van, »The link between sleep and depression: The effects of antidepressants on EEG sleep«, in: Journal of Psychosomatic Research 42, Nr. 6, 1997, S. 555–564.

Bender, Kenneth, »FDA panel votes to curtail cranial electrotherapy stimulators«, *Psychiatric Times*, Juli 2012.

Benjamin, Walter, Ursprung des deutschen Trauerspiels (1925), in: Gesammelte Schriften, Frankfurt am Main 1974, Bd. I (1), S. 203 ff.

Benshoof, Janet und Laura Ciolkoski, »Psychological Warfare«, in: Legal Times vom 4. 1.1999.

Berg, Jan H. van den, The Changing Nature of Man (übers. von John Osborne), New York: Norton 1961.

Ders., Der Kranke, Göttingen 1961.

Berger M. et al., »Sleep deprivation combined with consecutive sleep phase advance as fast-acting therapy in depression«, in: American Journal of Psychiatry 154, Nr. 6, 1997, S. 870–872.

Bergmann, Uri, »Speculations on the neurobiology of EMDR«, in: Traumatology 4, Nr. 1, 1998.

Bernardini, Paolo, »Melancholia gravis: Robert Burton's Anatomy (1621) and the links between suicide and melancholy«, unveröffentlichtes Manuskript.

Berndt, Ernst et al., »Workplace performance effects from chronic depression and its treatment«, in: Journal of Health Economics 17, Nr. 5, 1998, S. 511–535.

Bernet, C. Z. et al., »Relationship of childhood maltreatment to the onset and course of major depression«, in: Depression and Anxiety 9, Nr. 4, 1999, S. 169–174.

Bettelheim, Bruno, The Empty Fortress: Infantile Autism and the Birth of the Self, New York: Free Press 1967 (dt.: Die Geburt des Selbst. The Empty Fortress. Erfolgreiche Therapie autistischer Kinder, Frankfurt: Fischer 1989).

Bickerton, Derek, Language and Species, Chicago: The University of Chicago Press 1990.

Birtchnell, John, How Humans Relate, Connecticut: Praeger Publishers 1993.

Bjorkenstam, Charlotte et al., »An association between initiation of selective serotonin reuptake inhibitors and suicide: A nationwide register-based case-crossover study«, PLoS One 8, Nr. 9, 9. September 2013, S. e73973.

Blair-West, G. W., G. W. Mellsop und M. L. Eyeson-Annan, »Down-rating lifetime suicide risk in major depression«, in: Acta Psychiatrica Scandinavica 95, 1997, S. 259–263.

Blakeslee, Sandra, »Pulsing magnets offer new method of mapping brain«, in: The New York Times vom 21. Mai 1996.

Dies., »New theories of depression focus on brain's two sides«, The New York Times vom 19. Januar 1999.

Blazer, Dan G. et al., »The prevalence and distribution of major depression in a national community sample: The National Comorbidity Survey«, in: The American Journal of Psychiatry 151, Nr. 7, 1994, S. 979–986.

Blok, F. F., Caspar Barlaeus, Assen (Niederlande): Van Gorcum 1976.

Bloom, Harold, Shakespeare. The Invention of the Human, New York: Riverhead Books 1998. Deutsche Ausgabe: Shakespeare, Berlin 2000.

Blumenthal, J. A. et al., »Effects of exercise training on older patients with major depression«, in: Archives of Internal Medicine 159, 1999, S. 2349–2356.

Boath, Elizabeth und Carol Henshaw, »The treatment of postnatal depression: A comprehensive literature review«, Journal of Reproductive and Infant Psychology 19, Nr. 3, 2001, S. 215–248.

Bodkin, J. Alexander et al., »Treatment orientation and associated characteristics of North American academic psychiatrists«, in: Journal of Nervous Mental Disorders 183, 1995, S. 729–735.

Boerhaave, Hermann, Boerhaave's Aphorisms: Concerning the Knowledge and Cure of Diseases, London: W. Innys and C. Hitch 1742.

Bonari, Lori et al., »Perinatal risks of untreated depression during pregnancy«, Canadian Journal of Psychiatry 49, Nr. 11, November 2004, S. 726–735.

Boor, M. et al., »Suicide raten, handgun control laws, and sociodemographic variables«, in: Psychological Reports 66, 1990, S. 923–930.

Boseley, Sarah, »Two-thirds of Britons with depression get no treatment«, Guardian, 13. August 2014.

Bostwick, J. M. und S. Pancratz, »Affective disorders and suicide risk: A reexamination«, in: American Journal of Psychiatry (im Druck).

Bottiglieri, T. *et al.* »S-adenosylmethionine levels in psychiatric and neurological disorders: a review«, in: Acta Neurologica Scandinavica, Suppl. 154, 1994, S. 19–26.

Bower, Bruce, »Depressive aftermath for new mothers«, in: Science News vom 25. August 1990.

Ders., »Depression therapy gets interpersonal«, in: Science News 140, 1991, S. 404.

Ders., »Depression: Rates in women, men … and stress effects across the sexes«, in: Science News 147, 1995, S. 346.

Bowie, Andrew, Schelling and modern European Philosophy. An Introduction, London: Routledge 1993.

Bowlby, John, Loss: Sadness and Depression, Bd. 3, Attachment and Loss, London: The Hogarth Press 1980.

Braun, Wilhelm Alfred, Types of Weltschmerz in German Poetry, New York: AMS Press Inc. 1966.

Breggin, Peter und Ginger Ross Breggin, Talking Back to Prozac, New York: St. Martin's Paperbacks 1994.

Breggin, Peter, *Toxic Psychiatry*, New York, St. Martin's Press 1994.

Ders., *Brain Disabling Treatments in Psychiatry*, New York, Springer 2007.

Ders., *Your Drug May Be Your Problem*, New York, Da Capo 2007.

Ders., *Medication Madness*, New York: Macmillan 2009.

Brenna, Susan, »This is your child. This is your child on drugs«, in: New York 30, Nr. 45, 1997, S. 46–53.

Brent, David, »Suicide in youth«, National Alliance on Mental Illness, Juni 2003.

Bressa, G. M. »S-adenoysl-l-methionine (SAMe) as antidepressant: Metaanalysis of clinical studies«, in: Acta Neurologica Scandinavica 89, Suppl. 154, 1994, S. 7–14.

Brietzke, Elisa *et al.*, »Comparison of cytokine levels in depressed, manic and euthymic patients with bipolar disorder«, *Journal of Affective Disorders* 116, Nr. 3, August 2009, S. 214–217.

Brink, Susan, »Say I'm suicidal«, in: U.S. News & World Report vom 19. Januar 1998.

Brody, Jane E., »Changing thinking to change emotions«, The New York Times vom 21. August 1996.

Dies., »Despite the despair of depression, few men seek treatment«, The New York Times vom 30. Dezember 1997.

Brogan, Kelly, »Have you been told it's all in your head? The new biology of mental illness«, *Kelly Brogan, M. D.*, 25. September 2014.

Brontë, Charlotte, Villette, Frankfurt am Main 1992.

Brown, George W., »Clinical and psychosocial origins of chronic depressive episodes. 1. A community survey«, in: British Journal of Psychiatry 165, 1994, S. 447–456.

Ders., »Clinical and psychosocial origins of chronic depressive episodes. 2. A patient inquiry«, in: British Journal of Psychiatry 165, 1994, S. 457–465.

Ders., »Life events and endogenous depression«, in: Archives of General Psychiatry 51, 1994, S. 525–534.

Ders., »Psychosocial factors and depression and anxiety disorders – some possible implications for biological research«, in: Journal of Psychopharmacology 10, Nr. 1, 1996, S. 23–30.

Ders., »Genetics of depression: A social science perspective«, in: International Review of Psychiatry 8, 1996, S. 387–401.

Ders., »Loss and depressive disorders«, in: B. P. Dohrenwend (Hg.), Adversity, Stress and Psychopathology, Washington: The American Psychiatric Press 1997.

Ders. *et al.*, »Aetiology of anxiety and depressive disorders in an inner-city population. 1. Early adversity«, in: Psychological Medicine 23, 1993, S. 143–154.

Dies., »Aetiology of anxiety and depressive disorders in an inner-city Population. 2. Comorbidity and adversity«, in: Psychological Medicine 23, 1993, S. 155–165.

Dies., »Loss, humiliation and entrapment among women developing depression: A patient and non-patient comparison«, in: Psychological Medicine 25, 1995, S. 7–21.

Dies., »Social factors and comorbidity of depressive and anxiety disorders«, in: British Journal of Psychiatry 168, Suppl. 30, 1996, S. 50–57.

Dies., »Single mothers, poverty, and depression«, in: Psychological Medicine 27, 1997, S. 21–33.

Brown, Richard, Teodoro Bottiglieri und Carol Colman, Stop Depression Now. SAM-e, New York: G. P. Putnam's Sons 1999.

Brown, Theodore M., »Descartes, dualism, and psychosomatic medicine«, in: W. F. Bynum, Roy Porter und Michael Shepherd (Hg.), The Anatomy of Madness, Bd. 1, London: Tavistock Publications 1985.

Brown, Thomas M., »Acute St. John's Wort toxicity«, in: American Journal of Emergency Medicine 18, Nr. 2, 2000, S. 231 f.

Bruder, G. E. et al., »Outcome of cognitive-behavioral therapy for depression: relation to hemispheric dominante for verbal processing«, in: Journal of Abnormal Psychology 106, Nr. 1, 1997, S. 138–144.

Buck, Jeffrey et al., »Behavioral health benefits in employer-sponsored health plans, 1997«, in: Health Affairs 18, Nr. 2, 1999, S. 67–78.

Bucknill, John Charles und Daniel H. Tuke, A Manual of Psychological Medicine, Philadelphia: Blanchard and Lea 1858.

Buckwalter, J. Galen et al., »Pregnancy, the postpartum, and steroid hormones: Effects on cognition and mood«, Psychoneuroendocrinology 24, Nr. 1, Januar 1999, S. 69–84.

Bulgakov, Michail A., Die weiße Garde, München 1997.

Burns, Barbara et al., »General medical and specialty mental health service use for major depression«, in: International Journal of Psychiatry in Medicine 30, Nr. 2, 2000, S. 127–143.

Burton, Robert, The Anatomy of Melancholy, 3 Bde., hg. von Thomas C. Faulkner, Nicolas K. Kiessling und Rhonda L. Blair, Oxford: Clarendon Press 1997. Deutsche Ausgabe: Die Anatomie der Melancholie, Mainz 1995.

Busch, Susan, Ezra Golberstein und Ellen Meara, »The FDA and ABCs: The unintended consequences of antidepressant warnings on human capital«, NBER Working Paper Nr. 17426, National Bureau of Economic Research, September 2011.

Bush, Carol, et al., »Operation outreach: Intensive case management for severely psychiatrically disabled adults«, in: Hospital and Community Psychiatry 41, Nr. 6, 1990, S. 647–651.

Buultjens, Melissa und Pranee Liamputtong, »When giving life starts to take the life out of you: Women's experiences of depression after childbirth«, Midwifery 23, Nr. 1, März 2007, S. 77–91.

Byrd, Max, Visits to Bedlam. Madness and Literature in the Eighteenth Century, Columbia: University of South Carolina Press 1974.

Byrne, Gayle und Stephen Suomi, »Social separation in infant cebus apella: Patterns of behavioral and cortisol response«, in: International Journal of Neuroscience 17, Nr. 3, 1999, S. 265–274.

Bystritsky, Alexander, Lauren Kerwin und Jamie Feusner, »A pilot study of cranial electrotherapy stimulation for generalized anxiety disorder«, in: Journal of Clinical Psychiatry 69, Nr. 3, März 2008, S. 412–417.

Cadoret, Remi J. et al., »Somatic complaints. Harbinger of depression in primary care«, in: Journal of Affective Disorders 2, 1980, S. 61–70.

Dies., »Depression spectrum disease. I: The role of gene-environment interaction«, in: American Journal of Psychiatry 153, Nr. 7, 1996, S. 892–899.

Cain, Lillian, »Obtaining social welfare benefits for persons with serious mental illness«, in: Hospital and Community Psychiatry 44, Nr. 10, 1993, S. 977–980.

Calabrese, J. R. et al., »Fish oils and bipolar disorder«, in: Archives of General Psychiatry 56, 1999, S. 413 f.

Callahan, R. J. und J. Callahan, Thought Field Therapy and Trauma: Treatment and Theory, Indian Wells, Kat., 1996.

Camus, Albert, Der Mythos von Sisyphos. Ein Versuch über das Absurde, Hamburg 1959.

Canli, Turhan, »Reconceptualizing major depressive disorder as an infectious disease«, *Biology of Mood & Anxiety Disorders* 4, 2014, S. 10.

Caplan, Paula J., They Say You're Crazy, Massachusetts: Addison-Wesley Publishing Company 1995.

Carey, Benedict, »Sleep therapy seen as an aid for depression«, *New York Times*, 18. November 2013.

Carhart-Harris, Robin L. *et al.*, »Mourning and melancholia revisited: Correspondences between principles of Freudian metapsychology and empirical findings in neuropsychiatry«, *Annals of General Psychiatry* 7, Nr. 9, 24. Juli 2008, S. 1–23.

Carlat, Daniel, »›The illusions of psychiatry‹: An exchange«, *New York Review of Books*, 18. August 2011.

Carlat, Daniel, *Unhinged: The Trouble with Psychiatry*, New York, Simon & Schuster 2010.

Carling, Paul J., »Major mental illness, housing, and supports«, in: American Psychologist, August 1990, S. 969–971.

Carlsten, Anders *et al.*, »Antidepressant medication and suicide in Sweden«, *Pharmacoepidemiology and Drug Safety* 10, Nr. 6, Oktober–November 2001, S. 525–530.

Carlyle, Thomas, Sartor Resartus, Indianapolis: Odyssey Press 1937. Deutsche Ausgabe: Sartor Resartus, Zürich 1991.

Carney, Michael W. P. *et al.*, »S-adenosylmethionine and affective disorder«, in: The American Journal of Medicine 83, Suppl. 5A, 1987, S. 104–106.

Dies., »Switch mechanism in affective illness and oral S-adenosylmethionine«, in: British Journal of Psychiatry 150, 1987, S. 724 f.

Castelpietra, Giulio *et al.*, »Antidepressant use and suicide prevention: A prescription database study in the region Friuli Venezia Giulia, Italy«, *Acta Psychiatrica Scandinavica* 118, Nr. 5, November 2008, S. 382–388.

Catalán, Jose (Hg.), Mental Health and HIV Infection, London: UCL Press 1999.

Cavuoto, James, »St. Jude Medical struggles to regain traction in neuromodulation market«, *Neurotech Business Report*, 13. Dezember 2013.

Cavuoto, James, »Depressing innovation«, *Neurotech Business Report*, 13. Dezember 2013.

CBS News, »Treating depression: Is there a placebo effect?«, Lesley Stahl (Korrespondent), *60 Minutes*, 19. Februar 2012.

Cechov, Anton, Meistererzählungen, Zürich 1989.

Chagnon, Napoleon A., Yanomanä. The Last Days of Eden, San Diego: Harcourt Brace & Company 1992.

Chaisson-Stewart, G. Maureen (Hg.), Depression in the Elderly. An Interdisciplinary Approach, New York: John Wiley Sons 1985.

Chance, M. R. A. (Hg.), Social Fabrics in the Mind, London: Lawrence Erlbaum Associates, Publishers 1988.

Charness, Michael, »Brain lesions in alcoholics«, in: Alcoholism: Clinical and Experimental Research 17, Nr. 1, 1993, S. 2–11.

Chaucer, Geoffrey, Die Canterbury Tales, München 1974.

Chomsky, Noam, Reflections on Language, New York: Pantheon Books 1975. Deutsche Ausgabe: Reflexionen über die Sprache, Frankfurt am Main 1976.

Christie, Deborah, »Assessment«, Arbeitstitel.

Dies., »Cognitive-behavioral therapeutic for children with eating disorders«, Arbeitstitel.

Dies. und Russell Viner, »Eating disorders and self-harm in adolescent diabetes«, in: Journal of Adolescent Health 27, 2000.

Chua-Eoan, Howard, »How to spot a troubled kid«, in: Time 153, Nr. 21, 1999, S. 44–49.

Cioran, E. M., Lehre vom Zerfall, übersetzt von Paul Celan, Stuttgart 1994.

Ders., Von Tränen und von Heiligen, Frankfurt am Main 1990.

Clark, R. E. *et al.*, »A cost-effectiveness comparison of supported employment and rehabilitation day treatment«, in: Administration and Policy in Mental Health 24, Nr. 1, 1996, S. 63–77.

Classen, Hans-Georg, Heimo Franz Schimatschek und Konrad Wink, »Magnesium in human therapy«, in: *Metal Ions in Biological Systems*, Boca Raton, Flor., CRC Press 2005, S. 43.

Clerkin, Suzanne M. *et al.*, »Guanfacine potentiates the activation of prefrontal cortex evoked by warning signals«, *Biological Psychiatry* 66, Nr. 4, 15. August 2009, S. 307–312.

Cochran, S. D. und V. M. Mays, »Lifetime prevalence of suicide symptoms and affective disorders among men reporting same-sex sexual partners: Results from NHANES III«, in: American Journal of Public Health 90, Nr. 4, 2000, S. 573–578.

Dies., »Relation between psychiatric syndromes and behaviorally defined sexual orientation in a sample of the U.S. population«, in: American Journal of Epidemiology 151, Nr. 5, 2000, S. 515–523.

Cohen, Carl, »Poverty and the course of schizophrenia: Implications for research and policy«, in: Hospital and Community Psychiatry 44, Nr. 10, 1993, S. 951–958.

Cohen, Lee S. *et al.*, »Relapse of major depression during pregnancy in women who maintain or discontinue antidepressant treatment«, *Journal of the American Medical Association* 295, Nr. 5, Februar 2006, S. 499–507.

Cole, J. Alexander *et al.*, »Bupropion in pregnancy and the prevalence of congenital malformations«, *Pharmacoepidemiology and Drug Safety* 16, Nr. 5, Mai 2007, S. 474–484.

Coleridge, Samuel Taylor, The Collected Letters of Samuel Taylor Coleridge, hg. von Earl Leslie Griggs, Bd. 1, Brief 68, Oxford: At the Clarendon Press 1956.

Collinge, Nancy C., Introduction to Primate Behavior, Iowa: Kendall / Hunt Publishing Company 1993.

Colt, George Howe, The Enigma of Suicide, New York: Summit Books 1991.

Colton, Michael, »You need it like … a hole in the head?«, in: The Washington Post vom 31. Mai 1998.

Cooper, Peter J. *et al.*, »Non-psychotic psychiatric disorder after childbirth: A prospective study of prevalence, incidence, course and nature«, *British Journal of Psychiatry* 152, Nr. 6, Juni 1988, S. 799–806.

Cooper, Peter J. und Lynne Murray, »Course and recurrence of postnatal depression: Evidence for the specificity of the diagnostic concept«, *British Journal of Psychiatry* 166, Nr. 2, Februar 1995, S. 191–195.

Cooper, William O. *et al.*, »Increasing use of antidepressants in pregnancy«, *American Journal of Obstetrics and Gynecology* 196, Nr. 6, Juni 2007, S. 544.e1–5.

Cooper, Alexia und Erica L. Smith, »Homicide trends in the United States, 1980–2008«, NCJ 236018, U.S. Department of Justice, Office of Justice Programs, Bureau of Justice Statistics, November 2011.

Corballis, Michael, The Lopsided Ape: Evolution of the Generative Mind, New York: Oxford University Press 1991.

Corter, Carl M. und Alison S. Fleming, »Psychobiology of maternal behavior in human beings«, in: Marc H. Bornstein (Hg.), *Handbook of Parenting, Bd. 2: Biology and Ecology of Parenting*, 2. Auflage, Mahwah, N. J.: Erlbaum 2002, S. 141–181.

Costa, E. und G. Racagni (Hg.), Typical and Atypical Antidepressants: Clinical Practice, New York: Raven Press 1982.

Cowper, William, Memoir of the Early Life of William Cowper, Esq., Newburg: Philo B. Pratt 1817.

Ders., The Poetical Works of William Cowper, hg. von H. S. Milford, Oxford: Oxford University Press 1950.

Cox, J. L., D. Murray und G. Chapman, »A controlled study of the onset, duration and prevalence of postnatal depression«, *British Journal of Psychiatry* 163, Juli 1993, S. 27–31.

Cox, J. L., J. M. Holden und R. Sagovsky, »Detection of postnatal depression: Development of the 10-item Edinburgh Postnatal Depression Scale«, *British Journal of Psychiatry* 150, Juni 1987, S. 782–786.

Coyne, James C. (Hg.), Essential Papers on Depression, New York: New York University Press 1985.

Craske, M. G. *et al.*, Mastery of Your Anxiety and Panic: Therapist Guide for Anxiety, Panic, and Agoraphobia, San Antonio, Tex.: Graywind Publications Incorporated / The Psychological Corporation 2000.

Crellin, John K. und Jane Philpott, Herbal Medicine Past and Present. A Reference Guide to Medicinal Plants, 2 Bde., Durham: Duke University Press 1990.

Cristancho, Pilar *et al.*, »Effectiveness and safety of vagus nerve stimulation for severe treatment-resistant major depression in clinical practice after FDA approval: Outcomes at 1 year«, *Journal of Clinical Psychiatry* 72, Nr. 10, Oktober 2011, S. 1376–1382.

Crockenberg, Susan C. und Esther M. Leerkes, »Infant negative emotionality, caregiving, and family relationships«, in: A. C. Crouter und A. Booth (Hg.), *Children's Influence on Family Dynamics: The Neglected Side of Family Relationships*, Mahwah, N. J.: Erlbaum, S. 57–78.

Croen, Lisa A. *et al.*, »Antidepressant use during pregnancy and childhood autism spectrum disorders«, *Archives of General Psychiatry* 68, Nr. 11, November 2011, S. 1104–1112.

Crosby, Alex E. *et al.*, »Suicidal thoughts and behaviors among adults aged ≥18 years: United States, 2008–2009«, *Morbidity and Mortality Weekly Report Surveillance Summaries* 60, Nr. SS-13, 21. Oktober 2011, S. 1–22.

Crosby, Alex E., LaVonne Ortega und Cindi Melanson, »Self-directed violence surveillance: Uniform definitions and recommended data elements«, U.S. Centers for Disease Control and Prevention, Februar 2011.

Cross-Disorder Group of the Psychiatric Genomics Consortium, »Identification of risk loci with shared effects on five major psychiatric disorders: A genome-wide analysis«, in: *Lancet* 381, Nr. 9875, April 2013, S. 1371–1379.

Cross, Man, »Serotonin in Alzheimer-type dementia and other dementing illnesses«, in: Annals of the New York Academy of Sciences 600, 1990, S. 405–415.

Ders. *et al.*, »Serotonin receptor changes in dementia of the Alzheimer type«, in: Journal of Neurochemistry 43, 1984, S. 1574–1581.

Cross-National Collaborative Group, »The changing rate of major depression«, in: Journal of the American Medical Association 268, Nr. 21, 1992, S. 3098–3105.

Crow, T. J., »Sexual selection, Machiavellian intelligence and the origins of psychosis«, in: *Lancet* 342, 1993, S. 594–598.

Ders., »Childhood precursors of psychosis as clues to its evolutionary origins«, in: European Archives of Psychiatry and Clinical Neuroscience 245, 1995, S. 61–69.

Ders., »Constraints on concepts of pathogenesis«, in: Archives of General Psychiatry 52, 1995, S. 1011–1015.

Ders., »A Darwinian approach to the origins of psychosis«, in: British Journal of Psychiatry 167, 1995, S. 12–25.

Ders., »Location of the handedness gene on the X and Y chromosomes«, in: American Journal of Medical Genetics 67, 1996, S. 50–52.

Ders., »Sexual selection as the mechanism of evolution of Machiavellian intelligence: A Darwinian theory of the origins of psychosis«, in: Journal of Psychopharmacology 10, 1, 1996, S. 77–87.

Ders., »Is schizophrenia the price that Homo sapiens pays for language?«; in: Schizophrenia Research 28, 1997, S. 127–141.

Ders., »Schizophrenia as failure of hemispheric dominante for language«, in: Trends in Neuroscience 20, 1997, S. 339–343.

Ders., »Evidente for linkage to psychosis and cerebral asymmetry (relative hand skill) on the X chromosome«, in: American Journal of Medical Genetics 81, 1998, S. 420–427.

Ders., »Nuclear schizophrenic symptoms as a window on the relationship between thought and Speech«, Manuskript.

Ders., »Relative hand skill predicts academic ability«, Manuskript.

Cullen, William, The First Lines of the Practice of Physic, 3 Bde., Worcester, Mass.: Isaiah Thomas 1790.

Ders., Synopsis and Nosology, beeing an Arrangement and Definition of Diseases, Spring-field: Edward Gray 1793.

Cuijpers, Pim *et al.*, »Comparison of psychotherapies for adult depression to pill placebo control groups: A meta-analysis«, *Psychological Medicine* 44, Nr. 4, März 2014, S. 685–695.

Curtis, Tine und Peter Bjerregaard, Health Research in Greenland, Kopenhagen: DICE 1995.

Cutbush, Edward, An Inaugural Dissertation on Insanity, Philadelphia: Zachariah Poulson jr. 1794.

Cuthbert, Bruce, »Rapidly-acting treatments for treatment-resistant depression (RAPID)«, National Institute of Mental Health, 14. Mai 2010.

Daedalus, »The Brain«, Frühjahr 1998.

Dain, Norman, Concepts of Insanity in the United States, 1789–1865, New Brunswick: Rutgers University Press 1964.

Dalton, Katharina und Wendy M. Holton, *Depression After Childbirth*, Oxford: Oxford University Press 2001.

Dalton, Katharina, »Prospective study into puerperal depression«, *British Journal of Psychiatry* 118, Nr. 547, Juni 1971, S. 689–692.

Damasio, Antonio R., Descartes' Error, New York: A Grosset / Putnam Book 1994.

Danquah, Meri Nana-Ama, Willow Weep for Me, New York: W. W. Norton & Company 1998.

Danziger, Sandra *et al.*, »Barriers to the employment of welfare recipients«, Ann Arbor: University of Michigan, Poverty Research and Training Center 1999.

Darwin, Charles, The Expressions of the Emotions in Man and Animals, 3. Aufl., Oxford: University of Oxford Press 1998. Deutsche Ausgabe: Der Ausdruck der Gemütsbewegung bei dem Menschen und den Tieren, Frankfurt am Main 2000.

Datta, Abhishek *et al.*, »Cranial electrotherapy stimulation and transcranial pulsed current stimulation: A computer based high-resolution modeling study«, *NeuroImage* 65, 15. Januar 2013, S. 280–287.

Davidson, Park O. (Hg.), The Behavioral Management of Anxiety, Depression, and Pain, New York: Brunner / Mazel Publishers 1976.

Davidson, Richard J., »Affective style, psychopathology and resiliance: Brain mechanisms and plasticity«, in: American Psychologist 2001.

Ders. und Nathan Fox, »Frontal brain asymmetry predicts infant's response to maternal separation«, in: Journal of Abnormal Psychology 98, Nr. 2, 1989, S. 127–131.

Ders. *et al.*, »Approach-withdrawal and cerebral asymmetry: Emotional expression and brain physiology I.«, in: Journal of Personality and Social Psychology 58, Nr. 2, 1990, S. 330–341.

Dean, Laura *et al.*, »Lesbian, bisexual and transgender health: Findings and concerns«, Gay and Lesbian Medical Association (www.glma.org).

DeFelice, Eugene A., »Cranial electrotherapy stimulation (CES) in the treatment of anxiety and other stress-related disorders«, *Stress Medicine* 13, Nr. 1, Januar 1997, S. 31–42.

Delgado, T. *et al.*, »Serotonin function and the mechanism of antidepressant action: Reversal of antidepressant by rapid depletion of plasma tryptophan«, in: Archives of General Psychiatry 47, 1990, S. 411–418.

DePaulo, J. Raymond jr. und Keith Russell Ablow, How to Cope with Depression, New York: Fawcett Columbine 1989.

DeRosis, Helen und Victoria Y. Pellegrino, The Book of Hope, New York: Bantam Books 1977.

DeRubeis, R. J. *et al.*, »Medications versus cognitive behavior therapy for severely depressed outpatients: Mega-analysis of four randomized comparisons«, in: American Journal of Psychiatry 156, Nr. 7, 1999, S. 1007–1013.

Devanand, D. P. *et al.*, »Does ECT alter brain structure?«, in: American Journal of Medicine 151, Nr. 7, 1994, S. 957–970.

Dewey, Caitlin, »Robin Williams's daughter Zelda driven off Twitter by vicious trolls«, *Washington Post, o. D.*

Dickens, Charles, Nicholas Nickleby, New York: Oxford University Press 1987. Deutsche Ausgabe: Nicholas Nickleby, München 1956.

Dickinson, Emily, The Complete Poems of Emily Dickinson, hg. von Thomas H. Johnson, Boston: Little, Brown & Co. 1960. Deutsche Ausgabe: Gedichte: englisch und deutsch, Stuttgart 1996.

Diefendorf, A. Ross, Clinical Psychiatry. A Text-Book for Students and Physicians, gestützt auf die siebente Auflage von Kraepelins Lehrbuch der Psychiatrie, New York: The Macmillan Company 1912.

Diepold, John H. jr., »Touch and breath (TAB)«, Vortrag beim Kongress zum Thema Innovative and Integrative Approaches to Psychotherapy. Edison, N. J., 14./15. Nov. 1998.

Dilling, H., W. Mombour und M. H. Schmidt (Hg.), Internationale Klassifikation psychischer Störungen (Weltgesundheitsorganisation, ICD-10), Bern, Göttingen, Toronto, Seattle 1995.

Dobson, Keith F. et al., »Randomized trial of behavioral activation, cognitive therapy, and antidepressant medication in the prevention of relapse and recurrence in major depression«, Journal of Consulting and Clinical Psychology 76, Nr. 3, Juni 2008, S. 468–477.

Donne, John, Biathanatos, hg. von Michael Rudick und M. Pabst Battin, New York: Garland Publishing 1982.

Dorn, Lorah et al., »Biopsychological and cognitive differentes in children with premature vs. an-time adrenarche«, in: Archives of Pediatric Adolescent Medicine 153, Nr. 2, 1999, S. 137–146.

Doss, Brian D. et al., »Marital therapy, retreats, and books: The who, what, when and why of relationship help-seeking«, Journal of Marital and Family Therapy 35, Nr. 1, Januar 2009, S. 18–29.

Dostojewski, F. M., Aufzeichnungen aus einem Totenhaus, München 1980.

Ders., Der Idiot, München 1980.

Ders., Aufzeichnungen aus dem Untergrund, München 1980.

Ders., Die Dämonen, München 1980.

Dozier, Rush W. jr., Fear Itself, New York: St. Martin's Press 1998.

Dumlu, Kemal et al., »Treatment-induced manic switch in the course of unipolar depression can predict bipolarity: Cluster analysis based evidence«, Journal of Affective Disorders 134, Nr. 1–3, November 2011, S. 91–101.

Dunn, Sara, Blake Morrison und Michele Roberts (Hg.), Mind Readings: Writers' Journeys through Mental States, Great Britain: Minerva 1996.

Dunner, D. L., »An overview of paroxetine in the elderly«, in: Gerontology 40, Suppl. 1, 1994, S. 21–27.

DuRant, Robert et al., »Factors associated with the use of violence among urban black adolescents«, in: American Journal of Public Health 84, 1994, S. 612–617.

Durkheim, Émile, Der Selbstmord, Frankfurt am Main 1983.

Dworkin, Ronald, Life's Dominion, New York: Alfred A. Knopf 1993. Deutsche Ausgabe: Die Grenzen des Lebens, Reinbek bei Hamburg 1994.

Eastman, Arthur M. et al. (Hg.), The Norton Anthology of Poetry, New York: W. W. Norton & Company, Inc. 1970.

Ebert, D. et al., »Eye-blink rates and depression. Is the antidepressant effect of sleep deprivation mediated by the dopamine system?«, in: Neuropsychopharmacology 15, Nr. 4, 1996, S. 332–339.

The Economist, »Depression: The Spirit of the age«, 19. Dezember 1998.

Ders., »The tyranny of time«, 18. Dezember 1999.

Edgson, Vicky und Ian Marber, The Food Doctor, London: Collins & Brown 1999.

Edward, J. Guy, »Depression, antidepressants, and accidents«, in: British Medical Journal 311, 1995, S. 887 f.

Egelko, Susan et al., »Relationship among CT scans, neurological exam, and neuropsychological test performance in right-brain-damaged stroke patients«, in: Journal of Clinical and Experimental Neuropsychology 10, Nr. 5, 1988, S. 539–564.

Einarson, Adrienne *et al.*, »Evaluation of the risk of congenital cardiovascular defects associated with use of paroxetine during pregnancy«, *American Journal of Psychiatry* 165, Nr. 6, Juni 2008, S. 749–752.

Ekman, Paul, »Darwin's contributions to our understanding of emotional expressions«, *Philosophical Transactions of the Royal Society B 364*, Nr. 1535, 12. Dezember 2009, S. 3449–3451.

Eliot, George (Mary Ann Evans), Daniel Deronda, London: Penguin Books 1983. Deutsche Ausgabe: Daniel Deronda, Zürich 1994.

Eliot, T. S., The Complete Poems and Plays, New York: Harcourt, Brace & World 1971. Deutsche Ausgabe: Die Dramen, Frankfurt am Main 1988.

Ellis, Bruce und Judy Garber, »Psychosocial antecedents of variation in girls' pubertal timing: Maternal depression, stepfather presence, and marital and family stress«, in: Child Development 71, Nr. 2, 2000, S. 485–501. Epikur, Philosophie der Freude, Stuttgart 1965.

eResearchTechnology Inc., »State of Oklahoma selects ERT's assessment system«, *Applied Clinical Trials Online*, 1. Juli 2014.

eResearchTechnology, Inc., »Suicide risk assessment in healthcare«, 2014.

Eriksson, P. S. *et al.*, »Neurogenesis in the adult human hippocampus«, in: Nature Medicine 4, 1998, S. 1313–1317.

Esquirol, J. E. D., Mental Maladies. A Treatise on Insanity, Faksimile der englischen Ausgabe von 1845, New York: Hafner Publishing Company 1965.

Evans, Dylan, »The social competition hypothesis of depression«, in: ASCAP 12, Nr. 3, 1999.

Evans, Glen, The Encyclopedia of Suicide, New York: Facts on File 1988.

Fassler, David und Lynne Dumas, Help Me, I'm Sad: Recognizing, Treating, and Preventing Childhood Depression, New York: Penguin 1998.

Faulkner, A. H. und K. Cranston, »Correlates of same-sex sexual behavior in a random sample of Massachusetts high school students«, in: American Journal of Public Health 88, Nr. 2, 1998, S. 262–266.

Fava, Maurizio *et al.*, »Folate, vitamine B12, and homocysteine in major depressive disorder«, in: American Journal of Psychiatry 154, Nr. 3, 1997, S. 426–428.

FDA, »Antidepressant use in children, adolescents, and adults«, 2. Mai 2007.

FDA, »Statement on recommendations of the psychopharmacologic drugs and pediatric advisory committees«, 16. September 2004.

FDA, »Suicidal ideation and behavior: Prospective assessment of occurrence in clinical trials«, August 2012.

FDA, »Suicidality: Prospective assessment of occurrence in clinical trials«, September 2010.

Feld, Steven, Sound and Sentiment, 2.Aufl., Philadelphia, University of Pennsylvania Press 1982.

Felman, Shoshana, What Does a Woman Want? Reading and Sexual Difference, Baltimore und London: Johns Hopkins University Press 1993.

Ferber, Jane S. und Suzanne LeVert, A Woman Doctor's Guide to Depression, New York: Hyperion 1997.

Fergusson, D. M. *et al.*, »Is sexual orientation related to mental health problems and sucidality in young people?«, in: Archives of General Psychiatry 56, Nr. 10, 1999, S. 876–878.

Ferro, Tova *et al.*, »Screening for depression in mothers bringing their offspring for evaluation or treatment of depression«, in: American Journal of Psychiatry 157, 2000, S. 375–379.

Field, Tiffany, »Maternal depression: Effects on infants and early interventions«, in: Preventive Medicine 27, 1998, S. 200–203.

Dies. *et al.*, »Effects of parent training on teenage mothers and their infants«, in: Pediatrics 69, Nr. 6, 1982, S. 703–707.

Field, Tiffany *et al.*, »Prenatal depression effects on the fetus and the newborn«, *Infant Behavior and Development* 27, Mai 2004, S. 445–455.

Finzi, Eric und Norman E. Rosenthal, »Treatment of depression with onabotulinumtoxinA:

A randomized, double-blind, placebo controlled trial«, *Journal of Psychiatric Research 52*, Mai 2014, S. 1–6.

Fischer, Joanni Schrof., »Taking the shock out of the electroshock«, in: U.S. News & World Report vom 24. Januar 2000.

Fitzgerald, F. Scott, The Crack-Up, New York: A New Directions Book 1993. Deutsche Ausgabe: Der Knacks, Berlin 1984.

Ders., The Great Gatsby, New York: Charles Scribner's Sons 1953. Deutsche Ausgabe: Der große Gatsby, Zürich 1996.

Fleming, Alison S., Carl Corter und Meir Steiner, »Sensory and hormonal control of maternal behavior in rat and human mothers«, in: *Motherhood in Human and Nonhuman Primates*, Christopher R. Pryce, Robert D. Martin und David Skuse (Hg.), Basel 1995, S. 106–114.

Flowers, Arthur, Another Good Loving Blues, New York: Ballentine Books 1993.

Forrester, John, »Dispatches from the Freud wars«, in: *Dispatches from the Freud Wars: Psychoanalysis and Its Passions*, Harvard University Press 1997.

Foucault, Michel, Wahnsinn und Gesellschaft. Eine Geschichte des Wahns im Zeitalter der Vernunft, Frankfurt am Main 1969.

Fountoulakis, Konstantinos N. und Hans-Jürgen Möller, »Efficacy of antidepressants: A re-analysis and re-interpretation of the Kirsch data«, *International Journal of Psychopharmacology* 14, Nr. 3, April 2011, S. 405–412.

Fountoulakis, Konstantinos N., »Antidepressant drugs and the response in the placebo group: The real problem lies in our understanding of the issue«, *Journal of Psychopharmacology* 26, Nr. 5, Mai 2012, S. 74450.

Fountoulakis, Konstantinos N., Myrto T. Samara und Melina Siamouli, »Burning issues in the meta-analysis of pharmaceutical trials for depression«, *Journal of Psychopharmacology* 28, Nr. 2, Februar 2014, S. 106–117.

Fowles, Eileen R., »The relationship between maternal role attainment and postpartum depression«, *Health Care for Women International* 19, Nr. 1, Januar und Februar 1998, S. 83–94.

Frank, Ellen *et al.*, »Nortriptyline and interpersonal psychotherapy as maintenance therapies for recurrent major depression: A randomized controlled trial in patients older than 59 years«, in: Journal of the American Medical Association 281, Nr. 1, 1999, S. 39–45.

Dies., »The treatment effectiveness project. A comparison of paroxetine, problem-solving therapy, and placebo in the treatment of minor depression and dysthymia in primary care patients: Background research plan«, in: General Hospital Psychiatry 21, Nr. 4, 1999, S. 260–273.

Freeman, Arthur, Karen M. Simon, Larry E. Beutler und Hal Arkowitz (Hg.), Comprehensive Handbook of Cognitive Theory, New York: Plenum Press 1989.

Freidlin, Boris, »Futility analysis«, in: *Encyclopedia of Statistical Sciences*, Wiley, 2013.

Freud, Sigmund, Gesammelte Werke mit Nachtragsband, Frankfurt am Main 1987.

Ders., Briefe an Wilhelm Fließ 1887–1904, Frankfurt am Main 1986.

Friedman, Raymond J. und Martin M. Katz (Hg.), The Psychology of Depression. Contemporary Theory and Research, Washington, D. C.: V. H. Winston & Sons 1974.

Friedman, Richard A. und Andrew C. Leon, »Expanding the black box: Depression, antidepressants, and the risk of suicide«, New England Journal of Medicine 356, Nr. 23. 7. Juni 2007, S. 2343–2346.

Friedman, Richard A., »Before you quit antidepressants«, New York Times, 11. Januar 2010.

Ders., »A dry pipeline for psychiatric drugs«, New York Times, 19. August 2013.

Ders., »A new focus on depression«, New York Times, 23. Dezember 2013.

Ders., »Don't worry, get Botox«, New York Times, 23. März 2014.

Ders., »Antidepressants' black-box warning –10 years later«, New England Journal of Medicine 371, Nr. 18, 30. Oktober 2014, S. 1666 ff.

Friedman, Susan H. und Phillip J. Resnick, »Child murder by mothers: Patterns and prevention«, World Psychiatry 6, Nr. 3, Oktober 2007, S. 137–141.

Dies., »Postpartum depression: An update«, *Women's Health* 5, Nr. 3. Mai 2009, S. 287–295.

Friedman, Richard C. und Jennifer Downey, »Internalized homophobia and the negative therapeutic reaction«, in: Journal of the American Academy of Psychoanalysis 23, Nr. 1, 1995, S. 99–113.

Dies., »Internal homophobia and gender-valued self-esteem in the psychoanalysis of gay patients«, in: Psychoanalytic Review 86, Nr. 3, 1999, S. 325–347.

Dies., »Psychoanalysis and sexual orientation: Sexual science and clinical practice« (Manuskript).

Friedrich, William N., Psychotherapy with Sexually Abused Boys, Thousand Oaks: Sage Publications 1995.

Fromm, Erich, Die Furcht vor der Freiheit, München 1990.

Fugh-Berman, A., »Herb-drug interactions«, in: Lancet 355, Nr. 9198, 2000, S. 134–138.

Gabis, Lidia, Bentzion Shklar und Daniel Geva, »Immediate influence of transcranial electrostimulation on pain and beta-endorphin blood levels: An active placebo-controlled study«, *American Journal of Physical Medicine and Rehabilitation* 82, Nr. 2, Februar 2003, S. 81–85.

Galanter, Marc und Herbert D. Kleber, Textbook of Substance Abuse Treatment, 2. Aufl., Washington, D. C.: American Psychiatric Press, Inc. 1999.

Galdston, Iago (Hg.), Historic Derivations of Modern Psychiatry, New York: Blakiston Division, McGraw-Hill 1967.

Gallerani, M. et al., »The time for suicide«, in: Psychological Medicine 26, 1996, S. 867–870.

Gallicchio, Vincent und Nicholas Birch (Hg.), Lithium: Biochemical and Clinical Advances, Connecticut: Weidner Publishing Group 1996.

Gallo, Fred P., Energy Psychology, Boca Raton: CRC Press 1999.

Gamwell, Lynn und Nancy Tomes, Madness in America, New York: Cornell University Press 1995.

Garcia-Borreguero, Diego et al., »Hormonal responses to the administration of M-chlorophenylpiperazine in patients with seasonal affective disorder and controls«, in: Biological Psychiatry 37, 1995, S. 740–749.

Gardner, Russell jr., »Mechanisms in manic-depressive disorder. An evolutionary model«, in: Archives of General Psychiatry 39, 1982, S. 1436–1441.

Ders., »Sociophysiology as the basic science of psychiatry«, in: Theoretical Medicine 18, 1997, S. 335–356.

Ders., »Mati: The angry depressed dog who fought on and won«, in: ASCAP 11, 1998, S. 12.

Garnock-Jones, Karly und Paul McCormack, »Escitalopram: A review of its use in the management of major depressive disorder in adults«, *CNS Drugs* 24, Nr. 9, September 2010, S. 769–796.

Garofalo, R. et al., »The association between health risk behaviors and sexual orientation among a school-based sample of adolescents«, in: Pediatrics 101, 1998, S. 895–902.

Ders., »Sexual orientation and risk of suicide attempts among a representative sample of youth«, in: Archives of Pediatrics and Adolescent Medicine 153, 1999, S. 487–493.

Garraway, Levi A. und Eric S. Lander, »Lessons from the cancer genome«, *Cell* 153, Nr. 1, 28. März 2013, S. 17–37.

Gasner, Rose et al., »The use of legal action in New York City to ensure treatment of tuberculosis«, in: New England Journal of Medicine 340, Nr. 5, 1999, S. 359–366.

Gaudiano, Brandon A. und Ivan W. Miller, »The evidence-based practice of psychotherapy: Facing the challenges that lie ahead«, *Clinical Psychology Review* 33, Nr. 7, November 2013, S. 813–824.

Gaudiano, Brandon A., »Psychotherapy's image problem«, *New York Times*, 29. September 2013.

Gauthier, Lysanne et al., »Women's depressive symptoms during the transition to motherhood: The role of competence, relatedness, and autonomy«, *Journal of Health Psychology* 15, Nr. 8, November 2010, S. 1145–1156.

Gavin, Norma I. *et al.*, »Perinatal depression: A systematic review of prevalence and incidence«, *Obstetrics and Gynecology* 106, Nr. 5, Teil 1, November 2005, S. 1071–1083.

Gazzaniga, Michael S., The Mind's Past, Berkeley: The University of California Press 1998.

Geddes, John R. *et al.*, »Relapse prevention with antidepressant drug treatment in depressive disorders: A systematic review«, in: *Lancet* 361, Nr. 9358, 22. Februar 2003, S. 653–661.

George, Mark S. *et al.*, »SPECT and PET imaging in mood disorders«, in: Journal of Clinical Psychiatry 54, 1993, S. 6–13.

Dies., »Daily repetitive transcranial magnetic stimulation (rTMS) improves mood in depression«, in: Neuroreport 6, Nr. 14, 1995, S. 1853–1856.

George Wythe University, Office of the Board of Trustees, »Final steps in the administrative transformation of George Wythe University«, *GWU Newsroom*, 10. Oktober 2012.

Ghadirian, Abdul-Missagh A. und Heinz E. Lehmann (Hg.), Environment and Psychopathology, New York: Springer Publishing Company 1993.

Gibbons, Robert D. *et al.*, »Benefits from antidepressants: Synthesis of 6-week patient-level outcomes from double-blind placebo-controlled randomized trials of fluoxetine and venlafaxine«, *Archives of General Psychiatry* 69, Nr. 6, Juni 2012, S. 572–579.

Dies., »Early evidence on the effects of regulators' suicidality warnings on SSRI prescriptions and suicide in children and adolescents«, *American Journal of Psychiatry* 164, Nr. 9, September 2007, S. 1356–1363.

Dies., »Relationship between antidepressants and suicide attempts: An analysis of the Veterans Health Administration data sets«, *American Journal of Psychiatry* 164, Nr. 7, Juli 2007, S. 1044–1049.

Dies., »Relationship between antidepressants and suicide attempts: An analysis of the Veterans Health Administration data sets2«, *American Journal of Psychiatry* 164, Nr. 7, Juli 2007, S. 1044–1049.

Dies., »The relationship between antidepressant prescription rates and rate of early adolescent suicide«, *American Journal of Psychiatry* 163, Nr. 11. November 2006, S. 1898–1904.

Dies., »The relationship between antidepressant medication use and rate of suicide«, *Archives of General Psychiatry* 62, Nr. 2, Februar 2005, S. 165–172.

Dies., »The relationship between antidepressant prescription rates and rate of early adolescent suicide«, *American Journal of Psychiatry* 163, Nr. 11, November 2006, S. 1898–1904.

Dies., »The relationship between antidepressant medication use and rate of suicide«, *Archives of General Psychiatry* 62, Nr. 2, Februar 2005, S. 165–172.

Gilbert, David, Smoking, Washington, D. C.: Taylor & Francis 1995.

Gillin, J. C., »Are sleep disturbances risk factors for anxiety, depressive and addictive disorders?«, in: Acta Psychiatrica Scandinavica Supplementum 393, 1998, S. 39–43.

Gladstone, Gemma, Gordon Parker, Kay Wilhelm und Philip Mitchell, »Characteristics of depressed patients who report childhood sexual abuse«, in: The American Journal of Psychiatry 156, Nr. 3, 1999, S. 431–437.

Gladwell, Malcolm, »Damaged«, in: The New Yorker vom 24. Februar und 3. März 1997, S. 132–147.

Glantz, Kaiman und John K. Pearce, Exiles from Eden. Psychotherapy from an Evolutionary Perspective, New York: W. W. Norton & Company 1989.

Glenmullen, Joseph, Prozac Backlash, New York: Simon & Schuster 2000.

Gloaguen, V. *et al.*, »A meta-analysis of cognitive therapy in depressed patients«, in: Journal of Affective Disorders 49, Nr. 1, 1998, S. 59–72.

Goethe, Johann Wolfgang von, Die Leiden des jungen Werthers, in: Sämtliche Werke, München 1977, Bd.4, Der junge Goethe.

Ders., Faust. Eine Tragödie, in: *op. cit.*, Bd. 5, Die Faustdichtungen.

Gold, Mark S. und Andrew E. Slaby (Hg.), Dual Diagnosis in Substance Abuse, New York: Marcel Dekker, Inc. 1991.

Goldstein, Rise *et al.*, »The prediction of suicide«, in: Archives of General Psychiatry 48, 1991, S. 418–422.

GoLocalProv, »New suicide prevention initiatives in Rhode Island«, *GoLocalProv*, 20. März 2012.

Goode, Erica, »Federal report praising electroshock stirs uproar«, The New York Times vom 6. Oktober 1999.

Dies., »Viewing depression as tool for survival«, The New York Times vom 1. Februar 2000.

Dies., »Chronic-depression study backs the pairing of therapy and drugs«, The New York Times vom 18. Mai 2000.

Goodman, Walter, »In confronting depression the first target is shame«, The New York Times vom 6. Januar 1998.

Goodwin, Donald W., Alcoholism, the Facts, 3. Aufl., Oxford: Oxford University Press 2000.

Goodwin, Frederick K. und Kay Redfield Jamison, Manic-Depressive Illness, Oxford: Oxford University Press 1990.

Gore, Tipper, »Strip Stigma from mental illness«, in: USA Today vom 7. Mai 1999.

Gorman, Christine, »Anatomy of melancholy«, in: Time vom 5. Mai 1997.

Gottfries, C. G. *et al.*, »Treatment of depression in elderly patients with and without dementia disorders«, in: International Clinical Psychopharmacology, Suppl. 6, Nr. 5, 1992, S. 55–64.

Grand, David, Defining and Redefining EMDR, Bellmore, N. Y., Biolateral Books 1999.

Ders., »Integrating EMDR into the psychodynamic treatment process«, Referat bei der EMDR International Conference von 1995.

Ders., »EMDR performance enhancement and auditory stimulation«, Manuskript.

Grant, Bridget *et al.*, »The relationship between DSM-IV alcohol use disorders and DSM-IV major depression: Examination of the primary-secondary distinction in a general population sample«, in: Journal of Affective Disorders 38, 1996, S. 113–128.

Gratten, Jacob *et al.*, »Large-scale genomics unveils the genetic architecture of psychiatric disorders«, *Nature Neuroscience* 17, Nr. 6, Juni 2014, S. 782–790.

Gray, Doug *et al.*, »Utah Youth Suicide Study, Phase I: Government agency contact before death«, *Journal of the American Academy of Child and Adolescent Psychiatry* 41, Nr. 4, April 2002, S. 427–434.

Gray, Thomas, The Complete Poems of Thomas Gray, hg. von H. W. Starr und J. R. Henrickson, Oxford: Clarendon Press 1966.

Greden, John F., »Do long-term treatments alter lifetime course? Lessons learned, actions needed«, in: Journal of Psychiatric Research 32, 1998, S. 197–199.

Ders., »Serotonin: How much we have learned! So much to discover …«, in: Biological Psychiatry 44, 1998, S. 309–312.

Greden, John, zitiert in University of Michigan Depression Center, »Member profiles: John Greden, MD«, University of Michigan Depression Center, 2012.

Green, Josephine M., »Postnatal depression or perinatal dysphoria? Findings from a longitudinal community-based study using the Edinburgh Postnatal Depression Scale«, *Journal of Reproductive and Infant Psychology* 16, Nr. 2 und 3, 1998, S. 143–155.

Greene, Graham, Ways of Escape, New York: Simon and Schuster 1980. Deutsche Ausgabe: Fluchtwege, Hamburg 1984.

Greenfeld, Lawrence A. und Tracy L. Snell, »Women offenders«, NCJ 175688, U.S. Department of Justice, Dezember 1999, überarbeitet am 3. Oktober 2000.

Greenman, Samantha *et al.*, »A single blind, randomized, sham controlled study of cranial electrical stimulation in bipolar II disorder«.

Griaule, Marcel, Conversations with Ogotemmili, London: Oxford University Press 1965.

Griesinger, Wilhelm, Pathologie und Therapie der psychischen Krankheiten, Berlin 1845 und 1892.

Griffen, Donald R., Animal Minds, Chicago: The University of Chicago Press 1992.

Griffith, John *et al.*, »Dextroamphetamine: Evaluation of psychomimetic properties in man«, in: Archives of General Psychiatry 26, 1972, S. 97–100. Group for the Advancement of Psychiatry, Adolescent Suicide, Washington, D. C.: American Psychiatric Press, Inc. 1996.

Grunebaum, Michael F. *et al.*, »Antidepressants and suicide risk in the United States, 1985–1999«, *Journal of Clinical Psychiatry* 65, Nr. 11, November 2004, S. 1456–1462.

Gryphius, Andreas, Gedichte, Stuttgart 1996.

Gunther, Mary und Kenneth D. Phillips, »Cranial electrotherapy stimulation for the treatment of depression«, *Journal of Psychosocial Nursing and Mental Health Services* 48, Nr. 11, November 2010, S. 37–42.

Gusmao, Ricardo *et al.*, »Antidepressant utilization and suicide in Europe: An ecological multi-national study«, *PLoS One*, 19. Juni 2013, S. e66455.

Gut, Emmy, Productive and Unproductive Depression, New York: Basic Books, Inc., Publishers 1989.

Guyton, A. C. *et al.*, »Circulation: Overall regulation«, in: J. M. Luck und V. E. Hall (Hg.), Annual Review of Physiology 34, 1972, Palo Alto: Annual Reviews.

Guze, S. B. und E. Robbins, »Suicide and affective disorders«, in: British Journal of Psychiatry 117, 1970, S. 437 f.

Habich, John, »Writing out the demons«, *Star Tribune*, 4. August 2001.

Hacking, Ian, Mad Travelers, Charlottesville: University Press of Virginia 1998.

Hagen, Edward H., »Is postpartum depression functional? An evolutionary inquiry«, Referat, gehalten im Juni 1996 an der Northwestern University beim Human Behavior and Evolutionary Society Annual Meeting.

Ders., »The defection hypothesis of depression: A case study«, in: ASCAP 11, Nr. 4, 1998, S. 13–17.

Halbreich, Uriel und Lucille Lumley, »The multiple interactional biological processes that might lead to depression and gender differences in its appearance«, in: Journal of Affective Disorders 29, Nr. 2–3, 1993, S. 159173.

Hall, Calvin S., A Primer of Freudian Psychology, London: Allen and Unwin 1956.

Hall, Stephen S., »Fear itself«, in: The New York Times Magazine vom 28. Februar 1999.

Hall, Thomas S., Ideas of Life and Matter. Studies in the History of General Physiology, 600 B. C. – 1900 A. D., 2 Bde., Chicago: University of Chicago Press 1969.

Hall, Wayne D. *et al.*, »Association between antidepressant prescribing and suicide in Australia, 1991–2000: Trend analysis«, *British Medical Journal* 326, Nr. 7397 (10. Mai 2003), S. 1008.

Halligan, Marion, »Melancholy«, in: Ross Fitzgerald (Hg.), The Eleven Deadly Sins, Port Melbourne: William Heinemann Australia 1993.

Hammad, Tarek A., »Relationship between psychotropic drugs and pediatric suicidality: Review and evaluation of clinical data«, U.S. Food and Drug Administration, 16. August 2004.

Hammad, Tarek A., Thomas Laughren und Judith Racoosin, »Suicidality in pediatric patients treated with antidepressant drugs«, *Archives of General Psychiatry* 63, Nr. 3, März 2006, S. 332–333.

Hamsun, Knut, Hunger, München 1993.

Ders., Große Erzählungen, München 1977.

Hanna, E. Z. *et al.*, »Parallels to early onset alcohol use in the relationship of early onset smoking with drug use and DSM-IV drug and depressive disorders: Findings from the National Longitudinal Epidemiologic Survey«, in: Alcoholism, Clinical and Experimental Research 23, Nr. 3, 1999, S. 513–522.

Hannay, Alastair und Gordon D. Marino (Hg.), The Cambridge Companion to Kierkegaard, Cambridge: Cambridge University Press 1998.

Hanson, Nicola D., Michael J. Owens und Charles B. Nemeroff, »Depression, antidepressants, and neurogenesis: A critical reappraisal«, *Neuropsychopharmacology* 36, Nr. 13, Dezember 2011, S. 2589–2602.

Hantz, Paul *et al.*, »Depression in Parkinson's disease«, in: American Journal of Psychiatry 151, Nr. 7, 1994, S. 1010–1014.

Harns, E. Clare und Brian Barraclough, »Suicide as an outcome for medical disorders«, in: Medicine 73, 1994, S. 281–296.

Dies., »Excess mortality of mental disorder«, in: British Journal of Psychiatry 173, 1998, S. 11–53.

Harrington, Scott, »The history of federal involvement in insurance regulation: An historical overview«, in: Peter Wallison (Hg.), Optional Federal Chartering of Insurance, Washington, D. C.: AEI Press 2000.

Harns, M. Jackuelyn et al., »Recognition and treatment of depression in Alzheimer's disease«, in: Geriatrics 44, Nr. 12, 1989, S. 26–30.

Harrington, Rebecca A. et al., »Prenatal SSRI use and offspring with autism spectrum disorder or developmental delay«, Pediatrics 133, Nr. 5 (Mai 2014), S. e1241–e1248.

Harrison, Neil A. et al., »Neural origins of human sickness in interoceptive responses to inflammation«, Biological Psychiatry 66, Nr. 5, 1. September 2009, S. 415–422.

Hart, Sybil et al., »Depressed mothers' neonates improve following the MABI and Brazelton demonstration«, in: Journal of Pediatric Psychology 23, Nr. 6, 1998, S. 351–356.

Hashimoto, Kenji et al., »Glutamate modulators as potential therapeutic drugs in schizophrenia and affective disorders«, European Archives of Psychiatry and Clinical Neuroscience 263, Nr. 4, August 2013, S. 367–377.

Hassoun, Jacques, La cruauti melancolique, Paris: Flammarion 1995.

Hauenstein, Emily, »A nursing practice paradigm for depressed rural women: Theoretical basis«, in: Archives of Psychiatric Nursing 10, Nr. 5, 1996, S. 283–292.

Hauch, Valerie, »Disabled woman denied entry to U.S. after agent cites supposedly private medical details«, Toronto Star, 28. November 2013.

Hays, Judith et al., »Social correlates of the dimensions of depression in the elderly«, in: Journal of Gerontology 53B, Nr. 1, 1998, S. P31–39.

Healy, David, The Psychopharmacologists, London: Chapman and Hall 1996.

Ders., The Antidepressant Era, Cambridge: Harvard University Press 1997.

Ders., Pharmageddon, Berkeley, Calif., University of California 2012.

Hegel, Georg Wilhelm Friedrich, Werke in zwanzig Bänden, Frankfurt am Main 1971.

Heidegger, Martin, Sein und Zeit, Tübingen 1972.

Heldman, Kevin, »7 'A days«, in: City Limits, Juni / Juli 1998.

Helfrich, Randolph F. et al., »Entrainment of brain oscillations by transcranial alternating current stimulation«, Current Biology 24, Nr. 3, Februar 2014, S. 333–339.

Hellinger, Bert et al., Zweierlei Glück, Heidelberg 2000.

Hendin, Herbert, Suicide in America, New York: W. W. Norton & Company 1995.

Hendrick, Victoria et al., »Placental passage of antidepressant medications«, American Journal of Psychiatry 160, Nr. 5, Mai 2003, S. 993–996.

Herper, Matthew, »Johnson & Johnson is reinventing the party drug Ketamine to treat depression«, Forbes, 23. Mai 2013.

Herrmann, Nathan et al., »Behavioral disorders in demented elderly patients«, in: CNS Drugs 6, Nr. 4, 1996, S. 280–300.

Hertzberg, Hendrik, »The Narcissus Survey«, in: New Yorker vom 5. Januar 1998.

Hexsel, Doris et al., »Evaluation of self-esteem and depression symptoms in depressed and nondepressed subjects treated with onabotulinumtoxinA for glabellar lines«, Dermatological Surgery 39, Nr. 7, Juli 2013, S. 1088–1096.

Hickey, Dave, Air Guitar, Los Angeles: Art Issues Press 1997.

Hildegard von Bingen, Schriften, ausgewählt und übertragen von Johannes Bühler, Leipzig 1922, Nachdruck Frankfurt am Main 1980.

Hippokrates, Ausgewählte Schriften, Stuttgart 1982.

Hirschfeld, Robert M. A. et al., »The National Depressive and Manic-Depressive Association consensus statement an the undertreatment of depression«, in: The Journal of the American Medical Association 277, Nr. 4, 1997, S. 333–340.

Hoffmann, Friedrich, Medicina Consultatoria, Worinnen unterschiedliche über einige schwehre Casus ausgearbeitete Consilia, auch Responsa Facultatis Medicae enthalten, und in fünf Decurien eingetheilet, Halle im Magdeburgischen 1721.

Holick, Michael J. und Ernst G. Jung (Hg.), Biologic Effects of Light 1995, New York: Walter de Gruyter 1996.

Hollander, Eric (Hg.), »TMS«, in: CNS Spectrums 2, Nr. 1, 1997.

Hollingsworth, Ellen Jane, »Use of Medicaid for mental health care by clients of community support programs«, in: Community Mental Health Journal 30, Nr. 6, 1994, S. 541–549.

Holloway, Lynette, »Seeing a link between depression and homelessness«, The New York Times vom 7. Februar 1999.

Holtzheimer, Paul E. und Helen S. Mayberg, »Deep brain stimulation for psychiatric disorders«, Annual Review of Neuroscience 34, 2011, S. 289–307.

Homer, Die Ilias, übertragen von Hans Rupe, München: Ernst Heimeran Verlag 1961.

Hooley, Jill M. et al., »Predictors of relapse in unipolar depressives: Expressed emotion, marital distress, and perceived criticism«, in: Journal of Abnormal Psychology 98, Nr. 3, 1989, S. 229–235.

Hooper, Judith, »A new germ theory«, in: The Atlantic Monthly, Februar 1999, S. 41–53.

Horgan, John, »Why Freud isn't dead«, in: Scientific American, Dezember 1996, S. 74–79.

Ders., »Much-hyped brain-implant treatment for depression suffers setback«, Cross-Check, 11. März 2014.

House, Allan et al., »Depression associated with stroke«, in: Journal of Neuropsychiatry 8, Nr. 4, 1996, S. 453–457.

Hrdina, Pavel et al., »Pharmacological modification of experimental depression in infant macaques«, in: Psychopharmacology 64, 1979, S. 89–93.

Hugo, Victor, Die Elenden, München 1962.

Hrdy, Sarah Blaffer, Mother Nature: Maternal Instincts and How They Shape the Human Species, New York: Ballantine 2000, S. 178–179.

Hsu, Yun-Wei A. et al., »Role of the dorsal medial habenula in the regulation of voluntary activity, motor function, hedonic state, and primary reinforcement«, Journal of Neuroscience 34, Nr. 34, 20. August 2014, S. 11366–11384.

Hunter, Richard und Ida Macalpine (Hg.), 300 Years of Psychiatry. A History 1535–1860. Presented in Selected English Texts, London: Oxford University Press 1982.

Huybrechts, Krista F. et al., »National trends in antidepressant medication treatment among publicly insured pregnant women«, General Hospital Psychiatry 35, Nr. 3, Mai–Juni 2013, S. 265–271.

Huybrechts, Krista F., »Antidepressant use in pregnancy and the risk of cardiac defects«, New England Journal of Medicine 370, Nr. 25, 19. Juni 2014, S. 2397–2407.

Huysmans, Joris-Karl, Gegen den Strich, Stuttgart 1986.

Hviid, Anders, Mads Melbye und Bjorn Pasternak, »Use of selective serotonin reuptake inhibitors during pregnancy and risk of autism«, New England Journal of Medicine 369, Nr. 25, 19. Dezember 2013, S. 2406–2415.

Hyman, Steven E., »Statement on fiscal year 2000 president's budget request for the National Institute of Mental Health and Human Services«, Manuskript.

Ders., »Political Science«, in: TEN 2, Nr. 1, 2000, S. 6 f.

Ingram, Allan, The Madhouse of Language. Writing and Reading Madness in the Eighteenth Century, London: Routledge 1991.

Insel, Thomas R., »The quest for the cure: The science of mental illness (+ four inconvenient truths)«, Jahrestreffen der National Association for Mental Health in Washington, D. C., 5. Mai 2014.

Ders., »Faulty circuits«, Scientific American 302, Nr. 4, April 2010, S. 44–51.

Inskip, H. M., E. Clare Harris und Brian Barraclough, »Lifetime risk of suicide for affective disorder, alcoholism, and schizophrenia«, in: British Journal of Psychiatry 172, 1998, S. 35–37.

Iovieno, Nadia et al., »Second-tier natural antidepressants: review and critique«, Journal of Affective Disorders 130, Nr. 3, Mai 2011, S. 343–57.

Isacsson, Goran, »Suicide prevention: A medical breakthrough?«, Acta Psychiatrica Scandinavica 102, Nr. 2, August 2000, S. 1113–1117.

Ishihara, K. *et al.*, »Mechanism underlying the therapeutic effects of electroconvulsive therapy on depression«, Japanese Journal of Pharmacology 80, Nr. 3, 1999, S. 185–189.

Jack, Dana Crowley, Silencing the Self. Women and Depression, Cambridge: Harvard University Press 1991.

Jackson, Jeffrey, »SOS: A handbook for survivors of suicide«, American Association of Suicidology 2003.

Jackson, Stanley W., Melancholia and Depression. From Hippocratic Times to Modern Times, New Haven und London: Yale University Press 1986.

Jacobsen, Neil S. *et al.*, »Couple therapy as a treatment for depression. II. The effects of relationship quality and therapy on depressive relapse«, in: Journal of Consulting and Clinical Psychology 61, Nr. 3, 1993, S. 516–519.

Jaffe, Robert J., Vladan Novakovic und Eric D. Peselow, »Scopolamine as an antidepressant: A systematic review«, *Clinical Neuropharmacology* 36, Nr. 1, Januar/Februar 2013, S. 24 ff.

James, William, The Varieties of Religious Experience, Cambridge: Harvard University Press 1985. Deutsche Ausgabe: Die Vielfalt religiöser Erfahrung, Frankfurt am Main 1997.

Ders., The Will to Believe and Other Essays in Popular Philosophy, Cambridge: Harvard University Press 1979. Deutsche Ausgabe: Essays über Glaube und Ethik, Gütersloh 1948.

Ders., »What is an emotion?«, *Mind 9*, Nr. 34, April 1884, S. 188–205.

Jamison, Kay Redfield, Touched With Fire, New York: The Free Press 1993.

Dies., An Unquiet Mind, New York: Vintage Books 1996. Deutsche Ausgabe: Meine ruhelose Seele, München 1999.

Dies., Night Falls Fast, New York: Alfred A. Knopf 1999. Deutsche Ausgabe: Wenn es dunkel wird, Berlin 2000.

Javorsky, James, »An examination of language learning disabilities in youth with psychiatric disorders«, in: Annals of Dyslexia XLV, 1995, S. 215–231.

Jayakody, R. und H. Pollak, »Barriers to self-sufficiency among low-income, single mothers: Substance use, mental health problems, and welfare reform«, im November 1997 vor der Association for Public Policy Analysis and Management in Washington, D.C., gehaltenes Referat.

Jenkins, Philip, Synthetic Panics, New York: New York University Press 1999.

Jensen, Peter S. *et al.*, »Evolution and revolution in child psychiatry: ADHD as disorder of adaption«, in: Journal of the American Academy of Child and Adolescent Psychiatry 36, Nr. 12, 1997, S. 1672–1679.

Jick, Herschel, James A. Jaye und Susan S. Jick, »Antidepressants and the risk of suicidal behaviors«, *Journal of the American Medical Association* 292, Nr. 3, 21. Juli 2004, S. 338–343.

Jick, Susan S., Alan D. Dean und Hershel Jick, »Antidepressants and suicide«, *British Medical Journal* 310, Nr. 6974, 28. Januar 1995, S. 215–218.

Jimenez, Mary Ann, Changing Faces of Madness. Early American Attitudes and Treatment of the Insane, Hanover und London: University Press of New England 1987.

Jobe, T. H., »Medical theories of melancholia in the seventeenth and early eigteenth centuries«, in: Clio Medica 11, Nr. 4, 1976, S. 217–231.

Johnson, Richard E. *et al.*, »Lithium use and discontinuation in a health maintenance organization«, in: The American Journal of Psychiatry 153, 1996, S. 993–1000.

Jones, Ian, »*DSM-V*: The perinatal onset specifier for mood disorders«, Memorandum für die American Psychiatric Association Mood Disorders Work Group, 2010.

Jones, Mary Lynn F., »Mental health lobbyists say Capitol shooting avoidable«, in: The Hill vom 5. August 1998.

Jones, Nancy Aaron *et al.*, »EEG stability in infants/children of depressed mothers«, in: Child Psychiatry and Human Development 28, Nr. 2, 1997, S. 59–70.

Joseph-Vanderpool, Jean R. *et al.*, »Seasonal variation in behavioral responses to m-CPP in patients with seasonal affective disorder and controls«, in: Biological Psychiatry 33, 1993, S. 496–504.

Kafka, Franz, Werke, Frankfurt am Main 1986.

Kahn, Jack, Job's Illness: Loss, Grief and Integration. A Psychological Interpretation, London: Gaskell 1986.

Kalen, N. H. *et al.*, »Asymmetric frontal brain activity, cortisol, and behavior associated with fearful temperament in Rhesus monkeys«, in: Behavioral Neuroscience 112, 1998, S. 286–292.

Kamijima, Kunitoshi *et al.*, »A placebo-controlled, randomized withdrawal study of sertraline for major depressive disorder in Japan«, *International Clinical Psychopharmacology* 21, Nr. 1, Februar 2006, S. 1–9.

Kang, Duck-Hee *et al.*, »Frontal brain asymmetry and immune function«, in: Behavioral Neuroscience 105, Nr. 6, 1991, S. 860–869.

Kant, Immanuel, Werke in sechs Bänden, Darmstadt 1966.

Kaplan, Bert, The Inner World of Mental Illness, New York: Harper Row Publishers 1964.

Kaplan, Harold I. und Benjamin J. Sadock (Hg.), Comprehensive Textbook of Psychiatry, 5. Aufl., Baltimore: Williams & Wilkins 1989.

Karen, Robert, Becoming Attached, Oxford: Oxford University Press 1988.

Karp, David A., Speaking of Sadness, Oxford: Oxford University Press 1996.

Katz, Jack, How Emotions Work, Chicago: The University of Chicago Press 1999.

Katz, Laurence Y. *et al.*, »Effect of regulatory warnings on antidepressant prescription rates, use of health services and outcomes among children, adolescents and young adults«, *CMAJ: Journal of the Canadian Medical Association* 178, Nr. 8, 8. April 2008, S. 1005–1011.

Katz, Neal und Linda Marks, »Depression's staggering tost«, in: Nation's Business, Juni 1994.

Kaufman, Joan *et al.*, »Serotonergic functioning in depressed abused children: Clinical and familial correlates«, in: Biological Psychiatry 44, Nr. 10, 1998, S. 973–981.

Kavirajan, Harish C., Kristin Lueck und Kenneth Chuang, »Alternating current cranial electrotherapy stimulation (CES) for depression«, *Cochrane Library*, Ausgabe 5, 31. Mai 2013, S. CD010521.

Kayser, Sarah *et al.*, »Comparable seizure characteristics in magnetic seizure therapy and electroconvulsive therapy for major depression«, *European Neuropsychopharmacology* 23, Nr. 11, November 2013, S. 1541–1550.

Keats, John, The Complete Poems, hg. von John Barnard, Middlesex: Penguin Books Ltd. 1978.

Kee, Howard Clark, Medicine, Miracle, and Magic in New Testament Times, Cambridge 1986.

Keitner, Gabor I. *et al.*, »Recovery and major depression: Factors associated with twelf-month outcome, in: American Journal of Psychiatry 149, Nr. 1, 1992, S. 93–99.

Keller, Martin *et al.*, »A comparison of nefazodone, the cognitive behavioral-analysis system of psychiatry, and their combination for the treatment of chronic depression«, in: New England Journal of Medicine 342, Nr. 20, 2000, S. 1462–1470.

Kelose, John R., »The genetics of mental illness«, Manuskript, Department of Psychiatry, UCSD.

Kendler, Kenneth S., »A population-based twin study of major depression in women«, in: Archives of General Psychiatry 49, 1992, S. 257–266.

Ders., »A longitudinal twin study of 1-year prevalence of major depression in women«, in: Archives of General Psychiatry 50, 1993, S. 843–852.

Ders., »The prediction of major depression in women: Toward an integrated etiologic model«, in: American Journal of Psychiatry 150, 1993, S. 1139–1148.

Ders. *et al.*, »Stressful life events and previous episodes in the etiology of major depression in women: An evaluation of the ›kindling‹ hypothesis«, in: American Journal of Psychiatry 157, Nr. 8, 2000, S. 1243–1251.

Kenna, Kathleen, »Patrick Kennedy aims for the moon – a cure for brain disease«, *Toronto Star*, 4. Oktober 2012.

Kennedy, Sidney H. *et al.*, »Deep brain stimulation for treatment-resistant depression: Follow-up after 3 to 6 years«, *American Journal of Psychiatry* 168, Nr. 5, Mai 2011, S. 502–510.

Kenyon, Jane, Constance, Minnesota: Greywolf Press 1993.

Kessler, Ronald C. *et al.*, »Lifetime and 12-month prevalence of DSM-III-R psychiatric disorders in the United States«, in: Archives of General Psychiatry 51, 1994, S. 8–19.

Kettlewell, Caroline, Sky Garne, New York: St. Martin's Press 1999.

Kharms, Daniil, Incidences, London: Serpent's Tail 1993.

Khan, Arif *et al.*, »A systematic review of comparative efficacy of treatments and controls for depression«, *PLoS One* 7, Nr. 7, 30. Juli 2012, e41778.

Khashan, Ali S., »Higher risk of offspring schizophrenia following antenatal maternal exposure to severe adverse life events«, *Archives of General Psychiatry* 65, Nr. 2, Februar 2008, S. 146–152.

Kiening, Karl und Alexander Sartorius, »A new translational target for deep brain stimulation to treat depression«, *EMBO Molecular Medicine* 5, Nr. 8, August 2013, S. 1151–1153.

Kierkegaard, Sören, Die Krankheit zum Tode, Werke IV, Hamburg 1962.

Kiesler, A., »Mental hospitals and alternative care: Noninstitutionalization as potential public policy for mental patients«, in: American Psychologist 349, 1982, S. 357 f.

Kirk, Stuart A., Tomi Gomory und David Cohen, *Mad Science: Psychiatric Coercion, Diagnosis, and Drugs*, New Brunswick, N. J., Transaction Publishers 2013.

Kirsch, Daniel L. und Francine Nichols, »Cranial electrotherapy stimulation for treatment of anxiety, depression, and insomnia«, *Psychiatric Clinics of North America* 36, Nr. 1, März 2013, S. 169–176.

Kirsch, Irving *et al.*, »Initial severity and antidepressant benefits: A meta-analysis of data submitted to the Food and Drug Administration«, *PLoS Medicine* 5, Nr. 2, Februar 2008, e45.

Kirsch, Irving, *The Emperor's New Drugs: Exploding the Antidepressant Myth*, New York: Basic Books 2011.

Klawansky, Sidney *et al.*, »Meta-analysis of randomized controlled trials of cranial electrostimulation: Efficacy in treating selected psychological and physiological conditions«, *Journal of Nervous and Mental Disease* 183, Nr. 7, Juli 1995, S. 478–484.

Klein, Donald F. und Paul H. Wender, Understanding Depression, Oxford: Oxford University Press 1993.

Klein, Melanie, The Selected Melanie Klein, hg. von Juliet Mitthell, New York: Penguin Books 1986.

Kleinman, Arthur und Byron Good (Hg.), Culture and Depression, Berkeley: University of California Press 1985.

Klerman, Gerald *et al.*, »Treatment of depression by drugs and psychotherapy«, in: American Journal of Psychiatry 131, 1974, S. 186–191.

Klibanski, Raymond, Erwin Panofsky und Fritz Saxl, Saturn und Melancholie. Studien zur Geschichte der Naturphilosophie und Medizin, der Religion und der Kunst, Frankfurt am Main 1990.

Kliff, Sarah, »Parrot injuries and other tales from the annals of medical billing«, *Washington Post*, 17. Februar, 2012.

Klinkenborg, Verlyn, »Sleepless«, in: New York Times Magazine vom 5. Januar 1997.

Klitzmann, Robert, In a House of Dreams and Glass, New York: Ivy Books 1995.

Knickmeyer, Rebecca C. *et al.*, »Rate of Chiari I malformation in children of mothers with depression with and without prenatal SSRI exposure«, *Neuropsychopharmacology* 39, Nr. 11, Oktober 2014, S. 2611–2621.

Knishinsky, Ran, The Prozac Alternative, Vermont: Healing Arts Press 1998.

Knock, K. und Ronald Kessler, »Prevalence of and risk factors for suicide attempts versus suicide gestures: Analysis of the National Comorbidity Survey«, *Journal of Abnormal Psychology* 115, Nr. 3, August 2006, S. 616–623.

Kobler, Arthur L. und Ezra Stotland, The End of Hope. A Social-Clinical Study of Suicide, London: The Free Press of Glencoe 1964.

Kochanska, Grazyna, »Children of normal and affectively ill mothers«, in: Child Development 62, 1991, S. 250–260.

Koestler, Arthur, Das Gespenst in der Maschine, Wien 1968.

Kolb, Elzy, »Serotinin: Is there anything it can't do?«, in: The College of Physicians and Surgeons of Columbia University, Frühjahr 1999.

Kornum, Jette B. et al., »Use of selective serotonin-reuptake inhibitors during early pregnancy and risk of congenital malformations: Updated analysis«, Clinical Epidemiology, Nr. 2, 9. August 2010, S. 29–36.

Kosten, Thomas R. et al., »Depression and stimulant dependence«, in: The Journal of Nervous Mental Disease 186, Nr. 12, 1998, S. 737–745.

Dies., »Regional cerebral blood flow during acute and chronic abstinence from combined cocaine-alcohol abuse«, in: Drug and Alcohol Dependence 50, Nr. 3, 1998, S. 187–195.

Kraemer, Gary, »The behavioral neurobiology of self-injurious behavior in Rhesus monkeys: Current concepts and relations to impulsive behavior in humans«, in: Annals of the New York Academy of Sciences 836, Nr. 363, 1997, S. 12–38.

Ders. et al., »Rearing experience and biogenic amine activity in infant rhesus monkeys«, in: Biological Psychiatry 40, Nr. 5, 1996, S. 338–352.

Kraepelin, Emil, Psychiatrie, 5. Aufl. Leipzig 1896.

Ders., Einführung in die psychiatrische Klinik, Leipzig 1901[1], 1905[2], 1916[3].

Krafft-Ebing, R. von, Lehrbuch der Psychiatrie, 3. Aufl. Stuttgart 1888.

Kramer, Peter D., Listening to Prozac, New York: Viking Press 1993. Deutsche Ausgabe: Glück auf Rezept. Der unheimliche Erfolg der Glückspille Fluctin, München 1995.

Kristeller, Paul Oskar, Die Philosophie des Marsilio Ficino, Frankfurt am Main 1972.

Kristeva, Julia, Die neuen Leiden der Seele, Hamburg 1994.

Dies., Soleil noir, Paris: Gallimard 1999. Deutsche Ausgabe: Schwarze Sonne. Depression und Melancholie, Frankfurt am Main 2001.

Krystal, John, »Dr. Marcia Angell and the illusions of anti-psychiatry«, Psychiatric Times, 13. August 2012.

Kuhn, Reinhard, The Demon of Noontide. Ennui in Western Literature, Princeton: Princeton University Press 1976.

Kuhn, Roland, »The treatment of depressive states with G22355 (imipramine hydrochloride)«, Referat, gehalten am 19. Mai 1958 im Galesburg State Hospital.

Kuiper, Piet. C., Seelenfinsternis. Die Depression eines Psychiaters, Frankfurt am Main 1991.

Kurki, Tapio et al., »Depression and anxiety in early pregnancy and risk for preeclampsia«, Obstetrics and Gynecology 95, Nr. 4, April 2000, S. 487–490.

Kye, Christopher und Neal Ryan, »Pharmacologic treatment of child and adolescent depression«, in: Child and Adolescent Psychiatric Clinics of North America 4, Nr. 2, 1995, S. 261–281.

Lambert, Craig, »Deep Cravings«, in: Harvard Magazine 102, Nr. 4, 2000, S. 60–68.

Lamison-White, L., U.S. Bureau of the Census: Current Populations Report, Series P60–198, Washington, D. C.: U.S. Government Printing Office 1997.

Lapidus, Kyle, Laili Soleimani und James Murrough, »Novel glutamatergic drugs for the treatment of mood disorders«, Neuropsychiatric Disease and Treatment 9, 7. August 2013, S. 1101–1112.

Lattal, K. A. und M. Perrone (Hg.), Handbook of Research Methods in Human Operant Behavior, Manuskript.

Lawlor, B. A., »Evidence for a decline with age in behavioral responsivity to the serotonin agonist m-chlorophenylpiperazine, in healthy human subjects«, in: Psychiatry Research 29, Nr. 1, 1989, S. 1–10.

Leahy-Warren, Patricia, Geraldine McCarthy und Paul Corcoran, »First-time mothers: Social support, maternal parental self-efficacy and postnatal depression«, Journal of Clinical Nursing 21, Nr. 3 und 4, Februar 2012, S. 388–397.

Leane, Wendy und Rosalyn Shute, »Youth suicide: The knowledge and attitudes of Australian teachers and clergy«, Suicide and Life-Threatening Behavior 28, Nr. 2, Sommer 1998, S. 165–173.

Lear, Jonathan, Love and Its Place in Nature, New York: The Noonday Press 1990.

Ders., Open Minded, Cambridge: Harvard University Press 1998.

Ledoux, Joseph, The Emotional Brain, New York: Touchstone 1996.

Lee, Catharine M. und Ian H. Gotlib, »Adjustment of children of depressed mothers: A 10-month follow-up«, in: Journal of Abnormal Psychology 100, Nr. 4, 1991, S. 473–477.

Lee, Seung-Hwan et al., »Genetic relationship between five psychiatric disorders estimated from genome-wide SNPs«, Nature Genetics 45, Nr. 9, September 2013, S. 984–994.

Lee, Soong et al., »Community mental health center accessibility«, in: Archives of General Psychiatry 31, 1974, S. 335–339.

Leibenluft, Ellen et al., »Is sleep deprivation useful in the treatment of depression?«, in: American Journal of Psychiatry 149, Nr. 2, 1992, S. 159–168.

Dies., »Relationship between sleep and mood in patients with rapid cycling bipolar disorder«, in: Psychiatry Research 63, 1996, S. 161–168.

Lemley, Brad, »Alternative medicine man«, in: Discover, August 1999.

Leo, Diego de und Rene F. W. Diekstra, Depression and Suicide in Late Life, Toronto: Hogrefe & Huber 1990.

Leo, Diego de et al., »Definitions of suicidal behavior: Lessons learned from the WHO / EURO Multicentre Study«, Crisis 27, Nr. 1, Januar 2006, S. 4–15.

Leo, Jonathan und Jeffrey R. Lacasse, »The media and the chemical imbalance theory of depression«, Society 45, Nr. 1, Februar 2008, S. 35–45.

Leon, Andrew C. et al., »Antidepressants and youth suicide in New York City, 1999–2002«, Journal of the American Academy of Child and Adolescent Psychiatry 45, Nr. 9, September 2006, S. 1054–1058.

Leon, Andrew C. et al., »Antidepressants in adult suicides in New York City: 2001–2004«, Journal of Clinical Psychiatry 68, Nr. 9, September 2007, S. 1399–1403.

Leopardi, Giacomo, Canti / Gesänge, München 1989.

Lepenies, Wolf, Melancholie und Gesellschaft, Frankfurt am Main 1969.

Lester, David (Hg.), Current Concepts of Suicide, Philadelphia: The Charles Press 1990.

Ders., Patterns of Suicide and Homicide in the World, New York: Nova Science Publishers 1996.

Ders., Making Sense of Suicide, Philadelphia: The Charles Press 1997.

Levi, Primo, Die Untergegangenen und die Geretteten, München 1990.

Levine, David, »VP Biden addresses 15 000 psychiatrists at #APA2014 meeting«, Elsevier Connect, 8. Mai 2014.

Levy, Robert M. und Leonard S. Rubinstein, The Rights of People with Mental Disabilities, Carbondale, Ill.: Southern Illinois University Press 1996.

Lewinsohn, Peter M., Julia L. Steinmetz, Douglas W. Larson und Franklin Judita, »Depression related cognitions: antecedent or consequence?«, in: Journal of Abnormal Psychology 90, 1981, S. 213–219.

Lewis, C. S., Studies in Words, Cambridge: Cambridge University Press 1967.

Lewis, Ricki, »Manic-depressive illness«, in: FDA Consumer 30, Nr. 5, 1996, S. 26–29.

Libby, Anne M. et al., »Decline in treatment of pediatric depression after FDA advisory on risk of suicidality with SSRIs«, American Journal of Psychiatry 164, Nr. 6, Juni 2007, S. 633–639.

Libby, Anne M., Heather D. Orton und Robert J. Valuck, »Persisting decline in depression treatment after FDA warnings«, Archives of General Psychiatry 66, Nr. 6, Juni 2009, S. 633–639.

Lidz, Theodore, »Adolf Meyer and the development of American psychiatry«, in: American Journal of Psychiatry 123, 1966.

Light, Luise, »How energy heals«, in: New Age Magazine, Februar 1998.

Linde, Klaus et al., »St. John's wort for depression – an overview and meta-analysis of randomized clinical trials«, in: British Medical Journal 313, S. 253–258.

Lindner, Robert, The Fifty-Minute Hour, New York: Rinehart & Company 1955.

Lipinski, Joseph F. *et al.*, »Open trial of S-adenosylmethionine for treatment of depression«, in: American Journal of Psychiatry 143, Nr. 3, 1984, S. 448–450.

Lisanby, Sarah H. *et al.*, »Safety and feasibility of magnetic seizure therapy (MST) in major depression: Randomized within-subject comparison with electroconvulsive therapy«, *Neuropsychopharmacology* 28, Nr. 10 (k2003), S. 1852–1865.

Loo, Colleen K. *et al.*, »A review of ultrabrief pulse width electroconvulsive therapy«, *Therapeutic Advances in Chronic Disease* 3, Nr. 2, März 2012, S. 69–85.

López, Juan F. *et al.*, »Regulation of 5-HAT receptors and the hypothalamic-pituitary-adrenal axis«, in: Annals of die New York Academy of Sciences 836, 1997, S. 106–134.

Dies., »Regulation of 5-HT1A receptor, glucocorticoid and mineralcorticoid receptor in rat and human hippocampus: Implications for the neurobiology of depression«, in: Biological Psychiatry 43, 1998, S. 547–573.

Dies., »Neural circuits mediating stress«, in: Biological Psychiatry 46, 1999, S. 1461–1471.

Lopez, Korina, »Glenn Close, family work to end stigma of mental illness«, *USA Today*, 21. Mai 2013.

Loughead, Ada M. *et al.*, »Antidepressants in amniotic fluid: Another route of fetal exposure«, *American Journal of Psychiatry* 163, Nr. 1, Januar 2006, S. 145–147.

Louik, Carol *et al.*, »First-trimester use of selective serotonin-reuptake inhibitors and the risk of birth defects«, *New England Journal of Medicine* 356, Nr. 26, 28. Juni 2007, S. 2675–2683.

Louik, Carol, Stephen Kerr und Allen A. Mitchell, »First-trimester exposure to bupropion and risk of cardiac malformations«, *Pharmacoepidemiology and Drug Safety* 23, Nr. 10, Oktober 2014, S. 1066–1075.

Lozano, Andres M. *et al.*, »Subcallosal cingulate gyrus deep brain stimulation for treatment-resistant depression«, *Biological Psychiatry* 64, Nr. 6, 15. September 2008, S. 461–467.

Ludwig, Jens, David E. Marcotte und Karen Norberg, »Antidepressants and suicide«, *Journal of Health Economics* 28, Nr. 3, Mai 2009, S. 659–676.

Luhrmann, T. M., Of Two Minds, New York: Alfred A. Knopf 2000.

Lukács, Georg, Die Seele und die Formen, Neuwied 1971.

Luoma, Jason B., Catherine E. Martin und Jane L. Pearson, »Contact with mental health and primary care providers before suicide: A review of the evidence«, *American Journal of Psychiatry* 159, Nr. 6, Juni 2002, S. 909–916.

Lynch, John *et al.*, »Cumulative impact of sustained economic hardship an physical, cognitive, psychosocial, and social functioning«, in: New England Journal of Medicine 337, 1997, S. 1889–1895.

Lynge, Inge, »Mental disorders in Greenland. Past and present«, in: Man & Society 21, 1997.

Lyons, David *et al.*, »Separation induced changes in squirrel monkey hypothalamic-pituitary-adrenal physiology resemble aspects of hypercortisolism in humans«, in: Psychoneuroendocrinology 24, 1999, S. 131–142.

MacDonald, Michael, Mystical Bedlam. Madness, Anxiety, and Healing in Seventeenth-Century England, Cambridge: Cambridge University Press 1981.

MacLean, Paul D., The Triune Brain in Evolution. Role in Paleocerebral Functions, New York: Plenum Press 1990.

Madden, Pamela A. F. *et al.*, »Seasonal changes an mood and behavior«, in: Archives of General Psychiatry 53, 1996, S. 47–55.

Maj, M. F. Starace und N. Sartorius, Mental Disorders in HIV-1 Infection and Aids, Seattle: Hogrefe & Huber Publishers 1993.

Major, Ralph H., A History of Medicine, 2 Bde., Springfield, Ill.: Thomas 1954.

Makanjuola, Roger O., »Socio-cultural parameters in Yoruba Nigerian patients with affective disorders«, in: British Journal of Psychiatry 155, 1989, S. 337–340.

Malan, André und Bernard Canguilhem (Hg.), Symposium an Living in the Cold, Zweite Veranstaltung in Le Hohewald (Frankreich), London: J. Libbey Eurotext 1989.

Malaurie, Jean, Die letzten Könige von Thule, Frankfurt am Main 1979.

Maltsberger, John, Suicide Risk: The Formulation of Clinical Judgment, New York: New York University Press 1986.

Malm, Heli *et al.*, »Selective serotonin reuptake inhibitors and risk for major congenital anomalies«, *Obstetrics and Gynecology* 118, Nr. 1, Juli 2011, S. 111–120.

Manfield, Philip (Hg.), Extending MDR, New York: W. W. Norton & Company 1998.

Mann, John, »The neurobiology of suicide«, in: Lifesavers 10, Nr. 4, 1998, S. 1–7.

Ders. *et al.*, »Toward a clinical model of suicidal behavior in psychiatric patients«, in: The American Journal of Psychiatry 156, Nr. 2, 1999, S. 181–189.

Manning, Martha, Undercurrents, San Francisco: HarperSanFrancisco 1994.

Dies., »The Legacy«, in: Family Therapy Networker, Januar 1997, S. 34–41.

Marcus, Eric, Why Suicide?, San Francisco: HarperSanFrancisco 1996.

Marcus, Sheila M., »Depression during pregnancy: Rates, risks and consequences: Motherisk update 2008«, *Canadian Journal of Clinical Pharmacology* 16, Nr. 1, Winter 2009, S. e15–22.

Margolis, Simeon und Karen L. Swartz, The Johns Hopkins White Papers. Depression and Anxiety, Maryland: The Johns Hopkins Medical Institutions 1998–2000.

Margulis, Andrea V. *et al.*, »Use of selective serotonin reuptake inhibitors in pregnancy and cardiac malformations: A propensity-score matched cohort in CPRD«, *Pharmacoepidemiology and Drug Safety* 22, Nr. 9, September 2013, S. 942–951.

Marinoff, Lou, Plato, Not Prozac!, New York: HarperCollins 1999.

Maris, Ronald (Hg.), The Biology of Suicide, New York: The Guilford Press 1986.

Mark, Tami *et al.*, National Expenditures for Mental Health, Alcohol and Other Drug Abuse Treatment, Washington, D. C.: U.S. Department of Health and Human Services 1996.

Marlowe, Ann, How to Stop Time: Heroin from A to Z, New York: Basic Books 1999.

Masseck, Olivia A. *et al.*, »Vertebrate cone opsins enable sustained and highly sensitive rapid control of Gi/o signaling in anxiety circuitry«, *Neuron 81*, Nr. 6, 19. März 2014, S. 1263–1273.

Mather, Cotton, The Angel of Bethesda, hg. von Gorden W. Jones, Barre, Mass.: American Antiquarian Society and Barre Publishers 1972.

Mathew, Roy und William Wilson, »Substance abuse and cerebral blood flow«, in: American Journal of Psychiatry 148, Nr. 3, 1991, S. 292–305.

Maudsley, Henry, The Pathology of the Mind, London: Macmillan and Co. 1895.

Maupassant, Guy de, Novellen, Stuttgart 1991.

Mauthner, Natasha S., »Feeling low and feeling really bad about feeling low: Women's experiences of motherhood and postpartum depression«, *Canadian Psychology* 40, Nr. 2, Mai 1999, S. 143–161.

May, Rollo, The Meaning of Anxiety, New York: W. W. Norton & Co. 1977. Deutsche Ausgabe: Antwort auf die Angst, Frankfurt am Main 1984.

Maylon, A. K., »Biphasic aspects of homosexual identity formation«, in: Psychotherapy: Theory, Research and Practice 19, 1982, S. 335–340.

Mays, John Bentley, In the Jaws of the Black Dogs, New York: HarperCollins 1995.

McAlpine, Donna und David Mechanic, »Utilization of specialty mental health care among persons with severe mental illness: The roles of demographics, need, insurance, and risk«, in: Health Services Research 35, Nr. 1, 2000, S. 277–292.

McCann, U. *et al.*, »Serotonin neurotoxicity after 3,4-methylenedioxymetamphetamine: A controlled study in humans«, in: Neuropsychopharmacology 10, 1994, S. 129–138.

McCauley, Elizabeth *et al.*, »The role of somatic complaints in the diagnosis of depression in children and adolescents«, in: Journal of the American Academy of Child and Adolescent Psychiatry 30, Nr. 4, 1991, S. 631–635.

McDowell, David M. und Henry I. Spitz, Substance Abuse. From Principles to Practice, New York: Taylor & Francis Group 1999.

McGrath, Callie L. *et al.*, »Toward a neuroimaging treatment selection biomarker for major depressive disorder«, *JAMA Psychiatry* 70, Nr. 8, August 2013, S. 821–829.

McGuire, Michael und Alfonso Troisi, Darwinian Psychiatry, Oxford: Oxford University Press 1998.

McHugh, Paul R., »Psychiatric misadventures«, in: The American Scholar 61, Nr. 4, 1992, S. 497–510.

Ders. und Philip R. Slavney, The Perspectives of Psychiatry, Baltimore: The Johns Hopkins University Press 1986.

McKeown, L. A., »The healing Profession an an alternative mission«, in: Medical World News, April 1993, S. 48–60.

Mead, Richard, Medical Precepts and Cautions, hg. von Thomas Strack, London: J. Brindley 1751.

Ders., The Medical Works of Richard Mead, M. D., London: C. Hitch et al. 1760.

Mehlman, P. T. et al., »Low CSF 5-HIAA concentrations and severe aggression and impaired impulse control in nonhuman primates«, in: American Journal of Psychiatry 151, 1994, S. 1485–1491.

Meisol, Patricia, »The dark cloud«, in: The Sun vom 1. Mai 1999.

Melfi, Catherine et al., »Access to treatment for depression in a Medicaid population«, in: Journal of Health Care for the Poor and Underserved 10, Nr. 2, 1999, S. 201–215.

Mellman, T. A. und T. W. Uhde, »Sleep and panic and generalized anxiety disorders«, in: James Ballenger (Hg.), The Neurobiology of Panic Disorder, New York: Wiley-Liss 1990.

Menander, Comicorum Atticorum fragmenta, hg. von T. Kock, Leipzig 1888.

Mendelson, Meyer, Psychoanalytic Concepts of Depression, New York: Spectrum Publications 1974.

Mendez-David, Indira et al., »Adult hippocampal neurogenesis: An actor in the antidepressant-like action«, Annales Pharmaceutiques Françaises 71, Nr. 3, Mai 2013, S. 143–149.

Menninger, Karl, Selbstzerstörung, Frankfurt am Main 1974.

Merkin, Daphne, »The black season«, in: The New Yorker vom 8. Januar 2001.

Meyer, Adolf, »The ›complaint‹ as the center of genetic-dynamic and nosological thinking in psychiatry«, in: New England Journal of Medicine 199, 1928, S. 360–370.

Ders., The Collected Papers of Adolf Meyer, hg. von Eunice E. Winters, 4 Bde., Baltimore: The Johns Hopkins Press 1951.

Ders., Psychobiology. A Science of Man, hg. von Eunice E. Winters und Anna Mae Bowers, Springfield: Charles C. Thomas 1957.

Meyer, R. E. (Hg.), Psychopathology and Addictive Disorder, New York: Guilford Press 1986.

Miletich, John J., Depression in the Elderly. A Multimedia Sourcebook, Westport, Conn.: Greenwood Press 1997.

Milgram, Stanley, Das Milgram-Experiment. Zur Gehorsamsbereitschaft gegenüber Autorität, Reinbek bei Hamburg 1982.

Millay, Edna St. Vincent, Collected Sonnets, New York: Harper and Row 1988.

Miller, Alice, Das Drama des begabten Kindes und die Suche nach dem wahren Selbst, Frankfurt am Main 1991.

Miller, Ivan W. und Gabor I. Keitner et al., »Depressed patients with dysfunctional families: Description and course of illness«, in: Journal of Abnormal Psychology 101, Nr. 4, 1992 S. 637–646.

Miller, John (Hg.), On Suicide. Great Writers on the Ultimate Question, San Francisco: Chronicle Books 1992.

Milton, John, Complete Poems and Major Prose, hg. von Merritt Y. Hughes, New Jersey: Prentice Hall 1957.

Ders., Paradise Lost, New York: W. W. Norton & Company 1993. Deutsche Ausgabe: Das verlorene Paradies, Stuttgart 1968.

Miranda, Jeanne, »Introduction to the special section on recruiting and retaining minorities in psychotherapy research«, in: Journal of Consulting Clinical Psychologists 64, Nr. 5, 1996, S. 848–850.

Dies., »One in five women will become clinically depressed …« (Manuskript).

Dies. *et al.*, »Recruiting and retaining low-income Latinos in psychotherapy research«, in: Journal of Consulting Clinical Psychologists 64, Nr. 5, 1996, S. 868–874.

Dies., »Unmet mental health needs of women in public-sector gynecologic clinics«, in: American Journal of Obstetrics and Gynecology 178, 1998, S. 212–217.

Dies., »Current psychiatric disorders among women in public sector family planning clinics«, Georgetown University Medical Center, Manuskript.

Dies. und Bonnie L. Green, »Poverty and mental health services research«, Georgetown University Medical Center, Manuskript.

Mirman, Jacob J., Demystifying Homeopathy, Minnesota: New Hope Publishers 1999.

Mitchell, Allen A. *et al.*, »Medication use during pregnancy, with particular focus on prescription drugs: 1976–2008«, *American Journal of Obstetrics and Gynecology* 205, Nr. 1, Juli 2011, S. 51.e1–51.e8.

Möller, Hans-Jürgen und Konstantinos N. Fountoulakis, »Problems in determining efficacy and effectiveness of antidepressants«, *Psychiatriki* 22, Nr. 4, Oktober–Dezember 2011, S. 298–306.

Mondimore, Francis Mark, Depression. The Mood Disease, Baltimore: The Johns Hopkins University Press 1995.

Monk, Catherine, Elizabeth M. Fitelson und Elizabeth Werner, »Mood disorders and their pharmacological treatment during pregnancy: Is the future child affected?«, *Pediatric Research* 69, Nr. 5, Teil 2, Mai 2011, S. 3R–10R.

Montgomery, S. A., »Suicide prevention and serontonergic drugs«, in: International Clinical Psychopharmacology 8, Nr. 2, 1993, S. 83–85.

Montplaisir, J. und R. Godbout (Hg.), Sleep and Biological Rhythms, New York: Oxford University Press 1990.

Moore, L. *et al.*, »The JOBS evaluation: How well are they faring? AFDC families with preschool-age children in Atlanta at the outset of the JOB evaluation«, Washington, D.C.: U.S. Department of Health and Human Services 1995.

Dies., »The association between physical activity and depression in older depressed adults«, in: Journal of Aging and Physical Activity 7, 1999, S. 55–61.

Moore, Thomas, Care of the Soul, New York: HarperCollins Publishers 1998.

Mora, George (Hg.), Witches, Devils, and Doctors in the Renaissance: Johann Weyer, De praestigiis daemonum (1583), hg. von John Shea, Binghamton: Medieval Renaissance Texts & Studies 1991.

Moreines, Jared L. *et al.*, »Neuropsychological function before and after subcallosal cingulate deep brain stimulation in patients with treatment-resistant depression«, *Depression and Anxiety* 31, Nr. 8, August 2014, S. 690–698.

Morse, Gary *et al.*, »Experimental comparison of the effects of three treatment programs for homeless mentally ill people«, in: Hospital and Community Psychiatry 43, Nr. 10, 1992, S. 1005–1010.

Moss, L. und D. Hamilton, »The psychotherapy of the suicidal patient«, in: American Journal of Psychiatry 122, 1956, S. 814–819.

Mufson, Laura *et al.*, »Efficacy of interpersonal psychotherapy for depressed adolescents«, in: Archives of General Psychiatry 56, 1999, S. 573–579.

Mulder, Eduard J. H. *et al.*, »Selective serotonin reuptake inhibitors affect neurobehavioral development in the human fetus«, *Neuropsychopharmacology* 36, 2011, S. 1961–1971.

Müller, Norbert *et al.*, »The cyclooxygenase-2 inhibitor celecoxib has therapeutic effects in major depression: Results of a double-blind, randomized, placebo-controlled, add-on pilot study to reboxetine«, *Molecular Psychiatry* 11, 2006, S. 680–684.

Murphy, Elaine (Hg.), Affective Disorders in the Elderly, London: Churchill Livingstone 1986.

Murphy, George, Suicide in Alcoholism, New York: Oxford University Press 1992.

Murray, Albert, Stomping the Blues, New York: A De Capo Paperback 1976.

Murray, Michael T., Natural Alternatives to Prozac, New York: Morrow 1996.

Musetti, Laura et al., »Depression before and after age 65. A re-examination«, in: British Journal of Psychiatry 155, 1989, S. 330–336.

Mutrie, Tim, »Aspenite helps spread word on teen depression«, in: The Aspen Times 12, Nr. 169, 1999.

Nadler, Roland, »›Electroceutical‹ ads are here: What will regulators say?«, Stanford Center for Law and the Biosciences, 24. Oktober 2013.

Nagel, Thomas, The Possibility of Altruism, Princeton: Princeton University Press 1970. Deutsche Ausgabe: Die Möglichkeit des Altruismus, Frankfurt am Main 1998.

Nakagawa, Atsuo et al., »Association of suicide and antidepressant prescription rates in Japan, 1999–2003«, Journal of Clinical Psychiatry 68, Nr. 6, Juni 2007, S. 908–916.

National Advisory Mental Health Council, »Minutes of the 184th meeting«, 16. September 1996, Manuskript.

Ders., »Bridging science and service: A report by the National Advisory Mental Health Council's Clinical Treatment and Services Research Workgroup«, Manuskript.

National Alliance on Mental Illness, »General information about specific medications«, o. D.

National Institute of Health's Genetics Workgroup, »Genetics and mental disorders«, National Institute of Mental Health, Manuskript.

National Institute of Mental Health, Suicide Research Workgroup: »From the bench to the clinic«, 14./15. November 1996.

Dass., »Report to the National Advisory Mental Health Council Director of the NIMH«, 28./29. Januar 1997.

Dass., Depression: What Every Woman Should Know, Depression Awareness, Recognition, and Treatment (D/ART) Campaign.

National Mental Health Association, »Tipper Gore announces major mental health initiative«, NMHA Legislative Alert.

National Mental Health Consumers' Self-Help Clearinghouse et al., Amici Curiae Brief for the October 1998 Supreme Court Case of Tommy Olmstead, Commissioner of the Department of Human Resources of the State of Georgia, et al., vs. L. C. and E. W., Each by Jonathan Zimring, as Guardian and Litern and Next Friend, Philadelphia 1998.

Naughton, Marie et al., »A review of ketamine in affective disorders: Current evidence of clinical efficacy, limitations of use and pre-clinical evidence on proposed mechanisms of action«, Journal of Affective Disorders 156, Nr. 3, März 2014, S. 24–35.

Naurex Inc., »FDA grants fast track designation to Naurex's rapid-acting novel antidepressant GLYX-13«, PR Newswire, 3. März 2014.

Nazroo, J. Y. et al., »Gender differences in the onset of depression following a shared life event: A study of couples«, in: Psychological Medicine 27, 1997, S. 9–19.

Neaman, Judith S., Suggestion of the Devil. The Origins of Madness, Garden City, NY: Anchor Books 1975.

Nemeroff, Charles B., »The neurobiology of depression«, in: Scientific American, Juni 1998.

Nesse, Randolph M., »Evolutionary explanations of emotions«, in: Human Nature 1, Nr. 3, 1990, S. 281–289.

Ders., »What good is feeling bad?«, in: The Sciences, Dezember 1991.

Ders., »Is depression an adaption?«, in: Archives of General Psychiatry 57, Nr. 1, 2000, S. 14–20.

Newton, Isaac, Mathematische Prinzipien der Naturlehre, mit Bemerkungen und Erläuterungen, hg. von J. Ph. Wolfers, Darmstadt 1963.

Nicholson Barbara L. und Diane M. Kay, »Group treatment of traumatized Cambodian women: A culture-specific approach«, in: Social Work 44, Nr. 5, 1999, S. 470–479.

Nicolson, Paula, »Loss, happiness and postpartum depression: The ultimate paradox«, Canadian Psychology 40, Nr. 2, Mai 1999, S. 162–178.

Nielsen, D. et al., »Suicidality and 5-hydroxindoleacetic acid concentration associated with tryptophan hydroxylase polymorphism«, in: Archives of General Psychiatry 51, 1994, S. 34–38.

Nierenberg, Andrew et al., »Mania associated with St. John's Wort«, in: Biological Psychiatry 46, 1999, S. 1707 f.

Niesink, R. J. M. et al., Drugs of Abuse and Addiction, Boca Raton: CRC Press 1998.

Nietzsche, Friedrich, Werke in drei Bänden, hg. von Karl Schlechta, München 1966.

Nolen-Hoeksema, Susan, Sex Differences in Depression, Stanford: Stanford University Press 1990.

Nonacs, Ruta, Lee S. Cohen und Marlene Freeman, »Response to the New York Times article on SSRIs and pregnancy: Moving toward a more balanced view of risk«, MGH Center for Women's Mental Health, Massachusetts General Hospital, 5. September 2014.

Norden, Michael J., Beyond Prozac: Brain Toxic Lifestyles, Natural Antidotes and New Generation Antidepressants, New York: ReganBooks 1995.

Norton Anthology of Poetry, hg. von Alexander W. Allison et al., New York: W. W. Norton & Company 1977.

Nuland, Sherwin B., How We Die, London: Vintage 1997.

Nulman, Irena et al., »Child development following exposure to tricyclic antidepressants or fluoxetine throughout fetal life: A prospective, controlled study«, American Journal of Psychiatry 159, Nr. 11, November 2002, S. 1889–1895.

Nutt, David, »Substance-P antagonists: A new treatment for depression?«, in: Lancet 352, 1998, S. 1644 f.

Nuttin, Bart et al., »Consensus on guidelines for stereotactic neurosurgery for psychiatric disorders«, Journal of Neurology, Neurosurgery and Psychiatry 85, Nr. 9, September 2014, S. 1003–1008.

O'Connor, Lynn E. et al., »Guilt, fear, and empathy in college students and clinically depressed patients«, in: The Human Behavior and Evolution Society Meetings, Juli 1998.

O'Connor, Thomas G., Catherine Monk und Elizabeth M. Fitelson, »Practitioner review: Maternal mood in pregnancy and child development: Implications for child psychology and psychiatry«, Journal of Child Psychology and Psychiatry 55, Nr. 2, Februar 2014, S. 99–111.

O'Hara, Michael W. und Annette M. Swain, »Rates and risk of postpartum depression: A meta-analysis«, International Review of Psychiatry 8, Nr. 1, März 1996, S. 37–54.

O'Meara, Kelly Patricia, »Doping kids«, Insight on the News, 28. Juni 1999.

Oates, Margaret R., »Postnatal depression and screening: Too broad a sweep?«, British Journal of General Practice 53, Nr. 493, August 2003, S. 596–597.

Dies., »Suicide: The leading cause of maternal death«, British Journal of Psychiatry 183, Nr. 4, 2003, S. 279–281.

Oberlander, Tim F. et al., »Externalizing and attentional behaviors in children of depressed mothers treated with a selective serotonin reuptake inhibitor antidepressant during pregnancy«, Archives of Pediatric and Adolescent Medicine 161, Nr. 1. Januar 2007, S. 22–29.

Ogle, Robbin S., Daniel Maier-Katkin und Thomas J. Bernard, »A theory of homicidal behavior among women«, Criminology 33, Nr. 2, 1995, S. 173–193.

Oldham, John M., »Antidepressants and the placebo effect, revisited«, Psychiatric News, 16. März 2012.

Olfson, Marc et al., »Relationship between antidepressant medication treatment and suicide in adolescents«, Archives of General Psychiatry 60, Nr. 10, Oktober 2003, S. 978–982.

Olfson, Mark und Steven C. Marcus, »National trends in outpatient psychotherapy«, American Journal of Psychiatry 167, Nr. 12, Dezember 2010, S. 1456–1463.

Olney, Buster, »Harnisch says he is being treated for depression«, The New York Times vom 26. April 1997.

Olsen, K. und L. Pavetti, »Personal and family challenges to the successful transition from welfare to work«, Washington, D. C.: Urban Institute 1996.

Opler, Marvin und S. Mouchly Small, »Cultural variables affecting somatic complaints and depression«, in: Psychosomatics 9, Nr. 5, 1968, S. 261–266.

Oppenheim, Janet, Shattered Nerves, Oxford: Oxford University Press 1991.

Oquendo, M. A. et al., »Suicide: Risk factors and prevention in refractory major depression«, in: Depression and Anxiety 5, 1997, S. 202–211.

Dies., »Inadequacy of antidepressant treatment for patients with major depression who are at risk for suicidal behavior«, in: The American Journal of Psychiatry 156, Nr. 2, 1999, S. 190–194.

Osler, Sir William, Aequanimitas, London: H. K. Lewis 1994.

Oswego Hospital, »Community service plan 2014–2016«, 2013.

Overstreet, D. H. et al., »Alcoholism and depressive disorder: Is cholinergic sensitivity a biological marker?«, in: Alcohol d' Alcoholism 24, 1989, S. 253–255.

Overstreet, S. et al., »Availability of family support as a moderator of exposure to community violence«, in: Journal of Clinical Child Psychology 28, Nr. 2, 1999, S. 151–159.

The Oxford English Dictionary, 12 Bde., Oxford: At the Clarendon Press 1978.

Pae, Chi-Un et al., »Milnacipran: Beyond a role of antidepressant«, Clinical Neuropharmacology 32, Nr. 6, November / Dezember 2009, S. 355–363.

Page, Melissa und Mari S. Wilhelm, »Postpartum daily stress, relationship quality and depressive symptoms«, Contemporary Family Therapy 29, Nr. 4, Dezember 2007, S. 237–251.

Pagel, Walter, Religion and Neoplatonism in Renaissance Medicine, hg. von Marianne Winter, London: Variorum Reprints 1985.

Papakostas, George I. und Maurizio Fava, »Does the probability of receiving placebo influence clinical trial outcome? A meta-regression of double-blind, randomized clinical trials in MDD«, European Neuropsychopharmacology 19, Nr. 1, Januar 2009, S. 34–40.

Papolos, Demitri und Janice Papolos, Overcoming Depression, New York: HarperCollins 1997.

Paris, Jayson J. et al., »Immune stress in late pregnant rats decreases length of gestation and fecundity, and alters later cognitive and affective behavior of surviving pre-adolescent offspring«, Stress 14, Nr. 6, November 2011, S. 652–664.

Pascual-Leone, Alvaro et al., »Cerebral atrophy in habitual cocaine abusers: A planimetric CT study«, in: Neurology 41, 1991, S. 34–38.

Dies., »Rapid-rate transcranial magnetic stimulation of left dorsolateral prefrontal cortex in drug-resistant depression«, in: Lancet 348, 1996, S. 233–237.

Patros, Philip G. und Tonia K. Shamoo, Depression and Suicide in Children and Adolescents, Boston: Allyn and Bacon 1989.

Patton, Stacey Pamela, »Electrogirl«, The Washington Post vom 19. September 1999.

Pawlby, Susan et al., »Antenatal depression predicts depression in adolescent offspring: Prospective longitudinal community-based study«, Journal of Affective Disorders 113, Nr. 3, März 2009, S. 236–243.

Pear, Robert, »Insurance plans skirt requirement on mental health«, The New York Times vom 26. Dezember 1998.

Pearce, Erica und Julie Murphy, »Vortioxetine for the treatment of depression«, Annals of Pharmacotherapy 48, Nr. 5, Juni 2014, S. 758–765.

Pedersen, Lars Henning et al., »Selective serotonin reuptake inhibitors in pregnancy and congenital malformations: Population based cohort study«, British Medical Journal 339, 23. September 2009, S. b3569.

Peläez-Nogueras, Martha et al., »Depressed mothers' touching increases infants' positive affect and attention in still-face interaction«, in: Child Development 67, 1996, S. 1780–1792.

Petch, Jemima und W. Kim Halford, »Psycho-education to enhance couples' transition to parenthood«, Clinical Psychology Review 28, Nr. 7, Oktober 2008, S. 1125–1137.

Peterchev, Angel V., D. L. Murphy und Sarah H. Lisanby, »Repetitive transcranial magnetic stimulator with controllable pulse parameters (cTMS)«, Proceedings of the 2010 Annual International Conference of the IEEE Engineering in Medicine and Biology Society, 1.–4. September 2010, S. 2922–2926.

Petti, T. A., »Depression in hospitalized child psychiatry patients: Approaches to measuring depression«, in: Journal of the American Academy of Child Psychiatry 22, 1978, S. 11–21.

Phillips, Adam, Darwin's Worms, London: Faber and Faber 1999.

Physicians' Desk Reference, 53. Aufl., Montvale, New Jersey: Medical Economics Company 1999.

Pinel, Phillippe, Philosophisch-medicinische Abhandlung über Geistesverwirrungen oder Manie, Berlin 1801.

Pines, Dinora, »The relevance of early psychic development to pregnancy and abortion«, International Journal of Psycho-Analysis 63, Teil 3, 1982, S. 311–319.

Pirkis, Jane und Philip Burgess, »Suicide and recency of health care contacts: A systematic review«, in: British Journal of Psychiatry 173, 1998, S. 462–475.

Pitt, Brice, »›Atypical‹ depression following childbirth«, British Journal of Psychiatry 114, Nr. 516, November 1968, S. 1325–1335.

Pizzagalli, Diego A. et al., »Reduced hedonic capacity in major depressive disorder: Evidence from a probabilistic reward task«, Journal of Psychiatric Research 43, Nr. 1, November 2008, S. 76–87.

Pizzagalli, Diego A., Allison L. Jahn und James P. O'Shea, »Toward an objective characterization of an anhedonic phenotype: A signal-detection approach«, Biological Psychiatry 57, Nr. 4, 15. Februar 2005, S. 319–327.

Plath, Sylvia, The Bell Jar, New York: Harper Row 1971. Deutsche Ausgabe: Die Glasglocke, Frankfurt am Main 1998.

Pletscher, A. et al., »Serotonin release as a possible mechanism of reserpine action«, in: Science 122, 1955, S. 374.

Poe, Edgar Allen, Das gesamte Werk in zehn Bänden, Olten 1966.

Pollan, Michael, »A very fine line«, in: The New York Times Magazine vom 12. September 1999.

Pollice, Christine et al., »Relationship of depression, anxiety, and obsessionality to state of illness in Anorexia Nervosa«, in: International Journal of Eating Disorders 21, 1997, S. 367–376.

Porter, Roy, Mind-Forg'd Manacles. A History of Madness in England from the Restoration to the Regency, London: Athlone Press 1987.

Posner, Kelly et al., »Columbia Classification Algorithm of Suicide Assessment (C-CASA): Classification of suicidal events in the FDA's pediatric suicidal risk analysis of antidepressants«, American Journal of Psychiatry 164, Nr. 7, Juli 2007, S. 1035–1043.

Posner, Kelly et al., »The Columbia-Suicide Severity Rating Scale: Initial validity and internal consistency findings from three multisite studies with adolescents and adults«, American Journal of Psychiatry 168, Nr. 12, Dezember 2011, S. 1266–1277.

Post, Laurens van der, The Night of the New Moon, Middlesex: Penguin Books 1970.

Post, Robert M., »Transduction of psychosocial stress into neurobiology of recurrent affective disorder«, in: American Journal of Psychiatry 149, Nr. 8, 1992, S. 999–1010.

Ders., »Malignant transformation of affective illness: prevention and treatment«, in: Directions in Psychiatry 13, 1993, S. 2–7.

Ders. et al., »Cocaine, kindling, and psychosis«, in: American Journal of Psychiatry 133, Nr. 6, 1976, S. 627–634.

Dies., »Recurrent affective disorder: Roots in developmental neurobiology and illness progression based on changes in gene expression«, in: Development and Psychopathology 6, 1994, S. 781–813.

Dies., »Developmental psychobiology of cyclic affective illness: Implications for early therapeutic intervention«, in: Development and Psychopathology 8, 1996, S. 273–305.

Dies., »Rational polypharmacy in the bipolar affective disorders«, in: Epilepsy Research, Suppl. 11, 1996, S. 153–180.

Powell, Barbara et al., »Primary and secondary depression in alcoholic men: An important distinction?«, in: Journal of Clinical Psychology 48, Nr. 3, 1987, S. 98–101.

Poznanski, E. und J. P. Zrull, »Childhood depression: Clinical characteristics of overtly depressed children«, in: Archives of General Psychiatry 23, 1970, S. 8–15.

Price, John S., »Genetic and phylogenetic aspects of mood variation«, in: International Journal of Mental Health I, 1972, S. 124–144.

Ders., »Agonistic versus prestige competition«, in: ASCAP 8, Nr. 9, 1995, S. 7–15.

Ders., »The expression of hostility in complementary relationships – change due to depressed mood«, in: ASCAP 9, Nr. 7, 1996, S. 6–14.

Ders., »Job's battle with god«, in: ASCAP 10, Nr. 12, 1997.

Ders., »Goal setting: A contribution from evolutionary biology«, in: ASCAP 10, Nr. 10, 1997.

Ders., »Do not underestimate the dog!«, in: ASCAP 11, Nr. 12, 1998.

Ders. et al., »The social competition hypothesis of depression«, in: British Journal of Psychiatry 164, 1994, S. 309–315.

Ders. und Anthony Stevens, Evolutionary Psychiatry, London: Routledge 1996

Prichard, James Cowles, A Treatise on Insanity and other Disorders Affecting the Mind, London: Sherwood, Gilbert, and Piper 1835.

Pritchard, C., »New patterns of suicide by age and gender in the United Kingdom and the Western World 1974–1992; an indicator of social change?«, in: Social Psychiatry and Psychiatric Epidemiology 31, S. 227–234, 1996.

Proulx, Christophe D., Okihide Hikosaka und Roberto Malinow, »Reward processing by the lateral habenula in normal and depressive behaviors«, Nature Neuroscience 17, Nr. 9, September 2014, S. 1146–1152.

Quen, Jacques M. und Eric T. Carlson (Hg.), American Psychoanalysis: Origins and Development. The Adolf Meyer Seminars, New York: Brunner / Mazel 1978.

Quint, J. C. et al., New chance: Interim findings on a comprehensive program for disadvantaged young mothers and their children, New York: Manpower Demonstration Research Corporation 1994.

Rabin, Roni Caryn, »Are antidepressants safe during pregnancy?«, New York Times Blogs, 1. September 2014.

Rabins, Peter et al., »Scientific and ethical issues related to deep brain stimulation for disorders of mood, behavior, and thought«, Archives of General Psychiatry 66, Nr. 9, September 2009, S. 931–937.

Radke-Yarrow, Marian et al., »Affective interactions of depressed and nondepressed mothers and their children«, in: Journal of Abnormal Child Psychology 21, Nr. 6, 1993.

Dies., »Depressed and well mothers«, in: Child Development 65, 1994, S. 1405–1414.

Rado, Sandor, Psychoanalysis of Behavior. The Collected Papers of Sandor Rado, 2 Bde., New York, Grune & Stratton 1956.

Rai, Dheeraj et al., »Parental depression, maternal antidepressant use during pregnancy, and risk of autism spectrum disorders: Population based case-control study«, British Medical Journal 346, 19. April 2013, S. f2059.

Raleigh, Michael und Michael McGuire, »Bidirectional relationships between tryptophan and social behavior in vervet monkeys«, in: Advances in Experimental Medicine and Biology 294, 1991, S. 289–298.

Ders. et al., »Social and environmental influences on blood serotonin concentrations in monkeys«, in: Archives of General Psychiatry 41, 1984, S. 405–410.

Dies., »Serotonergic mechanisms promote dominance acquisition in adult male vervet monkeys«, in: Brain Research 559, 1991, S. 181–190.

Raphael-Leff, Joan, und Rosine Jozef Perelberg (Hg.), Female Experience: Three Generations of British Women Psychoanalysts on Work with Women, London: Routledge 1997, S. 131–143.

Ray, Shona und Zachary N. Stowe, »The use of antidepressant medication in pregnancy«, Best Practice and Research Clinical Obstetrics and Gynaecology 28, Nr. 1, Januar 2014, S. 71–83.

Readings from the Hurricane Island Outward Bound School, Rockland (Me): Hurricane Island Outward Bound.

Real, Terrence, I Don't Want to Talk About It, New York: Scribner 1997.

Rees, Jonathan, »Patents and intellectual property: A salvation for patientoriented research?«, in: Lancet 356, 2000, S. 849f.

Reardon, Sara, »Electroceuticals spark interest«, *Nature* 511, Nr. 7507, 3. Juli 2014, S. 18.

Rebello, Tahilia J. *et al.*, »Postnatal day 2 to 11 constitutes a 5-HT-sensitive period impacting adult mPFC function«, *Journal of Neuroscience* 34, Nr. 37, September 2014, S. 12379–12393.

Regier, D. A. *et al.*, »Comparing age at onset of major depression and other psychiatric disorders by birth cohorts in five US community populations«, in: Archives of General Psychiatry 48, Nr. 9, 1991, S. 789–795.

Dies., »The de facto mental and addictive disorders service system. Epidemiologic Catchment Area prospective 1-year prevalence rates of disorders and services«, in: Archives of General Psychiatry 50, Nr. 2, 1993, S. 85–94.

Relman, Arnold S., »A trip to Stonesville«, in: The New Republic 219, Nr. 24, 1998, S. 28–37.

Remafedi, G. *et al.*, »The relationship between suicide risk and sexual orientation: Results of a population-based study«, in: American Journal of Public Health 88, Nr. 1, 1998, S. 57–60.

Rich, C. L. *et al.*, »San Diego Suicide Study I: Young vs. old subjects«, in: Archives of General Psychiatry 43, Nr. 6, 1986, S. 577–582.

Richman, Judith A., Valerie D. Raskin und Cheryl Gaines, »Gender roles, social support and postpartum depressive symptomatology: The benefits of caring«, *Journal of Nervous and Mental Disease* 179, Nr. 3, März 1991, S. 139–147.

Richter, Gerhard, Text. Schriften und Interviews, hg. von Hans-Ulrich Obrist, Frankfurt am Main 1994.

Ridley, Matt, Genome, London: Forth Estate 1999.

Rifkin-Graboi, Anna *et al.*, »Prenatal maternal depression associates with microstructure of right amygdala in neonates at birth«, *Biological Psychiatry* 74, Nr. 11, Dezember 2013, S. 837–844.

Rihmer, Zoltan *et al.*, »Suicide in Hungary: Epidemiological and clinical perspectives«, *Annals of General Psychiatry* 12, Nr. 21, 26. Juni 2013, S. 21.

Riley, Anne W., »Effects on children of treating maternal depression«, Stipendium #R01 MH58 394 des National Institute of Mental Health für Anne W. Riley.

Rilke, Rainer Maria, Gesammelte Werke, Frankfurt am Main 1980.

Rimer, Sara, »Gaps seen in treatment of depression in elderly«, The New York Times vom 5. September 1999.

Ritterbush, Philip C., Overtures to Biology. The Speculations of Eighteenth Century Naturalists, New Haven: Yale University Press 1964.

Riva-Posse, Patricio *et al.*, »Defining critical white matter pathways mediating successful subcallosal cingulate deep brain stimulation for treatment-resistant depression«, *Biological Psychiatry* 76, Nr. 12, 15. Dezember 2014, S. 963–969.

Riva-Posse, Patricio *et al.*, »Practical considerations in the development and refinement of subcallosal cingulate white matter deep brain stimulation for treatment-resistant depression«, *World Neurosurgery* 80, Nr. 3–4, September–Oktober 2013, S. e25–34.

Roan, Shari, »Magic pill or minor hope?«, The Los Angeles Times vom 14. Juni 1999.

Robbins, Jim, »Wired for miracles?«, in: Psychology Today 31, 3, S. 40–76, 1998.

Robinson, James Harvey, Petrarch. The First Scholar and Man of Letters, New York: G. P. Putnam's Sons 1909.

Robinson, Nicholas, A New System of the Spleen, Vapours, and Hypochondriac Melancholy, London: A. Bettewworth, W. Innys, and C. Rivington 1729.

Roccatagliata, Guiseppe, A History of Ancient Psychiatry, New York: Greenwood Press 1986.

Rodgers, L. N. und D. A. Regier (Hg.), Psychiatric Disorders in America: The Epidemiologic Catchment Area Study, New York: The Free Press 1991.

Rogers, E. S. *et al.*, »A benefit-cost analysis of a supported employment model for persons with psychiatric disabilities«, in: Evaluation and Program Planning 18, Nr. 2, 1995, S. 105–115.

Rohan, Michael et al., »Lowfield magnetic stimulation in bipolar depression using an MRI-based stimulator«, American Journal of Psychiatry 161, Nr. 1, Januar 2004, S. 93–98.

Rohan, Michael L. et al., »Rapid mood-elevating effects of low field magnetic stimulation in depression«, Biological Psychiatry 76, Nr. 3, 1. August 2014, S. 186–193.

Romach, M. K. et al., »Long-term codeine use is associated with depressive symptoms«, in: Journal of Clinical Psychopharmacology 19, Nr. 4, 1999, S. 373–376.

Rosa, Moacyr und Sarah Lisanby, »Somatic treatments for mood disorders«, Neuropsychopharmacology Reviews 37, Nr. 1, Januar 2012, S. 101–116.

Rose, Henry, An Inaugural Dissertation an the Effects of the Passions upon the Body, Philadelphia: William W. Woodward 1794.

Rose, R. M. et al., Endocrine activity in air traffic controllers at work. II. Biological, psychological and work correlates«, in: Psychoneuroendocrinology 7, 1982, S. 113–123.

Rose, William, From Goethe to Byron. The Development of »Weltschmerz« in German Literature, London: George Routledge Sons 1924.

Rosen, David H., Transforming Depression, New York: Penguin Books 1993.

Rosen, Laura Epstein und Xavier Francisco Amador, When Someone You Love is Depressed, New York: The Free Press 1996.

Rosen, Peter et al. (Hg.), Emergency Medicine: Concepts and Clinical Practice, 4. Aufl., 3 Bde., St. Louis, Mich.: Mosby 1998.

Rosenfeld, Alvin et al., »Psychiatry and children in the child welfare system«, in: Child and Adolescent Psychiatric Clinics of North America 7, Nr. 3, 1998, S. 515–536.

Rosenthal, Norman E., »Diagnosis and treatment of seasonal affective disorder«, in: The Journal of the American Medical Association 270, Nr. 22, 1993, S. 2717–2720.

Ders., St. John's Wort, New York: HarperCollins 1998.

Ders., Winter Blues, New York: The Guilford Press 1993.

Ders. et al., »Seasonal affective disorder«, in: Archives of General Psychiatry 41, 1984, S. 72–80.

Rossow, I., »Alcohol and suicide – beyond the link at the individual level«, in: Addiction 91, 1996, S. 1463–1469.

Rothman, David I. und Sheila M. Rothman, The Willowbrook Wars, New York: Harper Row 1984.

Roukema, Marge, »Capitol shootings could have been prevented«, New Jersey Herald vom 16. August 1998.

Dies. et al., »Mental Health Parity Act of 1996 (H. R. 4058)«, The House of Representatives, Dokument.

Dies., »Mental Health and Substance Abuse Parity Amendments of 1998 (H. R. 3568)«, The House of Representatives, Dokument.

Rounsaville, Bruce J. et al., »Psychiatric diagnoses of treatment-seaking cocaine abusers«, in: Archives of General Psychiatry 48, 1991, S. 43– 51.

Roy, Alec et al., »Genetics of suicide in depression«, in: Journal of Clinical Psychiatry, Suppl. 2, 1999, S. 12–17.

Rubin, Julius H., Religious Melancholy and Protestant Experience in America, Oxford: Oxford University Press 1994.

Rush, Benjamin, Benjamin Rush's Lectures on the Mind, hg. von Eric T. Carlson, Jeffrey L. Wollock und Patricia S. Noel, Philadelphia: American Philosophical Society 1981.

Ders., Medical Inquiries and Observations, 4 Bde., 3. Aufl., Philadelphia: Mathew Carey et al. 1809.

Ders., Medical Inquiries and Observations upon the Diseases of the Mind, Philadelphia: Grigg and Elliot 1835.

Russo, Scott J. und Eric J. Nestler, »The brain reward circuitry in mood disorders«, Nature Reviews: Neuroscience 14, Nr. 9, September 2013, S. 609–625.

Rutherford, Bret R. et al., »A randomized, prospective pilot study of patient expectancy and antidepressant outcome«, Psychological Medicine 43, Nr. 5, April 2013, S. 975–982.

Rutherford, Bret R. und Stephen P. Roose, »A model of placebo response in antidepressant clinical trials«, American Journal of Psychiatry 170, Nr. 7, Juli 2013, S. 723–733.

Rütsche, B. et al., »Modulating arithmetic performance: A tDCS / EEG study«, Clinical Neurophysiology 124, Nr. 10 (Oktober 2013), S. e91.

Rutter, Michael und David J. Smith (Hg.), Psychosocial Disorders in Young People, Chichester: John Wiley & Sons 1995.

Ryabinin, Andrey, »Role of hippocampus in alcohol-induced memory impairment: Implications from behavioral and immediate early gene studies«, in: Psychopharmacology 139, 1998, S. 34–43.

Ryan, Neal et al., »Imipramine in adolescent major depression: Plasma level and clinical response«, in: Acta Psychiatrica Scandinavica 73, 1986, S. 275–288.

Sack, David A. et al., »Deficient nocturnal surge of TSH secretion during sleep and sleep deprivation in rapid-cycling bipolar illness«, in: Psychiatry Research 23, 1987, S. 179–191.

Sacks, Oliver, Seeing Voices, Berkeley: University of California Press 1989. Deutsche Ausgabe: Stumme Stimmen, Reinbek bei Hamburg 1995.

Sackein, Harold et al., »A prospective, randomized, double-blind comparison of bilateral and right unilateral electroconvulsive therapy at different stimulus intensities«, in: Archives of General Psychiatry 57, Nr. 5, 2000, S. 425–434.

Safran, Jeremy D., »Breaches in the therapeutic alliance: A arena for negotiating authentic relatedness«, in: Psychotherapy 30, 1993, S. 11–24.

Ders., Widening the Scope of Cognitive Therapy, New Jersey: John Aronson 1998.

Ders., »Faith, despair, will, and the paradox of acceptance«, in: Contemporary Psychoanalysis 35, Nr. I, 1999, S. 5–23.

Sakado, K. et al., »The association between the high interpersonal sensitivity type of personality and a lifetime history of depression in a sample of employed Japanese adults«, in: Psychological Medicine 29, Nr. 5, 1999, S. 1243–1248.

Saloman, Charlotte, Charlotte Saloman: Life? or Theatre?, Zwolle (Niederlande): Waander Publishers 1998.

Saloner, Brendan und Benjamin Le Cook, »An ACA provision increased treatment for young adults with possible mental illnesses relative to comparison group«, Health Affairs 33, Nr. 8, August 2014, S. 1425–1434.

Sameroff, A. J., R. Seifer und M. Zax, »Early development of children at risk for emotional disorder«, in: Monographs of the Society for Research in Child Development 47, Nr. 7, 1982.

Sanacora, Gerard, »Ketamine-induced optimism: New hope for the development of rapid-acting antidepressants«, Psychiatric Times, 13. Juli 2012.

Sanchez, C. et al., »The role of serotonergic mechanisms in inhibition of isolation-induced aggression in male mice«, in: Psychopharmacology 110, Nr. 1–2, 1993, S. 53–59.

Sandfort, T. G. et al., »Same-sex sexual behavior and psychiatric disorders: Findings from the Netherlands Mental Health Survey and Incidence Study (NEMESIS)«, in: Archives of General Psychiatry 58, Nr. 1, 2001, S. 85–91.

Sands, James R. et al., »Psychotic unipolar depression at follow-up: Factors related to psychosis in the affective disorders«, in: The American Journal of Psychiatry 151, Nr. 7, 1994, S. 995–1000.

Sapolsky, Robert, »Stress in the wild«, in: Scientific American 262, Nr. 1, 1990, S. 116–123.

Ders., »Social subordinance as a marker of hypercortisolism: Some unexpected subtleties«, in: Annals of the New York Academy of Medicine 771, 1995, S. 626–639.

Ders. et al., »Hippocampal damage associated with prolonged glucocorticoid exposure in primates«, in: Journal of Neuroscience 10, Nr. 9, 1990, S. 2897–2902.

Sartorius, Alexander et al., »Remission of major depression under deep brain stimulation of the lateral habenula in a therapy-refractory patient«, Biological Psychiatry 67, Nr. 2, 15. Januar 2010, S. e9–e11.

Sartre, Jean-Paul, Der Ekel, Reinbek bei Hamburg 1981.

Ders., Das Sein und das Nichts, Reinbek bei Hamburg 1952.

Satel, Sally L., »Mentally ill or just feeling sad?«, The New York Times vom 15. Dezember 1999.

Savage, George H., Insanity and Allied Neuroses: Practical and Clinical, Philadelphia: Henry C. Lea's Son & Co. 1884.

Schaffer, Carrie Ellen et al., »Frontal and parietal electroencephalogram asymmetry in depressed and nondepressed subjects«, in: Biological Psychiatry 18, Nr. 7, 1983, S. 753–762.

Schatzberg, Alan F., »A word to the wise about ketamine«, American Journal of Psychiatry 171, Nr. 3, 1. März 2014, S. 262 ff.

Schelling, Friedrich Wilhelm Joseph von, Philosophische Untersuchungen über das Wesen der menschlichen Freiheit und die damit zusammenhängenden Gegenstände, Frankfurt am Main 1975.

Schiesari, Juliana, The Gendering of Melancholy, Ithaka, N. Y.: Cornell University Press 1992.

Schildkraut, J. J., »The catecholamine hypothesis of affective disorders: A review of supporting evidence«, in: American Journal of Psychiatry 122, 1965, S. 509–522.

Schizophrenia Working Group of the Psychiatric Genomics Consortium, »Biological insights from 108 schizophrenia-associated genetic loci«, Nature 511, 24. Juli 2014, S. 421–427.

Schlaepfer, Thomas E. et al., »Deep brain stimulation of the human reward system for major depression: Rationale, outcomes and outlook«, Neuropsychopharmacology 39, Nr. 6, 11. Februar 2014, S. 1303–1314.

Dies., »Rapid effects of deep brain stimulation for treatment resistant major depression«, Biological Psychiatry 73, Nr. 12, 15. Juni 2013, S. 1204–1212.

Schleiner, Winfried, Melancholy, Genius, and Utopia in the Renaissance, Wiesbaden: in Kommission bei Otto Harrassowitz 1991.

Schmidt, Heath D., Richard C. Shelton und Ronald S. Duma, »Functional biomarkers of depression: Diagnosis, treatment, and pathophysiology«, Neuropsychopharmacology 36, Nr. 12, November 2011, S. 2375–2394.

Schneeberg, Richard, Legally Drugged: Ten Nuthouse Hospital Stays to $ 10 Million, Pittsburgh, Pennsylvania, Dorrance 2006.

Schopenhauer, Arthur, Zürcher Ausgabe. Werke in zehn Bänden, Zürich 1977.

Schopick, Abigail J., »The Americans with Disabilities Act: Should the amendments to the Act help individuals with mental illness?«, Legislation and Policy Brief 4, Nr. 1 (27. April 2012), S. 7–33.

Schrambling, Regina, »Attention supermarket shoppers!«, in: Food and Wine, Oktober 1995.

Schrof, Joanni M. und Stacey Schultz, »Melancholy Nation«, in: U.S. News & World Report vom 8. März 1999, S. 56–63.

Schuckit, Marc, »A long-term study of sons of alcoholics«, in: Alcohol Health 6 Research World 19, Nr. 3, 1995, S. 172–175.

Ders., »Response to alcohol in daughters of alcoholics: A pilot study and a comparison with sons of alcoholics«, in: Alcohol Alcoholics 35, Nr. 3, 1999, S. 242–248.

Scott, Sarah, »Workplace secrets«, in: MacLean's vom 1. Dezember 1997.

Screech, M. A., Montaigne Melancholy, London: Gerald Duckworth & Co 1983.

Scull, Andrew, Social Order / Mental Disorder. Anglo-American Psychiatry in Historical Perspective, Berkeley: University of California Press 1989.

Searle, John R., »Consciousness«, Manuskript.

Segal, Boris und Jacqueline Stewart, »Substance use and abuse in adolescence: An overview«, in: Child Psychiatry and Human Development 26, Nr. 4, 1996, S. 193–210.

Seligman, Martin, Learned Optimism, New York: Simon & Schuster 1990.

Seyfried, Lisa S. und Sheila M. Marcus in »Postpartum mood disorder«, International Review of Psychiatry 15, Nr. 3, August 2003, S. 231–242.

Shaffer, D. et al., »Sexual orientation in adolescents who commit suicide«, in: Suicide and Life Threatening Behaviors 25, Suppl. 4, 1995, S. 64–71.

Dies., »The NIMH Diagnostic Interview Schedule for Children Version 2.3 (DISC-2.3): Description, acceptability, prevalence rates, and performance in the MECA Study. Methods for the Epidemiology of Child and Adolescent Mental Disorders Study«, in: Journal of the American Academy of Child and Adolescent Psychiatry 35, Nr. 7, 1996, S. 865–877.

Shafi, Mouhsin, Adam Philip Stern und Alvaro Pascual-Leone, »Adding low-field magnetic stimulation to noninvasive electromagnetic neuromodulatory therapies«, *Biological Psychiatry* 76, Nr. 3, 1. August 2014, S. 170 f.

Shakespeare, William, Dramatische Werke, übersetzt von Schlegel und Tieck, Diogenes-Ausgabe, Zürich 1979.

Shaw, Fiona, Composing Myself, Vermont: Steerforth Press 1998.

Sheehan, Susan, Is There No Place an Earth for Me?, New York: Vintage Books 1982.

Shelley, Percy Bysshe, The Complete Poems of Percy Bysshe Shelley, New York: Modern Library 1994.

Shem, Samuel, Mount Misery, New York: Fawcett Columbine 1997.

Sherrington, C. S., The Integrative Action of the Nervous System, Cambridge: Cambridge University Press 1947.

Shiromani, P. *et al.*, »Acetylcholine and the regulation of REM-sleep«, in: Annual Review of Pharmacological Toxicology 27, 1987, S. 137–156.

Shneidman, Edwin S. (Hg.), Essays in Self-Destruction, New York: Science House 1967.

Ders., The Suicidal Mind, New York: Oxford University Press 1996.

Shorter, Edward, Geschichte der Psychiatrie, Berlin: Alexander Fest Verlag 1999.

Showalter, Elaine, The Female Malady. Women, Madness, and English Culture, 1830–1980, New York: Pantheon Books 1985.

Shute, Nancy *et al.*, »The perils of pills«, in: U.S. News and World Report vom 6. März 2000.

Sickels, Eleanor M., The Gloomy Egoist. Moods and Themes of Melancholy from Gray to Keats, New York: Columbia University Press 1932.

Silva, Marcus *et al.*, »Olanzapine plus fluoxetine for bipolar disorder: A systematic review and meta-analysis«, *Journal of Affective Disorders* 146, Nr. 3, 25. April 2013, S. 310–318.

Silver, Cheryl Simon und Ruth S. DeFries (für die National Academy of Sciences), One Earth, One Future: Our Changing Global Environment, Washington, D. C.: National Academy Press 1990.

Silverman, Morton M., »Suicide risk assessment and suicide risk formulation: Essential components of the therapeutic risk management model«, *Journal of Psychiatric Practice* 20, Nr. 5, September 2014, S. 373–378.

Simmons, William S., Eyes of the Night. Witchcraft Among a Senegalese People, Boston: Little Brown 1971.

Simon, Bennett, Mind and Madness in Ancient Greece. The Classical Roots of Modern Psychiatry, Ithaca, N.Y: Cornell University Press 1980.

Simon, Gregory E. *et al.*, »Suicide risk during antidepressant treatment«, *American Journal of Psychiatry* 163, Nr. 1, Januar 2006, S. 41–47.

Simon, Gregory E. und James Savarino, »Suicide attempts among patients starting depression treatment with medications or psychotherapy«, *American Journal of Psychiatry* 164, Nr. 7, Juli 2007, S. 1029–34.

Simon, Linda, Genuine Reality. A Life of William James, New York: Harcourt, Brace & Company 1998.

Simpson, Jeffry A. und W. Steven Rholes (Hg.), Attachment Theory and Close Relationships, New York: The Guilford Press 1998.

Skultans, Vieda, English Madness. Ideas an Insanity, 1580–1890, London: Routledge Kegan Paul 1979.

Sloman, Leon *et al.*, »Adaptive function of depression: Psychotherapeutic implications«, in: American Journal of Psychotherapy 48, Nr. 3, 1994.

Smith, Ann D. S. *et al.*, »PSI response to well.blog.nytimes: Antidepressants and pregnancy«, Postpartum Support International, 3. September 2014.

Smith, C. U. M., »Evolutionary biology and psychiatry«, in: British Journal of Psychiatry 162, 1993, S. 149–153.

Smith, Janna Malamud, *A Potent Spell: Mother Love and the Power of Fear*, New York: Houghton Mifflin 2004.

Smith, Jeffery, Where the Roots Reach for Water, New York: North Point Press 1999.

Smith, K. *et al.*, »Relapse of depression alter rapid depletion of tryptophan«, in: Lancet 349, 1997, S. 915–919.

Smith, Silas W., Manfred Hauben und Jeffrey K. Aronson, »Paradoxical and bidirectional drug effects«, *Drug Safety* 35, Nr. 3, März 2012, S. 173–189.

Snow, C. P., The Light and the Dark, Middlesex: Penguin Books 1962.

Soares, J. und John Mann, »The functional neuroanatomy of mood disorders«, in: Journal of Psychiatric Research 31, 1997, S. 393–432.

Solomon, Andrew, »Depression, the secret we share«, Transkript der Rede bei der TEDxMet, Oktober 2013.

Ders., »To an aesthete dying young«, *Yale Alumni Magazine*, Juli 2010.

Ders., *A Stone Boat*, London: Faber & Faber 1994.

Ders., »An awakening from the nightmare of the Taliban«, *New York Times Magazine*, 10. März 2002 (dt. »Ein Erwachen nach den Taliban«, *Weit und weg: Reisen durch sieben Kontinente*, Frankfurt am Main 2018).

Ders., »Shameful profiling of the mentally ill«, *New York Times*, 8. Dezember 2013.

Ders., *Far from the Tree: Parents, Children, and the Search for Identity*, New York: Simon & Schuster 2012 (dt. *Weit vom Stamm: Wenn Kinder ganz anders als ihre Eltern sind*, Frankfurt am Main 2013).

Solomon, Jolie, »Breaking the silence«, in: Newsweek vom 20. Mai 1996.

Sondergard, Lars *et al.*, »Do antidepressants prevent suicide?«, *International Clinical Psychopharmacology* 21, Nr. 4, Juli 2006, S. 211–218.

Sontag, Susan, Under the Sign of Saturn, New York: Farrar, Straus and Giroux 1980. Deutsche Ausgabe: Im Zeichen des Saturn, München 1981.

Sorensen, M. J. *et al.*, »Antidepressant exposure in pregnancy and risk of autism spectrum disorders«, *Clinical Epidemiology* 5, 15. November 2013, S. 449–459.

The Sorrow is in My Heart. Sixteen Asian Women Speak About Depression, London: Commission for Racial Equality 1993.

Soule, Ed, »Deadly prescriptions«, *Bangor Daily News*, 10. November 1999.

Spinoza, Baruch de, Die Ethik, Stuttgart 1966.

Spitz, Herman H., The Raising of Intelligence, New Jersey: Lawrence Erlbaum Associates 1986.

Spitz, René A., »Anaclitic depression«, in: Psychoanalytic Study of the Child 2, 1946.

Ders. *et al.*, »Anaclitic depression in an infant raised in an institution«, in: Journal of the American Academy of Child Psychiatry 4, Nr. 4, 1965, S. 545–553.

Spungen, Deborah, And I Don't Want to Live this Life, New York: Ballantine Books 1993.

Stabler, Sally P., »Vitamin B-12 deficiency in the elderly: Current dilemmas«, in: American Journal of Clinical Nutrition 66, 1997, S. 741–749.

Starobinski, Jean, La mélancolie au miroir, Conférences, essais et leçons du Collège de France, Julliard 1989.

Stefan, Susan, »Preventative commitment: The concept and its pitfalls«, in: MPDLR 11, Nr. 4, 1987, S. 288–322.

Steiner, Deborah, »Mutual admiration between mother and baby: A ›folie a deux‹?«, in: Joan Raphael-Leff und Rosine Jozef Perelberg (Hg.), *Female Experience: Three Generations of British Women Psychoanalysts on Work with Women*, London: Routledge 1997, S. 163–176.

Stepansky, Paul E. (Hg.), Freud. Appraisals and Reappraisals, Bde. 1–3, New Jersey: The Analytic Press 1988.

Sterne, Laurence, The Life and Opinions of Tristram Shandy, New York: Penguin Books 1967. Deutsche Ausgabe: Leben und Meinungen des Tristram Shandy, Zürich 1999.

Stevens, Anthony und John Price, Evolutionary Psychiatry. A New Beginning, London und New York: Routledge 1996.

Stone, Gene, »Magic fingers«, in: New Yorker vom 9. Mai 1994.

Stone, Michael H., Healing the Mind: A History of Psychiatry from Antiquity to the Present, New York: Norton 1997.

Stoppard, Janet M., »Dis-ordering depression in women: Toward a materialist-discursive account«, *Theory and Psychology* 8, Nr. 1, Februar 1998, S. 79–99.

Storr, Anthony, Churchill's Black Dog, Kafka's Mice, and Other Phenomena of the Human Mind, New York: Grove Press 1988.

Strupp, Hans und Suzanne Hadley, »Specific vs. nonspecific factors in psychotherapy: A controlled study of outcome«, in: Archives of General Psychiatry 36, Nr. 10, 1979, S. 1125–1136.

Styron, William, Sturz in die Nacht. Die Geschichte einer Depression, Frankfurt am Main 1991.

Substance Abuse and Mental Health Services Administration, »House Appropriations Subcommittee Hearings«, 11. Februar 1999.

Sullivan, Mark D. *et al.*, »Depression, competence, and the right to refuse lifesaving medical treatment«, in: American Journal of Psychiatry 151, Nr. 7, 1994, S. 971–978.

Summers, Montague (Hg.), The Malleus Maleficarum, New York: Dover Publications 1971.

Superville, Darlene, »US to overturn entry ban on travelers with HIV«, *Boston Globe*, 31. Oktober 2009.

Suri, Deepika *et al.*, »Monoamine-sensitive developmental periods impacting adult emotionaland cognitive behaviors«, *Neuropsychopharmacology*, 40, Nr. 1, Januar https://www.ncbi.nlm.nih.gov/pubmed/25178408 2015, S. 88–112.

Sutherland, Stuart, Breakdown, Oxford: Oxford University Press 1998.

Swift, Jonathan, Gulliver's Travels, New York: Dover Publications 1996. Deutsche Ausgabe: Gullivers Reisen, Gütersloh 1962.

Szasz, Thomas, The Second Sin, New York: Anchor Press 1973.

Ders., Primary Values and Major Contentions, hg. von Richard Vatz und Lee Weinberg, New York: Prometheus Books 1992.

Ders., Cruel Compassion, New York: John Wiley Sons 1994. Deutsche Ausgabe: Grausames Mitleid. Die Aussonderung unerwünschter Menschen, Frankfurt am Main 1997.

Tadini, Laura *et al.*, »Cognitive, mood, and electroencephalographic effects of noninvasive cortical stimulation with weak electrical currents«, *Journal of ECT* 27, Nr. 2, Juni 2011, S. 134–140.

Talbot, Margaret, »Attachment theory: The ultimate experiment«, in: The New York Times Magazine vom 24. Mai 1998.

Tan, Shawn, »Little boy blue«, in: Brave, letzte Ausgabe 1999.

Tannon, Deborah, You Just Don't Understand, New York: Ballantine Books 1990.

Taylor, Shelley E., Positive Illusions, New York: Basic Books 1989. Deutsche Ausgabe: Positive Illusionen. Produktive Selbsttäuschung und seelische Gesundheit, Reinbek bei Hamburg 1993.

Taylor, Steve, Durkheim and the Study of Suicide, London: The Macmillan Press 1982.

Taylor, Steven *et al.*, »Anxiety sensitivity and depression: How are they related?«, in: Journal of Abnormal Psychology 105, Nr. 3, 1996, S. 474–479.

Taylor, Verta, Rock-A-By-Baby. Feminism, Self-Help, and Postpartum Depression, New York: Routledge 1996.

Tennyson, Alfred Lord, Tennyson's Poetry, hg. von Robert Hill jr., New York: W. W. Norton & Company 1971.

Teotonio, Isabel, »Canadian woman denied entry to U.S. because of suicide attempt«, *Toronto Star*, 29. Januar 2011.

Thakore, Jogin und David John, »Prescriptions of antidepressants by general practitioners: Recommendations by FHSAs and health boards«, in: British Journal of Psychiatry 46, 1996, S. 363 f.

Thase, Michael E., »Treatment of alcoholism comorbid with depression«, University of Pittsburgh, School of Medicine, Referat.

Thompson, Tracy, The Beast, New York: G. P. Putnam's Sons 1995.

Thomson, James, The City of Dreadful Night, Edinburgh: Canongate Press 1993.

Thorne, Julia, A Change of Heart, New York: HarperPerennial 1996.

Dies. *et al.*, You are Not Alone, New York: HarperPerennial 1993.

Tiller, William A., Science and Human Transformation, California: Pavior Publishers 1997.

Tocqueville, Alexis de, Über die Demokratie in Amerika, Stuttgart 1994.

Todorov, Tzvetan, Die Eroberung Amerikas, Frankfurt am Main 1993.

Tolley, Barbara, »The languages of melancholy in Le Philosophe Anglais«, Dissertation.

Tolstoi, Leo, Anna Karenina, München 1981.

Tomarken, A. J. *et al.*, »Psychometric properties of resting anterior EEG asymmetry: Temporal stability and internal consistency«, in: Psychophysiology 29, 1992, S. 576–592.

Torrey, E. Fuller, Nowhere to Go, New York: Harper Row 1988.

Ders. und Mary Zdanowicz, »Why deinstitutionalization turned deadly«, in: The Wall Street Journal vom 4. August 1988.

Dies., »We need to ask again: Why do severely mentally ill go untreated?«, in: Boston Globe vom 1. August 1998.

Tracy, Ann Blake, *Prozac: Panacea or Pandora?*, West Jordan, Utah, Cassia Publications 1994.

Treisman, Glenn, »Psychiatric care of HIV-infected patients in the HIV-specialty clinic«, Manuskript.

Triggs, W. J. *et al.*, »Effects of left frontal transcranial magnetic stimulation on depressed mood, cognition, and corticomotor threshold«, in: Biological Psychiatry 45, Nr. 11, 1999, S. 1440–1446.

Tsuang, Ming T. und Stephen V. Faraone, The Genetics of Mood Disorders, Baltimore: The Johns Hopkins University Press 1990.

Turner, J. J. D. und A. C. Parrott, »›Is MDMA a human neurotoxin?‹: Diverse views from the discussants«, in: Neurophysiology 42, 2000, S. 42–48.

United States Army Medical Command, »Inpatient and emergency department (ED) aftercare«, OTSG / MEDCOM Policy Memo 14-019.

United States Department of Health and Human Services, Centers for Disease Control, »Suicide: Facts at a glance«, 24. Oktober 2012.

Dass., Centers for Disease Control, »Depression during and after pregnancy fact sheet«, 16. Juli 2012.

Dass., National Institute of Mental Health, »Research domain criteria (RDoC)«, 2014.

Dass., National Institutes of Health, »Efficacy and safety of cranial electrical stimulation (CES) for major depressive disorder (MDD)«, Studiennummer NCT01325532.

Dass., National Institutes of Health, »A pilot study of deep brain stimulation to the lateral habenulae in treatment-resistant depression«, Studiennummer NCT01798407.

Dass., National Institutes of Health, »Behavioral insomnia therapy for those with insomnia and depression«, Projekt Nr. 5R01MH076856-05 (Projektleiterin Colleen E. Carney, Ryerson University; Beginn der Studie im März 2008).

Dass., National Institutes of Health, »Improving depression outcome by adding CBT for insomnia to antidepressants«, Projekt Nr. 5R01MH079256-05 (Projektleiter Andrew D. Krystal, Duke University; Beginn der Studie im Juni 2008).

United States Department of Veterans Affairs, »VA / DoD clinical practice guideline for assessment and management of patients at risk for suicide«, Juni 2013.

Dass., Eastern Colorado Health Care System, »Assessment tools«, 29. August 2014.

United States Equal Employment Opportunity Commission, »Job applicants and the Americans with Disabilities Act«, 21. März 2005.

Dies., »Questions and answers about cancer in the workplace and the Americans with Disabilities Act (ADA)«, Januar 2013.

United States Food and Drug Administration, »Guidance for industry: Suicidal ideation and behavior: Prospective assessment of occurrence in clinical trials«, August 2012.

Dies., »Joint meeting of the CDER Psychopharmacologic Drugs Advisory Committee and the FDA Pediatric Advisory Committee, Bethesda, Maryland, 13. September 2004.

United States House of Representatives, Committee on Ways and Means, Green Book 1998.

Urato, Adam, »Commentary: More bad news on antidepressants and pregnancy«, *Common Health*, 12. Juni 2014.

Valenstein, Elliot S., Great and Desperate Cures, New York: Basic Books 1986.

Valuck, Robert J. et al., »Spillover effects on treatment of adult depression in primary care after FDA advisory on risk of pediatric suicidality with SSRIs«, American Journal of Psychiatry 164, Nr. 8, August 2007, S. 1198–1205.

Vartanian, Aram, La Mettrie's L'Homme Machine, Princeton: Princeton University Press 1960.

Vasari, Giorgio, Lifes of the Artists, 2 Bde., London: Penguin Books 1987.

Venter, Craig J. et al., »The sequence of the human genome«, in: Science 291, Nr. 5507, 2001, S. 1304–1351.

Vergil, Bucolica Georgica Aeneis, München 1976.

Verwijk, Esmee et al., »Neurocognitive effects after brief pulse and ultrabrief pulse unilateral electroconvulsive therapy for major depression«, Journal of Affective Disorders 140, Nr. 3, November 2012, S. 233–243.

Vicari, Eleanor Patricia, The View from Minerva's Tower: Learning and Imagination in the Anatomy of Melancholy, Toronto: University of Toronto Press 1989.

Virkkunen, M. et al., »Personality profiles and state aggressiveness in Finnish alcoholics, violent offenders, fire setters, and healthy volunteers«, in: Archives of General Psychiatry 51, 1994, S. 28–33.

Volk, S. A. et al., »Can response to partial sleep deprivation in depressed patients be predicted by regional changes of cerebral blood flow?«, in: Psychiatry Research 75, Nr. 2, 1997, S. 67–74.

Volkow, Nora et al., »Cerebral blood flow in chronic cocaine users: A study with Positron Emission Tomography«, in: British Journal of Psychiatry 152, 1988, S. 641–648.

Dies., »Effects of chronic cocaine abuse on postsynaptic dopamine receptors«, in: American Journal of Psychiatry 147, 1990, S. 719–724.

Dies., »Brain imaging of an alcoholic with MRI, SPECT, and PET«, in: American Journal of Physiological Imaging 3/4, 1992, S. 194–198.

Dies., »Long-term frontal brain metabolic changes in cocaine abusers«, in: Synapse 11, 1992, S. 182–190.

Dies., »Imaging brain structure and function«, in: Annals of the New York Academy of Sciences 820, 1997, S. 41–56.

Dies., »Imaging studies on the role of dopamine in cocaine reinforcement and addiction in humans«, in: Journal of Psychopharmacology 13, Nr. 4, 1999, S. 337–345.

Dies., »Addiction, a disease of compulsion and drive: Involvement of the orbitofrontal cortex«, in: Cerebral Cortex 10, 2000, S. 318–325.

Voltaire, Candide oder der Optimismus, Zürich 1991.

Waal, Frans de, Good Natured, Cambridge: Harvard University Press 1996.

Waddington, John und Peter Buckley (Hg.), The Neurodevelopmental Basis of Schizophrenia, London: R. G. Landes Company 1996.

Walker, C. E. und M. C. Roberts (Hg.), Handbook of Clinical Child Psychology, 2. Aufl., New York: John Wiley Sons 1992.

Walsh, B. Timothy et al., »Placebo response in studies of major depression: Variable, substantial, and growing«, Journal of the American Medical Association 287, Nr. 14, 10. April 2002, S. 1840–1847.

Wang, Sheng-Min et al., »A review of current evidence for vilazodone in major depressive disorder«, International Journal of Psychiatry in Clinical Practice 17, Nr. 3, August 2013, S. 160–169.

Waters, John, »›I've been put on trial over my beliefs‹«, Independent, 13. April 2014.

Watson, Paul J. und Paul W. Andrews, »An evolutionary theory of unipolar depression as an adaptation for overcoming constraints of the social niche«, Manuskript.

Dies., »Niche change model of depression«, in: ASCAP 11, Nr. 5, 1998, S. 17 f.

Dies., »Unipolar depression and human social life: An evolutionary analysis«, Manuskript.

Wehr, Thomas A., »Phase advance in the circadian sleep-wake cycle as an antidepressant«, in: Science 206, 1979, S. 711–713.

Ders., »Sleep reduction as the final common pathway in the genesis of mania«, in: American Journal of Psychiatry 144, Nr. 2, 1987, S. 201–204.

Ders., »Sleep loss: A preventable cause of mania and other excited states«, in: Journal of Clinical Psychiatry 50, Suppl. 12, 1989, S. 8–16.

Ders., »Reply to Healy, D., Waterhouse, J. M.: The circadian system and affective disorders: Clocks or rhythms«, in: Chronobiology International 7, 1990, S. 11–14.

Ders., »Sleep-loss as a possible mediator of diverse causes of mania«, in: British Journal of Psychiatry 159, 1991, S. 576–578.

Ders., »Improvement of depression and triggering of mania by sleep deprivation«, in: The Journal of the American Medical Association 267, Nr. 4, 1992, S. 548–551.

Ders. et al., »48-hour sleep-wake cycles in manic-depressive illness«, in: Archives of General Psychiatry 39, 1982, S. 559–565.

Dies., »Eye versus skin phototherapy of seasonal affective disorder«, in: American Journal of Psychiatry 144, Nr. 6, 1987, S. 753–757.

Dies., »Rapid cycling affective disorder: Contributing factors and treatment responses in 51 patients«, in: American Journal of Psychiatry 145, 1988, S. 179–184.

Dies., »Treatment of a rapidly cycling bipolar patient by using extended bedrest and darkness to promote sleep«, National Institute of Mental Health, Manuskript 1997.

Dies., »Melatonin response to seasonal changes in the length of the night in SAD and patient controls«, National Institute of Mental Health, Manuskript.

Ders. und Norman E. Rosenthal, »Seasonality and affective illness«, in: American Journal of Psychiatry 146, 1989, S. 829–839.

Weiner, Dora, »›Le gelte de Pinel‹: The history of a psychiatric myth«, in: Mark Micale und Roy Porter (Hg.), Discovering the History of Psychiatry, Oxford: Oxford University Press 1994.

Weiner, Myron F. et al., »Prevalence and incidence of major depression in Alzheimer's disease«, in: American Journal of Psychiatry 151, 7, S. 1006–1009.

Weiss, Suzanne und Robert Post, »Kindling: Separate vs. shared mechanisms in affective disorder and epilepsy«, in: Neuropsychology 38, Nr. 3, 1998, S. 167–180.

Weissman, Myrna M., IPT. Mastering Depression, New York: Graywind Publications 1995.

Dies. et al., »National survey of psychotherapy training in psychiatry, psychology, and social work«, Archives of General Psychiatry 63, Nr. 8, August 2006, S. 925–934.

Dies. et al., »Cross-national epidemiology of major depression and bipolar disorder«, in: Journal of the American Medical Association 276, 4, 1996, S. 293–299.

Dies. et al., »Offspring of depressed parents«, in: Archives of General Psychiatry 54, 1997, S. 932–940.

Dies. et al., »Prevalence of suicide ideation and suicide attempts in nine countries«, in: Psychological Medicine 29, 1999, S. 9–17.

Dies. et al., »Depressed adolescent grown up«, in: The Journal of the American Medical Association 218, Nr. 18, 1999, S. 1707–1713.

Dies. et al., Comprehensive Guide to Interpersonal Psychotherapy, New York: Basic Books 2000.

Dies. und Eugene Paykel, The Depressed Woman. A Study of Social Relationships, Chicago: University of Chicago Press 1974.

Weissman, S., M. Sabshin und H. Eist (Hg.), 21st Century Psychiatry: The Foundations, Washington, D. C.: American Psychiatric Press, im Satz.

Wellon, Arthur, Five Years in Mental Hospitals, New York: Exposition Press 1967.

Weih, Kenneth B. et al., Caring for Depression, Cambridge: Harvard University Press 1996.

Ders. et al., »Impact of disseminating quality improvement programs for depression in managed primary care«, in: The Journal of the American Medical Association 283, Nr. 2, 2000, S. 212–220.

Weltgesundheitsorganisation, Prevention of Suicide, Public Health Paper Nr. 35, Genf: World Health Organization 1968.

Wender, Paul H. et al., »Psychiatric disorders in the biological and adoptive families of adopted individuals with affective disorder«, in: Archives of General Psychiatry 43, 1986, S. 923–929.

Wender, Paul H. und Donald F. Klein, Mind, Mood, and Medicine: A Guide to the New Bio-psychiatry, New York: Farrar, Straus and Giroux 1981.

Wenzel, Siegfried, The Sin of Sloth: Acedia, Chapel Hill, North Carolina: University of North Carolina Press 1967.

Wester, Jeffrey De, »Recognizing and treating the patient with somatic manifestations of depression«, in: Journal of Family Practice 43, Suppl. 6, 1996, S. 3–15.

Wetzel, Richard und James McClure jr., »Suicide and the menstrual cycle: A review«, in: Comprehensive Psychiatry 13, Nr. 4, 1972, S. 369–374.

Whitaker, Robert, Anatomy of an Epidemic: Magic Bullets, Psychiatric Drugs, and the Astonishing Rise of Mental Illness in America, New York: Broadway Books 2010.

White, S. R. et al., »The effects of methylenedioxymetamphetamine on monoaminergic neurotransmission in the central nervous system«, in: Progress in Neurobiology 49, 1996, S. 455–479.

Whooley, Mary A. und Gregory E. Simon, »Managing depression in medical outpatients«, in: The New England Journal of Medicine 343, Nr. 26 vom 28. Dezember 2000, S. 1942–1950.

Whybrow, Peter C., A Mood Apart: Depression, Mania, and Other Afflictions of the Self, New York: Basic Books 1997.

Wichman, Christina L. et al., »Congenital heart disease associated with selective serotonin reuptake inhibitor use during pregnancy«, Mayo Clinic Proceedings 84, Nr. 1, 2009, S. 23–27.

Wilde, Oscar, Complete Poetry, Oxford: Oxford University Press 1997. Zitierte deutsche Ausgabe: Erzählungen und Prosagedichte, Zürich 2000.

Willcox, Monica und David N. Sattler, »The relationship between eating disorders and depression«, in: The Journal of Social Psychology 136, Nr. 2, 1996, S. 269–271.

Williams, Caroline, »Is depression a kind of allergic reaction?«, Guardian, 4. Januar 2015.

Williams, J. Mark G., The Psychological Treatment of Depression, 2. Aufl., London: Routledge 1992.

Williams, Katherine E. und Regina C. Casper, »Reproduction and its psychopathology« in Regina C. Casper (Hg.), Women's Health: Hormones, Emotions and Behavior, Cambridge: Cambridge University Press 1998, S. 14–35.

Williams, Tennessee, Five O'Clock Angel: Letters of Tennessee Williams to Maria St. Just, 1948–1982, New York: Alfred A. Knopf 1990.

Williams, Timothy, »Suicides outpacing war deaths for troops«, New York Times, 8. Juni 2012.

Willis, Thomas, Two Discourses on the Soul of Brutes, Faksimile der englischen Ausgabe von 1683, Gainesville, Florida: Scholars' Facsimiles and Reprints 1971.

Winerip, Michael, »Bedlam on the Streets«, in: The New York Times Magazine vom 23. Mai 1999.

Winnicott, D. W., Home is Where We Start From, New York: W. W. Norton & Company 1986. Deutsche Ausgabe: Der Anfang ist unsere Heimat, Stuttgart 1990.

Winstead, Ted, »A new brain. Surgery for psychiatric illness at Massachusetts General Hospital«, Manuskript.

Winston, Julian, »Welcome to a growing health care movement«, in: Homeopathy. Natural Medicine for the 21st Century, Virginia: National Center for Homeopathy 1993.

Wirz-Justice, A. et al., »Sleep deprivation in depression: What we know, where do we go?«, in: Biological Psychiatry 46, Nr. 4, 1999, S. 445–453.

Wittkower, Rudolph und Margot Wittkower, Born Under Saturn, New York: Norton 1963.

Wolf, Naomi R., The Beauty Myth, London: Chatto Windus 1990.

Wolkowitz, O. M. et al., »Antiglucocorticoid treatment of depression: Doubleblind ketoconazole«, in: Biological Psychiatry 45, Nr. 8, 1999, S. 1070–1074.

Wollmer, Marc Axel et al., »Facing depression with botulinum toxin: A randomized controlled trial«, Journal of Psychiatric Research 46, Nr. 5, Mai 2012, S. 574–581.

Wolman, Benjamin B. (Hg.), Between Survival and Suicide, New York: Gardner Press 1976.

Wolpert, Lewis, Malignant Sadness, New York: The Free Press 1999.

Woo, Young Sup, Hee Ryung Wang und Won-Myong Bahk, »Lurasidone as a potential therapy for bipolar disorder«, *Neuropsychiatric Disease and Treatment* 9, 8. Oktober 2013, S. 1521–1529.

Woolf, Leonard, Beginning Again, San Diego: A Harvest/HBJ Book 1964.

Woolf, Virginia, The Diary of Virginia Woolf, Bd. 3, hg. von Oliver Bell, New York: Harcourt Brace Jovanovich 1980.

Dies., The Letters of Virginia Woolf, 6 Bde., hg. von Nigel Nicolson und Joanne Trautmann, London: Hogarth Press 1980.

Dies., Jacob's Room, San Diego: A Harvest/HBJ Book 1964. Deutsche Ausgabe: Jakobs Zimmer, Frankfurt am Main 2000.

Dies., To the Lighthouse, New York: Harcourt Brace Jovanovich 1981. Deutsche Ausgabe: Zum Leuchtturm, Frankfurt am Main 1991.

Dies., The Years, London: Hogarth Press 1937. Deutsche Ausgabe: Die Jahre, Frankfurt am Main 2000.

Wordsworth, William, Favorite Poems, Canada: Dover Thrift Editions 1992. Deutsche Ausgabe: Gedichte, Heidelberg 1959.

Ders., The Prelude. Selected Poems and Sonnets, hg. von Carlos Baker, New York: Holt, Rinehart and Winston 1954. Deutsche Ausgabe: Präludium, oder das Reifen eines Dichtergeistes, Stuttgart 1974.

World Health Organization, »Maternal mortality«, Informationsblatt Nr. 348, Mai 2014.

Wortman, Marc, »Brain chemistry«, in: Yale Medicine 31, Nr. 1, 1996, S. 211.

Yapko, Michael D., Hypnosis and the Treatment of Depression, New York: Brunner/Maazel 1992.

Ders., Breaking the Patterns of Depression, New York: Doubleday 1997.

Yokel, R. A. *et al.*, »Amphetamine-type reinforcement by dopaminergic agonists in the rat«, in: Psychopharmacology 58, 1978, S. 282–296.

Yonkers, Kimberly A. *et al.*, »The management of depression during pregnancy: A report from the American Psychiatric Association and the American College of Obstetricians and Gynecologists«, *General Hospital Psychiatry* 31, Nr. 5, September 2009, S. 403–413.

Young, Edward, The Complaint, or Night-Thoughts, 2 Bde., London 1783.

Zaghi, Souroush *et al.*, »Noninvasive brain stimulation with low-intensity electrical currents«, *Neuroscientist* 16, Nr. 3, Juni 2010, S. 285–307.

Zerbe, Jerome und Cyril Connolly, Les Pavillons of the Eighteenth Century, London: H. Hamilton 1962.

Zhang, Shanchun *et al.*, »Association between mental stress and gestational hypertension/preeclampsia: A meta-analysis«, *Obstetrical and Gynecological Survey* 68, Nr. 12, Dezember 2013, S. 825–834.

Zima, Bonnie *et al.*, »Mental health problems among homeless mothers«, in: Archives of General Psychiatry 53, 1996, S. 332–338.

Zubenko, George S. *et al.*, »Impact of acute psychiatric inpatient treatment an major depression in late life and prediction of response«, in: American Journal of Psychiatry 151, Nr. 7, 1994 S. 987–993.

Zuess, Jonathan, The Natural Prozac Program, New York: Three Rivers Press 1997.

Zwillich, Todd, »Mental illness and HIV form a vicious circle«, International Medical News Group, Info-Fax.

Danksagung

Ende Dezember 1999 traf mich eine Freundin ziemlich aufgekratzt an und fragte mich, was ich so treibe. Voller Begeisterung antwortete ich, dass mich soeben eine psychiatrische Klinik im ländlichen Polen zum Silvesterabend eingeladen und ich außerdem einige schon verloren geglaubte Notizen zum Selbstmord wiedergefunden hatte. Daraufhin schüttelte sie bedenklich den Kopf und erklärte mir, dass dieser Wahnsinn aufhören müsse. Insofern kann ich nun sehr erleichtert feststellen, dass mein Buch fertig und der Irrsinn zwischen seine Deckel gebannt ist.

Mein Agent Andrew Wylie steht mir seit inzwischen zwölf Jahren zur Seite. Er nahm sich meiner an, noch bevor ich irgendein Buch veröffentlicht hatte, und begleitet seither meinen Werdegang, ist unermüdlich für mich und für dieses Werk eingetreten; ich schätze seine Freundschaft ebenso wie seine Urteilskraft. Ich danke auch Liza Walworth von der Wylie Agency, die für einen gelungenen Auftakt sorgte, und Jeff Posternak, der dann alles Weitere liebenswürdig regelte. Nan Graham, meine glänzende, immer großzügige und kluge Lektorin in den Vereinigten Staaten, hat stets im besten Einvernehmen mit mir zusammengearbeitet und dabei meine Wünsche mit ihrer glühenden Begeisterung noch übertroffen; ihre fähige Assistentin Brant Rumble hielt angesichts des drohenden Chaos die Idee der Ordnung am Leben. Die britische Lektorin Alison Samuel hat mein Elaborat sehr aufmerksam gelesen und mir immer die Stange gehalten. Ich danke Pat Eisemann, die das amerikanische Werbeteam umsichtig und entschlossen leitete, ebenso Giulia Melucci, Beth Wareham und dem gesamten Vertrieb sowie Patrick Hargadon, der in Großbritannien die Werbetrommel rührte. Danken möchte ich auch Christopher Hayes, der die Internet-Werbung für mein Buch koordiniert. Mein Anwalt Chuck Googe wachte mit Argusaugen über den Verträgen.

Teile dieses Buches erschienen vorab in The New Yorker, The New York Times Magazine und Food and Wine. Tina Brown publizierte 1998 »An Anatomy of Depression« in The New Yorker, und bei diesem Magazin danke ich vor allem dem Lektor Henry Finder, der wie kein anderer feines Taktgefühl mit Umsicht, Gelehrsamkeit und Loyalität verbindet.

Ohne seine Liberalität und Geduld hätte ich mich niemals an dieses schwierige Thema herangewagt. Ein kleinerer Textauszug wurde in The New York Times Magazine vorabgedruckt. Jack Rosenthal verschaffte mir bei der Times eine unschätzbare Ausgangsbasis, und Adam Moss unterstützte meine langwierigen Recherchen über Depression, Armut und Politik, wobei er mir auch half, den Wahrheitsgehalt der verstreuten Anekdoten zu prüfen. Diana Cardwell redigierte das gesamte Material. Dana Cowin schickte mich in entscheidenden Phasen im Namen von Food and Wine auf die angenehmsten der vielen absolvierten Kuren und ließ mir stets freien Lauf. Stephen Rossoff bot mir die Möglichkeit, das Archiv des The University of Michigan Alumni Magazine zu nutzen. Die ersten Kapitel des Buches entstanden im Februar 1998 in der ligurischen Villa dei Pini der Bogliasco-Stiftung, der ich für ihre großzügige Einladung danke.

Meine Arbeit in Kambodscha unterstützten Lauri Beckelman, Fred Frumberg, Bernard Krishna und John Stubbs. In Grönland halfen mir insbesondere Rene Birger Christiansen und Lisbet Lyager, aber auch Flemming Nicolaisen, Johanne Olson und die Einwohner von Illiminaq. Ferner danke ich Erik Sprunk-Janssen und Hanne Skoldager-Ravn für ihre unverzichtbaren Vorbereitungen. Im Senegal standen mir David Hecht und Helene Saivet unermüdlich zur Seite. Anne Applebaum und Radek Sikorski öffneten mir in Polen viele Türen. Bei den Recherchen für das 6. Kapitel hat mir Enrico Marone-Cintano erhebliche Dienste geleistet. Ich danke auch Mary Bisbee-Beek und Chris Hayes für ihre Anregungen und stetige Ermutigung.

Sowohl Freunde als auch fachkundige Wissenschaftler haben sich die Zeit genommen, frühe Entwürfe des Buches zu lesen und kritisch zu kommentieren, allen voran Katherine Keenum und Claudia Swan. Spätere Fassungen des Manuskrips lasen Dorothy Arnsten, Sarah Billinghurst, Mary Bisbee-Beek, Christian Caryl, Dana Cowin, Jennie Dunham, Richard A. Friedman, Richard C. Friedman, Rhonda K. Garelick, David Grand, John G. Hart, Steven Hyman, Eve Kahn, Fran Kiernan, Betsy Joly de Lotbiniere, Sue Macartney-Snape, David McDowell, Alexandra Munroe, Randolph M. Nesse, Julie S. Peters, Margaret Robbins, Peter Sillem, Amanda Smithson, David Solomon, Howard Solomon, Bob Weil, Edward Winstead und Helen Whitney.

Ich danke Philippe de Montebello, Emily Rafferty und Harold Holzer, die mir großzügig Zugang zum Metropolitan Museum of Art gewährten.

Eugene Cory, Carol Czarnecki und Brave New Worlds haben Interviewmitschnitte in einem Umfang von mehr als tausend Seiten transkribiert. Fred Courtwright kümmerte sich um die Druckrechte. Emma Lukic half mir unermüdlich bei der Recherche und spürte fehlende Zitate auf.

Viele Experten ließen mich an ihren Einsichten teilhaben, wobei Frederick Eberstadt viele der Kontakte herstellte. Steven Hyman und seine Mitarbeiter beim NIMH standen mir auf Wunsch stets zur Verfügung. Kay Redfield Jamison beriet mich nicht nur bei der Recherche, sondern lud mich 1996 auch zu ihrem Kongress über Selbstmord ein. David McDowell zeigte mir einen Weg durch das Labyrinth der American Psychiatric Association – ein unschätzbarer Dienst. Sally Mink von der Depression & Related Affective Disorders Association am Johns Hopkins Hospital knüpfte Kontakte und gab mir gute Ratschläge. Randolph Nesse machte mich auf das Forschungsgebiet der evolutionären Psychologie aufmerksam und beeinflusste dadurch mein Projekt tiefgreifend. Anne Stanwix trug nicht nur klärende Gedanken, sondern auch viele der erhellenden Epigramme bei. Peter Whybrow wies mich auf viele der hier angesprochenen Grundprobleme hin.

Von den vielen anderen, die Zeit geopfert haben, um meine Arbeit zu fördern, möchte ich vor allem die folgenden namentlich erwähnen: Dorothy Arnsten, James Ballenger, Richard Baron, Agata Bielik-Robson, Poul Bisgaard, George Brown, Deborah Bullwinkle, Rene Birger Christiansen, Deborah Christie, Joyce Chung, Miroslaw Dabkowski, Hailey Dart, Richard Davidson, J. Raymond DePaulo, Senator Pete Domenici, Vicky Edgson, Laurie Flynn, Ellen Frank, Richard A. Friedman, Edward Gardener, David Grand, John Greden, Anna Halberstadt, Emily Hauenstein, M. Jabkowski, Mieczylsaw Janiszewski, Karen Johnson, Paramjit T. Joshi, Abgeordnete Marcy Kaptur, Herb Kleber, Don Klein, Gladys Kreutzman, Marian Kyner, Bon Levin, Reinhard Lier, Juan López, Sarah Lynge, John Mann, Melvin McGuinness, Henry McCurtiss, Jeanne Miranda, William Normand, Phaly Nuon, Kristen Peilman, Abgeordneter John Porter, Robert Post, William Potter, Senator Harry Reid, Norman Rosenthal, Abgeordnete Marge Roukema, Arnold Sameroff, Senator Chuck Schumer, Sylvia Simpson, Colin Stine, Glenn Treismann, Elliot Valenstein, James D. Watson, Thomas Wehr, Senator Paul Wellstone, Myrna Weissman, Abgeordneter Bob Wise und Elizabeth Young.

Viele haben mir ihre schwierigen Lebensgeschichten erzählt und nicht nur Vertrauen, sondern oft trotz des düsteren Anlasses auch Zuneigung geschenkt. Für ihre große Offenheit danke ich Laura Anderson, Janet Benshoof, Robert Boorstin, Brian D'Amato, Walt Devine, Sara Gold, Ruth Ann Janesson, Amalia Joelson, Karen Johansen, Eve Kahn, Amelia

Lange, Carlita Lewis, Betsy de Lotbinière, Martha Manning, Pearl Baily Mason, Theresa Morgan, Diry Prudent, Lynn Rivers, Maggie Robbins, Joe Rogers, Joel P. Smith, Tina Sonego, Angel Starkey, Mark Weiss und denen, die sich hinter den Pseudonymen Sheila Hernandez, Frank Rusakoff, Bill Stein, Danquille Stetson, Lolly Washington, Claudia Weaver und Fred Wilson verbergen.

Da dieses Buch von Depressionen handelt, möchte ich auch jenen danken, ohne deren Hilfe es kaum hätte entstehen können: den behandelnden Ärzten, aber auch den vielen Freunden, die mich mit Liebe, Aufrichtigkeit, Güte, Toleranz und Weisheit vor dem Untergang bewahrten, allen voran Juan und Amalia Fernandez, die sich stets rührend um mich kümmerten.

Bis ich mit der Arbeit an diesem Buch begann, hatte ich nie einen Forschungsassistenten beschäftigt. Zum Glück fand ich dann den Künstler Stephen Bitterolf, der seine Leinwände Hunderte von Stunden im Stich ließ, um sich ebenso intensiv wie ich selbst diesem Buch zu widmen, das es ohne seinen Beitrag in der nun vorliegenden Form nicht gäbe. Dabei erwies er sich außerdem als ein Mann von Charakter, dessen Witz und liebenswürdige Wärme mein Wohlbefinden erheblich steigerten.

Bei meinem ersten depressiven Schub war mein Vater siebenundsechzig Jahre alt. Ich danke ihm nicht nur für seine Liebe und Großzügigkeit, sondern auch für die geistige Flexibilität, mit der er meine Krankheit in den letzten sechs Jahren sowohl verstehen als auch eindämmen konnte. Wie niemand sonst verbindet er aufs schönste die rege Phantasie der Jugend mit der abgeklärten Weisheit des Alters. Er war mir immer eine unfehlbare Stütze und große Inspiration. Ich widme ihm dieses Buch von ganzem Herzen.

Ergänzung zur erweiterten Neuausgabe

Bei der Arbeit am letzten Kapitel haben mich zahlreiche Experten unterstützt und beraten. Ich möchte Elizabeth Fitelson, Richard A. Friedman, Jay Gingrich, Thomas Insel, Helen Mayberg, Kelly Posner und Samantha Boardman danken; jeder von ihnen hat Entwürfe dieses Kapitels gelesen oder seinen Inhalt kommentiert und dabei nicht nur seine eigene Forschung, sondern auch die der anderen Mitwirkenden erläutert. Jeffrey Lieberman möchte ich für seine tatkräftige Unterstüzung am Columbia University Medical Center danken, wo einige dieser Forschungen durchgeführt wurden. Bo Li vom Cold Spring Harbor Laboratory stellte mir hervorragendes Material zur Verfügung, das die wissenschaftliche Arbeit erheblich vereinfacht hat. Bei meinen Recherchen zur Schwangerschaftsdepression wurde ich von Juliet Mitchell brillant beraten, und Mary D'Alton, Jeanne Coulehan und Michelle DiVito haben mir die Datensammlung ermöglicht. Ich bin dankbar, dass Jill Farnum, Rob Frankel, Kristin Guest und Nada Hafiz ihre Geschichten so großzügig teilen. Nan Graham las und redigierte erneut meine Arbeit und tat dies mit der ihr typischen Klugheit und Anmut. Alice Truax hat mir tapfer dabei geholfen, meine Argumentation zu strukturieren. Kathleen Seidel gliederte die Fußnoten und die Bibliographie und gab Hinweise und Vorschläge bei der Textarbeit; ihre sorgfältige Arbeit hat die Bedeutung meiner Arbeit gestärkt. Meinem Vater Howard Solomon möchte ich für viele Stunden der Lektüre und zahlreiche Gespräche über das letzte Kapitel danken. Ebenso meiner geliebten Wahlfamilie Blaine Smith, Richard Hubbard, Laura Scher, und meinen Kindern Oliver Scher, Lucy Scher, Blaine Solomon und George Solomon, die alle die Arbeit ihres Vaters mit diesem schwierigen Thema ertragen haben; und auch meinem Ehemann, John Habich Solomon, der, obwohl er mir meine Depression nicht nehmen konnte, mir tausend Gründe gibt, sie zu ertragen.

Namen- und Sachregister